临床医疗护理常规（2019年版）

儿内科诊疗常规

钱素云　主　编

沈　颖　王天有　副主编

北京医师协会　组织编写

中国健康传媒集团

中国医药科技出版社

内 容 提 要

本书是儿内科医师临床工作规范指南，系根据原卫生部《医师定期考核管理办法》的要求，由北京医师协会组织全市儿内科专家、学科带头人及中青年业务骨干共同编写而成，介绍了儿内科医师日常工作的基本理论、基本知识和基本技能。体例清晰、明确，内容具有基础性、专业性、指导性及可操作等特点，既是儿内科医师应知应会的基本知识和技能的指导用书，也是北京市儿内科领域执业医师定期考核业务水平的唯一指定用书。本书适合广大执业医师、在校师生参考学习。

图书在版编目（CIP）数据

儿内科诊疗常规／钱素云主编 . —北京：中国医药科技出版社，2021.9
（临床医疗护理常规：2019 年版）
ISBN 978 - 7 - 5214 - 2388 - 4

Ⅰ.①儿… Ⅱ.①钱… Ⅲ.①小儿疾病 - 内科 - 诊疗 Ⅳ.①R725

中国版本图书馆 CIP 数据核字（2021）第 064257 号

美术编辑　陈君杞
版式设计　南博文化

出版　**中国健康传媒集团** | 中国医药科技出版社
地址　北京市海淀区文慧园北路甲 22 号
邮编　100082
电话　发行：010 - 62227427　邮购：010 - 62236938
网址　www. cmstp. com
规格　787 × 1092mm ¹⁄₁₆
印张　37 ¾
字数　859 千字
版次　2021 年 9 月第 1 版
印次　2021 年 9 月第 1 次印刷
印刷　三河市万龙印装有限公司
经销　全国各地新华书店
书号　ISBN 978 - 7 - 5214 - 2388 - 4
定价　**168.00 元**

获取新书信息、投稿、为图书纠错，请扫码联系我们。

《临床医疗护理常规（2019 年版）》
编委会

《儿内科诊疗常规》
编委会

李世杰　李晓侨　李惠民　肖海娟　吴颖　吴心怡

吴润晖　沈惠青　沈瑞云　张蕊　张炜华　张俊梅

张晚霞　张瑞东　陈晖　陈植　陈薇　陈天明

陈佳佳　陈春红　金洪　周锦　郑杰　赵文

赵明　赵云泽　赵建波　胡冰　胡惠丽　段彦龙

秦茂权　莫文秀　徐曼婷　徐樨巍　高路　高恒妙

郭琰　梁学军　韩彤立　曾健生　窦珍珍　漆佩静

樊剑锋　檀晓华　魏庄

Preface

序 言

为适应现代医疗卫生事业的发展需要，及时更新医学知识，北京医师协会 2018 年 10 月决定对北京市《临床医疗护理常规（2012 年版）》的内容进行补充修订。北京医师协会与北京地区 52 个专科医师分会组织医学专家和业务骨干，以现代医学理论为指导，致力于促进北京地区医疗质量与患者安全的持续改进和提高。经过有关专科医师分会和专家的共同努力，修编后的《临床医疗护理常规（2019 年版）》内容更加丰富，相关知识、技能更加先进，更能满足北京地区临床一线医师的需求。作为北京市各级各类医疗机构医务人员日常医疗护理工作规范，各类专科医师应知应会的基本知识与技能，北京市执业医师定期考核唯一指定用书，《临床医疗护理常规（2019 年版）》必将有效地帮助医疗机构提高工作质量，规范医疗行为，维护医务人员合法权益，推动北京地区临床医疗护理工作的持续改进和提高，为实现健康中国的宏伟目标做出积极的贡献。

在此，也向积极参与《临床医疗护理常规（2019 年版）》修编工作的各位专家和业务骨干表示衷心地感谢。

郭积勇

2019 年 12 月

《临床医疗护理常规（2019年版）》
修 编 说 明

2012年3月北京医师协会受北京市原卫生局委托，组织北京地区35个专科医师分会的医学专家和业务骨干，以现代医学理论为指导，结合北京地区临床实践经验，对《临床医疗护理常规（2002年版）》进行了认真修编，推出了《临床医疗护理常规（2012年版）》。

《临床医疗护理常规（2012年版）》是按照北京医师协会已经成立的各专科医师分会所涉及的医疗专业类别进行编写的。推出7年来，对提高各级各类医疗机构医疗质量，规范医护人员医疗行为，保障医务人员及患者安全方面发挥了重要作用。

随着我国医疗卫生事业的快速发展，涌现出许多新的医疗技术手段，北京医师协会的专科医师分会也由2012年的35个发展到目前的59个。为了更好地规范医疗服务行为，适应现代医疗卫生工作的需要，借鉴、吸收国内外先进经验，紧跟医学发展步伐，自2018年10月开始，北京医师协会组织专科医师分会对《临床医疗护理常规（2012年版）》有关内容进行补充修编，现共计推出33个专科的《临床医疗护理常规（2019年版）》。《临床医疗护理常规（2019年版）》凝聚着有关专家和业务骨干的心血，是北京地区临床医疗护理工作的一份宝贵财富。

尚需说明：

1. 关于《临床医疗护理常规（2019年版）》的修编，内科医师分会、康复医学科医师分会、泌尿外科医师分会、烧伤科医师分会、耳鼻咽喉科医师分会认为本专科技术变化不大，未进行修编。原《儿科诊疗常规》分为《儿内科诊疗常规》和《儿外科诊疗常规》两册。由于北京医师协会近期成立了重症专科医师分会和疼痛专科医师分会，故本次修订增加了《重症医学科诊疗常规》和《疼痛科诊疗常规》。全科医学医师分会提前对《全科医学科诊疗常规》进行了修订，已于2018年7月出版。老年专科医师分会于2017年成立后即出版了本专科的《老年医学诊疗常规》。

2. 为进一步完善北京市医师定期考核工作，保证医师定期考核工作取得实效，修编后的《临床医疗护理常规（2019年版）》旨在积极配合专科医师制度的建设，各专科分册独立程度高、专业性强，为各专科医师提供了应知应会的基本知识和技能。《临床医疗护理常规（2019年版）》将成为各专科执业临床医师定期考核业务水平测试的重要内容。

3. 《临床医疗护理常规（2019年版）》的修编仍然是一项基础性工作，目的在于为各级医护人员在临床医疗护理工作中提供应参照的基本程序和方法，以利于临床路径工作的开展，促进医学进展的学术探讨和技术改进。

4. 本次修编仍不含中医专业。

北京医师协会
2019年10月

Foreword

前　言

　　由北京医师协会指导并推动出版的《儿科诊疗常规（2012 年版）》已发行多年，为规范全市儿科诊疗服务、缩小不同医院之间的诊疗水平差异起到了积极的作用。随着医疗技术的快速发展，儿内科和儿外科专业均进一步细化，广大群众对医疗卫生服务的需求也在不断增加，儿科医生的专业知识需要不断更新，北京作为首都也同时承担着全国疑难病和危重症诊治中心的任务，基于此，本次 2019 年版将儿内科与儿外科诊疗常规分开编写，北京医师协会通过儿内科专科医师分会，组织相关专家对 2012 年版儿内科常规部分进行修编，以期为儿内科临床医生提供更实用、更便捷的指导。

　　为适应不同等级医院儿科及不同等级医生的应用，此次编写的《儿内科诊疗常规》以儿内科常见病、多发病为主，同时结合近年学科发展，增添了新理念、新进展，内容由上版的十三章增加到十六章；增加了儿科保健、免疫缺陷病、精神心理疾病等新的章节内容；同时各章节也适当增加了一些少见先天性疾病、新的检查和治疗技术等内容。

　　本书主要编者均为具有丰富临床经验的医生、学者，书中总结了他们学识和经验，另外一些中青年学科骨干也在繁重的工作之外参与了编写工作，为本书的再版付出了大量的时间和精力，在此一并表示感谢！由于儿科医学不断快速进展，编写时间仓促，本书难免有不足之处，请在应用中指正，以期再版时修正，使之日臻完善。

　　感谢所有为本书策划、编写、修订、出版付出辛苦工作的同仁！

编　者
2020 年 3 月

Contents

目　录

第一章 儿童保健

第一节 儿童体格生长与体格生长评价

体格生长是各器官、系统细胞的增殖、分化致身体形态或重量的改变，可反映器官成熟状况。体格生长状况可用数值表示。

儿童体格生长有多种指标，通常选择有代表性、易于测量、可用数值表示、为连续变量、呈正态或偏正态分布、便于统计分析的计量指标。

1. 儿童体格生长常用指标

（1）体重 身体各组织、器官系统、体液的综合重量，反映儿童生长与近期营养状况的重要指标。

（2）身长（高） 为头、脊柱、下肢的总长度。仰卧位测量为身长，1~2岁儿童测量身长；立位测量为身高，≥3岁儿童测身高。

（3）头围 头的最大围径，反映2岁内儿童发育和颅骨生长的程度。

体格生长评价是儿童保健工作的重要内容之一。定期监测和评估儿童的生长状况，可早期发现生长偏离，以及时采取病因研究、营养指导、随访以及转诊等有效措施，使儿童得到及时诊断和干预治疗。

2. 儿童体格生长评价

（1）评估流程

①体格生长测量。

②采用参数生长水平评估。

③发现高危儿童。

④生长速度与匀称状况评估。

⑤临床资料（病史、体格检查）。

⑥初步诊断。

⑦选择实验室方法或转诊。

（2）基本要求

①采用准确的测量工具及规范的测量方法。

②建议选择"中国儿童生长参照标准（2005年中国9市儿童的体格发育数据制订）"或"2006年世界卫生组织儿童生长标准"（特别是在国际比较时）。

③监测儿童生长状况，定期评估。

（3）体格生长评价内容

①生长水平 将某一年龄时点所获得的某一项体格测量值与标准值（参照值）比较，得到该儿童在同年龄同性别人群中所处的位置，即该儿童生长的现实水平。评价结果以等级表示。早产儿体格生长评估需矫正年龄后评估。

②生长速度 即对某一单项体格生长指标进行定期连续测量（纵向调查），所获得的该项指标在某一时间段中的增长值为该项指标的生长速度。参数有表格和生长曲线。

③匀称度 为体格发育的综合评价，常用体重/身高与体质指数（BMI）表示体形（形态）。体重/身高实际测量与参照人群值比较，结果以等级评估；BMI 以 $P5^{th}$ ~ $P95^{th}$ 为正常范围。

（4）评价结果分析与解释

①个体评价 见表 1-1。

表 1-1 常用人体测量指标解读

测量指标	结果描述	过程描述	解释
低年龄别身高（<$P3^{rd}$，-2SD）	矮小 生长迟缓	身高低于相对应年龄身高的下限（<$P3^{rd}$，-2SD）生长迟缓状态（与相应年龄相比，身高增长不足）	描述性（不一定是病理状态）提示长期营养不良和健康状况不佳
高年龄别身高（>$P97^{th}$，+2SD）	高 高身材	身高高于相对应年龄身高的上限（>$P97^{th}$，+2SD）正常状态或高身材状态	描述性（不一定是病理状态）提示遗传性或疾病状态
低身高别体重（<$P3^{rd}$，-2SD）	瘦 消瘦	体重低于相对应身高的下限（<$P3^{rd}$，-2SD）消瘦状态（与相对应身高比体重增长不足或体重丢失）	描述性 提示近期或持续发生严重体重丢失
高身高别体重或高体重指数（>$P97^{th}$，+2SD）	重 超重	体重高于相对应身高上限（>$P97^{th}$，+2SD）与相对应身高比，体重增加过多；或与相对应的体重比，身高相对增长不足	描述性 提示超重（肥胖）
低年龄别体重（<$P3^{rd}$，-2SD）	轻 低体重	体重低于相对应年龄体重的下限（<$P3^{rd}$，-2SD）与相应年龄比，体重增长不足或体重丢失	描述性（不一定是病理状态）提示正常或低体重
高年龄别体重（>$P97^{th}$，+2SD）	重 超重	体重高于相对应年龄体重的上限（>$P97^{th}$，+2SD）与相应年龄比，体重增长多	描述性（不一定是病理状态）提示正常或超重

②群体儿童评价 对一群人或亚儿童人群的测量数据进行统计分析，并与营养良好儿童人群的正常参照数值进行比较。

（马 扬 梁爱民）

第二节 体格生长发育异常相关疾病

一、头围发育异常

1. 头围小

【诊断标准】

（1）临床表现 头围小于同年龄、同性别儿童头围正常参照值的均值减两个标准差（<-2SD）或低于第3百分位以下者。

（2）病因

①正常遗传变异。

②非遗传性小头畸形　病因多种，如感染、围生期缺氧、接触有毒物质、代谢紊乱等。

③遗传性小头畸形。

（3）辅助检查

①脑发育评估。

②监测头围增长速度。

③头颅影像学检查（必要时）。

④遗传代谢检查（必要时）。

2. 头围大

【诊断标准】

（1）临床表现　头围大于同年龄、同性别儿童头围正常参照值的均值加两个标准差（＞+2SD）或大于第97百分位。

（2）病因

①家族性　除头围大外，其他发育均正常，为正常的头围大，与双亲或双亲之一头围大有关，故为家族性头围大。

②非遗传性头大　脑积水，颅内肿瘤等。

③遗传性疾病　软骨发育不全、黏多糖病Ⅰ型和小儿巨脑畸形综合征等。

（3）辅助检查

①脑发育评估。

②监测头围增长速度。

③头颅影像学检查（必要时）。

④遗传代谢检查（必要时）。

二、前囟发育异常

1. 前囟"小"或"早闭"

【诊断标准】

（1）临床表现

①＜3月龄。

②前囟早闭（指尖大小）。

（2）病因

①无临床意义　婴儿头围发育正常，神经行为发育正常。

②脑发育不全或颅缝早闭　伴有头围小、发育迟缓。

（3）辅助检查

①脑发育评估。

②监测囟门、头围增长速度。

③头颅影像学检查（必要时）。

④遗传代谢检查（必要时）。

2. 前囟大与闭合延迟

【诊断标准】

（1）临床表现

①前囟大　前囟 >4cm。

②闭合延迟　3 岁后前囟闭合。

③前囟大并伴随闭合延迟。

（2）病因

①无临床意义　婴儿头围发育正常，神经行为发育正常。

②疾病　脑积水、软骨发育不全、先天性甲状腺功能减低症和 21 - 三体综合征等。

（3）辅助检查

①脑发育评估。

②监测囟门、头围增长速度。

③头颅影像学检查（必要时）。

④遗传代谢检查（必要时）。

三、体重生长发育异常相关疾病

1. 低体重

【诊断标准】

（1）临床表现　体重低于同年龄、同性别儿童体重正常参照值的均值减两个标准差（ < -2SD）或 < P3rd。

（2）病因

①身材矮小　一般儿童体重与身高的发育平行，矮小儿童体重亦偏低，如家族性矮小。

②营养不良　蛋白质热量营养不良、SGA 等。

③慢性疾病　严重心肾疾病、慢性消耗性疾病、恶性肿瘤等。

④精神因素。

【诊疗思路】

（1）身高（长）、体重测量，体格生长评价，监测体重增长速度。

（2）病史询问　父母是否有低体重情况、是否早产、出生体重等。

（3）喂养和膳食调查。

（4）相关营养素检查。

（5）病因学相关辅助检查。

2. 体重过重

【诊断标准】

（1）临床表现　体重大于同年龄、同性别儿童体重正常参照值均值加两个标准差（ +2SD）或 > P97th。

（2）病因

①高身材　儿童体重与身高的发育平行，致体重增加。

②营养失衡　如单纯性肥胖、能量摄入过多使身体有过多脂肪致体重增长超过身高生长速度。

③疾病因素　严重心肾疾病所致水肿等病理性体重增加、继发性肥胖及某些综合征等。

【诊疗思路】

（1）身高（长）、体重测量，体格生长评价，尤其注意年龄别 BMI 指数和监测体重增长速度。

（2）病史询问　是否有肥胖家族史及出生体重等。

（3）喂养和膳食调查。

（4）相关营养素及血糖、生化检查、腹部 B 超检查和体脂成分检测等。

（5）病因学相关辅助检查。

四、身高（长）生长异常

1. 矮身材

【诊断标准】

（1）临床表现　儿童身高（长）小于同年龄、同性别儿童身高（长）正常均值减 2 个标准差（< −2SD）或 < P3rd。

（2）病因

①正常遗传变异　又称特发性矮小（ISS），为最常见原因，包括家族性或遗传性矮小及体质性发育延迟。

②慢性疾病　严重营养不良、继发严重疾病和精神、心理因素等。

③继发于宫内发育不良的矮小。

④内分泌疾病　约占5%的矮小儿童，如生长激素缺乏症、先天性甲状腺功能减低症等。

⑤染色体或基因异常　如 Silver – Russell 综合征、先天性卵巢发育不全、21 – 三体综合征和 Prader – Willi 综合征等。

⑥遗传代谢病　糖原累积病和黏多糖病等。

⑦骨骼发育异常　软骨发育不全和脊柱骨骺发育不良等。

【诊疗思路】

（1）诊断矮小的目的是为了确定原因。

（2）病史询问　是否有矮身材家族史、出生史和疾病史等。

（3）营养状况评估和膳食调查。

（4）生长曲线不仅是评估的关键，还可应用来监测儿童生长速度。

（5）重视骨龄评估和骨龄监测。

（6）病因学相关检查（必要时）。

（7）对于特发性矮小儿童，预测身高男童 <160cm、女童 <150cm 是否使用生长激素治疗目前仍存在争议；对于继发于宫内发育不良的矮小儿童，2 岁以后身高仍 < P3rd，可用生长激素治疗，但治疗仍存在诱导糖不耐受风险。

2. 超高身材

【诊断标准】

（1）临床表现　儿童身高（长）大于同年龄、同性别儿童正常均值加 2 个标准差（+2SD）或 > P97th。

（2）病因

①家族性高身材　儿童身高发育与父母身高一致，父母身材高，子女一般也较高。身高增长主要取决于遗传因素。

②性早熟　青春期前儿童出现第二性征同时伴有身高提前生长，女童多见（男童如出现性早熟表现应积极寻找器质性病变），此类儿童短期内有身高加速增长，但由于性激素提前启动致骨骺闭合提前，最终导致身高低于遗传靶身高。

③染色体和基因异常　先天性睾丸不全症、马方综合征、巨人症等。

【诊疗思路】

（1）详细的体格检查和病史询问。

（2）评估生长发育情况、骨龄等并进行监测。

（3）病因学相关检查（必要时）。

（马　扬）

第三节　蛋白质 – 能量营养不良

蛋白质 – 能量营养不良（PEM）是由于各种原因所致能量和（或）蛋白质缺乏的一种营养缺乏症，简称营养不良，常伴有各种器官功能紊乱和其他营养素缺乏。主要见于 3 岁以下婴幼儿。

【诊断标准】

（1）消瘦型　热量缺乏为主，体重不增至体重明显减轻、皮下脂肪减少。久之可引起身长不增、智力发育落后。

（2）水肿型　蛋白质供应不足为主，表现为水肿者。当蛋白质严重缺乏且超过热量不足时，会造成蛋白质缺乏综合征，又称夸希奥科病（Kwashiorkor disease）或恶性营养不良。我国少见。

（3）消瘦 – 水肿型　介于消瘦型和水肿型两者之间者。

（4）并发症　营养性贫血，微量营养素缺乏，各种感染，严重者可出现自发性低血糖。

【诊疗思路】

（1）详细询问饮食史，并进行营养计算与 RNI 比较。

（2）询问其他疾病史。

（3）体格测量，评价营养状况。

（4）实验室检查　血浆白蛋白、血清前白蛋白等。

【治疗原则】

1. 本病以预防为主，应广泛开展健康教育，定期监测体重，早期发现营养不良征象。

2. 寻找并积极治疗原发病。

3. 按病情轻重、消化功能好坏，循序渐进地增加热量和蛋白质摄入，可使用营养包或微量营养素补充剂。

（马　扬）

第四节　维生素 A 缺乏症和维生素 A 中毒

一、维生素 A 缺乏症

维生素 A 缺乏症（VAD）是身体维生素 A 不足导致的疾病。临床型维生素 A 缺乏表现为特异的皮肤角化过度和眼干燥症；边缘型和亚临床型维生素 A 缺乏无特异表现，主要与反复呼吸道感染、腹泻和贫血等有关。

【诊断标准】

1. 临床表现

与维生素 A 缺乏阶段和程度密切相关。

（1）亚临床状态　可疑和亚临床维生素 A 缺乏，血浆维生素 A 水平正常低值或略低于正常，无眼干燥症表现，非特异症状为反复上呼吸道、消化道感染和缺铁样贫血等。

（2）临床型维生素 A 缺乏

①眼部　最早出现夜盲或暗光中视物不清，数周后出现干眼症表现。眼部检查可见结膜干燥斑或毕托斑（Bitot spots），严重时可发生角膜溃疡、坏死，引起穿孔、虹膜脱出导致失明。

②皮肤　皮肤干燥，上皮角化增生，角化物充塞毛囊形成毛囊丘疹。体格检查触摸皮肤有粗砂样感觉，以四肢伸面、肩部为多。

③感染发病和死亡率增高　表现为反复呼吸道感染和消化道感染，迁延不愈。

④贫血　小细胞低色素性轻度贫血。

2. 实验室检查

（1）血清维生素 A　0.7～1.05μmol/L 可疑或亚临床缺乏，＜0.7μmol/L 缺乏，＜0.35μmol/L 严重缺乏。

（2）血清维生素 A 结合蛋白测定　正常参考范围：男童 3.6～7.2g/L，女童 2～5.3g/L。

（3）暗适应检查　适用于暗适应计检查合作的受检者。

【治疗原则】

（1）一般治疗　调整饮食，多摄入富含维生素 A 的动物性食物和含胡萝卜素较多的深绿色蔬菜。

（2）特异性治疗　口服维生素 A，剂量为 7500～15000μg/d（2.5 万～5 万 U/d，2天后减量为 1500μg/d（4500U/d）。

（3）眼局部治疗　干眼症可用维生素 AD 滴剂直接滴眼，并预防继发感染。

（4）预防　高危人群健康教育和经常性食用富含维生素 A 的食物。

二、维生素 A 中毒

以 6 月龄～3 岁婴幼儿发病率高，多因误服或过量服用所致，需注意维生素 A 制剂中毒剂量有个体差异。胡萝卜素摄入过多，可引起高胡萝卜素血症，使手足皮肤呈橘红色。

【诊断标准】

1. 临床表现

（1）急性中毒　多为短期大剂量摄入所致，主要有颅内压增高表现，囟门未闭者可见前囟门隆起。

（2）慢性中毒　多为长期过量摄入所致，其轻重与剂量无关，特异性体征不明显，可伴有颅内压增高表现。

2. 实验室检查

（1）血浆维生素 A 浓度　明显升高，大于 $500\mu g/L$（正常成人 $100\sim300\mu g/L$）

（2）肝功能　氨基转移酶升高。

（3）脑脊液　压力增高。

（4）X 片　长骨可见骨皮质增生，骨膜增厚。

3. 诊疗思路

（1）详细询问是否有过量摄入维生素 A 的病史。

（2）临床表现和体格检查。

（3）实验室检查和影像学检查。

【治疗原则】

1. 停止服用维生素 A 和含维生素 A 的食物。

2. 一般不需其他治疗，伴有颅内压增高时需及时对症治疗。

（马　扬）

第五节　营养性维生素 D 缺乏性佝偻病

营养性维生素 D 缺乏性佝偻病是由于儿童体内维生素 D 不足使钙、磷代谢紊乱，从而产生的一种以骨骼病变为特征的全身慢性营养性疾病。典型表现是生长着的长骨干骺端和骨组织矿化不全致软骨和骨骼畸形。婴幼儿由于生长快、户外活动少，是本病的高危人群。

【诊断标准】

1. 临床表现

主要为生长最快部位的骨骼改变，亦可影响肌肉发育及神经兴奋性，临床表现与年龄和缺乏程度密切相关。

（1）初期（活动早期）　常见于6个月以内，主要为非特异性神经兴奋性增高表现——易激惹、烦躁、夜间啼哭、睡眠不安、多汗（与室温、季节无关）以致出现枕秃。

（2）激期　主要为骨骼改变。

①头部　a. 颅骨软化：小于6月龄婴儿可出现囟门增大，乒乓球感；b. 方颅：7~8月龄小儿由于骨样组织异常堆积形成，重者可呈鞍状或"十"字状；c. 头围增大；d. 前囟门增大或闭合延迟。

②胸廓　串珠肋（少见）；鸡胸、漏斗胸；郝氏沟。需要注意的是仅有肋缘外翻并不是佝偻病的特异性体征。

③四肢　"手镯"或"脚镯"（少见）征；"O"型腿或"X"型腿。

④其他　脊柱后凸或侧弯，重者骨盆变形，女婴成年后可致难产；全身肌肉松弛，可导致肌张力降低，运动能力落后；严重者可伴有营养不良或贫血，呼吸道感染机会增大。

（3）恢复期　精神症状和临床体征经过治疗或日光照射明显好转。

（4）后遗症期　此期无上述症状及活动性骨骼改变，仅遗留不同程度的骨骼畸形。

2. 实验室检查

实验室检查见表1-2。

表1-2　佝偻病不同分期实验室检查

分期	血清25-OH-D₃	血清钙	血磷	碱性磷酸酶	X片
初期	↓	正常	轻度↓	稍↑	正常或临时钙化带轻度模糊
激期	明显↓	正常/稍↓	明显↓	↑	临时钙化带模糊（消失），呈杯口状或毛刷状，骨质稀疏，密度减低，骨皮质变薄
恢复期	明显↓	正常	正常	正常	临时钙化带再现，逐渐致密增宽，骨质密度逐渐恢复正常
后遗症期	正常	正常	正常	正常	严重者可有骨骼畸形

【治疗原则】

1. 治疗原则以口服为主。

2. 维生素D剂量为50~100μg/d，3个月后改为预防量10μg/d。

3. 治疗1个月应复查效果。

4. 不可过多服用，以防中毒，增加户外活动，适当补充钙剂。

5. 本病重在预防，主要为户外活动和补充生理剂量的维生素D。

6. 在佝偻病治疗的同时若出现手足搐搦属于急症，需紧急处理，保持呼吸道通畅，吸氧、镇静止惊，重者静脉补钙止惊，惊厥停止后改口服钙剂，轻症无惊厥者可口服补钙。

（马　扬）

第六节　缺铁与营养性缺铁性贫血

缺铁与营养性缺铁性贫血是儿童时期常见病，是因为食物中铁摄入不足，体内铁储存缺乏，造成机体缺铁，导致血红蛋白合成减少引起贫血，具有小细胞低色素特点。

【诊断标准】

1. 临床表现

本病多见于6月龄~3岁儿童，但任何年龄儿童均可发病。起病表现与病情发展程度和速度有关。

（1）一般表现　皮肤黏膜苍白，以口唇、指（趾）甲床及口腔黏膜苍白最明显。体力差，易疲乏、不活泼、不爱动、食欲减退、精神萎靡，年长儿可诉头晕、耳鸣、眼花等，生长发育缓慢。

（2）造血系统　髓外造血增加，肝、脾、淋巴结增大，时间越长、贫血程度越重，肝、脾大越明显。

（3）非造血系统

①消化系统　厌食、胃肠功能减弱，严重时有吸收不良综合征。可出现异食癖，喜食泥土、粉笔、墙壁灰等，婴幼儿少见。

②神经系统　烦躁不安、多动、注意力不集中、反应迟钝、记忆力差、智力减退等表现，补充铁剂后上述情况可消失。

③心血管系统　当血红蛋白低于70g/L时，可出现心率增快等，如同时并发呼吸道感染，容易发生心力衰竭。

④免疫系统　可导致细胞免疫低下，易发生各种感染，迁延难愈。

2. 实验室检查

（1）血红蛋白（Hb）　Hb降低为诊断贫血的必需指标，建议统一采用左手无名指指端采血，行铁氰化法测定。

（2）平均红细胞体积（MCV）、平均红细胞血红蛋白含量（MCH）及平均红细胞血红蛋白浓度（MCHC）　均降低，为小细胞低色素性贫血。

（3）血涂片　红细胞偏小、大小不等，细胞中央苍白区增大，为小细胞低色素性贫血。

（4）网织红细胞　正常或略降低。

（5）骨髓检查　红细胞增生旺盛，有核红细胞增多，以中幼红细胞增加最为明显。Hb极少，以亚氰化钾染色见不到蓝色的铁蛋白颗粒和含铁血黄素颗粒。

3. 诊断分期

依据铁代谢的各种实验室指标，对铁缺乏症进行诊断分期。

（1）储铁减少期（ID期）　血清铁蛋白（SF）降低，SF < 16μg/L为单纯性ID，伴感染时SF < 50μg/L。

（2）红细胞生成缺铁期（IDE）期　ID期各项指标，加上以下指标。

①红细胞内游离原卟啉（FEP）增加　超过500μg/L（全血）或血液锌原卟啉 > 600μg/L（全血），FEP/Hb比值 > 4.5，后者较可靠。

②血清铁（SI）　SI < 10.74μmol/L，总铁结合力 > 62.25μmol/L，转铁蛋白饱和度 < 15%。

③部分可伴MCV < 80fl（μm³），MCH < 27pg，MCHC < 0.31（31%），涂片中红细胞大小不一，染色深浅不一。

符合以上 2 项即可诊断 IDE。

（3）缺铁性贫血期（IDA 期） 上两期指标阳性，并且 Hb 和红细胞计数下降。

①Hb 降低，符合 WHO 儿童贫血诊断标准 新生儿生后 10 日以内 Hb <140g/L，6 个月至不满 7 岁 Hb <110g/L，7 ~ 14 岁 Hb <120g/L。贫血程度判定：Hb 90 ~ 109g/L 为轻度，Hb 60 ~ 89g/L 为中度，Hb <60g/L 为重度。

②外周血红细胞 呈小细胞低色素性改变。

③有明确的缺铁原因 铁供给不足、吸收障碍、需求增多或慢性失血等。

④有效铁剂治疗 4 周后 Hb 应上升 20g/L 以上。

⑤骨髓片铁染色 可染色铁显著减少甚至消失，骨髓细胞外铁明显减少，铁粒幼细胞 <15%。

⑥排除其他小细胞低色素性贫血 尤其应与轻型地中海贫血鉴别，注意鉴别慢性贫血、维生素 B_6 缺乏和肺含铁血黄素沉着症等。

骨髓穿刺涂片和铁染色为侵入性检查，不作为常规诊断手段。

【治疗原则】

1. 预防

预防重点为合理安排孕母和婴儿期饮食，孕母在妊娠最后 3 个月应及时补充铁；早产儿/（低出生体重儿）不可过早断脐，纯母乳喂养儿生后 2 月开始补铁 1 ~ 2mg/（kg·d）至 1 周岁；足月儿按时添加铁强化米粉，并注意陆续添加含铁丰富的辅食。

2. 铁剂治疗

易选溶解度大、易于吸收的二价铁盐，剂量以元素铁 4.5 ~ 6mg/（kg·d），分 3 次餐间服用，利于吸收和减少不良反应，3 ~ 4 周血红蛋白应恢复正常，继续服用 1 ~ 2 月，补充铁储备。

3. 病因治疗

喂养不当者应纠正喂养习惯，慢性消化道疾病应积极治疗。

（马　扬）

第七节　锌缺乏症

锌是人体重要的必需微量元素之一，参与人体内所有代谢过程，缺乏可导致儿童生长迟缓、免疫功能下降以及神经心理发育异常。

【诊断标准】

1. 临床表现

锌缺乏症主要表现为食欲下降、嗜睡、体格生长迟缓、味觉减退、消瘦、反复感染和年长儿性发育延迟等（表1-3），体格检查可见毛发稀疏脱落、暗适应能力差、贫血和皮炎等，然而，这些症状和体征缺乏特异性，需要结合实验室检查确诊。

表 1 - 3 锌缺乏常见临床表现

对机体的影响	临床表现
味觉障碍	味蕾功能减退、味觉敏锐度降低、食欲不振、偏食或异食
生长发育不良	身高、体重常低于正常同龄儿，瘦弱，秃发
胃肠道疾病	腹泻（肠病性肢端皮炎）
皮肤疾病	皮肤干燥、炎症、疱疹、皮疹、伤口愈合不良，反复性口腔溃疡
眼科疾病	白内障和夜盲
免疫力减退	反复感染、腹泻
青春期性发育延迟	男性睾丸与阴茎过小、睾酮含量低、性功能低下，女性乳房发育及月经初潮晚，男、女性阴毛晚现
认知行为改变	发育迟缓、记忆力减退、精神萎靡
妊娠反应加重	呕吐加重
宫内发育迟缓	早产、低出生体重
分娩合并症增多	产程延长、伤口感染、流产
胎儿畸形率高	中枢神经系统畸形

2. 实验室检查

（1）血浆（清）锌水平　低于 11.5μmol/L 或 750μg/L。需注意血浆（清）锌受近期饮食含锌量的影响，反映近期锌营养状态。

（2）实验性治疗　如高度怀疑锌缺乏，但实验室检查无确切阳性结果者，可尝试补锌治疗，若治疗后症状消失，生长发育加快，血锌上升，有助于确诊。

【治疗原则】

1. 本病以预防为主，提倡母乳喂养，及时添加富锌辅食，如蛋黄、瘦肉、鱼、动物内脏、豆类及坚果。

2. 确定缺乏后的补充剂量　0.5~1.0mg/（kg·d），以 4 周为一个疗程，必要时可增加一个疗程。

3. 诊断性治疗　可用同样剂量，疗程 2 周。

4. 针对腹泻的预防和辅助治疗　6 月龄以下 10mg/d，7 月龄~5 岁 20mg/d，疗程 10~14 天。

（马　扬）

第八节　碘缺乏病

碘是人类必须从外界获取的重要微量元素，碘缺乏病是世界上分布最广泛、侵犯人群最多的一种地方病。我国从 20 世纪 60 年代开始采用碘盐，到 2000 年已覆盖 90%以上的人群。

【诊断标准】

1. 临床表现

由缺碘导致的甲状腺素水平低下对儿童体格和脑发育与碘缺乏发生的年龄、程度和持续的时间有关。不同年龄期碘缺乏产生的临床表现见表 1 - 4。

表 1-4　不同年龄期碘缺乏产生的临床表现

年龄分期	碘缺乏的临床表现
胎儿期	流产、早产、死胎、生长发育障碍、先天畸形、脑损伤、聋哑、孕妇甲状腺肿
新生儿期	甲状腺功能减退症〔神经型和（或）水肿型〕、婴儿死亡率增加
婴幼儿期	甲状腺肿、身材矮小、特殊面容、智力低下、聋哑、瘫痪
学龄期	甲状腺肿、身材矮小、智力低下、学习困难
青春期	甲状腺肿、身材矮小、黏液性水肿、皮肤干燥粗厚、性发育延迟
成年期	甲状腺肿、黏液性水肿、皮肤干燥粗厚、劳动能力差

2. 诊断思路

（1）碘缺乏病史　儿童出生或居住在碘缺乏区，当地有碘缺乏病流行，膳食调查应能提供碘摄入缺乏的信息。

（2）典型临床表现　甲状腺增大、智力障碍和体格生长落后。

3. 实验室检查

（1）尿碘测定　24 小时尿碘中位数值 <100μg/L 为碘缺乏，<50μg/L 为轻度缺碘，<25μg/L 为严重缺乏。

（2）甲状腺功能　血清总 T_3、T_4 及游离 T_3、T_4 明显下降，FSH 升高。

（3）腕部 X 线　骨龄延迟。

（4）甲状腺 B 超　可有甲状腺增大，部分有结节。

【治疗原则】

1. 预防措施　本病主要预防措施是补碘，有效途径是改善食物结构、改善水源和食盐加碘。6~12 月婴儿每日摄入碘 115μg，婴儿、幼儿、学龄前儿童每日 90μg，学龄儿童 ~12 岁每日摄入碘 120μg，12 岁以上每日摄入碘 150μg。

2. 需要注意人体对碘的摄入不是越多越好，补碘应遵循"因地制宜、分类指导、科学补碘"的原则，不能搞一刀切。

3. 症状明显，伴有甲状腺增大或甲状腺功能减退症者，应在专科医师指导下采用碘剂或甲状腺制剂治疗。

（马　扬）

第九节　小儿单纯性肥胖

小儿单纯性肥胖是由于能量摄入长期超过人体的消耗，使体内脂肪过度积聚，体重超过了一定范围的一种慢性营养障碍性疾病。多基因遗传和环境因素互相作用导致了肥胖。

【诊断标准】

1. 临床表现

常见于婴儿期、5~6 岁和青春期，但出现严重症状者多见于青少年期。小儿食欲常旺盛，喜食甜食和含高脂食物。明显肥胖的儿童常有疲乏感。

（1）肥胖体态　皮下脂肪丰满，但分布均匀，腹部膨隆下垂，严重肥胖者胸、腹、臀部及大腿皮肤可出现白纹或紫纹；因体重过重，走路时两下肢负荷过度可致膝外翻和扁平足；皮肤因皱褶加深，局部潮湿易引起皮肤糜烂、炎症。

（2）生长发育　容易更早进入青春期。男童外生殖器常被会阴处过厚的皮下脂肪掩盖，易误认为阴茎发育短小。肥胖女童性发育略有提早，骨龄正常或超前；乳房部脂肪细胞积聚应与乳房发育相鉴别，后者可触及乳腺组织硬结。

（3）重度肥胖症中，1/3 患儿可出现睡眠性呼吸暂停，造成认知能力下降，甚至猝死。极少数严重肥胖者心肺负担加重且肺换气量减少，造成低氧血症、红细胞增多、心脏扩大、充血性心衰，嗜睡甚至死亡，称肥胖 – 换氧不良综合征。

（4）儿童时期肥胖持续至成年的可能性随年龄增加而增加，应引起高度重视。

2. 实验室检查

（1）代谢　糖、脂肪和蛋白质代谢可出现异常，应注意监测。

（2）内分泌改变　女童性发育可提前，男童性发育提前或延迟，甲状腺功能一般正常。

（3）超声检查　腹部 B 超除外肝脂肪变性，青春期女童应排除多囊卵巢，定期监测心脏超声。

（4）血压　因超重和肥胖是导致儿童高血压的关键因素，需定期监测肥胖儿童血压，识别高危儿童。

3. 诊断思路

（1）病史　家族史、喂养史和膳食调查。

（2）体格检查和人体测量学指标

①身高标准体重　是 WHO 推荐的方法之一，并认为是评价 10 岁以下儿童肥胖的最好指标。本法是以身高为基准，采用同一身高人群的第 80 百分位数作为该身高人群的标准体重。当超过该标准体重的 20% ~ 29% 为轻度肥胖，大于 30% 为中度肥胖，大于 50% 以上为重度肥胖。

②体重指数（BMI）　是指体重和身高平方的比值（kg/m^2）。目前被国际上推荐为诊断肥胖的最佳指标。当 BMI 大于同年龄、同性别的第 95 百分位数可诊断肥胖；第 85 ~ 95 百分位数为超重，并具有肥胖的风险。

（3）结合辅助检查，发现肥胖并发症和鉴别诊断。

【治疗原则】

1. 预防　本病重在预防。儿童期为肥胖的一级预防重点，应做好胎儿期、婴幼儿期、儿童、青少年期这几个关键期的预防。

2. 饮食疗法

（1）减少热量摄入　在肥胖控制期，各年龄组每日摄入热量如下：< 5 岁，600 ~ 800kcal；5 ~ 10 岁，800 ~ 1000kcal；10 ~ 14 岁，1000 ~ 1200kcal。

（2）三大营养素占比　蛋白质、脂肪和碳水化合物提供热量占总热量的比例为15：30：55 。保证蛋白质和优质蛋白的摄入，促进儿童生长发育。

（3）选择重量相同但体积大、热量少、膳食纤维含量多的食物，增加饱腹感。

（4）合理分配餐次，矫正饮食行为，建立正确的饮食习惯。

3. 运动处方 应根据患儿氧耗量进行有氧运动和抗阻训练，并设定好运动计划。

4. 行为矫正

5. 药物治疗 一般不主张借助药物进行减肥，如有并发症需要用药，需在专业医师指导下进行。

（马　扬）

第十节　代谢综合征

代谢综合征（metabolic syndrome，MS）是与生活方式密切相关，以肥胖、高血糖、高血压及血脂异常等集结发病为特征的一种综合征，是心脑血管疾病等许多重大非传染性疾病的共同病理基础和早期阶段，其发病率有逐年增高趋势。

【诊断标准】

1. 病史

对出生小于胎龄儿、巨大儿等或有 MS、2 型糖尿病、血脂紊乱、心血管疾病、高血压和肥胖家族史者或已经肥胖的儿童要注意发生 MS 的可能。

2. 临床表现

多见于年长儿及青少年，喜食肉类及油腻食品，活动较少，呈中心性肥胖，腰围大于同年龄同性别 95 百分位，胸、腹部脂肪堆积，较多患儿颈部、腋下或肘部皮肤褐色或黑色色素沉着，表皮增厚，属良性黑棘皮病，是胰岛素抵抗的皮肤表现。

3. 诊断标准

中华医学会儿科学分会相关专家组于 2012 年达成共识提出中国儿童 MS 定义和建议（MS－CHN2012）。具体诊断标准如下。

（1）≥10 岁儿童 MS 定义及诊断建议　以腹型肥胖作为儿童 MS 基本和必备条件，同时具备四项代谢异常（高血糖、高血压、低高密度脂蛋白胆固醇或高非高密度脂蛋白胆固醇、高三酰甘油）中至少 2 项者诊断为 MS。

①腹型肥胖　腰围≥同年龄同性别儿童腰围的第 90 百分位值（P90）。

②高血糖　空腹血糖受损（IFG）：空腹血糖≥5.6mmol/L；或糖耐量受损（IGT）：口服葡萄糖耐量试验（OGTT）或餐后 2 小时血糖≥7.8mmol/L，但 <11.1mmol/L。

③高血压　收缩压和（或）舒张压≥同年龄同性别第 95 百分位值（P95）。

④低高密度脂蛋白胆固醇（HDL－C < 1.03mmol/L）或高低密度脂蛋白胆固醇（LDL－C≥3.76mmol/L）。

⑤高三酰甘油　TG≥1.47mmol/L。

为帮助临床医师通过一般体检快速识别中心性肥胖，建议采纳腰围身高比（WHtR）作为筛查指标，WHtR≥0.48（男）或 0.46（女）。高血压的快速识别：收缩压≥130mmHg，舒张压≥85mmHg。这两项指标只用于快速筛查，如需明确诊断及研究，仍需查腰围和高血压的各年龄段百分位值表。

（2）6 岁≤年龄 <10 岁儿童　不轻易诊断 MS，但对于多项代谢异常的儿童，应警惕 MS 可能。因此对心血管疾病（CVD）危险因素异常进行界定。

①肥胖　BMI 或腰围≥同年龄同性别儿童的 P95。

②高血压　收缩压和（或）舒张压≥同年龄同性别的 P95。

③脂代谢紊乱　满足任一项：①低 HDL－C（＜1.03mmol/L）；②高 LDL－C（≥3.76mmol/L）；③高 TG（≥1.47mmol/L）。

④高血糖　空腹血糖≥5.6mmol/L，建议行 OGTT。

【鉴别诊断】

继发性高血压：肥胖儿童有高血压时，首先应该排除继发性高血压，特别是中、重度高血压。继发性高血压主要见于以下几种病因。

1. 肾性高血压

急性和慢性肾炎、肾肿瘤、肾动脉异常（肾动脉狭窄、动脉瘤、动－静脉瘘、肾动脉血栓等）、单侧肾实质病变（肾盂积水、肾盂肾炎）、肾外伤和深静脉血栓等。

2. 心血管疾病系统

主动脉缩窄（上肢血压升高，下肢血压降低）和大动脉炎等。

3. 内分泌疾病

嗜铬细胞瘤、先天性肾上腺皮质增生症和原发性醛固酮增多症等。

【治疗原则】

代谢综合征预防和治疗最主要是识别高危因素、防治肥胖、控制血压以及纠正血脂和血糖异常。通过培养健康的运动和饮食等生活方式制订预防策略，对已出现 MS 的儿童应针对其出现的代谢异常进行治疗。

1. 生活方式干预

生活方式干预包括体育锻炼、均衡饮食和健康教育等。家长应根据儿童及家庭情况制订个性化方案。体育锻炼应作为治疗儿童 MS 的主要干预手段，饮食干预的原则是在保证营养均衡的基础上减少高糖、高脂肪等高热量食物的摄入，增加膳食纤维及新鲜蔬菜、水果摄入，达到减轻体重的目的。同时学校和家庭应该注重培养儿童健康的生活方式。

2. 药物干预

目前尚无诊断儿童 MS 的特异性药物，应针对已经存在的代谢异常（如高血压、高血糖和血脂异常等）使用相应药物进行治疗。首先应严格按照儿童糖尿病、高血压及血脂异常的诊断标准进行诊断，并且通过体育锻炼和控制饮食仍无法缓解才给予药物治疗。

【预防】

代谢综合征预防的关键在于防治肥胖，应把干预手段贯穿胎儿期、婴儿期、学龄期的始终。首先是合理膳食，保持食物的多样性，注意荤素搭配、粗细搭配，保证鱼、肉、奶、豆类和新鲜蔬菜、水果的摄入，喝白开水和不添加糖的鲜果蔬汁，少吃各种糕点、糖果、蜜饯、巧克力、冷饮、甜点心、膨化食品、肥肉和油炸食品；其次是运动，坚持终生运动是防治 MS 及相关疾病切实可行、经济、有效的措施；另外，应加强健康教育，学校和家庭应为孩子营造健康的氛围，培养孩子健康的生活行为习惯，这些是从源头上控制和预防 MS 的根本策略。

（杜　娟）

第十一节 铅中毒

儿童铅中毒是因儿童接触铅而导致体内的铅负荷超过一定标准，达到一个对其生长发育产生危害的水平，称之为儿童铅中毒。0~6岁儿童对铅的毒性最为敏感，是铅暴露的高危人群或称易感人群。

【诊断标准】

1. 病史

有接触铅污染的病史，生活在工业性铅污染环境的儿童，特别是0~6岁手－口动作较多的孩子；父母或家人从事铅相关的职业；此外，在我国生活来源的铅污染也十分常见。

2. 临床表现

儿童铅中毒可伴有某些非特异的临床表现，包括神经系统、消化系统、造血系统等症状。

（1）神经系统 可表现出多动、注意力不集中、兴奋、冲动、易激惹、脾气异常、有攻击性行为。当血铅水平高于700μg/L，可能出现头晕、头痛、惊厥甚至昏迷等症状。

（2）消化系统 可出现腹痛、腹泻、恶心、呕吐、便秘等症状。当血铅水平高于700μg/L时，可出现严重的肠绞痛症状。

（3）造血系统 当血铅水平高于200μg/L，可出现轻度贫血；超过400μg/L，可出现贫血加重，表现为面色苍白、乏力等症状。

3. 实验室检查

（1）血铅测定 分为筛查性测定和诊断性测定。筛查性测定可以采集末梢血或静脉血，但诊断铅中毒通常要求采集静脉血。

（2）红细胞游离原卟啉（FEP） 铅中毒儿童FEP通常高于350μg/L。

（3）血常规 通常会表现为小细胞低色素性贫血。

4. 诊断与分级

依据儿童静脉血铅水平，诊断分为儿童高铅血症和铅中毒。

（1）高铅血症 连续两次静脉血铅水平为100~199μg/L。

（2）铅中毒 连续两次静脉血铅水平≥200μg/L；并依据血铅水平分为轻、中、重度铅中毒。轻度：血铅水平200~249μg/L；中度：血铅水平250~449μg/L；重度：血铅水平≥450μg/L。

【鉴别诊断】

（1）儿童铅中毒通常伴有贫血，表现为小细胞低色素性贫血，可以通过检查铁代谢指标进行鉴别诊断，但往往铅中毒和缺铁同时存在。

（2）铅中毒有时伴有严重腹痛，需要与外科急腹症进行鉴别。

【治疗原则】

儿童高铅血症和铅中毒的处理应在有条件的医疗卫生机构中进行。医务人员在处理过程中应遵循环境干预、健康教育和驱铅治疗的基本原则，帮助寻找铅污染源，并告知儿童监护人尽快脱离铅污染源；应针对不同情况进行卫生指导，提出营养干预意见；对铅中毒儿童应及时予以恰当治疗。

1. 脱离铅污染源

排查和脱离铅污染源是处理儿童高铅血症和铅中毒的根本办法。儿童脱离铅污染源后血铅水平可显著下降。

2. 进行卫生指导

通过开展儿童铅中毒防治知识的健康教育与卫生指导，使广大群众知晓铅对健康的危害，避免和减少儿童接触铅污染源；同时教育儿童养成良好的卫生习惯，纠正不良行为。

3. 实施营养干预

高铅血症和铅中毒可以影响机体对铁、锌、钙等元素的吸收，当这些元素缺乏时机体又对铅毒性作用的易感性增强，因此，对高铅血症和铅中毒的儿童应及时进行营养干预，补充蛋白质、维生素和微量元素，纠正营养不良和铁、锌、钙的缺乏。

4. 驱铅治疗

驱铅治疗是通过驱铅药物与体内铅结合并排泄，以阻止铅对机体产生毒性作用。驱铅治疗只用于血铅水平在中度及以上的铅中毒。去除污染源后，应用灌肠、洗胃、泻药等促进体内还没有吸收铅的排泄；确认体内没有铅残留后，再开始治疗；驱铅药物通常选择依地酸钙钠或者二巯基丁二酸。

【预防】

1. 教育儿童养成勤洗手的好习惯，特别是进食前洗手十分重要。

2. 注意儿童个人卫生，勤剪指甲。指甲缝是特别容易藏匿铅尘的部位。

3. 经常清洗儿童的玩具和用品。

4. 经常用干净的湿抹布清洁儿童能触及部位的灰尘，儿童食品及餐具加罩防尘。

5. 不要带儿童到铅作业工厂附近散步、玩耍。

6. 直接从事铅作业的家庭成员下班前必须更换工作服和洗澡，不应将工作服和儿童衣服一起洗涤，不应在铅作业场所（或工间）为孩子哺乳。

7. 以煤作为燃料的家庭应多开窗通风，孕妇和儿童尽量避免被动吸烟。

8. 选购儿童餐具应避免彩色图案和伪劣产品，应避免儿童食用皮蛋和老式爆米花机所爆的含铅较高的食品。

9. 不能用长时间滞留在管道中的自来水为儿童调制奶粉或烹饪。

10. 儿童应定时进食，避免食用过分油腻的食品，因为空腹和食品过分油腻会增加肠道内铅的吸收；儿童膳食中含有足够的钙、铁和锌可减少铅的吸收。

（杜　娟）

第十二节　汞中毒

汞中毒是接触汞而导致体内的汞负荷超过一定限度而导致的疾病。汞是一种古老重金属，呈银白色，在常温下呈液态，俗称水银。汞在常温下能蒸发，蒸发量与温度和汞的表面积有关。日常生活中接触的金属汞主要见于体温计、温度计和血压计等，节能灯、日光灯管中往往也填充汞蒸气，口腔中最常用的修补牙齿龋洞的填料之一是银汞合金。

【诊断标准】

1. 病史和临床表现

（1）急性汞中毒 短期内吸入高浓度汞蒸气（$1 \sim 3mg/m^3$）后数小时即可出现急性汞中毒症状。可出现急性气管炎和细支气管炎或化学性间质性肺炎，严重者可出现气胸。轻度可逐渐缓解，重者可致肺水肿、呼吸衰竭死亡。口服无机汞盐对胃肠道黏膜有强烈刺激作用，可出现剧烈恶心、呕吐和上腹痛，$2 \sim 3$ 天后出现腹泻，排出黏液便或脓血便等，严重者可导致胃肠道穿孔。汞中毒肾炎一般在中毒后 $4 \sim 10$ 天出现，出现腰痛、少尿、管型和蛋白尿，可因急性肾衰竭而致死。此外，还有口腔、咽喉灼痛，可出现黏膜坏死，严重者有喉头水肿。

（2）慢性汞中毒 长期低浓度吸入汞蒸气可引起慢性汞中毒。症状相对隐匿，可出现两个不同的综合征，即肢痛症和过敏症。

2. 实验室检查

（1）血汞测定 汞在血液中的半衰期较短，血汞只反映近期的汞暴露水平，全血汞 $>10\mu g/L$ 为异常。

（2）尿汞及 24 小时尿汞检测 一次尿汞 $>4\mu g/L$ 为异常；24 小时尿汞量 $>50\mu g/L$ 为异常。

（3）发汞 发汞可作为衡量机体长期或较远期汞负荷水平的指标，发汞 $>1000\mu g/kg$ 为异常。

3. 诊断

存在急性或慢性汞暴露史是诊断的关键，结合临床症状、体征和实验室评价机体汞负荷升高的指标方可诊断。

【治疗原则】

1. 切断汞污染源

驱除体内或皮肤表面的残存含汞污染物；食入汞致急性中毒者立即灌肠洗胃，警惕汞腐蚀导致消化道穿孔。

2. 对症

通过摄入牛奶、蛋清等保护胃黏膜或采用活性炭吸附；支持疗法。

3. 驱汞治疗

使用二巯基丁二酸（DMSA）、二巯基丙磺酸钠、二巯丙醇等螯合剂进行驱汞治疗。

【预防】

需要进行汞污染的有关知识教育，如被汞污染的草药制剂、水银温度计、含汞高的鱼类是日常生活汞的来源；妊娠期和哺乳期妇女、<12 岁儿童是高危人群；注意选择含汞低、高 $\Omega - 3$ 脂肪酸的鱼类，避免大量食用大眼金枪鱼、旗鱼、鲨鱼等肉食性鱼类。

（杜　娟）

第十三节　B族维生素缺乏

B族维生素是一组有着不同结构和功能的化合物，属水溶性维生素，有12种以上，被世界一致公认的有9种，包括维生素 B_1（硫胺素）、维生素 B_2（核黄素）、维生素 B_3（烟酸）、维生素 B_5（泛酸）、维生素 B_6（吡哆醇类）、维生素 B_7（生物素）、维生素 B_9（叶酸）、维生素 B_{12}（钴胺素）和胆碱。除维生素 B_{12} 外，B族维生素在体内储存较少，如摄取量仅为正常低限值可能迅速导致缺乏并出现相应症状，因此，为维持机体正常代谢水平，应经常稳定的摄入B族维生素。

一、维生素 B_1 缺乏症

维生素 B_1 缺乏症（脚气病）是由于缺乏维生素 B_1 引起的全身性疾病。

【病因】

1. 摄入不足

谷类加工过度，去净外皮和碾掉胚芽则维生素 B_1 大批丢失；另外，过分淘米，烹调加热时间过长或加入苏打都会造成维生素 B_1 的损失及破坏；长期多种慢性疾病（如厌食、呕吐等）亦使维生素 B_1 摄入减少。

2. 吸收不良

慢性腹泻、肠道寄生虫症可降低维生素 B_1 在十二指肠及小肠的吸收；严重肝脏疾病会影响维生素 B_1 在体内的利用。

3. 需求增加

甲状腺功能亢进症、感染、高温、剧烈运动、孕妇、授乳等条件下均增加体内对维生素 B_1 的需求。

4. 其他

常食生鱼及贝类者则因其含维生素 B_1 酶分解维生素 B_1；医源性维生素 B_1 缺乏可见于长期静脉营养而未补充维生素者；部分先天遗传代谢缺陷疾病会导致维生素 B_1 转运及代谢异常，如维生素 B_1 反应性巨幼细胞贫血、枫糖尿症、韦尼克脑病、韦尼克 – 科尔萨科夫综合征等。

【诊断标准】

1. 病史

有维生素 B_1 摄入不足、吸收不良、消耗过多或有食物加工不当病史等。注意应详细询问患儿乳母的饮食情况。

2. 临床表现

婴儿一般起病急，较大儿童及成人起病则较缓慢。临床上可分为神经型（干型）、心血管型（湿型）和亚临床型。年长儿的临床表现近似成人，以水肿和多发性神经炎为主。

（1）亚临床型　常有乏力、精神萎靡、食欲缺乏、呕吐、腹泻、腹痛、腹胀，生长发育迟缓，如病情发展则出现神经型或心血管型的症状。

（2）神经型（干型）　早期表现烦躁不安、哭声嘶哑、失声；继则反应迟钝、神情淡漠，严重者可突然发生惊厥、昏迷，甚至死亡；其他表现有软弱无力、感觉迟钝，颈背、四肢肌张力低下，深浅反射完全消失，脑脊液常规检查正常。出现周围神经炎者常自下肢往上蔓延，对称性先感觉过敏，后麻木呈袜套感。

（3）心血管型（湿型）　早期表现踝部水肿，渐延及全身，甚或可出现心包、胸腔及腹腔积液。常突发充血性心力衰竭，患儿烦躁不安、尖叫、呛咳、气促，常伴喉头水肿而失声，形成独特的喉鸣（脚气病哭声），同时出冷汗、唇指（趾）青紫、心率快、出现奔马律、心音低钝、心脏扩大、肝急剧增大，继而全身发绀、水肿乃至死亡。

（4）婴儿型　多见于新生儿，孕母缺乏维生素 B_1，表现为哭声无力、精神萎靡、吸吮乏力、水肿、嗜睡。有些患儿出生时无异常，4~5 日后发病。给予含维生素 B_1 的奶喂养后症状即消失。

（5）韦尼克－科尔萨科夫综合征（Wernicke－Korsakoff syndrome）是维生素 B_1 缺乏而引起的神经、精神障碍，表现为表情淡漠、共济失调、昏厥、眼部肌肉瘫痪、遗忘、震颤、洞察力缺失等；为常染色体隐性遗传，多发于欧洲人群，酗酒为诱发因素。

3. 实验室检查

（1）维生素 B_1 负荷试验，尿中排出量减少。

（2）血中丙酮酸和乳酸增高，代谢性酸中毒。

（3）红细胞转酮醇酶活性（ETKA）系数测定，结果以活性系数表示。活性系数超过 1.3 提示维生素 B_1 缺乏，<1.0 为正常。此法灵敏可靠，常见于临床症状出现前，故有人称之为亚临床检查法。

（4）血及尿中乙醛酸　增高为本病的诊断性试验。

（5）脑 CT　出现双侧基底节对称性低密度影可作为脑型维生素 B_1 缺乏症的辅助诊断。

【鉴别诊断】

水肿者应与肾炎、肝脏疾病、蛋白质－能量营养不良等鉴别；神经系统表现为主者应与脑炎、婴儿痉挛症、童年期脑脊髓病变（Leigh's disease）、低镁血症和低血糖等鉴别；以心血管系统表现为主者应与贫血心脏病、病毒性心肌炎、阿－斯综合征等鉴别。

【治疗原则】

积极补充维生素 B_1，尤其对于重症患儿应尽早进行大剂量维生素 B_1 治疗，同时应注意积极治疗原发病、消除危险因素等。

1. 轻症

口服维生素 B_1 10~30mg/d 即可奏效；有胃肠吸收障碍者可肌内注射，10mg/d，连续 5~7 日。对哺乳期的乳母亦应给予维生素 B_1 补充，10mg/次，每日 2~3 次；对于蛋白质－能量营养不良的患儿，为了避免再喂养综合征时的急性维生素 B_1 缺乏，在给予能量支持治疗开始前至少 30 分钟，应静脉或口服补充 10~30mg/d 维生素 B_1，5~7 日后减量至 5~10mg/d，持续 1 个月。

2. 心血管型及脑型重症患儿

应尽快予大剂量维生素 B_1 治疗，肌内注射 10~30mg/d，1~2 周后改为口服 10mg/d。

对于心血管型伴急性心功能衰竭时，须立即抢救，可静脉注射维生素 B_1，首剂 50 ~ 100mg，视病情发展情况，每 3 ~ 4 小时用药一次，药量逐渐减半，心功能衰竭控制后改为肌内注射或口服，每次 10mg，每日 2 ~ 3 次。静脉注射时需用静脉制剂，应注意不用葡萄糖液稀释，以免血中丙酮酸增高加重病情或引起心脏停搏。对呼吸困难及酸中毒表现者应同时吸氧及静脉滴注碳酸氢钠纠正酸中毒，少尿者可同时使用利尿剂。不宜使用呼吸兴奋剂以免增加机体耗氧量。对心力衰竭患者不宜使用洋地黄制剂。禁用激素，因其可导致血糖升高，使乳酸和丙酮酸氧化受阻使病情恶化。

治疗维生素 B_1 缺乏时应注意同时补充其他 B 族维生素。

【预防】

改良谷物加工方法，避免不良烹饪方法；避免挑食、偏食，调整饮食结构；对患有慢性疾病如腹泻等患儿需及时补充维生素 B_1；除谷物外，瘦肉、内脏、豆类、坚果类禽蛋均是维生素 B_1 的良好来源。

二、维生素 B_2 缺乏症

维生素 B_2（核黄素）缺乏症是以舌、唇、口、外生殖器等皮肤、黏膜病变为特征的疾病。单纯的维生素 B_2 缺乏很少见，通常是多种营养素联合缺乏。

【病因】

1. 摄入不足

维生素 B_2 摄入不足包括动物性食物和新鲜蔬菜摄入不足和烹调不合理（如淘米过度、蔬菜切碎后浸泡等），食物在高温加热加工过程中也会存在维生素 B_2 破坏。

2. 吸收障碍

慢性腹泻、乳糜泻、短肠综合征和肝脏疾病等均可影响维生素 B_2 吸收。

3. 需要量增加或消耗过多

在妊娠、哺乳、寒冷、体力劳动、精神紧张和疾病等情况下，机体维生素 B_2 需要量会增加。

4. 医源性

如长期光照治疗或长期服用苯巴比妥类药物均会破坏维生素 B_2。

【诊断标准】

1. 病史

有维生素 B_2 摄入不足病史，膳食中摄入不足 2 ~ 3 月即可出现临床症状。

2. 临床表现

维生素 B_2 缺乏可有唇干裂、舌炎、口角炎、角膜炎、畏光、脂溢性皮炎、咽痛、咽部充血水肿和贫血等。

3. 实验室检查

（1）负荷试验　口服维生素 B_2 5mg，4 小时尿中排出维生素 B_2 <400μg 提示缺乏，800 ~ 1300μg 为不足，>1300μg 为充裕。

（2）红细胞维生素 B_2 含量　>400nmol/L 或 150μg/L 正常，<270nmol/L 或 100μg/L 缺乏。

（3）红细胞谷胱甘肽还原酶活性下降。

【治疗原则】

积极补充维生素 B_2，同时应注意积极治疗原发病，改善饮食等。口服维生素 B_2 $5\sim10mg/kg$，3 次/日，一般坚持服用至症状完全消失。

治疗维生素 B_2 缺乏时应注意同时补充其他 B 族维生素。

【预防】

一般认为体内不能存储维生素 B_2，故每日应有一定量的摄入。鼓励摄入富含维生素 B_2 的食品（如动物内脏、蛋类、肉类、乳制品及绿叶蔬菜等）。接受光疗的新生儿或接受血液透析疗法以及静脉营养等的患儿均应注意补充维生素 B_2。

三、维生素 B_6 缺乏及依赖症

维生素 B_6 包括吡哆醇、吡哆醛和吡哆胺及其相应的磷酸化形式。维生素 B_6 缺乏症比较少见，维生素 B_6 依赖症为遗传性疾病。

【病因】

1. 摄入不足

常见于患营养不良、乳母长期热量不足、牛奶加温过高或反复加热，乳母口服避孕药等。

2. 需要量增加

生长发育速度较快的儿童对维生素的需要量大；服用某些药物（如异烟肼、肼苯达嗪和青霉胺、环丝氨酸或维生素 B_6 的拮抗剂等）可消耗过多的维生素 B_6。

3. 肠道吸收减少

常见于慢性腹泻、吸收不良综合征等消化系统疾病患儿。

4. 依赖量（超常量）的不足

指患维生素 B_6 依赖症者，对维生素 B_6 的需求增高。

【诊断标准】

1. 临床表现

（1）轻度原发性维生素 B_6 缺乏　临床表现为非特异性，表现为舌炎、口角炎、唇干裂、易激惹、抑郁和呆滞等。

（2）严重维生素 B_6 缺乏与维生素 B_6 依赖症　有以下四大临床表现。

①婴儿惊厥　可表现为烦躁和全身惊厥发作，并常伴有胃肠道症状和惊恐反应。部分患儿母亲曾在妊娠期以大剂量维生素 B_6 控制孕吐。

②周围神经炎　多与药物有关，如异烟肼治疗结核期间可能发生外周神经病变。

③皮炎、黏膜炎，舌炎，口角炎，眼周、鼻周及口周的脂溢性皮炎。

④贫血　维生素 B_6 反应性贫血为小细胞低色素性贫血，血清铁浓度、铁结合蛋白饱和度升高，骨髓和肝脏中含铁血黄素沉积。

2. 实验室检查

（1）血浆维生素 B_6　正常情况下一般大于 $40nmol/L$。

（2）血浆 PLP（5 - 磷酸吡哆醛）　PLP > 20nmol/L 为正常。

（3）尿中色氨酸降解产物　给予口服 2g 色氨酸后，24 小时尿排出黄尿酸，通过检测摄入 100mg 色氨酸后，尿液中黄尿酸的含量 < 65μmol，反映维生素 B_6 营养状态正常。

【鉴别诊断】

需与其他 B 族维生素缺乏、婴儿痉挛症、癫痫、脑炎和贫血等鉴别。

【治疗原则】

维生素 B_6 缺乏主要是替代治疗，吡哆醇剂量与病情有关，同时注意调整饮食，补充其他维生素，尤其是 B 族维生素。所有维生素 B_6 依赖症的治疗均应寻找个体化的治疗剂量，即维持症状消退又不产生不良反应。

对于膳食摄入不足的患儿，每日给予维生素 B_6 5 ~ 25mg，共 3 周，然后 2 ~ 5mg/d，持续数周。对于服用一些药物引起维生素 B_6 缺乏的患儿，口服或肌内注射 15 ~ 300mg/d，共 3 周，然后 1 ~ 2mg/(kg·d) 维持治疗。对维生素 B_6 依赖症的患儿，可口服或肌内注射维生素 B_6 10 ~ 250mg/d，直至痊愈，患儿大多需要终生治疗。

对于由于维生素 B_6 缺乏或依赖引起的抽搐，应肌内注射维生素 B_6 100 ~ 200mg/d 或 20 ~ 30mg/(kg·d)；如果疗效不佳时可增加剂量至 300 ~ 400mg/d 或 40 ~ 50mg/(kg·d)，持续 1 周，然后口服 5 ~ 25mg/d 维持治疗；必要时，可同时补充其他 B 族维生素。

【预防】

平衡膳食通常含有足够的吡多醇，因而维生素 B_6 缺乏较为罕见。接受吡哆醇拮抗剂如异烟肼治疗时，应给予维生素 B_6 补充，严密观察其神经系统表现。注意尽早识别维生素 B_6 依赖患儿，及时补充维生素 B_6。动物性食品如黄油、蛋类、肝脏、肉、谷物和香蕉等均是维生素 B_6 的良好来源。

四、维生素 B_{12} 缺乏

维生素 B_{12} 又称钴胺素，是唯一含金属元素的维生素。维生素 B_{12} 缺乏可导致巨幼细胞贫血，妊娠母亲维生素 B_{12} 缺乏与胎儿神经管畸形相关。

【病因】

1. 摄入不足

长期单纯摄入素食可引起维生素 B_{12} 缺乏。如人乳维生素 B_{12} 不足可导致乳儿维生素 B_{12} 缺乏；其次，维生素 B_{12} 缺乏症常见于限制饮食的患儿，如盲目拒绝动物蛋白的苯丙酮尿症患儿或者 1b 型糖原贮积症患儿。

2. 吸收异常

食物维生素 B_{12} 吸收障碍是 60% ~ 70% 维生素 B_{12} 缺乏的原因。完全或重度吸收不良见于恶性贫血、重度萎缩性胃炎、胃大部切除、回肠切除和炎性肠病等患儿；部分或轻度吸收不良主要见于患轻度萎缩性胃炎、服用胃酸抑制剂或二甲双胍的患儿。

3. 先天性维生素 B_{12} 代谢异常

包括胃内因子缺乏、受体缺乏、钴胺素转运蛋白缺乏和细胞内维生素 B_{12} 利用障碍等。

4. 药物

服用质子泵抑制剂或长期服用二甲双胍会影响维生素 B_{12} 的吸收，从而导致维生素 B_{12} 缺乏。

【诊断标准】

1. 临床表现

（1）胃肠症状　由于消化道黏膜上皮细胞 DNA 合成障碍，可发生皮肤色素沉着、食欲低下、恶心、厌食，甚至呕吐、腹泻、舌炎、舌乳头、味觉消失；严重时影响生长发育。

（2）巨幼细胞贫血　即大细胞贫血，进展期中性粒细胞及血小板也可轻度下降，类似再生障碍性贫血或白血病。全身症状轻重和贫血程度不一定成正比，患儿肤色苍黄、口唇、睑结膜、甲床苍白，少数可出现黄疸；患儿头发黄、细、干、疏，肝、脾大。

（3）神经系统表现　主要表现为局部或弥漫性脱髓鞘，往往开始于末梢神经，再向中心发展而累及脑和脊髓，严重者发生脑萎缩，出现肢体麻木、震颤、感觉障碍，肌腱反射初期减退而后亢进，精神方面表现出抑郁、嗜睡、易激惹、兴奋和精神失常等。

2. 实验室检查

（1）血浆维生素 B_{12} <100pg/ml 提示临床缺乏。正常范围通常在 200～900pg/ml。

（2）血清甲基丙二酸、同型半胱氨酸水平　二者浓度分别大于 400mmol/L 和 21μmol/L，提示维生素 B_{12} 临床缺乏。

（3）血清转钴胺素含量　转钴胺素在血清中的含量占总维生素 B_{12} 含量的20%，半衰期较短（6分钟），饮食摄入缺乏或吸收障碍后 1 周即有下降；如其浓度降低至 20～45pmol/L 以下，提示可能存在缺乏。此指标不能反映机体维生素 B_{12} 的储存状况。

【鉴别诊断】

需与叶酸缺乏相鉴别，两者均可导致巨幼细胞贫血，补充叶酸可减轻巨幼细胞贫血，但不能消除神经系统症状，甚至会加重神经系统症状。

【治疗原则】

1. 维生素 B_{12} 治疗

应肌内注射维生素 B_{12} 100μg/d，2 周后改为每周 2 次，连续 4 周或待血常规正常后每月 1 次，维持治疗至痊愈，治疗过程中注意监测血钾变化。对于出现明显神经系统症状时，应肌内注射 B_{12} 500～1000μg/d，至少 1～2 周，然后减量维持治疗。对于巨幼细胞贫血的患儿，可加用叶酸、维生素 B_{12} 和铁剂，以纠正贫血。经治疗，一般 2～4 天精神好转，网织红细胞在 1 周左右增至高峰，贫血好转。口服 2mg/d 和每日肌内注射 1mg 效果相同。钴胺素吸收或利用不良的患儿需终身定期肌内注射治疗。

2. 饮食治疗

在均衡膳食的基础上，增加肉类、动物内脏、鱼、蛋类等富含维生素 B_{12} 的食物。

【预防】

进食富含维生素 B_{12} 的食物，如动物肝脏、肾脏、牛肉、猪肉、鸡肉、鱼类、蛋、牛奶、乳酪、乳制品和腐乳等。

五、维生素 B₉（叶酸）缺乏

叶酸属于水溶性 B 族维生素，是一组由蝶酸与谷氨酸结合而成，化学名称为蝶酰谷氨酸的一类化合物的统称。在临床上叶酸缺乏主要引起神经管畸形及巨幼细胞贫血。

【病因】

1. 摄入不足

绿叶蔬菜和新鲜水果摄入不足或摄入过多加工食物可导致叶酸缺乏；缺乏叶酸母亲的婴儿存在叶酸缺乏风险；羊奶中缺乏叶酸，以羊奶喂养婴儿时必须补充叶酸。

2. 吸收异常

消化道疾病，如慢性腹泻或炎症性肠病（乳糜泻、克罗恩病、HIV 感染、慢性感染性肠炎、肠病性肠瘘等）可致叶酸吸收不良。叶酸吸收不良的原因之一是肠道叶酸结合酶分泌不足，慢性腹泻干扰叶酸的肠–肝循环，使叶酸的肠道排泄增快，丢失增加。

3. 需求增加

代谢与造血增加的情况，如妊娠、婴儿生长和肿瘤。

4. 维生素 C 缺乏

维生素 C 缺乏时，不能使叶酸转化为活性四氢叶酸。叶酸能代替维生素 C 参与酪氨酸代谢，当维生素 C 缺乏时，可引起机体对叶酸的需要量增加，造成叶酸不足。

5. 锌缺乏

锌作为叶酸结合酶的辅助因子，对叶酸的吸收亦起重要作用。缺锌可降低结合酶的活性，并可减少结合酶的量而降低叶酸的吸收。

6. 药物

一些抗惊厥药物（苯妥英钠）和抗代谢药物（甲氨蝶呤）可抑制叶酸的吸收；口服避孕药、氟尿嘧啶、阿糖胞苷、异烟肼、乙胺嘧啶和环丝氨酸等药物可影响叶酸的吸收和代谢。阿司匹林可降低叶酸与血浆蛋白结合能力，从而使储备型叶酸减少而增加叶酸的排出量。广谱抗菌药物可抑制肠道细菌，减少叶酸合成。

7. 遗传因素

MTHFR 酶基因变异如多态性位点 c. 677C > T，c. 1298A > C 以及剪切突变 c. 1348 + 1C > A 等，使得酶活性不同程度的降低，影响叶酸代谢转化。

【诊断标准】

诊断主要需结合饮食、喂养史、临床表现及实验室检查综合诊断。

1. 临床表现

（1）巨幼细胞贫血　患儿肤色苍黄，口唇、睑结膜、甲床苍白，少数可出现黄疸；头发黄、细、干、疏，肝、脾大；常有食欲减退、腹胀、腹泻及舌炎。

（2）神经管畸形　母孕期特别是早期叶酸缺乏可引起胎儿脊柱裂、脑脊膜膨出和无脑畸形等。

（3）高同型半胱氨酸血症　血中同型半胱氨酸聚集升高，除了叶酸缺乏时 5–甲基四氢叶酸生成减少影响蛋氨酸与同型半胱氨酸代谢以外，维生素 B₁₂、B₆ 缺乏亦可以通过降低蛋氨酸合成酶以及胱硫醚酶的活性影响上述两种氨基酸代谢，引起血中半胱氨酸增多；另外 *MTHFR* 基因异常致使此酶活性降低亦是高同型半胱氨酸血症的原因之一。

2. 实验室检查

（1）血清叶酸含量　反映近期膳食叶酸摄入情况。血清叶酸正常值为 11.3 ~ 36.3nmol/L（5 ~ 16ng/ml），血清叶酸 < 6.8nmol/L（3ng/ml）表示缺乏。

（2）红细胞叶酸含量　反映体内组织叶酸的储备情况，当红细胞叶酸 < 318nmol/L（140ng/ml）时，表明缺乏。

（3）血浆同型半胱氨酸含量　可作为反映叶酸状况的敏感指标，同型半胱氨酸含量 > 16μmol/L 为升高（正常值为 5 ~ 15μmol/L）。血浆同型半胱氨酸浓度升高，反映细胞内叶酸水平缺乏或依赖叶酸反应和功能受到损伤，但缺乏特异性，可通过服用叶酸后血浆同型半胱氨酸浓度迅速下降以验证。

【鉴别诊断】

需与维生素 B_{12} 缺乏相鉴别，应同时检测血清维生素 B_{12} 水平以及血清或尿甲基丙二酸水平。

【治疗原则】

1. 补充叶酸　口服叶酸 5 ~ 15mg/d，因维生素 C 可促进四氢叶酸转化，可加服维生素 C 300mg/d，治疗 1 ~ 2 日后即可见食欲、精神改善，网织红细胞上升，至 4 ~ 7 日达高峰，于 2 ~ 6 周后恢复正常。血常规恢复期宜加铁剂以弥补造血旺盛后铁不足。叶酸的给药疗程常需数月，同时注意叶酸治疗前，应排除维生素 B_{12} 缺乏。

2. 对于应用抗叶酸或抗癫痫药物治疗或者患 MTHFR 酶基因缺陷的患儿，需要加大叶酸剂量，如肌内注射甲酰四氢叶酸则可更有效地减少抗叶酸药物的不良反应。

3. 去除病因及改善饮食　是保障不再复发的重要措施，需注意选择易消化富有蛋白质、叶酸的食物。

【预防】

重视孕前、孕早期及乳母叶酸的供给，妇女于孕前 1 个月至孕早期 3 个月内，每日补充 400μg 叶酸，可有效地降低我国出生缺陷高危人群中神经管畸形的发病率，对于曾生育过神经管缺陷或服用抗癫痫药物的高危孕妇，口服 4mg/d 的叶酸可预防神经管畸形再发。另外需注意加强营养教育，增加新鲜蔬菜、肝脏、蘑菇等食物的摄入。对于婴儿，应合理喂养，按时添加辅食。

（李世杰）

第十四节　母乳喂养

母乳是婴儿最理想的食物。纯母乳喂养是指除母乳外，不给婴儿其他食物和饮料，包括水（除药物、维生素、矿物质滴剂外）。WHO 推荐，在生命的最初 6 个月进行纯母乳喂养是最佳的婴儿喂养方式，之后应逐步添加辅食，同时继续母乳喂养至 2 岁或更长时间。

1. 母乳喂养的好处

（1）对孩子的好处　母乳喂养可满足婴儿时期生长发育的营养素需求，这些营养物质包括碳水化合物、蛋白质、脂肪、矿物质、维生素和水，且母乳易于消化吸收，可促进子代生长发育。母乳喂养可提供生命最早期的免疫物质，减少子代感染性疾病的发生，这些物质主要是抗体（包括 IgG 及乳汁中特异的 sIgA、铁蛋白、溶菌酶、白细胞及吞噬细胞、淋巴细胞等）。此外，母乳喂养还可促进子代胃肠道及神经系统的发育，减少成年后代谢性疾病的发生。

（2）对母亲的好处　母乳喂养可以促进母亲子宫收缩，减少产后出血，加快子宫恢复；有助于产后体重下降，促进恢复体型；母乳喂养还具有生育调节作用，并能减少乳腺癌和卵巢癌发病的概率。

（3）对家庭和社会的好处　母乳喂养方便、经济，有助于促进家庭和睦，也为国家和社会节约了大量的资源和开支，有利于提高全民族身体素质。

2. 母乳成分的波动

母乳的成分可随子代的发育同步变化。在整个哺乳期间，在一天之中，甚至在一次哺乳过程中母乳的成分都可能不一样，而且每个母亲的母乳营养成分也不完全相同。母乳中这些变化可根据婴儿的不同需求，向其提供合适的营养。

（1）初乳与成熟乳　初乳是母亲产后 5 天内产生的乳汁，10 天之后逐渐转化为成熟乳，期间为过渡乳。初乳颜色为黄色或橘黄色，比较浓稠，蛋白质浓度高并含有丰富的抗体。分娩后越早的乳汁中抗体含量越多，出生后 5 小时内最多。成熟乳颜色比较淡，所含的蛋白质和矿物质含量较前下降。

（2）前奶与后奶　同一次泌乳过程中乳汁成分也略有不同。哺乳时婴儿先吸出的乳汁较清亮，称为前奶，其外观看起来较稀，但含有丰富的蛋白质、乳糖、维生素、无机盐和水分；后吸出的乳汁比较白而浓稠，称为后奶；后奶中脂肪含量高，提供的能量多，所以喂哺时尽可能让婴儿吃到后奶，才可以使其获得足够的营养。

3. 母乳喂养的姿势和体位

（1）母亲的体位要舒适　母亲哺乳时，通常采用坐位或卧位，坐位时椅子高度要合适，如果椅子太高，可以放一小凳子在母亲脚下，注意不要使母亲的膝盖抬得过高，这样使得婴儿的鼻头不能对着母亲的乳头；可以用一个垫子或枕头放在母亲的背后，以帮助妈妈舒适喂哺。

（2）哺乳时抱婴儿的四个要点　婴儿的头和身体呈一直线；婴儿的脸对着乳房，鼻子对着乳头；婴儿身体贴近母亲；若是新生儿，母亲不仅要托住其头部和肩部，还要托住臀部。

（3）母乳喂养的几种体位

①摇篮式　适用于足月婴儿或母亲喜欢这种体位。方法：母亲将婴儿抱在怀里，让婴儿的脖子靠近母亲肘的弯曲部位，背部贴着母亲前臂，婴儿的肚子贴着母亲的肚子，头和身体呈一直线。为了让母亲的胳膊得到支撑而不累，可以在母亲胳膊下垫枕头。

②交叉式　适用于非常小的婴儿、患儿、伤残儿或者母亲喜欢这种体位。方法：母亲用乳房对侧的胳膊抱住婴儿，用前臂托住婴儿的身体，婴儿的头枕在母亲的手上，她的手在婴儿的耳朵或更低一点的水平托住婴儿的头部、颈部和肩部，用枕头帮助托

着婴儿的身体。

③橄榄球式　适用于双胎、婴儿含接有困难、母亲乳腺管阻塞或者母亲喜欢这种体位。方法：母亲将婴儿放在胳膊下，用枕头托住新生儿的身体和头部，母亲的手托住婴儿的枕部、颈部和肩部。

④卧位式　适用于剖宫产术后、正常分娩后第一天或者母亲喜欢这种体位。方法：母亲身体侧卧，婴儿也要侧卧式，母亲不要用手按住新生儿的头部，让新生儿的头能自由活动，避免乳房堵住新生儿的鼻部，引起呼吸不畅。母亲的另一只手搂住新生儿的臀部。

（4）托起乳房的方法　母亲在哺乳时采用"C"字形托起乳房：用示指支撑着乳房基底部，手靠在乳房下的胸壁上，大拇指放在乳房的上方，两个手指可以轻压乳房改善乳房形态，使孩子容易含接。注意托乳房的手不要再太靠近乳头处，如果母亲的乳房大而且下垂，用手托住乳房可帮助乳汁流出，如果乳房小而高，在喂奶时手不需要总托住乳房。

（5）含接姿势

①正确的含接姿势　母亲用"C"字形的方法托起乳房，用乳头刺激婴儿的口周围，使婴儿建立觅食反射，当孩子的口张到足够大时，将乳头及大部分乳晕含在婴儿嘴中。

②含接姿势的要点　婴儿嘴张得很大，下唇向外翻，舌头呈勺状环绕乳晕，面颊鼓起呈圆形，婴儿口腔上方有更多的乳晕，慢而深地吸吮，有时突然暂停，能看或听到吞咽。常见问题有：婴儿只含接着乳头未将乳晕放在口中、下颌未接触母亲的乳房，鼻子被乳房组织阻塞，影响孩子呼吸等。哺乳时需注意观察婴儿，通常婴儿先快吸几口启动射乳反射，当乳汁流出并充满了婴儿的口腔时，即开始慢而深的吸吮，然后停顿一会儿，再开始几次较快的吸吮。婴儿吸吮时，如果母亲很舒服而且很高兴，表明婴儿含接良好；如果母亲感觉不舒服或疼痛，表明婴儿含接不良，婴儿含接错误时，需要按正确方法重新含接。为避免损伤乳头，母亲不要强行将乳头从婴儿口中拿出，可将清洁的手指放入婴儿口中替换出乳头。

4. 促进母亲奶量增加的方法

（1）母乳不足的原因　除极少数母亲的乳房发育不正常，不能产生足够的乳汁外，绝大多数的母乳不足的原因都是由于外界因素造成的。常见的原因有：①应用了奶瓶或过早地添加了配方奶，尤其是在婴儿出生后的最初几天，干扰了婴儿对乳房的频繁吸吮，影响了乳汁的正常分泌，使母亲总认为自己没有奶或奶量不足，失去了母乳喂养的信心；②未能实施按需哺乳，影响了乳汁的分泌；③母婴分离，导致母乳分泌不足；④在婴儿出生后的2周、6周和3个月时，婴儿生长发育加速，对乳汁的需求量增加，可能出现暂时性的母乳不足。

（2）促进乳汁分泌的方法　最重要的是让婴儿频繁吸吮，同时给予母亲鼓励和支持，让母亲树立起母乳喂养的信心。具体方法有：①帮助母亲在产后半小时内开始母乳喂养，尽可能多地让婴儿与母亲在一起，充分进行皮肤接触，鼓励母亲与婴儿同步休息；②指导母亲正确的喂哺姿势和含接方法，喂哺时尽量放松；③让婴儿频繁吸吮，24小时内至少吸吮10次或每2小时喂哺一次，乳汁分泌不足的情况下，可以让婴儿吸吮后再用吸奶器继续吸 10 分钟，也可在哺乳后 10 分钟或两次喂奶之间增加一次吸奶；④保证母亲有充足的摄入量，亦可应用当地有效的"催奶方"。

5. 母乳的保存与消毒

（1）母乳的保存　在母婴分离情况下，可用人工挤奶或吸奶器吸奶的方法将乳汁吸出后保存以哺乳婴儿。母乳在 25～37℃室温下可保存 4 小时，15～25℃室温可保存 8 小时，冰箱冷藏室 2～4℃的条件下可保存 24 小时。冰箱冷冻室内保存（－18℃以下），可保存 3 个月。从冰箱冷冻室取出的母乳应先置于冰箱冷藏室解冻，使用前可在 37～40℃温水中加温（也可以使用温奶器快速加热，不会破坏母乳营养成分），不要使用微波炉或煮沸加热。每次按照喂养量取出母乳，不要反复加热，如加热后没有吃完则丢弃。为保证乳汁不被细菌污染，挤奶时应注意手及储奶容器的清洁，最好不要把乳汁与其他物品置于同一冷藏、冷冻箱。

（2）母乳的消毒　母乳在保鲜时间内喂哺自己的婴儿是安全的，不需要进行消毒。对于捐赠的母乳，应进行巴氏消毒，即将乳汁放在 62.5℃恒温箱内进行 30 分钟消毒，此方法既除掉了母乳中的细菌，又没有破坏母乳中的成分。注意消毒时间不要超过 30 分钟。

6. 不宜或暂不宜母乳喂养的母亲

在母亲患病等一些特殊情况下，应权衡哺乳对母婴的安全性和危害性，结合疾病对母婴身心健康的影响等因素做出正确选择。母亲处于以下情况不适宜或暂不适宜母乳喂养。

（1）癌症　母亲患癌症需要进行放疗或化疗时，应暂停母乳喂养。

（2）严重疾病　母亲患严重的心脏病，严重肝、肾疾病，高血压、糖尿病伴有重要器官功能损害，严重精神疾患、反复发作的癫痫或先天性代谢病时，哺乳可能会增加母亲的负担，导致病情恶化。

（3）传染病　如果母亲患传染病，在急性传染病进行隔离时暂不宜哺乳（例如各种类型的肝炎、活动性肺结核或流行性传染病等）。这种情况下可以用配方奶代替，并定时挤出母乳，以维持泌乳状态，待母亲病愈，传染期已过，隔离解除后，可继续哺乳。

（4）吸毒或静脉注射毒品　如果母亲吸毒或静脉注射毒品，在戒毒前不宜母乳喂养，以免伤害婴儿。

（5）HIV 阳性的母亲不宜进行母乳喂养。

（纪文静　魏　庄）

第十五节　辅食添加

随着婴儿生长发育的逐渐成熟，需要经历由纯乳类食物向成人固体食物转换的过渡时期。过渡期食物常称为"辅食"，也称为"换乳食物"。

1. 辅食添加的时间

关于婴儿辅食添加的时间一直存在争议，世界上不同国家建议的婴儿添加辅食的具体时间略有不同。WHO 推荐在婴儿出生的前 6 个月纯母乳喂养，满 6 月龄起，在继续母乳喂养的基础上添加辅食，以满足其生长发育对营养的需要。一般来说，根据婴儿的生理需求和发育成熟度，对正常足月出生的婴儿来说，辅食添加的时间为4~6个月之间。正常的足月出生婴儿，4~6月龄时体重可达到出生时的2倍，消化道发育逐渐成熟，神经及运动发育达到一定程度，头、颈肌发育良好，可以竖颈并自由转头，可以在支撑下坐稳，能有目的地将手或玩具放入口内，挺舌反射消失，能够表现出对食物的兴趣，当小勺触及口唇时婴儿张嘴、吸吮，可以吞咽稀糊状的食物，开始添加辅食是适宜的。对于早产儿及脑瘫等神经损伤的婴儿，应根据发育程度决定何时添加辅食。

2. 不同月龄的辅食添加原则

（1）4~6月　应首先添加易于吸收又不容易产生过敏的食物，4~6月龄时婴儿体内的贮存铁消耗已尽，选择的食物应同时给婴儿补充铁营养，米粉的致敏性小且容易获得，故一般将强化铁的米粉作为最初添加的辅食；其次引入的食物是根茎类的蔬菜、水果。开始引入的新食物宜单一，让婴儿反复尝试，观察3~5日看婴儿是否有过敏或不耐受，待婴儿接受之后再引入另一种新的食物，以刺激味觉发育。应使用勺子给婴儿喂辅食，开始时少量（1勺），根据耐受程度逐渐增加至一餐，这一阶段引入的辅食应不影响总奶量（5~6次/天，总量为800~900ml），食物应清淡，无盐少油。

（2）7~9月　7~9月龄时婴儿的食物种类应逐渐多样化，如谷类、水果、蔬菜、肉类、蛋类等；质地应从泥状过渡到碎末状以帮助学习咀嚼、吞咽，食物的量逐渐增加至1~2餐，同时喂奶4~5次/天，总量为700~800ml。建议坐餐椅上与成人共进餐，让婴儿学习自我喂食，可以抓食、拿条状或指状食物，学用杯喝水或喝奶。

（3）10~12月　此期应进一步逐渐增加辅食的量至每日2餐，同时减少乳类的量至3~4次/天，总量为600~800ml。食物的种类进一步丰富，接近成人食物，包括谷类、水果、蔬菜、鱼肉类、蛋类和豆类等，不含盐，质地增加至碎状、丁块状、指状等，让儿童学习自己用勺进餐，断奶瓶。

（纪文静　魏　庄）

第十六节　喂养困难

1. 概念与定义

儿童喂养困难是一种常见的临床症状，是描述临床提示喂养问题的总称，目前尚缺乏统一、明确的定义。一般来讲，喂养困难包含常见的各种类型的喂养问题，程度相对较轻，对体格生长不构成影响或影响较小；喂养障碍则是指喂养困难的程度较重，造成了明显的体格生长受限、营养缺乏或心理社会功能受损。

2. 病因及影响因素

喂养困难的原因可以分为器质性因素和非器质性因素两大类。器质性因素包括生理解剖结构异常（唇腭裂、食管瘘、肠发育畸形等）、胃食管反流病、食物过敏、乳糜泻、呼吸循环系统疾病、神经系统疾病、先天性遗传代谢病和孤独症谱系障碍等。非器质性因素包括儿童自身因素（胎儿期状况、儿童气质类型、儿童口腔感觉运动功能、儿童精神心理因素）以及喂养者的喂养行为等。此外，依恋关系的形成与婴幼儿的喂养亦有着密切的联系。

3. 分类及临床表现

依据症状及表现，儿童喂养困难可以分为以下几类。

（1）缺乏食欲型　主要表现为对进食不感兴趣。缺乏食欲型儿童根据表现可进一步分为精力旺盛型食欲缺乏和淡漠型食欲缺乏两类。前一类儿童表现为平时精力充沛、活跃，对其他事物的好奇心和兴趣远大于对食物的兴趣，很难安坐进餐，进食量少，可伴有体重增长不良或生长迟缓，无潜在器质性疾病。淡漠型食欲缺乏儿童对食物和环境都缺乏兴趣，与家庭照料者互动很少，缺乏眼神交流或伴有抑郁情绪，多伴有明显的营养不良。

（2）挑食型　"挑食"目前没有确切的定义，一般是指对较多种熟悉的或新的食物表现出排斥，多次接触尝试后仍很难接受。需要注意的是被很多家长误认为挑食的一种现象——"厌新"。厌新是指婴幼儿进食技能发育过程中出现的不愿意尝试新食材的现象，是婴幼儿发育过程中的一种正常行为，一般于 1 岁左右出现，18 ~ 24 个月达到高峰期，之后逐渐消退。婴儿早期对新食物的拒绝也是一种适应性保护功能，如果婴儿有足够的机会（8 ~ 15 次），在愉快的环境下去尝试新食物，一般婴儿很快从拒绝到接受。挑食型喂养困难按症状的程度可分为轻度挑食和重度挑食。轻度挑食者摄入的食物种类比正常儿童要少，但能满足其正常的营养和能量摄入，一般不会影响儿童的生长发育；重度挑食者对食物有强烈的挑剔性，拒绝尝试某种质地、性状、气味或外观的食物，他们摄入的食物种类非常有限，一般不超过 10 ~ 15 种，可伴有其他感觉异常表现，比如对大的声音、亮光或对皮肤接触时出现过激反应，多见于自闭症儿童。

（3）口腔感觉运动功能障碍型　主要表现为口腔的敏感性异常和口腔运动的不协调，其原因与早产、宫内发育迟缓、神经系统损伤、食物转换的关键期内未提供足够的学习机会等有关。口腔敏感性高的婴幼儿主要表现为对特定质地、口味和形状的食物的主观感知高于正常，进食此类食物表现出拒绝或逃避；口腔敏感性低的婴幼儿主要表现为喜食辛辣刺激性食物、流涎、口中易残留食物等。口腔运动不协调的婴幼儿主要表现为咬 - 咀嚼 - 吞咽的不协调，进食固体和半固体食物困难或拒绝进食这类食物。

（4）害怕进食型　是指在咽部或食管经历了一次或多次创伤或经历了与进食相关的恐惧性事件后引起的拒绝进食，尤其是拒绝进食固体食物的现象。

4. 诊断和评估

喂养困难病因及影响因素众多，且往往有多种因素同时存在，因此，儿童喂养困难的诊治往往需要多学科合作，必要时需及时转诊。接诊医生应详细询问与喂养困难有关的病史，包括喂养困难出现及持续的时间、程度、孕产史、既往史、治疗史、儿童与喂养者关系、家庭环境及情绪问题等；同时进行体格测量及与体格检查，根据情况综合判断，对可能存在器质性疾病的儿童需进行基本的实验室检查（如全血细胞分析、尿液检查、代谢病检查）或转诊至相应的专科进一步诊治。对于复杂病例，需要一个包括儿童保健医生、儿科医师、膳食营养师、精神心理师和语言治疗师等多学科医师组成的"喂养团队"，对喂养困难患儿进行科学、完整的评估。

5. 治疗

喂养困难儿童除了可能存在家庭喂养行为问题外，往往同时伴有营养素缺乏、进食技能不足以及口腔感觉运动功能等多种问题，治疗过程中常常需要采取多学科合作的综合治疗方案，优先处理迫切需要解决、对儿童影响最大的问题。

（1）治疗器质性疾病　对器质性疾病引起的喂养困难，应转诊至相应的专科进行治疗。如唇腭裂儿童、食管瘘等消化道疾病儿童应适时手术；胃食管反流、腹泻儿童应由消化专业医师治疗；过敏儿童应回避过敏原；神经系统疾病、代谢性疾病应由相应的专科医生给予治疗方案。

（2）营养治疗　对严重营养不良患儿，需进行营养治疗，如经口摄入量太少或者出现一些紧急的临床症状时，则需要住院治疗，必要时给予肠外或肠内营养支持治疗，这一过程中需要营养师的参与；对伴有锌、铁等营养素缺乏的儿童，应给予相应的补充。

（3）行为治疗　行为干预是最常使用的，也是非常有效的干预方法。对伴有喂养行为问题的喂养困难者，首先需要对喂养者进行喂养咨询与指导，使其能够充分认识到喂养行为的重要性，指导喂养者给儿童制备适合其年龄特点的食物，鼓励儿童自主进食技能的发展，做到食物多样化，注意色、香、味的搭配，以提高儿童的进食兴趣和食欲，同时进行个体化干预。

对精力旺盛型食欲缺乏者，强调要规律进餐，1天内最多进餐5次（包括零食和点心，不包括水），以帮孩子区分饥饱信号；同时对进餐行为设定限制，如进餐过程中出现搞破坏或发脾气行为，则"终止进餐"，同时喂养者要做好榜样。对于淡漠型食欲缺乏者，需要教会喂养者在喂养过程中积极带动情绪，加强亲子互动；同时要提供足够的营养。对轻度挑食型喂养困难，可以采取一些小的"技巧"增加孩子对食物的兴趣，比如给食物"化妆"：将不爱吃的蔬菜用酱汁包裹以增加食物的口感、将食物做成可爱的形状、起一个有趣的名字以及让孩子参与食物的准备和制作等。对高度挑食的儿童，则需要更加系统化的方法，比如让孩子先吃非偏爱食物，在非偏爱食物吃完后再提供其喜爱食物；通过食物暴露的方法，逐渐改变食物的质地、形状和颜色。对创伤后喂养困难的儿童，需要给予心理安抚，同时按照食物质地分级，采取逐渐暴露的方法，给予液体食物→泥状食物→颗粒状食物→软食→松脆的固体食物→正常固体食物，使儿童逐渐恢复饮食。在行为治疗的实施过程中，要对儿童积极的进食行为给予及时肯定和鼓励，以达到正强化目的，对消极的进食行为采取忽视的方法，即不批评、不关注，防止消极行为加剧。

（4）口腔功能训练和康复治疗　对伴有口腔感觉运动功能异常的儿童，需要在口腔治疗师的指导下进行口腔功能练习，包括口周与口内按摩、立体感知和味觉刺激、被动和主动口腔运动训练等。对口腔运动功能严重受限的神经系统损伤儿及脑瘫儿，则需要进行系统的康复训练。

除器质性疾病及婴幼儿自身状况外，不正确的家庭喂养行为是婴幼儿喂养困难形成的主要原因。喂养困难多发生于婴幼儿的食物转换期，比如从母乳喂养转到奶瓶喂养期、辅食添加期以及开始自主进食时期。因此，尤其需要注意的是在这些发育关键期内给予合适的指导，及时纠正不合理的喂养行为，以最大程度地减少喂养困难的发生。

（纪文静）

第十七节 精神发育迟滞

精神发育迟滞（MR）又称智力障碍，是指 18 岁以下儿童脑发育方面存在问题并导致孩子在脑功能及与之相关的心理行为方面落后于正常儿童。即个体发育时期智力明显低于同龄正常儿童水平，并伴有社会适应行为的显著缺陷。小于 5 岁的儿童根据发育里程碑落后于同龄儿童程度判断发育迟缓，一般不直接诊断智力障碍。超过 5 岁的儿童智力测定比较可靠和稳定，可以直接诊断智力障碍。

世界卫生组织报道世界各国和各民族的发病率不低于 1%～2%。我国的 0～14 岁儿童患病率为 1.2%，其中城市为 0.5%～0.8%，农村为 1.2%～1.7%。男性略多于女性。

【病因】

1. 出生前

（1）遗传异常　基因异常、染色体异常和遗传性代谢缺陷等。

（2）母体妊娠期有害因素的影响　病毒感染、接触放射线、有害药物、毒物或化学毒素、宫内窘迫、脐带异常和脐带绕颈等。

2. 出生时

难产、产伤、颅内出血和产时窒息等。

3. 出生后

中枢神经系统感染（如脑炎、脑膜炎）；胆红素脑病；颅脑外伤、颅内出血；脑缺氧、代谢性或中毒性脑病；甲状腺功能减退症；长期癫痫发作；婴幼儿期重度营养不良；早期刺激和教育剥夺；重金属或化学品中毒等。

【分类】

WHO 根据精神发育迟滞者的智商（IQ）分类。

（1）极重度　IQ 低于 20，约占总患病数 5%。

（2）重度　IQ 为 20～34。

（3）中度　IQ 为 35～49。

（4）轻度　IQ 为 50～70。

【临床表现】

1. 轻度

早期不易发现，在婴幼儿期可能有运动迟缓，语言发育迟缓，表达较复杂语言的能力困难。对周围事物缺乏兴趣。学龄期儿童成绩较差，尤其是数学。

2. 中度

婴幼儿期的语言和运动功能发育明显落后；学龄期学习能力低下，可学会说话，吐字不清，词汇贫乏，可有较简单的语言表达，不能表达复杂内容；多与小于同龄的儿童玩耍；学习能力差，很少能升到三年级，生活自理困难，需别人监护。

3. 重度

生后 3～6 月发现精神运动发育明显落后，可有躯体先天畸形和神经系统异常（脑瘫、癫痫等）运动和语言能力差；学习困难、理解能力差；成年后仅学会说简单语句，生活不能自理，不能接受训练以学会简单的技能，无社会行为能力。

4. 极重度

出生时即有明显的躯体畸形和神经系统异常，完全无语言表达能力，不能识别亲人，一般不能学会走路和说话，生活完全不能自理，全部需要他人照顾。

【心理行为特征】

大部分精神发育迟滞的孩子有性格内向孤僻倾向，心理上缺乏主动需要、追求和期待，缺乏兴趣；感知范围狭窄，感知速度慢，记忆范围狭窄而且容量小；思维肤浅和迟缓，思维固执和缺乏积极性，难以形成概念；大多中重度患儿有语言缺陷，情绪不稳定，情绪、情感发生晚、分化延迟，难以形成道德感、责任感。

【诊断标准】

根据病史、围生史、发育史及体格检查及发育评估结果进行诊断。同时需满足下面 3 条标准。

（1）一般智力水平低于同龄儿平均水平 2SD 或 IQ＜70。

（2）社会适应行为存在缺陷，低于社会所要求的标准。

（3）18 岁前起病。

由于造成精神发育迟滞的原因很多，所以应结合病史、体格检查、神经心理测量、实验室检查、神经电生理和神经影像学等检查做出诊断。

【病因学检查】

代谢检查、中枢神经系统影像学检查、染色体检查、基因突变检测、脑电图监测（疑诊癫痫时）。

【鉴别诊断】

1. 暂时性精神发育迟滞

营养不良、早产、低出生体重儿、慢性疾病、服用镇静药物、不良的心理社会环境等因素可导致精神发育暂时性落后，矫正上述因素，精神发育可正常。

2. 注意缺陷多动障碍

又称儿童多动症，由于注意力易分散、多动、自控能力差，导致学习成绩和适应社会能力差，智力检查在正常范围。

3. 儿童精神分裂症

【治疗原则】

1. 病因治疗

代谢病、癫痫、脑缺氧损伤。

2. 康复治疗

康复治疗依据：大脑是智力与心理发育的物质基础；3 岁前脑发育最为迅速，大脑选择性地对某种刺激特别敏感；大脑潜力巨大，可塑性强，愈早开发潜力发挥愈大。

康复治疗应根据智力损伤的程度、年龄、条件等安排特定的训练，制订长远和近期的计划，有计划有步骤地进行。目前医学发展水平的实际情况是针对大部分精神发育迟滞没有特效药物的治疗。

（刘　莉　张晚霞）

第十八节 儿童睡眠问题与障碍

睡眠问题和睡眠障碍在儿童及青少年中非常普遍。婴幼儿多表现行为失眠，如不能自己入睡、频繁夜醒；部分年长儿童、青少年发生相对严重的睡眠呼吸暂停和发作性睡病。睡眠问题可导致儿童情绪、行为和认知功能不足，因此，睡眠调节是儿童健康的关键之一。儿童睡眠医学涉及儿童神经内科、呼吸科、耳鼻喉科、精神心理科、保健科等专业。

依据 2014 年国际睡眠障碍分类第 3 版（ICSD-3），儿童常见睡眠问题分为：失眠、睡眠相关呼吸障碍、中枢性嗜睡症、节律性睡眠-觉醒障碍、异态睡眠、睡眠相关的运动障碍和其他未分类的睡眠障碍。

儿童保健临床较少涉及继发于呼吸系统疾病的睡眠障碍（如睡眠呼吸暂停综合征）和神经内科疾病的睡眠障碍（如发作性睡病与不宁腿综合征）。主要涉及儿童睡眠问题（如入睡与维持睡眠困难、睡眠生理节奏紊乱）以及最常见的异态睡眠（如夜惊和梦游等）。儿童睡眠问题评估包括睡眠日记、多导睡眠记录以及手表式活动记录仪等。

一、失眠

失眠不是以睡眠的时间（小时）定义，与睡眠满意度有关。儿童失眠的临床表现多为拒绝就寝、熄灯后难以入睡或夜醒长时间需家长干预。原因较多，包括医学问题有关（如疼痛）和行为两方面。

1. 夜醒

婴幼儿最常见的行为睡眠问题，儿童表现夜醒的睡眠问题可能与睡眠启动相关障碍（SOAD）有关。SOAD 是儿童不能独自睡眠，需要特定的环境，夜醒时间长，多需成人的干预后入睡或重新入睡。

【诊断标准】

国际睡眠障碍分类第 2 版（ICSD-2）中 SOAD 的诊断标准如下：

（1）患者有失眠的主诉。

（2）主诉与缺乏某些环境条件有关，包括抱睡、摇晃与含奶头睡或听音乐、看电视睡等。

（3）症状持续至少 3 周。

（4）如有某些环境条件时，儿童睡眠启动、持续时间及质量都正常。

（5）多导睡眠监测结果：①有某些环境条件时，睡眠时间及质量都正常；②无某些环境条件时，入睡潜伏期明显延长，夜醒次数显著增加。

（6）症状与其他躯体或者心理问题无关。

（7）症状不符合其他导致入睡困难或夜醒的睡眠障碍标准。

临床诊断包括诊断标准的（1）（2）（4）（5）和（7）。

但 ICSD-3 版中把儿童期的行为性失眠归入到失眠诊断标准。

【鉴别诊断】

排除儿童各种躯体或心理因素引起的夜醒。

（1）躯体疾病　胃食管反流、疼痛（尤其是中耳炎引起）有关的频繁夜醒，往往难以安抚，哭闹时间较长。

（2）其他睡眠障碍　如不宁腿综合征以及阻塞性睡眠呼吸暂停。

（3）行为限制不足　即父母对儿童入睡前的行为限制无效或限制不力。

（4）睡眠不充足　部分家长用减少日间睡眠方法使儿童疲倦以减少儿童夜醒，但往往因睡眠不足出现更频繁夜醒。

（5）暂时性的睡眠问题　无睡眠问题儿童因疾病或环境改变等因素出现一过性睡眠问题。

（6）环境因素　不适宜的睡眠环境可致婴幼儿频繁夜醒，如睡眠环境嘈杂、室内温度过高或儿童被子过厚等。

【治疗原则】

需考虑儿童不同气质特点、家长的治疗期望与耐受，结合家庭特点综合治疗。

（1）消退法　要求家长忽略儿童睡眠过程出现的哭闹，此法的成功取决于家长的依从性。但多数家长都无法耐受治疗过程中的儿童哭闹。

（2）逐步消退法　又被称为 Ferber 方法。婴幼儿在床上思睡但尚未睡着时，要求父母按设定时间在婴儿卧室门口等待，渐渐延长安慰婴儿的时间间隔，直到最后婴儿独立睡着，一般 1 周后即有明显进展。婴儿不良的睡眠习惯形成时间越长，所需的时间也越长。治疗过程中婴儿宜与大人分床，甚至分房睡。

（3）改良逐步消退法　根据儿童与家庭特点可进行改良，即婴儿入睡过程尽可能采用逐步消退法，若部分婴儿夜醒后难以再入睡时则恢复以前的方法（抱或摇晃），随着婴儿入睡能力提高，治疗第 2 周婴儿夜醒的次数明显下降。

【预防】

（1）建立规律的睡眠时间，让儿童知道到了睡眠的时间应准备睡眠。

（2）固定儿童上床睡眠时间不变。

（3）与儿童设定允许与不允许的行为。

（4）不允许儿童与父母同睡。

（5）家长可定期观察儿童睡眠情况。

（6）设置睡眠时间提醒，让儿童逐步习惯。

（7）早上唤醒儿童时间固定。

（8）日间小睡取决于儿童年龄。

（9）儿童睡房宜光线暗。

2. 青少年失眠

表现为入睡困难、维持睡眠困难以及早醒。原发性失眠通常与不良生活习惯和作息不规律等有关。目前失眠的原因尚未完全清楚，多数情况失眠是其他疾病的一个早期表现。

【诊断标准】

按国际睡眠障碍分类第 3 版（ICSD - 3）中列出的慢性失眠障碍的诊断标准，临床诊断必须满足（1）～（6）的条件。

（1）患儿主诉或抚养人报告患儿有 1 条或以上症状：①睡眠启动困难；②睡眠维

持困难；③早醒；④在合适的就寝作息规律下不愿意上床睡眠；⑤没有父母或抚养人的帮助睡眠困难。

（2）患儿主诉或抚养人报告患儿有以下 1 条或以上症状与夜间睡眠困难有关：①疲劳（不适）；②注意力或记忆力受影响；③社会、家庭、工作或学校场合的功能受到影响；④情绪紊乱（激惹）；⑤白天嗜睡；⑥行为问题（如多动、冲动、攻击性）；⑦缺乏动力积极性；⑧易犯错（事故）；⑨对睡眠担心或不满意。

（3）报告的睡眠（觉醒）问题无法用环境条件限制所解释（如给予睡眠的时间充足，睡眠环境安静、黑暗、安全且舒适）。

（4）睡眠问题及相关白天症状至少每周出现 3 次。

（5）睡眠问题及相关白天症状至少持续 3 个月以上。

（6）睡眠（觉醒）困难无法用其他睡眠障碍解释。

【鉴别诊断】

失眠可为其他某些睡眠障碍或疾病的临床表现之一，故诊断原发性失眠需排除以下几点。

（1）暂时性失眠　常发生于睡眠正常人群，因环境变化或突发事件出现。

（2）不宁腿综合征（周期性腿动障碍）　也可表现为入睡困难、夜醒等，但有明显的腿部不适症状。

（3）阻塞性睡眠呼吸暂停综合征　可出现入睡困难及夜醒，但有打鼾、呼吸暂停等症状。

（4）睡眠时相延迟综合征　别人让睡时出现入睡困难，但自行选择睡眠时间则无任何睡眠问题。

（5）不良睡眠习惯　睡眠作息不规律、饮用咖啡因或其他兴奋性物质等。

（6）精神类疾病　抑郁和焦虑症患者可表现为失眠。

（7）躯体疾病　哮喘、过敏、头痛等疾病可导致失眠。

【治疗原则】

（1）培养良好的睡眠习惯　治疗失眠的基础是逐渐培养良好的睡眠习惯。

（2）保持固定的作息时间；避免喝咖啡、吸烟等；卧室环境安静、舒适、光线暗与稍低的室温易于入睡；睡前活动不宜剧烈与兴奋。

（3）放松法　学习放松，如入睡前深呼吸，想象平静的画面（如平静海面等）或想一些有趣、轻松的事情。

（4）改变对睡眠的想法　教育失眠患儿以积极的态度对待睡眠。

（5）不看表　卧室不宜放钟表，避免睡不着时看钟表使儿童变得焦虑，入睡更困难。

（6）限制床上时间　床上时间只是晚上睡眠时间，即想睡才上床，醒了即起床。

（7）避免在床上辗转　如上床 20 分钟后仍无法入睡，可起床做些放松事情（如看书）待疲倦再睡下；如 20 分钟后还是无法入睡，再起床调整直至入睡。

（8）药物　不建议药物治疗儿童、青少年失眠。

二、异态睡眠

异态睡眠是儿童最常见的睡眠问题，一般上半夜发生夜惊、睡行、梦呓、觉醒紊乱，而梦魇多发生在下半夜。大部分异态睡眠是发育中的一过性现象。

1. 夜惊

夜惊是非快速眼动睡眠相关觉醒性异态睡眠中最常见的一种，是儿童从慢波睡眠中突然惊醒，伴有明显的自主神经症状以及恐惧的行为表现，主要见于学龄前及学龄儿童。睡眠不足、睡眠不规律、发热以及疾病、药物、在吵闹或不熟悉的环境睡眠、家庭压力或应急等因素，均可诱发夜惊。

【诊断标准】

按国际睡眠障碍分类第3版（ICSD-3）中列出的诊断标准如下：

（1）反复发作的从睡眠中不能完全醒来。

（2）发作过程中对他人的干预及指引没有反应或者反应为不正确的应答。

（3）没有清晰的梦境描述或者梦境描述为非常有限的单一视觉场景。

（4）对发作完全或部分不能回忆。

（5）发作无法用其他睡眠障碍、精神障碍、躯体疾病及药物或毒品摄入解释。

（6）发作表现为突然的惊恐，典型表现是发作开始时突然害怕状尖叫。

（7）恐惧表现非常突出，发作时自主神经症状明显，包括瞳孔放大、心率加快、呼吸加快以及出汗等。

夜惊的诊断应满足非快速眼动相关的觉醒性异态睡眠诊断（1）~（5），同时还应满足（6）、（7）。

【治疗原则】

儿童夜惊发作时最重要的是保证儿童安全。家长应注意避免夜惊发作时唤醒儿童，防止儿童情绪激动；不和儿童谈论夜惊发作，减少焦虑情绪产生；维持儿童规律的睡眠作息，保证充足睡眠。

定时提前唤醒的方法用于少数每晚固定时间发作的夜惊儿童，2~4周缓解后如症状重新出现，则再次采用唤醒方法并适当延长时间。多数发生夜惊儿童不需药物治疗。

2. 梦魇

梦魇是快速眼动睡眠相关的异态睡眠，发生于快速眼动期，儿童因噩梦而惊醒。梦魇发生的原因可能与家庭压力或者应激因素、焦虑障碍、睡眠不足以及药物等有关。梦魇症状持续时间 >3 个月为慢性梦魇。

【诊断标准】

按国际睡眠障碍分类第3版（ICSD-3）中的诊断标准如下：

（1）反复出现引起患者极度不安的梦境，梦境内容往往涉及威胁生命安全或伤害身体的情景。

（2）从噩梦中醒来，患者马上清醒，能与外界清晰对答。

（3）从噩梦中惊醒导致患者感觉痛苦或者明显影响其工作、学习或社交，有1项或以上下述症状：

①情绪紊乱（如持续焦虑、不安）。

②恐惧睡眠（入睡焦虑，害怕睡眠）。

③认知受影响（梦境经常在脑中出现，影响注意力或记忆力）。

④对家人造成负面影响（夜间睡眠受影响）。

⑤行为问题（不愿上床，怕黑）。

⑥白天嗜睡。

⑦疲劳或不爱动。

⑧工作学习受影响。

⑨人际交往受影响。

【鉴别诊断】

长期频发梦魇可与焦虑障碍、双向情感障碍以及精神分裂症有关，故经常发作的梦魇需与某些精神障碍鉴别。

【治疗原则】

家长应安慰梦魇发作的儿童，如抱婴儿或小年龄儿童，或身体的接触可缓解儿童紧张情绪；年长儿可用语言安慰，发作后家长与儿童在一起让儿童感到家长的保护；持续梦魇发作伴有情绪问题的儿童应及时转至儿童精神心理科就诊。

（赵　明　张晚霞）

第十九节　言语和语言障碍

语言包括理解、处理和交流，由编码形成的规则（如词意、形成新词汇、词的组合）。言语是口头语言的交流。语言、言语发育障碍的病因与不良语言环境、社会环境、听力障碍、认知发育落后、孤独症谱系障碍、神经发育障碍以及特殊型语言障碍有关。

美国精神障碍诊断与统计手册第5版（DSM－Ⅴ）将语言障碍、言语发声障碍、童年起病的流畅性障碍（口吃）、社交性（语用性）交流障碍和未界定的交流障碍统一归类为交流障碍。交流障碍是一类语言、言语或任何影响言语和非言语性交流的缺陷。

一、言语障碍

言语障碍即有发声或语音形成问题。言语失用症是一种言语障碍，儿童语音和音节不能正确组合形成词。言语障碍的儿童可理解与表达语言，但有构音、语言不顺畅或发声问题。病因多与儿童生长、发育相关。

1. 构音障碍

构音障碍原因尚不清楚，可能与家庭成员发音习惯有关。常见病因包括以下几点：①解剖结构异常：发音的肌肉、骨骼异常，如牙齿发育问题、唇腭裂；②神经系统异常：部分脑或神经损伤，控制发音的肌肉不协调，如脑瘫；③听力异常；④儿童言语失用症：为言语运动性障碍，产生严重构音障碍，本病患儿发音时舌、唇、下颌位置不正确，无大运动发育迟缓，但可能有其他功能发育问题。

【诊断标准】

（1）临床表现

①语音改变　省略语音的某些部分，如省略声母"J"，"飞机"——"飞一"；省略或简单化韵母，"蚊（wen）子"——"无（w）子"。

②语音替代　多为辅音，语言中断、增加。

a. 舌根音化　以舌根摩擦音代替舌前位的发音，如以"g、k、h"代替其他语音，"耳朵（duo）"——"耳郭（guo）"。

b. 舌前音化　以舌前音"d、t"代替某些语音，如"乌龟（gui）"——"乌堆（dui）"。

c. 不送气音　是儿童发音时的气流和语音协调的问题。儿童把送气音如 p、t、k、c、s 等，用不送气音替代，如"泡泡（pao）"——"抱抱（bao）"。

③构音错误　使别人难以理解。

（2）评估

①高危因素　可能影响儿童构音问题的因素，包括家庭成员的发音习惯。

②辅助检查　常规听力测试、口腔运动功能评估及其他（如遗传学检测、头颅 MRI 等）。

③构音评估　国内目前使用"普通话音素发育进程"和"中国康复研究中心构音障碍检测法"。

【治疗原则】

轻度者可逐渐消退，严重者需要言语治疗，学习掌握产生语音的方法。

（1）构音训练　多数发音错误的儿童意识不到自己发音问题。当儿童能完全辨别并意识自己发音错误时，方可进行治疗。

①音素水平治疗　治疗从儿童最早出现的音（即最容易发的音）开始，即目标音。首先帮助儿童认识正确发目标音的口形及其他特征，然后进行听觉训练，让儿童比较自己的目标音与正常目标音之间的差别。最后采用语音定位法，即让儿童观察语音治疗师发音时的唇、舌、下颌的运动和口形，同时让儿童对着镜子模仿发音。

②音节水平治疗　目的是强化目标音。即将目标音与其他的元音和辅音组成无意义的音节，巩固目标音。

③单词水平治疗　儿童掌握目标音后，语音治疗师将目标音加入有意义单词的开始、中间或末尾。

④句子水平治疗　语音治疗师选择符合儿童的句子，采用重复、慢速、模仿的方式与儿童一起说。语音治疗师可有意错误发音，以训练儿童辨别与自行纠正能力。

（2）口功能训练　临床上对有言语问题儿童同时存在口腔运动功能问题时，可进行口功能训练。如每天按压或轻柔快速地弹击儿童面颊、下颌、唇部；或用软硬适中的牙刷或硅胶棒刺激口腔内的舌、牙龈、颊黏膜和硬腭；逐渐增加食物质地等方法增强口腔本体感。让儿童吹泡泡、吹喇叭或用吸管吸食或模仿动物叫声或口腔快速轮替运动等方法帮助改善口腔协调运动。

2. 语言不流畅

语言不流畅指说话重复词、句。口吃为严重的语言不流畅情况。病因尚不清楚，与遗传和环境因素有关；近年提出儿童发育性口吃发生的能力 - 需要模式理论，当儿童运动技能、语言测试技能、情绪成熟状况、认知发育水平等能力与语言环境需要不一致时，儿童可发生口吃；因神经系统疾病或头颅外伤所致的神经源性病因较少见。

【诊断标准】

（1）临床表现

①4 岁后仍重复语音、词或短句；②增加语音或词；③使词加长；④中断词或句；⑤声音或语音紧张，说话时常摇头、瞬目；⑥交流受挫折。

（2）评估

①高危因素　可能影响儿童言语发育延迟或障碍的因素，包括言语与语言损害的家族史等。

②辅助检查　常规听力测试和口腔运动功能评估等。

【治疗原则】

幼儿语言不顺畅与口吃难以区分。大部分儿童语言不流畅是发育性的，一般不需要特别矫正，但需要为儿童营造一个放松的语言环境，改变家人与儿童的交流方式。如语言不流畅现象频繁出现时，可采用儿童游戏、父母指导、改变父母与儿童交往方式、调整环境等非直接干预措施，避免儿童紧张情绪。注意劝告家长避免直接指出儿童的不顺畅语言，不要轻易打断或催促，在儿童表达困难时适当给予提示，家长做到语速缓慢、语言简单。可在游戏中促进语言顺畅，如故事接龙、儿歌、童谣等。

二、语言障碍

语言障碍有语言表达障碍和感受性语言障碍 2 个亚类型。语言表达障碍的儿童可理解语言的意思，感受性语言障碍儿童不理解语言含义。语言表达障碍与感受语言障碍可单独诊断，也可同时存在。

按照病因可分为特发性语言损害与获得性语言障碍。特发性语言损害指除语言发育技能明显落后于同龄儿童外，其他发育水平均在正常范围内，无智力低下、听力异常、运动性疾病、社会情感功能异常以及明确神经损伤，遗传因素为其病因。获得性语言障碍指因其他疾病或不利因素所致的语言障碍，包括神经系统疾病，听力障碍，忽视、虐待、缺乏早期语言环境以及颅脑外伤等。

【诊断标准】

（1）临床表现　此类患儿的症状可轻重不一，有 1～2 个或多个症状。

①感受性语言障碍　难以理解他人语言；不懂指令；不能组织自己的想法。

②表达性语言障碍　不能组织词汇为句子或句子简单、短或语序错误；表达时用词不正确，常用占位符，如"嗯"；用词水平低于同龄儿童；说话时漏词；反复用某些短语或重复（回声样）部分或所有问题；社交困难，常伴行为问题。

（2）评估

①高危因素　即可能影响儿童语言发育障碍的因素，包括性别、家族史、父母教育水平和产前因素等。

②辅助检查　常规听力测试，其他（如遗传学检测、头颅 MRI 等）。

③语言评估　包括语言理解和表达评估。评估方法：图片词汇测试、年龄与发育进程问卷、丹佛发育筛查测试、早期儿童语言发育进程量表、中文早期语言与沟通发展量表－普通话版、S－S 语言发展迟缓检查法、0～6 岁小儿神经心理发育检查、Bayley、Gesell 发育测试及韦氏智力测验等。

【治疗原则】

包括心理治疗、咨询、认知行为治疗。

（1）制订目标　维果斯基的"最接近发育水平"理论是主导原则，即所定目标宜略高于儿童发育水平，儿童经过努力可实现的目标。干预策略为扩展词语，让儿童模仿，帮助儿童建立学习模式。

（2）干预方法　适用于年幼儿童或严重语言障碍者，需在有意义的情景与游戏活动中进行。

①语言治疗师为主导　主要采用练习、游戏中操练和塑造三种形式。练习即儿童回答字或单词的方式。游戏中操练即儿童先在一个游戏活动中完成语言目标后，再给儿童感兴趣的游戏活动强化语言目标的应答。塑造是给儿童听觉刺激，逐步诱导儿童产生接近目标的反应。

②儿童为中心　适用于较固执、害羞儿童或有一定语言能力的学龄前儿童。语言治疗师与儿童在玩游戏时将制订的目标语言加入游戏，以有意引导儿童学习目标语言。当儿童达到治疗目标后语言治疗师不断反馈，采用模仿、组词、扩展技能与儿童交流。

③干预策略　适用于理解不说的儿童。采用语言阶段的干预方法，包括引导儿童对声音、物品的注意以及与他人玩轮流性和想象性的游戏。对已有语言，但语言内容少、形式简单的儿童的干预策略是让儿童在想象性游戏中模仿，如要求儿童模仿语言治疗师的语言，逐渐引导儿童主动表达，并能在生活中应用。

④家庭配合　父母和抚养者在儿童语言发育和语言治疗中有非常重要的作用，治疗效果决定于父母配合及参与程度。父母在生活中应用语言治疗的方法、策略，配合治疗师共同完成治疗儿童语言目标。

（赵　明　张晚霞）

第二十节　预防接种与疾病儿童免疫接种相关概念

1. 预防接种

预防接种是指利用人工制备的抗原或抗体通过适宜的途径对机体进行接种，使机体获得对某种传染病的特异免疫力，以提高个体或群体的免疫水平，预防和控制传染病的发生和流行。

2. 国家免疫规划

国家免疫规划是指按照国家或省、自治区、直辖市确定的疫苗品种、免疫程序或者接种方案，在人群中有计划地进行预防接种，以预防和控制特定传染病的发生和流行。

3. 疑似预防接种异常反应（AEFI）

疑似预防接种异常反应是指在预防接种后发生的怀疑与预防接种有关的反应或事件，包括不良反应、疫苗质量事故、接种事故、偶合症和心因性反应。AEFI 不一定与疫苗接种有因果关系。

4. 严重疑似预防接种异常反应（serious AEFI）

严重疑似预防接种异常反应是指疑似预防接种异常反应中有下列情形之一者：导致死亡；危及生命；导致永久或显著的伤残或器官功能损伤。包括过敏性休克、过敏性喉头水肿、过敏性紫癜、血小板减少性紫癜、局部过敏坏死反应（Arthus反应）、热性惊厥、癫痫、臂丛神经炎、多发性神经炎、格林巴利综合征、脑病、脑炎、脑膜炎、疫苗相关麻痹型脊髓灰质炎（VAPP）、卡介苗骨髓炎、全身播散性卡介苗感染、晕厥、中毒性休克综合征和全身化脓性感染等。

5. 群体性疑似预防接种异常反应

短时间内同一接种单位的受种者中，发生2例及以上相同或类似临床症状的严重疑似预防接种异常反应；或短时间内同一接种单位的同种疫苗受种者中，发生相同或类似临床症状的非严重疑似预防接种异常反应明显增多。

6. 预防接种不良反应

预防接种不良反应为合格的疫苗在实施规范接种后发生的与预防接种目的无关或意外的有害反应。不良反应包括一般反应和异常反应。

（沈瑞云　梁爱民）

第二十一节　疫苗接种程序方法

按照《北京市预防接种工作技术规范》（2019.11）及《北京市脊髓灰质炎和含麻疹成分疫苗免疫程序调整实施方案》（2020.2）的要求，北京市免疫规划内疫苗及非免疫规划内疫苗常规免疫程序分别见表1-5、表1-6。

表1-5　北京市免疫规划内疫苗常规免疫程序

免疫规划内疫苗			
疫苗名称	可预防的疾病	免疫程序/接种方法	价格
卡介苗	结核	出生24小时内接种。皮内注射	免费
重组乙型肝炎疫苗	乙型肝炎	0、1、6月龄各接种1剂。初中一年级加强1剂。肌内注射	免费
脊髓灰质炎疫苗	脊髓灰质炎	2、3、4月龄各接种1剂，2、3月龄肌内注射脊髓灰质炎灭活疫苗，4月龄口服2价脊髓灰质炎疫苗，4岁再加强1剂口服2价脊髓灰质炎疫苗	免费
吸附无细胞百白破联合疫苗	百日咳、白喉、破伤风	3、4、5月龄各接种1剂，1岁半加强1剂。肌内注射	免费
吸附白喉破伤风联合疫苗（儿童型）	白喉、破伤风	6岁加强1剂白破疫苗。初中三年级加强1剂。肌内注射	免费
麻腮风联合减毒活疫苗	麻疹、腮腺炎、风疹	8月龄、1岁半接种1剂；6岁接种1剂。皮下注射	免费
乙型脑炎减毒活疫苗	乙型脑炎	1岁接种1剂，2岁加强1剂。皮下注射	免费
脑膜炎球菌多糖疫苗	流行性脑脊髓膜炎	6、9月龄各接种1剂A群流脑疫苗，3岁加强1剂A+C群流脑疫苗。小学4年级（相当于9周岁）加强1剂A+C群流脑疫苗。皮下注射	免费
甲型肝炎疫苗	甲型肝炎	1岁半接种1剂，2岁加强1剂。肌内注射	免费

＊如遇免疫规划疫苗品种或程序调整，按照国家或省、自治区、直辖市的免疫规划疫苗调整程序执行。

表1-6 北京市非免疫规划内疫苗免疫程序

非免疫规划内疫苗		
疫苗名称	可预防的疾病	免疫程序/接种方法
水痘减毒活疫苗	水痘	1岁半接种1剂，4岁加强1剂。皮下注射
B型流感嗜血杆菌疫苗	B型流感嗜血杆菌所致疾病	2~6月龄：3针，间隔1~2个月，18月龄加强1针；6~12月龄：2针，间隔1~2个月，18月龄加强1针；1~5岁：接种1针。肌内或深度皮下注射 不同厂家疫苗免疫程序不尽相同，以说明书为准
23价肺炎球菌多糖疫苗	肺炎双球菌性肺炎	2岁以上接种1剂。皮下或肌内注射
13价肺炎球菌多糖结合疫苗	肺炎双球菌性肺炎	进口：适用于6周龄~15月龄。推荐2、4、6月龄基础接种，12~15月龄加强1针。肌内注射 国产：适用于6周龄~5岁。不同年龄接种程序不同，见说明书
口服轮状病毒疫苗	轮状病毒性肠炎	罗特威：2个月~3岁，每年接种1剂。口服 乐儿德：2、4、6月龄共3剂；第一剂接种年龄应≥6周龄，≤12周龄。每剂接种间隔4~10周，第3剂接种应在32周龄前完成
吸附无细胞百白破灭活脊髓灰质炎和B型流感嗜血杆菌联合疫苗（五联疫苗）	百日咳、白喉、破伤风、脊髓灰质炎、B型流感嗜血杆菌所致疾病	2、3、4月龄或3、4、5月龄进行3剂基础免疫；18月龄进行1剂加强免疫。肌内注射
乙型脑炎灭活疫苗	乙型脑炎	1岁接种2剂，间隔7~10天，2岁加强一剂。皮下注射
流行性感冒疫苗	流行性感冒	6~35月龄，接种2剂，两剂间隔4周；3岁以上，接种1剂。肌内或皮下注射
EV71疫苗	EV71所致手足口病	6月龄~3岁，接种2剂，间隔1个月（北京科兴、武汉生物） 6月龄~5岁，接种2剂，间隔1个月（医科院生物） 肌内注射
人乳头瘤病毒疫苗	高危HPV所致疾病，如宫颈癌	4价：20~45岁，0、2、6个月，共接种3剂 2价：9~25岁，0、1、6个月，共接种3剂 9价：16~26岁，0、2、6个月，共接种3剂 肌内注射

（沈瑞云 梁爱民）

第二十二节 预防接种流程

1. 准备预防接种器材

（1）准备注射器 检查包装是否完好并在有效期内使用。

（2）准备药品和器械 75%乙醇、镊子、棉球杯、无菌干棉球或棉签、治疗盘、体温表、听诊器、压舌板、血压计、1:1000肾上腺素、注射器毁型装置或安全盒、污物桶等。

2. 医生询问、检查儿童健康，核实并确认接种对象

（1）询问受种者的健康状况及是否有预防接种禁忌等情况，并进行常规体格检查，检查受种者健康状况和接种禁忌证。

①询问

a. 宝宝既往的疾病史、用药史　是否有抽搐史、癫痫、神经系统疾患、心肝肾脏等病史；是否有免疫力低下、缺陷或接受过免疫抑制剂治疗、慢性病等；是否接受过激素类药物或血液、血液制品治疗。

b. 近期是否正患有疾病　患急性传染病期间、疾病的急性期或发热者要暂缓接种疫苗。如宝宝正患发热、呼吸道感染、腹泻、幼儿急疹等常患疾病，待疾病恢复后再行接种。

c. 过敏史　宝宝是否是过敏体质或有食物、药物过敏史。告知医生宝宝的过敏史，请医生来判断宝宝能否接种疫苗、能接种哪些疫苗。

②常规体检　孩子的一般状况，精神反应，皮肤、口、咽、肺、心、腹及神经系统等。

③医生判断有无疫苗接种的禁忌证

a. 发热、患急性疾病、严重慢性疾病或慢性疾病急性发作期。

b. 已知对该疫苗所含任何成分过敏者。

c. 以往接种该疫苗出现过敏反应者。

d. 患脑病、未控制的癫痫和其他进行性神经系统疾病（针对部分疫苗）。

e. 免疫缺陷、免疫功能低下或正在接受免疫抑制治疗者（针对减毒活疫苗）。

f. 妊娠期妇女（针对部分疫苗）。

g. 有个人或家族过敏史或过敏性体质者慎用。

各疫苗禁忌证以说明书为准。

（2）查对预防接种卡（簿）与儿童预防接种证。

a. 七对　核对受种对象姓名、年龄、疫苗品名、规格、剂量、接种部位、接种途径。

b. 一确认　受种者、预防接种证和疫苗信息相一致，确认无误后方可实施接种。

3. 接种告知

（1）告知　疫苗的品种、作用、禁忌、可能出现的不良反应和注意事项及接种后的留观时间。

（2）受种者或其监护人自愿选择预防接种免疫规划疫苗同品种的非免疫规划疫苗时，应额外告知价格及预防接种异常反应补偿方式。

4. 受种者或其监护人签署知情同意书

5. 信息系统进行登记

6. 护士再次进行三查七对五告知

（1）三查　检查受种者健康状况和接种禁忌证；查对预防接种卡（簿）与儿童预防接种证；检查疫苗、注射器外观与批号、效期。

凡过期、变色、污染、发霉、有摇不散凝块或异物、无标签或标签不清、疫苗瓶有裂纹的疫苗一律不得使用。

疫苗使用说明规定严禁冻结的疫苗，如百白破疫苗、乙肝疫苗、白破疫苗等冻结后一律不得使用。

检查吸附剂疫苗是否冻结的方法：将被检和正常对照的疫苗瓶同时摇匀后静置竖

立，如被检疫苗在短时间内（5～10分钟）内与对照疫苗相比，出现分层现象且上层液体较清，则可判断被检疫苗曾被冻结。

（2）七对　核对受种对象姓名、年龄；疫苗品名、规格、剂量、接种部位、接种途径。

（3）五告知　疫苗的品种、作用、禁忌、价格和接种后的留观时间。

7. 接种疫苗

8. 信息系统进行记录

9. 观察反应（留观 30 分钟）

10. 预约下次时间

（沈瑞云　梁爱民）

第二十三节　预防接种操作技术规范

一、注射剂型疫苗的使用

1. 将疫苗瓶上部疫苗弹至底部，用75%乙醇棉球消毒开启部位。

2. 在乙醇挥发后将注射器针头斜面向下插入疫苗瓶的液面下吸取疫苗。

3. 吸取疫苗后，将注射器的针头向上，排空注射器内的气泡，直至针头上有一小滴疫苗出现为止。

4. 采用预充式注射器分装的疫苗，按其使用方法进行注射。

5. 使用含有吸附剂的疫苗前，应当充分摇匀。使用冻干疫苗时，用一次性注射器抽取稀释液，沿疫苗瓶内壁缓慢注入，轻轻摇荡，使疫苗充分溶解，避免出现泡沫。

6. 开启减毒活疫苗的疫苗瓶和注射时，切勿使消毒剂接触疫苗。

7. 多人份疫苗瓶开启后应尽快使用。如不能立即用完，应盖上无菌干棉球冷藏，当疫苗瓶开启后，活疫苗超过半小时、灭活疫苗超过1小时未用完，应将剩余疫苗废弃。

二、接种部位皮肤消毒

1. 确定接种部位。接种部位要避开瘢痕、炎症、硬结和皮肤病变处。

2. 用无菌棉签蘸75%乙醇，由内向外螺旋式对接种部位皮肤进行消毒（顺时针螺旋式2遍），涂擦直径≥5cm，待干后注射。

三、接种方法

1. 口服法（滴服法）

（1）开启西林瓶前轻微摇晃疫苗，但不要产生泡沫，按指示方向向上打开塑料盖，完整撕开金属铝盖，撕开滴管包装，打开西林瓶胶塞，将滴管安装在西林瓶上。

（2）接种人员左手拇指、示指张开，手心向上，托住幼儿下颌，使其头部轻微后仰，用拇指、示指轻微按压双颊，嘴张开；右手持疫苗于口腔正上方适当距离（滴管切勿与幼儿口腔接触），滴管呈大致 45°倾斜，切勿过于竖直或过于水平，适当挤压滴管中段，连续滴出 2 滴，液体滴至婴幼儿舌面中后部位。

（3）口服疫苗时要看服下肚，如儿童服苗后吐出须补服。

2. 皮内注射法

（1）接种部位　上臂外侧三角肌中部略下处。

（2）监护人固定儿童，露出儿童接种部位。

（3）用 1ml 注射器吸取 1 人份疫苗，排尽注射器内空气，皮肤常规消毒，待乙醇干后，左手绷紧注射部位皮肤，右手以平执式持注射器，示指固定针管，针头斜面向上，与皮肤呈 10°～15°角刺入皮内。再用左手拇指固定针栓，注入疫苗，使注射部位形成一个圆形隆起皮丘，皮肤变白，毛孔变大，注射完毕，将针管顺时针方向旋转 180°角后，迅速拔出针头。

3. 皮下注射法

（1）接种部位　上臂外侧三角肌下缘附着处。

（2）监护人固定儿童，露出儿童接种部位。

（3）用 1ml 注射器吸取 1 人份疫苗，排尽注射器内空气，皮肤常规消毒，待乙醇干后，左手绷紧注射部位皮肤，右手持注射器，示指固定针柄，针头斜面向上，与皮肤呈 30°～40°角，快速刺入针头长度的 1/3～2/3，放松皮肤，左手固定针管，回抽无回血，缓慢推注疫苗后用消毒干棉球或干棉签轻压针刺处，快速拔出针头，并将消毒干棉球或干棉签按压片刻。

4. 肌内注射法

（1）接种部位　上臂外侧三角肌、大腿前外侧中部肌肉。

（2）监护人固定儿童，露出儿童接种部位。

（3）用 1ml 注射器吸取 1 人份疫苗，排尽注射器内空气，皮肤常规消毒，待乙醇干后，左手绷紧注射部位皮肤，右手持注射器（以执毛笔式），与皮肤呈 90°角，快速刺入针头长度的 2/3，固定针管，回抽无回血，缓慢推注疫苗后用消毒干棉球或干棉签轻压针刺处，快速拔出针头，并将消毒干棉球或干棉签按压片刻。

（沈瑞云　梁爱民）

第二十四节　疑似预防接种异常反应（AEFI）

一、报告范围

1. 24 小时内

如过敏性休克、不伴休克的过敏反应（荨麻疹、斑丘疹、喉头水肿等）、中毒性休克综合征、晕厥和癔症等。

2. 5 天内

如发热（腋温≥38.6℃）、血管性水肿、全身化脓性感染（毒血症、败血症、脓毒血症）、接种部位发生的红肿（直径＞2.5cm）、硬结（直径＞2.5cm）、局部化脓性感染（局部脓肿、淋巴管炎和淋巴结炎、蜂窝织炎）等。

3. 15 天内

如麻疹样或猩红热样皮疹、过敏性紫癜、局部过敏坏死反应（Arthus 反应）、热性惊厥、癫痫、多发性神经炎、脑病、脑炎和脑膜炎等。

4. 6 周内

如血小板减少性紫癜、吉兰－巴雷综合征、疫苗相关麻痹型脊髓灰质炎等。

5. 3 个月内

如臂丛神经炎、接种部位发生的无菌性脓肿等。

6. 接种卡介苗后 1 ~ 12 个月

如淋巴结炎或淋巴管炎、骨髓炎、全身播散性卡介苗感染等。

7. 其他

怀疑与预防接种有关的其他严重 AEFI。

二、AEFI 分类

AFFI 分类见表 1 – 7。

表 1 – 7　AEFI 分类

不良反应	一般反应	在预防接种后发生的，由疫苗本身所固有的特性引起的，对机体只会造成一过性生理功能障碍的反应，主要有发热、局部红肿、硬结，同时可能伴有全身不适、倦怠、食欲不振、乏力等综合征
	异常反应	合格的疫苗在实施规范接种过程中或接种后造成受种者机体组织器官、功能损害，相关各方均无过错的药品不良反应
疫苗质量事故		由于疫苗质量不合格，接种后造成受种者机体组织器官、功能损害
接种事故		由于在预防接种实施过程中违反预防接种工作规范、免疫程序、疫苗使用指导原则、接种方案给受种者造成的损害
偶合症		受种者在接种时正处于某种疾病的潜伏期或者前驱期，接种后巧合发病或接种后受种者原有疾病急性复发或者病情加重
心因性反应		在预防接种实施过程中或接种后因受种者心理因素发生的个体或者群体性反应

三、不良反应

（一）全身反应

1. 发热

分为轻度（37.1 ~ 37.5℃）、中度（37.6 ~ 38.5℃）和重度（≥38.6℃）。

部分受种者接种灭活疫苗后 5 ~ 6 小时或 24 小时左右体温升高，一般持续 1 ~ 2 天，很少超过 3 天；个别受种者发热可能提前到 2 ~ 4 小时即有体温升高，6 ~ 12 小时达高峰，持续 1 ~ 2 天。注射减毒活疫苗后出现发热反应的时间稍晚。

2. 其他

部分受种者除体温上升外，可能伴有头痛、眩晕、恶寒、乏力和周身不适等，一般持续 1 ~ 2 天。个别受种者可发生恶心、呕吐、腹泻等胃肠道症状，一般以接种当天多见，很少有持续 2~3 天者。

（二）局部反应

注射局部红肿浸润，根据纵横平均直径分为弱反应（≤2.5cm）、中反应（2.6~5.0cm）和强反应（>5.0cm）。凡发生局部淋巴管（淋巴结）炎者均为局部重反应。

大部分皮下接种的疫苗在注射后数小时至 24 小时或稍后，局部出现红肿浸润，并伴疼痛，红肿范围一般不大，仅有少数人直径 >5.0cm。有的伴有局部淋巴肿大或淋巴结炎、疼痛。这种反应一般在 24~48 小时逐步消退。

皮内接种卡介苗者，绝大部分受种者于 2 周左右在局部出现红肿，以后化脓或形成溃疡，3~5 周结痂，形成瘢痕。

接种含吸附剂疫苗，部分受种者会出现注射局部不易吸收，刺激结缔组织增生，形成硬结。

（三）反应分级

反应分级见表 1-8。

表 1-8　反应分级

反应强度	局部反应	全身反应
弱反应	红肿范围 ≤2.5cm	体温 37.1~37.5℃
中反应	红肿范围 2.6~5.0cm	体温 37.6~38.5℃
强反应	红肿范围 >5.0cm 或（和）局部淋巴结肿大	体温 ≥38.6℃

四、不良反应处理原则

（一）一般反应的治疗

1. 加强观察

一般不需任何处理，必要时适当休息，多喝开水，注意保暖，防止继发其他疾病。

2. 发热处理

发热不到 38.5℃，物理降温，监测体温；体温超过 38.5℃，口服退热药（对乙酰氨基酚、布洛芬），继续物理降温。

3. 严重者对症处理

高热不退或伴有其他并发症者，应密切观察病情，必要时送医院观察治疗。

4. 轻度局部反应

一般不需处理，自行恢复正常。

5. 较重的局部反应

急性期红肿热明显时冷敷、待红热不明显仍然肿胀或有硬结时，再热敷。用干净的毛巾热敷，每日 2~3 次，每次 10~15 分钟，可助消肿，减少疼痛。

6. 卡介苗接种后

2~3 天接种处皮肤有红肿，几天后消失。3~4 周后，接种处皮肤出现黄豆大小、暗红色的突起，中间有硬块。随后，硬块中央部分软化，形成小脓包，脓包可自行吸收，也可能破溃，流出一些分泌物，形成溃疡，2~3 周后逐渐结痂，留下一个略凹的小瘢痕。

注意：洗澡时不要让水沾湿溃疡处，接种部位保持干燥清洁，不要挤压脓包。卡介苗的局部反应不能热敷。

（二）异常反应的治疗

1. 无菌性脓肿

（1）轻者干热敷促吸收，每日 2~3 次，每次 15 分钟。

（2）无菌性脓肿未破溃前有波动感，不宜切开排脓，防止感染或久不愈合，可用注射器抽取脓液，注入适量抗菌药物。

（3）如脓肿已破溃或发生潜行性脓肿并形成空腔，则需切开排脓，必要时还需扩创，将坏死组织剔除。冲洗伤口，保持引流通畅。

（4）有继发感染时，应用抗菌药物外科处理。

（5）脓肿破溃前切忌切开排脓。

2. 过敏性皮疹

（1）发生过敏反应的原因

①对疫苗及疫苗中的附加物过敏

a. 细胞生长因子（小牛血清、鸡胚细胞疫苗）。

b. 细胞残留碎片（原代细胞、传代细胞）。

c. 培养基异种蛋白。

d. 其他　如抗菌药物、石炭酸、硫柳汞等防腐剂以及氢氧化铝等吸附剂。

e. 疫苗稳定剂　明矾、明胶。

②过敏性体质。

（2）治疗

①口服抗组胺药

a. 西替利嗪滴剂（10mg/ml）或片剂。

 <1 岁：遵医嘱。

1~2 岁：2.5mg（5 滴）bid。

2~6 岁：2.5mg（5 滴）bid 或 5mg qd。

>6 岁：5mg（10 滴）bid 或 10mg qd。

b. 氯雷他定糖浆（1mg/ml）或片剂。

 <2 岁：遵医嘱。

2~12 岁：<30kg 5ml（5mg）qd。

>30kg 10ml（10mg）qd。

>12 岁：10mg qd。

②维生素 C、钙剂。

③炉甘石洗剂外用，必要时可外用皮质类固醇软膏。

④小面积糜烂可用 3% 硼酸溶液湿敷后涂氧化锌油。

⑤重症　给予 1∶1000 肾上腺素，静脉输液急救，吸氧。

3. 过敏性休克

参见第十四章变态反应性疾病。

（沈瑞云　梁爱民）

第二十五节　北京市免疫规划疫苗补种标准

1. 北京市免疫规划疫苗补种标准

按照《北京市预防接种工作技术规范》（2019.11）及《北京市脊髓灰质炎疫苗和含麻疹成分疫苗免疫程序调整实施方案》（2020.2）的要求，北京市免疫规划疫苗补种标准见表1-9。

表1-9　北京市免疫规划疫苗补种标准

疫苗	漏种剂次	补种标准
卡介苗	基础	（1）未接种卡介苗的<3月龄儿童可直接补种 （2）3月龄至3岁儿童对结核菌素纯蛋白衍生物（TB-PPD）或卡介苗纯蛋白衍生物（BCG-PPD）试验阴性者，应予补种 （3）≥4岁儿童不予补种 （4）已接种卡介苗的儿童，即使卡痕未形成也不再予以补种
乙肝疫苗	基础1~3岁	补足基础免疫。第1、2剂间隔应≥28天。第2、3剂间隔应≥60天。第3剂与第1剂间隔≥4个月
	初中一年级加强	初中二年级及以上年级不再补种
脊灰疫苗	基础1~3岁及4岁加强	1. 小于4岁儿童未达到3剂（含补充免疫等），应补种完成3剂；大于或等于4岁儿童未达到4剂（含补充免疫等），应补种完成4剂。补种时遵循先IPV后bOPV的原则。两剂次间隔不小于28天。对于补种后满4剂次脊灰疫苗接种的儿童，可视为完成脊灰疫苗全程免疫 2. 既往已有三价脊灰减毒活疫苗（tOPV）免疫史（无论剂次数）的迟种、漏种儿童，用bOPV补种即可，不再补种IPV。既往无tOPV免疫史的儿童，2019年10月1日（早于该时间已实施2剂IPV免疫程序的省份，可根据具体实施日期确定）之前出生的补齐1剂IPV，2019年10月1日之后出生的补齐2剂IPV
百白破疫苗	基础1~3岁	补足基础免疫，剂次间隔≥28天。若>6岁，未完成的基础免疫用白破补，第1、2剂间隔≥28天，第2、3剂间隔≥6个月
	1.5岁加强	与基础间隔≥6个月补种，若>6岁，用白破补种
	6岁白破	与前剂次间隔≥半年补种
	初中三年级白破	与前剂次间隔≥半年补种，初中毕业后不再补种
麻风疫苗	基础	2020年6月1日开始，<1.5岁儿童若未接种过含麻疹成分的疫苗，用麻风腮疫苗补种，与含风疹/流腮成分的疫苗间隔≥28天补种。若已>1.5岁，不再补种
麻风腮疫苗	1.5岁	与含麻疹/风疹/流腮成分的疫苗间隔≥28天补种。若已>14岁，不再补种
	6岁	与前剂次间隔≥1年补种。若已>14岁，不再补种
流脑多糖疫苗	基础1~2岁	A群流脑疫苗补基础，2剂次间隔≥3个月。若已>3岁，不再补种
	3岁A+C	若之前接种过2剂次A群流脑疫苗，与前剂次间隔≥1年补种。若之前接种过1剂次A群流脑疫苗，需间隔≥3个月补种。
	小学四年级A+C	与前剂次间隔≥3年补种。

疫苗	漏种剂次	补种标准
乙脑减毒活疫苗	基础	补基础。若之前接种过1剂次灭活乙脑疫苗，视为无效接种，补1剂次乙脑减毒活疫苗。若之前已按国家免疫程序完成基础免疫（2剂次灭活或1剂次乙脑减毒活疫苗），不再补种
甲肝灭活疫苗	2岁加强	与基础间隔≥1年补种
	1.5岁	补基础
	2岁	与基础间隔≥半年补种。若之前已按国家免疫程序接种过1剂甲肝减毒活疫苗，不再补种

如遇免疫规划疫苗品种或程序调整，按照国家或省、自治区、直辖市的免疫规划疫苗调整程序及补种标准执行。

2. 疫苗间隔要求

（1）不同疫苗同时接种　现阶段的国家免疫规划疫苗均可按照免疫程序或补种原则同时接种，两种及以上注射类疫苗应在不同部位接种。严禁将两种或多种疫苗混合吸入同一支注射器内接种。

（2）不同疫苗接种间隔　两种及以上国家免疫规划使用的注射类减毒活疫苗，如果未同时接种，应间隔≥28天进行接种。国家免疫规划使用的灭活疫苗和口服脊灰减毒活疫苗，如果与其他种类国家免疫规划疫苗（包括减毒和灭活）未同时接种，对接种间隔不做限制。

（3）免疫规划疫苗和非免疫规划疫苗　若发生冲突时，应优先保证免疫规划疫苗的接种（特殊情况外）；如未同时接种，参照免疫规划疫苗接种间隔要求。

（4）如需同时接种两种及以上免疫规划疫苗，应在不同部位接种　两种疫苗在同一部位接种必须间隔28天。

（5）在遇到免疫规划疫苗针对传染病疫情时，可以不考虑疫苗间隔进行应急接种。

（沈瑞云　梁爱民）

第二十六节　疾病儿童免疫接种

预防接种是预防控制传染病最经济、安全、有效的措施。疾病儿童更需要疫苗的保护，但疾病儿童疫苗接种率总体偏低。对疾病儿童做出准确的风险评估，保证其安全接种，减少潜在传染源，具有重要的现实意义。

2018～2019年，杭州市、苏州市、上海市疾病预防控制中心和中国儿童免疫与健康联盟陆续在《中国实用儿科杂志》上发表了24类特殊健康状态儿童预防接种的专家共识；北京市顺义区疾病预防控制中心近几年陆续出台了20余类基础疾病儿童预防接种建议。

指南、共识具有一定的指导意义，但实际工作中尚不能作为工作规范。同时目前疫苗说明书禁忌证不是非常明确，有些说明书与技术规范、指南相矛盾。儿童所患疾病具有复杂性、多样性，有些为非单一疾病，这些均造成目前对于疾病儿童的预防接种还处于探索阶段，缺少国家层面的技术规范。

1. 疾病儿童预防接种原则

（1）安全性　与正常儿童相比，接种疫苗是否引起更多的不良反应，是否会加重病情或使稳定期病情复燃。

（2）有效性　接种疫苗能否降低感染风险、疫苗保护作用是否受疾病活动度及免疫调节治疗的影响。

2. 原发免疫缺陷病

（1）避免使用减毒活疫苗，可以接种灭活的疫苗。

（2）对于正在接受免疫球蛋白治疗的患儿不应常规接种疫苗。

（3）抗体免疫缺陷儿童及其家属和密切接触者应使用灭活脊髓灰质炎疫苗接种，以避免减毒活疫苗感染患儿的风险。

（4）警惕免疫缺陷临床征象

a. 严重感染　败血症、脓毒血症、深部脓肿、重症肺炎、中枢神经系统感染、皮肤感染。

b. 特殊感染　反复鹅口疮、皮肤真菌感染、卡介苗感染。

c. 反复感染　化脓性中耳炎、肺炎、腹泻、口腔溃疡、肛周脓肿。

d. 家族中生后早期夭折　尤其是母系。

e. 其他　如胸腺缺如或者发育不良、血小板不明原因持续或反复减少；慢性腹泻、吸收不良；脐带脱落延迟（>4周）、乳牙脱落延迟、体重不增或消瘦、进行性发育迟缓；难治性阻塞性肺部疾病、严重湿疹或皮炎、伤口愈合不良、瘢痕；反复发热；血常规中淋巴细胞和（或）中性粒细胞减少等。

3. 有过敏史的儿童

（1）预防接种过敏史的筛选

①非疫苗相关过敏的儿童，能够而且应该进行预防接种。

②对疫苗成分过敏，才真正属预防接种的禁忌证。

（2）一般原则

①在急性发作期　不应接种疫苗，必须等到其缓解期、相对稳定期或恢复期再接种。

②患有湿疹的儿童　接种部位皮肤需要完好，对刚发生的湿疹及全身弥漫性分布的湿疹患儿要暂缓接种。

③过敏性鼻炎　使用抗过敏鼻喷剂治疗，可常规接种。

④抗过敏、抗白三烯药物、抗组胺药物等　如氯雷他定、西替利嗪、孟鲁司特等不影响疫苗接种。

⑤以往接种后发生严重过敏反应、休克、脑炎、惊厥等情况的儿童　以后不再接种同种疫苗。

4. 解剖学（脾切除）上或功能性无脾

解剖学或功能性无脾者，发生暴发性菌血症的危险性增加，且病死率高。

肺炎球菌和 Hib 是最常见的病原体，其次是脑膜炎球菌，建议对所有 2 岁以上的无脾者接种肺炎球菌多糖疫苗和 4 价脑膜炎球菌多糖疫苗，还应接种 Hib 菌苗。

准备做脾切除者，尽量在手术前至少 2 周接种肺炎球菌、脑膜炎球菌和 Hib 疫苗。

5. 先天性心脏病

先天性心脏病的患儿在心脏功能正常时心肌细胞代谢亦正常。疫苗接种不会影响正常心功能心肌细胞的代谢。而先天性心脏病一般在早期未出现心脏功能改变，预防接种不会对他们产生严重的影响。对这部分患儿进行接种是安全的。

先天性心脏病患儿，处于稳定期，生长发育正常，无反复感染性疾病，无心脏扩大，心功能正常，可以进行预防接种。

如果生长发育明显迟缓，反复患呼吸道感染，青紫型先天性心脏病或已经出现心功能不全、心脏扩大、严重肺动脉高压的先心病患儿，暂不进行预防接种。

优先接种灭活疫苗更安全。如需手术，待手术恢复 3 ~ 6 月以上进行补种。

6. 中枢神经系统感染

痊愈后未留有后遗症，可接种疫苗。警惕有无免疫功能异常，必要时先接种灭活疫苗。若有脑炎后遗症，惊厥发生，疫苗接种要慎重。

7. HIV 感染母亲所生儿童

HIV 感染母亲所生儿童接种国家免疫规划疫苗建议见表 1 – 10。

表 1 – 10　HIV 感染母亲所生儿童接种国家免疫规划疫苗建议

疫苗	HIV 感染儿童		HIV 感染状况不详儿童		HIV 未感染儿童
	有症状或有免疫抑制	无症状和无免疫抑制	有症状或有免疫抑制	无症状	
乙肝疫苗	√	√	√	√	√
卡介苗	×	×	暂缓接种	暂缓接种	√
脊灰灭活疫苗	√	√	√	√	√
脊灰减毒活疫苗	×	×	×	×	√
百白破疫苗	√	√	√	√	√
白破疫苗	√	√	√	√	√
麻风疫苗	×	√	×	√	√
麻腮风疫苗	×	√	×	√	√
乙脑灭活疫苗	√	√	√	√	√
乙脑减毒活疫苗	×	×	×	×	√
A 群流脑多糖疫苗	√	√	√	√	√
A 群 C 群流脑多糖疫苗	√	√	√	√	√
甲肝减毒活疫苗	×	×	×	×	√
甲肝灭活疫苗	√	√	√	√	√

注：暂缓接种：当确认儿童 HIV 抗体阴性后再补种，确认 HIV 抗体阳性儿童不予接种；"√"表示"无特殊禁忌"，"×"表示"禁止接种"。

（沈瑞云　梁爱民）

第二章　新生儿疾病

第一节　新生儿呼吸系统疾病

一、新生儿呼吸窘迫综合征

新生儿呼吸窘迫综合征（NRDS）主要表现为生后不久即出现进行性呼吸困难，主要是由于肺表面活性物质缺乏，导致肺泡进行性萎陷。常见于早产儿，胎龄越小，发病率越高，症状越严重。

【诊断标准】

1. 症状

生后 6～12 小时内出现呼吸困难且进行性加重，可有气促、呻吟、发绀等表现。

2. 体征

进行性加重的呼吸困难并伴有呻吟、吸气性三凹征。体格检查有双肺呼吸音减低。

3. 辅助检查

（1）胸部 X 线检查　有特征性改变，X 线表现与临床病情程度一致。

分四期（级）：

① I 期　两肺细小颗粒网状阴影，分布较均匀，心影清楚，支气管充气征不明显。

② II 期　两肺见较大密集的颗粒网状阴影，肺透光度减低，可见支气管充气征。

③ III 期　全肺透光度明显减低，呈磨玻璃样，横膈及心界模糊，支气管充气征明显。

④ IV 期　全肺野一致性密度增高，完全变白，膈面和心影不清楚，支气管充气征更明显或消失（发生肺水肿或出血）。

（2）动脉血气分析　有低氧血症或酸中毒等。

【鉴别诊断】

1. B 组溶血性链球菌感染

宫内感染或分娩时感染 B 组溶血性链球菌肺炎或败血症，症状和胸片与 NRDS 有时不易鉴别，应注意有无胎膜早破或母孕末期及产时感染史，患儿有无感染中毒症状，血常规、CRP、血培养等可辅助鉴别，对高度怀疑者可同时应用青霉素抗感染治疗。

2. 新生儿肺出血

患儿出现气促、呻吟、青紫、呼吸困难等，体格检查肺部可闻及细湿啰音，严重者口、鼻流出血性分泌物或经气管插管可吸出血性物。胸部 X 线检查显示斑片状阴影，严重者可呈"白肺"。

3. 羊水及胎粪吸入综合征

多见于足月儿或过期产儿，病史中往往有胎儿宫内窘迫、产程延长、胎盘功能不良、难产等。发病早，胎粪吸入者有胎粪污染羊水病史。体格检查和胸部 X 线检查可帮助鉴别。

【治疗原则】

1. 经鼻持续气道正压通气（nCPAP）

生后立即给予 nCPAP 治疗，压力推荐使用范围为 6 ~ 9cmH₂O。

2. 气管插管机械通气

使用目标潮气量通气；维持 pH > 7.22，避免 CO_2 过度波动以减少脑损伤风险；尽可能缩短机械通气时间从而降低支气管肺发育不良和脑室内出血的发生。

3. 肺表面活性物质（PS）替代治疗

生后需要气管插管稳定后可在产房应用；胎龄 < 26 周且 FiO_2 > 0.30 或者胎龄 > 26 周且 FiO_2 > 0.40 尽早使用；自主呼吸存在建议在 nCPAP 同时采用 LISA 技术给予 PS；必要时可给予第二剂、第三剂 PS 替代治疗。

4. 稳定后氧疗

经皮氧饱和度目标 90% ~ 94%。

5. 加强护理

（1）保温　维持患儿体温 36.5 ~ 37.5℃ 之间。

（2）营养　尽早开始肠内营养并根据患儿耐受情况每天增加奶量。

（3）维持血压和血容量　应连续监测血压，在发生肺出血、颅内出血、NEC、败血症等严重并发症时，血压可下降。应给予扩容及血管活性药物治疗。

（4）抗菌药物　当不能明确是否为宫内肺炎，尤其是 B 组溶血性链球菌感染时，难以与 NRDS 鉴别，且机械通气又增加了感染的机会，因此应给予抗菌药物治疗，以后应定期做痰培养，根据细菌培养和药敏选择适当的抗菌药物。

（5）处理并发症　预防支气管肺发育不良情况的发生。

【预防】

主要是产前预防，做好孕妇保健，避免早产。对预计 7 天内不可避免的早产，可在产前给予 1 个疗程的糖皮质激素以促胎肺成熟。

二、早产儿呼吸暂停

呼吸暂停的定义是呼吸停止 ≥20 秒，伴或不伴心率减慢（<100 次/分）；或呼吸停止 <20 秒，伴有心率下降及（或）出现青紫、肌张力低下。早产儿呼吸暂停是指胎龄小于 37 周的婴儿呼吸停止超过 20 秒或停止时间较短但伴有氧饱和度下降和（或）心动过缓。

【诊断标准】

1. 分类

（1）原发性呼吸暂停　多为早产儿呼吸中枢发育未成熟所致，常发生在胎龄 < 34 周或出生体重 < 1750g 的早产儿，不伴其他疾病。

（2）继发性呼吸暂停　多是其他疾病的临床表现之一，可发生在足月儿和早产儿。常继发于缺氧、严重感染、呼吸疾病、中枢神经疾病、代谢紊乱（低血糖、低钙血症、低钠血症等）、环境温度过高或过低、胃食管反流、插胃管或气管插管及母亲应用麻醉镇静药等。

2. 临床表现

青紫、肌张力低下、心率变慢、血氧饱和度下降及血压降低。

3. 辅助检查

血常规、血培养、血气及血生化电解质。

4. 影像学等特殊检查

X线检查、头颅磁共振、头颅超声、心脏超声检查、脑电图及振幅整合脑功能监测。

【鉴别诊断】

呼吸暂停需与周期性呼吸鉴别，后者呼吸暂停5~10秒，发作时一般无青紫，不伴心率减慢，但早产儿周期性呼吸常发展为呼吸暂停。原发性呼吸暂停只有排除各种病理因素后才可诊断。继发性呼吸暂停要通过查找原发病、体检、辅助检查等进行诊断。

【治疗原则】

1. 加强监护

包括仪器监护及医师、护士密切观察。

2. 一般措施

环境温度控制、避免颈部过屈或过伸，从而确保上气道开放、避免反复吸引或避免长期使用鼻胃管保持鼻腔通畅。

3. 病因治疗

去除各种可能引起呼吸暂停的病因。对症状性（继发性）呼吸暂停者，必须对原发疾病给予积极治疗。如纠正贫血、低血糖、控制感染和止惊等。

4. 物理刺激

托背、触觉刺激、轻弹足底。

5. 辅助供氧

以维持氧饱和度（SpO_2）为90%~95%。大部分呼吸暂停患儿需供氧，避免持续缺氧对患儿的进一步损害。可选用头罩或鼻导管给氧，在给氧期间需监测氧合情况，以防高氧血症导致早产儿视网膜病。

6. 经鼻气道正压（nCPAP）呼吸支持治疗

鼻塞或鼻罩，压力4~6cmH$_2$O给予气道正压通气。

7. 药物治疗

超低出生体重儿（ELBW），在生后早期应用咖啡因治疗，咖啡因的负荷剂量为20mg/kg；24小时后给予维持剂量，即5~10mg/（kg·d）。负荷剂量和维持剂量均可通过静脉或口服给予。超低出生体重儿（ELBW），在生后2日内早期应用预防性咖啡因治疗。

8. 机械通气

对nCPAP和药物无效的患儿，需气管插管机械通气，呼吸机参数一般不需要很高。然后根据血气调节。

三、早产儿支气管肺发育不良

支气管肺发育不良（BPD）又称新生儿慢性肺疾病（CLD）。

【诊断标准】

1. 定义

根据美国国立儿童健康与人类发展研究所修订，BPD 定义为胎龄小于 32 周的患儿在矫正胎龄为 36 周时或出院时（以先达到者为准）；胎龄≥32 周的患儿在出生后 29～55 日或出院时（以先达到者为准）仍需辅助供氧至少持续至出生后 28 日。根据辅助供氧和其他呼吸支持的程度分为轻度、中度和重度 BPD。

2. 临床表现

体格检查为非特异性。可以出现呼吸频率快、轻至重度的吸气三凹征；可闻及散在湿啰音；存在气道狭窄的患儿，可以闻及间歇性呼气性喘鸣音。

3. 辅助检查

（1）胸片 显示肺野弥漫性改变，间质改变明显者。重度 BPD 显示肺过度充气。可以出现条索状影或囊性透亮区，提示肺纤维化改变。

（2）心肺功能 重度 BPD，潮气量降低、气道阻力增加和动态肺顺应性降低伴通气/血流比值失调。呼气时气道塌陷提示支气管软化。血气分析可以显示低氧血症和高碳酸血症。

（3）血气 因二氧化碳潴留，血气显示 pCO_2 升高，存在呼吸性酸中毒。

【治疗原则】

1. 呼吸支持

小潮气量机械通气能更好地预防气压伤和容量伤等机械损伤。重度 BPD 患儿特别是支气管软化的患者，可能需要更高的潮气量和更高的呼气末正压通气来维持气道开放以保持有效通气。随着患儿的生长及其临床状况的改善，应根据耐受情况，定期尝试逐渐脱离呼吸机支持。

2. 氧疗

早产儿的氧饱和度目标范围定为 90%～95%。眼科检查证明 BPD 患儿达到足月儿视网膜血管发育成熟，则辅助供氧维持脉搏血氧饱和度 SpO_2≥95%。

3. 限制液量

限制液体入量，以避免肺水肿并改善肺功能。根据病情轻重，可以将液体入量限制在 120～140ml/（kg·d）。

4. 保证能量摄入

限液和保证热量并存，需要评估营养状况，保证正常生长发育。可以应用强化母乳与高热卡的早产儿配方奶粉交替喂养。

5. 利尿

短时间内应用噻嗪类和（或）螺内酯可改善 BPD 早产儿的肺内渗出，有利于氧合，但要注意监测电解质水平，预防长期应用导致电解质紊乱。

6. 糖皮质激素

可以减少炎症并有助于拔管撤机。

【预后】

BPD 的严重并发症有肺动脉高压、高血压、左心室肥大，肺部感染会加重呼吸衰竭甚至危及生命。应该对 BPD 患儿进行综合性管理，最大限度地减少进一步的肺损伤，同时出院后要给予支持治疗，预防 RSV 感染。

四、新生儿感染性肺炎

感染性肺炎可发生在宫内、分娩过程或生后，由细菌、病毒或原虫引起。

【诊断标准】

1. 病史

（1）宫内感染有孕母妊娠晚期感染史、羊水早破 24 小时以上或绒毛膜羊膜炎病史。

（2）产时感染有产程中吸入被病原菌污染的产道分泌物或断脐不洁史。

（3）生后感染多因密切接触者有呼吸道感染史。新生儿败血症、脐炎、皮肤感染史以及反复接受侵入性操作史。

2. 临床表现

宫内感染多于生后 3 天内出现症状；产后及生后感染多于出生 3 天后出现症状。常先出现体温不升或发热、反应低下、拒奶等一般感染症状，随后出现咳嗽、喘、口吐白沫、呛奶等症状；患者口唇青紫、呼吸浅促、鼻翼扇动，有吸气三凹症，两肺可闻细湿啰音；病情严重者可出现呼吸困难、呼吸暂停，甚至呼吸衰竭和心力衰竭。

3. 辅助检查

（1）X 线检查　两肺纹理重，边缘模糊，两肺中、下野内带斑片状阴影，病灶融合时可呈毛玻璃密度影；金黄色葡萄球菌肺炎常出现肺大疱，有时并发肺脓肿等；早发 B 组溶血性链球菌肺炎的 X 线片改变显示肺野透明度减低，伴支气管充气影，与 RDS 不易区别。

（2）血常规、CRP、降钙素原、血清特异性 IgG 和 IgM 抗体等检查；气管内分泌物和血培养等有助于病原学诊断；呼吸困难明显者做血气分析。

【治疗原则】

1. 保暖

室温 23～25℃，湿度 50%。新生儿腹部温度达 36.5℃。

2. 呼吸支持及氧疗

当 PaO_2 <50mmHg 时可考虑呼吸支持，维持血 PaO_2 为 50～80mmHg。

3. 抗菌药物治疗

合并感染时可根据病原学检查结果选择敏感的抗感染药物。

4. 保证足够的能量和液体入量

【预防】

1. 产前监测孕妇阴道分泌物，查 TORCH 感染给予治疗或终止妊娠，育龄妇女在婚前应注射风疹疫苗及 GBS 荚膜多糖疫苗等。

2. 胎膜早破应密切监测，尽早分娩。

3. 母婴同室、婴儿室、新生儿病房、NICU 应严格执行隔离制度，护理新生儿前必须严格洗手。严格探视制度。

五、新生儿肺出血

新生儿肺出血系指肺的大量出血，至少影响两个肺叶，肺出血不是单一疾病，常发生在一些严重疾病的终末期。随着诊治及监护技术的发展，肺出血发病率有所下降，但早产儿肺出血病死率仍较高。

【诊断标准】

1. 病史

（1）缺氧　严重窒息、呼吸窘迫综合征、肺炎等可发生肺出血，多发生在生后1～2天。

（2）感染　严重感染如败血症和感染性肺炎等可并发肺出血，多发生在生后1周左右。

（3）低体温　主要发生在寒冷损伤综合征、硬肿症及各种严重疾病时的低体温，多见于早产儿。

（4）早产　早产儿肺发育未成熟，发生缺氧、感染、低体温时更易发生肺出血。

（5）急性心力衰竭　新生儿心力衰竭时常发生肺水肿和肺出血。

（6）新生儿出血性疾病　维生素K缺乏等。

2. 临床表现

呼吸困难突然加重，出现三凹征、青紫、呼吸暂停、面色苍白，呼吸暂停恢复后呼吸仍不规则，经皮氧饱和度下降，肺部可闻较明显的细湿啰音，部分患者可出现从口鼻腔流出血性液体。

3. X线检查

斑片状阴影，分布广泛，大小不一，密度较均匀；肺血管淤血，两侧肺门血管影增宽，两肺可见较粗的网状影；心脏普遍增大，以左心室增大为主；广泛性出血表现为白肺，也可以正常；胸部X线检查可以排除肺炎、RDS和充血性心力衰竭。

4. 辅助检查

（1）血常规　肺炎或其他感染时，结果可能异常，也可见血小板减少。检查血细胞比容可以确定是否存在血液丢失过度。

（2）凝血功能　包括凝血酶原时间、部分凝血酶原时间、凝血酶时间和纤维蛋白原含量，可以发现是否存在凝血功能异常性疾病。

（3）动脉血气分析　可以发现是否存在缺氧。

5. 鉴别诊断

对口鼻腔流出血性液体应做具体分析，注意与消化道出血相鉴别。

【治疗原则】

1. 紧急处理

气管插管机械通气（呼吸机压力参数较高）。

2. 一般处理

维持和纠正低血压，可以扩容和给予胶体液；纠正酸中毒；恢复血容量和HCT，必要时可以输血；如果存在出凝血功能异常，可输血浆；多数肺出血患儿血容量丢失不多，避免过度扩容可能加重左心房压力，导致肺水肿。

3. 原发病治疗

（1）感染引起肺出血者，加强抗菌药物治疗。

（2）对低体温者应逐渐复温，使体温保持在正常范围。

（3）有酸中毒者及时纠正，控制液体入量。

（4）改善循环功能，给予多巴胺等血管活性药物治疗。

（5）防治 DIC，用小剂量肝素，20～40U/kg，q8h～q12h，皮下注射。

（6）心力衰竭者给予强心及利尿治疗。

4. 其他治疗

（1）存在凝血障碍时

①新生儿出血症：维生素 K_1 1mg/kg；②其他凝血性疾病：新鲜冰冻血浆 10ml/kg，每 12～24 小时给予一次。

（2）如果血小板减少，对症补充血小板并密切监测。监测凝血酶原时间、部分凝血酶原时间、凝血酶时间和纤维蛋白原含量。

（齐宇洁）

第二节　新生儿心血管系统疾病

一、新生儿动脉导管未闭

动脉导管未闭（PDA）：胎儿期，动脉导管将血液从肺动脉运送至主动脉，保证全身供血供氧。出生后，随着血氧浓度升高，动脉导管收缩，最终闭塞，体、肺循环分离，若动脉导管出生后不能完全关闭或者出现再开放，称之为动脉导管未闭。PDA 多见于早产儿，特别是患新生儿呼吸窘迫综合征的早产儿和极低出生体重儿。

【诊断标准】

PDA 的诊断通常基于其临床表现，并通过超声心动图确诊。

1. 临床表现

（1）心前区可闻及杂音，最佳听诊区为左锁骨下区和胸骨左上缘。最初可闻及收缩期吹风样杂音。随着肺血管阻力和肺动脉压的下降，主动脉压高于肺动脉压，血流持续通过导管，可出现连续性杂音。也有生后早期即生后前 3 天，血流动力学变化过程中听不到杂音。

（2）脉压增宽（＞25mmHg）或收缩压与舒张压的差值大于收缩压值的一半。可见心前区心尖搏动。

（3）其他　呼吸过速、呼吸暂停、二氧化碳潴留增加和（或）对机械通气的需求增加。

2. X 线检查

随着左向右分流的增加，中至大型 PDA 患者的胸片检查可显示心脏增大，肺血管纹理增多。

3. 超声心动检查

彩色多普勒超声心动检查血流，识别 PDA 具有敏感性和特异性。

【并发症】

经过 PDA 的血流过多会导致流体静压增加和肺微循环内的肺液体滤过增加。早产儿 PDA 较常见的并发症包括：肺水肿、肺出血、BPD、NEC、心力衰竭、IVH、使用呼吸机支持和（或）氧气支持的时间延长。

【治疗原则】

1. 保守治疗

（1）维持体温及供氧　中性温度及充足的氧供使新生儿对左心室功能的需求降至最低。

（2）呼吸支持　采用 nCPAP 以保证气体交换及氧合。

（3）应用机械通气的患儿，尽可能采用可允许性高碳酸血症、较低的 PaO_2 目标及 PEEP，以利尽早拔管撤机，从而最大限度减少气压伤及容量伤，减少 BPD 的发生。

（4）预防贫血　将血细胞比容保持在 35%～40% 可增加肺血管阻力、减少左向右分流。

（5）液量限制　对于血流动力学明显异常及存在严重呼吸系统疾病的患儿，适当限制液体入量在每日 110～130ml/kg 可减轻肺水肿。摄入液体过多（每日 >170ml/kg）与 PDA 发病率增加相关。

（6）利尿　可使用噻嗪类利尿剂（如氢氯噻嗪）治疗液体过剩或者有肺间质渗出增加的出入量不平衡的患儿。

2. 药物治疗

对于生后 2 周仍依靠机械通气的 PDA 患儿，考虑给予环氧化酶抑制剂治疗。

（1）布洛芬　初始剂量 10mg/kg，第 2 剂、第 3 剂 5mg/kg，每剂间隔 24 小时。

（2）吲哚美辛　一般静脉给药，每次 0.1～0.2mg/kg，每 12～24 小时给予 1 次，总剂量 3 次。基于年龄的其他推荐剂量如下：生后不到 48 小时的新生儿，每次 0.1mg/kg；生后 48 小时至 7 天的新生儿，每次 0.2mg/kg；生后 >7 天的新生儿，每次 0.25mg/kg。

需要注意：吲哚美辛可减少脑、胃肠道及肾血流量，可增加出血、暂时性肾功能不全、NEC 和自发性肠穿孔风险。用药期间，应监测尿量，若出现少尿，则给予小剂量多巴胺，可改善相关的肾小管功能障碍，并增加尿量。

应用环氧合酶抑制剂的禁忌证：未经治疗的确诊或疑似感染；活动性出血，特别是活动性颅内出血或胃肠道出血；血小板减少和（或）凝血不良；NEC 或疑似 NEC；严重肾功能受损；依赖动脉导管开放的先天性心脏病，如肺动脉闭锁、严重的法洛四联症或严重的主动脉缩窄。

因药物治疗可能出现的不良反应，不推荐预防性使用环氧合酶抑制剂来降低 PDA 发生率。

3. 手术结扎

如果经过一个或两个疗程的环氧合酶抑制剂治疗失败，患儿仍依赖于高通气量机械通气且 PDA 较大或者患儿为环氧合酶抑制剂治疗的禁忌证，可以采取手术结扎。

手术并发症：可能存在血压波动、呼吸功能损害、感染、IVH、乳糜胸、喉返神经麻痹、BPD 及死亡的风险。

二、新生儿持续肺动脉高压

新生儿持续肺动脉高压（PPHN）由于出生后肺血管阻力处于异常升高状态，导致卵圆孔和动脉导管开放，血流仍维持胎儿循环右向左分流，出现严重的低氧血症。

【诊断标准】

1. 临床表现

呼吸频率快、三凹征和发绀，经皮氧饱和度有频繁且较大程度的波动。查体：可见明显心前区搏动、第 2 心音分裂且亢进。有时在胸骨左缘下段可闻及与三尖瓣关闭不全相符的收缩期粗糙样杂音。

2. 实验室检查

脉搏血氧饱和度筛查、动脉血气分析和胸片，诊断一般依靠超声心动图。轻～中度 PPHN：估计的右心室压力（RVp）介于体循环血压的 1/2～3/4；中至重度 PPHN：估计的 RVp 小于体循环血压但大于体循环血压 3/4；重度 PPHN：右心室压大于体循环压。

3. 脉搏血氧饱和度评估

通常显示，导管前与导管后，即右上肢和下肢脉搏血氧饱和度之差 >10%。

4. 动脉血气分析

一般显示动脉血氧分压低（吸 100% 氧的患儿 PaO_2 <100mmHg），特别是导管后动脉取样。不伴肺疾病的患儿 $PaCO_2$ 正常。导管前与导管后血样的 PaO_2 之差，可证实血液经 PDA 从右向左分流。

5. 胸片

通常正常或显示合并的相关疾病（如肺炎、气漏或膈疝）的征象。心脏大小一般正常或稍增大，肺血流量可能正常或减少。

【鉴别诊断】

1. 青紫型先天性心脏病，可凭借超声心动图将其与 PPHN 相鉴别。

2. 严重感染、脓毒血症可凭临床情况、血培养阳性和超声心动图与 PPHN 相鉴别，但 PPHN 可以是新生儿脓毒症的表现之一。

【治疗原则】

1. 支持治疗

包括呼吸支持、循环支持、镇静和纠正酸中毒。

（1）吸氧　PPHN 患儿早期应吸入 100% 氧来缓解肺血管收缩，应调整氧浓度至导管前血氧饱和度维持在 90%～95%，避免持续性高氧血症。如果血氧饱和度无法维持在 90% 以上，则需采用其他干预措施，包括维持血红蛋白浓度在 15～16g/dl 和优化循环功能。

（2）辅助通气　如果这些措施还无法维持充足的氧合，需积极应用有创机械通气维持血气 $PaCO_2$ 为 40～45mmHg，尽可能减少高潮气量造成的肺损伤。OI≥25 的足月儿或晚期早产儿，则需要更有针对性（创伤性）的措施（如 iNO 或 ECMO）。对于重度肺部疾病或呼吸机参数高的情况，可使用高频机械通气（HFOV）。

（3）镇静　根据病情可选择：吗啡：负荷剂量 100～150μg/kg，1 小时静脉输注，然后连续输注 10～20μg/(kg·h)；或芬太尼 1～5μg/(kg·h)，持续静脉输注。如果仍有呼吸不同步和重度低氧血症，并且未找到气道阻塞或气漏等原因，可考虑使用神经-肌肉阻断药，但由于潜在不良作用，应谨慎应用。

（4）循环支持　体循环血压的目标应设定为正常范围的上限（平均血压 45～55mmHg，收缩压 50～70mmHg）水平。静脉补液维持充足的血容量。维持血红蛋白

浓度 >15g/dl（血细胞比容 >40% ~ 45%），必要时输注浓缩红细胞。血管活性药：多巴胺最常用。起始静脉输注剂量是 $2.5\mu g/(kg \cdot min)$，然后调整输注速率，最大至 $20\mu g/(kg \cdot min)$。

（5）纠正酸中毒　应尽量将 PCO_2 维持在 40 ~ 50mmHg，避免酸中毒所致的肺血管阻力升高，同时也需要注意避免加重细胞内酸中毒。

2. 降低肺动脉压

（1）一氧化氮吸入　对于重度 PPHN 或使用支持措施无改善的患儿（OI > 25），进一步干预包括使用扩肺血管药物 iNO 降低 PVR/SVR 比值，起始剂量20ppm，治疗有效时 PaO_2 或 SaO_2 一般在 15 ~ 20 分钟内改善20%左右。随着的氧合改善，逐渐降低吸氧浓度，维持 SaO_2 在 90% 以上；而吸氧浓度 ≤60% 时，开始降低 iNO 的浓度，通常需要持续治疗3~4天。长时间应用注意监测高铁血红蛋白浓度。

（2）西地那非口服　西地那非是磷酸二酯酶 – 5 抑制剂，能选择性降低肺血管阻力。

（3）米力农静脉用药　如果超声心动图示右心室或左心室功能不全，应用米力农和 NO 吸入可以促进肺血管阻力下降，同时增强心肌功能。应用禁忌证为低血压。米力农用于 PPHN 新生儿的安全性或有效性证据尚缺乏。

（4）其他药物　新生儿持续肺动脉高压病情危重。原发疾病复杂，治疗尚不完全统一。目前有关于吸入性或静脉用前列环素、波生坦用于 NO 治疗失败患儿的报道，但临床资料较少，还需进一步观察疗效。

3. 病因治疗

对合并的实质性肺疾病给予相应治疗，如肺炎给予抗菌药物治疗，新生儿 RDS 给予表面活性物质。

4. 体外膜肺氧合

部分重度 PpHN 患儿即使吸入 iNO 并接受有创机械通气支持，仍存在严重低氧血症，OI ≥40，这些患儿考虑应用 ECMO 治疗，其目的是维持充分的组织供氧，避免肺循环压力降低后机械通气造成不可逆的肺损伤。

三、新生儿心律失常

新生儿心律失常可由于宫内或生后各种因素导致自律性异常和（或）传导异常引起。新生儿心律失常起病隐匿，症状不典型，常被忽略，部分心律失常患儿就诊时已出现休克、心力衰竭、呼吸衰竭甚至惊厥。新生儿心脏传导系统发育未成熟是导致心律失常的病理生理学基础，部分是胎儿心律失常的延续。根据节律（规则、不规则）和心率（心动过速、心动过缓）对心律失常进行分类。①窦性心律失常：窦性心动过速、窦性心动过缓、窦性心律不齐、窦性停搏、病态窦房结综合征（窦房结功能不良）；②异位搏动及异位心律：期前收缩、室上性心动过速、心房颤动、心房扑动、室性心动过速、心室扑动及颤动；③传导异常：窦房传导阻滞、房室传导阻滞、束支传导阻滞、预激综合征。

【诊断标准】

1. 临床表现

本病多缺乏特异性表现，常见呕吐、发绀、气促、吐沫、拒乳、呼吸困难、面色苍白、烦躁和惊厥等。阵发性室上性心动过速多突然起病，患儿表现为呼吸急促、口周发绀、面色苍白、烦躁不安、拒奶和肝大等。

2. 心电图或 24 小时动态心电图检查

（1）窦性心动过速　心率超过新生儿正常值上限。一般认为足月儿窦性心率上限190 次/分，早产儿上限为 195 次/分。一般低于 220 次/分。心电图应具备窦性心律的特点：①P 波按规律发生，为窦性 P 波，P 波形状相同；②P－R 间期不短于 0.08 秒；③同一导联各 P－P 间隔之间的差异不应超过 0.12 秒，即 <0.12 秒。

（2）窦性心动过缓　窦房结发放激动过缓，心率低于新生儿正常值下限。一般认为足月儿窦性心率下限为 90 次/分；早产儿略低于足月儿。心电图应具备窦性心律的特点。

（3）窦性心律不齐　符合窦性心律特点，同一导联 P－P 间期不等，P－R 间期差 >0.12 秒。

（4）窦性停搏　窦性心律中出现一个较长时间的间歇，期间无心电图波形，如患儿房室交界区功能正常，可出现逸搏及逸搏心律。

（5）窦房阻滞　一度为传导延迟；二度为部分不能下传，类似房室传导阻滞分为Ⅰ型和Ⅱ型；三度为完全不能下传，心搏停止。

（6）窦房结功能不良　反复出现窦性心动过缓、P 波形态异常、窦性停搏、窦房阻滞和慢－快综合征等。确诊依据阿托品试验和食管心房搏测窦房结功能结果。

（7）房性期前收缩　①P 波提前，形态与窦性 P 波不同；②P′－R 间期 >0.10 秒；③期前出现的 P′波后可继以正常的 QRS 波或不继以 QRS 波（未下传）或继以轻度畸形的 QRS 波（室内差异传导）；④不完全性代偿间歇。

（8）交界性期前收缩　①QRS 提前出现，形态与正常相同；②QRS 前后无 P′波或有逆传 P 波（P′－R 间期 <0.10 秒，R－P′间期 <0.20 秒）；③完全性代偿间歇。

（9）室性期前收缩　①提前出现的 QRS 波，其前无 P 波；②QRS 波宽大畸形，时限 >0.10 秒，T 波与主波方向相反；③完全性代偿间歇。

（10）阵发性室上性心动过速　①R－R 间期绝对匀齐，P 波消失；②QRS 波形态正常，但可因室内差异传导而变形；③P－QRS 呈 1:1 传导；④心肌缺血时 ST－T 改变，ST 段下降、T 波倒置心率快而匀齐，一般 230～320 次/分。发作时间超过 24 小时易发生心力衰竭。

（11）阵发性室性心动过速　①心室率 150～200 次/分；②QRS 波宽大畸形，T 波与主波方向相反；③房室脱节，可见与 QRS 波无关的窦性 P 波。

（12）心房扑动和颤动　①P 波消失，代之以锯齿状扑动波，频率 300 次/分；心房率快，可达 300～480 次/分以上。②多有下传阻滞，房室传导比例为（2～8）:1，以 2:1 者多见，QRS 波形多与窦性心律相同。③心房颤动时 P 波消失，代之以大小不等、形态不同、间隔不均匀的颤动波，频率 400～700 次/分。心室节律绝对不匀齐，R－R 间期不等，QRS 形态多正常。

（13）房室传导阻滞

①一度房室传导阻滞　表现 P－R 间期延长，正常新生儿 P－R 间期最高值为 0.12 秒，超过此值可考虑为一度房室传导阻滞。

②二度房室传导阻滞　分为Ⅰ型及Ⅱ型，Ⅰ型为 P－R 间期逐渐延长，最后窦性激动完全受阻，QRS 脱落，以后又再下传周而复始；Ⅱ型为 P－R 间期恒定，QRS 成比例脱落。

③三度房室传导阻滞　P 与 QRS 互不相关，心室率慢而规则，40 ~ 60 次/分，RS 波形状取决于次级节律点的位置，位置越低，QRS 越宽大畸形，预后越差。

3. 超声心动图检查

协助发现先天性心脏病、心肌炎并监测心脏功能。

【治疗原则】

首先要了解心律失常的性质及发生心律失常的原因，同一性质的心律失常可由不同病因引起，对血流动力学的影响因患儿具体情况而不同，而且病情发展的趋势个体差异大，绝不能单纯根据心律失常的心电图诊断进行治疗处理，应注意以下几点。

1. 明确心律失常的性质

不同性质的心律失常治疗不同。偶发性期前收缩无需治疗，而阵发性室性心动过速、完全性房室传导阻滞等可引起血流动力学改变、可发生心力衰竭或发展为心室颤动，需紧急处理。

2. 查明病因和诱因并及时纠正

在明确心律失常性质的同时，应通过病史体检及其他有关实验室资料的分析，了解发生心律失常的病因及诱因。有些心律失常找不到明确病因，心脏检查正常，此类心律失常预后较好，不一定用抗心律失常药物。

3. 了解心律失常对血流动力学的影响

同一类型的心律失常造成血流动力学的影响因患儿基本情况而异，应监测血压，做心脏超声监测心功能。

4. 了解抗心律失常药

如药理作用、用法、剂量、药效出现时间、维持时间、适应证以及不良反应，才能合理使用。

5. 对症治疗

如给氧、纠正酸碱平衡、控制心力衰竭、抗感染等。

6. 严重心律失常

如完全性房室传导阻滞、室性心动过速、心室颤动等病情重，变化快，应密切监测心电图变化，做好急救准备，如电击复律、心肺复苏及人工心脏起搏器等。

7. 阵发性室上性心动过速的治疗

（1）刺激迷走神经　潜水反射法（冰水浸湿的毛巾）10 ~ 15 秒，无效间隔 3 ~ 5 分钟可再试一次；压迫颈动脉窦及咽鼓管充气法均为新生儿禁用。

（2）三磷酸腺苷（ATP）　快速静脉注射，0.1 ~ 0.4mg/（kg·次），同时阿托品备用。

（3）普罗帕酮　1 ~ 2mg/（kg·次）+ 5% GS10 ~ 20ml 慢推（>10 分钟）。

（4）地高辛　对合并心力衰竭者有效。快速饱和法：足月儿饱和剂量 0.03mg/kg，早产儿 0.02mg/kg，静脉给药，首次剂量为 1/2 饱和量，余量分 2 次，8 小时内进入。

（5）普萘洛尔　更适用于室上性心动过速伴有预激综合征或 QRS 波增宽者，每次 0.1mg/kg 加入 10% 葡萄糖 20ml 中缓慢静脉注射。

（6）胺碘酮　负荷量 5mg/kg + 5% GS 30 ~ 60 分钟静脉泵入；维持量 5 ~ 15μg/（kg·min）输注；口服：5 ~ 10mg/kg，每 12 小时一次，一周后改为 5mg/kg，每 24 小时一次。

【预后】

病因不同，心律失常类型不同最终预后不同。一般来说，心律失常随原发病的治疗也多得到治愈，如有器质性心脏病，出现并发症者病死率相对较高。

（齐宇洁）

第三节　新生儿消化系统疾病

一、新生儿胃食管反流

胃食管反流（GER）是指因全身或局部原因引起下端食管括约肌功能不全、胃动力紊乱、排空延迟而致胃或十二指肠内容物反流到食管的一种疾病。

【诊断标准】

1. 临床表现

严重的胃食管反流表现为呕吐症状，常发生于进食后不久。轻度的胃食管反流可能患儿仅表现为不安、身体扭动、一过性低氧血症和屏气，早产儿食管反流最常见的症状是呼吸暂停，严重者可发生吸入性肺炎。

2. 辅助检查

（1）上消化道造影。

（2）食管24小时pH监测及阻抗检测。

（3）胃十二指肠B超检查。

【治疗原则】

1. 内科治疗

（1）体位　是一种有效而简单的治疗方法，以抬高床头30°为宜。对于因胃食管反流导致喂养困难、体重不增的早产儿，给予家庭参与式的综合看护（FIC），让家长进入新生儿病房、共同参与患儿在院期间的治疗和看护，由家长随时在床旁给予搂抱、个体化喂养、保持适度体位，对减轻胃食管反流情况有显著疗效。

（2）喂养方式　少食多餐。

（3）药物　目前治疗新生儿胃食管反流的药物目前都缺乏足够的循证医学证据，原则上是尽量减少用药。

2. 外科治疗

绝大多数是GER经内科治疗症状可以改善，严重胃食管反流可考虑经腹腔镜行胃底折叠术。

二、新生儿腹泻病

新生儿腹泻是新生儿时期常见疾病之一，易导致水、电解质紊乱。感染性腹泻还可增加新生儿病室内的交叉感染和院内感染风险。

【诊断标准】

1. 临床表现

（1）消化道症状　轻症表现为一般消化道症状，一日腹泻次数多在10次以下，偶有呕吐、纳差，全身情况尚好，可有轻度脱水及酸中毒。重者可急性期起病，也可由轻型病例发展而成，腹泻一日 10 次以上，呕吐频繁，短时间内即可出现明显脱水、酸中毒及电解质紊乱。

（2）全身情况　严重腹泻可因为感染或高渗性脱水等原因高热甚至体温不升、神萎、腹胀、尿少、四肢发凉、皮肤发绀等。少数病例可先以全身症状起病，然后出现消化道症状，类似败血症表现。

（3）脱水、酸中毒　新生儿因本身含水量比例不同，对于脱水程度的评估可能与其他年龄阶段的小儿稍有不同，但原则上依然可分为轻度、中度和重度。新生儿酸中毒症状常表现为肤色苍白、精神反应差、肌张力降低，少数患儿呈现唇色樱红、呼吸深快。

2. 辅助检查

（1）病原学检查　①细菌性腹泻早期大便培养阳性率较高，疑有败血症或其他部位感染者应及时做相应的检查、培养及药物敏感试验；②病毒性腹泻可做大便涂片电镜检查找病毒颗粒、做双份血清病毒抗体测定及快速病毒抗原检测等；③真菌性腹泻大便镜检可见真菌孢子及菌丝，大便真菌培养可获阳性结果。

（2）血气及血生化测定　新生儿电解质紊乱或酸碱失衡缺乏典型临床表现，故应及时测定血气和血电解质。

（3）腹部 X 线或超声影像学检查。

【治疗原则】

1. 饮食

一般腹泻只需继续喂母奶或新生儿配方奶，适当补充电解质液防止脱水发生。对于高度怀疑乳糖不耐受的腹泻新生儿，若需要配方奶喂养的话，则需选择去乳糖配方奶。

2. 液体疗法

（1）预防脱水　口服补液盐（ORS）。

ORS 按说明配置后的液体为 2/3 张，给腹泻新生儿服用时需再稀释一倍、配置成 1/3 张的液体分次口服。如患儿频繁呕吐或出现较明显的脱水症状，均应静脉补液。

（2）第 1 天补液

①液体总量　应包括累计损失量、生理需要量和异常继续丢失量（新生儿细胞外液多，体表面积大，累计损失量和维持量均相对较多。胎龄、日龄越小需要量相对越多）。具体见表 2 - 1、表 2 - 2。

表 2 - 1　第一天补液总液量

脱水程度	累积损失	继续丢失	生理需要	24 小时补液总量（ml/kg）	24 小时补钠量（mmol/L）
轻度	50	10	80 ~ 100	120 ~ 150	5 ~ 10
中度	80 ~ 100	20	80 ~ 100	150 ~ 200	10 ~ 15
重度	100 ~ 120	40	80 ~ 100	200 ~ 250	15 ~ 20

注：体重 <2500g 者补液总量增加 50ml/kg，光疗或远红外辐射热暖床者，补液总量可增加 15 ~ 20ml/kg。

表 2 - 2　所需液体的张力

脱水性质	总张力	累积损失	继续丢失	生理需要
等渗	1/2 ~ 2/3	1/2	1/2 ~ 1/3	1/5
低渗	2/3 ~ 等张	2/3	2/3 ~ 1/2	1/5
高渗	1/3 ~ 1/5	1/3	1/3	1/5

②液体配置及输液速度　新生儿腹泻常用液体如下。

a. 2 : 3 : 1 液（0.9% 氯化钠 : 5% 或 10% 葡萄糖溶液 : 1.4% 碳酸氢钠），为 1/2 张液。

b. 2 : 1 液（0.9% 氯化钠 : 1.4% 碳酸氢钠），为等张液。

c. 1 : 1 液（0.9% 氯化钠 : 5% 或 10% 葡萄糖溶液），为 1/2 张液。

d. 10% GV（0.9% 氯化钠 20ml、5% 或 10% 葡萄糖溶液 80ml、15% KCl 1ml），为 1/3 张液。

速度：以均匀速度与前 8 小时内输入总液量的 1/2 [约 8 ~ 10ml/（kg·h）]，后 16 小时输入剩余液量 [约 5 ~ 6ml/（kg·h）]。

重度脱水或有明显周围循环障碍者，先以 2 : 1 等渗液（0.9NaCl : 1.4% NaHCO₃），以 10ml/kg 的剂量于半小时内静脉快速滴入扩容。

新生儿在输注葡萄糖时要注意速度患儿本身的血糖水平。

③钾的补充　见尿补钾。0.15% ~ 0.2% KCl 加入输注液内（每 100ml 液体中加 10% KCl 1.5 ~ 2ml），时间不应短于 6 小时，停止输液后给予口服补钾，10% KCl 1 ~ 2ml/（kg·d），分 6 次口服（每天 3 ~ 4mmol/kg），连续 4 ~ 5 天，有明显低钾血症者按低钾血症处理。

④纠正酸中毒　轻度酸中毒不需另加碱性药物，中、重度酸中毒可酌情先以 1.4% 碳酸氢钠（代替 2 : 1 等渗液），以 10ml/kg 的剂量扩容，以后根据临床及血气酌情调整。

⑤异常继续丢失量　过多者可酌情增加补液量和速度，反之可适当减少。

⑥补钙　存在明确低钙血症者可给予 10% 葡萄糖溶液酸钙，以 1 ~ 2ml/kg 的剂量加等量的葡萄糖溶液静脉快速滴注，每天一次，疗程视情况确定。

（3）第 2 天以后的补液　如脱水已经基本纠正，只需要再补充异常继续损失量（宜用 1/2 张含钠液）及生理维持量（宜用 1/5 张含钠液），可混合配成 1/3 ~ 1/4 张含钠液（所含的 1/3 ~ 1/4 张含钠液中 0.9% 氯化钠占 2/3，1.4% 碳酸氢钠占 1/3），一般按 120 ~ 150ml/kg（包括口服入量）补给，氯化钾仍为 0.15% ~ 0.2%。补液期间每天记录出入量及体重，有条件者可监测血 pH、HCO₃⁻、血细胞比容及电解质。

3. 控制感染

（1）细菌感染性腹泻　有条件可根据便培养细菌药敏试验，选用敏感抗菌药物。

（2）病毒性肠炎　不必使用抗菌药物。

（3）真菌性肠炎　应停用抗菌药物，给予制霉菌素口服或氟康唑静脉应用。

4. 保护肠黏膜药物

蒙脱石散 1g/次，每日 2 ~ 3 次。

5. 微生态调节剂

三、新生儿坏死性小肠结肠炎

新生儿坏死性小肠结肠炎（NEC）是一种严重疾患，由多种因素引起，早产儿、小于胎龄儿发病者较多。肠道病变范围可局限或广泛，回肠最多累及，依次为升结肠、盲肠、横结肠、乙状结肠，黏膜下层弥漫性出血及坏死，肌肉层亦可累及，严重者肠壁全层坏死甚至穿孔，以腹胀、腹泻、呕吐、便血为主要表现，腹部平片以动力性肠梗阻、肠壁囊样积气和门静脉积气为特征。

【诊断标准】

1. 临床表现

起病形式、轻重程度差异很大，可仅表现为腹胀，但也可表现为体温不稳、呼吸暂停及心动过缓等非特异性败血症症状。典型的 NEC 胃肠症状是腹胀、呕吐、腹泻及便血。

2. 临床分期

见表 2-3。

表 2-3 NEC 的 BELL 分期

		全身症状体征	肠道症状体征
Ⅰ	疑诊期	体温不稳定 呼吸暂停 神萎 大便潜血阳性	胃残留奶增加 中腹部膨胀 呕咖啡样物
Ⅱ	确诊期	轻度代谢性酸中毒 轻度血小板降低 粪带血或黑色	肠鸣音消失 腹部可有压痛 无/有腹壁红肿 无/有腹腔积液
Ⅲ	严重期	低血压 重度呼吸暂停 重度呼吸性和代谢性酸 中毒 无/有 DIC	腹膜炎体征 压痛明显 腹胀明显 无/有肠穿孔 粪黑色或鲜血

3. 辅助检查

（1）血常规。

（2）便常规　镜检可见红细胞、白细胞、潜血试验阳性。

（3）血气分析。

（4）细菌培养　血、粪、腹腔穿刺液可培养出相应细菌。1/3 患儿血培养阳性。

（5）腹部超声检查　有助于判断肠壁间积气和门脉积气。

（6）X 线检查　连续动态观察 X 线腹部平片。每 8~12 小时做腹部 X 线检查，典型征象如下。

①肠胀气　小肠为主，有多个液平（立位腹平片），肠间隙增宽，胃肠道动力性梗阻。

②肠壁囊样积气　肠壁黏膜下层及浆膜下可见多囊状、泡沫状、线状、环状透亮

影，为较特征性改变，肠祥固定表明该段肠壁病变重。

③门静脉积气　自肝门向肝内呈树枝状透亮影，可在 4 小时内消失，提示病情较重。

④腹膜外积气或胃壁积气　有时可见。

⑤可有腹腔积液或气腹影　左侧卧位投照可显示病发肠穿孔所致游离气体。

【治疗原则】

1. 内科治疗

（1）基本处理

①禁食，胃肠减压。

②监测　观察生命体征、腹围、胃肠道引流液形状，需每 6～8 小时动态复查腹部 X 片。

③抗感染　静脉给药。

④维持水电解质、酸碱平衡，胃肠道外营养支持。

（2）分期处理　除上述基本处理外。

①第一期（可疑 NEC）　细菌培养若阴性，且小儿一般情况也恢复正常，且腹部平片也正常，则处理 3～4 天后可停用抗菌药物并开始恢复进食。

②第二期　除上述基本处理外，抗菌药物应用 7～10 天，禁食 7～10 天，禁食期间予静脉营养。

③第三期　除上述处理外，加强呼吸管理，必要时予机械通气。由于感染重，出现低血容量休克或感染性休克等表现时，给予抗休克治疗。

2. 外科治疗

外科治疗适应证：①肠穿孔或气腹；②腹膜炎症状体征明显；③经内科积极治疗情况继续恶化。

四、新生儿病理性黄疸

新生儿病理性黄疸是在新生儿时期出现皮肤、巩膜黄染超过正常生理范围，其病因特殊而复杂，严重者可引起胆红素脑病，常导致死亡和严重后遗症。

【诊断标准】

1. 分类

（1）按发病机制　①红细胞破坏增多（溶血性、肝前性）；②肝脏胆红素代谢功能低下（肝细胞性）；③胆汁排出障碍（梗阻性、肝后性）。

（2）按实验室测定总胆红素和结合胆红素浓度的增高程度　①高未结合胆红素血症；②高结合胆红素血症。

2. 诊断要点

新生儿黄疸出现下列情况之一时要考虑为病理性黄疸。

（1）生后 24 小时内出现黄疸（出现过早）。

（2）新生儿血清胆红素水平超过同胎龄体重正常水平或血清胆红素每天上升程度 >85μmol/L（程度过重）。

（3）黄疸持续时间较长，超过 2～4 周（持续时间过长）。

（4）血清直接胆红素 >34μmol/L（直接胆红素水平过高）。

（5）黄疸退而复现。

3. 辅助检查

根据不同的病因进行相应的检查。

4. 鉴别诊断

需与生理性黄疸鉴别。

【治疗原则】

采取措施降低血清胆红素，以防止胆红素脑病的发生；可采用光疗、换血、输注白蛋白及其他药物治疗，同时要针对不同的病因进行治疗。

（黑明燕）

第四节　新生儿血液系统疾病

一、新生儿溶血病

新生儿溶血病（HDN）是指母子血型不合引起的同族免疫性溶血病。由于母亲体内不存在胎儿的某种父源性红细胞血型抗原，当胎儿红细胞通过胎盘进入母体循环后，母体被该抗原刺激，产生相应的抗体。当此血型抗体（IgG）经胎盘进入胎儿血循环时，与胎儿红细胞膜表面相应的抗原结合，形成致敏的红细胞，引起胎儿、新生儿红细胞破坏产生溶血。临床上以胎儿水肿、黄疸和贫血等为主要表现，严重者可致死或遗留严重后遗症。至今人类已发现的红细胞血型系统有 33 个，虽然有多个血型系统可发生新生儿溶血，但 ABO 血型不合最常见，其次为 Rh 血型不合。

【诊断标准】

1. 临床表现

由溶血所致，其轻重程度和母亲产生的抗体量尤其是通过胎盘到胎儿体内的抗体量、抗体与胎儿红细胞的结合程度及胎儿的代偿能力等因素有关。

（1）胎儿水肿　多见于溶血严重者。患儿全身水肿、苍白、胸腔积液、腹腔积液、心音低、心率快、呼吸困难。患儿的胎盘重量与新生儿出生体重之比可达 1∶（3～4）（正常为 1∶7）。

（2）黄疸　具有出现早、进展快的特点，其黄疸程度与溶血程度及肝脏代谢胆红素的能力有关。由于胎儿溶血产生的胆红素经胎盘转运至孕母循环，经母体代谢排泄，胎儿及刚出生的新生儿黄疸一般不明显，但出生后新生儿肝脏对胆红素的代谢能力低下，新生儿常在 24 小时内出现黄疸并迅速加深，严重者可引起胆红素脑病。少数患儿在恢复期可出现"胆汁淤积综合征"。

（3）贫血　当溶血导致红细胞破坏的速度超过生成速度时，临床出现贫血表现。贫血程度轻重不一，与溶血程度有关，多数程度较轻，重度贫血仅占少数（指血红蛋白低于 100g/L）。部分患儿会发生晚期贫血，即患儿在生后 2～6 周发生明显贫血，血红蛋白 <80g/L。

（4）肝、脾大　程度不一。随着红细胞的破坏和贫血的发生，对红细胞需求的增加引起髓外造血，主要发生在肝脏和脾脏。

（5）低血糖　见于重度 Rh 溶血病患儿。因大量溶血致还原型谷胱甘肽增高，进而刺激胰岛素释放。

（6）新生儿胆红素脑病　见于总胆红素升高，尤其是以未结合胆红素升高明显者，患儿可有神经系统表现。

（7）出血倾向　见于重症者，与血小板减少、毛细血管缺氧性损害有关。

2. 实验室检查

（1）产前检查

①父母亲血型测定　既往有不明原因的流产、早产、死胎、死产史或前一胎有重症黄疸史的产妇，应测定母亲和父亲血型，若血型不合，应测定母亲的血型抗体。

②母亲血型抗体检测　第一次测定一般在妊娠第 16 周，作为抗体的基础水平，以后每月测定一次，妊娠 7~8 个月每半个月测定一次，第 8 个月以后每周测定一次。当抗体滴度达 1：32 时做羊水检查或其他检查，ABO 系统抗 - A 或抗 - B 抗体的效价为 1：64 时作为可疑病例，母体的抗体效价维持不变提示病情稳定。

③羊水检查　胎儿溶血程度愈重，羊水含胆红素就愈高，此检查结果对进一步处理方法的决定有参考价值。

（2）生后检查

①血常规　母婴血型、血红蛋白、网织红细胞。

②胆红素测定　以未结合胆红素增高为主。

③子直接抗人球蛋白试验（直接 Coombs 试验）　检查婴儿红细胞是否被致敏，阳性为确诊试验。

④抗体释放试验　检测新生儿致敏的红细胞膜上的母血型抗体，若阳性则说明婴儿红细胞被血型抗体致敏，为确诊试验。

⑤血清游离抗体试验　子间接抗人球蛋白试验（间接 Coombs 试验）可检查婴儿血清中有无血型抗体存在及其类型；母间接抗人球蛋白试验可检查母体血清中有无血型抗体存在及其类型。

3. 辅助检查

（1）产前检查　B 超检查可观察有无胎儿水肿、腹腔积液和胸腔积液，肝、脾是否增大，胎盘有无水肿及羊水量等。

（2）生后检查　呼气末一氧化碳（ETCO）测定，以了解溶血程度。

4. 并发症

黄疸严重者可引起胆红素脑病。

【治疗原则】

除极少数重症患儿在宫内已开始接受治疗以减轻病情、防止死胎，绝大多数患儿的治疗在生后进行。

1. 产前治疗

纠正贫血、减轻病情。

（1）血浆置换术。

（2）宫内输血。

（3）母或胎儿注射免疫球蛋白。

（4）提前分娩。

2. 新生儿治疗

（1）光疗　有效降低血中胆红素，减少胆红素脑病的发生。

（2）换血疗法　去除循环中的胆红素、致敏的红细胞和免疫性抗体，纠正贫血。换血指征：胎龄 ≥35 周以上的晚期早产儿和足月儿，参照美国儿科学会推荐的换血参考标准；出生体重 <2500g 的早产儿，换血标准参考《中华儿科杂志》上的"新生儿高胆红素血症诊断和治疗专家共识"；产前已经明确诊断，出生时脐血胆红素 >68μmol/L（4mg/dl），血红蛋白 <120g/L，伴有水肿，肝、脾大和心力衰竭者；生后 12 小时内胆红素每小时上升 >12μmol/L（0.7mg/dl）；已有急性胆红素脑病的临床表现者。

（3）丙种球蛋白　静脉滴注丙种球蛋白，按 1g/（kg·次），于 2 ~ 4 小时内滴入，必要时 12 小时后可重复使用一剂。

（4）人血白蛋白　对于严重的高胆红素血症且血浆白蛋白低下的新生儿（ <25g/L），可使用人血白蛋白，剂量为 1g/（kg·次），减少游离的未结合胆红素，防止胆红素脑病。

（5）纠正贫血　晚期贫血若患儿症状严重时，可适当少量输血，输入的血最好没有引起发病的血型抗原。

【预防】

Rh 阴性孕妇注射 Rh（D）IgG 来预防 Rh（抗 D）溶血病，肌内注射。

二、新生儿红细胞增多症

新生儿红细胞增多症的特征是静脉血细胞比容（HCT）显著高于同胎龄及出生后日龄的正常值，指出生后第 1 周内，静脉血 HCT≥65%，血红蛋白≥220g/L 或毛细血管 HCT≥70%。发病率为 1% ~ 5%。很多患儿没有临床表现，但红细胞数量增加引起的高黏滞血症、组织供血不足和（或）代谢改变导致了一系列系统功能障碍。与年龄较大婴儿和儿童相比，足月新生儿的红细胞数量更高，原因是宫内相对缺氧导致胎儿的血红蛋白生成增加。

【诊断标准】

1. 临床表现

为非特异性，与累及器官有关，严重度各异。

（1）病史　经胎盘血液灌注过多，如脐带结扎过晚、胎 - 胎或母 - 胎输血、断脐前新生儿位置低于胎盘；胎盘功能不全和慢性宫内缺氧，如足月小于胎龄儿、过期产、妊高征、糖尿病母亲婴儿等；内分泌及代谢性疾病，如新生儿甲状腺功能亢进症、先天性肾上腺增生症等。

（2）体征　皮肤发红，甚至紫红，尤其活动及哭闹后，为多血质貌。同时有不同脏器受累的体征。

（3）神经系统　呼吸暂停、淡漠、嗜睡、易激惹，甚至惊厥；肌张力低下、震颤、新生儿反射不完全。

（4）呼吸系统　气促、发绀、肺出血。

（5）循环系统　心脏增大、心电图异常。

（6）消化系统　纳差、腹胀、呕吐、便血等。

（7）肾脏　尿量减少、血尿、氮质血症、急性肾衰竭。

（8）血液　高胆红素血症、血小板减少，甚至弥漫性血管内凝血。

（9）代谢异常　低血糖。

2. 实验室检查

（1）出生后 1 周内，静脉血 HCT ≥65% 或连续两次末梢血毛细血管 HCT ≥70%，即可诊断为红细胞增多症。同时末梢血常规检查可有：血红蛋白 ≥220g/L，红细胞计数 ≥7.0×10^{12}/L。

（2）监测血电解质、酸碱平衡及各脏器功能，及时了解有无多脏器受累。

3. 并发症

（1）低血糖。

（2）高胆红素血症。

【治疗原则】

1. 对症治疗

监测血糖、电解质、酸碱平衡及各脏器功能等，了解有无多脏器受累，及时处理。

2. 部分换血治疗

（1）静脉血 HCT 在 65% ~70% 而无症状的患儿，应密切观察，监测入量、体重及尿量。血容量正常者，可给予白蛋白、0.9% 生理盐水或新鲜冰冻血浆 10 ~20ml/kg 静脉滴注稀释治疗，降低血液黏滞度。若考虑为被动型红细胞增多、血容量增多的患儿，可静脉放血，放掉血容量的 10%。在 12 ~24 小时后复查静脉血 HCT，并严密监测是否出现症状。如果 HCT 仍小于 70% 且新生儿无症状，继续观察 24 小时并复查 HCT。

（2）静脉血 HCT >70%，无论有无症状，在出生后 24 ~48 小时给予静脉补液及密切观察，以预防红细胞增多症的常见并发症低血糖。同时因其血黏滞度高易致组织缺血而产生后遗症，应给予部分静脉换血治疗。换血成分为 5% 白蛋白、0.9% 生理盐水或新鲜冰冻血浆，部位可选用脐静脉或外周血管，换血量计算如下：

换血量 = 血容量（ml/kg）×（实际 HCT − 预期 HCT）× 体重（kg）/实际 HCT

新生儿的血容量为 80 ~100ml/kg，目标 HCT 通常设定为 55%，一般换血量为 15 ~20ml/kg 体重。

3. 并发症及处理

常见的并发症有高胆红素血症、低血糖、充血性心力衰竭、急性肾衰竭和坏死性小肠结肠炎等，给予相应处理。

【预防】

应注意产前检查，避免或减低各种围生缺氧因素，及时结扎脐带。

（王亚娟）

第五节 新生儿神经系统疾病

一、新生儿缺氧缺血性脑病

新生儿缺氧缺血性脑病（HIE）是指在围生期窒息而导致脑的缺氧缺血性损害，临床出现一系列中枢神经系统异常的表现。本症不仅严重威胁着新生儿的生命，并且是新生儿期病残儿中最常见的病因之一。

【诊断标准】

1. 临床表现

临床表现是诊断 HIE 的主要依据，同时具备以下 4 条者可确诊，第 4 条暂时不能确定者可作为拟诊病例。

（1）有明确的可导致胎儿宫内窘迫的异常产科病史以及严重的胎儿宫内窘迫表现［胎心 <100 次/分，持续 5 分钟以上，和（或）羊水Ⅲ度污染］或者在分娩过程中有明显窒息史。

（2）出生时有重度窒息　指 Apgar 评分 1 分钟≤3 分，并延续至 5 分钟时仍≤5 分；和（或）出生时脐动脉血气 pH≤7.00。

（3）出生后不久出现神经系统症状并持续至 24 小时以上，如意识改变（过度兴奋、嗜睡、昏迷）、肌张力改变（增高或减弱）、原始反射异常（吸吮、拥抱反射减弱或消失），病重时可有惊厥、脑干征（呼吸节律改变、瞳孔改变、对光反应迟钝或消失）和前囟张力增高。

（4）排除电解质紊乱、颅内出血和产伤等原因引起的抽搐以及宫内感染、遗传代谢性疾病和其他先天性疾病所引起的脑损伤。

临床应对出生 3 天内的新生儿神经系统进行仔细的动态观察，并给予分度（表 2-4）。

表 2-4　HIE 临床分度

项目		轻度	中度	重度
意识		兴奋抑制交替	嗜睡	昏迷
肌张力		正常或稍增高	减低	松软，间歇性伸肌张力增高
原始反射	吸吮反射	正常	减弱	消失
	拥抱反射	活跃	减弱	消失
惊厥		可有肌阵挛	常有	有。可呈持续状态
中枢性呼吸衰竭		无	有	明显
瞳孔改变		正常或扩大	常缩小	不对称或扩大，对光反射迟钝
EEG		正常	低电压，可有痫样放电	暴发抑制，等电线
病程及预后		症状在 72 小时内消失，预后好	症状在 14 天内消失，可能有后遗症	症状可持续数周，病死率高，存活者多有后遗症

2. 辅助检查

协助临床了解 HIE 时脑功能和结构的变化，有助于病情判断、估计预后。

（1）脑电图　生后 1 周内检查。可在出生早期进行振幅整合脑电图（aEEG）连续监测。

（2）颅脑超声　病程早期（72 小时内）开始检查。了解脑水肿、脑室内出血、基底核、丘脑损伤和脑动脉梗死等 HIE 的病变类型。

（3）头颅 CT　患儿生命体征稳定，一般以生后 4 ~ 7 天为宜，有病变者 3 ~ 4 周后复查。

（4）头颅 MRI　对 HIE 病变性质与程度评价优于 CT。

【治疗原则】

1. 维持正常体温

维持正常体温，避免医源性体温升高。

2. 维持良好的通气、换气功能

维持良好的通气、换气功能，血气和 pH 保持在正常范围，可酌情应用 5% 碳酸氢钠纠正酸中毒，24 小时之内使血气达到正常范围。

3. 维持良好的循环功能

维持各脏器足够的血液灌流，使心率和血压保持在正常范围。根据病情应用多巴胺，可加用多巴酚丁胺及营养心肌药物。

4. 维持血糖在正常高值

保证神经细胞代谢所需能源，及时监测血糖，调整静脉输入葡萄糖速度，一般 6 ~ 8mg/(kg·min)，必要时可 8 ~ 10mg/(kg·min)。根据病情尽早开奶或喂糖水，保证热量摄入。

5. 维持电解质平衡

监测血钠、血钙和血镁等电解质变化。

6. 控制惊厥

首选苯巴比妥，肌内注射或静脉注射。负荷量为 20mg/kg，如仍不止惊，隔 5 ~ 10 分钟再给 5mg/kg，最大剂量可达 30mg/kg，12 小时后给维持量 3 ~ 5mg/(kg·d)，分 2 次，Q12h；若负荷量为 30mg/kg，维持量予 3mg/(kg·d)。注意监测苯巴比妥血药浓度，有效血浓度为 20 ~ 30μg/ml。根据临床及脑电图结果增加其他止惊药物并决定疗程，如苯妥英钠、10% 水合氯醛。安定类药物呼吸抑制明显，应用时需密切观察呼吸情况。

7. 降低颅内压

限制静脉输液量。颅内压增高时，首选呋塞米，每次 0.5 ~ 1mg/kg，静脉推注。严重者可应用 20% 甘露醇，每次 0.25 ~ 0.5g/kg，静脉推注，酌情 6 ~ 12 小时一次。争取 2 ~ 3 天内使颅压明显下降。

8. 亚低温治疗

亚低温治疗是改善 HIE 患儿预后的重要措施，应尽量在出生后 6 小时内对中、重度 HIE 患儿实施亚低温治疗，如条件允许，最好能在生后 2 小时内实施。生后 12 小时内实施，也可以起到保护作用。亚低温主要包括对个体头部降温、全身降温、头部降温联合全身降温几种方式。

9. 出院后随访

监测小儿生长发育。

二、新生儿惊厥

新生儿惊厥可由多种原因引起，表现多种多样，有些预后良好，而有些可能影响新生儿脑的发育，留有神经系统后遗症。提高对惊厥的认识、早期发现、早期诊断和治疗，对减少病死率和后遗症有重要意义。

【诊断标准】

首先要确定有无惊厥发作，并尽快做出病因诊断。

1. 临床表现

（1）病史　母孕期病史及用药史、家族遗传史、围生期窒息史、患儿的喂养情况、黄疸情况及有无感染等。

（2）不同的惊厥表现（惊厥类型）

①微小型　最常见，26%～50%的新生儿惊厥表现为微小发作，表现为呼吸暂停、眼强直性偏斜、反复眨眼、吸吮、咀嚼、单一肢体的固定姿势及上下肢游泳及踏车样运动等。可由多种病因引起，可与其他发作类型同时存在。

②强直型　四肢强直性伸展，有时上肢屈曲、下肢伸展伴头后仰，常伴呼吸暂停和双眼上翻、意识不清，是疾病严重的征象，表示有脑器质性病变。常见于胆红素脑病、严重中枢神经系统病变，如晚期化脓性脑膜炎、重度颅内出血或早产儿较大量脑室内出血等，预后不好。

③多灶性阵挛型　由一个肢体移向另一个肢体或身体一侧移向另一侧的游走性、阵挛性抽动；常伴意识障碍，可影响呼吸引起青紫。常见于HIE、颅内出血、中枢神经系统感染等，神经系统损害较重。

④局灶性阵挛型　身体某个部位限局性阵挛，常起自一个肢体或一侧面部，然后扩大到身体同侧的其他部位，通常意识清醒或轻度障碍，大多无定位意义。多见于代谢异常，有时为蛛网膜下隙出血或脑挫伤引起，多数预后较好。

⑤全身性肌阵挛型　表现为肢体反复屈曲性痉挛，有时躯干也有同样痉挛。此型在新生儿少见，表示有弥漫性脑损害，预后不良。EEG显示暴发抑制类型和逐渐演变成高峰节律紊乱。

（3）体格检查　除观察了解惊厥表现、神经系统体征外，还要注意有无其他部位的畸形、皮肤的改变（如皮疹、黄疸、色素沉着或脱失）及其他感染灶（眼睛和眼底等）。

2. 实验室检查

（1）血常规。

（2）血生化　血糖、电解质（钠、钾、钙、镁、磷等）和肝、肾功能。

（3）血气分析。

（4）血培养。

（5）脑脊液检查。

（6）宫内感染检查　TORCH的血清抗体测定或病毒分离。

（7）必要时做凝血指标。

（8）必要时做氨基酸、有机酸、血氨等测定。

3. 辅助检查

（1）影像学检查　X 线片、头颅 B 超、头颅 CT 或磁共振等。

（2）脑电图　对判断惊厥的类型、病因、治疗效果和预后可提供重要的线索和依据。目前采用床边脑电多图像监护仪进行动态监护，可同时录下异常放电和惊厥动作，减少漏诊。

【治疗原则】

1. 一般治疗

保暖，保持呼吸道通畅，吸氧，维持水、电解质及酸碱平衡，监护生命体征。

2. 病因治疗

明确病因，进行原发病治疗。

（1）HIE、颅内出血　维持内环境稳定，限制液量，降低颅内压，控制惊厥发作。

（2）低血糖　给予 10% 葡萄糖溶液 2 ~ 4ml/kg，缓慢静脉输入，继用 10% 葡萄糖溶液维持，维持血糖在正常水平。加奶后，可逐渐减少输糖量。如治疗 3 天血糖仍持续低，注意难治性低血糖。

（3）低钙血症　10% 葡萄糖酸钙 2ml/kg + 10% 葡萄糖溶液等量稀释，静推 1ml/min，6 ~ 8 小时一次。病情缓解后减 1/2 量，血钙正常 3 天后改口服。在静脉推注钙过程中要做心电监护。

（4）低血镁　约一半低钙血症可同时存在低血镁，给 25% ~ 50% $MgSO_4$ 0.2 ~ 0.4ml/kg，静脉输入。

（5）其他病因。

3. 抗惊厥药物治疗

（1）治疗原则

①早期治疗　对严重的惊厥发作，一旦确诊就要早治。对只发作一次，又未找到病因的惊厥，应具体分析。

②选药原则　根据发作类型选择疗效高、毒性小的药物。一般单一用药。

③用药剂量　一般从少量开始，逐渐加量，注意个体差异。

④规律性用药　坚持长期规律服药，以维持有效的血药浓度。

⑤注意药物的不良反应。

⑥监测血药浓度、血常规和肝肾功能。

⑦用药疗程　根据病因、临床表现、脑电图等决定疗程。

（2）常用抗惊厥药物

①苯巴比妥钠　首选药，肌内注射（或静脉注射）。负荷量为 20mg/kg，如仍不止惊，可每隔 5 ~ 10 分钟再给 5mg/kg，最大剂量可达 30mg/kg，12 小时后给维持量 5mg/(kg·d)，分 2 次，Q12h。若负荷量为 30mg/kg，维持量应为 3mg/(kg·d)，有效血浓度为 20 ~ 30μg/ml。

②咪达唑仑　负荷量 0.1 ~ 0.3mg/(kg·次) 静脉推注。惊厥停止后，静脉滴注维持 24 小时，维持量 1.0μg/(kg·min)。逐渐减量、停药。

③地西泮　0.3 ~ 0.5mg/(kg·次)，缓慢静脉注射，可 15 ~ 20 分钟后重复。一日可用 3 ~ 4 次。注意对呼吸和心血管系统有抑制作用。

④10% 水合氯醛　50mg/(kg·次)，口服或加等量生理盐水后灌肠。起效快，效果

肯定，持续时间可达 4~8 小时。

⑤苯妥英钠 作用快、效果好。负荷量 10~20mg/kg，分 2 次给药，间隔 20~30 分钟，缓慢静脉注射。12 小时后可给维持量 3~4mg/(kg·d)，分 2 次，静脉注射或口服。有效血浓度为 15~20μg/ml。

⑥左乙拉西坦 10mg/kg，Bid，剂量可增至 30mg/(kg·d)，对局灶性发作有效。

⑦托吡酯 初始剂量：1~3mg/(kg·d)，每 1~2 周加量 1~3mg/(kg·d)，总量：5~9mg/(kg·d)。

⑧其他 对于原因不明，临床惊厥持续难止，可试用维生素 B₆ 试验性治疗并协助诊断，50~100mg 静脉输入。

4. 脱水剂

反复长时间惊厥常并发脑水肿，可给予 20% 甘露醇 0.25~0.5g/(kg·次)，每日 2~4 次。呋塞米 0.5~1mg/(kg·次)，每日 1~2 次。

【预后】

与病因、惊厥类型、EEG 表现、影像学和抗惊厥药效果等有关。

三、新生儿化脓性脑膜炎

新生儿化脓性脑膜炎是因化脓性细菌从血液进入脑膜引起的颅内化脓性感染，是新生儿时期一种较为严重的感染性疾病，不仅发病率高、死亡率高，而且存活患儿预后差，可造成智力障碍、脑积水、失聪和癫痫等后遗症。新生儿化脓性脑膜炎的危险因素较多，包括败血症、皮肤感染、呼吸道感染、消化道感染及围生期易感因素（如胎膜早破、羊水污染、重度窒息等）。病原菌方面，国外的病原菌依次为 B 组溶血性链球菌（GBS）、大肠埃希菌、李斯特菌和克雷伯杆菌等，而国内的病原菌各地不尽相同。新生儿化脓性脑膜炎早期常缺乏特异性的神经系统表现，故目前诊断仍主要依赖于脑脊液的检查。

【诊断标准】

1. 临床表现

（1）感染的表现 一般情况差，例如体温波动、精神反应低下、面色欠佳、纳奶减少以及黄疸、肝大、皮疹、瘀点、瘀斑及腹胀等。

（2）中枢神经系统的异常表现

①神志异常 激惹、尖叫、嗜睡。

②眼部异常 双眼无神，双目发呆，落日眼，眼球震颤、斜视，对光反射迟钝。

③颅内压增高表现 呕吐，前囟紧张、饱满，颅缝裂开。

④惊厥 表现形式多样，可表现为双眼凝视、斜视，眼球固定、上吊或呈落日眼，眼睑抽动或面部小肌肉抽动，不自主的吸吮动作，单侧或双侧肢体强直或阵阵抽动，亦可表现为阵发性面色改变和呼吸暂停等。

2. 实验室检查

（1）血常规 白细胞增多，以中性粒细胞增高为主，多见核左移及中毒颗粒，血小板减少。

（2）血培养 败血症及疾病早期未用过抗菌药物的阳性率高。

（3）脑脊液检查　腰椎穿刺检查在诊断中极为重要。腰椎穿刺指征（下列 3 项任意 1 项）：血培养阳性；有临床表现且非特异性感染指标≥2 项阳性；抗感染治疗效果不佳。新生儿脑脊液的"正常值"生后头几天差别颇大。

①脑脊液常规　压力：$>2.94 \sim 7.84$ kPa（$30 \sim 80$ mmH$_2$O）。外观：不清或浑浊，早期偶可清晰透明。白细胞：$>20 \times 10^6/L$，多核细胞 $>60\%$。

②脑脊液生化　蛋白：>1.5 g/L，若 >6 g/L，预后差。葡萄糖：<2.2 mmol/L（40mg/dl）或低于当时血糖的 40%。

③脑脊液涂片及培养　是确诊病原菌的可靠依据。

④免疫学检查　乳胶凝集（LA）试验、对流免疫电泳（CIE）、免疫荧光技术检查可测定菌体抗原。脑脊液鲎溶解物试验（LLT）阳性者可确诊为革兰阴性细菌感染。

3. 辅助检查

（1）颅骨透照检查　硬膜下积液。

（2）颅脑影像学检查　B 超、CT、MRI 检查，用于确定并发症。

4. 并发症

（1）脑室膜炎诊断　①或② + ③或 ② + ④。

①脑室液涂片　阳性，与脑脊液一致。

②脑室液　WBC $>50 \times 10^6/L$，多形核细胞为主。

③脑室液　糖 <1.66 mmol/L（30mg/dl）或蛋白 >400 mg/L。

④脑脊液近正常，而脑室液异常。

（2）硬膜下积液　有下列情况之一者，应疑有硬脑膜下积液。

①起病后 $7 \sim 10$ 天，经治疗病情好转后，又出现高热、呕吐、惊厥等症状。

②前囟持续或反复隆起。

③头围进行性增大或有颅压增高症状。

④硬膜下液体 >2 ml，蛋白 >0.6。

⑤红细胞 $<100 \times 10^6/L$。

（3）脑脓肿。

（4）脑梗死。

（5）脑积水。

【治疗原则】

1. 抗菌治疗

选择大剂量、能通过血 - 脑屏障进入脑脊液的杀菌药，静脉用药。在使用抗菌药物前收集各种标本，不需等待细菌学检查结果，及时使用抗菌药物。用药后 $24 \sim 72$ 小时应复查脑脊液。抗菌治疗足够疗程：GBS 脑膜炎通常疗程 $14 \sim 21$ 天，G$^-$ 菌需要 21 天或者脑脊液正常后再用 14 天，少数有并发症（室管膜炎、脑炎、硬膜下积液等）者需要更长时间。

（1）病原不明　根据病原菌可能来源初步判断病原菌种，病原菌未明确前可选择既针对革兰阳性（G$^+$）菌又针对革兰阴性（G$^-$）菌的抗菌药物。

（2）病原明确　一旦有药敏结果，根据药敏结果及其他非特异性检查结果，结合临床，调整抗菌药物。

①GBS 青霉素或氨苄西林或联合三代头孢。

②李斯特菌 氨苄西林。

③耐甲氧西林金黄色葡萄球菌和凝固酶阴性葡萄球菌 万古霉素或利奈唑胺。

④产 β－内酰胺酶的病原菌 碳青霉烯类抗菌药物如美洛培南。

⑤厌氧菌 甲硝唑。

2. 对症、支持治疗

（1）保暖、热卡供给。

（2）纠正低氧血症。

（3）纠正水、电解质紊乱及酸碱失衡。

（4）脱水剂 有严重颅压高表现者需用 20% 甘露醇，每次 0.25～1g/kg，每日 2～3 次或加用呋塞米每次 0.5～1mg/kg，静脉注射。

（5）抗惊厥治疗 苯巴比妥钠：肌内注射（或静脉注射）。负荷量为 20mg/kg，如仍不止惊，可每隔 5～10 分钟再给 5mg/kg，最大剂量可达 30mg/kg，12 小时后给维持量 5mg/(kg·d)，分 2 次，q12h；若负荷量为 30mg/kg，维持量应为 3mg/(kg·d)。

（6）并发症及处理

①硬膜下积液 硬膜下穿刺，每次放液不超过 15～20ml，每日或隔日一次，至症状消失为止。有积脓者可注入抗菌药物（有争议）。保守疗效不好者可手术治疗。

②脑室炎 侧脑室穿刺注入抗菌药物（有争议）。

③阻塞性脑积水 引流手术。

（王亚娟）

第六节 新生儿泌尿系统疾病

一、新生儿泌尿系统感染

新生儿泌尿系统感染是指细菌感染引起菌尿或尿中白细胞或脓细胞增多，包括肾盂肾炎、膀胱炎及尿道炎。由于感染在临床上很难定位，故统称为泌尿系统感染。新生儿泌尿系统感染常与菌血症和先天性泌尿道畸形有关，男婴发病率较高，与婴幼儿女婴发病较多不同。上尿路感染可形成肾脏瘢痕，与高血压和慢性肾损伤有关。

【诊断标准】

1. 临床表现

新生儿期泌尿系统感染多为血行感染，同时有全身或局部感染，症状极不一致，以全身症状为主，且缺乏特异性。主要表现为不规则发热或体温不升，呼吸快，吃奶差甚至拒乳，面色苍白或发绀，萎靡嗜睡或易激惹，呕吐、腹泻、腹胀、体重不增、喂养困难等，可有黄疸或惊厥。

体征亦无特异性。如因尿道梗阻引起者，可见腹部膨隆，可触及胀大的膀胱、肾盂积水的肿块或输尿管积水的肿块。

2. 辅助检查

（1）尿常规检查　沉渣尿检，白细胞>10个/HP；非离心尿标本白细胞>5个/HP，即应考虑为泌尿系统感染。

（2）尿培养及菌落计数　是确诊的重要依据，菌落计数>10^5/ml示感染，10^4～10^5/ml为可疑，<10^4/ml多系污染。在新生儿期可导尿或耻骨上膀胱穿刺术采取尿标本避免外阴污染。

（3）尿液直接涂片查找细菌　此方法迅速、简便易行。

（4）血常规、血培养检查　了解同时是否有败血症。必要时腰穿检查脑脊液。

（5）腹部超声、泌尿系统造影等　了解有无泌尿系统畸形，常见肾盂扩张和轻度肾积水。

【治疗原则】

1. 一般治疗

注意局部护理清洁，同时保证足够的入量及营养，保持电解质和酸碱平衡。

2. 抗菌药物

因新生儿泌尿系统感染以大肠埃希菌或其他革兰阴性杆菌占大多数，故推荐选用氨苄西林或第三代头孢类药物。怀疑院内感染凝固酶阴性葡萄球菌、金黄色葡萄球菌、肠球菌时可选用万古霉素。应根据中段尿液细菌培养和药敏结果选用有效抗菌药物。疗程一般为2～4周或根据尿检及培养结果决定疗程。

3. 积极控制感染性疾病

及早发现并治疗泌尿系畸形，可减少泌尿系统感染的发生。

二、新生儿急性肾衰竭

新生儿急性肾衰竭（ARF）是指新生儿由于不同病因，在短时间内肾脏生理功能急剧下降甚至丧失，表现为少尿或无尿、体液代谢紊乱、酸碱失衡以及血浆中经肾排出的代谢产物（尿素、肌酐）浓度升高的一种临床危重综合征。

【诊断标准】

1. 临床表现

新生儿期急性肾衰竭表现为少尿或无尿，此外尚有精神弱、吃奶差、拒乳、萎靡、呕吐等非特异性表现。临床分为少尿型及非少尿型，以少尿型多见。少尿型又可分为以下三期。

（1）少尿或无尿期

①少尿或无尿　新生儿尿量<25ml/d或1ml/（kg·h）为少尿，尿量<15ml/d或0.5ml/（kg·h）为无尿。如生后48小时不排尿者也应考虑有ARF。新生儿ARF少尿期持续时间长短不一，持续3天以上者病情危重。

②电解质紊乱　高钾血症（血钾>5.5mmol/L）、低钠血症（血钠<130mmol/L）及高磷血症、低钙血症、高镁血症。

③代谢性酸中毒。

④氮质血症。

⑤水潴留 可致全身浮肿、心力衰竭，甚至肺水肿、脑水肿，是死亡的重要原因。

（2）多尿期 随着肾小球和部分肾小管功能恢复，尿量增多，一般情况逐渐恢复。

（3）恢复期 一般情况好转，尿量逐渐恢复正常，尿毒症表现和血生化改变逐渐消失。

2. 辅助检查

（1）血清肌酐（Scr） Scr≥133μmol/L 或 Scr 每日增加≥17~27μmol/L。肾衰竭时 BUN 亦增高，但其可受组织分解代谢因素影响。

（2）生化及血气 电解质紊乱及酸中毒。

（3）肾脏影像学检查 超声可观察肾脏大小、形态等，结合 CT 及 MR 检查有助于肾后性梗阻的诊断。

（4）GFR 的计算 临床上可应用 Schwartz 公式计算新生儿 GFR：GFR $[ml/(min \cdot 1.73m^2)] = 0.55 \times L/Pcr$ [L 为身长（cm），Pcr 为血浆肌酐（mg/dl）]。

（5）通过尿常规、尿钠、尿排钠分数、尿渗透压、尿 BUN/血 BUN 等协助分析是肾前性或肾性 GFR。

【治疗原则】

新生儿 GFR 的治疗重点包括祛除病因，保持水及电解质平衡，供应充足热量及减少肾脏负担等。

1. 早期防治

重点为祛除病因和对症治疗。对高危儿密切监测血压、电解质、记录出入量。纠正低氧血症、休克、低体温及防治感染等，肾前性 GFR 应补足容量及改善肾灌注。

2. 少尿或无尿期治疗

（1）严格控制液量 全天入量 = 不显性失水 + 前日尿量 + 胃肠道失水量 + 引流量 − 内生水。

（2）怀疑肾前性肾衰者可行补液试验，1~2 小时内静脉给予 10~20ml/kg 生理盐水，阳性反应为尿排出量增加至≥1ml/（kg·h）。

（3）输注小剂量多巴胺 [3~5μg/（kg·min）]，可增加肾血流量和尿排出量。

（4）纠正电解质紊乱

①高钾血症 停止一切外源钾的摄入。应用 5% 碳酸氢钠稀释后静脉滴注可碱化血液，促进钾转移至细胞内；也可用沙丁胺醇雾化或葡萄糖和胰岛素输入促进钾进入细胞内；重度高钾血症时可给予 10% 葡萄糖酸钙输注来拮抗钾的作用；阳离子交换树脂口服或灌肠降低血钾较少使用。

②低钠血症 以稀释性低钠血症多见，限制入量多可纠正，血钠 <120mmol/L 可适当补充 3% 氯化钠稀释后静脉滴注。

③低钙血症 可给予 10% 葡萄糖酸钙 1ml/kg，加等量 5% 葡萄糖液静脉滴注。

（5）纠正代谢性酸中毒 pH <7.2 或血碳酸氢钠 <15mmol/L 时，应给予碳酸氢钠，5% 碳酸氢钠 1ml/kg 可提高血碳酸氢盐 1mmol/L，可先按提高 2~3mmol/L 给予。

（6）供给营养 充足的营养可减少组织蛋白分解和酮体形成，而适合的热量摄入及外源性必需氨基酸的供给可促进蛋白质合成和新细胞成长，并从细胞外液摄取钾、磷。

（7）若上述治疗仍无效，伴有严重的心力衰竭、肺水肿、严重的代谢性酸中毒及高钾血症，以及持续加重的氮质血症者，可给予腹膜透析或血液透析。

3. 多尿期治疗

多尿期的前3~4天仍按少尿期的原则处理，大量利尿者应注意防止脱水、低钠血症或低钾血症。

【预防】

对高危儿密切监测血压、电解质、记录出入量。及时纠正可能引起肾功能损害的因素，如缺氧、低血压、低体温等。

（童笑梅）

第七节　新生儿感染性疾病

一、新生儿败血症

新生儿败血症是威胁新生儿生命的重大疾病，在存活新生儿中的发病率为4.5‰~9.7‰。脓毒症是指各种病原体（包括细菌、病毒、原虫等）感染所引起的全身炎症反应综合征，其中血液（或者脑脊液等无菌腔隙）能培养出致病菌（包括细菌和真菌）引起的全身炎症反应综合征称败血症。根据发病时间，新生儿败血症分为早发败血症（EOS）及晚发败血症（LOS）。发病时间≤3日龄称EOS，>3日龄称LOS。

【诊断标准】

1. 临床表现

无特异性临床表现。

（1）全身表现

①体温改变　可有发热或低体温。

②少吃、少哭、少动、面色欠佳、四肢凉、体重不增或增长缓慢。

③黄疸　有时是唯一表现，严重时可发展为胆红素脑病。

④休克表现　四肢冷伴发绀，股动脉搏动减弱，毛细血管充盈时间延长>3秒，血压下降，严重时可有弥漫性血管内凝血（DIC）。

（2）各系统表现

①皮肤、黏膜　硬肿症，皮下坏疽，脓疱疮，脐周或其他部位蜂窝织炎，甲床感染，皮肤瘀斑、瘀点。

②消化系统　厌食、腹胀、呕吐、腹泻，严重时可出现中毒性肠麻痹或坏死性小肠结肠炎（NEC），后期可出现肝、脾大。黄疸有时是败血症的唯一表现。

③呼吸系统　气促、发绀、呼吸不规则或呼吸暂停。

④中枢神经系统　易合并化脓性脑膜炎，表现为嗜睡、易激惹、惊厥、前囟张力增高及肌张力增高。

⑤心血管系统　感染性心内膜炎及感染性休克表现。

⑥血液系统　可合并血小板减少、出血倾向，严重时发生DIC。

⑦泌尿系统感染　少尿及肾衰竭。

⑧其他　骨关节化脓性炎症、骨髓炎及深部脓肿等。

2. 实验室检查

（1）细菌学检查

①血细菌培养　是诊断败血症的金标准，在应用抗菌药物前严格消毒下采血，要求每次抽血量不少于1ml。培养结果一般至少需要2天，且敏感度低。

②尿培养　清洁导尿或耻骨上膀胱穿刺抽取尿液标本做尿培养。

③脑脊液培养　败血症患儿可能合并脑膜炎，腰椎穿刺检查在诊断中极为重要。腰椎穿刺指征（下列任意1项）：血培养阳性；有临床表现且非特异性感染指标≥2项阳性；抗感染治疗效果不佳。

④病原菌抗原及DNA检测　用已知抗体测体液中未知的抗原，可采用对流免疫电泳、乳胶凝集试验和酶联免疫吸附试验等方法，对已使用抗菌药物者更有诊断价值；采用16SrRNA基因的聚合酶链反应（PCR）分型、DNA探针等分子生物学技术，以协助早期诊断。

（2）血液非特异性检查

①白细胞（WBC）计数　WBC增多（≤3日龄者WBC≥30×10^9/L，>3日龄者WBC>20×10^9/L）或任何日龄WBC减少（<5×10^9/L）。

②不成熟中性粒细胞（包括早、中、晚幼粒细胞和杆状核细胞）/总中性粒细胞（I/T）　出生至3日龄者≥0.16为异常，≥3日龄者≥0.12为异常。

③血小板计数　≤100×10^9/L。

④C-反应蛋白（CRP）　6小时龄内CRP≥3mg/L，6~24小时龄≥5mg/L，>24小时龄≥10mg/L，提示异常。有条件者可做血清前降钙素（PCT）或白细胞介素-6（IL-6）测定。

（3）诊断标准　依据2019年中华医学会儿科学分会新生儿学组和中国医师协会新生儿科医师分会感染专业委员会制订的"新生儿败血症诊断及治疗专家共识"。

临床诊断：有临床异常表现，同时满足下列条件中任何一项：①血液非特异性检查≥2项阳性；②脑脊液检查为化脓性脑膜炎改变；③血中检出致病菌DNA。

确定诊断：有临床异常表现，血培养或脑脊液（或其他无菌腔液）培养阳性。

3. 并发症

化脓性脑膜炎。

【治疗原则】

1. 抗菌药物治疗

（1）一般原则

①临床诊断败血症，无论是EOS还是LOS，一旦怀疑，在使用抗菌药物前收集各种标本，不需等待细菌学检查结果，即应及时使用抗菌药物。

②根据病原菌可能来源初步判断病原菌种，病原菌未明确前可选择既针对革兰阳性（G^+）菌又针对革兰阴性（G^-）菌的抗菌药物，可经验性选用两种抗菌药物。

③一旦有药敏结果，根据药敏结果及其他非特异性检查结果，结合临床，调整抗

菌药物，尽量选用一种抗菌药物。

④疑似 EOS 的新生儿，依据围生期的高危因素，母亲有绒毛膜羊膜炎，即使暂时没有异常临床表现，在出生后应尽早用抗菌药物；如在 2~3 日龄排除诊断，则停用抗菌药物。

⑤静脉注射给药，疗程 10~14 天。GBS 及 G⁻ 菌所致化脓性脑膜炎者，疗程 14~21 天。

（2）获得血培养结果前抗菌药的选择

①EOS　尽早针对 G⁺ 菌、G⁻ 菌，氨苄西林（或青霉素）+ 第三代头孢菌素作为一线抗菌药物组合。

②LOS　考虑到凝固酶阴性葡萄球菌以及金黄色葡萄球菌较多，经验性选用苯唑西林、万古霉素。如怀疑铜绿假单胞菌感染则用头孢他啶。

（3）血培养阳性结果抗菌药的选择

根据药敏结果调整抗菌药，能单用不联用。

①GBS　青霉素或氨苄西林，合并脑膜炎者可联合三代头孢。

②李斯特菌　氨苄西林。

③耐甲氧西林金黄色葡萄球菌和凝固酶阴性葡萄球菌　万古霉素或利奈唑胺。

④产 β - 内酰胺酶的病原菌　碳青霉烯类抗菌药物（如美洛培南）。

⑤厌氧菌　克林霉素或甲硝唑。

（4）并发脑膜炎　治疗见相关章节。

2. 对症、支持治疗

（1）保暖、热量供给。

（2）纠正低氧血症。

（3）纠正水、电解质紊乱及酸碱失衡。

（4）控制惊厥发作。

（5）休克者扩充血容量及应用血管活性药物。

二、先天性梅毒

先天性梅毒又称胎传梅毒，是梅毒螺旋体由母体经胎盘进入胎儿血循环所致的疾病。梅毒感染可致早产、死产、先天性感染或新生儿死亡。在妊娠早、中期母亲感染而未经治疗者，常导致胎儿发病率高，而妊娠晚期感染者多数胎儿无症状，新生儿亦可能在出生经过产道过程中接触感染部位而发病。先天性梅毒感染可出现于新生儿期、婴儿期和儿童期，2 岁以内者为早期梅毒，2 岁以上者为晚期梅毒。

【诊断标准】

1. 临床表现

大多数新生儿刚出生后临床表现不明显，于 2~3 周后逐渐出现。早期先天性梅毒常见以下临床表现。

（1）一般表现　多为早产儿、低出生体重儿或小于胎龄儿。营养障碍、消瘦，皮肤黏膜松弛，貌似老人。可有发热、贫血、体重不增、烦躁、易激惹。

（2）皮肤黏膜损害　占 30%~60%。可于出生时即发现，多出现在生后 2~3 周。

皮疹为散发或多发性，呈多种形状（如圆形、卵圆形或彩虹状）紫红或铜红色浸润性斑块，外周有丘疹，带有鳞屑。多见于口周、臀部、手掌、足跖，重者全身分布。掌跖部损害多表现为大疱或大片脱屑。口周病损呈放射状裂纹，具有特征性。

（3）鼻损害　常见梅毒性鼻炎，表现为鼻塞、张口呼吸，可有脓血样分泌物和鼻前庭皮肤湿疹样溃疡，如侵及鼻软骨及鼻骨，可致日后鼻根下陷成马鞍鼻，侵犯喉部发生喉炎。

（4）骨损害　受累者占20%~95%，X线检查发现异常的更多。主要为长骨多发性、对称性损害，表现为骨软骨炎、骨膜炎，肢体剧烈疼痛可导致假性瘫痪。

（5）肝脾大及全身淋巴结肿大　肝大可伴黄疸、肝功能损害、脾大，滑车上淋巴结肿大具有诊断价值。

（6）中枢神经系统梅毒　临床表现在新生儿期少见，多出现在生后3个月以后。可有低热、前囟紧张或突起、颈强直、惊厥、昏迷、角弓反张和脑积水等。脑脊液的特点是淋巴细胞增加、蛋白增高、糖正常。

（7）其他　全身水肿，由于低蛋白血症、先天性肾病或梅毒性肾炎所致；肺炎、紫癜、出血倾向、血小板减少、脉络膜视网膜炎、指甲炎和青光眼等。

晚期先天性梅毒：可发生结节性梅毒疹、梅毒瘤、楔状齿、马鞍鼻，骨膜增厚胫骨呈马刀状，膝关节肿痛、积液；单侧或双侧间质性角膜炎、视乳头萎缩、神经性耳聋以及慢性脑膜炎所致的智力低下、惊厥、瘫痪等。

隐性胎传梅毒：无临床表现，仅梅毒血清学试验阳性，脑脊液检查正常。年龄<2岁者为早期隐性胎传梅毒，>2岁者为晚期隐性胎传梅毒。

2. 实验室检查

（1）梅毒螺旋体检查　取胎盘、脐带或皮肤黏膜病损的渗出物或刮取物涂片，在暗视野显微镜下查找梅毒螺旋体。

（2）血清学试验

①非特异性试验　即非梅毒螺旋体抗原血清试验，测定血清中非特异性抗体，包括快速血浆反应素试验（RPR）和性病研究实验室试验（VDRL）。这些试验方法敏感性高，但特异性低，易出现假阳性，可作为筛查、再感染及观察疗效的指标。非梅毒螺旋体血清学试验阳性，其抗体滴度≥母亲2个稀释度（4倍）或随访3个月滴度呈上升趋势有确诊意义。

②特异性试验　即梅毒螺旋体抗原试验。用梅毒密螺旋体或其成分作抗原，检测血清中抗梅毒螺旋体特异性抗体的试验方法，包括梅毒密螺旋体间接血凝试验（TpHA）、螺旋体荧光抗体吸收试验（FTA-ABS）和梅毒螺旋体制动试验（TPI）等。这些试验方法特异性强、敏感性高，临床上可用于确诊先天性梅毒。梅毒螺旋体血清学试验阳性，其IgM抗体检测阳性有确诊意义，阴性不能排除胎传梅毒。

③脑脊液检查　常规做腰穿。若脑脊液淋巴细胞增加，蛋白升高，VDRL阳性，无论有无症状都可诊断神经梅毒。

3. 辅助检查

X线检查：①骨骼变化，以长骨改变明显。表现有骨膜下层加厚，骨影局部稀疏，骨干骺端浓厚的致密带；②肺部，肺部炎性浸润。

【治疗原则】

1. 一般原则

（1）及早发现，及时正规治疗，愈早治疗效果愈好。

（2）剂量足够，疗程规则。

（3）治疗后要经过足够时间的追踪观察。

2. 治疗方案

早期胎传梅毒（＜2岁）推荐方案　青霉素是治疗本病的首选药物，敏感，一般无耐药性。

①脑脊液异常者　水剂青霉素G，出生后7日以内的新生儿，以每日10万U/kg，每12小时一次，静脉滴注或肌内注射；出生7日以后的患儿，每日15万U/kg，每8小时一次，直至总疗程10～14日。或普鲁卡因青霉素G，每日5万U/kg，每日一次，肌内注射，疗程10～14日。

②脑脊液正常者　苄星青霉素G，每日5万U/kg，一次分两侧臀部肌内注射。如无条件检查脑脊液者，可按脑脊液异常者治疗；对青霉素过敏者，尚无使用其他治疗方案有效的证据，可试用红霉素治疗。

3. 隔离措施

怀疑或已经确诊的先天性梅毒患儿，对其引流物、分泌物、血和体液需注意隔离至开始治疗后24小时。

4. 随访

在2、4、6、9、12个月时追踪观察血清学试验。

【预防】

母亲治疗：母亲在妊娠期间患有梅毒且接受足量青霉素治疗，其婴儿患梅毒的危险性甚小。如果母亲治疗不当或情况不明或妊娠晚期最后4周才开始治疗或使用的药物不是青霉素（如红霉素），则其所生的婴儿应该进行治疗。

三、新生儿宫内病毒感染

先天宫内感染又称先天性感染或母婴传播疾病，可发生于妊娠各阶段，母亲体内病原体通过各种途径进入胎儿体内，造成胎儿感染。先天宫内感染的病原体较多，总称TORCH，T代表弓形虫，R代表风疹病毒，C（CMV）代表巨细胞病毒，H代表单纯疱疹病毒，O代表其他病原体的总称。其中，常见的宫内病毒感染有巨细胞病毒、疱疹病毒、Epstein–Barr病毒、肠道病毒（柯萨奇病毒、埃可病毒）、风疹病毒、细小病毒B_{19}病毒和人类免疫缺陷病毒等。

【诊断标准】

1. 临床表现

不同病毒感染胎儿、新生儿，既有相似的临床表现，又有不同的临床特征，同一病毒在不同的时间感染胎儿或新生儿，其损害的程度不同，临床表现也不一致。

（1）流产、死胎、死产、早产儿或小于胎龄　是大多数宫内感染病毒，尤其是早期感染的共同表现。

（2）全身感染表现　主要为内脏受侵，表现为肝炎［血清氨基转移酶升高或

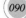

（和）以结合胆红素增高为主的黄疸，肝、脾大]。肺炎（呼吸困难、发绀、间质性肺炎）、弥散性血管内凝血（紫癜、血小板减少、血尿、血便）、心包炎、循环衰竭以及全身中毒症状（精神萎靡、吸乳差、喂养困难、呕吐、腹泻、惊厥、昏迷）等。

（3）中枢神经系统受损表现　孕早期感染者可有小头畸形、脑膜脑炎（昏迷、抽搐、病理反射、视乳头水肿、囟门隆起等，脑脊液常呈病毒性感染之改变）。头颅 CT 早期可出现钙化影像，其他有智力、语言、精神发育迟滞，运动障碍及脑性瘫痪。

（4）心脏畸形　动脉导管未闭、肺动脉及其分支的狭窄、房间隔缺损、室间隔缺损和主动脉弓异常等。

（5）皮肤黏膜受损表现　皮疹，疱疹及口、舌、咽部黏膜疱疹、溃疡。

（6）眼部病变　白内障、青光眼、小眼球、角膜炎和视网膜脉络膜炎，重者失明。

（7）听力损失　可轻可重，甚至耳聋，可单侧或双侧。

（8）骨骼生长障碍。

（9）其他　胎儿水肿、宫内发育迟缓、体重不增。

2. 实验室检查

（1）血常规　全血细胞计数和血小板计数。

（2）尿、便常规。

（3）血生化　注意肝功能。

（4）脑脊液。

3. 辅助检查

（1）影像学检查　X 线片、头颅 CT 及 MRI。

（2）病理学检查

①组织病理学检查　利用活检及尸解组织发现某些病毒感染后的有特异性的病理改变，有一定的诊断价值。利用组织病理免疫荧光学检查方法，可在受感染组织中检测出病毒抗原。

②脱落细胞检查　检查尿液或唾液中的脱落细胞，与组织病理相似的细胞改变有利于诊断。

（3）病毒学检查　是确诊胎儿、新生儿病毒感染的必要检查方法。

①病毒分离　最可靠、最直接的诊断病毒感染的方法，从组织、体液或分泌物中分离病毒即可确诊。

②病毒 DNA 检测　杂交技术，具有快速、特异性强和敏感性高等特点。

③病毒 mRNA 检测　有利于近期活动性感染的确定。

④病毒抗原检测　利用免疫荧光、酶免疫吸附试验等方法检测体液或分泌物中的可溶性抗原，可确诊。

⑤病毒直接检测　用电子显微镜直接检测病毒。

（4）血清中病毒抗体检测　可利用补体结合试验、中和免疫荧光试验、酶免疫吸附试验等方法检测患儿血清中的病毒抗体，具有一定的诊断价值。

①IgG 抗体检测　因为 IgG 抗体可以通过胎盘，只有在恢复期血清抗体效价 4 倍以上增高，才有诊断价值。

②IgM 抗体检测　可以诊断该病毒近期感染。

（5）其他　听力测定、视力测定。

【治疗原则】

以对症治疗为主，保护受损的重要器官系统功能。

1. 一般治疗

加强护理，营养支持，纠正水、电解质紊乱。

2. 保护受损器官系统功能

如受损的心肌和肝脏等。

3. 免疫球蛋白

对一些病毒感染有一定作用。

4. 干扰素

抑制病毒及细胞增殖，并具有免疫调节的作用。

5. 抗病毒治疗

（1）阿昔洛韦　治疗疱疹病毒属感染的首选药物，剂量为 60mg/（kg·d），分次静脉给药，每 8 小时一次。抑制病毒 DNA 的合成，对单纯疱疹病毒 I 型和 II 型作用最强，对 CMV、EBV 有抑制作用。

（2）更昔洛韦　应根据疾病的严重程度选择静脉用更昔洛韦（剂量为每剂 6mg/kg，每 12 小时一次）或口服缬更昔洛韦（剂量为一次 16mg/kg，每 12 小时口服一次）治疗。二者均为阿昔洛韦的衍生物，抑制疱疹病毒在体内、体外的复制。不良反应是可引起粒细胞和血小板减少，因此仅限于在有严重的症状性先天性 CMV 感染并预期有严重后遗症的患者中应用。

【预防】

1. 加强孕妇监测。

2. 被动免疫　母孕期注射特异性免疫球蛋白。

3. 疫苗接种。

（王亚娟）

第八节　新生儿营养代谢及内分泌疾病

一、新生儿低血糖症

新生儿低血糖是指由于糖原和脂肪贮备不足或疾病因素导致耗糖过多或存在高胰岛素血症或内分泌和代谢性疾病等原因造成的血糖低于正常。低血糖可使脑细胞失去基本能量来源，易造成永久性脑损伤。

【诊断标准】

目前国内外多主张不论胎龄和日龄，全血血糖低于 2.2mmol/L（40mg/L）诊断为低血糖症，而低于 2.6mmol/L（48mg/L）作为临床需要处理的界限值。

1. 临床表现

（1）常缺乏典型临床症状，多出现在生后数小时至 1 周内或伴发于其他疾病过程而被掩盖。主要表现为反应差、哭声弱、阵发性青紫、震颤、眼球不正常转动、惊厥、呼吸暂停或呼吸急促、心动过缓、嗜睡、喂养困难及低体温等，有的出现多汗、苍白及肌张力低下等。

（2）无症状性低血糖发病率较有症状性低血糖高 10 ~ 20 倍，同样血糖水平的患儿症状差异也很大。

2. 辅助检查

（1）血糖监测。

（2）电解质、血气分析及肝、肾功能。

（3）血常规及血型。

（4）尿常规及酮体。

（5）感染相关检查　血培养及脑脊液检查。

（6）内分泌相关检查　腹 B 超、肾上腺 B 超、胰岛素、C - 肽、生长激素、皮质醇、甲状腺素测定。

（7）脑损伤相关检查　振幅脑电图监测、颅脑超声和 MRI、新生儿行为和发育评估。

（8）遗传病相关检查　血尿氨基酸、有机酸、脂肪酸代谢病筛查及其他遗传病检查。

【治疗原则】

1. 积极治疗原发病。

2. 无症状者预防比治疗更重要，对可能发生低血糖者生后 1 小时开始喂养（鼻饲），24 小时内每 2 小时一次。如血糖低于需要处理的界限值（2.6mmol/L）而无症状，应静脉滴注葡萄糖溶液 6 ~ 8mg/（kg·min），密切监测微量血糖，直至血糖正常后逐渐减少至停止输注葡萄糖溶液。

3. 如血糖低于临界值且患儿有症状，应立即静脉注入 10% 葡萄糖溶液 2ml/kg，速度为 1ml/min，随后继续滴入 10% 葡萄糖溶液 6 ~ 8mg/（kg·min），如经上述处理低血糖不缓解，则逐渐增加输注葡萄糖量至 10 ~ 12mg/（kg·min）。外周静脉输注葡萄糖的最大浓度为 12.5%，如超过此浓度应放置中心静脉导管。治疗期间监测血糖，如症状消失，血糖正常 12 ~ 24 小时，逐渐减少葡萄糖入量至停止，并及时喂奶。出生 24 ~ 48 小时后静脉输液中应给生理需要量的氯化钠和氯化钾。

4. 上述方法不能维持血糖水平可加用激素，氢化可的松 2 ~ 6mg/（kg·d），分 2 ~ 3 次静脉滴注，至症状消失、血糖恢复后 24 ~ 48 小时停止，可持续数日至 1 周。

5. 持续性低血糖可用胰高血糖素 0.02 ~ 0.2mg/（kg·次）肌内注射，必要时 6 小时后重复应用。同时进一步检查除外高胰岛素血症，必要时应用二氮嗪、生长抑素。

6. 治疗期间还需保持一定环境温度，以降低热能消耗。

二、先天性甲状腺功能减低症

先天性甲状腺功能减低症（简称甲低）多由于甲状腺先天缺陷或甲状腺激素合成途径缺陷引起，主要表现为体格和智能发育障碍，早期诊断和治疗可防止症状的发生或发展，否则可导致严重的脑损害和智力低下。

【诊断标准】

1. 临床表现

（1）大多数患儿出生时无特异性临床症状或症状轻微，症状出现的早晚及轻重与甲低（包括代偿）的程度和持续时间有关。

（2）少数较重患儿出生时或生后数周出现症状。出生时身长正常，体重较重，早期表现包括：前后囟大、颅缝宽、嗜睡、少动、动作慢、反应迟钝、少哭、声音嘶哑、喂奶困难、吸吮缓慢无力、肌张力低、腹膨大；常有脐疝、肠蠕动慢、首次胎便时间延迟、便秘、生理性黄疸持续时间延长、体温低、少汗、四肢凉、苍白，常有花纹；呼吸道黏膜黏液性水肿可致鼻塞、呼吸困难、口周发绀或呼吸暂停，可伴有呼吸窘迫综合征。

（3）随着年龄增长，症状更显著。身长及体重的增长和动作及精神发育均明显落后。黏液性水肿加重，非可凹性，皮肤干燥粗糙，出现特殊面容：头发干枯、发际较低、前额较窄、常有皱纹、眼距宽、眼睑增厚、睑裂小、鼻梁低平、鼻短而上翘、唇较厚、舌大而宽厚、常伸出口外、重者影响呼吸。四肢短，躯干相对较长，手掌方形、指粗短。偶有心脏黏液性水肿导致心脏增大、心音低钝、心脏杂音、心率低、血压偏低、心电图呈低电压、P-R间期延长、T平坦或倒置。可有贫血。

（4）由酶系统缺陷所致的家族性甲低，少数在出生时即存甲状腺肿，多生后数月或数年出现症状。

（5）继发性甲低患儿出现症状缓慢，可为单纯TRH或TSH缺乏或伴有其他下丘脑或垂体功能障碍，包括低血糖、小阴茎、隐睾、尿崩症或有垂体、下丘脑发育不良及脑畸形。

（6）合并相关先天畸形，如心脏、肾脏、胃肠道和骨骼畸形。

2. 辅助检查

（1）甲状腺功能检查　T_3、T_4、TSH、FT_3、FT_4。

（2）甲状腺自身抗体。

（3）甲状腺球蛋白。

（4）甲状腺B超、放射性核素扫描较少使用。

（5）骨骼X线检查。

【治疗原则】

1. 甲状腺激素替代疗法，如出生前未发生严重甲低者，生后1月内开始治疗，治疗越晚，智力障碍越严重。

（1）L-甲状腺素钠（$L-T_4$）　首选，首剂$10\sim15\mu g/(kg \cdot d)$，1次/日，口服，$L-T_4$治疗剂量应随静脉血$T_4$、TSH值调整。

（2）甲状腺片　60mg约相当于L-甲状腺素钠$100\mu g$（0.1mg），将所需剂量分3次口服。

2. 甲状腺功能减退症纠正后，仍应密切观察心血管功能、体格和智能发育，定期监测T_3、T_4和骨龄，防止治疗不足或过量。

第九节　早产儿视网膜病变

早产儿视网膜病变（ROP）是发生在早产儿的眼部疾病，严重时可导致失明，其发生原因是多方面的，与早产、视网膜血管发育不成熟有密切关系，晶状体后纤维增生症是严重ROP的晚期瘢痕改变。ROP多见于胎龄＜32周、体重不足1600g的早产儿，性别无明显差异，双眼受累但轻重可以不等，出生体重越低，胎龄越小，ROP的发病率越高。吸氧是早产儿抢救的重要措施，又是导致ROP的常见原因。

【诊断标准】

合理地尽早进行眼底检查成为诊断及治疗该病的关键。依据本病的发展过程，临床上将其分为急性活动期、退行期和瘢痕期。

1. 急性活动

根据ROP的国际分类法，本病活动期分期有3个基本概念：即按区域定位、按时钟钟点记录病变范围、按疾病轻重分为Ⅰ～Ⅴ期。

（1）分区　将视网膜分为3区。Ⅰ区：以视乳头为中心，以视乳头到黄斑中心凹距离的2倍为半径的圆内区域，ROP发生在该区者最严重；Ⅱ区：以视乳头为中心，以视乳头至鼻侧锯齿缘距离为半径，Ⅰ区以外的圆内区域；Ⅲ区：Ⅱ区以外的颞侧半月形区域，是ROP最高发的区域。

（2）分期　分5期。Ⅰ期：视网膜后极部有血管区与周边无血管区之间出现一条白色平坦的细分界线。Ⅱ期：白色分界线进一步变宽且增高，形成高于视网膜表面的嵴形隆起。Ⅲ期：嵴形隆起愈加显著并呈粉红色，说明新生血管不仅长入嵴内且发展到嵴上，此期伴纤维增生，并进入玻璃体。Ⅳ期：部分视网膜脱离，又分为A与B级。ⅣA为周边视网膜脱离未累及黄斑，ⅣB为视网膜脱离累及黄斑。视网膜脱离多属牵引性，但亦有渗出性。Ⅴ期：视网膜全脱离，常呈漏斗型，可分为宽漏斗、窄漏斗、前宽后窄、前窄后宽四种，此期有广泛结缔组织增生和机化膜形成。

（3）特殊病变

①附加病变　后极部视网膜血管出现怒张、扭曲或前部虹膜血管高度扩张。附加病变是ROP活动期指征，一旦出现常意味预后不良。

②阈值病变　ROP Ⅲ期，处于Ⅰ区或Ⅱ区，新生血管连续占据5个时钟范围；或病变虽不连续，但累计达8个时钟范围，同时伴附加病变。此期是早期治疗的关键时期。

③阈值前病变　包括2种情况。若病变局限于Ⅰ区，ROP可为Ⅰ、Ⅱ、Ⅲ期。若病变位于Ⅱ区，则有3种情况：Ⅱ期ROP伴附加病变；Ⅲ期ROP不伴附加病变；Ⅲ期ROP伴附加病变，但新生血管占据不到连续5个时钟范围或不连续累计8个时钟范围。

④Rush病变　ROP局限于Ⅰ区，新生血管行径平直。Rush病变发展迅速，医务人员一旦发现应提高警惕。

2. 退行期

大多数患儿随年龄增长ROP自然停止，进入退行期。此期特征是嵴上血管往前面无血管区继续生长为正常视网膜毛细血管，嵴逐渐消退，周边视网膜逐渐透明，不留后遗症，但仍有 20%~25% 的患儿病情进展而进入瘢痕期。

3. 瘢痕期

因本病从活动期能很快移行至瘢痕期，活动期和瘢痕期病变常同时存在于同一病例，一般把活动性病变消失时残留的不可逆性变化的时期称为瘢痕期。一般把瘢痕期分为 5 度。

（1）1 度　眼底后极部无明显改变，周边部有轻度瘢痕性变化（色素沉着、脉络膜萎缩），大部分视力正常。

（2）2 度　视网膜血管向颞侧牵引，黄斑偏向颞侧，色素沉着，周边可见不透明的白色组织块。若黄斑部健全，则视力良好；若病变累及黄斑，将出现不同程度的视力障碍。

（3）3 度　视网膜皱襞形成，与病变玻璃体膜愈合并被血管包裹，向周边部延伸与白色组织块相联系。视力在 0.1 以下。

（4）4 度　晶状体后部之玻璃体内，可见灰白色浑浊物占据部分瞳孔。

（5）5 度　晶状体后纤维组织增殖，形成角膜浑浊，并发白内障，常有眼球萎缩、视力丧失。

【ROP 筛查】

1. 第 1 次检查时间

有效的筛查既要及时检测出早期 ROP，又要减少不必要的检查次数。目前国内外大部分学者主张对胎龄 <32 周，出生体重 <1500g 的早产儿，在生后 4 周开始进行眼底检查。

2. 随访检查

根据第 1 次检查结果而定，如双眼无病变或仅有 I 期病变，可隔周复查一次，直到 ROP 退行，视网膜血管长到锯齿缘为止。如有 II 期病变或阈值前病变或 Rush 病变，应每周复查一次，随访过程中若 ROP 程度下降，可每 2 周检查 1 次，直至病变完全退行。若出现 III 期病变，应每周复查 2~3 次。如达到阈值水平，应在诊断后 72 小时内进行冷凝或激光治疗。

3. 检查方法

检查前半小时充分散瞳，用开睑器将眼睑分开，间接眼底镜和屈光度 20~30D 的透镜进行眼底检查。检查过程最好在护理人员、新生儿医生和眼科医生的共同协作下完成，应同时监测生命体征，以防止发生眼心反射所致的心动过缓。为减少乳汁反流，检查后 30 分钟~2 小时方可进食，体重越小禁食期越长，需注意防止低血糖发生。

【治疗原则】

阈值 ROP 或阈值前 ROP I 型的治疗原则是凝固周边缺血区（无血管区）视网膜，降低 VEGF 水平，控制病情发展。常用的治疗方法有冷凝和激光光凝 2 种。对于未按时筛查，错过早期治疗时机或虽经过治疗，病变发展到 4 期或 5 期的病例，需要手术治疗。药物治疗是近年来的研究成果。

（1）抗 VEGF 抗体　近年来研究显示眼内注射抗 VEGF 抗体（贝伐单抗 Avastin）治疗 I 区或 II 区后部的 3 期 ROP 尤其是 AP-ROP 效果显著。眼内注射抗 VEGF 抗体能快速降低眼内 VEGF 水平，迅速消退附加病变和视网膜新生血管，不仅治疗效果确切，而且术后屈光不正、斜视等并发症的出现较激光治疗明显降少。由于抗 VEGF 抗体的临床使用时间还较短，虽然近期观察相对有效、安全，但对其远期疗效及全身和眼部的不良反应还不甚了解。

（2）其他药物　如人重组红细胞生成素（rhEPO）、胰岛素样生长因子（IGF-1）、多重不饱和脂肪酸、普萘洛尔治疗 ROP 还在临床试验中，有望成为预防和治疗 ROP 的手段。

【预后】

1. 视力减退

冷凝或激光治疗虽然可阻止 ROP 致盲，但付出的代价是使最佳视力受损，故对未到阈值 ROP 的轻～中度 ROP 应严密观察而不应过早积极手术。

2. 视野缺损

由于冷凝或激光手术定位在周边部视网膜，因此不可避免地要影响到视野，冷凝治疗可使视野范围轻度缩小。

3. 屈光异常

晚期 ROP 患者，40% 近视 > -4.00D，60% 近视迅速增加 > 2.00D，35% 有屈光参差，22% 有弱视，47% 有斜视，弱视者大多同时伴屈光参差和斜视。

4. 其他

包括眼前节异常（如小角膜、前房变浅、闭角型青光眼）、白内障、黄斑变性、眼底色素改变、视网膜裂孔和孔源性视网膜脱离等。

【预防】

ROP 致病因素众多，发病机制复杂，目前还没有单一有效的预防手段。临床工作中针对 ROP 发病的原因和相关危险因素，采取综合预防措施，对降低 ROP 发生率具有一定作用。

1. 预防早产

预防早产是预防 ROP 发生的最好办法，良好的围生前保健能明显减少早产的发生。

2. 加强对早产儿各种合并症的防治

早产儿合并症越多、病情越重，ROP 发生率越高。加强对早产儿各种合并症的治疗，使早产儿尽可能平稳度过危险期，减少吸氧机会，可降低 ROP 发生率。

3. 规范吸氧

早产儿由于呼吸系统发育不成熟，常存在通气和换气功能障碍，生后常需吸氧才能维持生命，在吸氧时要注意以下问题：①尽可能降低吸氧浓度；②缩短吸氧时间；③减少动脉血氧分压的波动。吸氧时间较吸氧浓度与 ROP 的相关性更高。

4. 其他

维生素 E 及其他抗氧化剂对 ROP 的预防作用仍存在争议，由于维生素 E 的不良反应，临床不再用以预防和治疗 ROP。曾有人经提出光照可能是 ROP 的危险因素，但光照致 ROP 的多中心临床研究否定了这个结果，美国仍常规降低新生儿室的光照亮度以利患儿更好地休息。

（童笑梅　汤亚南）

第三章 消化系统疾病

第一节 胃食管反流病

胃食管反流病是上消化道动力障碍性疾病,指因食管、胃连接部抗反流机制障碍或屏障功能降低,导致胃、十二指肠内容物反流入食管引起的一系列食管内、外症状和(或)并发症的临床综合征,可牵涉呼吸、口腔、耳鼻喉等多系统。根据内镜下食管黏膜的情况又分为非糜烂性反流病即内镜阴性的胃食管反流疾病(NERD)、糜烂性食管炎(RE)、Barrett 食管三型。

【诊断标准】

1. 临床表现

(1)症状

①反流症状 反酸、反食、嗳气、腹胀、早饱、上腹疼痛、上腹烧灼感,小婴儿可表现为呕吐、溢奶。

②食管刺激症状 烧心(胸骨后烧灼感)、胸痛、吞咽疼痛、噎感,婴幼儿可表现为拒食。

③食管外症状 肺炎、哮喘、青紫、咽喉炎、口腔溃疡、牙蚀症、生长发育不良等。

④并发症 食管狭窄、出血、穿孔。

(2)体征 无特殊体征,反流性食管炎可引起少量渗血,出现不同程度的缺铁性贫血,食管狭窄后影响进食,可出现体重下降。

2. 辅助检查

(1)PPI 试验 可作为 GERD 的初步诊断方法,在拟诊患者或疑有反流相关食管炎的患者,尤其是上消化道内镜检查阴性时可采用。

(2)食管测压 可了解食管动力情况,用于外科抗反流术前评估,除外其他食管动力障碍性疾病,目前不推荐用于诊断。

(3)食管钡剂造影 可显示下段食管黏膜皱襞增粗、不光滑,食管蠕动可减弱,有胃内容物反流入食管(5 分钟内≥3 次)有时可见食管裂孔疝,有时可见狭窄,但敏感性低,如无吞咽困难,不推荐用于诊断。

(4)食管 pH 监测 目前认为是 GERD 诊断的金指标。

①食管酸反流监测 记录 24 小时食管内 pH 的变化,根据其反流次数、反流时间、一次反流持续时间以及酸反流与体位、进餐、症状关系,确定有无病理性酸反流存在。常用指标:pH <4 的百分比、pH <4 的次数、pH <4 并持续 5 分钟以上的次数、pH <4 的最长持续时间等。一般用于未进行 PPI 治疗的患者。

②食管阻抗 – pH 监测 可以监测包括弱酸及弱碱反流在内的所有非酸反流,对于正在使用 PPI 的患者可进行食管阻抗 – pH 监测。

（5）内镜检查　可明确是否有 RE、Batter 食管，并对 RE 进行分级，对治疗提供帮助。

RE 洛杉矶标准：

①A 级　黏膜皱襞表面黏膜破损，但破损直径小于 5mm。

②B 级　黏膜皱襞表面黏膜破损大于 5mm，但破损间无融合。

③C 级　破损间有融合，但尚未环绕食管管壁四周。

④D 级　破损间相互融合并累及至少食管管壁四周的 75%。

（6）食管黏膜组织活检（不推荐对 NERD 进行黏膜活检）

①RE 的病理特点

a. 食管鳞状上皮基底层细胞增生、肥厚，其厚度超过上皮厚度的 15%。

b. 黏膜固有层乳头延伸进入上皮，可达上皮厚度的 2/3，有浅表乳头血管扩张。

c. 上皮细胞内中性粒细胞和嗜酸粒细胞浸润或有较多的淋巴细胞浸润，如观察 10 个高倍视野，平均每个视野嗜酸粒细胞≥10 个提示嗜酸粒细胞性食管炎。

d. 黏膜糜烂或溃疡形成，炎性细胞浸润，肉芽组织形成和（或）纤维化。

②Barrett 食管　食管鳞状上皮由腺上皮取代，出现杯状上皮肠化生。

3. 鉴别诊断

（1）心源性胸痛　可做心电图、运动试验，必要时做心肌核素灌注显象或冠脉造影检查。

（2）食管功能性疾病　如贲门失弛缓症、食管痉挛、硬化症或其他原因所致食管动力障碍等均可表现为吞咽困难、食物反流、胸部不适或胸痛，可伴有体重降低，需行上消化道钡餐、食管测压等协助诊断。

（3）嗜酸性食管炎　嗜酸性食管炎典型者食管呈沟犁样改变，可见线样溃疡，白色物附着，可行内镜及病理检查协助诊断。

推荐诊断标准：

①具有 GERD 的临床表现：反酸、烧灼感。

②PPI 试验阳性。

③24 小时食管 pH 监测或食管阻抗－pH 和监测阳性。

④胃镜下食管黏膜无损伤诊断为 NERD，有损伤诊断为 RE。

【治疗原则】

1. 改变生活方式

（1）饮食　少量多餐，适量增加稠厚食物，不宜过饱，忌咖啡、巧克力和高脂食物。避免辛辣及酸性食物。

（2）体位　左侧卧位可减少反流；避免餐后平卧，仰卧位反流可抬高床头 15°，立位反流应避免牵拉、上举或弯腰。

（3）其他　肥胖者减肥，避免降低 LESP 的药物。

2. 药物治疗

一般降阶梯治疗。

（1）抑酸药

①质子泵抑制剂　奥美拉唑 0.5～1mg/（kg·d），至少 8 周，对于合并食管裂孔疝

和重度食管炎患者（镜下 C、D 级）患者，剂量应加倍。

②H_2受体拮抗剂　对轻度胃食管反流有一定疗效，疗程 8～12 周。

西咪替丁 10～30mg/（kg·d），最大 800mg/d。

雷尼替丁 4～6mg/（kg·d），最大 300mg/d。

法莫替丁 0.6～0.8mg/（kg·d），最大 40mg/d。

（2）黏膜保护剂　硫糖铝、枸橼酸铋钾。

3. 手术治疗

有食管炎伴严重的食管裂孔疝；伴有严重的食管外并发症；严重并发症如溃疡不愈合、反复出血、穿孔和食管瘢痕狭窄；疑有恶变倾向的 Barrett 食管需行手术治疗。

（王国丽）

第二节　胃　炎

胃炎是指由各种物理性、化学性或生物性有害因子引起的胃黏膜或胃壁炎性改变的一种疾病。分为急性和慢性两种。急性胃炎多为继发性，可由严重疾病所致应激反应引起；或因误服毒性物质和腐蚀剂，摄入由细菌及其毒素污染的食物，服用对胃黏膜有害的药物等引起的胃黏膜急性炎症。慢性胃炎是有害因子长期反复作用于胃黏膜引起的炎症性病变，以幽门螺杆菌感染、胆汁反流为常见病因，也与不良饮食习惯、某些药物（NSAID 如阿司匹林）和精神因素等有关。

【诊断标准】

1. 临床表现

（1）急性胃炎　发病急骤，表现为食欲不振、上腹痛、恶心、呕吐，严重者可伴有消化道出血、脱水及酸中毒。感染引起者常伴发热等全身中毒症状。

（2）慢性胃炎　表现为反复发作、无规律的腹痛，可出现于进食过程中或餐后，以上腹痛、脐周痛为主，常伴有厌食、恶心、呕吐、腹胀和嗳气，胃黏膜糜烂者伴有呕血、黑便。病程较长的可有贫血、消瘦等表现。

（3）体格检查　常见剑突下或上腹部压痛。

2. 实验室检查

尿素呼气试验及粪便幽门螺杆菌抗原检测可阳性。

3. 辅助检查

（1）胃镜检查　是诊断胃炎最可靠的一种手段。可直接观察胃黏膜病变，如有无充血、水肿、糜烂、出血及小结节形成，黏膜表面有无黏液斑或反流的胆汁附着，并可于病变部位取组织进行病理学检查。

（2）上消化道造影检查　胃炎病变多在黏膜表层，消化道造影难有阳性发现。

4. 胃镜诊断依据

（1）黏膜斑　黏液增多牢固附着于黏膜，用水冲后，黏膜表面发红或糜烂剥脱。

（2）充血　与邻区比较，黏膜明显呈斑块状或弥漫性红色区域。

（3）水肿　黏膜肿胀、苍白、反光强，胃小凹明显，黏膜脆弱、易出血。

（4）微小结节形成　又称胃窦小结节或淋巴细胞样小结节增生，胃壁平坦时，与周围黏膜相比，增生处胃黏膜呈微细或粗颗粒状或结节状。

（5）糜烂　局限或大片发生，伴有新鲜或陈旧出血点，当糜烂位于黏膜层时称平坦型糜烂；高于黏膜层时称隆起型糜烂，隆起时呈小丘疹状或疣状，顶部有脐样凹陷。

（6）花斑　红白相间，以红为主。

（7）出血斑点　胃黏膜出现散在小点状或小片状新鲜或陈旧出血。

以上项（1）~（5）中符合一项即可诊断；（6）（7）二项应结合病理诊断。此外，如发现幽门口收缩不良、反流增多、胆汁反流，常提示胃炎存在。

5. 病理组织学改变

上皮细胞变性、小凹上皮细胞增生、固有膜炎症细胞浸润、腺体萎缩等。慢性胃炎分为非萎缩性胃炎和萎缩性胃炎两类，按照病变的部位分为胃窦胃炎、胃体胃炎和全胃炎，有少部分是特殊类型胃炎，如化学性胃炎、淋巴细胞性胃炎、肉芽肿性胃炎、嗜酸细胞性胃炎、胶原性胃炎、放射性胃炎、感染性（细菌、病毒、真菌和寄生虫）胃炎和 Menetrier 病。

萎缩性胃炎的诊断标准为：慢性胃炎的病理活检显示固有腺体萎缩即可诊断为萎缩性胃炎，而不管活检标本的萎缩块数和程度。临床医师可根据病理结果并结合内镜所见，最后做出萎缩范围和程度的判断。

【鉴别诊断】

反复腹痛应与消化性溃疡、肠道寄生虫、慢性阑尾炎和肠痉挛等鉴别。

【治疗原则】

1. 一般治疗

应注意休息及饮食调节，忌食生冷、刺激性等食物。

2. 药物治疗

针对不同病因给予相应治疗，可使用抗酸剂、抑酸剂、黏膜保护剂、胃肠动力药、中草药和解痉药，有感染者适当应用抗菌药物等。

（周　锦）

第三节　消化性溃疡

消化性溃疡是因为胃酸和胃蛋白酶对胃肠道黏膜消化作用所致的溃疡，病因方面多数认为幽门螺杆菌感染是最主要的病因。近年来，随着电子胃镜检查的在临床儿科应用，儿童消化性溃疡检出率逐渐升高。2 岁内小儿胃溃疡和十二指肠溃疡两者发病率相近，多为继发性和急性，随着年龄的增长，十二指肠溃疡更为多见，并多为原发性和慢性。

【诊断标准】

1. 临床表现

（1）腹痛、呕吐　其中腹痛是最常见的症状，多位于脐周及上腹部，可伴有恶心、反酸。新生儿和婴幼儿症状多不典型，表现为烦躁不安、哭闹。

（2）体格检查　常缺乏阳性体征，发作期有上腹痛。

2. 实验室检查

（1）血常规　合并上消化道出血可有血红蛋白减低。

（2）便常规　合并上消化道出血可有便潜血阳性及红细胞。

（3）幽门螺杆菌检测尿素呼气试验、粪便幽门螺杆菌抗原检测可阳性。

3. 辅助检查

（1）上消化道造影直接证据为胃、十二指肠龛影；间接证据为十二指肠球部激惹现象和变形。

（2）胃镜检查是诊断溃疡病最准确的手段。可直接观察到发生于不同部位、大小形态各异及不同分期的溃疡，可直接取黏膜组织活检进一步明确病变性质，并找到出血部位，行内镜下行止血治疗。

4. 并发症

主要并发症为上消化道出血、消化道穿孔及幽门梗阻。年龄越小，并发症越多，甚至可为首发症状。

【鉴别诊断】

应注意与如下疾病鉴别：过敏性紫癜、克罗恩病、嗜酸细胞性胃肠炎、促胃液生成素瘤和淋巴瘤等。

【治疗原则】

治疗目的为缓解症状、促进愈合、预防复发、防止并发症。

1. 药物治疗

（1）抑酸治疗

H_2受体拮抗剂（H_2RA）：西咪替丁 $10 \sim 20mg/(kg \cdot d)$，分 2 次口服或睡前一次服用；雷尼替丁 $4 \sim 6mg/(kg \cdot d)$，分 2 次口服或睡前一次服用；法莫替丁 $0.4 \sim 0.8mg/(kg \cdot d)$，分 2 次口服或睡前一次服用。

质子泵抑制剂（PPI）：如奥美拉唑 $0.6 \sim 1mg/(kg \cdot d)$，每日 1 次，早餐前半小时服药。

疗程：十二指肠溃疡 4 周，胃溃疡 $6 \sim 8$ 周。

增强黏膜防御功能：磷酸铝凝胶 $0.5 \sim 1$ 袋/次，每日 $2 \sim 3$ 次，口服。

（2）抗 Hp 治疗　详见"幽门螺杆菌感染"诊疗原则。

2. 手术治疗

消化性溃疡一般不需手术治疗，但如有以下情况，应考虑手术治疗：①溃疡合并穿孔；②难以控制的出血或大出血；③有幽门完全梗阻，经胃肠减压等内科积极治疗未缓解者。

（周　锦）

第四节　幽门螺杆菌感染

幽门螺杆菌（Hp）感染是儿童的常见问题，与儿童慢性胃炎、消化性溃疡等疾病密切相关。正确掌握 Hp 感染的诊断及治疗，对保证儿童的正常生长发育非常重要。

【诊断标准】

1. 临床表现

（1）消化道症状　小儿 Hp 感染临床症状非特异性，有反复发作性腹痛、恶心、呕吐、消化道出血及厌食等症状。

（2）消化道外症状　贫血、口中有异味和生长发育缓慢等。

（3）体格检查　多无特殊阳性体征，部分患儿有剑突下或脐周轻度压痛、贫血和体重减轻等。

2. 实验室检查

诊断 Hp 感染的检测方法包括侵入性和非侵入性两大类，除了血清抗体检查，其他检查前均需停用质子泵抑制剂 2 周，停用抗菌药物和铋剂 4 周。

（1）侵入性检查　通过胃镜取胃窦部黏膜组织做快呋塞米素酶试验、胃黏膜组织切片嗜银染色或改良 Giemsa 染色镜检、胃黏膜细菌培养和核酸检测等。

（2）非侵入性检查　尿素呼气试验、血清抗 Hp 抗体测定和粪便 Hp 抗原检测。

3. Hp 感染的诊断

符合下述 4 项之一者可判断为 Hp 感染。

（1）细菌培养阳性。

（2）组织病理学检查和快呋塞米素酶试验均阳性。

（3）若组织病理学检查和快呋塞米素酶试验结果不一致，需进一步行非侵入性检测，如尿素呼气试验或粪便 Hp 抗原检测。

（4）消化性溃疡出血时，病理组织学或快呋塞米素酶试验中任一项阳性。

【治疗原则】

1. Hp 感染根除治疗的适应证

消化性溃疡、胃 MALT 淋巴瘤必须根治。以下情况可考虑根治：①慢性胃炎；②胃癌家族史；③不明原因的难治性缺铁性贫血；④计划长期服用 NSAID（包括低剂量阿司匹林）；⑤监护人、年长儿童强烈要求治疗。

2. 根除 Hp 常用药物

（1）抗菌药物　阿莫西林 50mg/（kg·d），分 2 次（最大剂量 1g，2 次/d）；克拉霉素 15~20mg/（kg·d），分 2 次（最大剂量 0.5g，2 次/d）；甲硝唑 20mg/（kg·d），分 2 次（最大剂量 0.4g，2 次/d）；替硝唑 20mg/（kg·d），分 2 次（最大剂量 0.5g，2 次/d）。

（2）铋剂　胶体次枸橼酸铋（＞6 岁），6~8mg/（kg·d），分 2 次，最大剂量 0.22g（2 粒），每日 2 次，餐前口服。

（3）抑酸药　质子泵抑制剂（PPI）如奥美拉唑 0.6~1.0mg/（kg·d），分 2 次，最大剂量 20mg，每日 2 次，餐前口服。

3. 根除 Hp 治疗方案

（1）一线方案（首选方案）　常用为三联疗法：PPI + 克拉霉素 + 阿莫西林，疗程 10~14 天；若青霉素过敏，则换用甲硝唑或替硝唑。克拉霉素耐药率较高地区，含铋剂的三联疗法（阿莫西林 + 甲硝唑 + 胶体次枸橼酸铋）以及序贯疗法（PPI + 阿莫西林 5 天，PPI + 克拉霉素 + 甲硝唑 5 天）可作为一线疗法。

（2）二线方案　可用于一线方案治疗失败者，包括：含铋剂的四联疗法 PPI＋阿莫西林＋甲硝唑（或替硝唑）＋胶体次枸橼酸铋，疗程 10～14 天；伴同疗法 PPI＋克拉霉素＋阿莫西林＋甲硝唑，疗程 10～14 天。

【预防】

养成良好的生活规律和卫生习惯，防止病从口入；推荐分餐或公筷制就餐，加强食具消毒；家庭其他人员 Hp 感染者，应根除治疗，防止交叉感染。

（周　锦）

第五节　消化道出血

小儿消化道出血可发生于任何年龄，表现为呕血和（或）便血或仅为大便潜血阳性。以屈氏韧带为界，可将出血部位分为上、下消化道出血。出血原因复杂，除消化道本身的疾病外，也可能是全身性疾病的局部表现。

【诊断标准】

呕血和（或）便血或仅为大便潜血阳性称为消化道出血。

1. 临床表现

呕血或便血、贫血、失血性休克、氮质血症和发热等。

（1）呕血或便血　消化道出血多表现为呕血或便血，出血量较少时也可仅表现为粪便潜血试验阳性。

（2）贫血　慢性消化道出血可能仅在常规体检中发现有缺铁性贫血。出血较重者可出现疲乏困倦、软弱无力、皮肤黏膜和甲床苍白等贫血症状。

（3）失血性休克　大量出血可致急性周围循环衰竭，出现休克症状，如面色灰白、口唇发绀、皮肤发花、肢端湿冷、血压下降、尿量减少和烦躁不安等。

（4）氮质血症　消化道出血时，由于血红蛋白在肠道中被吸收，再加上血容量减低，出现肾缺血损害而致肾小球滤过率和肾排泄功能降低，引起血尿素氮升高。出血后数小时内即可升高，24 小时内可达高峰，一般在第 3 日降至正常。

（5）其他　可出现发热等。

2. 体征

要注意查找提示全身性疾患和（或）胃肠道局部病变引起出血的体征，如皮肤有无出血点或紫癜，口唇上有无色素斑、鼻咽部有无血迹或活动出血。腹部检查有无腹胀、压痛、腹肌紧张、包块，肠鸣音是否存在，直肠黏膜是否光滑，检查后有无血便排出等。

3. 辅助检查

（1）实验室检查　检测血常规，血细胞比容，血型，血小板，出、凝血时间，凝血酶原时间及凝血活酶时间；酌情测肝、肾功能；出血较多者应即交叉配血，并定时测血红蛋白或血细胞比容。

（2）特殊诊断方法

①内镜检查　目前已被列为首选手段。病因检出率高，上消化道出血检出率可达

72%～96%，下消化道约达83%～96%；且可直接观察病变，进行活检、止血或摘除息肉等。

②X线钡剂检查　包括钡餐、钡灌肠及气钡双重造影，其检出率不及内镜高且检查只能在出血终止48小时后才能进行。

③放射性核素显像　对梅克尔憩室、肠重复畸形等有异位胃黏膜者，有其独特价值。

④选择性血管造影　当每分钟出血量0.5ml时即可显示阳性，但检查需一定技术条件，仅适用于出血不止、诊断困难的病例，尤其对确定下消化道出血的部位（特别是小肠出血）及病因更有帮助。

⑤剖腹探查　各种检查均不能明确原因时可选用剖腹探查。术中内镜检查是明确诊断不明的消化道出血，尤其是小肠出血的可靠方法。

4. 出血量的估计

一般以单次出血量来评估，出血量达到5ml时，粪便潜血试验可呈阳性反应；出血量达50～70ml以上时，可表现为黑便。20ml左右为小量出血；大于200ml为大量出血。密切监测患儿的面色、脉搏、血压、尿量等的动态变化，是估计失血量的主要手段；失血量达血容量的20%～25%时，患儿可出现休克表现。根据患者的血红细胞计数、血红蛋白及血细胞比容测定，也可估计失血程度。

5. 确定出血部位

区分患儿是上或下消化道出血，有助于出血病因的诊断及治疗。呕血和（或）黑便或柏油样便多提示上消化道出血，若出血速度快，出血量又多，呕血或粪便的颜色可呈鲜红色或暗红色；若出血后血液在胃内潴留时间较长，血液在胃酸作用下即可呈咖啡色。便血提示下消化道出血，颜色与出血部位及出血量有关。小肠上部少量出血，血液在消化酶及肠内细菌作用下，可使粪便变为黑色；结肠及直肠出血，粪便颜色多为红色，部位越往下，颜色越鲜红。

6. 明确病因

根据病史、体检、出血部位、患病年龄、辅助检查等综合分析，尽可能地查出病因。引起消化道出血的原因很多，可归纳为以下几种。

（1）全身性疾患

①血液系统疾病　如白血病、血友病、血小板减少性紫癜等。

②感染性疾病　如肠伤寒、痢疾、新生儿败血症等。

③维生素缺乏症　如维生素K缺乏、维生素C缺乏等。

④过敏　如过敏性紫癜等。

⑤严重代谢性障碍　如尿毒症、肝硬化、代谢性酸中毒。

⑥药物　如非甾体类抗炎药（阿司匹林、吲哚美辛等）。

（2）胃肠道局部病变

①食管疾病　如食管静脉曲张、食管炎、食管憩室、食管裂孔疝、食管贲门黏膜撕裂症等。

②胃、十二指肠、胆管疾病　如消化性溃疡病、应激性溃疡、胃肿瘤、糜烂性胃炎、胃黏膜脱垂、胆管出血等。

③小肠疾病　如肠套叠、肠重复畸形、梅克尔憩室、血管瘤、P－J综合征、克罗恩病、小肠肿瘤等。

④结肠、直肠、肛门疾患　如结肠及直肠息肉、溃疡性结肠炎、血管瘤、肛裂、肿瘤等。

【治疗原则】

1. 一般治疗

卧床休息，头侧卧位，保持患儿呼吸道通畅，避免呕血时窒息；出血期间需禁食、水；监测患儿神志、面色、血压、脉搏和尿量等，并做好记录；建立静脉通路；对出血量大的病儿可适当使用镇静剂。

2. 补充血容量

据患儿失血量的多少给予补液或输血，及时补充血容量。失血量少于血容量的10%时，只需输电解质液；失血量达血容量10%～20%时，先输电解质液10～20ml/kg，输完后若患儿血压等稳定，失血停止，可不必输血；但如仍有早期休克表现，可输血，部分补充所失血量，如输1/2失血量，相当于5～10ml/kg；失血量≥25%时尤其血红蛋白<80g/L或血细胞比容<25%时，应及早输血。

3. 止血

（1）止血药的应用　常用的止血药有肾上腺素腙、酚磺乙胺、维生素K_1、血凝酶、氨基己酸、凝血酶、云南白药、三七粉等，可酌情联合应用。抑酸药如西咪替丁［5mg/（kg·次），静脉滴注或口服，每4～6小时一次］、奥美拉唑［0.5～0.8mg/（kg·次）静脉滴注，1次/日］，也有良好止血效果。食管胃底静脉曲张出血经一般止血药效果不明显时，可选用垂体后叶素0.3U/kg（最大≤20U）加5%生理盐水2ml/kg稀释，在15～20分钟内缓慢静脉注射，药物作用可持续45～60分钟，必要时1小时后可重复或采用持续静脉滴注，速度为每分钟0.2～0.4U/m²，共12～24小时。用药过程需注意肠绞痛、高血压等不良反应，也可选用生长抑素及其衍生物，如生长抑素每次5μg/kg静脉注射，维持量3～5μg/（kg·h）（最大≤6mg/d），可连续使用24小时～72小时。奥曲肽每次2μg/kg＋10%生理盐水20ml缓慢静脉注射，维持量为0.5μg/（kg·h）（最大≤0.6mg/d），可持续使用24～72小时。

（2）胃管的治疗作用

①胃减压　进行充分有效的胃减压可减少胃区的含血量，抽出胃液和积血有利于血液凝结，还可除去胃黏膜表面的氢离子，可防止胃黏膜糜烂或溃疡加重，并有利于损害的修复，制止出血。

②经胃管灌注疗法　去甲肾上腺素1～4mg/次加入生理盐水10～20ml注入胃管内，注前抽空胃液，注后夹管20～30分钟，然后观察出血情况，必要时4～6小时重复一次；还可经胃管注入凝血酶、云南白药和三七等止血药物，以达到止血目的。

（3）经内镜治疗　镜检发现出血点时，可通过内镜用高频电灼、激光、热凝固等方法止血，对暴露的出血血管用小金属夹钳夹止血，对出血的曲张静脉可注射硬化剂治疗，对出血创面可喷洒止血药（如去甲肾上腺素、凝血酶等）。

（4）通过选择性动脉导管止血　用选择性动脉造影确定出血部位的患者，可在局部动脉中注射垂体后叶素或栓塞物，如自身血块、明胶海绵或硅胶小球等进行止血。

（5）手术治疗　消化道出血绝大多数可经非手术治疗控制。手术治疗至少需要大致确定出血部位，以决定手术途径。紧急手术病死率高，必须慎重。手术止血的指征如下。

①出血量较多达血容量25%以上，经积极输血等内科治疗，而血压仍难维持正常或血压一度升至正常又再次下降，提示仍出血不止者。

②失血虽不很迅速，但1～2日内仍不止，呕血或便血较重者。

③胃肠道坏死、穿孔、绞窄性梗阻、重复畸形及梅克尔憩室等具有外科手术指征的胃肠道出血患儿。

④对于门静脉高压所致食管静脉曲张出血，经非手术治疗仍不能控制出血者，应做紧急静脉曲张结扎术，如能同时做门体静脉分流手术或断流术可能减少复发率。择期门腔分流术的手术死亡率低，有预防性意义。由严重肝硬化引起者亦可考虑做肝移植术。

4. 其他

恢复期应补充铁剂及增加营养。

（徐樨巍）

第六节　腹泻病

腹泻病是多种病因引起的一组疾病，表现为大便次数增加或大便性状改变，容易引起脱水、电解质紊乱和营养不良等并发症。常见病因有感染、食物过敏、乳糖不耐受、菌群紊乱、炎症性肠病和肠淋巴管扩张症等。

【诊断标准】

1. 临床表现

（1）症状　消化系统表现有腹泻、便血、呕吐、纳差和腹痛等，全身表现有发热、口渴、尿少、精神萎靡、烦躁不安和嗜睡等。

（2）体格检查　急性腹泻常表现为精神萎靡、眼泪少、眼窝凹陷和皮肤弹性差等，伴有腹部压痛、腹胀和肠鸣音活跃，严重者可以出现感染性或低循环血容量性休克。慢性腹泻者容易出现消瘦、营养不良和鹅口疮等表现。

2. 实验室检查

（1）血常规　白细胞可升高，部分患者出现贫血。

（2）粪便　便培养、轮状病毒抗原、寄生虫、难辨梭菌毒素等检查有助于判断有无感染因素。

（3）血清学　根据病情需要进行血电解质，免疫功能，肝、肾功能，血气分析和血特异性过敏原 IgE 抗体等检查。

3. 辅助检查

对于常规检查未发现腹泻病因者可选择胃肠镜及黏膜活检、淋巴放射性核素显像和腹部 B 超等检查。

【治疗原则】

1. 饮食治疗

母乳喂养的婴儿建议继续母乳喂养，配方奶喂养者可以考虑换用免乳糖配方或水解蛋白配方奶粉喂养，有脂肪吸收不良的患儿建议低脂饮食，同时饮食中添加高中链三酰甘油（MCT）。辅食宜清淡，注意保证足够的热量，严重腹泻者可给予短期静脉营养。

2. 预防脱水

给患儿口服足够的液体以预防脱水，如 ORS、米汤加盐溶液和糖盐水等。

3. 纠正脱水

4. 药物治疗

益生菌、蒙脱石、补锌治疗可以用于大多数病因导致的腹泻，如果确定存在细菌或寄生虫感染可根据药敏使用抗菌药物或抗寄生虫药物（如甲硝唑等）。炎症性肠病可使用氨基水杨酸、激素、免疫抑制剂和生物制剂治疗。

（沈惠青）

附：小儿液体疗法

一、脱水

脱水是指水的摄入不足或丢失过多，导致体液总量尤其是细胞外液减少的病理生理状态，常伴有电解质紊乱和（或）酸碱失衡。

【诊断标准】

1. 临床表现

与脱水程度和脱水性质有关。

（1）脱水程度　根据体液丢失量可将脱水程度分为三度。

①轻度脱水　体液丢失约占体重的 5% 以下，表现为精神稍差，皮肤及口唇黏膜稍干，尿量略少，哭时泪略少，皮肤弹性多数正常。

②中度脱水　体液丢失占体重的 5%~10%，表现为精神萎靡或烦躁不安，皮肤干燥、弹性差，前囟、眼窝明显凹陷，哭时泪少，尿量明显减少，四肢稍凉及心率、脉搏增快。

③重度脱水　体液丢失超过体重的 10%，表现为嗜睡、昏迷甚至惊厥，皮肤极度干燥、弹性很差，前囟、眼窝深陷，哭时无泪，尿量极少甚至无尿，出现有效循环量不足的表现（四肢冷、皮肤发花、心率快、心音低钝、脉细弱、血压下降）。

（2）脱水性质　根据水和电解质损失比例不同可将脱水性质分为三种类型。

①等渗脱水　临床上最为多见，血钠为 130~150mmol/L，表现与上述脱水相同。

②低渗脱水　血钠<130mmol/L，临床除脱水的一般表现外，常发生皮肤弹性降低和休克，易导致细胞内水肿，引起颅内压增高，神经系统症状明显。

③高渗脱水　血钠>150mmol/L，临床除脱水的一般表现外，口渴是高渗脱水的一个突出表现，尿量减少较显著，易激惹、烦躁，甚至惊厥、昏迷，体温常升高，皮肤、黏膜干燥。

2. 实验室检查

血常规、血电解质、肾功能、二氧化碳结合力、血糖、血气分析、尿比重、尿糖及酮体等检查，均有助于判断脱水程度及性质、电解质及酸碱紊乱情况。

【治疗原则】

1. 补液前首先应对病情进行全面的分析与判断，尽量明确导致脱水的病因，然后定出补液方案，包括定量、定性、定步骤和定速度等。补液的原则可概况为"先浓后淡，先盐后糖，先快后慢，见尿补钾"。

2. 补液要从累积损失、继续损失和生理需要三个方面考虑，分为口服补液及静脉补液两种。静脉补液方案如下。

（1）补充累积损失量　补液量按轻度脱水 30～50ml/kg，中度脱水 50～100ml/kg，重度脱水 100～120ml/kg。补液性质按低渗脱水补充 2/3～等张液体，等渗脱水补充 1/2～2/3 张液体，高渗脱水补充 1/3～1/5 张液体。一般在 8～12 小时内，以先快后慢的速度输入，初始 30～60 分钟给液量为 20ml/kg，以后为 8～10ml/（kg·h），低渗性脱水补液可稍快，高渗性脱水补液可稍慢。

（2）补充继续丢失　继续丢失是指在补液开始后，机体仍继续丢失的体液，原则上是丢多少补多少，常用 1/3～1/2 张液体。

（3）补充生理需要量　为了满足机体基础代谢所需液体，用 1/3 张含糖液即可。一般于输完累积损失量后，在余下的 14～16 小时内，由静脉均匀滴入或分次口服。

二、低钠血症

【诊断标准】

1. 临床表现

其症状取决于血钠下降的程度及速度。表现为乏力、表情淡漠、食欲不振、恶心、呕吐、头痛、嗜睡、视物模糊、反应迟钝、肌肉痉挛、直立性低血压及昏迷等，严重者可伴有肺水肿、脑水肿表现。

2. 实验室检查

血钠低于 130mmol/L。

【治疗原则】

1. 缺钠性低钠血症

（1）积极治疗原发病，去除造成血钠降低的原因。

（2）钠的补充　血钠＜120mmol/L，不论何因均应迅速提高血钠，可用高渗盐水纠正。其计算方法有两种，其一为 3% 盐水 12ml/kg，可提高血钠 10mmol/L；其二为所需钠的（mmol）=［130－患者血钠（mmol/L）］×体重（kg）× 0.6。在 4 小时内可先补给计算量的 1/2～1/3，余量根据病情变化再调整。伴有酸中毒者，可用碳酸氢钠或乳酸钠代替部分盐水。

2. 稀释性低钠血症

（1）限制水的摄入，一般可限制在正常生理需要量的 50%～75%。

（2）利尿排水。

（3）若伴有严重神经系统症状，可使用 3% 高渗盐水，但速度要慢。

3. 无症状低钠血症

一般无需补钠治疗，应积极治疗原发病，改善营养状况。

三、高钠血症

【诊断标准】

1. 临床表现

口渴是早期最为突出的症状，但神经系统症状是本病的主要表现。症状的轻重与血钠升高的速度和程度有关。急性高钠血症表现为嗜睡、软弱无力、烦躁、恍惚、易激惹、腱反射亢进和肌张力增高，进一步可发展为抽搐、昏迷甚至死亡。浓缩性高钠血症伴有高渗性脱水的症状。

2. 实验室检查

血钠高于 150mmol/L。

【治疗原则】

1. 潴留性高钠血症

主要是治疗其原发病，限制钠盐的摄入，补充水分，使用排钠型利尿剂如呋塞米、利尿酸钠，输液速度不宜过快，严重者（血钠 >200mmol/L）可用透析疗法。

2. 浓缩性高钠血症

主要为补充水分，可参阅高渗性脱水的治疗。在纠正高渗状态时输液不宜过快，应在 48 小时内逐步进行。

四、低钾血症

【诊断标准】

1. 临床表现

其轻重主要取决于血钾下降的速度。

（1）神经肌肉系统　全身肌肉软弱无力，血钾 <2.5mmol/L 时出现肢体软瘫、腱反射降低或消失，严重时可因膈肌、呼吸肌麻痹而致呼吸困难甚至窒息。中枢神经系统症状有抑郁、嗜睡、软弱和表情淡漠等。

（2）心血管系统　轻者出现心率增快、心音低钝、房性或室性期前收缩，重者可致室上性心动过速，甚至心室扑动或颤动；低钾血症可加重洋地黄中毒。

（3）消化系统　纳差、腹胀、恶心、呕吐、便秘、肠鸣音减弱或消失，严重者可出现肠麻痹。

（4）内分泌系统　长期缺钾可导致儿童生长发育障碍，伴低钾血症及侏儒症；低钾血症还可使糖耐量减退。

（5）泌尿系统　尿浓缩功能减退，尿量多，尿比重降低，慢性低钾血症可导致缺钾性肾病；可有轻度蛋白尿，透明或颗粒管型；低钾血症还可导致代谢性碱中毒。

2. 实验室检查

（1）血清钾 <3.5mmol/L。

（2）血生化、血气、尿常规、心电图均有助诊断及指导补钾治疗。

【治疗原则】

1. 积极治疗原发病

去除诱因，鼓励进食含钾丰富的食物，如蔬菜、水果、果汁、肉类和鱼类等。

2. 补钾

轻者可口服 10% 氯化钾 100～200mg/（kg·d），分 6 次口服；重者需静脉补充，一般为 100～200mg/（kg·d），缓慢静脉滴注，时间不应短于 6～8 小时。静脉用药应注意：①氯化钾应稀释成 0.15%～0.3%（钾浓度 20～40mmol/L）；②含钾液应缓慢静脉滴注，禁忌直接静脉推注，体内缺钾一般需 2～3 天才能补足；③静脉补钾必须有尿后进行，少尿、无尿者禁用。

五、高钾血症

【诊断标准】

1. 临床表现

（1）神经肌肉系统　早期常有肢体麻木、软弱乏力、肌肉酸痛、肢体苍白和湿冷等，重者可出现吞咽、发音及呼吸困难，四肢呈弛缓性瘫痪。中枢神经系统可表现为烦躁不安及神志不清等。

（2）心血管系统　心率缓慢、心音低钝和心律失常，严重者可致心脏停搏。

2. 实验室检查

（1）血清钾 >5.5mmol/L。

（2）心电图　具有诊断意义，表现为 Q-T 间期缩短、T 波高耸、P 波降低或消失、QRS 波形态改变，重者可发生室颤。

（3）血生化、血气、尿常规均有助诊断和指导治疗。

【治疗原则】

1. 一般治疗

立即停用含钾药物或潴钾利尿剂，尽量避免输注库存血，限制含钾食物，补充水分或葡萄糖。

2. 高钾血症的治疗

（1）紧急降低钾血症

①钙盐的应用　10% 的葡萄糖酸钙每次 0.5~1.0ml/kg（最大量 20~30ml），稀释后缓慢静脉注射。必要时每日可重复使用 2~4 次。

②碱化细胞外液　5% 碳酸氢钠每次 3~5ml/kg（最大量 100ml）静脉滴入，即使无酸中毒也可使用，如病情未缓解可重复使用。

③高渗葡萄糖及胰岛素的应用　临床上常用 25% 或 50% 葡萄糖溶液加胰岛素静脉滴注（30 分钟内），葡萄糖与胰岛素之比为 4g∶1U。

（2）排钾措施　利尿剂可促进钾排出体外，但对肾功能不全者其效果不佳。当病情严重、上述治疗无效、血钾大于 6.5mmol/L 时，可行血液透析或腹膜透析。

六、代谢性酸中毒

【诊断标准】

1. 临床表现

轻者无明显症状，较重者可出现呼吸加深、加快，甚至呼出气体中有酮味（烂苹果味），头痛、呕吐、嗜睡甚至昏迷，心率增快、血压下降、口唇樱红、面色灰白和四肢厥冷等。

2. 实验室检查

BE、HCO_3^- 低于正常，$PaCO_2$ 降低，pH<7.35，代偿期 pH 可在正常范围内，血氯、血钾常增高，AG 正常或增高。

【治疗原则】

1. 治疗原发病　注意改善肾功能、循环和呼吸功能，轻者经一般补液即可纠正，不必强调应用碱性药物。

2. 碱性液的应用，pH < 7.20 是应用碱性溶液的指征。

（1）5% 碳酸氢钠 2.5 ~ 5ml/kg，可提高血 HCO_3^- 3 ~ 5mmol/L。

（2）碳酸氢钠毫摩尔（mmol）数 = （24 - 患儿 HCO_3^- 值）× 0.3 × 体重（kg）。

（3）碳酸氢钠毫摩尔（mmol）数 = （BE - 3）× 0.3 × 体重（kg）。

碱性液应用时应注意以下几点：一般稀释成等张含钠液；分次给予，首次可给计算量的 1/2；注意维护通气功能；注意补充钾和钙。

七、代谢性碱中毒

【诊断标准】

1. 临床表现

缺乏特异性，易被原发病所掩盖。常见呼吸浅慢、反应迟钝、嗜睡等，严重时可有手足搐搦及昏迷。

2. 实验室检查

HCO_3^- 增高，$PaCO_2$ 增高，BE 值增高，pH 正常或增高，常伴有低氯、低钙或低钾血症。

【治疗原则】

1. 原发病治疗最重要，尽快纠正脱水及电解质紊乱，有低钾血症则补钾，有低钙血症则补钙。

2. 酸性药物的应用　绝大多数给予生理盐水静脉滴注即可。少数严重者（pH > 7.6，HCO_3^- > 40mmol/L）可选用氯化铵口服、静脉滴注或盐酸精氨酸静脉滴注，所需氯化铵毫摩尔（mmol）数 = （HCO_3^- 实测值 - 24）× 0.3 × 体重（kg），1mol 氯化铵 = 53.3mg 氯化铵，相当于 2% 氯化铵溶液 2.7ml，需稀释成 0.8% 溶液缓慢静脉滴注。最好先用 1/3 ~ 1/2 量，余量酌情再用，有心、肝、肾功能障碍者禁用。

3. 大剂量维生素 C 静脉滴注，可酸化血液。

八、呼吸性酸中毒

【诊断标准】

1. 临床表现

除有原发病表现外，尚有呼吸困难、呼吸节律不齐、双吸气、叹气样呼吸等，心动过速、周围毛细血管扩张，严重者可有神经系统症状（如昏睡、昏迷）。

2. 实验室检查

$PaCO_2$ 增高，HCO_3^- 增高，pH 正常或降低，常有高钾、低氯表现。

【治疗原则】

1. 积极治疗原发病，改善心肺功能及循环状态。

2. 间歇低浓度给氧。

3. 解除呼吸道梗阻　根据病情选用支气管扩张剂。

4. 碱性药物　只有当 pH < 7.15 时，才可分次、间歇、少量给予。

九、呼吸性碱中毒

【诊断标准】

1. 临床表现

除有原发病表现外，还表现为呼吸深而快，继而出现胸闷和手、足、面部麻木、震颤，甚至手足搐搦，多伴有不同程度的意识障碍，还可出现心律失常、心力衰竭等。

2. 实验室检查

PaCO$_2$降低，HCO$_3$⁻降低，pH 正常或增高，常有低钾高氯表现。

【治疗原则】

1. 积极治疗原发病。
2. 注意对症处理（如吸氧，纠正水、电解质紊乱，给予镇静剂，调整呼吸机参数等）。
3. 一般不需酸性药物。

（沈惠青）

第七节　炎症性肠病

炎症性肠病是一种病因尚不十分清楚的慢性非特异性肠道炎症性疾病，具有慢性过程、反复发作的特点，包括溃疡性结肠炎（UC）和克罗恩病（CD）。UC 是一种以结肠的弥漫性黏膜炎症为特征的慢性疾病，重者可发生溃疡，病变主要累及结肠黏膜和黏膜下层；病变多自肠道远端开始，可逆行向近端发展，甚至累及全结肠及末端回肠，呈连续性分布。CD 是一种慢性肠道贯壁性（即从黏膜层至浆膜层均可累及）炎症性疾病，炎症病变可侵犯消化道的任何一个部位，呈节段性与非对称性分布，最典型的病变部位在回肠、结肠及肛周部位。

一、溃疡性结肠炎

溃疡性结肠炎（UC）是一种原因尚不清楚的慢性非特异性结肠炎症，病变主要累及结肠黏膜和黏膜下层，大多从远端结肠开始，逆行向近段发展，可累及全结肠甚至末端回肠，呈连续性分布。

【诊断标准】

1. 临床表现

大多数患儿为慢性发病，10% 患儿可急性发作，经治疗症状缓解后可反复再发。

（1）腹泻　病初为稀便，进行性加重排黏液血便和脓液。急性发病者开始即为血便伴腹痛、呕吐、发热及其他中毒症状。

（2）营养障碍及生长发育延迟　患儿由于长期腹泻、便血、食欲缺乏、精神萎靡，久之即出现体重减轻、低蛋白血症、贫血、脱水和电解质紊乱，重症病例亦可伴有生长发育障碍、青春发育延迟，部分患儿伴有精神、心理及情绪异常。

（3）肠外表现　包括皮肤黏膜表现（如口腔溃疡、结节性红斑和坏疽性脓皮病）、关节损害（如外周关节炎、脊柱关节炎等）、眼部病变（如虹膜炎、巩膜炎、葡萄膜炎等）、肝胆疾病（如脂肪肝、原发性硬化性胆管炎、胆石症等）、血栓栓塞性疾病及淀粉样变性等。

（4）并发症　包括中毒性巨结肠、肠穿孔、下消化道大出血、肛周感染、肛瘘、上皮内瘤变以及癌变。

2. 辅助检查

（1）结肠镜检查　结肠镜检查并活检是 UC 诊断的主要依据。结肠镜下 UC 病变多从直肠开始，呈连续性、弥漫性分布，表现为：①黏膜血管纹理模糊、紊乱或消失、充血、水肿、质脆、自发性或接触性出血和脓性分泌物附着，亦常见黏膜粗糙，呈细颗粒状；②病变明显处可见弥漫性、多发性糜烂或溃疡；③可见结肠袋变浅、变钝或消失以及假息肉、黏膜桥等。

内镜下黏膜染色技术能提高内镜对黏膜病变的识别能力，结合放大内镜技术通过对黏膜微细结构的观察和病变特征的判别，有助于 UC 的诊断。

（2）黏膜活检组织学检查　应多段、多点取材。组织学上可见以下主要改变。活动期：①固有膜内弥漫性、急性、慢性炎性细胞浸润，包括中性粒细胞、淋巴细胞、浆细胞、嗜酸粒细胞等，尤其是上皮细胞间有中性粒细胞浸润和隐窝炎，乃至形成隐窝脓肿；②隐窝结构改变，包括隐窝大小、形态不规则、排列紊乱、杯状细胞减少等；③可见黏膜表面糜烂、浅溃疡形成和肉芽组织增生。缓解期：①黏膜糜烂或溃疡愈合；②固有膜内中性粒细胞浸润减少或消失，慢性炎性细胞浸润减少；③隐窝结构改变，包括隐窝减少、萎缩，可见 Paneth 细胞化生（结肠脾曲以远）。

UC 活检标本的病理诊断：活检病变符合上述活动期或缓解期改变，结合临床，可报告符合 UC 病理改变，宜注明为活动期或缓解期；如有隐窝上皮异型增生（上皮内瘤变）或癌变，应予注明。

（3）手术切除标本病理检查　大体和组织学改变见上述 UC 的特点。

（4）其他检查　结肠镜检查可以取代钡剂灌肠检查，无条件行结肠镜检查的单位可行钡剂灌肠检查。检查所见的主要改变为：①黏膜粗乱和（或）颗粒样改变；②肠管边缘呈锯齿状或毛刺样改变，肠壁有多发性小充盈缺损；③肠管短缩，袋囊消失呈铅管样。结肠镜检查遇肠腔狭窄镜端无法通过时，可应用钡剂灌肠检查、CT 或 MRI 结肠显像显示结肠镜检查未及部位。

诊断要点：在排除其他疾病基础上，可按下列要点诊断：①具有上述典型临床表现者为临床疑诊，安排进一步检查；②同时具备上述结肠镜和（或）放射影像学特征者，可临床拟诊；③如再具备上述黏膜活检和（或）手术切除标本组织病理学特征者，可以确诊；④初发病例如临床表现、结肠镜以及活检组织学改变不典型者，暂不确诊 UC，应予随访。

3. 疾病评估

UC 诊断成立后，需进行疾病评估，以利于全面估计病情和预后，制订治疗方案。

（1）临床类型　可简单分为初发型和慢性复发型。初发型指无既往病史而首次发作。慢性复发型指临床缓解期再次出现症状，临床上最常见。以往所称之暴发型结肠炎，因概念不统一而易造成认识的混乱，将其归入重度 UC 中。

（2）病变范围　推荐采用蒙特利尔分型（表 3-1）。

表 3-1　UC 病变范围的蒙特利尔分型

分型	分布	结肠镜下所见炎症病变累及的最大范围
E_1	直肠	局限于直肠，未达乙状结肠
E_2	左半结肠	累及左半结肠（脾曲以远）
E_3	广泛结肠	广泛病变累及脾曲以近乃至全结肠

（3）疾病活动性的严重程度　UC 病情分为活动期和缓解期，依据儿童溃疡性结肠炎活动指数（PUCAI）进行评定。PUCAI 总评分 <10 为未发病；10～34 为轻度活动；35～64 为中度活动；≥65 为严重活动（表 3－2）。

表 3－2　儿童溃疡性结肠炎活动指数（PUCAI）

项　　目	评分	项　　目	评分
腹痛		24 小时内大便次数	
无	0	0～2	0
腹痛可忽略	5	3～5	5
腹痛无法忽略	10	6～8	10
		>8	15
便血		患儿是否因为需夜间排便而被迫起夜	
无	0	否	0
量小，仅 50% 次数的大便中带血	10	是	10
量小，但大多数的大便次数中带血	20	活动受限情况	
量大，而且大于大便容量的 50%	30	无活动受限	0
大便性状		偶尔活动受限	5
成形	0	严重的活动受限	10
部分成形	5	PUCAI 总评分 分值（0～85）	
完全不成形	10	疾病活动度：<10：未发病；10～34：轻度活动；35～64：中度活动；≥65：严重活动	

注：Reprinted with permission from Elsevier（Gastroenterology，2007，133：423－432）。

4. 诊断步骤

临床怀疑 UC 时，推荐以下逐级诊断步骤。

（1）强调粪便常规检查和培养不少于 3 次。根据流行病学特点，进行排除阿米巴肠病、细菌性痢疾、肠结核和血吸虫病等的相关检查。

（2）实验室检查　常规检查包括血常规、血清白蛋白、电解质、ESR 和 CRP 等。血钙、25－羟基维生素 D_3［25－（OH）D_3］、叶酸、维生素 B_{12}（VB_{12}）水平测定有助于营养状态的评估，有条件的单位可行粪便钙卫蛋白和血清乳铁蛋白等检查作为辅助指标。

（3）结肠镜检查并活检　是建立诊断的关键。结肠镜检查遇肠腔狭窄镜端无法通过时，可应用钡剂灌肠检查、CT 或 MRI 结肠显像显示结肠镜检查未及部位。

（4）下列情况考虑行小肠检查　病变不累及直肠（未经药物治疗者）、倒灌性回肠炎（盲肠至回肠末端的连续性炎症）以及其他难以与 CD 鉴别的情况。小肠检查方法详见 CD 诊断部分。左半结肠炎伴阑尾开口炎症改变或盲肠红斑改变在 UC 常见，因此一般无须进一步行小肠检查。

（5）重度活动期患儿检查的特殊性　以常规腹部 X 线平片了解结肠情况，缓行全结肠检查，以策安全；为诊断及鉴别诊断，可行不做常规肠道准备的直肠、乙状结肠有限检查和活检，操作应轻柔，少注气；为了解有无合并艰难梭菌和（或）CMV 感染，可行有关检查。

【鉴别诊断】

（1）急性感染性肠炎 各种细菌感染，如志贺菌、空肠弯曲杆菌、沙门菌、产气单胞菌、大肠埃希菌和耶尔森菌等。常有流行病学特点（如不洁食物史或疫区接触史），急性起病常伴发热和腹痛，具有自限性（病程一般数天至1周，不超过6周），抗菌药物治疗有效，粪便检出病原体可确诊。

（2）阿米巴肠病 有流行病学特征，果酱样大便，结肠镜下见溃疡较深、边缘潜行，间以外观正常的黏膜，确诊有赖于粪便或组织中找到病原体，非流行区患儿血清阿米巴抗体阳性有助诊断。高度疑诊病例抗阿米巴治疗有效。

（3）肠道血吸虫病 有疫水接触史，常有肝、脾大。确诊有赖粪便检查见血吸虫卵或孵化毛蚴阳性。急性期结肠镜下可见直肠、乙状结肠黏膜黄褐色颗粒，活检黏膜压片或组织病理学检查见血吸虫卵。免疫学检查有助鉴别。

（4）其他 肠结核、真菌性肠炎、抗菌药物相关性肠炎（包括假膜性肠炎）、缺血性结肠炎、放射性肠炎、嗜酸粒细胞性胃肠炎、过敏性紫癜、胶原性结肠炎、贝赫切特综合征、结肠息肉病、结肠憩室炎以及人类免疫缺陷病毒（HIV）感染合并的结肠病变应与本病鉴别。还需注意，结肠镜检查发现的直肠轻度炎症改变，如不符合UC的其他诊断要点，常为非特异性，应认真寻找病因，观察病情变化。

（5）UC合并艰难梭菌或巨细胞病毒（CMV）感染 重度UC或在免疫抑制剂维持治疗病情处于缓解期患儿出现难以解释的症状恶化时，应考虑到合并艰难梭菌或CMV感染的可能。确诊艰难梭菌感染可行粪便艰难梭菌毒素试验（酶联免疫测定Toxin A/B）；确诊CMV感染可行结肠镜下活检HE染色找巨细胞包涵体、免疫组化染色和血CMV-DNA定量。

（6）UC与CD鉴别 详见CD鉴别诊断部分。

【治疗原则】

1. 治疗目标

诱导并维持临床缓解以及黏膜愈合，防治并发症，改善患儿生活质量。

2. 活动期的治疗

（1）轻度UC

①氨基水杨酸制剂 是治疗轻度UC的主要药物。包括传统的柳氮磺胺吡啶（SASP）和其他各种不同类型的5-氨基水杨酸（5-ASA）制剂。柳氮磺胺吡啶50~75mg/(kg·d)，分2次或3次口服，一般总量不超过4g/d；美沙拉嗪40~80mg/(kg·d)，一般总量不超过3~4g/d，亦有用到4.8g/d的报道；SASP疗效与其他5-ASA制剂相似，但不良反应远较5-ASA制剂多见。

②对氨基水杨酸制剂治疗无效者，特别是病变较广泛者，可改用口服全身作用激素。

（2）中度UC

①氨基水杨酸制剂 仍是主要药物，用法同前。

②激素 足量氨基水杨酸制剂治疗后（一般2~4周）症状控制不佳者，尤其是病变较广泛者，应及时改用激素。按泼尼松（或等效）0.75~1mg/(kg·d)给药（最大40mg/d），每日一次。如果效果不满意，剂量可增加至1.5mg/(kg·d)（最大60mg/d），

症状缓解后开始逐渐缓慢减量至停药，注意快速减量会导致早期复发。

③硫嘌呤类药物　包括硫唑嘌呤（AZA）和巯嘌呤（MP），适用于激素无效或依赖者。AZA 欧美推荐的目标剂量为 1.5～2.5mg/（kg·d），一般认为亚裔人种剂量宜偏低如 1mg/（kg·d）。巯嘌呤剂量为 1.0～1.5mg/（kg·d），注意氨基水杨酸制剂会增加硫嘌呤类药物骨髓抑制的毒性。

④英夫利西单抗（IFX）　当激素和上述免疫抑制剂治疗无效或激素依赖或不能耐受上述药物治疗时，可考虑 IFX 治疗。详见 CD 治疗部分。

远段结肠炎的治疗：对病变局限在直肠或直肠乙状结肠者，强调局部用药（病变局限在直肠用栓剂、局限在直肠乙状结肠用灌肠剂），口服与局部用药联合应用疗效更佳。轻度远段结肠炎可视情况单独局部用药或口服与局部联合用药；中度远段结肠炎应口服与局部联合用药；对病变广泛者口服与局部用药联合应用亦可提高疗效。局部用药有美沙拉嗪栓剂，每次 10～20mg/kg（成人 0.5～1g/次），1～2 次/d；美沙拉嗪灌肠剂，每次 25mg/kg（成人 1～2g/次），1～2 次/天；激素如氢化可的松琥珀酸钠盐（禁用酒石酸制剂）每晚 2～4mg/kg（成人每晚 100～200mg）；成人用布地奈德泡沫剂 2mg/次，1～2 次/天，适用于病变局限在直肠者，该药激素的全身不良反应少。据报道不少中药灌肠剂如锡类散亦有效，可试用。

（3）重度 UC

①一般治疗　补液、补充电解质，防治水、电解质、酸碱平衡紊乱，特别是注意补钾。大量便血、血红蛋白过低者适当输注红细胞；病情严重者暂禁食，予胃肠外营养；忌用止泻剂、抗胆碱能药物、阿片制剂和 NSAIDs 等，以避免诱发结肠扩张；对中毒症状明显者可考虑静脉用广谱抗菌药物。

②静脉用激素　为首选治疗。甲泼尼龙每天 1～2mg/kg（成人 40～60mg/d）或氢化可的松 8～10mg/kg（成人 300～400mg/d），剂量加大不会增加疗效。

③需要转换治疗的判断以及转换治疗方案的选择

a. 需要转换治疗的判断　在静脉用足量激素治疗约 5 天仍然无效，应转换治疗方案。所谓"无效"除观察排便频率和血便量外，宜参考全身状况、腹部体检和血清炎症指标进行判断。

b. 转换治疗方案的选择　两大选择，一是转换药物的所谓"拯救"治疗，依然无效才手术治疗；二是立即手术治疗。环孢素（CsA）：2～4mg/（kg·d）静脉滴注。该药起效快，短期有效率可达 60%～80%，可有效减少急诊手术率。使用期间需定期监测血药浓度，严密监测不良反应。待症状缓解，改为口服（不超过 6 个月），逐渐过渡到硫嘌呤类药物维持治疗；4～7 天治疗无效者，应及时转手术治疗。IFX：近年国外一项安慰剂对照研究提示 IFX 作为"拯救"治疗有效。他克莫司：据报道口服他克莫司 0.2mg/（kg·d），2 次/天，治疗重度 UC 或克罗恩病结肠炎与静脉环孢素的疗效可能相当。对中毒性巨结肠患儿一般宜早期实施手术，其他视具体情况决定。

3. 缓解期的维持治疗

除轻度初发病例、很少复发且复发时为轻度易于控制者外，均应接受维持治疗。

（1）维持治疗的药物　激素不能作为维持治疗药物。维持治疗药物的选择视诱导缓解时用药情况而定。

①氨基水杨酸制剂 由氨基水杨酸制剂或激素诱导缓解后以氨基水杨酸制剂维持，用原诱导缓解剂量的全量或半量，如用 SASP 维持，剂量一般为 2~3g/d，并应补充叶酸。远段结肠炎以美沙拉嗪局部用药为主（直肠炎用栓剂每晚 1 次，直肠乙状结肠炎用灌肠剂隔天至数天 1 次），联合口服氨基水杨酸制剂效果更好。

②硫嘌呤类药物 用于激素依赖者、氨基水杨酸制剂不耐受者。剂量与诱导缓解时相同。

③IFX 以 IFX 诱导缓解后继续 IFX 维持，用法参考 CD 治疗。

④其他 肠道益生菌和中药治疗维持缓解的作用尚有待进一步研究。白细胞洗涤技术日本有成功报道，国内尚未开展。

（2）维持治疗的疗程 氨基水杨酸制剂维持治疗的疗程为 3~5 年或更长。对硫嘌呤类药物以及 IFX 维持治疗的疗程未达成共识，视患儿具体情况而定。

4. 外科手术治疗

（1）绝对指征 大出血、穿孔、癌变以及高度疑为癌变。

（2）相对指征 ①积极内科治疗无效的重度 UC，合并中毒性巨结肠内科治疗无效者宜更早行外科干预；②内科治疗疗效不佳和（或）药物不良反应已严重影响生活质量者，可考虑外科手术。

【预后】

病因不明又无特效治疗方法，病程较长，有多次缓解和复发，故不易彻底治愈。轻型病例经对症治疗后病情可长期缓解，严重者预后较差。

二、克罗恩病

克罗恩病（CD）为一种慢性肉芽肿炎症，病变呈穿壁性炎症，多为节段性、非对称分布，可累及胃肠道各部位，以末段回肠和附近结肠为主，临床主要表现腹痛、腹泻、瘘管和肛门病变。1932 年，由 Crohn 首次用局限性回肠炎报告。因病变在肠管一段或多段形成局限性肉芽肿，故又称肉芽肿性肠炎。

【诊断标准】

CD 缺乏诊断的金标准，诊断需结合临床、内镜、影像学和组织病理学表现进行综合分析并随访观察。

1. 临床表现

Crohn 病临床表现呈多样化，包括消化道表现、全身表现、肠外表现以及并发症。与成人 CD 不同的是，儿童 CD 往往先出现食欲缺乏、发热、营养不良、贫血、体重不增或减轻、低蛋白血症和发育迟缓等全身症状或肠外症状，甚至可以比消化道症状早出现数月或数年，其程度与病变的部位、范围、病程、营养吸收障碍和丢失程度有关。

（1）消化道症状 以阵发性腹痛、腹泻为主，可有黏液和血便，可伴腹部肿块。

（2）全身表现 主要为体重减轻、食欲缺乏、发热、营养不良、贫血、低蛋白血症和生长发育迟缓等。

（3）肠外表现 与 UC 相似。

（4）并发症 常见瘘管、腹腔脓肿、肠狭窄和梗阻、肛周病变（肛周脓肿、肛周瘘管、皮赘、肛裂等），消化道大出血、急性穿孔较少见，病程长者可发生癌变。

2. 辅助检查

（1）内镜检查

①结肠镜检查　结肠镜检查和活检应列为 CD 诊断的常规首选检查，镜检应达末端回肠。镜下一般表现为节段性、非对称性的各种黏膜炎症，其中具有特征性的表现为非连续性病变、纵行溃疡和卵石样外观。

②肠胶囊内镜检查（SBCE）　主要适用于疑诊 CD 但结肠镜和小肠放射影像学检查阴性者。

③小肠镜检查　目前我国常用的是气囊辅助式小肠镜（BAE），该检查可直视观察病变、取活检和进行内镜下治疗。BAE 主要适用于其他检查（如 SBCE 或放射影像学）发现小肠病变或尽管上述检查阴性而临床高度怀疑小肠病变需进行确认和鉴别者，或已确诊 CD 需 BAE 检查以指导治疗者。

④胃镜检查　少部分 CD 病变可累及食管、胃和十二指肠，但一般很少单独累及。原则上胃镜检查应列为 CD 的检查常规，尤其是有上消化道症状者。

（2）影像学检查

①CT 或 MR 肠道显像（CTE/MRE）　可反映肠壁的炎症改变、病变分布的部位和范围、狭窄的存在及其可能的性质（如炎症活动性或纤维性狭窄）以及肠腔外并发症（如瘘管形成、腹腔脓肿或蜂窝织炎）等。活动期 CD 典型的 CTE 表现为肠壁明显增厚（成人的肠壁增厚 >4mm）；肠黏膜明显强化伴有肠壁分层改变，黏膜内环和浆膜外环明显强化，呈"靶征"或"双晕征"；肠系膜血管增多、扩张、扭曲，呈"木梳征"；相应系膜脂肪密度增高、模糊；肠系膜淋巴结肿大等。CTE 与 MRE 评估小肠炎性病变的精确性相似，后者较费时，设备和技术要求较高，但无放射线暴露之虑。CT 或 MR 肠道造影可更好地扩张小肠，尤其是近端小肠，可能更有利于高位 CD 病变的诊断。盆腔 MRI 有助于确定肛周病变的位置和范围，了解瘘管类型及其与周围组织的解剖关系。

②钡剂灌肠和小肠钡剂造影　钡剂灌肠对肠腔狭窄无法行肠镜者具有诊断价值。小肠钡剂造影一般用于无法行 CTE 或 MRE 检查者。该检查对肠狭窄的动态观察可与 CTE/MRE 互补。X 线所见为多发性、跳跃性病变，病变处见裂隙状溃疡、卵石样改变、假息肉、肠腔狭窄、僵硬，可见瘘管。

③腹部超声检查　对发现瘘管、脓肿和炎性包块具有一定价值。

（3）组织病理学检查

①手术切除标本　沿纵轴切开（肠系膜对侧缘）手术切除的肠管，连同周围淋巴结一起行组织病理学检查。大体表现包括：节段性或局灶性病变；融合的线性溃疡；卵石样外观、瘘管形成；肠系膜脂肪包绕病灶；肠壁增厚、肠腔狭窄等特征。

②组织病理学改变　固有膜炎性细胞呈局灶性不连续浸润，呈节段性、透壁性炎症；裂隙状溃疡；阿弗他溃疡；隐窝结构异常，腺体增生，个别可见隐窝脓肿；非干酪样坏死性肉芽肿，见于黏膜内、黏膜下，手术标本还可见于肌层甚至肠系膜淋巴结；以淋巴细胞和浆细胞为主的慢性炎性细胞浸润，以固有膜底部和黏膜下层为重，常见淋巴滤泡形成，手术标本可见透壁性散在分布的淋巴样细胞增生；黏膜下淋巴管扩张，晚期黏膜下层增宽或出现黏膜与肌层融合（多见于手术标本）；神经节细胞增生和（或）神经节周围炎。

在排除其他疾病基础上，可按下列要点诊断：①具备上述临床表现者可临床疑诊，进一步检查；②同时具备上述结肠镜或小肠镜（病变局限在小肠者）特征以及影像学特征者，可临床拟诊；③如再加上活检组织病理学检查提示 CD 的特征性改变且能排除肠结核者，可做出临床诊断；④如有手术切除标本组织病理学改变，可病理确诊；⑤对无病理确诊的初诊病例，随访 6~12 个月以上，根据对治疗的反应和病情变化判断，符合 CD 自然病程者，可做出临床确诊。⑥如与肠结核混淆不清但倾向于肠结核者，应按肠结核进行诊断性治疗 8~12 周，再行鉴别。

世界卫生组织（WHO）曾提出 6 个诊断要点的 CD 诊断标准（表 3-3），可供参考。

表 3-3　WHO 推荐的 CD 诊断标准

项目	临床	放射影像学	内镜	活检	手术标本
①连续性或节段性改变		+	+		+
②石样外观或纵行溃疡		+	+		+
③壁性炎性反应改变	+（腹块）	+（狭窄）[a]	+（狭窄）		+
④干酪样肉芽肿				+	+
⑤裂沟、瘘管	+	+			+
⑥肛周病变	+			+	+

注：具有①②③者为疑诊，再加上④⑤⑥三者之一可确诊；具备第④项者，只要加上①②③三者之二亦可确诊；应用现代技术 CTE 或 MRE 检查多可清楚显示全壁炎而不必仅局限于发现狭窄。

3. 疾病评估

（1）临床类型　推荐按蒙特利尔 CD 表型分类法进行分型（表 3-4）。

表 3-4　CD 的蒙特利尔分型

确诊年龄（A）	A_1	≤16 岁	
	A_2	17~40 岁	
	A_3	>40 岁	
病变部位（L）	L_1	回肠末端	$L_1 + L_4$[b]
	L_2	结肠	$L_2 + L_4$[b]
	L_3	回结肠	$L_3 + L_4$[b]
	L_4	上消化道	
疾病行为（B）	B_1[a]	非狭窄，非穿透	B_{1p}[c]
	B_2	狭窄	B_{2p}[c]
	B_3	穿透	B_{3p}[c]

注：a. 随着时间推移 B_1 可发展为 B_2 或 B_3；b. L_4 可与 L_1、L_2、L_3 同时存在；c. p 为肛周病变，可与 B_1、B_2、B_3 同时存在。

（2）疾病活动性的严重程度　临床上根据儿童克罗恩病活动指数（PCDAI）评估疾病活动性的严重程度以及进行疗效评价（表 3-5）。分为不活动、轻度、中/重度。活动指数 0~10 分：不活动；活动指数 11~30 分：轻度；活动指数 ≥31 分：中/重度。

表 3－5　儿童克罗恩病活动指数（PCDAI）

项　目	评分	项　目	评分
腹痛		压痛、肌卫、明确的肿块	10
无	0	肛旁疾病	
轻度、不影响日常生活	5	无或无症状皮赘	0
中/重度、夜间加重、影响日常生活	10	1～2 个无痛性瘘管、无窦道、无压痛	5
每日便次		活动性瘘管、窦道、压痛、脓肿	10
0～1 次稀便，无血便	0	肠外疾病[c]	
1～2 次带少许血的糊状便或 2～5 次水样便	5	无	0
6 次以上水样便或肉眼血便或夜间腹泻	10	1 个表现	5
一般情况		≥2 个表现	10
好，活动不受限	0	血细胞比容（%）	
稍差，偶尔活动受限	5	男、女（<10 岁）≥33；女（10～19 岁）≥34；男（11～15 岁）≥35；男（>15～19 岁）≥37	0
非常差，活动受限	10		
体重		男、女（<10 岁）为 28～32；女（10～19 岁）29～33；男（11～15 岁）30～34；男（>15～19 岁）32～36	5
体重增长	0		
体重较正常轻≤10%	5		
体重较正常轻≥10%	10	男、女（<10 岁）<28；女（10～19 岁）<29；男（11～15 岁）<30；男（>15～19 岁）<32	10
身高[a]（诊断时）或身高速率[b]			
身高下降 1 个百分位等级内或身高生长速率在 -1 个标准差之内	0		
身高下降 1～2 个百分位等级或身高生长速率在 -1～-2 个标准差	5	血沉（mm/h）	
		<20	0
身高下降 2 个百分位等级以上或身高生长速率在 -2 个标准差以下	10	20～50	5
		>50	10
腹部		白蛋白（g/L）	
		>35	0
无压痛无肿块	0	25～35	5
压痛或者无压痛肿块	5	<25	10

注：a. 百分位数法评价身高的方法常分为第 3、10、25、50、75、90、97 百分位数，即 7 个百分位等级，如"10→25→50"为上升 2 个百分位等级；b. 以 cm/年表示，需要超过 6～12 个月的测量方可得到可靠的身高速率，与正常相比标准差；c. 1 周内超过 3 天体温 >38.5℃、关节炎、葡萄膜炎、皮肤结节性红斑或皮肤坏疽。

【鉴别诊断】

与 CD 鉴别最困难的疾病是肠结核，与肠道贝赫切特综合征系统表现不典型者鉴别亦相当困难，其他需与感染性肠炎（如 HIV 相关肠炎、血吸虫病、阿米巴肠病、耶尔森菌、空肠弯曲杆菌、艰难梭菌、CMV 等感染）、缺血性结肠炎、放射性肠炎、药物性肠病（如 NSAIDs）、嗜酸粒细胞性肠炎、以肠道病变为突出表现的风湿性疾病（如系统性红斑狼疮、原发性血管炎等）以及肠道淋巴瘤等鉴别。

（1）肠结核　肠结核与回结肠型 CD 的临床表现、结肠镜下所见以及活检所见常无特征性区别，而干酪样坏死性肉芽肿在活检中的检出率又很低，因此，要结合临床综合分析。

下列表现倾向 CD 诊断：肛周病变（尤其是肛瘘、肛周脓肿），并发瘘管、腹腔脓肿，疑为 CD 的肠外表现（如反复发作口腔溃疡、皮肤结节性红斑等）；结肠镜下见典型的纵行溃疡、典型的卵石样外观、病变累及≥4 个肠段、病变累及直肠肛管。

下列表现倾向肠结核诊断：伴活动性肺结核，结核菌素试验强阳性；结肠镜下见典型的环行溃疡、回盲瓣口固定开放；活检见肉芽肿分布在黏膜固有层且数目多、直径大（长径 > 400μm），特别是有融合，抗酸染色阳性。其他检查：活检组织结核分枝杆菌 DNA 检测阳性有助肠结核诊断；IFN – γ 释放试验阴性有助排除肠结核；CT 检查见腹腔肿大淋巴结坏死有助肠结核诊断。

（2）肠贝赫切特综合征　贝赫切特综合征以口腔黏膜、生殖器溃疡，眼炎及皮肤损害为主要临床特征，也可以累及其他器官，合并肠道溃疡者称为肠贝赫切特综合征。肠贝赫切特综合征可累及全消化道，但以回肠和结肠病变最常见，其病理特征为炎性肉芽肿并有溃疡形成，以直径 > 3.0cm 单发溃疡较多，溃疡较深并有慢性穿透趋势。典型溃疡多位于回盲部，呈圆形、深而呈穿凿状，周围黏膜略隆起。回肠溃疡多较回盲部溃疡小而浅，常多发，黏膜向溃疡集中。主要症状为右下腹痛、腹部包块、腹泻、便血等，严重者表现为肠出血、肠麻痹、肠穿孔、瘘管形成等，*HLA – B*51 等位基因阳性对本病的诊断有较大帮助。

（3）小肠淋巴瘤　小肠淋巴瘤的部分症状与 CD 也颇为相似，如发热、体重下降、腹泻、腹痛等，影像学检查有助于鉴别诊断。小肠淋巴瘤多为肠壁弥漫性受累伴肠壁块影，而 CD 的病变往往局限于回肠，表现为肠壁的溃疡形成和肠腔狭窄。

（4）溃疡性结肠炎　UC 与 CD 的临床表现有所不同。UC 以血便为主，而 CD 患儿少见血便，以慢性腹痛为主，有时在回盲部可及一触痛、质软的炎性肿块。CD 常合并肠瘘。两者的另一主要区别在于病变的分布。UC 常由直肠开始，向近段延伸累及结肠某一部位而停止，病变呈连续性，往往仅累及结肠。而 CD 则可以累及全胃肠道的任何部位，其最常见的病变部位为回肠末段和近段结肠，病变呈节段性，病灶之间黏膜正常。内镜下表现和病理组织学检查，两者各有特点。

（5）阑尾炎　回盲部的 CD 常常容易与急性阑尾炎混淆。阑尾炎常急性起病，腹痛严重伴肌紧张，而 CD 在发病前常有一段时间的腹泻史。影像学表现可帮助鉴别。

【治疗标准】

1. 治疗目标

诱导缓解和维持缓解，防治并发症，改善生存质量。

2. 活动期的治疗

（1）一般治疗　营养支持：CD 患儿营养不良常见，注意有无铁、钙及维生素（特别是维生素 D、维生素 B_{12}）等物质的缺乏，并做相应处理。对重症患儿可予肠外或肠内营养（EN）。

（2）轻度活动期 CD 的治疗

①氨基水杨酸制剂　适用于结肠型，末端回肠型和回结肠型可使用美沙拉嗪。使用方法见 UC。

②布地奈德　病变局限在回肠末端、回盲部或 CD，按中度活动期 CD 处理。

（3）中度活动期 CD 的治疗

①激素　是治疗的首选。用法同 UC。足量应用至症状完全缓解开始逐步减量，每周减原量的 1/8 或 1/10（最多减 5mg），减至半量时每周减半量的 1/8（最多减 2.5mg）至停用，快速减量会导致早期复发。宜同时补充钙剂和维生素 D。

病变局限于回盲部者，可考虑布地奈德，但该药对中度活动期 CD 的疗效不如全身作用激素。布地奈德成人按 3mg/次、3 次/天口服，一般在 8～12 周临床缓解后改为 3mg/次、2 次/天口服。延长疗程可提高疗效，但超过 6～9 个月则再无维持作用。该药为局部作用激素，全身不良反应显著少于全身作用激素。

②免疫抑制剂　AZA 和 MP 同为硫嘌呤类药物，两药疗效相似。使用 AZA 出现不良反应的患儿转用 MP，部分患儿可以耐受。硫嘌呤类药物治疗无效或不能耐受者，可考虑换用 MTX。

AZA 治疗过程中应根据疗效和不良反应进行剂量调整。可以一开始即给予目标剂量，用药过程中再调量。也可从低剂量开始，每 4 周逐步增量，直至有效或外周血白细胞降至临界值或达到目标剂量。该方案判断药物疗效需时较长，但可能减少剂量依赖的不良反应。

MP：欧美共识意见推荐的目标剂量为每天 1～1.5mg/kg。使用方法和注意事项与 AZA 相同。

甲氨蝶呤（MTX）：用量为 15～25mg/m²，每周 1 次，完全缓解持续数月，炎症标记物正常，可以尝试减量到 10～15mg/m²，每周 1 次；开始可予皮下或肌内注射，症状减轻后可改为口服，研究报道 MTX 皮下给药，几乎与肌内注射等效；MTX 后 24 小时口服叶酸 5mg，每周 1 次，或 1mg/d，用 5 天。

激素与硫嘌呤类药物或 MTX 合用：激素无效或激素依赖时加用硫嘌呤类药物或 MTX。研究证明这类免疫抑制剂对诱导活动期 CD 缓解与激素有协同作用，但起效慢（AZA 用药 12～16 周后才达到最大疗效），因此其作用主要是在激素诱导症状缓解后，继续维持撤离激素的缓解。

③生物制剂　IFX 用于激素和上述免疫抑制剂治疗无效或激素依赖者或不能耐受上述药物治疗者以及活动性肛周瘘管病变的患儿。IFX 5mg/kg，静脉滴注，在第 0、2、6 周给予作为诱导缓解；随后每隔 8 周给予相同剂量做长程维持治疗。耐药或药物浓度低的患者可能需要 10mg/kg 的更高剂量和（或）每 4 周的更短间隔。当谷浓度超过 8～10μg/ml 并已经缓解，应考虑减少 IFX 剂量。使用 IFX 前接受激素治疗时应继续原来治疗，在取得临床完全缓解后将激素逐步减量直至停用。对原先使用免疫抑制剂无效者，不必继续合用，但对 IFX 治疗前未接受过免疫抑制剂治疗者，IFX 与 AZA 合用可提高撤离激素缓解率和黏膜愈合率。

ADA 作为诱导治疗应在基线按 2.4mg/kg（最多 160mg）给药，第 2 周 1.2mg/kg（最多 80mg），随后每隔 1 周 0.6mg/kg（最多 40mg）。另外，建议低于 40kg 的患者剂量方案为 80mg－40mg－20mg，超过 40kg 的患者剂量方案为 160mg－80mg－40mg。失效或谷浓度低的患者应考虑每周给药。

在部分有效或失效情况下，检测血清谷浓度及 IFX 和 ADA 的抗体可能有助于决定是否优化治疗或停药。

达到持续缓解的患者应继续规律抗 TNF 治疗或可以下阶梯为硫嘌呤类药物或 MTX，特别是在那些没有用过药和获得长期持续深度缓解的患者。

④其他　氨基水杨酸制剂对中度活动期 CD 疗效不明确。环丙沙星和甲硝唑仅用于有合并感染者。其他免疫抑制剂、沙利度胺、益生菌、外周血干细胞或骨髓移植等治疗 CD 的价值尚待进一步研究。对有结肠远端病变者，必要时可考虑美沙拉嗪局部治疗。

（4）重度活动期 CD 的治疗

①确定是否存在并发症　局部并发症如脓肿或肠梗阻，全身并发症如机会感染。

②全身作用激素　口服或静脉给药，剂量相当于泼尼松每天 0.75～1mg/kg。

③IFX　视情况，可在激素无效时应用，亦可一开始就应用。

④手术治疗　激素治疗无效者可考虑手术治疗。

⑤综合治疗　合并感染者予广谱抗菌药物或环丙沙星和（或）甲硝唑，视病情予输液、输血以及输白蛋白，视营养状况和进食情况予肠外或肠内营养支持。

（5）根据对病情预后估计制订治疗方案　对合并肛周病变、广泛性病变（病变累及肠段累计＞100cm）、食管胃十二指肠病变、发病年龄轻、首次发病即需要激素治疗等高危因素，不必经过"升阶治疗"阶段，治疗初始即可予激素联合免疫抑制剂（硫嘌呤类药物或 MTX）或直接予 IFX（单独应用或与 AZA 联用）。

3. 外科手术治疗手术指征

（1）CD 并发症

①肠梗阻　由纤维狭窄所致的肠梗阻视病变部位和范围行肠段切除术或狭窄成形术。短段狭窄肠管（一般＜4cm）可行内镜下球囊扩张术。炎症性狭窄引起的梗阻如药物治疗无效可考虑手术治疗。

②腹腔脓肿　先行经皮脓肿引流和抗感染，必要时再行手术处理病变肠段。

③瘘管形成　肛周瘘管处理如前述。非肛周瘘管（包括肠皮瘘和各种内瘘）的处理是一个复杂的难题，应由内外科医师密切配合进行个体化处理。

④急性穿孔　需急诊手术。

⑤大出血　内科治疗（包括内镜止血）出血无效而危及生命者，需急诊手术。

⑥癌变。

（2）内科治疗无效者。

4. 术后复发的预防

CD 肠切除术后复发率相当高。术后定期（尤其是术后第 1 年内）内镜复查有助监测复发和制订防治方案。有对照研究证实，美沙拉嗪、硫嘌呤类药物、咪唑类抗菌药物对预防内镜和临床复发有一定疗效。嘌呤类药物疗效略优于美沙拉嗪，但因其不良反应多，适用于有术后早期复发高危因素的患儿。甲硝唑长期使用患儿多不能耐受，有报道术后 3 个月内甲硝唑与 AZA 合用，继以 AZA 维持，可显著减少术后 1 年复发率。初步报道 IFX 对预防术后内镜复发有效。

（徐樨巍）

第八节　嗜酸细胞性胃肠炎

嗜酸细胞性胃肠炎（EGE）是一种以胃肠道嗜酸细胞异常浸润为特征的比较少见的胃肠道疾病，可以发生在任何年龄，伴有或不伴外周血嗜酸细胞升高。嗜酸细胞在胃肠道浸润范围广泛，从食管到直肠均可受累。

【诊断标准】

1. 临床表现

本病的消化道表现多样且无特异性，据病变部位、范围和程度不同而不同。一般以腹痛为首发症状，常伴恶心、呕吐、腹泻、便血，出现腹腔积液时多伴有腹胀，严重者可以合并肠梗阻、腹膜炎和肠穿孔。疾病多呈慢性过程，往往有周期性发作和自发性缓解的特点，可伴有全身症状，如低热、生长发育迟缓、贫血和内分泌紊乱等。

2. 分型

根据嗜酸粒细胞浸润胃肠壁的深度，分为以下三型（Klein 分型）。

（1）Ⅰ型（黏膜病变型）　最常见（50% 以上），症状类似于炎症性肠病。以腹痛、腹泻为主，因肠上皮细胞受累，由此可导致失血、吸收不良和肠道蛋白丢失等。

（2）Ⅱ型（肌层病变型）　较少见，浸润以肌层为主，表现为胃肠壁增厚、僵硬、溃疡，易并发幽门及肠管狭窄或梗阻。

（3）Ⅲ型（浆膜病变型）　较为罕见，浆膜增厚，可出现渗出性腹腔积液及腹膜炎，腹腔积液中可见到大量嗜酸细胞，常累及肠系膜淋巴结。

以上三型可单独或混合出现。

3. 实验室检查

（1）多数患者外周血嗜酸细胞增多，三种类型相比，Ⅲ型比其他两型增高的更为明显，可伴有缺铁性贫血。

（2）红细胞沉降率增快，血浆白蛋白下降，血 IgE、IgG 增高。

（3）大便潜血试验阳性。

（4）骨髓和腹腔积液中嗜酸细胞可以升高。

4. 辅助检查

（1）影像学检查　对诊断 EGE 帮助不大，但有助于发现 EGE 的并发症以及进行鉴别诊断。消化道造影可显示食管、幽门、肠道等部位的狭窄及黏膜改变，如黏膜增粗、紊乱、充盈缺损等。腹部 CT 及超声可显示非特异性肠壁增厚、腹腔积液和淋巴结肿大等。

（2）内镜检查及病理　内镜及活检病理检查有助于 EGE 确诊。内镜下可见黏膜充血、水肿、糜烂、结节和溃疡等改变，病理组织学检查见大量嗜酸细胞浸润，可累及全层或局限在某一层，最常见的是黏膜层和黏膜下层，其他病理表现包括隐窝增生、绒毛萎缩和上皮细胞坏死等。

多数学者认为胃肠道黏膜组织嗜酸细胞浸润 >20 个/高倍视野考虑诊断 EGE，但有学者则认为不同部位的诊断需依据不同的 EOS 浸润数量，建议多部位取活检以提高 EGE 的诊断率。

5. 诊断依据

（1）有腹痛、腹泻、恶心、呕吐、吸收不良等胃肠道症状。

（2）病理证实消化道有一处或多处嗜酸细胞浸润。

（3）无胃肠道以外器官嗜酸粒细胞浸润。

（4）无寄生虫感染。

【鉴别诊断】

（1）嗜酸粒细胞增多症　引起外周血嗜酸粒细胞增多的原因很多，如寄生虫感染、肿瘤、药物等因素，要注意除外。

（2）炎症性肠病　也可以出现肠黏膜嗜酸细胞增多现象，需要根据临床症状、内镜下表现和肠黏膜其他病理表现综合判断。

（3）高嗜酸粒细胞综合征　是一种严重的骨髓增生性疾病，病变范围不局限在胃肠道，常累及多系统，包括心脏、中枢神经系统、皮肤、肺、肝和肾等。

（4）其他　EGE 需要与血管炎（如结节性多动脉炎）、腹腔结核、结缔组织疾病、乳糜泻、淋巴瘤、嗜酸粒细胞性肉芽肿、胃癌、过敏性原发性结肠炎、白血病和肥大细胞增多症等疾病鉴别。

【治疗原则】

1. 饮食疗法

当检测到数量较少的食物过敏原时，回避特定过敏原即可，当检测到较多食物过敏原时，则建议要素饮食，如使用氨基酸配方；当未检测到食物过敏原时，可采取经验性饮食回避疗法，如回避牛奶、大豆、小麦、鸡蛋、花生、坚果、鱼或贝类等容易引起过敏的食物。

2. 药物治疗

（1）肾上腺皮质激素　有良好的治疗效果，可使病情缓解，多数患者用药后 1～2 周内症状改善，嗜酸细胞可明显下降至正常，复发时用药仍有效。急性期可给泼尼松片每日 0.5～1mg/kg，应用 2 周，见效后逐渐减量，维持 2～4 周。

（2）质子泵抑制剂　有助于改善症状和胃肠道病变的恢复，具体应用参见"消化性溃疡"药物治疗。

（3）硫唑嘌呤　可用于激素依赖或激素耐药的 EGE，硫唑嘌呤片 1～2.5mg/（kg·d）口服，注意观察血常规及骨髓抑制情况。

（4）其他　有文献报道色甘酸钠、酮替芬、孟鲁司特钠等可以用于激素无效或激素诱导后的维持治疗，也有文献报道英夫利西单抗对诱导难治性 EGE 的缓解具较好的疗效。

3. 内镜和手术治疗

对有梗阻、狭窄并发症的 EGE，可以考虑内镜下扩张或手术治疗，但术后易复发，因此应尽量采用保守治疗，注意术后仍需要继续内科治疗。

（沈惠青）

第九节　胆汁淤积性肝病

胆汁淤积性肝病是各种原因引起的胆汁形成、分泌和（或）胆汁排泄异常引起的肝脏病变。婴幼儿胆汁淤积性黄疸是近年来发病率逐年升高的婴幼儿疾病，大约每2500个同年龄段的新生儿中就有一例胆汁淤积性黄疸患儿，并且很难与新生儿生理性黄疸相鉴别。新生儿胆汁淤积性黄疸分为先天性胆管闭锁性黄疸和非胆管闭锁性胆汁淤积性黄疸。本综合征病因复杂，症状程度不一，预后悬殊。若能确诊病因，就不再称胆汁淤积性肝病而改为病因诊断。

【诊断标准】

1. 临床表现

起病多缓慢而隐匿。常表现为生理性黄疸消退延迟或退后又重现。

（1）大便色泽可正常，多数随病情逐渐加深，呈浅黄色或白陶土色（参见粪便比色卡）。尿色逐渐呈深黄色。

（2）程度不同的胃肠道症状　纳差、恶心、呕吐、腹胀、腹泻。

（3）黄疸轻重不一，以中、重度常见。

（4）肝脏肿大，淤胆严重时呈进行性增大，质地变硬，可有脾大。

（5）胆汁淤积时，肠内胆汁量减少或缺如，导致脂肪吸收不良及脂溶性维生素缺乏，表现为佝偻病、生长停滞和出血等。

（6）TORCH病原体及遗传代谢性疾病等除引起黄疸及肝、脾大外，可出现神经系统症状（如惊厥、肌张力下降、软瘫等）、眼病变（如白内障、视网膜病）和紫癜等，并可伴随先天畸形如先天性心脏病、小头及眼小畸形等。

（7）遗传代谢性疾病时，可有低血糖、代谢性酸中毒等相应表现。

（8）病情严重者，可发展为肝硬化或肝功能衰竭。

2. 实验室检查

（1）肝功能检查

①血清胆红素　结合和未结合胆红素均升高，常以前者升高为主。

②血清酶学检查　丙氨酸氨基转移酶（ALT）不同程度升高，谷氨酰转肽酶（GT）、碱性磷酸酶（AKP）、5′核苷酸酶（5′－NT）在有胆汁淤积时升高显著。

③胆汁酸　有胆汁淤积时明显升高。

④尿常规　尤其要注意尿胆红素、尿胆原的变化。

（2）病原学检查

①血清学检测　如检查TORCH病原体的特异性IgM抗体、肝炎病毒的血清学标志物（如HBsAg、抗HBc、抗－HAVIgM等）和EB病毒的特异性抗体（如抗VCA－IgM和IgG抗体、抗EA抗体和抗EBNA抗体）等。

②病毒分离　可收集患儿鼻咽部冲洗液、尿、粪便和脑脊液进行病毒分离。

③细菌培养　如血培养和中段尿培养以确定有无败血症和泌尿系统感染。

（3）代谢病筛查　检测血糖、半乳糖及尿中的还原物质以发现半乳糖血症、果糖不耐受症等。疑有脂类代谢性疾病时，可进行骨髓涂片检查及相应酶学检查如葡糖脑苷酯酶测定等。

3. 辅助检查

（1）影像学检查　进行肝胆 B 超、CT、MRCP 以及胆管造影可发现肝内、外胆管疾病。

（2）^{99m}锝（^{99m}Tc）放射性核素检查　用^{99m}Tc 标记各种亚氨基乙酸（IDA）衍生物肝胆闪烁显像有助于肝内、外胆管疾病的诊断。

（3）肝活检　可从组织病理改变查找病因。

（4）基因筛查。

（5）其他　低密度脂蛋白 X 测定及十二指肠液的动态观察有助于肝内胆汁淤积与肝外胆管闭锁的鉴别。肝外胆管闭锁时，前者明显升高，后者 24 小时无胆汁排出。

【鉴别诊断】

本病应注意与胆管闭锁鉴别（表 3 - 6），因后者须争取在 3 个月内进行手术治疗，否则易发展为胆汁性肝硬化。

表 3 - 6　胆管闭锁与婴儿肝内胆汁淤积性肝病的鉴别

	胆管闭锁	婴儿胆汁淤积性肝病
生理性黄疸后	黄疸持续加深	退而复现
粪便颜色	生后即白，也可黄后转白	黄后转白
出生体重	正常	胎内发病者偏低
生后食欲	正常	食欲较差
胆红素	直胆持续升高，后转双相	双相，波动
病程早期 ALT	不高	较高
甲胎蛋白	阴性，可阳性但较低	阳性，较高
超声显像	发育不良或缺如	回声均质或略增强
^{99m}Tc - IDA 显像	未见放射性物质	出现放射性物质
肝活检	胆小管增生，胆栓	巨细胞变
十二指肠液 24 小时观察	无胆汁	有胆汁，重者可无
低密度脂蛋白 X	阳性	阴性，月龄大者也可阳性
给苯巴比妥或胆酪胺后血清胆酸	无改变	可减轻

【治疗原则】

病因明确者，除病因治疗外，宜采用综合措施。病因未明者，应密切观察病情变化，尽快查找原因，避免盲目手术。

1. 一般治疗

（1）保肝退黄　可选用肌苷、腺苷蛋氨酸 30 ~ 60mg/（kg·d）、维生素 C、促肝细胞生长素（HGF）等静脉注射，必要时也可选用白蛋白每次 1g/kg 或血浆 25ml/次静脉滴注。

（2）营养及支持疗法　宜给适量糖、蛋白质和脂溶性维生素。

（3）改善肝脏微循环　川芎嗪每次 20 ~ 40mg 加入 25% 葡萄糖溶液 40ml 静脉滴注，每日 2 次。

2. 病因治疗

（1）抗病毒治疗　如对单纯疱疹病毒感染者，可用阿昔洛韦每次 5 ~ 10mg/kg 静脉滴注，每日 3 次，连用 10 ~ 14 日。对 CMV 感染者，宜选用更昔洛韦每次 7.5mg/kg 静脉滴注，q12h，持续 2 ~ 4 周，随后 10mg/kg，qd，持续 2 ~ 4 周，最后 10mg/kg，每周 3 次，持续 1 个月。

（2）抗菌药物应用　据细菌培养及药敏试验结果选用敏感的抗菌药物。

（3）其他　如半乳糖血症时，需停用奶类和奶制品，改用豆浆和蔗糖喂养。酪氨酸血症时，应给予低苯丙氨酸、酪氨酸饮食。

3. 中医中药

对改善症状有一定的效果。

（张　晶）

第十节　门静脉高压症

门静脉高压症是由于门静脉血流受阻和（或）血流量增加，使门静脉压力持续增高而引起的一组综合征。儿童门静脉高压症是指门静脉压力超过 5mmHg 或门静脉、肝静脉梯度超过 10mmHg。本病发病机制不完全清楚，可能与门静脉主干梗阻后引起门静脉血流回流障碍或门静脉系统高动力状态以及某些递质等引起门静脉压力增高有关。

根据病因可分为：肝前、肝内和肝后型。

（1）肝前型　发病率 <5%，肝功损害较轻。常见病因有门静脉血栓形成（如腹腔感染、腹部损伤、抗凝血酶 III – 缺乏等所致的高凝状态等）、先天性门静脉畸形（如门静脉闭锁、狭窄、海绵样变等）、门静脉受外在压迫（如腹腔肿瘤、胰腺炎等）导致门静脉阻塞。

（2）肝内型　先天性肝纤维化，乙、丙型病毒性肝炎肝硬化，肝豆状核变性等代谢病。

（3）肝后型　少见。如布 – 加综合征、缩窄性心包炎、右心衰竭及各种原因导致的肝静脉或下腔静脉血栓（栓塞）等。

【诊断标准】

1. 临床表现

（1）脾大及脾功能亢进症　充血性脾大是肝前型门静脉高压首发症状和体征，出生后可存在，多在婴幼儿期发现。多数患儿可出现脾功能亢进症。

（2）侧支循环形成　最主要形成食管及胃底静脉曲张，常因破裂而引起上消化道大出血（呕血），是门静脉高压最常见、最危险的临床表现。此外，还可见腹部浅静脉怒张及内痔，破裂可引起便血，但儿童罕见。

（3）患儿还可出现低蛋白血症、腹腔积液表现，部分儿童还可有胸腔积液和下肢水肿。

（4）可合并门静脉高压性胃肠血管病，包括门静脉高压性胃病（pHG）、门静脉高压性小肠病（pHI）、门静脉高压性结肠病（pHC）。

2. 辅助检查

（1）肝功能　正常或轻度异常。

（2）血液检查　有一项以上血液有形成分减少（骨髓象可见幼稚细胞增多）。

（3）X光片吞钡或胃镜检查　可见食管-胃底静脉曲张及门静脉高压性胃肠血管病。

（4）腹部B超　脾大、脾静脉增宽；肝实质无异常；多普勒超声见门静脉主干增宽，有血流量增多趋势，且门静脉主干显现不清，可见侧支循环建立。

（5）腹部CT和肝放射性核素扫描　脾大、肝脏无明显异常。

【治疗原则】

1. 内科治疗

（1）补充血容量　输新鲜血（全血或红细胞悬液）或血浆。

（2）抑酸　H_2受体拮抗剂，如西咪替丁10~15mg/（kg·d），分2~3次静脉滴注；质子泵抑制剂（PPI），如奥美拉唑0.3~0.8mg/（kg·d），静脉滴注，每天1次。

（3）止血

①局部止血　可用冰盐水100ml+去甲肾上腺素8mg经胃管注入。

②止血药　垂体后叶素0.3U/kg（最大≤20U）+5% GS 2ml/kg稀释，在15~20分钟内缓慢静脉注射，药物作用可持续45~60分钟，必要时1小时后可重复或采用持续静脉滴注，速度为每分钟0.2~0.4U/m^2，一般应用12~24小时。可与扩血管药联合使用，减少心、脑血管缺血和因肠道蠕动过快引起的腹痛等；奥曲肽每次2μg/kg+10% GS 20ml缓慢静脉注射，维持量为0.5μg/（kg·h）（最大≤0.6mg/d），可持续使用24~72小时，无效可停药；生长抑素每次5μg/kg静脉注射，维持量5μg/（kg·h）（最大≤6mg/d）至出血停止或出血停止后巩固24~48小时；云南白药0.1~0.5g，每日2次口服。

（4）血管活性药物　可选β受体阻滞剂和血管扩张剂，如普萘洛尔、硝酸甘油和可乐定等。

（5）补充凝血因子　维生素K_1及或输凝血因子。

（6）防治DIC。

（7）内镜治疗　可经胃镜下行食管-胃底曲张静脉硬化和套扎疗法。

2. 外科治疗

姑息手术：根据需要，选择不同姑息手术（如食管-胃底静脉缝扎术、食管下段横断术及脾切除术、脾-肾静脉分流术等），但如患儿肝功能差、出血量大则预后较差。

3. 预防

避免食入粗糙食物，可使用β受体阻滞剂（普萘洛尔）及血管扩张剂（硝酸甘油、可乐定）预防消化道大出血。

（张　晶）

第十一节　肝性脑病

肝性脑病是指严重肝病引起的、以代谢紊乱为基础的神经系统功能失调综合征。

【诊断标准】

1. 临床表现

（1）临床表现多种多样　主要包括神经－肌肉功能障碍、性格或精神变化、意识障碍及昏迷等神经－精神症状。根据意识障碍程度、神经系统表现及脑电图改变，将肝性脑病分为四期（表3－7）。

（2）病情严重程度和进展各异　重症中毒性肝炎的肝性脑病发生快，病情重，短期内可导致死亡；肝硬化病情进展慢，病程长，可反复发作。

（3）并发症

①出血倾向　较常见为皮肤、黏膜和眼结膜的出血点、紫癜、瘀斑，注射部位皮肤渗血，轻重不等的鼻出血，偶见咯血及血尿等。并发门静脉高压时，易致食管－胃底静脉曲张出血，致呕血、便血，可危及生命。

②颅内压增高。

③肝肾综合征　逐渐或突然出现少尿、无尿、氮质血症、酸中毒、高钾血症等肾衰竭表现。

表3－7　肝性脑病临床分期

分期	临床表现
Ⅰ期（前驱期）	轻度性格改变和行为失常。此期可出现扑翼样震颤，且常为双侧对称性，也有发生在一侧。脑电图多正常
Ⅱ期（昏迷前期）	以意识改变、睡眠障碍和行为失常为特征。定向和理解能力障碍。计算能力和书写能力障碍。此期除扑翼样震颤阳性外，脑电图出现对称性慢波，肌张力增高，踝阵挛阳性，巴氏征阳性。同时伴有运动失调
Ⅲ期（昏睡期）	以昏睡和精神错乱为主
Ⅳ期（昏迷期）	神志完全丧失，不能唤醒。浅昏迷时，对疼痛刺激有反应，压眶反射存在，扑翼样震颤无法引出。深昏迷时，各种反射消失，肌张力降低，瞳孔放大，出现惊厥。脑电图可出现棘慢波

2. 辅助检查

（1）血气分析、肝功能、凝血功能等检查。

（2）血氨测定　75%的肝性脑病血氨呈不同程度升高，但血氨升高比例与病情并不完全平行，与肝性脑病分期也无完全相关性。血氨升高也不一定出现肝性脑病。监测血氨有助于指导治疗。

（3）血浆氨基酸测定　芳香族氨基酸增高，特别是色氨酸增高，支链氨基酸减少。

（4）脑电图　脑电图异常是肝性脑病的重要体征，但不特异。在肝性脑病的Ⅱ、Ⅲ、Ⅳ期均可出现异常改变，表现为脑电波对称性减慢、振幅增高，昏迷患者可出现对称性高幅 O′波。肝性脑病早期可出现三相波，昏迷时消失。

（5）视觉诱发电位　在亚临床型肝性脑病即可出现改变，能精确地反映脑电位活动，有助于诊断。

（6）脑 CT　可用于与其他脑病变（如脑血管病等）进行鉴别诊断。

【治疗原则】

1. 去除病因

根据具体病情选择治疗措施。

2. 减少氨及肠道毒物生成及吸收，纠正氨基酸代谢紊乱

（1）饮食　限蛋白，10% GS—炒米煮汤—无蛋白半流—低蛋白半流—普通半流，按以上顺序逐渐改质、增量，约需 2 周。

（2）静脉滴注高渗葡萄糖、足量维生素　减少组织蛋白分解，促进氨与谷氨酸结合为谷氨酸胺，降低血氨。

（3）清洁肠道、减少氨生成　降低 pH（乳果糖 + 微生态制剂），禁用肥皂水等碱性液；降氨（25% 精氨酸 20～40ml + 5% GS 200～400ml，＞4 小时入或 10% 天门冬氨酸钾镁 10～20ml + 5% GS 静脉滴注或 GABA/BZ 复合受体拮抗药）。

3. 抑制肠道细菌生长

（1）口服抗菌药物　如新霉素、庆大霉素、头孢菌素和甲硝唑等。

（2）盐水或食醋保留灌肠。

4. 控制脑水肿

（1）纠正诱因　如缺氧、低血糖、低血压、低蛋白血症，钾/钠异常，高碳酸血症、内毒素血症等。

（2）限液。

（3）肾上腺皮质激素　甲泼尼龙 1～2mg/（kg·d）或地塞米松 0.3～0.5mg/（kg·d）。

（4）水疗法　20% 甘露醇每次 0.5～1g/kg，每 4～6 小时一次。

5. 促进肝细胞再生

（1）输白蛋白或血浆　可提高血浆渗透压，减轻腹腔积液、利尿。

（2）促肝细胞生长素　每天 20～100mg。

（3）葡醛内酯　50～100mg/次，1～2 次/日。

（4）补充维生素　如维生素 C，促进肝细胞再生和肝糖原合成，还应补充维生素 A、B、D、E、K。

6. 调整氨基酸代谢失衡

静脉注射支链氨基酸 50～100ml，1～2 次/日，10～14 天为一疗程。

（张　晶）

第十二节　胰腺疾病

一、急性胰腺炎

急性胰腺炎（AP）是指多种病因引起的胰酶激活，继以胰腺局部炎性反应为主要特征，伴或不伴有其他器官功能改变的疾病。儿童急性胰腺炎的病因与成人不同，多由腹部外伤、胰胆管发育畸形、感染、药物、中毒、饮食因素和遗传因素等引起。

【诊断标准】

1. 临床表现

（1）腹痛　多位于上腹部，可向背部放射，多为急性发作，呈持续性，少数无腹痛，可伴有恶心、呕吐，儿童腹痛部位、性质常无特异性，婴幼儿的症状可以很轻微，表现为易激惹。

（2）发热　常源于 SIRS、坏死胰腺组织继发细菌或真菌感染。

（3）黄疸　多见于胆源性胰腺炎。

2. 体征

（1）上腹部压痛、肌紧张、反跳痛、腹胀、肠鸣音减弱，移动性浊音（＋）。

（2）皮肤结节和瘀斑，重症患者可出现 Gery – Tuener 征或 Gullen 征。

（3）其他脏器受累后相应体征　肺、心、肾、脑、肝、皮肤等。

（4）病程 2~4 周，胰腺形成囊肿或脓肿时上腹部可扪及包块。

3. 辅助检查

（1）血清酶学检查　血清淀粉酶发病后 2~12 小时升高，48 小时达高峰，3~5 天恢复正常，血清淀粉酶活性高低与疾病严重程度不成相关性；血清脂肪酶特异性强、敏感性高，发病 4~8 小时开始升高，24 小时达峰值，持续 8~14 天。

（2）血清标志物　发病 72 小时后 CRP＞150mg/L，提示胰腺组织坏死；早期血糖可暂时性增高，持久的空腹血糖增高反应胰腺坏死严重；低钙血症与病情严重程度呈正相关，血钙＜1.75mmol/L 提示病情严重。

（3）影像学检查

①腹部 B 超　发病早期（24~48 小时）可观察到胰腺组织形态学变化，但容易受胃肠道积气影响，不建议作为确诊依据。

②磁共振胰胆管成像（MRCP）　对于胆源性胰腺炎诊断优于 CT，显示胰胆管有无扩张、狭窄以及有无结石，有助于儿童先天性胰胆管结构异常的诊断。

③CT/增强 CT　诊断急性胰腺炎的标准影像学方法，且发病 1 周左右的增强 CT 诊断价值更高，可有效区分液体积聚和坏死的范围。

4. 并发症

（1）局部并发症　包括急性液体积聚、急性坏死物积聚、胰腺假性囊肿、包裹性坏死和胰腺脓肿，其他局部并发症还包括胸腔积液、胃流出道梗阻、消化道瘘、腹腔出血、假性囊肿出血、脾静脉（门静脉）血栓形成以及坏死性结肠炎等。

（2）全身并发症　器官功能衰竭、全身感染、腹腔内高压或腹腔间隔室综合征，以及胰性脑病等。

临床上符合以下 3 项特征中的 2 项，即可诊断为急性胰腺炎。

（1）与 AP 符合的腹痛（急性、突发、持续、剧烈的上腹部疼痛，常向背部放射）。

（2）血清淀粉酶和（或）脂肪酶活性至少＞3 倍正常上限值。

（3）腹部超声、增强 CT/MRI 呈 AP 影像学改变。

分级诊断：

（1）轻度 AP（MAP）　具有急性胰腺炎的临床表现和生化改变，不伴有器官功能衰竭及局部或全身并发症。

（2）中度 AP（MSAP）　具有急性胰腺炎的临床表现和生化改变，伴有一过性器官功能衰竭（48 小时内可恢复）或有全身或局部并发症，但不存在持续性器官功能衰竭（指 48 小时内不能恢复）。

（3）重度 AP（SAP）　具有急性胰腺炎的临床表现和生化改变伴有持续的器官功

能衰竭（持续 48 小时以上、不能自行恢复的呼吸系统、心血管或肾衰竭）。

【治疗原则】

轻度 AP 一般采用禁食、胃肠减压、补液、消炎、对症止痛等治疗，多不需胰酶抑制剂；重度 AP 采用综合治疗。

1. 内科治疗

（1）监测内容　血尿便常规、凝血功能、电解质、肝肾功能、血糖、血钙、血气分析、胸片等，动态观察腹部体征和肠鸣音改变。心电监护，记录 24 小时尿量和出入量变化。

（2）营养支持　MAP 只需短期禁食，不需要肠内外营养；MSAP 和 SAP 常先行肠外营养，待胃肠动力恢复，及早实施肠内营养，放置鼻空肠喂养管，先采用短肽类制剂；逐渐过渡到整蛋白类制剂。

（3）抑制或减少胰酶的分泌

①H_2 受体拮抗剂或质子泵抑制剂　西咪替丁 10～30mg/（kg·d），最大 800mg/d；奥美拉唑 0.5～1mg/（kg·d）。

②生长抑素及其类似物　生长抑素首剂：3.5μg/kg，静脉推注；维持量：3.5μg/（kg·h），持续静脉滴注。

（4）抗菌药物应用　非胆源性 AP 不推荐预防使用抗菌药物，胆源性 MAP 或伴有感染的 MSAP 和 SAP 常规使用抗菌药物。推荐方案：碳青霉烯类；三代头孢菌素 + 抗厌氧菌药物，疗程 7～14 天。

2. 手术治疗

AP 早期阶段，除因严重的腹腔间隔综合征，均不建议外科手术治疗。在 AP 后期阶段，若合并胰腺脓肿和（或）感染，应考虑手术治疗。

二、慢性胰腺炎

慢性胰腺炎（CP）是一种由遗传、环境等因素引起的胰腺组织进行性慢性炎症性疾病，其病理特征为胰腺腺泡萎缩、破坏和间质纤维化。临床以反复发作的上腹部疼痛，胰腺内、外分泌功能不全为主要表现，可伴有胰管结石、胰腺实质钙化、胰管狭窄、胰管不规则扩张及胰腺假性囊肿形成等。

【诊断标准】

1. 临床表现

（1）腹痛　为最常见的临床症状，常为上腹部疼痛，可向腰背部放射。疼痛常较剧烈，迅速加剧并持续较长时间，随病情进展疼痛期逐渐延长，间歇期缩短，最终可全天腹痛。约 10% 的患者无腹痛症状。

（2）胰腺外分泌功能不全表现　早期可无任何临床症状，后期可出现体重减轻、营养不良、脂肪泻等。

（3）胰腺内分泌功能不全表现　可表现为糖耐量异常或糖尿病。

2. 体征

上腹部压痛，急性发作时可有腹膜刺激征；由于消化吸收功能障碍可导致消瘦、营养不良，青少年患者可影响发育；当并发巨大胰腺假性囊肿时，腹部可扪及包块；

当胰头显著纤维化或假性囊肿压迫胆总管下段时，可出现黄疸。

3. 并发症

可出现假性囊肿、胆总管狭窄、十二指肠梗阻、胰瘘、胰源性门静脉高压、胰源性胸腹腔积液、假性动脉瘤等。

4. 辅助检查

（1）胰腺外分泌功能检测　包括直接和间接试验。直接试验是评估胰腺外分泌功能最敏感、最特异的方法，但因成本高，属侵入性检查，临床应用受限。间接试验包括粪便检测、呼气试验、尿液试验和血液检测，其灵敏度和特异度相对不足，常用的检测方法有粪便弹性蛋白酶－1检测、^{13}C混合三酰甘油呼气试验，胰泌素刺激磁共振胰胆管成像，可通过十二指肠充盈程度对胰腺外分泌功能进行半定量分级评估。

（2）胰腺内分泌功能检测　口服葡萄糖耐量试验可协诊有无糖尿病，尚未诊断糖尿病的CP患者建议每年检测1次血糖。

（3）基因检测　重点对于特发性、青少年及有胰腺疾病家族史的CP患者，可行基因检测，以CP患者外周静脉血DNA为样本，针对我国CP相关基因，如 *PRSS*1、*SPINK*1、*CTRC*、*CFTR* 等进行基因测序分析。

（4）其他　急性发作期可见血清淀粉酶升高，如合并胸、腹腔积液，胸、腹腔积液中的淀粉酶含量往往明显增加。血钙、血脂、甲状旁腺激素、病毒、免疫球蛋白G4等检查有利于明确病因。

5. 影像学检查

（1）X线　部分患者可见胰腺区域钙化灶或结石影。

（2）腹部B超　根据胰腺形态、回声和胰管变化可作为CP的初筛检查。

（3）腹部CT　典型的CT表现为胰腺钙化、胰管扩张、胰腺萎缩。CT检查是显示胰腺钙化的最优方法，CT平扫检查可显示胰腺微小钙化灶。

（4）MRCP　可显示胰管扩张的程度和结石位置，并能明确部分CP的病因。

（5）内镜逆性胰胆管造影（ERCP）　是诊断CP的重要依据，可见胰管狭窄及扩张、结石，在诊断同时可进行括约肌切开或梗阻部位放置支架等治疗。

6. 胰腺病理组织检查

胰腺活组织检查方法主要包括CT或腹部超声引导下经皮胰腺穿刺、EUS－FNA及通过外科手术进行的胰腺活组织检查。CP的基本组织学改变为胰腺腺泡组织的减少和纤维化。

诊断标准：《慢性胰腺炎诊治指南》（2018年，中国医师协会胰腺病专业委员会慢性胰腺炎专业委员会）。

CP的主要诊断依据：

（1）影像学典型表现。

（2）病理学典型改变。

次要诊断依据：

（1）反复发作的上腹痛。

（2）血淀粉酶异常。

（3）胰腺外分泌功能不全表现。

（4）胰腺内分泌功能不全表现。

（5）基因检测发现明确致病基因。

（6）大量饮酒史。

主要诊断依据满足 1 项即可确诊；影像学或组织学呈现不典型表现，同时次要诊断依据至少满足 2 项亦可确诊。

【治疗原则】

治疗目的是减轻症状，减少并发症。

1. 一般治疗

避免过量高脂、高蛋白饮食。

2. 内科治疗

（1）急性发作期的治疗　治疗原则同急性胰腺炎。

（2）胰腺外分泌功能不全的治疗　应用外源性胰酶制剂替代治疗并辅助饮食疗法，疗效不佳时可加用质子泵抑制剂、H_2 受体阻滞剂等抑酸药物。长期脂肪泻患者，应注意补充脂溶性维生素及维生素 B_{12}、叶酸，适当补充各种微量元素。

（3）糖尿病　改善生活方式，合理饮食；口服降糖药，如控制不满意，再用胰岛素。

（4）疼痛治疗　非镇痛药物包括胰酶制剂、抗氧化剂等对缓解疼痛可有一定效果。注意去除病因（如禁酒、解除梗阻、降血脂等），轻度腹痛可口服镇痛药（ASP 等非甾体药），而顽固持续性腹痛可应用吗啡、可待因等，但应避免长期使用，以防成瘾性。

3. 内镜介入治疗

青少年 CP 患者多以腹痛起病，糖尿病、脂肪泻、胆管狭窄等相关并发症发生率低。内镜治疗（ERCP、ESWL）可有效缓解腹痛，减少胰腺炎的发生，内镜治疗青少年 CP 安全有效。

4. 外科治疗

手术指征为保守治疗或内镜微创治疗不能缓解的顽固性疼痛；并发胆管梗阻、十二指肠梗阻、胰腺假性囊肿、胰源性门静脉高压伴出血、胰瘘、胰源性腹腔积液及假性动脉瘤等。不适于内科及介入治疗或治疗无效者以及多次内镜微创治疗失败者。

（于飞鸿）

第十三节　功能性消化不良

功能性消化不良（FD）是一组表现为反复发作的与进食相关的消化系统综合征，患儿常主诉上腹部或胸骨后不适、疼痛和上腹胀症状，并可伴有早饱、食欲不振、恶心或呕吐，但应用胃镜、上消化道造影、腹部 B 超和各种化验检查，除可能有轻度胃炎外，常无异常所见。多见于 4 岁以上儿童，患病率与不同的国家地区、年龄、性别以及采用的诊断标准有关。目前认为，FD 是一种多种致病因素综合作用于不同环节而导致上胃肠动力、感觉异常的功能性胃肠病，不同个体可能存在相对不同的病因和机制，根据临床表现分为餐后不适综合征和上腹痛综合征。

【诊断标准】

1. 临床表现

主要包括上腹痛（脐到剑突下范围）、上腹不适、腹胀、早饱、嗳气、厌食、恶心和呕吐。症状长期反复发作，有时可自行缓解，常以某一症状为主或者多个症状叠加，有时与下腹痛、腹泻和便秘等下胃肠症状相重叠。

某些患儿可有环境、心理以及饮食不当等诱因。注重进餐和消化不良症状的关系有助于分析消化不良的病理生理基础，即是酸相关性还是动力障碍相关性消化不良，从而更有效地指导治疗。如患儿空腹时上腹不适、疼痛或腹胀，进餐后减轻，很可能与胃酸分泌不当相关。如患儿空腹时无症状，进餐后出现上腹部不适、疼痛、早饱和上腹胀等症状或空腹时有症状而餐后加重，可能与胃动力障碍相关。

应仔细询问病史尤其是预警症状：消瘦、贫血、夜间疼醒、持续呕吐、体重下降等，除外导致消化不良症状的器质性疾病。

2. 体征

FD 是一个以症状学为基础的诊断，多无明显阳性体征，部分患儿可有上腹部轻压痛，体检时应注意观察有无提示器质性疾患的相关线索。

3. 辅助检查

应选择合适的检查排除器质性疾病导致的消化不良，方可考虑 FD 诊断。

（1）实验室检查 血常规、大便隐血、甲状腺功能、生化检查（肝、肾功能，电解质和血糖）以及自身抗体等，有助于排除内分泌、代谢、感染和自身免疫病。

（2）影像学检查 消化道造影检查对除外肠旋转不良、假性肠梗阻、胃十二指肠溃疡和炎性肠病等疾病有帮助，并可提示胃肠动力异常。腹部超声可除外肝胆胰腺疾病。

（3）内镜检查 可发现胃、十二指肠溃疡和糜烂性胃炎等器质性病变，并可进行 Hp 检测。内镜和病理诊断为慢性轻度黏膜炎症时并不影响 FD 诊断。对于儿童 FD，胃镜并不是必需检查。

（4）胃肠动力和感知功能检查 包括胃电图、胃肠感觉功能评价、胃排空和消化道测压检查等，可了解胃肠动力功能和内脏感知有无异常，必要时进行心理测试。

【诊断标准】

对存在消化不良症状的患儿，首先应详细询问病史和体检，酌情进行生化、影像学和内镜检查除外器质性疾病，有条件可进行胃肠动力和感知的相关检查。

目前推荐采用 2016 年 Rome Ⅳ诊断标准：诊断前 2 个月内符合以下 1 项或多项条件，且每个月至少 4 天是有症状的：①餐后饱胀；②早饱；③上腹疼痛或烧灼感，与排便无关；④经过适当评估，症状不能用其他疾病来完全解释。

FD 包括两个亚型：

（1）餐后不适综合征 餐后饱胀不适或早饱感，影响正常进食。支持诊断的症状包括上腹胀气、餐后恶心或过度打嗝。

（2）上腹痛综合征 必须包括以下所有条件：①严重上腹疼痛或烧灼感，影响日常生活；②疼痛非全腹，局限于腹部其他部位或胸肋部区域；③排便或排气后不能缓解。

（3）支持诊断的症状 ①疼痛可能为烧灼样但不包括胸骨后疼痛；②疼痛通常由

进食诱发或缓解,但也可在空腹时发生。

【鉴别诊断】

许多器质性疾病可引起消化不良症状,应予以鉴别,包括食管炎、消化性溃疡、炎性肠病、消化道肿瘤、内分泌及代谢性疾病(如糖尿病、甲状腺功能低下症)、肾脏病、感染和自身免疫病(如进行性系统性硬化)等;另外某些药物(主要为非甾体类抗炎药)也可导致消化不良症状。

儿童消化不良应警惕的预警症状有持续右上腹或左下腹疼痛、吞咽困难、持续呕吐、消化道出血、不明原因发热、体重减轻、生长迟缓、贫血、夜间腹泻(不支持肠易激综合征)、严重疼痛影响患儿睡眠、关节炎症、肛周疾病、消化性溃疡和炎性肠病家族史等。

【治疗原则】

FD 病因不清,发病机制复杂,为多因素综合作用的结果,治疗上应注意遵循个体化原则。治疗目的是:快速缓解症状,提高生活质量。

1. 一般治疗

注意去除诱因,调整生活方式,避免应用非甾体类抗炎药,纠正不良饮食习惯(咖啡、辛辣和高脂肪食物等),消除社会环境和情感因素对病情的影响。

2. 药物治疗

应首先详细询问病史,区分酸相关性还是动力障碍相关性消化不良。

(1) 酸相关性消化不良 可试用抑酸剂治疗,包括 H_2 受体拮抗剂和质子泵抑制剂。H_2 受体拮抗剂包括西咪替丁 [$20 \sim 30mg/(kg \cdot d)$,分 2 次口服]、雷尼替丁 [$5 \sim 7mg/(kg \cdot d)$,分 2 次口服] 和法莫替丁 [$0.6 \sim 1.0mg/(kg \cdot d)$,分 2 次口服];质子泵抑制剂(PPI)常用奥美拉唑 [$0.6 \sim 0.8mg/(kg \cdot d)$,每日 1 次]。

(2) 动力障碍相关性消化不良 选用促动力剂治疗。以多潘立酮最常用:每次 $0.3mg/kg$,每日 3 次,餐前 30 分钟服用。

抑酸剂和促动力剂可联合应用。对于合并 Hp 感染者可予以根除。

3. 心理干预治疗

合并精神心理障碍的患儿应加强认知和行为治疗,进行精神心理调整。必要时可予以抗焦虑、抗抑郁药物治疗。

(王国丽)

第十四节 贲门失弛缓症

贲门失弛缓症是一种食管神经 - 肌肉功能障碍性疾病,其特征是食管缺乏蠕动,下食管括约肌(LES)高压和对吞咽动作的松弛反射障碍。

【诊断标准】

1. 临床表现

(1) 症状

①吞咽困难 是最主要和最常见的症状,几乎见于所有患者,进食固体和液体时

均可出现，常诉为胸骨后停滞和受堵感，进食困难，进餐时间延长，改变体位可减轻症状。

②反流 70%患者存在，空腹可反流较多黏液，餐后加重。少许患儿可出现食管出血。误吸反流物可导致咳嗽、咳痰、喘息甚至窒息等呼吸系统表现。

③胸骨后疼痛、不适 见于30%～50%患者。由于食物在食管内潴留，常导致食管扩张和食管炎症而出现胸痛、不适。起病缓慢，患者的自觉症状并不能完全反映疾病严重程度。

（2）体征 主要为营养不良的相关表现，包括消瘦和体重下降等。

2. 辅助检查

（1）放射学检查 食管钡餐透视和摄片为首选检查方法。可显示食管体部扩张，远端明显并可伴液平面，钡柱末端逐渐变细，尖端 LES 紧闭，呈"鸟嘴"征，吞咽时松弛障碍。食管体部远端原发性蠕动性收缩消失，食物和钡剂排空推进延缓。早期、病程短的患者食管体部扩张可不明显。由于食管上段为骨骼肌，受累较轻，可保持正常形态功能。

（2）食管压力测定 正常吞咽情况下 LES 松弛率达85%以上，贲门失弛缓症患者食管压力测定的特征性表现主要为吞咽后 LES 松弛不全，可以伴有 LES 基础压力增高，但是后者并不是诊断贲门失弛缓症的必要条件。食管体部远端缺少蠕动性收缩，代之以同步无效收缩。

（3）内镜检查 可以用于排除临床表现和放射学与本病相似的疾患，尤其是继发性肿瘤浸润，同时可以观察评价食管黏膜情况。内镜下可见食管体部扩张、无张力，其内可见未消化的食物和液体。食管下端持续紧闭，推进内镜虽有阻力，但是稍用力即可通过并进入胃腔。由于食管内长期食物存留的刺激，食管黏膜可出现炎症性改变，严重者合并乳白色、豆腐渣样的白色假丝酵母菌感染，即真菌性食管炎。

（4）食管排空检查 包括核素和钡剂排空检查，可显示食管中段和下段通过时间明显延长。

【治疗原则】

目前对本病的神经损害并无彻底治疗方法。治疗目标为采用各种治疗方式，不同程度地解除 LES 松弛功能障碍，从而缓解症状、改善生活质量、纠正营养状态和防治并发症。治疗方法包括一般治疗、药物治疗、内镜下扩张术、LES 肉毒素注射、经口内镜下肌切开术和经胸腔镜、腹腔镜肌切开术，目前以内镜下扩张术和肌切开术疗效较肯定。

1. 一般治疗

去除患者精神方面诱因，注意休息，同时应注意饮食成分和进食速度，适当增加饮水量。

2. 药物治疗

对于早期、暂时不需要内镜下扩张和手术患者，可以选择对于 LES 平滑肌具有松弛作用的药物，改善食管排空，缓解症状，包括硝酸酯类和钙通道拮抗剂类。常用药物为异山梨酯和硝苯地平，应坚持每餐前用药，常见不良反应为头痛和低血压等，长期应用可出现耐受性。

3. 内镜下治疗

（1）扩张术　原理为通过探条或气囊强有力扩张 LES 区域，使局部环形肌部分破裂，起到类似手术作用，改善 LES 松弛障碍。药物无效或不能耐受患者可以考虑本疗法。常用气囊扩张术，术后症状、放射学以及食管压力测定可明显改善，较药物治疗和肉毒素局部注射疗效肯定，维持时间长，大部分患者疗效保持 1 年以上，部分可达 5 年以上，尽管住院天数、费用和并发症低于开胸肌切开术，但是远期效果不及后者。并发症包括食管胃交界处破裂穿孔（发生率 2%～6%）和出血，在严重营养不良患者更易出现，少许患者可继发反流性食管炎，因此扩张气囊压力应根据患儿情况循序渐进。气囊扩张失败后可以考虑肌切开术。年龄较小的患儿气囊扩张疗效不肯定，有学者主张尽早手术。

（2）LES 肉毒素注射　内镜下在 LES 局部多点注射肉毒杆菌毒素，对抗乙酰胆碱对 LES 的兴奋收缩作用，改善 LES 松弛功能。短期疗效显著，但是 50% 患儿 1 年内需要重复注射，才能接近气囊扩张的有效率。并发症包括皮疹、胸痛等，部分患者可出现肉毒素抗体而导致肉毒素抵抗。由于反复注射破坏 LES 结构，不利于以后进行内镜扩张术和外科手术，因此目前本疗法不作首选，仅适用于药物治疗无效且不适合做扩张术和外科手术的患者。

（3）经口内镜下肌切开术（POEM）　是一种通过隧道内镜技术进行肌切开的内镜微创新技术，2012 年开始应用于儿童，主要是经口内镜下切开食管下段黏膜，建立黏膜下"隧道"，在"隧道"下 1～2cm 处向下纵行切开环形肌至贲门下 2cm，切断环形肌，保留纵行肌，随后用金属夹关闭黏膜层切口。POEM 成功率高，近期症状缓解明显，远期疗效尚不肯定，其并发症包括黏膜层损伤、术中及术后气肿、气胸和气腹、胸腔积液、出血、感染及消化道瘘。

4. 外科手术

药物治疗和扩张术疗效欠佳者，应考虑尽早外科手术（Heller 手术）治疗，以防止营养不良影响患儿生长发育，常于内镜下气囊扩张术失败后进行，是目前疗效最好、维持时间最长的治疗方法。最常用的术式为改良 Heller 手术，经胸腔或腹腔纵行切开下端食管肌丛，直至黏膜下。该手术对切口深度和上下缘范围有严格要求，既可达到一定的切开深度和范围，又可保留 LES 区域的一定张力，这样既能缓解症状，防止复发，又可降低术后反流性食管炎的发生率。有学者主张同时采用常规胃底折反术（Nissen 术）预防术后反流。近年采用胸腔镜或腹腔镜开展微创肌切开术治疗儿童贲门失弛缓症，并发症少，疗效可靠，应用前景良好，但远期疗效尚待观察。

（王国丽）

第十五节　慢性便秘

便秘主要是指粪便干结、排便困难或不尽感以及排便次数减少，有一些患者甚至出现直肠嵌塞、大便失禁，这些症状少于 4 周称为急性便秘，多于 4 周则为慢性便秘。慢性便秘是儿童常见疾病，儿童患病率为 3%～8%，占消化门诊数量的 25%，根据病因分为器质性便秘和功能性便秘（FC），其中95%为功能性便秘，仅小部分是由于器质性疾病导致，器质性疾病包括肛门直肠畸形、手术、外伤、先天性巨结肠、脊膜膨出症、脊髓损伤、脑瘫、内分泌代谢性疾病和药物等。功能性便秘可见于各个年龄段儿童，多在婴儿期以后起病，2～4岁儿童为发病高峰，随着年龄增长有升高趋势，部分存在家族史。根据发病机制的不同，功能性便秘可以分为两个基本类型——慢传输型和出口梗阻型，同时具备两者特征则为混合型。

【诊断标准】

1. 临床表现

（1）症状

①慢传输型　大便干结、排便费力、大便次数减少和腹胀等。

②出口梗阻型　排便艰难（不一定有大便干结）、排便时间延长、便意少（直肠壁感觉阈值异常）、排便不净和肛门直肠下坠感等。

两者特点兼备，但程度上可有所侧重。部分患儿可与反酸、胃灼热、上腹胀、早饱、厌食、恶心和呕吐等上胃肠症状相重叠。

（2）体征

①慢传输型便秘　严重者可出现腹胀、下腹部粪块以及继发肛裂和出血。

②出口梗阻型便秘　直肠指诊有助于了解肛门括约肌功能，并判断大便性状及有无直肠肿块。

2. 辅助检查

（1）放射学检查　钡剂灌肠造影可鉴别先天性巨结肠症和肛门直肠畸形，并可观察结肠形态（肠腔扩张、结肠冗长等）和粪块。排粪造影能动态观察肛门直肠的解剖和功能变化。

（2）肛门直肠压力测定　对于出口梗阻型便秘意义较大，既能显示肛门括约肌有无排便生物力学的异常，又可同时了解直肠感觉功能。结合超声内镜检查更为直观可靠，气囊排出试验可反映肛门直肠对排出气囊的能力。

（3）会阴神经或肌电图检查　能分辨便秘是肌源性或是神经源性，协助判断盆底肌功能。

（4）胃肠传输试验　对判断有无慢传输型便秘有帮助，包括核素和钡条排空法。前者为金标准，但操作繁琐，多用于科研，临床少用；后者为服用不透X线标志物20根后48小时拍摄腹片，正常时90%标志物抵达直肠或已经排出体外。

（5）其他相关检查　内分泌代谢检查（甲状腺功能、血糖和血钙等）、中毒、自身抗体和感染指标应酌情选择。脊髓和脑的MRI检查可以除外神经系统病变。

Rome Ⅳ诊断标准：

对于无腹痛、腹部不适或者腹痛、腹部不适与排便不相关的儿童，必须满足以下2条或更多条，并持续1个月以上，方可诊断儿童功能性便秘（必须除外器质性疾病导致的便秘症状）。①每周排便≤2次；②有大量便潴留史；③有排粗大粪便史；④有排便疼痛和费力史；⑤直肠内存在大的粪块。

对接受过排便训练的患儿，以下条件也作为选项：①大的粪块曾堵塞厕所；②能控制排便后，每周至少一次大便失禁。

【治疗原则】

治疗目的不仅仅是通便和清除结、直肠内粪块，更主要的是去除病因，改善饮食习惯和膳食成分，恢复正常的胃肠传输排空功能，改善粪便性状，恢复正常的排便习惯。

1. 器质性便秘

首先应去除基础病因，同时配合对症治疗。脊髓神经病变导致便秘者可考虑盲肠造瘘术。

2. 功能性便秘

（1）改变生活方式

①健康教育　首先向患儿家长解释排便的生理过程和便秘的发病机制，配合医生共同加强对患儿排便生理和肠道管理的教育。

②改变膳食结构

a. 采取合理的饮食习惯　如增加食物膳食纤维素含量，膳食纤维量应在年龄 +（5~10）g/d，但对于有结肠嵌塞的患者应在恢复直肠张力之后使用。

b. 确保水分充足　每日摄入水量应不小于生理需要量。

c. 必要时减少奶量。

③行为矫正　排便训练（如厕训练）　餐后不久如厕，持续 5~10 分钟，每日 2~3 次，每天时间应基本一致。

（2）药物治疗

①去除结、直肠聚积的粪便

a. 对于轻度粪便嵌塞的患者，尤其是有排便疼痛、会阴部创伤或难以耐受灌肠的患者，可口服泻剂（聚乙二醇、番泻叶、矿物油、乳果糖、氢氧化镁等）。

b. 对于严重嵌塞的患者，优选直肠给药。

磷酸盐灌肠：为渗透性灌肠剂，2 岁以下患儿避免应用，2 岁以上患儿 6ml/kg，最大量 135ml，疗效肯定。磷酸盐灌肠在肾功能不全患儿中易发生高磷血症和低钙血症，应用时应注意患儿肾功能情况。

等渗氯化钠液灌肠：较为安全、简便，临床常用，但疗效欠佳。

其他：比沙可啶栓剂、甘油栓剂。

c. 治疗中重度直肠嵌塞最有效的方法是口服和直肠联合给药。

②防止粪便再积聚　解除嵌塞后，患者应接受口服轻泻药维持治疗，以进行排便训练、避免再次嵌塞。

a. 泻剂　聚乙二醇、番泻叶、矿物油、乳果糖和氢氧化镁等。

b. 胃肠动力药物　红霉素、多潘立酮等。

c. 益生菌。

（3）生物反馈以及心理认知行为治疗　对于出口梗阻型便秘，用力排便时出现括约肌矛盾性收缩者，可采取生物反馈治疗，改善排便时肛门括约肌、腹肌和盆底肌群活动协调性。对直肠感觉阈值异常者，应重视对排便反射的重建和调整对便意感知的训练。

（4）外科手术　手术指征为：症状严重且长期非手术治疗无效者；肛门直肠测压

基础压和肛门直肠反射异常者；直肠内超声提示肛门内括约肌增厚者。仅极少数功能性便秘患儿需行手术，目前手术方法尚不成熟，疗效亦不肯定，应严格掌握适应证，并及时对手术疗效进行预测、评估。

（王国丽）

第十六节　慢性假性肠梗阻

慢性假性肠梗阻（CIPO）是一种肠道运动功能障碍性疾病，其特点是反复发作或持续存在，具有机械性肠梗阻的症状，但无机械性梗阻的证据。CIPO可分为原发性和继发性两类。儿童大多数为原发性CIPO，其病因包括肠神经元发育不成熟、数量减少、神经节炎症或肠道肌层发育异常或肠壁间质细胞发育异常等。CIPO也可继发于许多疾病，如神经系统疾病、内分泌系统疾病、代谢性疾病、自身免疫病等。

【诊断标准】

1. 临床表现

（1）症状　起病缓慢，症状可反复发作或持续很长时间，发作期可由数天至数周、数月不等，间以缓解期，缓解期可达数月至数年。儿童CIPO的典型症状包括呕吐、腹胀、腹痛、便秘（新生儿胎便排出延迟）等。本病主要为肠梗阻症状，但肠道细菌过度生长后，患儿常便秘（部分梗阻）和腹泻交替出现。

（2）体格检查　主要为腹胀和腹部膨隆。

2. 辅助检查

（1）影像学检查　腹平片可见典型的肠梗阻征象，主要表现为肠管扩张、充气伴短小气－液平面。消化道造影检查未能发现机械性肠梗阻的证据，但消化道蠕动减弱，甚至消失，造影剂通过和排出时间显著延长。对于此类患者进行钡剂消化道造影应慎重，注意检查后及时清理肠腔钡剂，防止形成结石导致梗阻加重病情。

（2）病理检查　应尽量取得扩张段及非扩张肠段的肠壁全层活检，可以发现肠道病变的病理学特点，如肠道神经元的减少、萎缩、炎症或肠道肌层的异常分层等，有助于明确CIPO的病理类型，同时有助于排除先天性巨结肠等疾病。

（3）胃肠镜检查　可排除机械性肠梗阻，同时进行黏膜活检，帮助排除乳糜泻等疾病。

对于CIPO的诊断，首先必须存在肠梗阻的症状和相应体征，腹部平片提示肠道充气扩张，有散在短小气－液平面，同时必须排除机械性肠梗阻，方可诊断CIPO，且有条件时需明确其病理类型或发病原因。

【治疗原则】

治疗原则为促进肠蠕动，及时排出肠腔内容物，防止肠道细菌过度生长，保证营养供给及患儿的生长发育。

1. 一般治疗

患儿大多数腹胀明显，应适当禁食，严重时应进行胃肠减压，同时注意补液，维持水、电解质平衡。由于病程一般较长，且有吸收功能障碍、热量摄入不足，大多数患儿呈营养不良状态。肠内营养对于肠道动力仍有部分功能的患儿来说是首选，最好给予低渣、低脂的短肽型 EN 制剂，应缓慢、间断、多次经营养管输注；如果病变累及大部分小肠时，肠内营养很难耐受，此时肠外营养至关重要。

2. 药物治疗

消化道动力药物在 CIPO 治疗中的作用有限。多潘立酮可能对部分患者有效，红霉素可用于胃动力障碍者，新斯的明和奥曲肽的作用尚有争议。由于 CIPO 患儿肠道排空障碍，易导致肠道细菌滋生，可预防性使用 1~2 周抗菌药物。

3. 手术治疗

适应证包括：①内科治疗效果欠佳者；②腹胀等症状严重，患者不能忍受者；③病程较长而致严重营养不良者；④不能排除机械性肠梗阻者。手术方式主要有胃肠造瘘术和病变肠段切除术。目前也有小肠移植的报道，可能是治疗 CIPO 的新途径。

（于飞鸿）

第十七节　肠易激综合征

肠易激综合征（IBS）是一种功能性肠病，以腹痛、腹胀或腹部不适为主要症状，排便后症状多改善，常伴有排便习惯、频率和（或）性状的改变，缺乏临床常规检查可发现的能解释这些症状的器质性病变。

【诊断标准】

1. 临床表现

（1）腹痛　多出现在餐后、排便前或冷饮之后，便后腹痛往往可以明显缓解。

（2）腹泻或便秘　部分患儿可表现为便秘和腹泻交替出现。

（3）肠外症状　非心源性胸痛、纤维肌痛综合征、消化不良症状、腰背痛、排尿困难、头痛、乏力、多汗和潮红等。

2. 诊断依据

诊断儿童 IBS 的标准是针对 4~18 岁儿童和青少年提出的。诊断前至少 2 个月必须符合以下所有条件。①每个月至少有 4 天出现腹痛，且符合以下至少 1 项：a. 与排便相关；b. 发作时伴有排便频率改变；c. 发作时伴有大便性状改变。②伴有便秘的儿童，疼痛不会随着便秘的好转而缓解（如疼痛缓解则为功能型便秘，而不是 IBS）。③经过适当评估，症状不能用其他疾病来完全解释。儿童 IBS 可按类似于成人的亚型进行分型，反映了主要的排便模式，如便秘型、腹泻型、便秘和腹泻交替的混合型和未定型 IBS。

【治疗原则】

治疗目标是改善症状，提高患者的生命质量，需要制订个体化治疗策略。

1. 一般治疗

给予有效的安慰缓解或减轻相应症状，避免诱发症状的各种应激因素和焦虑情绪。

2. 饮食治疗

限制的食物种类包括：①富含发酵性寡糖、双糖、单糖及多元醇（FODMAP）等成分的食物；②高脂肪、辛辣、麻辣和重香料的食物；③高膳食纤维素食物可能对便秘有效，但对腹痛和腹泻不利；④一旦明确食物过敏原，应避免摄入含有该过敏原成分的食物。

3. 药物治疗

益生菌治疗可能有效。

4. 行为疗法

也可用于儿童 IBS 的治疗。

（于飞鸿）

第四章　呼吸系统疾病

第一节　急性上呼吸道感染

急性上呼吸道感染是鼻腔、鼻咽、咽部急性炎症的统称，简称"上感"，俗称"感冒"，是最常见的一种感染性疾病。大多数由病毒感染引起，少数由细菌感染所致。

【诊断标准】

1. 临床表现

（1）呼吸道症状　喷嚏、鼻塞、流清水样鼻涕，2~3天后变稠。可有咽干、咽痒或烧灼感，少数有发热和乏力。

（2）体检　鼻腔黏膜充血、水肿，有分泌物；咽部充血、水肿，有时软腭、咽及扁桃体表面有灰白色疱疹及浅表溃疡，周围有红晕，偶有眼结膜充血、局部淋巴结肿大和触痛。可有体温升高。

2. 实验室检查

（1）血常规　病毒感染时白细胞总数正常或偏低，淋巴细胞比例偏高；细菌感染时白细胞总数可偏高，中性粒细胞增多或核左移；支原体感染时血象无明显异常。

（2）C反应蛋白　在合并细菌感染时上升，升高程度与感染严重程度呈正比。

（3）病原体检查

①病毒抗原、核酸检测、病毒分离、细菌培养有助于病原诊断。

②恢复期病毒或支原体、衣原体血清抗体较急性期4倍及以上升高，有助于诊断。

【治疗原则】

1. 对症治疗　休息、适当多饮水；如有头痛发热，选用解热镇痛药或中成药；鼻塞可局部应用鼻减充血剂。

2. 抗感染治疗

（1）抗病毒治疗　上呼吸道感染多为病毒感染所致，且为自限性疾病，一般不用抗病毒治疗。如为流感病毒感染，病情严重时，可口服奥司他韦治疗。

（2）抗细菌感染治疗　怀疑细菌感染时，可根据病原及药敏试验或经验性选用抗菌药物。常用抗菌药有：青霉素类、头孢菌素类。

（3）考虑支原体感染时可予红霉素或阿奇霉素治疗。

（徐保平）

第二节　急性支气管炎

急性支气管炎是支气管黏膜发生的急性炎症。常继发于上呼吸道感染，在婴幼儿

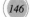

时期发病较重，气管常同时受累。

【诊断标准】

1. 临床表现

（1）呼吸道症状　大多先有上呼吸道感染症状。可出现频繁而较深的干咳，以后渐有呼吸道分泌物。咳嗽一般持续7~10天，有时可迁延2~3周，甚至减轻后又复发，如治疗不当可引起肺炎。

（2）全身症状　体温可高可低，多为低热。年长儿全身症状较轻，可有头痛、疲乏和食欲不振。婴幼儿时期发病较多、较重，体温多38~39℃，疲乏、睡眠不安、食欲差，甚至发生呕吐、腹泻和腹痛等消化道症状。

（3）体检　早期两肺呼吸音粗糙，可闻干性啰音。以后因分泌物增多而出现粗中湿啰音，啰音不固定，常在体位改变或咳嗽后减少甚至消失。婴幼儿不会咳痰，经常在咽喉部听到痰鸣。

2. 实验室检查

（1）血常规　细菌性感染白细胞总数多增高，分类中性粒细胞增多；病毒性感染一般白细胞减低或在正常范围，但在早期部分患儿白细胞和中性粒细胞可升高。

（2）C-反应蛋白　在细菌感染时上升，升高与感染严重程度呈正比。病毒感染时多正常，但有时可升高。支原体感染时可正常或升高。

（3）病原体检查

①病原体检测　采取痰标本进行病原的分离及鉴定，病原分离为确定感染的最可靠方法。细菌培养是确诊细菌性感染最可靠的方法，还可以进一步做药物敏感试验。

②细菌或病毒抗原的检测　可用免疫学方法检测细菌和病毒的抗原成分，如呼吸道七病毒，即是对常见的7种呼吸道病毒（呼吸道合胞病毒，腺病毒，流感病毒A，B，副流感病毒Ⅰ、Ⅱ、Ⅲ）进行抗原检测。

③细菌或病毒核酸检测　根据DNA同源性的原理，应用杂交或PCR技术，通过检测病原体特异性核酸来发现相关的细菌或病毒，此方法灵敏并能进行微量检测。

④血清学抗体检查　a. 单份血清：包括特异性IgM和IgG检测，IgM产生的较早，消失得快，可代表急性期症感染，临床使用较广泛；b. 双份血清：适用于抗原性较强以及病程较长的感染的诊断。如果恢复期抗体滴度比急性期有4倍及以上升高，则可确定为现症感染。

3. 胸部X线检查

两肺纹理增粗或肺门阴影增深，无具体片影。

【治疗原则】

1. 一般治疗

注意休息，适当多饮水，病室保持适当的温、湿度。加强护理，婴儿需经常调换体位，使呼吸道分泌物易于排出。给予流质易消化饮食。

2. 抗感染治疗

（1）抗病毒治疗　目前只有流感病毒有针对性治疗药物，其他病毒感染均以对症支持治疗为主。但临床研究证实，干扰素α-1b雾化可用于呼吸道合胞病毒、流感病毒、副流感病毒及鼻病毒感染所致的病毒性下呼吸道感染。尤其是对呼吸道合胞病引起的下呼吸道感染疗效更显著。

（2）抗菌药物治疗　对疑有细菌感染者，可适当选用抗菌药物，青霉素 G、阿莫西林克拉维酸钾、头孢曲松等，怀疑非典型病原感染或青霉素过敏者，可以使用阿奇霉素，具有用量用法见附表儿童呼吸系统疾病常用药物。

3. 对症治疗

（1）退热　发热伴不适者可口服对乙酰氨基酚、布洛芬等退热药物，并可辅以温水擦浴等物理降温措施。

（2）止咳祛痰　可应用口服药物止咳化痰。应避免给予中枢性镇咳药及含有阿片、可待因成分的药物，以免抑制咳嗽反射，影响痰液排出。婴幼儿可予雾化吸痰保持呼吸道通畅。

4. 中医治疗

本病中医称为外感咳嗽，分为风寒咳嗽、风热咳嗽和实热喘。治法以疏风散寒、清热宣肺和降热平喘为主。

（徐保平）

第三节　毛细支气管炎

毛细支气管炎是婴幼儿时期由呼吸道合胞病毒等多种病毒感染引起的，病变主要累及毛细支气管，临床以咳嗽、喘憋和阻塞性肺气肿为特征的下呼吸道感染性疾病。

毛细支气管炎多见于 2 岁以下婴幼儿，多数是 1~6 月的小婴儿，发病与该年龄气道的解剖学特点有关。因细支气管管腔易有黏性分泌物，伴黏膜水肿、平滑肌痉挛而发生气道梗阻，并可引致肺气肿或肺不张。早产儿、低出生体重儿、3 月以下、支气管肺发育不良、先天性心脏病（特别是青紫型先心病、有肺动脉高压的左向右分流者）、囊性纤维化、免疫抑制的患儿（包括接受化疗、骨髓或实质器官移植以及有细胞免疫功能异常者）及神经肌肉病（脑瘫或肌营养不良）患儿易患呼吸道合胞病毒感染。另外有一些与严重呼吸道合胞病毒感染有关的危险因素，包括：家庭社会经济地位状况低下，居住环境拥挤，室内烟雾污染，有哮喘或特应性疾病家族史等。

【诊断标准】

1. 临床表现

（1）起病情况　发病多见于冬春季节。发病年龄主要是 2 岁以下婴幼儿，尤以 6 个月内为多。

（2）呼吸道症状　初始症状有流涕、咳嗽等上呼吸道感染表现，2~3 天后出现持续干咳和发作性呼气性呼吸困难、喘憋。体温一般不超过 38.5℃，症状轻重不等，重者呼吸困难发展较快，出现紫绀等。

（3）体检　喘憋发作时呼吸快而浅，呼吸频率可达 60~80 次/分，甚至 100 次/分以上，脉快而细，常达 160~200 次/分。有明显鼻翼扇动及三凹征，重症患儿有明显的梗阻性肺气肿、面色苍白及发绀。胸部叩诊过清音，肺部听诊呼气相延长，可闻及广泛的哮鸣音，喘憋时常听不到湿啰音，喘憋稍缓解时可闻及弥漫性细湿啰音或中湿啰音。严重病例呼吸音明显减低或完全消失。

2. 实验室检查

（1）血常规　白细胞总数及分类多在正常范围。

（2）病原体检查　于疾病早期取鼻咽分泌物查呼吸道病毒抗原或核酸检测，以证实病毒病原。

（3）动脉血气分析　严重病例可出现二氧化碳潴留、呼吸性酸中毒、血氧分压降低，甚至出现呼吸衰竭。

（4）胸部 X 线检查　以肺纹理增粗、肺气肿为主要改变，或有小片阴影和肺不张。

（5）肺功能　可表现为小气道阻塞性通气功能障碍。

【治疗原则】

1. 一般治疗

环境清洁、空气新鲜，温湿度适宜。定时翻身拍背，促进分泌物的排出，保持呼吸道通畅。烦躁者予适当镇静。注意补充液体，因患儿进食不佳及呼吸急促经呼吸道丢失水分，可口服或静脉补液。

2. 氧疗

一般吸入 30% ~ 40% 浓度的氧即可纠正绝大多数患儿的低氧血症。要求氧疗后使患儿氧分压维持在 70 mmHg ~ 90mmHg。

3. 雾化吸入治疗

生理盐水雾化吸入可稀释痰液，对清除痰液，保持呼吸道通畅效果明显。可试验性应用支气管舒张剂，尤其是有过敏性疾病，如哮喘、过敏性鼻炎等疾病家族史者。

4. 抗病毒治疗

尚无特效抗病毒药物。可用干扰素雾化每次（2~4）μg/（kg·次），每日 2 次，疗程 5 ~ 7 天。

5. 糖皮质激素

不推荐常规使用全身糖皮质激素，可选用雾化吸入糖皮质激素治疗。

6. 呼吸支持

必要时予无创或有创呼吸支持。

（徐保平）

第四节　肺　炎

肺炎是儿科常见病，是婴幼儿死亡的主要原因。肺炎可根据病理、病原、病情或病程分类。

（1）按病理分类　分为大叶性肺炎、支气管肺炎和间质性肺炎。

（2）按病因分类　分为病毒性肺炎、细菌性肺炎和支原体肺炎等。

（3）按病情分类　分为轻症肺炎、重症肺炎。

①轻症肺炎　临床有咳嗽、呼吸急促，肺部听到湿啰音，食欲与饮水尚好，无呼吸困难和肺外并发症。

②重症肺炎　临床拒食或脱水征、意识障碍、呼吸困难（呻吟、鼻翼扇动、三凹征）、发绀、呼吸衰竭和（或）心衰等肺外并发症。

（4）按病程分类

①急性肺炎　病程在1个月以内。

②迁延性肺炎　病程在1~3个月。

③慢性肺炎　病程在3个月以上。

一、支气管肺炎

支气管肺炎可由细菌、病毒或支原体等引起。常见病原包括呼吸道合胞病毒、流感病毒、副流感病毒、肺炎链球菌、流感嗜血杆菌、金黄色葡萄球菌等。

【诊断标准】

1. 临床表现

（1）起病　多急骤，新生儿或小婴儿有时发病缓慢。发病前可有轻度上呼吸道感染表现。

（2）症状　可有发热（热型不规则）、咳嗽、呼吸增快、喘憋、食欲不振、呕吐等症状，严重时呼吸困难或紫绀等。新生儿或小婴儿有时不发热，可有体温不升、反应差、拒奶、呛奶、吐沫、气促等。

（3）体征　在病程早期可不明显，表现为呼吸浅表、增快，严重时出观呼吸困难、三凹征、鼻翼扇动、口周青紫或（和）唇甲发绀。听诊早期仅有呼吸音变粗，之后闻及干湿啰音及捻发音，如合并有胸腔积液则患侧呼吸音明显降低，当合并有其他系统损害时则出现相应的体征。

2. 辅助检查

（1）血常规　细菌性肺炎患儿白细胞总数大多增高，病毒性肺炎时，白细胞多降低或正常。

（2）病原学检查

①下呼吸道分泌物的培养、病毒抗原分离或病毒抗原、核酸检测。

②血清病毒抗体检查。

③酌情做血培养及药物敏感试验。

（3）胸部X线检查　常见两肺下野、心膈角、中内带小斑片状浸润阴影。可有肺不张、肺间质改变，相邻肺组织可有代偿性肺气肿，有时可出现一侧或双侧胸膜炎或胸腔积液。

【治疗原则】

1. 一般治疗

保持室内一定温、湿度，保证入量及热量，保持气道通畅。及时清除鼻腔、口腔分泌物，小婴幼儿必要时吸痰等。

2. 抗菌药物治疗

细菌性肺炎应根据病原菌种类、病情轻重及患儿年龄选用药物品种、剂量和给药途径。根据病情变化决定用药疗程，但至少要用7~10天。病毒性肺炎可选用干扰素或中药治疗。

3. 对症处理

吸氧、退热、镇静等。

4. 合并症治疗

合并呼吸衰竭、心力衰竭、中毒性脑病者应积极对症治疗。

二、肺炎支原体肺炎

【诊断标准】

1. 临床表现

（1）在儿童和青少年常见，婴幼儿也有发病。起病可急可缓，潜伏期2~3周。

（2）表现为发热、咳嗽，咳嗽为剧烈的阵咳，少痰，可伴胸痛、头痛、倦怠、食欲减退。

（3）肺部体征少，大部分患儿仅呼吸音粗或减低，少数可闻及湿啰音。

（4）部分患儿有肺外损害，常见神经系统损害，包括脑膜炎、脑炎、小脑损害和周围神经炎等。血液系统能引起溶血性贫血和血小板减少等。皮肤损害多是斑丘疹、疱疹、多形性红斑和猩红热样皮疹等。此外还可并发肌肉关节病变、心肌炎、心包炎、心律失常、心衰、急性肾炎、肾功衰竭、肠炎及肝功损害等。

（5）一般用青霉素类和头孢菌素治疗无效或体温下降后咳嗽迁延不愈。

2. 辅助检查

（1）血常规　白细胞计数大多正常或稍低，中性分叶为主。

（2）血清学检查　大部分患儿可表现为 CRP 升高、红细胞沉降率增快。

（3）支原体抗体测定阳性。

（4）X 线表现

①大片阴影，病变占数个节段或肺叶。

②弥漫或局限性纹理增多。

③间质病变基础上并有斑片影。

【治疗原则】

1. 注意休息，护理和饮食。

2. 控制感染　首选阿奇霉素、红霉素等大环内酯类抗菌药物，合并细菌感染者应联合抗细菌治疗。

3. 炎症反应严重者可予激素抗炎症反应。一般可选用静脉滴注甲泼尼龙或口服泼尼松 1~2mg/（kg·d），疗程 3~5 天。

4. 对症治疗和合并症治疗。

5. 肺内病灶严重、广泛或合并肺不张予以支气管镜灌洗。

三、腺病毒肺炎

腺病毒肺炎多见于 6 个月至 2 岁婴幼儿，3、7 型腺病毒为引起该肺炎的主要病原体。病理为局灶性或融合性坏死性肺浸润和支气管炎改变。

【诊断标准】

1. 临床表现

（1）潜伏期 3~8 天，起病多急骤，可先有上感样症状，1~2 天即可发生 39℃以上的高热，至 3 ~ 4 天后多呈稽留高热，少数为弛张热。自起病时即有咳嗽，自病程第 3 ~ 6 日出现嗜睡、精神萎靡、烦躁等精神症状，面色苍白发灰，咳嗽加重，在病程 7 天后出现呼吸困难、鼻翼扇动、三凹征及发绀等症状。

（2）早期肺部体征不明显，一般在发病 3 ~ 4 天左右，两肺可听到湿啰音，以后逐日增多，病变面积逐渐增大，大多有肺部实变体征，喘憋在发病第 2 周渐严重。

（3）易合并呼吸衰竭、心力衰竭、弥散性血管内凝血、中毒性脑病及继发细菌感染，重症患儿可有少量的胸腔积液。

（4）经抗菌药物治疗无效。

2. 辅助检查

（1）血常规　白细胞总数早期多正常或减少，分类无特殊改变，晚期并发细菌感染时白细胞总数增高。

（2）病原学检测　直接或间接免疫荧光法与 ELISA 技术做腺病毒抗原或抗体快速诊断，有条件者可取鼻咽部分泌物或血清做腺病毒基因的检测诊断。

（3）X 线检查　早期为肺纹理增重模糊，伴肺气肿改变，肺部实变多在发病 3 ~ 5 天出现，呈片状模糊影并形成融合病灶，以两肺下野与右上肺多见。

【治疗原则】

一般治疗参阅支气管肺炎。目前无有效抗腺病毒药物，可考虑选用利巴韦林、干扰素、人丙种球蛋白等药物以及中医疗法。对于有并发症或继发细菌、真菌感染的患儿，应采取相对应的对症、抗感染治疗。

四、金黄色葡萄球菌肺炎

由金黄色葡萄球菌感染所致，可以是原发的，也可继发于败血症之后。多见于婴幼儿及新生儿，年长儿也可发病。

【诊断标准】

1. 临床表现

（1）起病急骤，进展快，高热呈弛张热型，但新生儿，早产儿可低热或无热。呼吸道症状和其他肺炎相同。

（2）肺部体征出现早，呼吸音低，散在湿啰音。合并脓气胸时叩诊浊音、呼吸音及语颤减弱及纵隔移位。

（3）并发症　肺内易出现肺脓肿、脓胸和脓气胸。肺外中毒症状严重，可伴有猩红热样皮疹、心力衰竭、中毒性肠麻痹、感染性休克和中毒性脑病等。

2. 辅助检查

（1）血常规　白细胞增高，中性粒细胞比例增高，有核左移，有中毒颗粒，C－反应蛋白明显增高。

（2）病原学　痰涂片有金黄色葡萄球菌，痰培养亦发现金黄色葡萄球菌，凝固酶阳性；合并胸腔积液时，抽取脓液培养，可培养出金黄色葡萄球菌。

（3）X 线检查　多合并小脓肿、脓气胸、肺大疱及小疱性肺气肿。

【治疗原则】

1. 抗菌药物治疗　根据药敏试验选用抗菌药物，疗程 4 ~ 6 周。甲氧西林敏感菌株可用青霉素类或头孢菌素类，对于耐甲氧西林金黄色葡萄球菌的感染多首选万古霉素治疗。

2. 对症治疗　同其他肺炎。

3. 合并胸腔积液时，根据液量多少及时穿刺，可施行胸腔闭式引流术持续排脓。

（徐保平）

第五节　胸膜炎

胸膜炎为儿科呼吸系统疾病常见并发症。一般分为 3 型：①干性胸膜炎（纤维素性胸膜炎）；②浆液纤维素性胸膜炎（浆液渗出性胸膜炎）；③化脓性胸膜炎（脓胸）。

一、干性胸膜炎

干性胸膜炎又称纤维素性胸膜炎，由肺部感染侵及胸膜所致，常为细菌性肺炎和肺结核的并发症。

【诊断标准】

1. 临床表现

可无症状或表现为胸痛，脏层胸膜无痛感，胸痛为壁层胸膜的炎症所致，通常出现于正对炎症部位的胸壁，可牵涉腹部、肩部和背部，似针刺状，胸痛常突然出现，程度差异较大，可为不明确的不适或严重的刺痛，可仅在患者深呼吸或咳嗽时出现，亦可持续存在并因深呼吸或咳嗽而加剧。体征为呼吸运动浅快、呼吸音减低和胸膜摩擦音。

根据胸痛的特征（如闻及胸膜摩擦音）常可做出胸膜炎的诊断，腹痛明显时应排除急腹症。

2. 辅助检查

胸部 X 线检查可见患侧肋膈角变钝、胸膜增厚及少量胸腔积液等征象，有时可发现肋骨骨折、邻近组织的病变，如肺炎、结核等病变。胸腔积液检查、结核菌素试验等可协助鉴别。

【治疗原则】

治疗主要是针对原发病，可给予镇痛药止痛。

二、浆液性胸膜炎

浆液性胸膜炎，又称渗出性胸膜炎或浆液纤维素性胸膜炎，大多为结核性，亦发生于病毒性、真菌性肺炎或支原体肺炎的病程中，有的与肿瘤、风湿免疫性疾病和血管栓塞等有关，有时为多发性浆膜炎的一部分。

【诊断标准】

1. 临床表现

可有咳嗽、胸痛、呼吸困难、端坐呼吸等，阳性体征为：

（1）患侧肋间隙饱满，呼吸运动减弱。

（2）气管、纵隔、心脏向健侧移位。

（3）语颤减弱或消失。

（4）叩诊可呈实音或浊音。

（5）听诊呼吸音减弱或消失。

（6）积液如在右侧，可使肝脏下界向下移位。

2. 渗出液和漏出液的鉴别

见表4-1。

表4-1　渗出液和漏出液的鉴别

	渗出液	漏出液
比重	>1.016	<1.016
细胞数	>0.5×10⁹/L	<0.1×10⁹/L
蛋白定量	>25~30g/L	<25~30g/L
LDH	>200IU/L	<200IU/L
LDH 胸腔积液/血清	>0.6	<0.6
黏蛋白定性试验（rivalta）	+	-

漏出液多见于心力衰竭、心包炎、肾病、肝硬化、低蛋白血症等，常于双侧出现。

血性胸腔积液：肺和胸膜恶性肿瘤多见，也可见于结核病、脓胸或结缔组织病。

乳糜性胸腔积液：一般限于一侧，与胸导管的先天畸形及胸部淋巴结或肿瘤压迫胸导管有关。

【治疗原则】

胸膜炎的治疗视其病因而定。细菌感染所致者，应给予抗菌药物治疗。结缔组织病所致者，治疗基础疾病可使胸膜炎消退。胸腔穿刺适用于诊断性穿刺查找病因以及引流胸腔大量积液。糖皮质激素治疗对消除全身中毒性症状、促进积液吸收、防止胸膜增厚粘连有一定作用。

三、化脓性胸膜炎

化脓性胸膜炎又称疱胸，是胸膜腔积脓，在婴幼儿多见，一般胸腔穿刺液在试管内沉积24小时后，1/10~1/2应为固体成分。若同时有气体进入脓腔（从肺泡或胸腔），则成脓气胸。脓胸多继发于肺部感染和败血症。以往金黄色葡萄球菌所致脓胸占主要地位，易形成肺大疱、纵隔气肿和脓气胸，近年来肺炎链球菌引起的脓胸在婴幼儿最为多见，其他如流感嗜血杆菌或链球菌或革兰阴性杆菌感染也可见到，但均较为少见。

【诊断标准】

1. 临床表现

（1）大多数患儿有高热不退，全身中毒症状重。

（2）可有咳嗽、胸痛、呼吸困难和端坐呼吸等。

（3）积液量少时局部症状、体征不明显；积液量多时呼吸困难，端坐呼吸明显。

（4）积液在中等以上时，可有明显的阳性体征。包括：①患侧肋间隙饱满，呼吸运动减弱；②气管、纵隔、心脏向健侧移位；③语颤减弱或消失；④叩诊可呈实音或浊音；⑤听诊呼吸音减弱或消失；⑥积液如在右侧，可使肝脏向下移位，积液位于肺叶间隙时体征不明显。

2. 实验室检查

（1）血常规　白细胞一般升高至（15～40）×10^9/L，有中毒颗粒。红细胞沉降率增快，CRP增高可达100mg/L以上。

（2）胸腔穿刺可缓解症状，也可获得病原学的证据及明确诊断。脓胸的诊断标准为：胸腔穿刺抽得脓液或细菌涂片或细菌培养阳性或以下指标中的两条，如白细胞数为10×10^9/L以上，蛋白增高达50g/L，糖降低≤40mg/dl，LDH增高≥1000IU/L。黄色脓液多为葡萄球菌，黄绿色脓液多为肺炎链球菌，淡黄稀薄脓液为链球菌，绿色有臭味脓液为厌氧菌。脓液需做培养和药敏试验，为抗菌药物选择提供依据。

（3）胸X线检查　积液少时，肋膈角消失。积液较多时，见肺下部有大片密度较高阴影，能随体位改变，与胸膜呈一抛物线状；大量积液时，整个患侧呈一片致密阴影，肋间隙增大，严重时可见纵隔及心脏移位；有脓气胸时可见液平面；包裹性脓胸则可见较固定的圆形或卵圆形的阴影，周围可能有粘连的纤维条索影；叶间积液时侧位片叶间梭形影。

（4）超声检查可穿刺定位，也可鉴别积液和胸膜肥厚。

3. 并发症

易并发支气管胸膜瘘及张力性脓气胸、肺脓肿，穿透膈肌可引起腹膜炎等。

【治疗原则】

1. 抗菌药物

患儿以高热中毒症状为主，压迫症状不明显者，采用全身足量抗菌药物治疗。多选择针对革兰阳性球菌的抗菌药物，如阿莫西林或阿莫西林/克拉维酸钾，治疗效果不佳者可根据细菌耐药的结果调整用药，如使用万古霉素或利奈唑胺等抗菌药物。疗程一般应3～4周，为防止脓胸复发，在体温正常后结合影像学恢复情况停药。

2. 局部治疗

（1）胸腔穿刺引流　胸腔积液量较大者，宜早期引流，最好在发病3天之内。可每日或隔日1次，直至脓液消失。脓液黏稠可注入生理盐水冲洗。

（2）胸腔闭式引流　适应证：①年龄小、中毒症状重；②脓液黏稠，反复穿刺排脓不畅。但形成包裹性脓胸不易穿刺引流；③张力性气胸；④有支气管-胸膜瘘或内科治疗1个月，临床症状未见好转；⑤1周以上的脓胸，分泌物多，脓液增长迅速者。

慢性脓胸，以胸腔积气为主，无需局部治疗，可待自然吸收。支气管-胸膜瘘，可行开放引流，日后行胸膜肺切除术。遗留胸廓畸形的儿童绝大部分可在数年后自愈。

（3）支持治疗　应加强营养，如高蛋白、高维生素饮食，必要时可给予丙种球蛋白支持治疗。

（4）急性脓胸停药出院条件　①体温平稳正常；②白细胞基本正常；③精神食欲良好；④局部无脓或每日引流脓液不超过20ml。以上4条具备1周后，可以停药出院。有1条不足者，可停药出院观察，有2条不足者，应继续治疗。

（徐保平）

第六节 反复呼吸道感染

反复呼吸道感染（RRTIs）是影响小儿健康的疾病之一。引起小儿反复呼吸道感染的原因很多，包括先天因素，也包括后天因素（如严重肺部感染、支气管异物）、全身因素（如免疫功能缺陷）、局部因素（如原发性纤毛运动障碍、支气管肺局部结构异常）等。

【诊断标准/判断条件】

1. 定义

指一年内发生上呼吸道感染或肺炎的次数过于频繁，超过一定范围（表4-2）。

表4-2　反复呼吸道感染的诊断标准或判断条件

年龄（岁）	上呼吸道感染（次/年）	下呼吸道感染（次/年）	反复肺炎（次/年）
0~2	7	3	2
3~5	6	2	2
6~14	5	2	2

注：①两次呼吸道感染时间间隔至少7天以上。②若上呼吸道感染次数不够，可以将上、下呼吸道感染次数相加，反之则不能；不足者需观察一年。③每年2次以上肺炎者均诊断为反复肺炎。肺炎须由肺部体征和影像学证实，2次肺炎诊断期间肺炎体征和影像学改变应完全消失。④至少观察1年以上。

2. 病因

（1）与小儿呼吸系统的解剖生理特点及免疫系统的发育有关，包括小儿气道相对狭窄，无鼻毛，咽鼓管短、水平，气道上皮纤嫩，黏膜下富于血管和结缔组织，软骨发育不全。免疫功能不完善，婴幼儿SIgA、IgG、IgM不足。

（2）微量元素锌缺乏、维生素A缺乏。

（3）慢性病灶　如慢性鼻窦炎、扁桃体炎、支气管扩张等。

（4）环境因素　如气候、居室环境污染、被动吸烟，有害物质可刺激气道黏膜，削弱抵抗力，导致反复呼吸道感染的发生。

（5）基础疾病

①原发性或继发性免疫缺陷病　原发免疫缺陷病为反复肺炎的常见原因，X连锁无丙球血症和常见变异免疫缺陷病（CVID）中最常见的感染为鼻窦炎、中耳炎、肺炎。选择性IgA缺乏和IgG亚类缺陷可无临床表现，也可表现为反复的鼻窦炎、中耳炎和肺炎，甚至引起永久性的肺损害。

②原发性纤毛运动障碍（PCD）　PCD是先天的纤毛缺陷导致的疾病，包括Kartagener综合征和纤毛不动综合征。内脏转位、鼻窦炎、支气管扩张组成的三联征，即Kartagener综合征。Kartagener综合征发生于约50%的PCD患者，其可从临床做出诊断。反复的鼻窦、肺部感染多提示黏液纤毛系统的功能缺陷。

③先天性畸形　包括先天性肺发育不良、先天性肺囊肿以及先天性气管软化、狭窄等。先天性会厌吞咽功能不全多由脑瘫、脑肿瘤引起。会厌吞咽功能不全常表现为吐沫，肺炎迁延或反复。

④心血管畸形　如左向右分流的先心病，常可引起反复肺炎或迁延性肺炎，也是

引起小儿危重肺炎的重要原因之一。

（6）吸入因素　先天性会厌吞咽功能不全、胃食管反流、裂（包括腭裂、喉裂等）、气管－食管瘘、气管、支气管异物等吸入因素。小婴儿起病早，发育差一定要注意先天性会厌吞咽功能不全症（脑瘫、脑肿瘤）、裂（包括腭裂、喉裂等）、气管－食管瘘、胃食管反流等引起吸入的因素。1 岁以后的幼儿还要注意气管、支气管异物的存在，大多有呛咳史。

3. 反复呼吸道感染的鉴别诊断

本病需与支气管哮喘、肺结核等疾病鉴别。

【治疗原则】

1. 加强锻炼，增强体质，注意对患儿的生活护理，保持生活环境的空气流通，合理安排饮食等。

2. 抗感染治疗　针对病原应用抗菌药物。

3. 对症治疗　局部雾化吸痰、支气管肺泡灌洗治疗等。

（徐保平）

第七节　气　胸

气胸指胸膜腔内蓄积有气体。各年龄均可发生，可为自发性气胸或继发于疾病、外伤或手术后。气胸分闭合性、开放性和张力性三种。从病因分析可分为外伤性、自发性和医源性气胸等（表 4 – 3）。

表 4 – 3　引起气胸的常见原因

外伤性	穿通伤或钝挫伤
医源性	气压伤（机械通气）
	中心静脉导管
	经气道的操作（气管插管及经支气管活检）
	腹腔镜和胸腔镜检查
	经皮胸腔和腹腔活检
感染后	麻疹
	肺孢子虫病
	细菌（金黄色葡萄球菌）
	结核
	寄生虫（棘球蚴病）
自发性	家族性
	特发性
毒物吸入后	一氧化碳吸入
	可卡因吸入
	有毒烟雾
先天畸形	肺先天性畸形（大叶性肺气肿）
	先天性肺囊肿
	Marfan 综合征

外伤性	穿通伤或钝挫伤
其他	异物吸入
	哮喘
	囊性纤维化
	朗格汉斯细胞组织细胞增生症
	辐射
	淋巴瘤
	其他恶性肿瘤及转移瘤
	肺淋巴管平滑肌瘤
	女性月经期（子宫内膜异位症）

【诊断标准】

1. 临床表现

气胸症状及体征依胸腔内气体量多少及张力大小而异。

（1）症状　多在原有疾病基础上突然恶化，出现呼吸加快及窘迫，因缺氧患儿表情惊恐不安。婴幼儿气胸发病多较急重，多突然出现呼吸困难。小量局限性气胸可全无症状，只有 X 线检查可以发现。如果气胸范围较大，可致胸痛、持续性咳嗽、喘憋和青紫。

（2）体检　呼吸减弱，胸部叩诊鼓音及病侧呼吸音减弱或消失等。如果支气管瘘管继续存在，呼吸音可成空瓮性。

胸腔内大量积气，特别为张力性气胸时，可见肋间饱满，膈肌下移，气管与心脏均被推移至健侧，同时气促加重、严重缺氧、脉甚微、血压降低，发生低心排血量休克，是张力性气胸所致的危象。

2. 胸部 X 线

正位及侧位透视和拍片可协助诊断，可见萎缩之肺边线（气胸线），被压迫的肺组织被推向肺门呈一团状。气胸部分呈过度透明，不见任何肺纹理，但在新生儿气胸可位于前及内方而将肺组织推向后方。后前位照不见气胸线或仅在肺尖可见肺外线有少许气胸影像，而气胸呈一透明弧形影，凸面向外，在透亮弧形圆边外，可见到致密的萎陷肺阴影。张力性气胸时可见气管及心脏被推向健侧，横膈下移。

【鉴别诊断】

气胸应与肺大泡、大叶性肺气肿、先天性含气肺囊肿或横膈疝相鉴别。

【治疗原则】

1. 小容积的气胸，如气胸占胸腔容积不到20%，不治疗经过 1~2 个月可自行吸收。

2. 大容积的气胸可吸纯氧 1~2 小时造成胸膜腔及血液的氧梯度差增大，有利于气体吸收。

3. 气胸量较大引起呼吸困难时，应行胸腔穿刺抽气急救，然后采用闭式引流。

4. 对于张力性气胸如果一般闭式引流仍不能奏效，则可施行胸腔连续吸引法引流。

5. 当有支气管－胸膜瘘存在时，吸出空气不宜太勤，以便瘘管早日愈合。

6. 对于胸膜疾病在保守治疗失败后，无手术条件者，如复发性气胸，行胸腔镜介入治疗是有效而实用的方法。该方法较为安全，患儿能够耐受。

本病预后依病因、有否有支气管－胸膜瘘及是否张力性气胸而异。限于局部的气胸，气体能逐渐吸收。大量的气胸如能诊断及时，正确治疗一般皆可治愈，唯张力性气胸属危急重症，处理不当可致死亡。有支气管－胸膜瘘时气胸或持续日久或合并脓胸，预后较差。

（徐保平）

第八节　支气管扩张症

儿童支气管扩张症是由于先天性支气管发育不全或其他原因导致的支气管壁肌肉及弹力组织受损所致。支气管扩张症的病因繁多，其中以感染因素最为多见，其他还包括原发性免疫缺陷病、原发性纤毛运动障碍、吸入因素（包括支气管异物）、囊性纤维化和累及肺部的系统性疾病等。

【诊断标准】

1. 临床表现

（1）症状　慢性咳嗽、咯痰，多见于晨起或更换体位时，部分小年龄患儿不会咳痰，可表现为喉中痰鸣、嗓子呼噜，易出现反复呼吸道感染。其他症状还包括不规则发热、乏力、喘息、咯血、呼吸困难和胸痛等。

（2）体征　病变部位可闻及持续湿性啰音，咳嗽排痰后短暂消失，病程长者可见杵状指（趾）、发育落后和营养不良。

2. 辅助检查

（1）影像学检查　胸部 X 线片为基础检查，但阳性率较低，诊断价值有限。高分辨 CT 是支气管扩张症诊断的主要方法，主要表现包括支气管管腔增宽超过正常管腔的 1.5 倍，管壁增厚，支气管直径与伴行肺动脉直径比值 >0.8，支气管由中心向外周逐渐变细的正常走行规律消失。

诊断时需结合可引起支气管扩张的病史及上述临床表现和影像学特点。

（2）肺功能　支气管扩张症患儿可出现阻塞性通气功能障碍、限制性通气功能障碍或相对正常。肺功能检查是对病情评估的重要手段。

（3）病原学检查　支气管扩张症患儿常见的下呼吸道病原包括肺炎链球菌、b 型流感嗜血杆菌、金黄色葡萄球菌、卡他莫拉菌、铜绿假单胞菌和肺炎克雷伯菌等。若痰多次培养阴性或不能取样，而临床症状仍反复加重，可以考虑做诱导痰或支气管肺泡灌洗液培养。

（4）病因检查　根据临床线索通过相应特异性检查明确诊断，如血常规、免疫球蛋白水平、T 淋巴细胞测定等用于诊断免疫缺陷病，支气管黏膜活检用于诊断原发性纤毛运动障碍，支气管检查明确支气管异物，食管 pH 检测用于诊断胃食管反流病，汗液试验用于诊断囊性纤维化等。

【治疗原则】

1. 物理治疗

气道清理技术是治疗支气管扩张症最基础且有效的方法，包括体位引流、用力呼气技术、呼气正压面罩、口腔呼吸道振荡器、高频胸壁振荡背心和肺内振荡通气等。体位引流是一种简单经济且有效的物理治疗方法，利用重力将呼吸道分泌物引流至大气道并排出，可同时配合拍背的震动使得分泌物更易引流。用力呼气技术是利用胸廓运动促使呼吸道分泌物移动至口腔并排出，患儿用口呼气并保持声门打开，逐渐加大呼气用力并延长呼气时间，可在口中放置小直径的管子以帮助保证用口呼吸和声门打开。患儿可根据自身情况选择单独或联合应用，每日 1~2 次，每次 20~30 分钟，急性加重期可酌情调整持续时间和频度。

2. 病情急性加重和抗感染治疗

当患儿出现痰液量增多或脓性痰增加、呼吸困难、发热、喘息、咯血、活动耐力下降、肺功能恶化、肺部影像学提示感染征象时应考虑病情急性加重。对于支气管扩张症患儿在没有病原学依据时一线治疗药物是阿莫西林，青霉素过敏的患儿可选择克拉霉素。在应用抗菌药物前应及时获取痰标本并进行病原学检查，根据药敏结果酌情调整抗感染药物治疗，疗程至少 7~10 天。对于首次发现铜绿假单胞菌感染的患儿抗感染治疗疗程可延长至病原菌完全清除。

3. 病因治疗

主要是治疗引起支气管扩张症的原发疾病（如支气管异物），可通过电子支气管镜钳取去除异物；低丙种球蛋白血症的患儿可用丙种球蛋白替代疗法等。

4. 其他药物

根据病情可选择小剂量大环内酯类抗菌药物［红霉素 3~5mg/（kg·d）或阿奇霉素 5mg/（kg·d），隔日 1 次或每周 3 天口服］、黏液溶解剂、支气管舒张剂或吸入高渗盐水作为辅助治疗手段。

5. 外科手术

对于肺内病变局限，在合理应用抗菌药物联合规律物理治疗 2 年以上仍无效，伴生长发育迟缓或反复咯血，因反复感染而失学的患儿可考虑手术切除病肺，但应注意术后至少留有 10 个以上正常肺段，对于肺部病变严重且受累广泛的患儿可考虑肺移植治疗。

（徐保平）

第九节　先天性肺囊肿

先天性肺囊肿为先天性肺囊性变的一种，是由胚胎发育时期支气管树某段异常出芽形成的，与正常支气管树不通，在小儿并不少见，也可见于新生儿。囊肿可为单个或多个，病理类型可分为支气管源性、肺泡源性和混合型肺囊肿三种。支气管源性囊肿多位于纵隔，肺泡性肺囊肿则多位于肺周围部分，位于肺实质内。约 5% 合并其他肺畸形，最常见者为隔离肺。

【诊断标准】

1. 临床表现

（1）症状　表现不特异，因囊肿数量和大小不同而差异巨大。多见反复发作的肺部感染，也可于新生儿期表现为气促、喘息；较小的囊肿可没有任何症状，只有在 X 线检查时才被发现；较大的囊肿多于继发感染或突因体积增大压迫周围组织时才出现不同症状；如压迫气道可产生喘鸣、干咳和不同程度的呼吸困难，甚至发绀；压迫食管可致吞咽困难；并发感染时可出现发热、咳嗽、咳痰甚至咯血。

（2）体征　囊肿可压迫气管，出现如呼吸困难和发绀等表现。肺部可闻及湿性啰音等；较大囊肿充满液体时，叩诊可有局部实音，而较大的气性囊肿叩诊有局部鼓音，听诊时局部呼吸音减弱或消失；张力性含气囊肿多见于新生儿及婴儿，有呼吸及心率加快、呼吸窘迫、喘鸣及发绀，叩诊呈过清音或鼓音，呼吸音消失，伴纵隔与心脏移位，容易合并张力性气胸。

（3）分类　按照解剖位置不同分成 5 类：气管隆突处、气管旁、肺门处、食管旁及其他位置。

2. 实验室检查

痰和血液学检查无临床意义，若囊肿合并感染则可有血白细胞计数增加。

3. 辅助检查

（1）胸片　可见孤立性液性囊肿呈一界限清晰的圆形致密阴影，其周围肺组织无浸润。如囊肿与支气管沟通，则可见薄壁而含有气-液平面的囊肿影；如系多发性囊肿，则可见多个环形空腔或蜂窝状阴影成簇分布在一个肺叶内。

（2）胸部 CT　多数表现为类圆形、球形含液或含气灶囊腔，少数可表现为肿块样，需注意囊壁的厚度和囊肿的边界情况。增强扫描可鉴别大泡性囊肿与气胸，了解有无体动脉供血，以鉴别隔离肺。

（3）支气管镜检查　可了解气道黏膜的情况，在出现咯血时，应查清出血部位，除外支气管肿瘤。也可观察气道受压的部位、程度，必要时介入治疗，保持其道通畅。

（4）血管造影　可发现是否存在异常供血的血管，除外隔离肺。

4. 病理检查

（1）大体标本　单叶肺组织局部可见单个囊腔，囊内可为气体、黏液或液体。

（2）镜下　见囊肿壁内衬以纤毛柱状或假复层柱状上皮，囊壁为纤维结缔组织，内含平滑肌、支气管腺体、软骨巢或支气管淋巴结。

【治疗原则】

1. 本病有恶化倾向，一经诊断均应手术切除，否则易发生反复感染，以致严重胸膜粘连。肺叶边缘的囊肿可做囊肿剥离术，肺叶中部的囊肿则需做肺叶切除术，一般效果良好。

2. 如合并张力性气胸，需紧急穿刺减压或闭式引流。

3. 若有大咯血出现，可先进行血管造影栓堵治疗，为手术创造时机。

（郭　琰）

第十节　先天性肺气道畸形

先天性肺气道畸形（CPAM），曾称为先天性囊性腺瘤样畸形，是由于胎儿肺芽发育过程中受未知因素影响而过度生长，出现先天性肺发育不全、终末细支气管过度生长形成的肺泡组织囊性变及腺瘤样变。1岁以下患儿多见，临床表现以同一肺部反复感染为主。诊断先天性肺气道畸形需要病理学检查确定。

【诊断标准】

1. 临床表现

（1）症状　多表现为反复同一部位的肺炎，在新生儿期可表现为渐进性呼吸困难，易被误诊为膈疝、肺炎或先天性心脏病，极少数病例可无任何症状。临床表现无特异性，因病变范围大小不同而差异巨大。部分患儿只有在X线检查时才被发现。随着产前诊断技术水平的提高，可在孕期24~30周对CPAM进行诊断，可直接发现肺部结构畸形，亦可表现为胎儿水肿、羊水过多和纵隔移位等。

（2）体征　肺部可闻及湿性啰音等。病变范围大者可将气管、纵隔推向健侧。有呼吸及心率加快、呼吸窘迫、喘鸣及发绀，叩诊过清音或鼓音，呼吸音消失。

（3）伴发畸形　大约有20%患儿伴有其他异常，如胎儿水肿、心血管畸形、骨骼异常、Potter综合征、消化道闭锁、肾发育不全、隔离肺和膈疝等。

2. 实验室检查

痰和血液学检查：一般检查无特异性，若合并感染则可有血白细胞计数增加，痰培养可有相应病原阳性结果。

3. 辅助检查

（1）影像学分类　可分成三类，大囊型、小囊型和实性型。

（2）胸片可表现为肺气肿，多个囊泡样改变，周围肺纹理不清，气管、纵隔可向健侧移位，未受累肺组织可出现肺不张。

（3）胸部CT表现为单个或多个大小不等的囊状气腔，其内可见分隔，部分囊内可见少量液体；增强扫描可了解患处血供及边界，鉴别隔离肺。

4. 病理检查

是诊断该病的主要依据。Stocker分型如下。①0型最少见，占1%~3%，受累部位在腺体，发生于早产儿或生后几小时的新生儿，是气管和支气管样结构组成的实体病变；②Ⅰ型是最常见的病变类型，占60%~70%，受累部位在支气管和细支气管，呈单个或多个相通的囊样结构，囊腔直径>2cm，囊腔由假复层纤毛柱状上皮、薄层平滑肌和少量弹性纤维构成，可见软骨岛；③Ⅱ型受累部位为细支气管，囊腔直径<2cm，切面呈蜂窝状，囊壁内无软骨及黏液腺体。整个病变有扩张的支气管样结构，常伴其他畸形；④Ⅲ型受累部位是细支气管和肺泡，肉眼观呈海绵状或囊实性混合，囊的直径<0.5cm，衬覆肺泡样结构和不规则细支气管样结构，囊壁无黏液腺、软骨及平滑肌；⑤Ⅳ型极少见，受累部位在肺泡，囊腔>2cm。

【治疗原则】

1. 预后取决于其组织学类型、病变累及范围及是否伴有其他畸形等。0型为致命性畸形。

2. 一经诊断建议手术切除，否则易发生反复感染，且有恶变的可能。手术效果多良好。

（郭　琰）

第十一节 咯 血

咯血是儿童呼吸系统疾病常见的临床表现之一。喉以下呼吸道出血经口腔咯出称之为咯血。咯血首先需要与呕血鉴别，还应除外鼻、咽和口腔出血。由于儿童常常将血液咽下，咯血容易被忽略，可仅表现为贫血。咯血的病因多样，不仅限于呼吸系统疾病。大咯血是儿科的危重症之一。

【诊断标准】

1. 临床表现

（1）与呕血鉴别 咯血血液呈鲜红色，泡沫状，含有痰液，呈碱性，咯后数天痰中带血，往往原有呼吸道疾病和胸闷、咳嗽和喉痒等前驱症状；而呕血血液呈暗红色，有血凝块，伴食物，呈酸性，往往原有消化道疾病和上腹不适、恶心和呕吐等前驱症状，并常见黑便。

（2）明确咯血量 目前对于儿童咯血量界定尚无统一标准。一般认为，24 小时内咯血 >8ml/kg 或总量大于 200ml 为大咯血，需积极处理。

（3）伴随症状 咳痰、呼吸困难、胸痛等。

（4）体征 应全面体格检查，尤其注意生命体征（血压、呼吸、脉搏）、贫血体征（面色、口唇、结膜、甲床苍白）、营养状况、皮肤黏膜出血点、口、咽和鼻腔检查以及肺部和心脏的详细检查，并关注杵状指（趾）。

（5）咯血病因 常见的原因主要是呼吸道疾病，如肺炎、肺结核、肺脓肿、支气管扩张、支气管异物、肿瘤、肺含铁血黄素沉着症和肺隔离症等；其次为循环系统疾病，如先天性心脏病（伴肺动脉高压或心衰）、风湿性心脏病（二尖瓣狭窄）和肺血管畸形（肺静脉闭塞、肺动静脉瘘、支气管动脉畸形）；以及全身性疾病，如血液病（出、凝血障碍，血小板减少，白血病，再障）、结缔组织病（系统性红斑狼疮、肺肾综合征、肉芽肿性血管炎、白塞病）、遗传性出血性毛细血管扩张症等；药物或毒物相关，如他巴唑、丙硫氧嘧啶引起抗中性粒细胞胞浆抗体（ANCA）相关血管炎。其他少见病因，如子宫内膜异位症等。任何原因引起的肺微血管壁通透性增加、支气管及肺血管壁损伤、破裂、肺血管压力增高或凝血功能障碍等，应做相应检查以提供诊断依据。

2. 实验室检查

（1）常规检查 血常规、尿常规、便潜血、血气分析、凝血功能。

（2）自身抗体检查。

（3）病原学 PPD、G、GM 试验、寄生虫抗体等。

（4）胃液或支气管肺泡灌洗液找含铁血黄素细胞等。

3. 其他辅助检查

（1）心脏超声 发现先天性心脏病，如二尖瓣狭窄等。

（2）支气管镜检查 了解气道情况及黏膜下血管走行情况，留取灌洗液送检含铁血黄素细胞以及病原学检查。

（3）胸部 X 线片 可见斑片影、肺实变、肺不张和空洞等表现，但无特异性。

（4）胸部增强 CT　了解肺内病变性质，发现异常的血管、血栓等，但在儿童中有时不能很好地显示支气管动脉的形态。

（5）支气管动脉造影　可以观察支气管动脉及其分支走行、形态、侧支供血、病变区血管形态、畸形的数目和位置，是诊断血管畸形的金标准，并且可对病变血管进行栓塞治疗。

（6）基因检测　对明确由基因缺陷所导致的疾病有重要价值。

（7）肺活检　影像学检查提示弥漫性肺泡出血或持续性原因不明的咯血可考虑进行肺活检。

【治疗原则】

1. 治疗目的

止血；保持气道通畅；维持患儿生命体征及进行原发病治疗；小量咯血治疗原发病，适当加用止血剂，减少活动，一般无需特殊处理。

2. 常用止血药物

（1）垂体后叶素　大咯血时使用，该药起效迅速且效果显著，有收缩肺的小动脉和毛细血管的作用，减少血流量，从而使咯血减少。目前尚缺少儿童用量用法，推荐使用剂量如下：①0.1～0.2U/kg，加5%葡萄糖注射液20ml，20分钟静脉滴注，之后0.1～0.2U/kg，加5%葡萄糖注射液200ml持续静脉滴注；②5～10U溶于生理盐水20～40ml或5%葡萄糖液后缓慢静脉滴注，后10～20U加5%葡萄糖500ml静脉滴注维持治疗，必要时6～8h重复一次。用药过程中需注意监测心率、血压等，若静脉滴注过程中出现头痛、面色苍白、心悸、恶心、出汗、胸闷、腹痛、排便感和血压升高应减慢输注速度或立即停药。

（2）其他止血药物　血凝酶静脉滴注、肌内注射或皮下注射，儿童0.3～0.5单位，每12小时皮下注射1次。

3. 原发病治疗

咯血作为一个临床症状，在明确诊断后应积极进行原发病的治疗，如特发性肺含铁血黄素沉着症、自身免疫病，可给予糖皮质激素或其他免疫抑制剂治疗，参考相关疾病治疗方案。

4. 介入治疗

（1）支气管镜　在大咯血抢救中起至关重要的作用，可局部应用止血药物，也可应用球囊压迫。但应注意其禁忌证。

（2）选择性支气管动脉栓塞术　适应证为保守治疗不能控制的大咯血、无外科治疗指征的反复咯血和血管畸形等。严重出血倾向、未能控制的全身感染及重要脏器衰竭为其禁忌证。

5. 外科手术治疗

适用于动脉栓塞治疗失败或大咯血、出血部位明确、病变局限肺叶内、无手术禁忌证者，可行肺叶切除。

6. 大咯血的处理

（1）窒息和失血性休克　是大咯血的严重并发症，也是致死的重要原因。发生大咯血时，应严密监测患儿生命体征，患侧卧位，保持呼吸道通畅。对出现休克者需要迅速给予扩容、输血等抗休克治疗，同时注意抗感染、纠正酸中毒等支持疗法。

（2）应用止血药。

（3）紧急手术　适应证：①咯血量大，有窒息、休克，内科治疗无效者；②病变局限一叶、一侧肺，不可逆，对侧肺健全，全身情况尚可者；③出血部位明确者。

（徐保平）

第十二节　特发性肺含铁血黄素沉着症

特发性肺含铁血黄素沉着症（IPH）是一组肺泡毛细血管出血性疾病，常反复发作，并以大量含铁血黄素积累于肺内为特征。多发于儿童及青少年。

弥漫性肺泡出血的特征为咯血、呼吸困难和程度不同的贫血，胸片见肺部渗出影。肺出血后使肺泡吞噬细胞在肺出血 36～72 小时内把血红蛋白的铁转换为含铁血黄素，因此，命名为含铁血黄素沉着症。含铁血黄素细胞在肺内存在 4～8 周。弥漫性肺泡出血范围很广，而特发性肺含铁血黄素沉着症是指无特殊原因的弥漫性肺泡出血。

【诊断标准】

1. 临床表现

（1）IPH 的高发年龄为 10 岁以下，通常在 1～7 岁。

（2）临床表现为急性反复发作性咯血、慢性咳嗽、呼吸困难和乏力。

（3）仅为无症状的贫血，严重病例血红蛋白可以急剧下降。

（4）肺部体征不尽相同，可无阳性体征，亦可闻及呼吸音减弱或呈支气管呼吸音，少数可闻干、湿性啰音或喘鸣音。

2. 实验室检查

（1）血常规　急性期显示不同程度的小细胞低色素性贫血。北京儿童医院患儿入院时有重度贫血者（血红蛋白 30～60g/L）约占 1/3，中度贫血者（血红蛋白 60～90g/L）占 45%。末梢血片中网织红细胞增加，最高可达 23%，超过 3% 的占 70%。嗜酸粒细胞在部分病例中可见增加，超过 3% 者约占 1/3。血小板正常，血沉多增快。

（2）其他检查　急性发作期血清胆红素可见增加，尿胆原呈阳性。直接 Coombs 试验、冷凝集试验、嗜异凝集试验可偶呈阳性。大便潜血多为阳性。肺内虽堆积大量铁质，但由于禁锢于巨噬细胞中，不能利用于造血，故血清铁浓度仍呈低水平。有报道 25 名 IPH 患儿的队列研究发现，检测中性粒细胞胞浆抗体（ANCA）的患者 40%（6/15）阳性，检测抗核抗体（ANA）的患者 45%（5/11）阳性，还有 28%（4/14）的特异性乳糜泻抗体阳性。

（3）痰、胃液及支气管肺泡灌洗液　在痰涂片、胃液涂片及支气管肺泡灌洗液可见大量含铁血黄素巨噬细胞（>肺泡巨噬细胞总数的 30%），支气管肺泡灌洗液中的阳性率可以达到 82%～92%，高于痰液和胃液的含铁血黄素巨噬细胞阳性率。支气管肺泡灌洗液找到大量含铁血黄素细胞（HLMs），可以作为弥漫性肺泡出血的诊断依据。

2. 辅助检查

（1）胸片　肺部影像学检查是 IPH 诊断中必不可少的手段，也是病情随访的重要手段。急性期 IPH 患儿的胸片多表现出双侧弥漫性的实变影或云絮状影，多于 2～4 天内明显吸收。慢性反复发作期，胸片常变现为弥漫性如粟粒状影和细网状影，多为双侧，亦可同时并存新鲜出血灶。

（2）肺高分辨 CT　急性出血期高分辨肺 CT 可见弥漫性的磨玻璃影和实变影；慢性期可显示病变为弥漫小结节影和小叶间隔的增厚，之后反复发作期肺 CT 可见小结节影和小叶间隔增厚。

（3）支气管镜检查　支气管肺泡灌洗液肉眼可见洗肉水样的改变，支气管肺泡灌洗液涂片普鲁士蓝染色可见大量 HLMs。

（4）肺功能检查　急性肺泡出血期弥散功能可以显著升高。

（5）肺组织活检　可作为诊断 IPH 的金标准，组织学上弥漫性肺泡出血的肺泡腔中可见到新近的出血，肺泡腔及肺泡间隔可见到含铁血黄素细胞以及不同程度的肺纤维化，无血管炎、毛细血管炎、肉芽肿形成或任何特异性免疫复合物沉积等病理改变。

（6）心电图及超声心动图　超声心动图可用于协助诊断二尖瓣狭窄、左心房高压、肺循环淤血所致的继发性肺含铁血黄素沉着症。如果心电图或超声心动图提示肺血管高压，则一定要注意继发因素的存在，需做肺静脉闭塞综合征、血管瘤以及左心衰竭等疾病的相关检查，以便对原发病做进一步诊断。

【鉴别诊断】

本病的诊断中，还应注意排除出血性体质、血液病、异物、肺结核、反复支气管肺炎、支气管扩张和血管畸形等引起咯血的疾病。

1. 急性肺炎

急性肺炎多有发热、咳嗽、呼吸困难，胸片有实变，而弥漫性肺泡出血时可出现咳嗽、呼吸困难和肺内实变影，因此易误诊为急性肺炎，甚至将反复的出血误认为是反复发作的肺炎，临床医师可以从发热与呼吸道症状程度来鉴别。肺炎时发热持续时间长短与肺炎病情轻重一致，而肺泡出血发热和呼吸道症状不成正比，肺内病变弥漫性渗出很重，但发热少或低热，另外肺泡出血时常伴程度不同的贫血。

2. 肺血管畸形

支气管动脉 – 肺动脉瘘可以出现大咯血、咳嗽、呼吸困难，但肺内实变比较局限，并非两肺弥漫性的实质浸润，进一步确诊需要支气管动脉血管造影。肺静脉缺如或闭塞也可以出现咯血、肺内实质浸润，胸片或肺 CT 均为一侧的肺出血，肺螺旋 CT 血管成像可以显示肺静脉缺如或闭塞的特点而确诊。血管造影可发现一些血管畸形如动 – 静脉瘘、肺静脉闭塞，同时可进行栓塞治疗。遗传性毛细血管扩张症，可以出现咯血、肺泡出血，可发现皮肤毛细血管扩张，做基因检测识别。

3. 中性粒细胞胞浆抗体（ANCA）相关的血管炎

ANCA 相关的血管炎常可以表现为弥漫性肺出血，即咳嗽、咯血、呼吸困难。血管炎为全身疾病，可有肺外的表现，如肾脏损害、血清学 ANCA 阳性；而特发性肺含铁血黄素沉着症无肺外损害，血清学 ANCA 阴性可资鉴别。

4. 系统性红斑狼疮

系统性红斑狼疮常累及全身多个脏器，累积肺脏时引起危及生命的肺部弥漫性肺泡出血，可以首先累及肺部，误诊为特发性肺含铁血黄素沉着症，临床常根据血清学抗核抗体、抗 DNA 抗体阳性和肾脏的受损而与 IPH 鉴别。

【治疗原则】

1. 急性发作期

（1）支持治疗　包括卧床休息、输血、吸氧或机械通气，吸痰以防止血液吸入引起窒息，在继发感染时可给予抗感染治疗等。患儿出现呼吸困难及血红蛋白急剧下降时应卧床休息，间歇正压供氧，严重贫血者可少量多次输新鲜血。

（2）糖皮质激素　是有效的控制肺泡急性出血的一线药物。肾上腺皮质激素能够快速有效地控制肺部活动性出血。最常用的药物为甲泼尼龙 2mg/（kg·d）或可氢化可的松 5~10mg/（kg·d）静脉滴注治疗，出血控制后，可口服泼尼松 2mg/（kg·d），维持足量够 4 周后上述剂量渐减。急性肺泡大出血时，大剂量的激素如甲泼尼龙 10~30mg/（kg·d）冲击治疗。

2. 慢性反复发作期的治疗

（1）糖皮质激素　急性出血控制后，激素足量维持 4 周后减量，至最低维持量以能控制症状为标准量来维持治疗，维持时间多为 3~6 月，甚至 1~2 年或更长，停药过早易出现复发，但也应关注长期糖皮质激素治疗的副作用。

（2）免疫抑制剂　反复发作的患者可加用免疫抑制剂治疗。常用的免疫抑制剂包括环磷酰胺、硫唑嘌呤和羟氯喹。

剂量和方法：羟氯喹 10mg/（kg·d），口服，不超过 400mg/d；硫唑嘌呤 2~3mg/（kg·d）给药，起始量 1mg/（kg·d），每周增加 0.5mg/kg，直至 2.5mg/（kg·d）或有治疗反应，成人最大量 150mg；环磷酰胺 5~10mg/kg 静脉注射，每 2~3 周一次，不超过成人用量范围 500~1800mg/次。

（刘秀云）

第十三节　儿童弥漫性实质性肺疾病

间质性肺疾病（ILD）是以影像学弥漫性渗出和气体交换障碍为特点的慢性肺疾病，也称为弥漫性实质性肺疾病（DPLD）。病变主要发生在肺泡壁，随着病变发展，发生间质纤维化甚至蜂窝肺，其病变不仅发生于肺泡间隔、支气管、血管及末梢气腔隙周围的肺间质，也可涉及肺泡腔和细支气管腔内。此组为一异质性疾病，有 200 多种类型。儿童间质性肺疾病（chILD）常以呼吸急促、呼吸困难、爆裂音、缺氧以及生长发育受影响为特点。有研究调查，每百万儿童中有 1.32 例新的 DPLD 的病例，大多数在生后第 1 年内确诊，87% 的病例存活，有数据估计儿童间质性肺疾病的发生率为每百万 0~16 岁儿童中有 3.6 例。由于 chILD 比成人 ILD 更多样化，包括 200 多种疾病，有不同的分类。近年，由于基因诊断技术的发展，单基因疾病有益于全面的疾病分类、扩展肺疾病的数据库。

【诊断标准】

1. 临床表现

（1）呼吸道症状　如咳嗽、气促、活动不耐受。

（2）体征　如静息时气促、啰音、杵状指（趾）、生长发育迟缓、呼吸衰竭。

（3）低氧血症。

（4）胸片或 CT　弥漫性异常。

2. 实验室检查

（1）血气分析　常有氧分压减低，重症患儿可有低氧血症，甚至呼吸衰竭。

（2）血清学标记物　KL－6 和 SP－A 和 SP－D 均能反映损伤肺组织的Ⅱ型上皮细胞的活性。KL－6 是肺泡Ⅱ型上皮细胞和支气管上皮细胞再生时产生的高分子的蛋白，KL－6 的功能为成纤维细胞的趋化因子，KL－6 的增高可反映肺泡壁的损伤和间质纤维化的存在。

（3）肺功能　肺功能可显示限制性通气功能障碍，表现为肺的顺应性降低，肺活量（VC）的降低和肺总容量（TLC）的降低；功能残气量（FRC）也降低，但低于 VC 和 TLC 的减低量；残气容积（RV）通常不变，因此 FRC/TLC 和 RV/TLC 通常增加；肺一氧化碳的弥散功能（DLCO）降低；部分患者有气道的受累表现为混合性通气功能障碍。

（4）基因筛查　*SFTPB*、*SFTPC* 和 *ABCA*3 等基因的突变筛查，以确定在儿童间质性肺疾病中基因突变的作用。

3. 辅助检查

（1）胸片　为最常用的影像学检查之一，主要为弥漫性网点状的阴影或磨玻璃样影。

（2）肺高分辨 CT（HRCT）　可发现诊断间质性肺疾病的一些特征性的表现，如磨玻璃样影、网状影、实变影，可显示肺间隔的增厚和结节影。HRCT 还可确定病变的范围，指导肺活检部位和方法。在一些病例，肺部 HRCT 可有特征性表现，如铺路石征高度提示肺泡蛋白沉积症。婴儿特定部位如右中叶和左舌叶的磨玻璃影，结合临床呼吸快的特点，高度提示婴儿神经内分泌细胞增生症（NEHI）。

（3）支气管镜　经支气管镜可获取支气管肺泡灌洗液（BALF），BALF 是液体肺活检，BALF 中找到含铁血黄素细胞可确定肺泡出血诊断。BALF 乳白色，PAS 染色阳性，可有助于肺泡蛋白沉着症的诊断。BALF 找到 CD1α，并且 >5% 可协助朗格汉斯细胞组织细胞增生症的诊断。BALF 的细胞分析对诊断有帮助，BALF 大量的淋巴细胞可有助于过敏性肺泡炎和结节病的诊断，过敏性肺泡炎 BALF 主要为 CD_8 的增加，结节病主要为 CD4 的增加。BALF 中细菌、真菌、病毒病原的检测可协助病原的诊断。近年还可以应用 BALF 免疫组化染色显示成熟的 SP－B、SP－B 前体、SP－C 缺乏以及 SP－C 前体异常来协助诊断 SP－B 缺乏症。

（4）肺活检　肺活检可获取肺组织，而肺组织病理为确诊的依据。常采用的肺活检的方法包括支气管镜的透壁肺活检（TBLB）、经皮肺活检和外科性的肺活检［如电视引导下的胸腔镜肺活检（VATS）和开胸肺活检］。肺活检不仅可为原因不明的间质性疾病提供确诊的依据，可为特发性间质性肺炎提供病理分型，还可在肺组织病理进行 EBV、CMV 和腺病毒的核酸检测，进一步寻找感染的原因。对于怀疑 NEHI、ACD 患者，需要做特殊染色（如桂皮素和 CD34 染色）。常需要肺活检病理来确定诊断的疾病包括肺泡间质糖原症（PIG）、肺泡结构简单化、肺血管炎以及基因检测无法确定的肺泡表面活性物质功能障碍的疾病。

【儿童弥漫性间质性肺疾病的分类】

目前引用最多的为 2007 年美国儿童间质性肺疾病的研究协作组的分类，该分类收集了来自北美的 11 个儿科研究中心 1999～2004 年具有肺活检的 185 例小于 2 岁的儿童的弥漫性肺疾病。2013 年美国胸科学会制订了婴幼儿的儿童间质性肺疾病的分类、评估和治疗的指南，该指南依据了上述的美国儿童间质性肺疾病的研究协作组的分类，该指南的分类如下。

（1）发生于婴儿的间质性肺疾病　分为以下四种亚类。①弥漫性的肺泡发育障碍，如肺腺泡不发育、先天性肺泡发育不良、肺泡毛细血管发育不良伴肺静脉错位（ACDMPV）；②肺泡生长异常如肺发育不良、慢性新生儿的肺疾病、染色体相关的疾病和先天性心脏病；③未知原因的特殊类型的疾病如 NEHI 和 PIG；④表面活性物质功能障碍，如表面活性蛋白 B 基因（SFTPB）、表面活性蛋白 C 基因（SFTPC）和 ATP 结合盒转运子 A3（ABCA3）基因的突变，组织学特点可为先天性肺泡蛋白沉积症、CPI、DIP 和 NSIP。

（2）非婴儿特有的间质性肺疾病　包括：①既往体健儿发生的疾病，包括感染或感染后、环境因素有关的肺炎（如过敏性肺炎、吸入综合征以及嗜酸细胞性肺炎）；②免疫缺陷病患儿发生的疾病（如机会感染、与介入治疗相关的以及原因不明的弥漫性肺泡损伤）；③与全身性疾病相关的疾病包括自身免疫病、蓄积性疾病、结节病、朗格汉斯细胞组织细胞增生症和恶性肿瘤；④还有一些类似 ILD 的疾病，如肺血管淋巴管异常（如静脉畸形、淋巴管扩张、淋巴管瘤病、肺动脉高压以及先天性心脏病等）。

（3）不能分类的间质性肺疾病　如肺疾病的终末阶段、非诊断性的不合适的活检标本（如肺组织的标本不足）、临床的信息不够。

【诊断标准】
儿童间质性肺疾病的诊断流程见图 4-1。

【治疗原则】
无特异治疗。

1. 糖皮质激素

在早期病例疗效较好，晚期病例则疗效较差。一般泼尼松开始每日用 1～2mg/kg，症状缓解后可逐渐减量维持，可治疗 1～2 年；也有应用甲泼尼龙每日 10～30mg/kg，连用 3 日，每月 1 次，连用 3 次。

2. 其他免疫抑制剂

对激素治疗效果不好的病例，可考虑选用免疫抑制剂如羟氯喹/硫唑嘌呤、环孢素、环磷酰胺等。

羟氯喹 10mg/(kg·d)，口服；硫酸盐羟氯喹不要超过 400mg/d。

硫唑嘌呤按 2～3mg/(kg·d) 给药，起始量 1mg/(kg·d)，每周增加 0.5mg，直至 2.5mg/(kg·d) 出现治疗反应，成人最大量 150mg。

环磷酰胺 5～10mg/kg，静脉注射，每 2～3 周一次；不超过成人用量范围 500～1800mg/次。

3. 抗纤维化治疗

两种新的抗纤维化疗法（吡非尼酮和尼达尼布），为许多特发性肺纤维化（IPF）患者提供了治疗选择。吡非尼酮显著降低了用力肺活量（FVC）下降，治疗 52 周 IPF

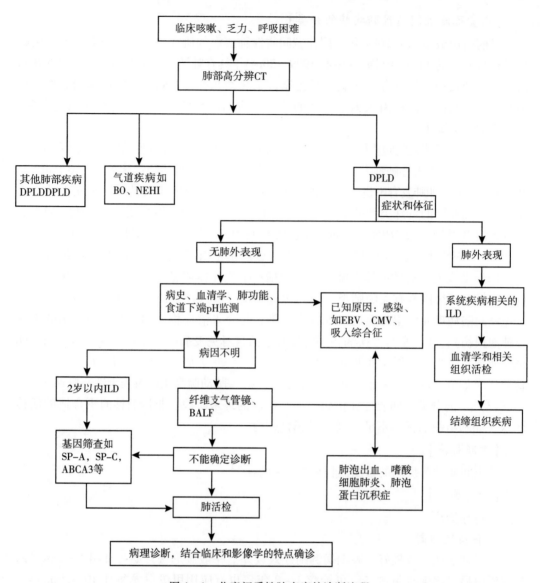

图 4-1 儿童间质性肺疾病的诊断流程

相关的所有死亡相对风险降低。近年还有酪氨酸激酶抑制剂尼达尼布（原名 BIBF 1120）应用于临床，可以延缓肺功能 FVC 下降的速度，改善肺纤维化。两种抗纤维化药物的疗效相似，已成为轻、中度特发性肺纤维化的标准治疗，也有应用 CXCL9 抑制上皮细胞向间充质细胞转化而有抗纤维化的作用。

4. 对症及支持疗法

可适当给氧治疗。有呼吸道感染时，可给抗菌药物。

（刘秀云）

第十四节　闭塞性细支气管炎

闭塞性细支气管炎（BO）也有译作闭塞性毛细支气管炎，是由小气道的炎症病变引起的慢性气流阻塞的临床综合征，临床以持续咳嗽、喘息为特点，该病是一病理诊断。病变部位累及直径小于 2mm 的细支气管和肺泡小管，肺实质几乎不受累。

小儿 BO 的最常见原因，主要见于腺病毒、麻疹病毒、肺炎支原体感染，以腺病毒感染最多见。其他原因包括胃食管反流、肺移植术后、造血干细胞移植术后以及 Stevens – Johnson 综合征。

【诊断标准】

1. 临床表现

（1）气促、喘息和咳嗽，运动耐受性差，重者可有三凹征。呼吸道感染可使症状加重。BO 重者以上症状持续。

（2）肺部体征可闻及喘鸣音和湿性啰音，湿啰音可持续存在。

（3）患儿有急性重症肺炎或急性肺损伤的病史，排除其他慢性阻塞性肺疾病（如结核、囊性纤维化、支气管肺先天发育异常、原发性免疫缺陷等）。

2. 实验室检查

（1）血气分析　常有氧分压减低，重症患者可有低氧血症，甚至呼吸衰竭。

（2）肺功能　肺功能可显示阻塞性通气功能障碍或混合性的通气功能障碍。

（3）血清学检查　最近研究发现血清的 YKL – 40 水平可以帮助鉴别 BO 的急性发作和急性细支气管炎，在 BO 的急性发作时血清的 YKL – 40 水平明显增高。

3. 辅助检查

（1）胸片　主要表现为无明显实变的过度通气。

（2）肺部高分辨 CT　表现为支气管壁增厚、支气管扩张、Mosaic 灌注、肺不张和黏液栓。马赛克灌注征为肺密度减低区域合并血管管径的细小，通常边界不清。相邻的肺密度增高区域血管影粗，表明灌注增高。

（3）肺通气和灌注扫描　可显示通气和灌注的缺损或减弱，而且通气灌注区域与影像学的支气管扩张、支气管增厚的区域一致，但其敏感性较高分辨 CT 为差，已较少用。

（4）肺组织病理　肺活检为 BO 诊断的金标准，但肺活检不一定取到病变部位且有危险，因此应用受到限制。

【鉴别诊断】

1. 感染后气道高反应

婴儿患病毒性毛细支气管炎后，易出现反复喘息，在喘息发作期，部分患儿也有肺 CT 马赛克灌注的表现，但多在喘息缓解后马赛克灌注消失，需要与 BO 鉴别。两者鉴别见表 4 – 4。

表 4 – 4　儿童 BO 与感染后气道高反应的鉴别

	感染后 BO	感染后气道高反应
症状	持续	反复
湿啰音、喘鸣音	持续	间断
影像学的改变	持续	缺乏
病理生理	毛细支气管的闭塞	气道高反应
对支气管扩张剂的反应	不好	反应好
预后	不好	好

2. 闭塞细支气管炎伴机化性肺炎

特发性在儿科少见，继发性可见于感染后，因此，应注意与闭塞性细支气管炎鉴别。一方面，病理上其为增生性细支气管炎，有肺泡的受累；另一方面，其肺功能为限制性的功能障碍，治疗上对激素有良好的反应，但易复发。

3. 弥漫性泛细支气管炎

在日本多见，我国也有报道。有鼻窦炎、家族史，以反复咳脓痰为特点，影像学主要为弥漫性的小叶中心型的结节，以往死亡率高，小剂量的红霉素对其有很好的疗效，可大大改善其预后。

4. 支气管肺发育不良

有早产史，肺不成熟，之后可出现咳嗽、呼吸困难、气短，肺内可闻及喘鸣音，肺 CT 可见呼吸相的气体滞留、肺不张及支气管扩张，但其发病早，极低体重儿、不成熟儿常出现。

【治疗原则】

无有效的治疗方法，目前常用糖皮质激素、小剂量的大环内酯类抗菌药物等。

1. 糖皮质激素

目前常用甲泼尼龙 2mg/（kg・d）静脉注射或口服泼尼松 1～2mg/（kg・d），足量 2 周～1 月，逐渐减量，总疗程不超过 6 个月。因为有慢性炎症的存在，常吸入糖皮质激素 6 个月～1 年。

2. 大环内酯类药物

红霉素为 5～10mg/（kg・d），疗程 6 个月～2 年。儿童阿奇霉素的推荐剂量为 5mg/（kg・d）或 10mg/（kg・d），每周 3 次，疗程 6 个月～2 年。

3. 孟鲁司特

孟鲁司特可以抑制白三烯活性，可以与大环内酯类药物一起用于 BO 的治疗。

4. 其他治疗

支气管扩张剂，对肺功能可逆实验阳性的患儿，可以使用支气管扩张剂。

近年研究报道布地奈德/福莫特罗、孟鲁司特和 N – 乙酰半胱氨酸联合应用可显著改善同种异体 HSCT 后 BOS 患者的肺功能和呼吸系统症状。

（刘秀云）

第十五节　慢性咳嗽

咳嗽是儿童呼吸系统疾病最常见的症状之一。儿童慢性咳嗽是指以咳嗽为主要或唯一的临床表现，病程 >4 周，胸部 X 线片未见明显异常者。

【诊断标准】

慢性咳嗽只是一个症状，要尽可能明确引起慢性咳嗽的病因。诊断程序应从简单到复杂，从常见病到少见病。需重视年龄对儿童慢性咳嗽病因的提示，亦需注意各病因引起咳嗽在 24 小时内的好发时相。

1.（呼吸道）感染后咳嗽（PIC）

PIC 是引起幼儿和学龄前儿童慢性咳嗽的常见原因。

PIC 的临床特征和诊断线索：

（1）近期有明确的呼吸道感染病史。

（2）咳嗽持续 >4 周，呈刺激性干咳或伴有少许白色黏痰。

（3）胸部 X 线片检查无异常或仅显示双肺纹理增多。

（4）肺通气功能正常或呈现一过性气道高反应。

（5）咳嗽通常有自限性，如果咳嗽时间超过 8 周，应考虑其他诊断。

（6）除外其他原因引起的慢性咳嗽。

2. 咳嗽变异性哮喘（CVA）

CVA 是引起我国儿童尤其是学龄前和学龄期儿童慢性咳嗽的最常见原因。

CVA 的临床特征和诊断线索：

（1）咳嗽持续 >4 周，常在运动、夜间和（或）凌晨发作或加重，以干咳为主，不伴有喘息。

（2）临床上无感染征象或经较长时间抗菌药物治疗无效。

（3）抗哮喘药物诊断性治疗有效。

（4）排除其他原因引起的慢性咳嗽。

（5）支气管激发试验阳性和（或）PEF 日间变异率（连续监测 2 周）≥13%。

（6）个人或一、二级亲属过敏性疾病史或变应原检测阳性。

以上第 1~4 项为诊断基本条件。

3. 上气道咳嗽综合征（UACS）

各种鼻炎、鼻窦炎、慢性咽炎、腭扁桃体和（或）增殖体肥大以及鼻息肉等上气道疾病均可能引起慢性咳嗽。2006 年前，UACS 的诊断名称是鼻后滴漏（流）综合征（PNDs）。

UACS 的临床特征和诊断线索：

（1）持续咳嗽 >4 周，伴有白色泡沫痰（过敏性鼻炎）或黄绿色脓痰（鼻窦炎），咳嗽以晨起或体位变化时为甚，伴有鼻塞、流涕、咽干并有异物感和反复清咽等症状。

（2）咽后壁滤泡明显增生，有时可见鹅卵石样改变或见黏液样或脓性分泌物附着。

（3）抗组织胺药、白三烯受体拮抗剂和鼻用糖皮质激素对过敏性鼻炎引起的慢性咳嗽有效，化脓性鼻窦炎引起的慢性咳嗽需要抗菌药物治疗 2~4 周。

（4）鼻咽喉镜检查或头颈部侧位片、鼻窦 X 线片或 CT 片可有助于诊断。

4. 胃食管反流性咳嗽（GERC）

24 小时食管下端 pH 监测是诊断 GERC 的金标准。但是长期咳嗽也可能导致儿童胃食管反流。

儿童 GERC 的临床特征与诊断线索：

（1）阵发性咳嗽最好发的时相在夜间。

（2）咳嗽也可在进食后加剧。

（3）24 小时食管下端 pH 监测呈阳性。

（4）除外其他原因引起的慢性咳嗽。

5. 非哮喘性嗜酸粒细胞性支气管炎（NAEB）

NAEB 的临床特征与诊断线索：

（1）刺激性咳嗽持续 >4 周。

（2）胸部 X 线片正常。

（3）肺通气功能正常，且无气道高反应性。

（4）痰液中嗜酸粒细胞相对百分数 >3%。

（5）支气管舒张剂治疗无效，口服或吸入糖皮质激素治疗有效。

（6）除外其他原因引起的慢性咳嗽。

6. 过敏性（变应性）咳嗽（AC）

临床上某些慢性咳嗽患儿，具有特应性体质，抗组织胺药物和糖皮质激素治疗有效，但其又非支气管哮喘、CVA 或 NAEB 等，文献中将这类咳嗽称为过敏性（变应性）咳嗽。

AC 临床特征与诊断线索：

（1）咳嗽持续 >4 周，呈刺激性干咳。

（2）肺通气功能正常，支气管激发试验阴性。

（3）咳嗽感受器敏感性增高。

（4）有其他过敏性疾病病史，变应原皮试阳性，血清总 IgE 和（或）特异性 IgE 升高。

（5）除外其他原因引起的慢性咳嗽。

7. 迁延性细菌性支气管炎（PBB）

PBB 是引起婴幼儿期和学龄前期儿童特异性慢性咳嗽的病因之一，曾有称其为化脓性支气管炎、迁延性支气管炎和支气管扩张前期等，是指由细菌引起的支气管内膜持续的感染。引起 PBB 致病菌主要是流感嗜血杆菌（特别是未分型流感嗜血杆菌）和肺炎链球菌等，极少由革兰阴性杆菌引起。PBB 的发生与细菌在气道中形成生物被膜以及气道的黏液纤毛清除功能障碍、全身免疫功能缺陷和气道畸形（例如气道软化）等密切相关。

PBB 临床特征和诊断线索：

（1）湿性（有痰）咳嗽持续 >4 周。

（2）胸部高分辨 CT 片可见支气管壁增厚和疑似支气管扩张，但很少有肺过度充气，这有别于哮喘和细支气管炎。

（3）抗菌药物治疗 2 周以上咳嗽可明显好转。

（4）支气管肺泡灌洗液检查中性粒细胞升高和（或）细菌培养阳性。

（5）除外其他原因引起的慢性咳嗽。

8. 先天性呼吸道疾病

主要见于婴幼儿，尤其是1岁以内。包括有先天性食管－气管瘘、先天性血管畸形压迫气道、喉－气管－支气管软化和（或）狭窄、支气管－肺囊肿、原发性纤毛运动障碍和胚胎源性纵隔肿瘤等。一旦明确这些疾患引起的慢性咳嗽，就归属特异性咳嗽。

9. 心因性咳嗽

儿童心因性咳嗽应在除外多发性抽动症，并且经过行为干预或心理治疗后咳嗽能得到改善时才能诊断，常见于学龄期和青春期的儿童。

心因性咳嗽的临床特征与诊断线索：

（1）年长儿多见。

（2）日间咳嗽为主，专注于某件事情或夜间休息咳嗽消失，可呈雁鸣样高调的咳嗽。

（3）常伴有焦虑症状，但不伴有器质性疾病。

（4）除外其他原因引起的慢性咳嗽。

10. 其他原因引起的慢性咳嗽

异物吸入、百日咳、血管紧张素转换酶抑制剂、β肾上腺素受体阻断剂（普萘洛尔）等药物可引起慢性咳嗽。当中耳发生病变时，迷走神经受到刺激会引起耳源性慢性咳嗽。

11. 多病因的慢性咳嗽

要注意儿童慢性咳嗽病因的复杂性和可变性，有些病因彼此间是有重叠的。常见的是 UACS 合并 CVA，其次是 PIC 合并 UACS。

【治疗原则】

儿童慢性咳嗽的处理原则是明确病因，针对病因进行治疗。病因不明者，可进行经验性对症治疗；如果治疗后咳嗽症状没有缓解，应重新评估。儿童慢性咳嗽常见病因的治疗原则如下。

1. CVA 治疗

可予以口服 β_2－受体激动剂（如丙卡特罗、特布他林、沙丁胺醇等）做诊断性治疗1~2周，也有使用透皮吸收型 β_2－受体激动剂（妥洛特罗），咳嗽症状缓解者则有助诊断。一旦明确诊断 CVA，则按哮喘长期规范治疗，选择吸入糖皮质激素或口服白三烯受体拮抗剂或两者联合治疗，疗程至少8周；同时兼顾非药物治疗，注意去除或避免诱发、加重咳嗽的因素，避免接触过敏原、受凉、烟雾的环境等。

2. UACS 治疗

根据引起患儿慢性咳嗽的上气道不同疾病，采取不同的治疗方案。

（1）过敏性（变应性）鼻炎　予以抗组胺药物、鼻喷糖皮质激素治疗或联合鼻黏膜减充血剂、白三烯受体拮抗剂治疗。

（2）鼻窦炎　予以抗菌药物治疗，可选择阿莫西林或阿莫西林＋克拉维酸钾或阿奇霉素等口服，疗程至少2周，辅以鼻腔灌洗，选用鼻腔局部减充血剂或祛痰药物治疗。

（3）增殖体肥大　根据增殖体肥大程度，轻~中度者可鼻喷糖皮质激素联用白三烯受体拮抗剂，治疗1~3个月并观察等待，无效者可采取手术治疗。

3. PIC 治疗

PIC 通常具有自限性，症状严重者可考虑使用口服白三烯受体拮抗剂或吸入糖皮质激素等治疗。

4. GERC 治疗

主张使用 H_2 受体拮抗剂西咪替丁和促胃动力药多潘立酮，年长儿也可以使用质子泵抑制剂。改变体位取半卧位或俯卧前倾 30°，改变食物性状，少量多餐等对 GERC 有效。

5. NAEB 治疗

支气管舒张剂治疗无效，吸入或口服糖皮质激素治疗有效。

6. AC 治疗

主张使用抗组织胺药物、糖皮质激素治疗。

7. 药物诱发的咳嗽

最好的治疗方法是停药观察。

8. 心因性咳嗽

可给予心理疗法。

9. PBB 治疗

予以抗菌药物，可优先选择 7∶1 阿莫西林/克拉维酸制剂或第 2 代以上头孢菌素或阿奇霉素等口服，通常疗程需 2~4 周。

（徐保平）

第十六节 阻塞性睡眠呼吸暂停综合征

阻塞性睡眠呼吸暂停综合征（OSAS），在儿童并不少见。其主要特点是患者在睡眠过程中反复出现上气道全部或部分萎陷，导致夜间反复发生低氧血症、高碳酸血症和睡眠结构紊乱。儿童 OSAS 的患病率在 1.2%~5.7%。

【诊断标准】

1. 症状

（1）夜间症状 家长往往主诉患儿夜间睡眠打鼾，可伴有张口呼吸、呼吸费力、反复惊醒、遗尿、多汗和睡眠不安等。家长可能注意到患儿在睡眠中出现呼吸停止，典型睡眠姿势为俯卧位，头转向一侧，颈部过度伸展伴张口。

（2）白天症状 可表现为晨起头痛、早上迟醒，部分患儿出现嗜睡、乏力，而多数患儿则以活动增多或易激惹为主要表现。

（3）非特异性表现 非特异性行为异常，如不正常的害羞、反叛和攻击行为等。严重的病例可发生认知缺陷、学习困难、生长发育落后和体重不增等。

2. 体征

（1）生长发育的检查 有些表现为超重和肥胖，而有些则会有生长发育的落后。

（2）要注意患儿有无小下颌、下颌后缩、说话是否带有鼻音、鼻腔中有无息肉或鼻甲有无肿胀、鼻中隔是否偏曲等；口腔检查应注意舌的形态、扁桃体的大小、腭垂的大小、后部咽腔的大小、硬腭和软腭的宽度和高度，注意有无腭咽部的狭窄或受压。

3. 辅助检查

（1）纤维鼻咽镜检查 使用鼻咽镜可以清楚地观察到儿童的鼻腔、鼻咽腔、软腭和舌根的情况，并且可以直接观察到腺样体的大小及其与后鼻孔的关系。

（2）放射学检查　头颅侧位片有助于评价上气道阻塞的程度，特别是腺样体、扁桃体阻塞鼻咽部和口咽部的情况。头颈部磁共振有助于了解鼻咽部软组织以及骨骼结构对气道的影响。

（3）多导睡眠监测仪（PSG）　PSG是目前诊断睡眠呼吸疾病的标准方法。标准的多导睡眠监测应在夜间连续监测 6~7 小时以上，包括脑电图、眼动电图、下颌肌电图、腿动图和心电图，同时应监测血氧饱和度、胸腹壁运动、口鼻气流和鼾声等。

【治疗原则】

1. 手术治疗

（1）腺样体切除术、扁桃体切除术　由于儿童 OSAS 多伴有腺样体和扁桃体肥大，因此扁桃体及腺样体切除术是治疗儿童 OSAS 的主要有效方法。

（2）其他手术治疗　包括颅面正畸手术，适用于部分颅面发育畸形的患儿，部分患儿可能需要悬雍垂腭咽成形术、会厌成形术。

2. 非手术治疗

（1）持续气道正压通气治疗　持续气道正压通气（CPAP）是治疗 OSAS 的有效方法，可适用于各年龄段儿童。对于有外科手术禁忌证，腺样体、扁桃体不大，腺样体、扁桃体切除后仍然存在 OSAS 以及选择非手术治疗的患儿，可以选择 CPAP 治疗。不能耐受 CPAP 压力者，可试用双水平正压通气治疗。

（2）其他非手术治疗　包括体位治疗、肥胖患儿减肥、药物治疗和口腔矫治器等。

（徐保平）

附表　儿童呼吸系统疾病常用药物

药名	适应证	禁忌证	剂量和疗程	不良反应和处理
氨溴索	急、慢性支气管肺疾病的祛痰治疗	过敏体质者慎用	①口服：1~2岁，一次2.5ml，一日2次。2~6岁，一次2.5ml，一日3次；6~12岁，一次5ml，一日2~3次；12岁以上儿童：一次10ml，一日2次，进餐时口服。②静脉滴注：2岁以下，一次7.5mg，一日2次；2~6岁，一次7.5mg，一日3次；6~12岁，一次15mg，一日2~3次，12岁以上，一次15mg，一日2~3次，严重病例可增加至一次30mg。③雾化吸入：6月~2岁，一次1ml，一日1~2次（7.5mg~15mg/d）。2~12岁：一次2ml，一日1~2次（15mg~30mg/d）。12岁以上：一次2~3ml，一日1~2次（15mg~45mg/d）	轻微上腹部不适、食欲缺乏、胃痛、恶心、呕吐、腹泻、皮疹。静脉滴注不宜过快
乙酰半胱氨酸	用于痰液黏稠不易咳出的急慢性支气管炎、支气管扩张症	对本品过敏者禁用；支气管哮喘禁用口服剂型，支气管哮喘、胃溃疡者慎用雾化剂型	①口服：一次0.1g，一日2~4次。②雾化吸入：10%溶液，一次3ml，一日1~2次	对呼吸道黏膜有刺激作用，有时引起呛咳或支气管经挛；偶见恶心、呕吐、极少见皮疹。偶可引起咯血
青霉素G	用于溶血性链球菌病	对青霉素类过敏史者或皮试阳性者禁用	静脉滴注：5~20万u/(kg·d)，分2~4次。足月新生儿5万U/(kg·次)，早产儿3万U/(kg·次)，2~4次/d	过敏反应，应立即停用，对症处理，必要时使用抗组胺药及糖皮质激素治疗
阿莫西林克拉维酸钾	主要用于金黄色葡萄球菌、大肠埃希菌、厌氧菌感染	对青霉素类过敏者、皮试阳性者或肝功能不全、传染性单核细胞增多症者禁用	口服（以阿莫西林剂量计算）：0~3月，30mg/(kg·d)，每12小时一次。3月以上和体重40公斤以下儿童：20~45mg/(kg·d)，每8~12小时一次。阿莫西林每日最大剂量为45mg/kg。克拉维酸钾每日最大剂量为10mg/kg。静脉滴注：7天以内新生儿，30mg/(kg·次)，每12小时一次。3月~12岁，7天~3月，30mg/(kg·次)，每8小时一次，严重感染者可增加至每6小时一次，12岁以上，一次1.2g，每8小时一次，严重感染者可增加至每6小时一次	恶心、呕吐等胃肠道反应；皮疹等过敏反应，多数程度较轻，呈一过性

药名	适应证	禁忌证	剂量和疗程	不良反应和处理
头孢呋辛	用于 G⁺ 球菌和部分 G⁻ 菌	对头孢菌素类过敏者禁用	口服：3月~2岁，10mg/(kg·次)，一日2次，每日最大剂量250mg。2岁以上，15mg/(kg·次)，一日2次，每日最大剂量500mg。静脉滴注：新生儿，30~100 mg/(kg·d)，分2~3次。婴儿、儿童，30~100 mg/(kg·d)，分3~4次	胃肠道反应、头痛、头晕、偶见皮疹及氨基转移酶升高、停药后消失。与青霉素有交叉过敏反应
头孢孟多	用于 G⁺ 球菌和部分 G⁻ 菌	对头孢菌素类过敏者禁用。早产儿及1个月内新生儿不推荐使用	静脉滴注：50~150mg/(kg·d)，分3~6次	胃肠道反应、过敏反应等
头孢曲松	用于 G⁻ 菌和部分 G⁺ 球菌	对头孢菌素类过敏者、高胆红素血症新生儿，需要或预期需要使用含钙静脉输液新生儿（≤28天）、矫正胎龄不足41周早产儿禁用	静脉滴注：<12岁，20~80mg/(kg·d)，>12岁，1~2g/次，严重病例可增加至每日4g，一日1次。14天以下新生儿不超过50mg/(kg·d)	胃肠道反应、过敏反应等
头孢哌酮舒巴坦	用于 G⁺、G⁻ 需氧菌及部分厌氧菌	对青霉素类、舒巴坦、头孢菌素类过敏者禁用。早产儿和新生儿慎用	静脉滴注：1:1比例：40~80mg/(kg·d)，分2~4次。2:1比例：30~60mg/(kg·d)，严重或难治性感染160mg/(kg·d)，严重或难治性感染240mg/(kg·d)，分2~4次。舒巴坦每日极量不超过80mg/kg	腹泻、皮疹、发热、凝血功能异常等
万古霉素	用于耐甲氧西林金黄色葡萄球菌及其他细菌所致感染	对本品过敏者禁用。肝肾功能损害、低出生体重儿及新生儿慎用	静脉滴注：40mg/(kg·d)，分2~4次，新生儿10~15mg/(kg·次)，一日2~3次	耳毒性、肾毒性、为减少红人综合征、血栓性静脉炎等应缓慢静脉滴注
美罗培南	用于 G⁺、G⁻ 及厌氧菌敏感	对本品及其他碳青霉烯类过敏者、使用丙戊酸钠者禁用	静脉滴注：3月~12岁，10~20mg/(kg·次)，治疗脑膜炎40mg/(kg·次)，一日3次	静脉炎、胃肠道不良反应、肾功能损害、神经系统反应等

续表

药名	适应证	禁忌证	剂量和疗程	不良反应和处理
利奈唑胺	用于 G⁺ 球菌	对本品过敏者禁用	口服：0~11 岁，10mg/(kg·次)，每 8~12 小时 1 次。12 岁以上 600mg/次，每 12 小时 1 次。静脉滴注：0~11 岁，10mg/(kg·次)，每 8 小时 1 次，12 岁以上 600mg/次，每 12 小时 1 次	消化道反应、皮疹、药物热、氨基转移酶升高及血细胞减少
阿奇霉素	用于非典型病原，G⁺、G⁻ 需氧菌及部分厌氧菌	对大环内酯类过敏者禁用，明显肝病、Q-T 间期延长者慎用	口服：10mg/kg，一日 1 次。静脉滴注：10mg/kg，一日 1 次	胃肠道不良反应、肝功能异常、皮疹、静脉炎、心脏毒性等
克拉霉素	用于非典型病原，G⁺、G⁻ 需氧菌及部分厌氧菌	对大环内酯类过敏、心律失常、Q-T 间期延长、充血性心力衰竭等心脏病患儿及水电解质紊乱者禁用	口服：6 月以上，7.5mg/kg，一日 2 次。严重的感染 0.5g/次，一日 2 次	胃肠不适，如恶心、消化不良、腹痛、呕吐和腹泻、头痛，味觉异常和氨基转移酶短暂升高
利巴韦林	可用于呼吸道合胞病毒等病毒感染	严重贫血，肝功能异常者慎用	喷雾吸入：鼻腔 1 喷，咽喉 1~2 喷，每 4~5 小时一次，静脉滴注：10~15mg/(kg·d)，分 2 次，疗程 3~7 日	溶血性贫血、血红蛋白减低及贫血、乏力等

第五章　心血管系统疾病

第一节　心律失常

一、阵发性室上性心动过速

阵发性室上性心动过速，简称室上速，是小儿最常见的异位快速心律失常之一，是指异位激动在希氏束分叉处以上的心动过速。主要由折返机制造成，少数为自律性增高。折返机制造成的室上性心动过速，主要为房室结折返性心动过速（AVNRT）和房室折返性心动过速（AVRT）。本章重点介绍折返性室上性心动过速。

【诊断标准】

1. 临床表现

烦躁不安，面色青灰，皮肤湿冷，呼吸增快，脉搏细弱常伴有干咳和呕吐。年长儿童可自诉心前区不适和头晕等。发作时心率突然增快至 160～300 次/分，发作可持续数秒钟至数日，发作停止时心率突然减慢，恢复正常。听诊时第一心音强度完全一致，发作时心率固定而规则。

2. 辅助检查

（1）心电图　QRS 波形态正常，频率快而整齐，房室折返者多在 QRS 波后见到逆行的 P′波，R－P′大于 110 毫秒，房室结折返性室上速者 QRS 波后多无 P′波，R－P′小于 70 毫秒，有时可见假 s 或假 r 波。

（2）24 小时动态心电图　观察心动过速发作情况。

（3）食管调搏检查或心内电生理检查　多数患者能诱发心动过速，为突发突止，明确诊断。

（4）心脏彩超　可以明确或除外器质性心脏病、心脏增大及心功能减低，明确预激综合征有无心室不同步。

【治疗原则】

1. 一般治疗

积极解除诱因如感染、电解质紊乱等，镇静、吸氧，补充心肌能量供给。

2. 兴奋迷走神经

以压舌板或手指刺激咽部使之产生恶心、呕吐或使患儿深吸气后屏气，无效时可试用压迫颈动脉窦法、潜水反射法等物理刺激迷走神经的方法，部分可以终止心动过速发作。

3. 药物治疗

（1）ATP　静脉快速推注，0.2～0.4mg/（kg·次），最大量 15mg，间隔 5 分钟不能转复可重复使用，一般不超过 3 次。

（2）普罗帕酮 心功能正常或轻微减低者，可予普罗帕酮 $1 \sim 1.5 mg/（kg \cdot 次）$，最大量 35mg，予 10ml 生理盐水或静脉用葡萄糖稀释后缓慢推注。

（3）维拉帕米 心功能正常或轻微减低者，可予维拉帕米 $0.1 mg/（kg \cdot 次）$，予 10ml 生理盐水稀释后缓慢推注。

（4）胺碘酮 心功能减低者或对上述药物不能终止或伴有心脏基础疾病如先天性心脏病、心肌病等，可选用胺碘酮负荷量 $2.5 \sim 5 mg/kg$，稀释后 $0.5 \sim 1$ 小时缓慢泵入，继予维持量 $8 \sim 10 \mu g/（kg \cdot min）$，泵维 $48 \sim 72$ 小时，继续可予 $5 \sim 10 mg/kg$，$6 \sim 8$ 小时口服。

（5）艾司洛尔 负荷量 $0.5 mg/（kg \cdot min）$，维持量 $0.05 mg/（kg \cdot min）$ 起始，最大可增至 $0.2 mg/（kg \cdot min）$，观察心率变化。

（6）索他洛尔 $2 \sim 8 mg/（kg \cdot d）$，分 2 次。

（7）洋地黄类 适用于病情较重，发作持续时间较长（如 24 小时以上），有心力衰竭表现或其他药物无效者，可应用洋地黄制剂。旁道前传的折返性心动过速或洋地黄中毒引起的室上性心动过速禁用。低钾血症、心肌炎、阵发性室上性心动过速伴房室传导阻滞或肾功能减退者慎用。

4. 电击复律

血流动力学不稳定者可考虑。

5. 食管心房调搏

有条件者，可使用该方法终止室上速。

6. 射频消融术

反复发作超过 2 次以上折返性室上速患儿，如心动过速发作时伴有阿-斯综合征发作、药物治疗无效的患儿，需尽早手术治疗。射频消融治疗是唯一可根治室上速的方法。

儿童射频消融术适应证

通常射频消融术（RF）用于 4 岁以上较大年龄儿童，小于 4 岁患儿如果抗心律失常药物治疗效果差，心动过速发作时不能耐受，也应首先考虑射频消融术以达到根本治疗的目的。

①预激综合征合并阵发性房颤和快速心室率。

②房室折返性心动过速、房室结折返性心动过速、房速和无器质性心脏病证据的室性心动过速（特发性室速）呈反复发作超过 2 次以上或合并有心动过速心肌病或者血流动力学不稳定者。

③发作频繁、心室率不易控制的典型房扑。

④体重 $\geq 15 kg$，伴有相关症状的频发期前收缩（室早、房早）。

二、室性心动过速

室性心动过速（VT），简称室速，是指发生在希氏束及其分叉以下的快速心律失常。部分患儿有器质性心脏病，多见于严重心肌疾病（如离子通道病、心肌炎、缺血型心肌病，扩张型心肌病等），部分为特发性室性心动过速。

【诊断标准】

1. 临床表现

室速多突然发作，患儿感到明显的心慌胸闷、烦躁不安和头晕等症状。当室性心

率 > 200 次/分或有明显的器质性心脏病时可有心痛、急性左心衰，出现阿－斯综合征，甚至猝死。

2. 辅助检查

（1）心电图　①连续3次以上的室性期前收缩、QRS波宽大畸形、婴儿QRS时间可不超过0.08s，心室率150～300次/分；②P波与QRS波各自独立出现，呈房－室分离状态，心室率快于心房率；③可出现室性融合波及心室夺获。

（2）24小时动态心电图　观察室性心动过速发作情况。

（3）食管调搏检查或心内电生理检查　多数患者能诱发室性心动过速，明确诊断。

（4）心脏彩超　可以明确或除外器质性心脏病、心脏增大及心功能减低。

【治疗原则】

1. 一般治疗

积极治疗原发病，迅速解除病因，补充心肌能量供给。

2. 同步直流电击复律

有血流动力学障碍者首选，电能量0.5～1J/kg，最大不超过2J/kg；无效时，隔2～3分钟可重复应用，一般不超过3次；洋地黄中毒者禁忌；如无电击复律条件，可在纠正异常血流动力学状态的同时加用药物复律。

3. 药物治疗

无血流动力学障碍者可选择药物转复。

（1）利多卡因　1mg/kg稀释后缓慢静脉注射，每隔10～15分钟可重复使用，总量不超过5mg/kg。VT控制后以20～50μg/（kg·min）静脉滴注维持。

（2）普罗帕酮（心律平）　1～1.5mg/kg稀释后缓慢静脉注射，最大次量70mg，每隔20分钟可重复使用，但不超过3次。复律后以5mg/（kg·次），每8小时或6小时一次口服维持，最大次量150mg。

（3）美西律（脉律定）　1～3mg/kg稀释后缓慢静脉注射，有效后可20～40μg/（kg·min）静脉滴注维持。

（4）普萘洛尔　0.05～0.15mg/kg稀释后缓慢静脉注射，一次量不超过3mg。

（5）胺碘酮　2.5～5mg/kg稀释后30分钟以上缓慢静脉注射，如未转复，继予维持量8～10μg/（kg·min），泵维48～72小时，同时加胺碘酮片剂5mg/（kg·次），每12小时一次口服。

（6）维拉帕米（异搏定）　仅用于左心室间隔来源特发性室速，0.1～0.15mg/kg稀释后缓慢静脉注射，最大次量5mg，每隔20分钟可重复使用，但不超过3次。复律后以3～5mg/（kg·天），每8小时一次口服维持。

（7）索他洛尔　2～8mg/（kg·d），分2次。

4. 射频消融术

发作频繁及特发性室速可考虑使用此方法根治。

5. 植入性复律除颤器（ICD）

年长儿童反复室速伴阿－斯综合征，药物治疗无效并且无法实施射频消融治疗时，可考虑安装。

三、期前收缩

心脏某一起搏点比主导节律（通常是窦性节律）提前发出激动，引起心脏提早除极，称为期前收缩。根据异位起搏点位置的不同，期前收缩可分为房性、房室交界性及室性期前收缩，其中以室性期前收缩为最常见，房性次之，房室交界性最少见。

【诊断标准】

1. 临床表现

多数患者无症状。年长儿可有心悸、心前区不适和心脏漏跳等。

2. 心电图诊断

（1）室性期前收缩　①QRS 波提前出现，其前无相关窦性 P 波；②QRS 波宽大畸形，时间延长，儿童 0.10 秒以上，婴儿 0.08 秒以上，T 波方向与主波相反；③室性期前收缩后多伴有完全性代偿间歇。

（2）房性期前收缩　①提前出现的房性异位 P' 波，形态异于窦性 P 波。②P'－R 间期多在正常范围，儿童≥0.10 秒。③QRS 波的形态可有三种形态：与窦性 QRS 波形态相同；伴有室内差异性传导者，QRS 波变形；未下传的房性期前收缩在异位 P' 波之后无 QRS 波。④房性期前收缩之代偿间歇多不完全，偶尔为完全性代偿间歇。

（3）房室交界性期前收缩　①提前出现的 QRS 波的形态与窦性相同或因室内差异性传导而发生畸形。②交界区期前收缩的 P' 波为逆行性，与 QRS 波关系可有三种形式：逆行 P' 波出现在 QRS 波群之前，其 P'－R 间期可小于正常范围，儿童≤0.10 秒或比窦性 P－R 间期稍短；逆行 P' 波出现在 QRS 波群之后，R－P' 小于 0.20 秒；QRS 波前后均无 P' 波。③代偿间歇多为完全性。

3. 24 小时动态心电图

观察 24 小时的总体平均心率，期前收缩发生的频次数量、期前收缩是否为多种形态、有否心动过速等。

4. 心脏彩超

明确有否合并心脏增大及心功能减低等。

【治疗原则】

1. 一般治疗

积极治疗原发病，解除病因。补充心肌能量供给。

2. 室性期前收缩

（1）无明显症状的单发室早，多数不必用抗心律失常药，但需要动态观察。

（2）室早频发影响生活、室早为成对、短阵室性心动过速者，可用 β 受体阻滞剂（如倍他乐克）按 0.5mg/(kg·d) 开始口服，分 6～8 小时一次，足量为 2mg/(kg·d)。普罗帕酮按 5mg/(kg·次)，每 6～8 小时一次口服。

（3）伴心功能不全者，可选用胺碘酮（5～10mg/kg，每 6～8 小时一次口服）、索他洛尔（30mg/m^2，每 6～8 小时一次口服）等。

3. 房性期前收缩

成对、成串可试用 β 受体阻滞剂，伴有心脏扩大或心功能下降者可加用洋地黄制剂。

4. 射频消融术

频发、单形态的期前收缩，尤其伴有心律失常的心脏扩大或心功能降低者可选择射频消融术根治。

四、房性心动过速

房性心动过速儿童较为少见，多为自律性增高所致，少数为折返机制所致。临床上心动过速频率不等，自觉症状较轻，易造成心动过速心肌病。

【诊断标准】

1. 临床表现

烦躁、气促、多汗、心悸或无症状，心动过速持续时间长、频率过快等严重时，易出现心力衰竭。

2. 心电图

（1）自律性房性心动过速 ①心房率 150～250 次/分，P′-P′间期常不规则；②发作开始频率逐渐加速，终止前逐渐减速，称为温醒-冷却现象；③QRS 波群为室上性，P′位于 QRS 波前，一般 P′-R 间期 < R-P′间期；④刺激迷走神经不能终止心动过速，仅可使心室率减慢而心房率不变；⑤常出现文氏或莫氏传导阻滞。

（2）折返性房性心动过速 ①突发突止；②不伴有温醒及冷却现象。本类型房性心动过速多见于先天性心脏病术后切口性房速。

（3）紊乱性房性心动过速 ①通常有 3 种或 3 种以上形态各异的 P′波，P-R 间期各不相同；②心房率 100～130 次/分；③大多数 P 波能下传心室，但部分 P 波因过早发生而受阻，心室率不规则。

3. 24 小时动态心电图

可观察房性心动过速的发作情况，了解总体心室率，进一步评价心脏功能。

4. 心脏彩超

可以明确器质性心脏病、心脏增大及心功能减低等。

【治疗原则】

1. 一般治疗

吸氧、镇静，去除病因，对症治疗，补充心肌能量供给。

2. 药物治疗

原则为转复窦性心律，控制心室率。

（1）β 受体阻滞剂 心脏大小及功能正常时，倍他乐克 0.5mg/（kg·d）小剂量口服，6～8 小时一次，逐次加量，最大剂量 2mg/（kg·d）；艾司洛尔 0.3mg/（kg·min）静脉滴注，必要时每 10 分钟增加 0.05～0.1mg/（kg·min）。

（2）胺碘酮 上述药物无效时可换用或联用胺碘酮。静脉注射负荷量 5mg/kg，30 分钟输入；继续 5～10μg/（kg·min）予 24～72 小时泵维，同时口服 10mg/（kg·d），10 日后减量至 5mg/（kg·d）。

（3）洋地黄制剂 适用于难以转复的房性心动过速和心脏扩大及心功能减低者，可以减慢其心室率，达到控制心力衰竭的目的。低钾血症、心肌炎和肾功能减退者慎用。

3. 射频消融术

射频消融术是根本有效的根治办法。

4. 其他治疗

合并心功能衰竭患儿需同时抗心衰治疗，当合并心腔内血栓形成时需抗凝治疗。

五、病态窦房结综合征

窦房结和心房传导系统的器质性病变，使其起搏频率降低或发生传出阻滞，引起快慢交替的心律失常，并有心、脑、肾供血不足的临床症状，称为病态窦房结综合征。心肌炎、心肌病、先天性心脏病手术后和冠脉病变等可引起本病。

【诊断标准】

1. 临床表现

患儿起病隐匿，无明显症状。最常见的症状是头晕和晕厥，部分患儿易疲劳，乏力。慢 – 快综合征患儿可出现心悸，严重者可出现阿 – 斯综合征，甚至猝死。

2. 辅助检查

（1）心电图 ①窦性心动过缓，窦房阻滞，二度Ⅱ型窦房阻滞较常见；②窦性停搏或静止；③异位心动过速：常见阵发性或反复发作房性心动过速、心房扑动、阵发性交界性心动过速或心房颤动。慢 – 快综合征是窦性心动过缓的基础上持续或阵发性异位心动过速。

（2）心电图运动负荷试验 ①运动后未能达到该年龄组正常心率的95%；②运动后心率增加不超过运动前的20%~30%；③心率<100次/分；④出现异位心律。

（3）阿托品试验 静脉推注阿托品0.02mg/kg，描记1、2、3、5、10、15、20、30分钟心电图。

阳性标准：①心率增加<原有的40%；②出现交界性心律并呈持续性存在；③出现窦性心动过缓、窦房传导阻滞、窦性停搏。

（4）食管心房调搏或心内电生理检查 ①窦房结起搏功能异常：最大窦房结恢复时间（$SNRT_{max}$）>1500毫秒；矫正窦房结恢复时间（CSNRT）>550毫秒；②窦房结传导功能异常：窦房传导时间（SACT）>150毫秒。

【治疗原则】

1. 一般治疗

解除病因，治疗原发病。补充心肌能量。

2. 药物治疗

阿托品或异丙肾上腺素（气雾吸入）。洋地黄制剂仅慎用于控制快速室上性心律失常。

3. 起搏治疗

有起搏器安装指征者，安装永久起搏器是根本有效的治疗方法。

六、房室传导阻滞

房室传导阻滞是指由于房室传导系统不应期的延长导致，分为一度、二度、三度房室传导阻滞。临床上多为心肌炎、心肌病、先天性心脏病手术后和冠脉病变等病因引起。

【诊断标准】

1. 临床表现

轻者无症状，临床常见症状包括疲乏、头晕、嗜睡和胸闷等，房室传导阻滞合并过缓心室率时严重者可发生阿–斯综合征、心力衰竭或猝死。

2. 心电图

（1）一度房室传导阻滞　按年龄和心率，P–R间期正常高值一般在0.18秒以上；或在原有心率不变的前提下，P–R间期延长0.04秒。

（2）二度房室传导阻滞　分为二度Ⅰ型和二度Ⅱ型。

① 二度Ⅰ型房室传导阻滞　P–R间期逐次延长，R–R间期逐次缩短，直至一个P波受阻发生QRS波脱落；伴有脱落的R–R间期小于2倍PP间隔。

② 二度Ⅱ型房室传导阻滞　P–R间期恒定，P波按规律出现，部分P波之后QRS波脱落。

（3）三度房室传导阻滞　P–P间隔和R–R间期各有其规律性，P波与QRS波脱离关系；心室率慢于心房率；QRS波为交界区或室性逸搏心律。

3. 24小时动态心电图

可观察房室传导阻滞的发生时间、频次等情况，了解总体心室率，进一步评价心脏功能。

4. 心脏彩超

明确是否心脏增大及心功能减低等。

【治疗原则】

1. 一般治疗

积极治疗原发病，解除病因；必要时吸氧，镇静；补充心肌能量。

2. 药物治疗

心室率过缓患儿可应用阿托品［0.01~0.02mg/（kg·次），一日3次］或异丙肾上腺素（气雾吸入）提升心室率，避免阿–斯综合征、心力衰竭或猝死发生；对于心室率>60次/分，不伴有心脏扩大的先天性三度房室传导阻滞可暂时观察随诊。

3. 起搏器治疗

有指征者及时安装心脏临时或永久起搏器。

（1）儿童心脏临时起搏器适应证

①高度或三度房室传导阻滞，逸搏心率缓慢（急性心肌缺血、急性心肌炎），不论有无症状。

②药物（洋地黄过量、抗心律失常药物）、电解质紊乱（高钾血症）等引起的症状性窦性心动过缓、窦性停搏及三度房室传导阻滞。

③植入永久起搏器之前或需要更换起搏器而有起搏器依赖，反复发作阿–斯综合征者的过渡治疗。

④外科手术患者心率慢可预防性安装临时起搏器。

（2）儿童安装永久起搏器适应证（Ⅰ类，慢性缓慢心律失常）

①高度和完全房室传导阻滞患儿，无论有无症状，存在以下任何一种情况时，均应进行永久起搏器治疗：心功能不全、Q－T间期延长、复杂性室性期前收缩、宽QRS逸搏心律、心室率<50次/分、心室停搏＞基础节律周期长度3倍。

②先天性心脏病外科术后发生二度或完全性房室传导阻滞持续长于10天的患儿，应进行永久起搏器治疗。

③病态窦房结综合征的患儿（包括慢－快综合征），症状与心动过缓相关时，则应进行永久起搏器治疗。

（高　路）

第二节　病毒性心肌炎

病毒性心肌炎是指病毒感染引起的心肌局限性或弥漫性炎性病变，可由病毒对心肌产生直接损伤或通过自身免疫反应引起心肌细胞坏死、变性和间质炎性细胞浸润及纤维渗出，也可引起心内膜、心包及其他脏器的炎性病变。

【诊断标准】

1. 临床表现

1～3周前期常有呼吸道或肠道感染。婴幼儿有拒乳、恶心、呕吐、多汗、呼吸困难、四肢凉、浮肿等。年长儿有心前区不适、气短、头痛、头晕、腹痛等，伴有血压下降、末梢循环差（CRT＞2秒）、心音低钝、心动过速、心动过缓、奔马律等，严重时可出现阿－斯综合征，可致猝死。

2. 辅助检查

（1）血常规　白细胞总数正常或轻度升高，红细胞沉降率略增快。血清心肌酶包括天冬氨酸氨基转移酶（AST）、肌酸激酶（CK）、肌酸激酶同工酶（CK－MB）、乳酸脱氢酶（LDH），在急性期均可升高，但CK－MB的升高对心肌损伤的诊断更有意义。血清肌钙蛋白I其敏感度高于上述心肌酶。BNP也可升高，其敏感度较高。

（2）病毒学检查　为确诊指标。自心内膜、心肌、心包（活体组织检查、病理）或心包穿刺液检查发现以下之一者可确诊：①分离到病毒；②用病毒核酸探针查到病毒核酸。

（3）X线检查　偶见心影轻度扩大、肺淤血、肺水肿，部分患儿可有少量胸腔积液。

（4）心电图　呈多样性、非特异性，可出现各种类型的心电图异常表现。常见T波改变，ST段偏移，有的ST－T形成单向曲线，异常酷似急性心梗，还可有QRS低电压，Q－T间期延长，可见多种心律失常，如期前收缩、房室传导阻滞、室内传导阻滞、房颤及室颤等。

（5）超声心动图　可见心室扩大和左心室收缩功能减低。

3. 诊断标准

主要临床诊断依据：

（1）心功能不全、心源性休克或心－脑综合征。

（2）心脏扩大。

（3）血清心肌肌钙蛋白T或I（cTnT或cTnI）或CK－MB升高，伴动态变化。

（4）显著心电图改变。以 R 波为主的 2 个或 2 个以上主要导联（Ⅰ、Ⅱ、aVF、V_5）的 ST－T 改变持续 4 天以上伴动态变化，新近发现的窦房、房室传导阻滞，完全性右或左束支传导阻滞，窦性停搏，成联律、成对、多形性或多源性期前收缩，非房室结及房室折返引起的异位性心动过速，心房扑动、心房颤动，心室扑动、心室颤动，QRS 低电压（除外新生儿）及异常 Q 波等。

（5）心脏磁共振成像（CMR）呈现典型心肌炎症表现。"典型心肌炎症表现"指具备以下 3 项中至少 2 项。①提示心肌水肿：T_2 加权像显示局限性或弥漫性高信号；②提示心肌充血及毛细血管渗漏：T_1 加权像显示早期钆增强；③提示心肌坏死和纤维化：T_1 加权像显示至少 1 处非缺血区域分布的局限性晚期延迟钆增强。

次要临床诊断依据：

（1）前驱感染史　如发病前 1~3 周内有上呼吸道或胃肠道病毒感染史。

（2）胸闷、胸痛、心悸、乏力、头晕、面色苍白、面色发灰、腹痛等症状（至少 2 项），小婴儿可有拒乳、发绀、四肢凉等。

（3）血清乳酸脱氢酶（LDH）、α－羟丁酸脱氢酶（α－HBDH）或天冬氨酸氨基转移酶（AST）升高。

（4）心电图轻度异常　指未达到心肌炎主要临床诊断依据中"显著心电图改变"标准的 ST－T 改变。

符合以上主要临床诊断依据≥3 条，或主要临床诊断依据 2 条加次要临床诊断依据≥3 条，并除外其他疾病，可以临床诊断心肌炎。符合以上主要临床诊断依据 2 条，或主要临床诊断依据 1 条加次要临床诊断依据 2 条，或次要临床诊断依据≥3 条，并除外其他疾病，可以临床诊断疑似心肌炎。

病毒性心肌炎诊断标准是：在符合心肌炎诊断的基础上：①具备病原学确诊指标之一，可确诊为病毒性心肌炎；②具备病原学参考指标之一，可临床诊断为病毒性心肌炎。

【治疗原则】

目前尚无特异治疗方法，一般多采取综合治疗措施。

1. 一般治疗

减轻心脏负荷：吸氧、营养和休息，急性炎症消失后应 1 月以上保持安静，心脏扩大及并发心力衰竭者应卧床休息至少 3 个月，病情好转或心脏缩小后可逐步开始活动。

2. 免疫调节治疗

用于急性期并发心源性休克、严重心律失常、ST－T 形成单向曲线，伴有异常 Q 波酷似急性心梗及严重心力衰竭者，甲泼尼龙，2~10mg/（kg·d）1~2 周；泼尼松口服，2 周逐渐减量，以 0.2~0.5mg/（kg·d）维持疗程 3~6 个月；注意预防及治疗继发感染、电解质紊乱和低钙血症等。免疫球蛋白可用于重症急性心肌炎，400mg/（kg·d），静脉滴注，连用 5 天。

3. 提供心肌能量，促进心肌细胞修复

应用磷酸肌酸钠、果糖二磷酸钠、辅酶 Q_{10} 和维生素 C 等。

4. 对症治疗

（1）抗心律失常治疗　严重窦房或房室传导阻滞者，可应用阿托品 0.01~0.03mg/（kg·次）或异丙肾上腺素，安装临时起搏器。并发持续性室速、心室颤动或扑动者，可予利多卡因 $1\sim2mg/kg$ 静脉推注，之后以 $20\sim50\mu g/(kg\cdot min)$ 持续静脉滴注；或用胺碘酮 $5mg/kg$，半小时静脉输入，然后以 $6\sim10\mu g/(kg\cdot min)$ 持续静脉滴注；亦可电复律 $0.5\sim1J/kg$。

应注意：抗心律失常药常有减弱心肌收缩力及导致心律失常的不良反应，而其致心律失常作用在病毒性心肌炎时更易出现，使用时应严格控制剂量，注意监护。

（2）心力衰竭　注意心电图改变，及时对心律失常进行处理。病毒性心肌炎对毛地黄制剂耐受性差，易发生毒性反应，故应慎用或禁用。

（袁　越）

第三节　心内膜弹力纤维增生症

心内膜弹力纤维增生症分为原发性与继发性两种，继发性是指由于先天性心血管畸形等血流动力学改变所致的心内膜增生，通常本病指原发性而言。其主要病理改变为心内膜及心内膜下弹力和胶原纤维增生，致心肌收缩及舒张功能受限。

【诊断标准】

1. 诊断标准

（1）1 岁以内婴儿多数于 2~6 月时突然出现心力衰竭。

（2）X 线胸片心脏扩大以左心室为主，心搏减弱。

（3）心脏无明显杂音。

（4）心电图表现为左心室肥厚，ST－T 改变。

（5）超声心动图表现为左心室扩大，心内膜回声增粗，收缩功能降低。

（6）组织学心内膜心肌活检为确诊。

2. 临床表现

（1）暴发型　起病急骤，突然发生呼吸困难、口周发绀、烦躁不安、心动过速，此型患儿年龄多在 6 月以内，可出现猝死。

（2）急性型　起病较急，部分死于急性心力衰竭。

（3）慢性型　发病稍缓慢，年龄多在 6 月以上，可合并栓塞，经治疗大多可获缓解，也可因反复心衰死亡。

3. 实验室检查

（1）心电图　左心室肥厚，ST 段及 T 波改变。长期心力衰竭致肺动脉压力增高时，可出现右心室肥厚或左、右心室同时肥厚；此外，偶见期前收缩及房室传导阻滞。

（2）胸片　心影普遍增大，以左心室增大为著，左心房常增大；肺纹理增多，肺淤血明显。

（3）超声心动图　左心室腔扩大，左心室后壁运动幅度减弱，左心室心内膜回声增强；左心室收缩功能减退，射血分数降低。

【治疗原则】

1. 一般治疗

保持安静，吸氧，必要时镇静。

2. 药物治疗

激素及免疫抑制剂：泼尼松 1.5 ~ 2mg/（kg·d），8 周后逐渐减量，每日 0.25 ~ 0.5mg/（kg·d）作为维持量，直至心电图正常、X 线胸片心脏接近正常后逐渐停药，疗程至少 1 ~ 1.5 年。

3. 对症治疗

（1）增加心肌收缩力 重度心力衰竭可静脉注射西地兰快速洋地黄化，继续地高辛 5 ~ 6μg/（kg·d）口服；亦可静脉注射他正性肌力药物如米力农、多巴酚丁胺等。

（2）利尿剂 呋塞米 0.5 ~ 2mg/（kg·次），静脉注射；氢氯噻嗪 0.5 ~ 2mg/（kg·d），口服，2 次/日；螺内酯 0.5 ~ 2mg/（kg·d），口服，2 ~ 3 次/日。

（3）血管紧张素转化酶抑制剂 卡托普利 0.5 ~ 1mg/（kg·d），口服，2 ~ 3 次/日。

（4）β 受体阻滞剂 当急性心力衰竭控制后、病情相对稳定时，尽可能从小剂量开始加用 β 受体阻滞剂 0.1mg/（kg·d），对心力衰竭的治疗有益。

（5）改善心肌代谢药 1，6 - 二磷酸果糖、辅酶 Q10、磷酸肌酸钠和左卡尼丁等。

（袁 越）

第四节 心肌病

一、扩张型心肌病

扩张型心肌病（DCM）：由混合性心肌疾病导致一侧或双侧心腔扩大，继以心室收缩功能减退的心肌病。其特征为心脏扩大（以左心室或双侧心室扩大为主）、心力衰竭、心律失常和栓塞。

【诊断标准】

1. 临床症状

症状包括活动耐力下降、劳累、乏力、心悸和气促；晚期出现心脏明显扩大、奔马律及二尖瓣反流杂音；纳差、乏力、运动后或运动时浮肿，不能平卧。婴儿主要表现为喂养困难、体重不增、多汗；少数患儿出现面色苍黄、呼吸和心率加快、脉搏细弱和交替脉；心前区隆起、第一心音低钝减弱、奔马律；肝大，下肢浮肿，颈静脉怒张，胸、腹腔积液；个别患者可有其他部位栓塞现象。

2. 辅助检查

（1）胸片 左心室扩大或全心扩大、心搏减弱、肺淤血、少量胸腔积液及左下肺不张。

（2）心电图 窦性心动过速、ST - T 改变、异常 Q 波和各类心律失常。

（3）动态心电监测 心率变异性差，伴有室性期前收缩、室性及室上性心动过速和房室传导阻滞。

（4）超声心动检查 左心室、左心房明显扩大，二尖瓣舒张期开口小；左心室后壁及室间隔运动幅度减低，EF 明显下降；可有心腔血栓，可见心尖部、左右心耳内异常附壁光团。

（5）心肌活检　心肌细胞有不同程度的肥大、纤维化。

（6）磁共振成像　一般采用多体位黑血和白血技术，主要是用来显示心室型态和功能的改变。

【治疗原则】

1. 一般治疗

绝对卧床，必要时用镇静剂，吸氧；食用易消化食物和低盐饮食，可少吃多餐，注意大便通畅；限制液体入量，控制输液速度（约每日 $1000 \sim 1200ml/m^2$）；监测生命体征；预防和治疗感染；补充心肌能量。

2. 药物治疗

（1）增强心肌收缩力　①洋地黄药物：早产儿、重症心衰者及合并肾衰者剂量偏小。地高辛负荷量：$20 \sim 25\mu g/(kg \cdot d)$，等量分为 3～4 次，6～8 小时分别给入；地高辛维持量：$5 \sim 8\mu g/(kg \cdot d)$，12 小时一次，口服剂量为静脉量的 75%。②磷酸二酯酶抑制剂：米力农维持量 $0.25 \sim 1\mu g/(kg \cdot min)$。③β 受体激动剂：多巴酚丁胺 $2 \sim 10\mu g/(kg \cdot min)$。④左西孟旦：以 $12 \sim 24\mu g/kg$ 负荷剂量静脉注射 10 分钟，而后以 $0.1\mu g/(kg \cdot min)$ 的速度静脉滴注，输注 6～24 小时。

磷酸二酯酶抑制剂和 β 受体激动剂均应于急重症顽固心衰且洋地黄制剂无效的前提下应用；多数应用时间不超过 10 天；需逐渐减量；长时间应用会增加死亡率。

（2）利尿剂　①双氢克尿噻 $1 \sim 2mg/(kg \cdot d)$，口服，多用于轻、中度慢性心衰；②螺内酯 $1 \sim 2mg/(kg \cdot 次)$，口服，肾功能不全者慎用；③呋塞米 $1 \sim 2mg/(kg \cdot 次)$，静脉注射，监测血生化是否有低钾血症。

（3）血管紧张素转化酶抑制剂　卡托普利 $0.5 \sim 1mg/(kg \cdot 次)$。

（4）β 受体阻滞剂　美托洛尔初始量 $0.2 \sim 1mg/(kg \cdot d)$，口服，2 次/日，从小剂量开始逐渐增加剂量。

应在强心、利尿、扩血管药物治疗心力衰竭有效的前提下加用。从小剂量开始，用药期间应监测血压、心电图和心衰征象。出现严重反应宜减量或停用。

（5）其他血管活性药物　酚妥拉明 $0.1 \sim 0.3mg/(kg \cdot 次)$，静脉注射或 $2.5 \sim 15\mu g/(kg \cdot min)$ 泵推。

（6）改善心肌代谢和能量供给药物　磷酸肌酸、肉碱、果糖、辅酶 Q_{10} 等。

（7）心脏移植　适用于心肌病终末期、心功能极差、反复室性心律失常及内科治疗无效者。

（8）抗凝药物　当伴有心腔内血栓形成时，应加用抗凝药物。

二、限制型心肌病

限制型心肌病（RCM）是指心室内膜、内膜下心肌纤维化并增生，心腔缩小甚至闭塞，心室充盈受限及顺应性下降，心脏舒张功能严重受损。

【诊断标准】

1. 临床表现

呼吸困难、咳嗽、心前区不适、疼痛，有时伴有肺动脉高压的表现，严重者出现咯血性泡沫痰、端坐呼吸、颈静脉怒张、肝大、下肢水肿和腹胀；双肺啰音，当二尖瓣及三尖瓣受累时则出现收缩期反流性杂音，血压偏低、脉压小、奇脉，有血栓形成并出现相应器官的栓塞表现。

2. 辅助检查

（1）心电图　心房扩大、房性期前收缩、房颤、低电压多见，束支传导阻滞、ST－T 改变，部分有异常 Q 波，少数有右心室肥厚。

（2）超声心动图　左、右心房增大，左、右心室变小，受累的房室瓣、心内膜、心包膜回声增强、反光增强和钙化反光点；室间隔、左心室后壁厚度增加，其对称性、活动度下降，可见附壁血栓、心包积液；二、三尖瓣反流。

（3）X 线　心影正常或中度增大。

（4）心脏介入检查　心房压增高，左心室舒张末期压较右心室增高 5mmHg，也可相等。

（5）心内膜心肌活检　显示特异性病原学改变，此项检查最有诊断价值。

【治疗原则】

1. 一般治疗

卧床休息，吸氧，镇静，限制钠、水摄入，控制输液量及输液速度。

2. 药物治疗

（1）β 受体阻滞剂　改善心肌舒张功能。小剂量开始，美托洛尔（倍他乐克）0.2mg/（kg·d），可加到 0.5～2mg/（kg·d）。

（2）ACEI 类药物　卡托普利 0.5～1mg/（kg·d）。

（3）利尿剂　①呋塞米：0.5～2mg/（kg·次），静脉注射；②噻嗪类利尿剂：氢氯噻嗪 0.5～2mg/（kg·次），口服；③保钾利尿剂：螺内酯 0.5～2mg/（kg·次），口服。

（4）洋地黄制剂　地高辛小剂量维持量慢化，应用于伴有房性心律失常，如持续房扑、房颤的患儿，可控制心室率。

（5）阿司匹林　需考虑应用小剂量阿司匹林 3～5mg/（kg·d）抗凝治疗。

3. 心脏移植

三、肥厚型心肌病

肥厚型心肌病（HCM）为左心室或右心室不对称、不均匀肥厚，心室腔变小，以左心室充盈受损、收缩期高动力状态和左心室舒张期顺应性下降为基本病态，组织学上呈现心肌纤维排列紊乱的一组心肌疾病。病变主要累及左心室，偶尔也累及右心室。左心室腔容积正常或减小。

【诊断标准】

1. 临床症状与体征

本病有遗传性，症状差别较大，部分患儿可无任何临床症状。部分表现为呼吸困难、心绞痛、晕厥、头晕和心悸等症状，严重者伴有流出道梗阻、心肌缺血症状，甚至晕厥、猝死。

2. 辅助检查

（1）胸片　心脏大小正常或轻度左心室扩大。

（2）心电图　左心室肥厚，明显 ST－T 改变，左心房扩大，异常 Q 波，Q－T 间期延长。

（3）动态心电监测　室性期前收缩、室性及室上性心动过速、窦性心动过缓及房室传导阻滞。

（4）超声心动检查　①室间隔、心室壁肥厚；②室间隔/左心室后壁厚度 >1.3 ~ 1.5；③二尖瓣前叶收缩期前向移动（SAM 现象）；④左心室收缩和舒张功能障碍。

3. 心导管检查

左心室与左心室流出道之间出现压力阶差测定。

4. 心内膜心肌活检

为确诊及除外 Pompe 病。

5. 磁共振

由于具备了高空间分辨率，能重建左心室三维结构，可精确定义肥厚心肌的分布与类型，可观察局部心肌肥厚或造成流出道梗阻的乳头肌结构。

6. 直系亲属同时检查

检查超声心动图及心电图，取血进行基因检测，明确是否为遗传。

【治疗原则】

1. 一般治疗

避免过劳，防止过度精神紧张。

2. 药物治疗

β 受体阻滞剂：普萘洛尔 3 ~ 4mg/（kg·d），根据症状及心率调整剂量。钙通道阻滞剂：维拉帕米 4 ~ 6mg/（kg·d）。室性心律失常时，胺碘酮负荷量　5mg/kg，半小时泵推；维持量 10μg/（kg·min），泵推 1 ~ 5 天，同时 10mg/（kg·d）口服，监测 Q - T 间期和 P - R 间期。

3. 减轻流出道狭窄

（1）起搏器（DDD）。

（2）经皮室间隔消融。

（3）外科手术切除肥厚的室间隔心肌。

（4）合并严重二尖瓣关闭不全者，可做二尖瓣置换术。

四、心动过速型心肌病

心动过速型心肌病（TIC）是指持续或频繁发作的快速心律失常可引起心脏扩大、心功能降低。临床上颇似扩张型心肌病，为继发型心肌病，具有可逆性，当心动过速得以控制，心脏扩大和心功能减低可完全恢复正常。

【临床表现】

轻症患儿可无自主心前区不适的表现，重者与扩张型心肌病相似。表现为倦怠乏力、活动耐力下降；劳力性呼吸困难、心悸、胸部锤击感；可伴有头晕、胸闷和血管异常搏动感。

【诊断标准】

1. 心电图　多为快速心律失常：室性心动过速、房性心动过速（婴儿常见紊乱性房性心动过速，可伴有房扑、房颤）、特发性心动过速、房室交界区心动过速、频发室性期前收缩，个别可见窦性心动过速。

2. 心功能降低，左心室进行性增大，并排除其他心肌缺血、心肌炎症等导致心力衰竭的因素。

3. 心律失常纠正后心室功能有所改善，可以完全恢复正常。

4. 长期心律失常病史，心脏扩大，原心脏结构正常或心脏结构改变不能完全用原发心脏病解释者，高度疑诊心动过速型心肌病。

【治疗原则】

1. 一般治疗　卧床休息，吸氧，镇静，限制钠、水摄入，控制输液量及输液速度。

2. 抗心力衰竭治疗。

3. 应用抗心律失常药物　β受体阻滞剂、胺碘酮、普罗帕酮等减慢心室率。

4. 射频消融术　是唯一根本有效的治疗心律失常方法。

（王　勤）

第五节　心包炎

心包炎多为全身疾病的局部表现或其他疾病的并发症，临床上根据病程分为急性和慢性，根据病因分为感染性和非感染性，根据血流动力学分为缩窄性和非缩窄性。病因多为结核性、化脓性（以金黄色葡萄球菌多见）、风湿性和类风湿性、创伤性或肿瘤浸润等。

一、急性心包炎

【诊断标准】

1. 临床表现及体征

患儿发热、面色苍白、精神萎靡、乏力、食欲低下、心前区疼痛、恶心、上腹胀痛、咳嗽、呼吸困难、烦躁不安，严重者有休克表现；颈静脉怒张、肝大、腹腔积液、浮肿及静脉压增高；心尖搏动消失、心动过速、血压下降；脉搏细弱、奇脉，有心包摩擦音。

2. 辅助检查

（1）心电图　①低电压；②ST－T改变：病初ST段升高，2~4周ST段恢复，但T波倒置；③QRS波群低电压。

（2）X线表现　心脏不同程度扩大，烧瓶心，心包压塞时肺静脉淤血加重。

（3）超声心动图　前后心包可见渗出影像。

（4）心包穿刺液检查　常规、生化、涂片、细菌培养、结核菌培养、病毒抗体检测、找肿瘤细胞。

（5）其他检查　CT及MRI有助于检测心包积液、心包增厚及钙化、心包缺损、心包内肿块等。

【治疗原则】

1. 一般治疗

积极治疗原发病、对症处理。卧床休息，保持安静，限制入液量，必要时吸氧、镇静；补充心肌能量。

2. 心包穿刺或外科引流

心包积液量心尖部位舒张期超过1.5cm，可行心包穿刺术或外科引流明确病因。

3. 药物治疗

（1）当病因不明时，必要时可抗病毒、抗菌、抗结核等联合应用。

（2）激素　重症时可用皮质激素，也用于风湿性心包炎或心包切开术后综合征。

（3）可适当给予扩血管ACEI［卡托普利0.5mg/（kg·d）］和利尿剂［双氢克尿噻0.5~1mg/（kg·d）］。

4. 心包压塞

应紧急行心包穿刺术减压，禁用洋地黄类药物。

5. 经皮球囊心包扩开术

二、缩窄性心包炎

【诊断标准】

1. 临床表现及体征

呼吸困难、咳嗽、气急、心悸、活动量减少、容易疲乏及上腹部不适等。浮肿、颈静脉压和肘静脉压升高、肝大可有压痛，同时有腹腔积液和全身水肿。心界正常或稍大，心尖搏动减弱或消失、心音遥远、心动过速、血压偏低、脉搏细弱和奇脉，少数患者胸骨左缘可闻及舒张期心包拍击音。

2. 辅助检查

（1）X线胸片　常可见到心包钙化、上腔静脉阴影增宽、心房增大、肺淤血或胸腔积液。

（2）心电图　可有各导联QRS波群低电压、T波低平、双向或倒置，左心房肥大，偶可见房颤。

（3）超声心动图　可见心包僵硬、心包膜增厚、心房扩大、肝静脉及下腔静脉扩张。

（4）增强CT　可见心包膜增厚、心包僵硬、回声增强。

（5）心导管　心脏各腔室舒张末期压力增高，上、下腔静脉压和肺动脉毛细血管楔嵌压增高。

【治疗原则】

1. 一般治疗

卧床休息，低盐饮食，酌情应用利尿剂，积极彻底治疗原发病。

2. 对症治疗

如有贫血、低蛋白血症、腹腔积液和胸腔积液者对症治疗。

3. 手术治疗

尽早行外科手术剥离心包。

4. 定期、长期门诊随访。

（袁　越）

第六节　感染性心内膜炎

感染性心内膜炎系指细菌、真菌、立克次体及病毒等直接感染心内膜、瓣膜或瓣膜相关结构而引起的炎症性病变。本病可发生于正常心脏或原有心脏病的各年龄小儿，及早诊断、积极治疗预后尚好。

【诊断标准】

1. 临床表现

发热、疲倦、寒战、食欲下降、关节肌肉酸痛、面色苍白、恶心、呕吐、体重减轻，贫血，可并发其他脏器炎症；有基础心脏病的患儿，除有相应心脏表现外，可出现新的杂音或原有杂音性质、强度改变（多发生于心力衰竭时），部分患儿会出现心律失常、心肌炎、心肌脓肿和人工瓣膜破裂等；发热后可短时间内出现瘀点、詹韦斑，指甲下偶见线状出血和欧氏小结；若血栓引起肺栓塞，表现为剧烈胸痛、咳嗽、咯血、呼吸困难，肺部叩诊呈浊音、实音，听诊呼吸音减弱，并可有胸腔积液；部分引起脑栓塞，出现头痛、呕吐、偏瘫等；真菌感染易发生体、肺循环栓塞。

2. 实验室检查

（1）血常规　白细胞增多，分类以中性粒细胞占优势，呈轻、中度贫血并进行性加重。

（2）红细胞沉降率　多升高，但在严重心力衰竭、免疫复合物介导的肾小球肾炎、红细胞增多症时，红细胞沉降率可正常。

（3）血培养　对疑诊者应尽可能在未用抗菌药物前、体温升高时连续 3～5 次取不同部位血标本。

（4）其他　可进行皮疹、尿、滑液、脓肿和脑脊液培养，针对难以培养的病原体可行相应抗体检测即血清学检查，以协助诊断。

3. 辅助检查

（1）心脏超声　主要检查手段之一，除可检出基础心脏病外，还可以观察到心内膜受累的部分表现，如有无赘生物，赘生物部位、大小，是否随血流活动。

（2）心电图　在原有心电图表现基础上，若出现各种心律失常或束支阻滞，提示病情进展。

（3）血管超声　可用于发现肝、脾、肠系膜、肾、脑及四肢动脉有无栓塞及严重程度。

（4）头颅 CT　用以评价脑梗死部位、面积及有无出血。

【治疗原则】

1. 抗菌药物治疗

（1）一般治疗　包括休息，进食营养丰富的食物，给予足够的液量。

（2）支持治疗　可适当给予免疫球蛋白、血浆及血细胞等，增强机体免疫功能，改善贫血状态。

（3）抗菌药物治疗　早期、足量、合理、足疗程使用抗菌药物是治疗的基本原则。

早期可直接使用抗菌药物，治疗前先取血做血培养。使用杀菌性抗菌药物并联合用药治疗。临床常用耐青霉素酶的青霉素联合头孢三代抗菌药物，若效果不好或青霉素过敏者应用万古霉素与庆大霉素。

真菌性心内膜炎的适宜治疗效果无确切定论。抗真菌的核心用药为单独使用两性霉素 B（用量及用法同成人）或联合 5 - 氟胞嘧啶。当患者存在中～重度肾功能不全时，考虑使用脂质两性霉素 B［1 个月～16 岁，起始量 3mg/（kg·d），逐渐增量至 5mg/（kg·d），疗程 2～4 周］。氟康唑尽管较两性霉素 B 和 5 - 氟胞嘧啶的不良反应小，但在儿童真菌性心内膜炎中为二线用药。氟康唑用量：3～6mg/（kg·d），静脉滴注或口服；<2 周的新生儿，按上述剂量每 72 小时一次；>2 周的新生儿，每 48 小时给药一次。

（4）合并症的治疗　发生心力衰竭时应用洋地黄、利尿剂，限制食盐摄入量；重度贫血者予输血治疗；发生肾、脑并发症时对症治疗。

2. 外科手术治疗

近年提倡早期手术治疗感染性心内膜炎，可以缩短疗程，提高生存率。

手术治疗的适应证：①经过最佳抗菌药物治疗，感染仍无法控制；②累及主动脉瓣和二尖瓣的顽固性心力衰竭；③巨大赘生物；④赘生物堵塞瓣膜口；⑤真菌性心内膜炎非手术效果欠佳，建议手术治疗。

（袁　越）

第七节　心力衰竭

心力衰竭是临床上的一种综合征，而非一独立疾病，是各种心脏病的严重阶段。心力衰竭系指心排血量绝对或相对减少，不能满足机体代谢需要而出现一系列临床症状体征。

【诊断标准】

1. 临床表现

心脏扩大、心动过速（婴儿心率 >160 次/分，学龄儿童 >100 次/分）、食欲下降、多汗、活动减少、尿少、第一心音低钝及奔马律、末梢循环障碍、发育营养不良；呼吸急促、喘鸣音、湿性啰音、发绀、呼吸困难、咳嗽；肝大、颈静脉怒张、水肿、腹痛。

2. 辅助检查

（1）血常规　贫血；血生化可以出现电解质紊乱；心肌酶：CK，CK - MB 升高；肌钙蛋白；BNP、Pro - NT - BNP 增高；基因检测：遗传性心肌病推荐基因检测和遗传咨询。

（2）心电图　ST - T 改变、左心室肥厚、束支传导阻滞、心律失常和病理性 Q 波。

（3）X 线表现　心影增大、肺静脉淤血、肺水肿、胸腔积液、瓣膜钙化和心包钙化。

（4）超声心动图　射血分数和短轴缩短率下降。

（5）特殊检查　心脏磁共振、冠脉造影、心脏 CT、核素心脏灌注和代谢显像等显示心肌的组织特征，评估心肌缺血和存活情况。

3. 诊断标准

（1）具备以下四项考虑确诊　①呼吸急促：婴儿 >60 次/分，幼儿 >50 次/分，儿童 >40 次/分；②心动过速：婴儿 >160 次/分，幼儿 >140 次/分，儿童 >120 次/分；③心脏扩大（体检、X 线或超声心动图证实）；④烦躁、喂哺困难、体重增加、尿少、水肿、多汗、青紫、呛咳、阵发性呼吸困难（两项以上）。

（2）具备以上四项加以下一项或以上两项加以下两项可确诊　①肝脏肿大；②肺水肿；③奔马律；④周围循环衰竭：血压下降，肢端厥冷。

【治疗原则】

1. 一般治疗

限制活动，若心功能不全属于 Ⅲ～Ⅳ 级者，则应限制活动，甚至卧床休息；急性左心衰宜采取半坐卧位；对烦躁哭闹的患儿可给予镇静；限制水、钠摄入，入液量 $1000 \sim 1200ml/m^2$，监测出入量。

2. 药物治疗

（1）利尿剂　①噻嗪类：双氢克尿噻 $0.5 \sim 2mg/(kg \cdot d)$，分两次口服；②髓襻利尿药：呋塞米 $0.5 \sim 2mg/(kg \cdot 次)$，肌内注射或静脉注射；③潴钾利尿药：螺内酯 $0.5 \sim 2mg/(kg \cdot 次)$，每日 2～3 次口服。

（2）血管扩张药　①扩张静脉药：硝酸甘油，急性重症心衰者可选用静脉制剂，口服或舌下含服；②扩张小动脉为主：酚妥拉明 $0.1 \sim 0.3mg/kg$ 加入 10% 葡萄糖溶液 10ml 缓慢静脉推注；③动静脉扩张剂：最常用硝普钠，硝普钠 $0.5 \sim 8\mu g/(kg \cdot min)$，根据情况逐渐加大剂量，有效剂量 $3 \sim 8\mu g/(kg \cdot min)$，停药时需逐渐减量，避光，超过 72 小时应监测血液硫氰酸盐浓度，防止氰化物中毒。

（3）改善心肌收缩力　洋地黄制剂。地高辛：饱和量，口服 $0.02 \sim 0.04mg/kg$，首次用 1/3，余量分 2 次间隔 8 小时给入；或均匀等分 3～4 份，间隔 8 小时分别给入；维持量从末次饱和量 12 小时后给入，剂量为饱和量的 1/4，分 2 次 Q12h 给药。

其他正性肌力药物：①多巴胺：$2 \sim 5\mu g/(kg \cdot min)$，伴有休克血压低者可逐渐加至 $20\mu g/(kg \cdot min)$；②多巴酚丁胺：$2 \sim 5\mu g/(kg \cdot min)$；③米力农：负荷量 37.5 ～ $50\mu g/kg$ 静脉滴注 10 分钟，而后 $0.25 \sim 0.75\mu g/(kg \cdot min)$，维持 24～48 小时。

（4）血管紧张素转化酶抑制剂　卡托普利 $0.5 \sim 1mg/(kg \cdot d)$，分 2～3 次口服。

（5）肾上腺素能受体阻滞剂　在急性心力衰竭控制满意的情况下，视心率和临床情况，可予倍他乐克 $0.1mg/(kg \cdot d)$，分 2 次口服。

（6）心肌细胞赋活剂　见心肌炎。

3. 非药物治疗

（1）心室辅助装置　等待心脏移植的过渡方法。

（2）主动脉内球囊反搏　小婴儿效果较差。

（3）体外膜肺（ECMO）　儿童应用逐渐成熟，拥有广阔的前景。

（4）心脏移植。

（王　勤）

第八节　Q－T 间期延长综合征

Q－T 间期延长综合征（LQTS）是指在心电图上表现为 Q－T 间期延长的疾病，易伴有恶性室性心律失常尤其是尖端扭转型室性心动过速（TdP），导致晕厥、癫痫样抽搐发作和心脏性猝死（SCD）的一组综合征，分为先天性 Q－T 间期延长综合征（cLQTS）及获得性 Q－T 间期延长综合征（aLQTS）。先天性 Q－T 间期延长综合征目前已明确了 13 个常染色体显性遗传基因型和 2 个常染色体隐性遗传基因型，临床最为常见的是 LQT1、LQT2 和 LQT3。

【诊断标准】

1. 临床症状

反复的晕厥、抽搐，甚至猝死；LQTS1 及 LQTS2 多在运动、情绪激动等交感神经兴奋时发作，LQTS3 多在睡眠中发作；获得性（继发性）Q－T 间期延长依据原发病的不同而出现相应症状；患儿一般无特异体征，可有耳聋。

2. 实验室检查

（1）心电图检查　可见 Q－T 间期延长，不同类型的 LQTS 的 QT 及 T 波分别有各自不同的心电图表现。如有 T 波基底部增宽、T 波高尖、T 波振幅低伴（不伴）T 波双向、ST 段拉长等。临床上常见的 LQT1、LQT2 和 LQT3 的心电图特点如下。①LQT1 的心电图特征：T 波基底部增宽；②LQT2 的心电图特征：T 波振幅低而有切迹（或双峰）；③LQT3 的心电图特征：ST 段延长，晚发的尖锐的或双相 T 波，婴幼儿期易发生 2：1 房室传导阻滞。

但 LQTS 患者即使在同一家族中，T 波形态也各有不同；不同致病基因的各不同基因型之间 T 波形态也有重叠；即使携带某突变基因的同一患者，T 波的形态也会随时间及机体状态而不同。

（2）24 小时动态心电图可以观察 Q－T 间期变化，明确是否有室性期前收缩的危险因素。

（3）血电解质检查可以明确是否存在电解质紊乱（如钾、钙、镁等异常），如果存在严重的电解质紊乱则需进一步相应检查明确原因。

（4）心脏彩超　是否伴有先天性心脏病，各房室大小、室壁运动幅度、收缩及舒张功能以及冠脉内径。

（5）耳鼻喉科会诊　测听力。

（6）基因及染色体检查　通过对患者进行基因检测、综合评估及危险分层可帮助他们选择最适合的个体化治疗方案。

3. 诊断依据

诊断依据见表 5－1。

表 5 – 1 LQTS 的诊断依据

评分项目	计分
心电图检查*	
QTc≥480 毫秒	3
460～470 毫秒	2
＞450 毫秒（男性）	1
TdP	2
T 波交替	1
3 个导联 T 波切迹	1
心率缓慢	0.5
临床表现	
晕厥	
伴应激状态	2
不伴应激状态	1
先天性耳聋	0.5
家族性	
家族成员中有 LQTS	1
直系亲属中＜30 岁不明原因 SCD	0.5

注：* 排除对心电图改变有影响的药物或其他疾病。评分≤1 分，LQTS 的诊断可能性小；2～3 分，LQTS 的诊断为临界型；≥4 分，LQTS 的诊断可能性大。TdP 与晕厥同时存在，计分只取二者之一。家族史中两项同时具备，计分只取二者之一。

【治疗原则】

治疗包括急性期治疗及长期治疗。急性期治疗指在长 Q – T 间期延长综合征诱发 TdP 甚至心室颤动时，当血流动力学不稳定应立即电复律终止恶性心律失常，去除诱因，防止再次出现恶性心律失常。

1. 急性期治疗

（1）一般治疗 卧床、吸氧、镇静、去除病因，避免使用延长 Q – T 间期的药物，纠正电解质紊乱等。

（2）药物治疗

①提高基础心率 提高基础心率可防止 TdP 的发作，安装永久起搏器加用：异丙肾上腺素：$0.05～0.1\mu g/(kg \cdot min)$；阿托品：口服 $0.01～0.02mg/kg$，一日 3 次，但对高度希氏束阻滞者应用阿托品后有一定危险性。

②补钾、镁治疗 一般用 0.3% 氯化钾、25% 硫酸镁溶液静脉点滴，控制尖端扭转型室性心动过速。

③抗心律失常药物治疗 维拉帕米：当长 Q – T 间期延长综合征患者发生 TdP 而且其他措施无效时，可试用维拉帕米；利多卡因：0.25%～0.5% 个体化注射，单次不超过 4.5mg/kg。利多卡因治疗长 Q – T 间期延长综合征的疗效评价不一。

（3）直流电复律 应适时采用同步电复律，以免转为心室颤动后导致更为严重的心肌损伤改变。

2. 长期治疗

（1）一般治疗　生活管理，避免劳累及精神紧张，限制剧烈运动。

（2）β受体阻滞剂　普萘洛尔：一般剂量为2mg/（kg·d），必要时增加剂量到3mg/（kg·d），并应长期不间断服用；LQTS3可选用美西律2～3mg/（kg·d）；LQTS2可补钾及应用保钾利尿剂。

（3）外科治疗　约20%～25%的长Q－T间期延长综合征患者在接受全剂量β受体拮抗剂后仍有晕厥发作，则可行外科治疗，行左心交感神经切除术（LCSD）。

（4）永久起搏器　有报道人工心脏起搏对部分长Q－T间期延长综合征有效，尤其对那些在TdP发作前后有明显心动过缓或长间歇者（LQT3）最有效，而LQTS1、LQTS2的患者可在应用大剂量β受体阻滞剂的基础上安装起搏器。

（5）植入式心脏复律除颤器（ICD）　当β受体拮抗剂和起搏器联合应用仍不能控制的晕厥或最初即表现为心脏停搏，建议安置植入式心脏除颤起搏器。

（高　路）

第九节　血管迷走性晕厥

晕厥为儿童时期的常见急症，它是由多种原因所致的一过性脑缺血，从而使患儿意识丧失、肌张力不能维持而摔倒。在儿童不明原因晕厥（UPS）中多为血管迷走性晕厥（VVS）。

【诊断标准】

1. 分类

①血管抑制型：血压明显下降、心率无明显下降；②心脏抑制型：心率骤降为主、收缩压无明显下降；③混合型：心率与血压均有明显下降。

2. 临床表现

晕厥，晕厥前可出现面色苍白、出汗、胸闷、过度换气，继之黑矇、听力下降、反应迟钝，但无意识丧失，恢复平卧位后症状消失。

3. 辅助检查

直立倾斜试验（HUT）诊断VVS的阳性标准为：当患儿在HUT中出现晕厥或晕厥先兆伴下述情况之一者为阳性。

①血压下降。收缩压≤80mmHg（10.7kPa）或舒张压≤50mmHg或平均血压下降≥25%。②心率下降。是指心动过缓：4～6岁，心率<75次/分；7～8岁，心率<65次/分；大于8岁，心率<60次/分。③出现窦性停搏代之交界性逸搏心率。④一过性二度或二度以上房室传导阻滞及长达3秒的心脏停搏。

4. 临床诊断

（1）年长儿多见。

（2）有晕厥表现或晕厥先兆。

（3）多有诱发因素，如持久站立或突然变为直立位、精神刺激、恐惧、闷热环境。

（4）HUT达到阳性标准。

（5）除外其他器质性疾病。

【治疗原则】

1. 一般治疗

进行健康教育，避免诱因，识别晕厥先兆并进行物理抗压动作，保持心理健康，适当体育锻炼，增加水和盐的摄入。

2. 自主神经功能锻炼

直立训练或倾斜训练，干毛巾擦拭。

3. 药物治疗

（1）β受体阻滞剂　美托洛尔，起始剂量为 0.5mg/（kg·d），分 2 次，2~4 周无效可逐渐加量至耐受剂量，一般不超过 2mg/（kg·d）。

（2）α受体激动剂　盐酸米多君，起始剂量 2.5mg/次，每日 1~2 次，2~4 周无效可加量至 2.5mg/次，每日 3 次。

（3）其他药物　氟氢可的松、舍曲林，其他药物治疗无效时可考虑应用。

4. 起搏器治疗

多数 VVS 患儿预后良好，对于反复晕厥发作伴有较长时间心脏停搏（>4 秒）者及心肺复苏幸存者，应在儿童心血管专科医师的建议下酌情考虑安装起搏器。

5. 经导管射频消融迷走神经改良术

新近研究证实经导管射频消融迷走神经改良可以使得部分患者获得改善甚至治愈，对于药物治疗无效者经充分告知后，可考虑实施手术。

（高　路）

第十节　先天性心脏病介入诊疗常规

一、动脉导管未闭

动脉导管未闭（PDA）：连接肺总动脉和降主动脉上端的血管，生理上于生后 15 小时左右功能性关闭，80% 在生后 3 个月解剖性关闭，1 年后在解剖学上应完全关闭，若持续开放，并产生病理、生理改变，即称动脉导管未闭。

【诊断标准】

1. 临床表现

本病的症状、体征取决于患儿的年龄、导管大小和肺血管阻力。小动脉导管未闭（1~2mm），可以无症状，常在体检时闻及胸骨左缘第 2、3 肋间机器样、连续性杂音而发现；中等大小的动脉导管未闭（2~4mm）患儿常表现为多汗、乏力、发育迟缓、反复呼吸道感染，查体杂音更响；大的动脉导管未闭（4~6mm）新生儿期即可发生喂养困难、呼吸急促及心力衰竭的症状，肺部感染重，多数需呼吸机支持。

2. 辅助检查

（1）心电图　左心房、左心室扩大，随肺动脉压力增高，可见左、右心室肥大。

（2）胸部 X 线　大的动脉导管未闭的左心房、左心室增大，肺充血，肺间质水肿。

（3）心脏彩超　为无创的重要确诊手段，能准确判断导管的解剖和分流，并发现其他畸形。

【治疗原则】

1. 药物治疗

口服吲哚美辛（吲哚美辛）0.2mg/kg，qd，可应用5~7天，能促进早产儿导管关闭，而对足月儿效果不佳；同时应限制液量，以80ml/（kg·d）为宜；给予地高辛、利尿剂、血管活性药物以减轻后负荷，机械通气维持动脉血气正常。使用吲哚美辛的禁忌证：高胆红素尿症、凝血功能障碍、败血症、肾功能不全、氮质血症、肠缺血或伴坏死性结肠炎（NEC）、血小板减少性紫癜、颅内或身体其他部位出血。

2. 经皮动脉导管未闭封堵术

Amplatzer 蘑菇伞栓堵器、PLMG 或 ADOII 血管塞等介入封堵治疗应用于临床，创伤小，成功率高，患儿易于接受，推荐首选。

封堵术适应证　①年龄 >3 个月或体重 >5kg；②不合并需外科处理的心脏畸形；③外科术后残余分流。

3. 开胸导管结扎术

对于年龄小，导管粗大，应用于无法介入治疗的患者。

（1）手术适应证　反复呼吸道感染，肺血增多；②合并其他需要外科处理的心脏畸形；③无法接受介入治疗的。

（2）手术禁忌证　动脉导管合并其他心脏畸形，动脉导管是维持患儿生命的通道，如室间隔完整的大动脉转位、严重的肺动脉瓣狭窄、重度法洛四联症等。

【预后】

手术死亡率在 0.5%~1%。合并严重肺动脉高压、有双向分流，尤以右向左分流，年龄在 2 岁以上者，术后恢复差，死亡率可高达 36%。

二、房间隔缺损

继发孔房间隔缺损是一种较常见的先天性心脏病，由原始心房分隔异常所致，在左右心房之间仍残留未闭的房间孔，占先天性心脏病的 6%~10%，多见于女性。男女比例约为（2~3）：1。继发孔房间隔缺损可单独存在，也可并发其他类型的先天性心脏病。

【诊断标准】

1. 临床表现

单纯继发孔房间隔缺损的临床症状多不典型，常在体检时发现心脏杂音，在肺动脉瓣区可闻及收缩期杂音伴第二心音固定分裂，缺损较大的患者可有相对性三尖瓣狭窄所致的舒张中期隆隆样杂音。缺损大的患儿活动后易出现乏力、气促等症状以及经常罹患呼吸道感染，发育较同龄儿落后，极少数情况下可发生充血性心力衰竭。

2. 辅助检查

（1）心电图　电轴右偏、右心室肥厚、不完全性或完全性右束支传导阻滞、P 波增高或增大、P-R 间期延长。

（2）胸部 X 线　提示以右心房、右心室增大为主，肺血流增加明显者可见肺动脉段突出。

（3）心脏彩超 明确诊断房间隔缺损，可以估计缺损的大小及位置；若可疑并发其他畸形时可结合心脏 CT 或心导管检查进一步明确合并畸形。

【治疗原则】

1. 经导管房间隔缺损封堵术

近年来，心导管介入房间隔缺损封堵已经实现零曝光，单纯术中心脏彩超引导完成整个封堵过程，进一步减少了患儿的放射线损伤。

封堵术适应证 ①年龄：通常≥2 岁或体重≥10kg；②房间隔缺损直径≥4.0mm，≤25mm 的继发孔中央型房间隔缺损；③缺损边缘至冠状静脉窦，上、下腔静脉及肺静脉的距离≥5.0mm，至房室瓣≥5.0mm；④房间隔的直径大于所选用封堵伞左心房侧的直径；⑤不合并必须外科手术治疗的其他心脏畸形。

2. 外科手术治疗

目前推荐 2 岁为手术关闭缺损的最适年龄，但若患儿出现充血性心力衰竭、反复肺炎及生长发育停滞，则应在婴儿期关闭缺损。

（1）手术适应证 ①生长发育明显落后于同龄儿；②反复呼吸道感染；③胸片示肺血增多、心脏增大；④心电图示右心房、右心室肥大、右束支传导阻滞；⑤缺损大小使肺循环血流量与体循环血流量之比（Qp：Qs）>1.5：1；⑥出现充血性心力衰竭。

（2）手术禁忌证 ①肺小动脉发生梗阻性改变，临床出现发绀，心房水平呈现右向左分流；②房间隔缺损为生命通道的患者，如室间隔完整的肺动脉闭锁、完全性大动脉转位、三尖瓣闭锁等禁忌手术关闭缺损。

【预后】

继发孔房间隔缺损外科手术及经皮介入封堵的治疗效果满意，多个心脏中心报道手术死亡率为 0。其生存率与普通人群无差异。

三、室间隔缺损

室间隔缺损（VSD）是指在心室间隔上存在有一个或多个分流孔道。室间隔缺损可能为某种复杂先天性心脏病的组成部分，单纯室间隔缺损占初生婴儿的 0.2%，占先天性心脏畸形的 20%。我国先天性心脏病中室间隔缺损约占 35%，发病率居第 1 位。

【诊断标准】

1. 临床表现

临床症状与缺损大小、肺血流量、肺动脉压力以及是否合并有其他心脏畸形有关。限制型缺损（缺损小于 1/3 主动脉瓣环直径），分流量小，一般无临床表现。非限制型缺损（缺损大于 1/2 主动脉瓣环直径），分流量大，在婴儿期可表现为发育迟缓、营养不良、面色苍白、反复呼吸道感染以及喂养困难等，很快出现心衰，多数需要呼吸支持。查体可见心前区可隆起，胸骨左缘 3~4 肋间可闻及Ⅲ/Ⅵ级以上粗糙收缩期杂音，可伴有收缩期震颤，合并有肺动脉高压时，可闻及肺动脉瓣第二心音亢进。

2. 辅助检查

（1）心电图 室缺早期，心电图表现为左心室增大，V_1 呈 rS 形，V_1S 波较深；

V_5、V_6 呈 qRs 形，V_5、V_6 R 波高大，T 波高尖对称。当肺血流明显增加，肺动脉压力中度增高时，心电图表现为双心室扩大，V_3、V_4 R 波及 S 波高大；V_5、V_6 T 波高尖对称，可伴有 V_1 呈 rsR 的右心室肥大波形。当肺动脉压严重增高时，心电图表现以右心室肥厚为主，V_1 呈 rsR，R 波极大；V_5 呈深 S 波；V_6 R 波振幅较前降低，V_1 的 T 波可能转为直立。

（2）胸部 X 线 当分流量较小时，心脏及肺血管影基本正常，分流量较多时，可见肺淤血、左心室扩大以及肺动脉段突出；当肺血管发生阻塞性病变时，肺门血管影增大，但外周肺纹理减少，心脏扩大反而不明显。

（3）心脏彩超 心脏彩色超声为室间隔缺损定性与定位诊断的首选无创性检查方法。除可以了解缺损的部位、大小、肺动脉压力外，尚可明确房室瓣、肺动脉瓣和主动脉瓣的活动情况以及明确是否合并有其他心脏畸形。

（4）心导管检查造影 对肺血管阻力的大小，缺损的准确位置、直径、缺损的数目以及同时合并的畸形，具有相当高的诊断价值。测量肺动脉/主动脉收缩压比值（Pp/Ps）；判断肺高压程度：轻度 0.3 ~ 0.5，中度 0.45 ~ 0.75，重度 >0.75；计算肺动脉阻力：正常肺小动脉阻力应 <2 Wood 单位，肺血管总阻力应 <1 ~ 3 Wood 单位。

【治疗原则】

1. 经皮室间隔缺损封堵术

封堵适应证如下。①年龄大于 3 岁，体重大于 10kg；②室间隔缺损直径：膜周部缺损左心室面直径 3 ~ 12mm，肌部缺损左心室面直径 5 ~ 14mm；③缺损缘距主动脉右冠瓣距离 >2.0mm，同时主脉右冠瓣脱垂瓣叶未遮挡缺损口，不合并病理性主动脉瓣反流；④缺损缘距右心房室瓣（三尖瓣）距离 >2mm，同时无明显右心房室瓣发育异常及中度以上右心房室瓣反流；⑤外科手术后残余分流；⑥轻、中度肺动脉高压而无右向左分流；⑦左心室扩大。

2. 外科手术

（1）手术适应证 ①一般年龄在 3 月 ~ 3 岁；②限制型室缺，Qp/Qs <1.5∶1，手术可推迟至学龄前；③非限制型室缺，伴有严重的肺淤血表现或慢性心功能不全，Qp/Qs >2∶1，易产生肺动脉高压，应尽早手术治疗；④对于 3 个月以下伴有严重充血性心力衰竭及反复呼吸道感染，若药物不能控制者，应及时手术治疗。

（2）手术禁忌证 肺小动脉发生梗阻性改变，临床出现发绀，心室水平呈现右向左分流，出现艾森曼格综合征。

【预后】

术前无肺动脉高压、术后亦无并发症的单纯室间隔缺损患儿远期预后较好。单纯室间隔缺损的围术期死亡率 <1%，多发性室间隔缺损及伴有其他心脏畸形者（如动脉导管未闭、主动脉缩窄等）则死亡率略高。小年龄、低体重，尤其是 3 个月及 5kg 以下的室间隔缺损患儿，围术期死亡率约达到 20%。

四、肺动脉瓣狭窄

肺动脉瓣狭窄（PS）发病率约占先天性心脏病的 8% ~ 10%，以单纯肺动脉瓣狭窄最为常见，约占90%，可单独存在或作为其他心脏畸形的组成部分，如法洛四联症、房间隔缺损等；若跨瓣压差<30mmHg，一般不会出现明显的临床症状。

【诊断标准】

1. 临床表现

轻、中度PS的患儿（脉压30～60mmHg），多数没有临床症状，仅有心脏杂音；重度PVS的患者（脉压>60mmHg）中，首先出现的是劳力性呼吸困难，右心压力明显增高，房水平产生右向左分流，临床上表现出发绀症状。严重PS的患儿逐渐表现出右心衰竭的症状，如颈静脉怒张、肝大和腹腔积液，最后导致死亡，偶见晕厥甚至猝死。查体胸骨左缘第二肋间闻及全收缩期杂音，肺动脉第二心音可以使正常、减轻或不能听见，在收缩期可听到喀喇音，严重狭窄时可能听不到喀喇音。

2. 辅助检查

（1）心电图　对狭窄程度的判断很有意义。除轻度狭窄心电图可正常外，一般均显示右心室肥大，电轴偏右或出现不完全右束支传导阻滞。右心室肥大程度与狭窄轻重往往成正比。在重度狭窄时，右心室压力超过100mmHg者，心电图至少有下列三点之一：RV_1>2.0ml；P波高尖，示右心房肥大；各导联ST段偏移，Ⅱ、aVF以V_1～V_4及导联波倒置，显示心肌劳损。

（2）胸部X线　轻、中度PS患者心影大小正常；重度PS合并右心衰竭患者多有心脏增大，肺血管纤细；右心房增大，明显增大者提示合并重度三尖瓣关闭不全；部分患者肺动脉窄后扩张，肺动脉段凸起，但是左右肺门不对称。

（3）心脏彩超　为明确诊断的无创检查方法，可测量跨瓣压差、右心室大小、流出道情况及肺动脉瓣瓣环及瓣口情况。

（4）心导管及造影检查　为精准、有创的明确诊断的金指标。根据右心室－肺动脉压力阶差和右心室峰压的大小，肺动脉瓣狭窄可分成以下三种不同的程度。

轻度狭窄：右心室－主肺动脉压力阶差≤25mmHg；右心室峰压≤50mmHg。

中度狭窄：25mmHg<右心室－主肺动脉压力阶差≤50mmHg；50mmHg<右心室峰压≤80mmHg。

重度狭窄：右心室－主肺动脉压力阶差>50mmHg；右心室峰压>80mmHg。

【治疗原则】

1. 经皮球囊肺动脉瓣扩张术

是目前治疗肺动脉瓣狭窄的最优选择，可以有效地降低术后肺动脉瓣反流的发生率。

球囊扩张适应证：①重度肺动脉瓣狭窄婴幼儿合并青紫或心力衰竭需要急诊手术；②右心室收缩压接近或超过体循环收缩压，尽管无症状也需尽早手术；③单纯肺动脉瓣狭窄，跨肺动脉压≥40mmHg，首先介入治疗。

2. 肺动脉瓣切开成形术

手术治疗适应证：①适应证与球囊扩张相似；②单纯肺动脉瓣狭窄，若存在较明显的继发性漏斗部肌肉肥厚或瓣环发育不良者或合并其他心脏畸形需手术治疗者，则必须手术治疗。

【预后】

新生儿肺动脉瓣狭窄住院死亡率在 10% 左右，其 4 年存活率可达到 80%；非新生儿肺动脉瓣狭窄的球囊扩张术的死亡率接近零，介入治疗的效果也相当理想。合并严重的右心室发育不良和严重充血性心力衰竭的肺动脉瓣狭窄，预后不良。

（杨　阳）

第六章　血液系统疾病

第一节　红细胞疾病

一、缺铁性贫血

缺铁性贫血是儿童期最常见的一种贫血。在出生时铁储存不足（多见于早产儿）、摄入不足、青春期生长发育过快等铁的需要量增加和慢性失血（如胃肠道畸形、鼻出血、少女月经过多）等原因造成长期铁的负平衡可以导致铁缺乏。

【诊断标准】

1. 临床表现

（1）起病缓慢，多见于 6 月 ~ 2 岁婴幼儿。

（2）慢性贫血症状　轻者仅见皮肤、唇及黏膜苍白、厌食、体重不增，常因并发感染而贫血加重；重者乏力、心悸气促甚至心脏扩大，有心前区收缩期杂音、充血性心力衰竭。

（3）髓外造血反应　肝、脾、淋巴结轻、中度肿大。

（4）消化系统症状　口腔炎、萎缩性舌炎；因牛奶过敏者可有胃肠道出血。

（5）神经系统症状　淡漠、易激惹、注意力不集中；可有精神行为异常。

（6）其他　毛发无光泽、易脱落，指（趾）甲扁平、反甲，异食癖，精神迟滞。

2. 实验室检查

（1）血常规　呈现典型的小细胞低色素性贫血（MCV < 80fl，MCH < 27pg，MCHC < 30%）；红细胞染色浅淡，中心淡染区扩大，大小不一；网织红细胞大多正常或轻度增加；白细胞计数正常或轻度减少，分类正常；血小板计数正常或升高。

（2）骨髓常规　骨髓增生活跃，幼红细胞明显增生，红细胞染色浅淡，中心淡染区扩大，粒系和巨核细胞系正常，铁粒幼红细胞极少或消失，细胞外铁缺如。

（3）铁代谢检查　血清铁降低，总铁结合力升高，转铁蛋白饱和度降低，血清铁蛋白（SF）减低（但伴有炎症、肿瘤及感染时可以升高），红细胞游离原卟啉升高。

（4）有关病因的检查　多次便潜血，尿常规检查，必要时进一步检查肝、肾功能，行消化道 B 超、内镜检查。

3. 诊断依据

（1）缺铁或称潜在缺铁

①有明确的缺铁病因和临床表现。

②铁蛋白 < 14μg/L。

③骨髓铁染色显示骨髓小粒可染铁消失，铁粒幼红细胞 < 10%。

（2）缺铁性红细胞生成期　符合缺铁的诊断标准。同时有以下任何一条即可诊断。

①转铁蛋白饱和度<15%。

②红细胞游离原卟啉>0.9μmol/L 或>4.5μg/gHb。

（3）缺铁性贫血

①符合缺铁及缺铁性红细胞生成的诊断。

②小细胞低色素性贫血。

③铁剂治疗有效。

【治疗原则】

1. 病因治疗

去除摄入过少、吸收不良或丢失过多等病因。

2. 口服铁剂治疗

（1）一般以口服铁剂为主，一般每日剂量为元素铁 4～6mg/kg，最常用的是硫酸亚铁片和多糖铁复合物胶囊等，于两餐间分次口服最易吸收，同时服用维生素 C 有利于铁剂的吸收。

（2）一般网织红细胞于铁剂治疗后 48～96 小时开始上升，7～10 天达到高峰，此后逐渐下降。2 个月左右血红蛋白恢复正常，一般血红蛋白恢复正常后需继续用药至 3 个月，以补足贮存铁。

3. 注射铁剂治疗的适应证

（1）口服铁剂不能耐受。

（2）存在影响铁吸收的胃肠疾病。

（3）严重贫血急需改善者。

4. 输血治疗

对贫血症状严重、Hb<60g/L 的患者或有合并症者，可输注浓缩红细胞。

二、巨幼细胞贫血

巨幼细胞贫血是由于叶酸或维生素 B_{12} 缺乏而致的大细胞贫血，可见于长期母乳喂养（特别是母亲长期素食）而未添加辅食的婴儿、内因子缺乏、慢性腹泻、慢性溶血、甲状腺功能亢进症以及服用苯妥英钠、氨基水杨酸钠、叶酸拮抗物和抗代谢药等，造成叶酸和维生素 B_{12} 吸收或转运障碍。

【诊断标准】

1. 临床表现

（1）贫血症状　贫血起病隐匿，特别是维生素 B_{12} 缺乏者，常需数月。表现为中到重度贫血，重度贫血者可有轻度黄疸，白细胞和血小板减少者可有感染和出血。

（2）胃肠道症状　叶酸缺乏者常有消化道症状如食欲不振、腹胀、腹泻、便秘、反复发作的舌炎和舌面光滑等。

（3）神经系统症状　维生素 B_{12} 缺乏者常有神经系统症状，表现为表情呆滞、智力发育倒退、对周围无反应，少哭、不笑和嗜睡等。

2. 实验室检查

（1）血常规　呈大细胞正色素性贫血，严重者可有全血细胞减少。血细胞形态表现为大卵圆形红细胞增多和中性粒细胞核分叶过多，可有 5 叶或 6 叶以上的分叶，网织红细胞计数正常或轻度增高。

（2）骨髓常规　骨髓明显增生，红系呈典型的巨幼红细胞生成，粒细胞系统和巨核细胞系统亦有巨幼变，胞浆比胞核发育成熟，血小板生成障碍。

（3）生化检查　血清维生素 B_{12} 浓度测定：小于 74pmol/L 或 100ng/ml；血清叶酸浓度测定：小于 6.91nmol/L 或 3ng/ml。

【治疗原则】

1. 治疗基础疾病

去除病因。

2. 补充叶酸和维生素 B_{12}

（1）缺乏叶酸者，口服叶酸，一般持续 3～4 周，对肠道吸收不良者可肌内注射亚叶酸钙，直至贫血和病因被纠正。

（2）缺乏维生素 B_{12} 者，肌内注射维生素 B_{12}，有神经系统症状者维生素 B_{12} 剂量应稍大且维持治疗宜 2 周一次。禁忌维生素 B_{12} 缺乏者单用叶酸治疗。

三、再生障碍性贫血

再生障碍性贫血是一组由化学物质、生物因素、放射线或不明原因引起的骨髓造血功能衰竭，以造血干细胞损伤、骨髓脂肪化、外周全血细胞减少为特征，主要临床表现为贫血、出血和感染。

【诊断标准】

1. 临床表现

临床表现为贫血、出血及感染。急性型贫血多呈进行性加重，苍白、乏力、头晕、心悸等症状明显；感染以呼吸道感染最为常见；有程度不同的皮肤黏膜及内脏出血，皮肤出血表现为出血点或大片的瘀斑，口腔黏膜有小血疱；可有鼻出血、牙龈出血、眼结膜出血等。慢性贫血发生较慢，出血倾向较轻。

2. 诊断依据

（1）血常规　全血细胞减少，校正后网织红细胞 <1%，淋巴细胞比例增高。至少符合以下 3 项中 2 项：血红蛋白 $<100g/L$、中性粒细胞绝对值 $<1.5×10^9/L$、血小板 $<100×10^9/L$。

（2）骨髓穿刺　多部位骨髓增生减低或重度减低，小粒空虚，非造血细胞（淋巴细胞、网状细胞、浆细胞、肥大细胞）比例增高，巨核细胞明显减少或缺如，红系、粒系细胞均明显减少。

（3）骨髓活检（髂骨）　全切片增生减低，造血组织减少，脂肪组织和（或）非造血细胞增多，无异常细胞。

（4）必须除外先天性和其他获得性、继发性骨髓衰竭性疾病。

（5）程度确定

①重型再障诊断标准（Camitta 标准）　a. 骨髓有核细胞增生程度 <正常的 25%，如为正常的 25%～50%，则残存的造血细胞应 <30%；b. 血常规应具备下述 3 项中 2 项：中性粒细胞绝对值 $<0.5×10^9/L$、网织红细胞 <1% 或绝对值 $<20×10^9/L$、血小板 $<20×10^9/L$；c. 若中性粒细胞绝对值 $<0.2×10^9/L$ 为极重型再障。

②非重型再障诊断标准　未达到重型再障诊断标准。

3. 实验室检查

（1）血常规　为正色素性正细胞贫血；网织红细胞减低，多数病例在 0.5% 以下；白细胞减低，淋巴细胞比例明显增高；血小板多减低。

（2）骨髓常规　多部位增生减低或重度减低，粒、红细胞系明显减少，淋巴细胞相对增多；浆细胞、组织嗜碱细胞、组织细胞等比例增多；巨核细胞减少。

【治疗原则】

1. 对症治疗

（1）纠正贫血　当 Hb <60g/L 且有明显贫血症状时可输注浓缩红细胞。

（2）减少出血　减少活动、创伤危险，当血小板 $< 10 \times 10^9$/L（或发热时血小板 $<20 \times 10^9$/L）或有明显出血倾向时可输注浓缩血小板。

（3）预防、控制感染　当中性粒细胞 $< 0.5 \times 10^9$/L，应进行保护性隔离，感染后积极抗感染治疗，可短期注射粒细胞集落刺激因子。

2. 对因治疗

（1）非重型再障

①环孢素 A 口服，单药治疗总有效率为 50% ~60%，不良反应为肝肾损害、高血压、多毛症及齿龈增生等。应定期检测血药浓度，调整药物剂量。

②雄激素类　常用丙酸睾酮、坦唑醇、达那唑。

③中医中药治疗。

（2）重型/极重型再障

①HLA 完全相合同胞供者造血干细胞移植　是重型、极重型再障患儿首选治疗方案。

②强烈免疫抑制剂治疗　如果没有 HLA 完全相合的同胞供者，则选择抗胸腺细胞/淋巴细胞免疫球蛋白（ATG/ALG）+ 环孢素 A 的免疫抑制治疗。

四、遗传性球形红细胞增多症

遗传性球形红细胞增多症是一种遗传性溶血性贫血，是先天性红细胞膜异常疾病中最常见的一类。大多数患者呈常染色体显性遗传，男女皆可发病。本病由红细胞膜支架蛋白及锚蛋白、区带 3 蛋白和膜收缩蛋白等缺乏导致膜结构先天缺陷，引起红细胞表面积减少接近球形，变形性减退，通过脾脏时易于破裂，产生溶血。

【诊断标准】

1. 临床表现

多为幼年发病，半数以上有阳性家族史，贫血、黄疸、脾大为主要临床表现。年长儿几乎都有脾大，随着年龄增大，超过一半的 HS 患者并发胆石症。在感染诱因下可诱发"溶血危象"，表现为寒战、发热、恶心、呕吐、背部及四肢疼痛，黄疸及贫血加重。如并发"再障危象"，患者可有网织红细胞减少，严重时全血细胞减少。

2. 实验室检查

（1）血常规　血红蛋白和红细胞降低，MCHC 增高，可见小球形红细胞 >10%，白细胞和血小板正常；网织红细胞计数增高；20% ~25% 的 HS 患者缺乏典型的球形红细胞。

（2）细胞渗透脆性试验 本病患者红细胞渗透脆性增高，多于 0.50% ~ 0.75% 开始溶血，完全溶血为 0.40%；部分患者因缺乏典型球形红细胞，脆性试验正常或轻度增加，但孵育渗透脆性试验几乎均增高。

（3）红细胞膜蛋白定性分析 采用 SDS ~ PAGE 分析膜蛋白，80% 以上的患者可发现异常，结合免疫印迹法，检出率更高。

（4）红细胞膜蛋白定量测定 目前多采用放射免疫法或 ELISA 直接测定每个红细胞的膜蛋白含量。

（5）分子生物学技术的应用 采用 RFLP 或串联重复数分析（VNTR）可确定本病和某个基因的相关性。用单链构象多态性分析、PCR 结合核苷酸测序等可检出膜蛋白基因的突变点。

【治疗原则】

（1）脾切除 对本病有显著疗效。术后数天黄疸及贫血即可消退，但球形细胞依然存在。主张 10 岁以后手术。对于重型患者，手术时机尽可能延迟至 5 岁以上。

（2）可加用叶酸，以防叶酸缺乏而加重贫血或诱发再障危象。

（3）贫血严重时可输注红细胞。

五、红细胞葡萄糖 – 6 – 磷酸脱氢酶缺乏症

红细胞葡萄糖 – 6 – 磷酸脱氢酶缺乏症（glucose – 6 – phosphate dehydrogenase deficiency，G – 6 – PD）是一种遗传性溶血性疾病，呈 X 连锁不完全显性遗传，是遗传性红细胞酶病中最常见的一种。在我国以长江流域及其以南各省，如云南、海南、广东等省发病率较高，北方地区较为少见。溶血过程呈自限性。

【诊断标准】

1. 临床表现

根据诱发溶血的不同原因，可分为以下 5 种临床类型。

（1）药物性溶血 具有氧化作用的药物（如抗疟药、镇痛退热药、磺胺类药等）常于服药后 1 ~ 3 天出现急性血管内溶血。表现为头晕、呕吐、疲乏等症状，继而出现黄疸和血红蛋白尿，溶血严重者可出现少尿、无尿、酸中毒和急性肾衰竭。

（2）蚕豆病 常见于 10 岁以下儿童，男孩多见，常在蚕豆成熟季节流行，通常于进食蚕豆或其制品后 24 ~ 48 小时内发病，表现为急性血管内溶血，溶血持续 1 周左右。母亲食蚕豆后哺乳可使婴儿发病。临床早期表现头晕、乏力、呕吐、腹痛、发热等，继而出现急剧面色苍黄、黄疸，尿色深黄或酱油样尿，严重病例全身衰竭、休克、惊厥、昏迷及急性肾衰竭。

（3）新生儿黄疸 生后早期发生黄疸或黄疸消退延迟。血清总胆红素升高，以间接胆红素升高为主。

（4）感染性溶血 细菌和病毒感染均可诱发。由于感染病程中体内氧化性代谢产物堆积，可引起溶血性贫血。病毒性肝炎者可呈急性或亚急性重症肝炎，导致死亡。

（5）先天性非球形细胞性溶血性贫血（CNSHA） 常于婴儿期发病，呈慢性溶血过程，表现为贫血、黄疸、脾大，可因感染或服药而诱发急性溶血。

2. 实验室检查

（1）血液常规　血红蛋白下降，网织红细胞升高，白细胞可升高，血小板正常或增高。

（2）骨髓常规　骨髓增生活跃，红系增生明显活跃。

（3）尿常规　呈酱油色、浓茶色、茶色、黄色，尿潜血阳性。

（4）血生化　血清总胆红素升高，以未结合胆红素升高为主；血清游离血红蛋白增加，结合珠蛋白降低。

（5）红细胞 G-6-PD 缺乏的筛选试验

①高铁血红蛋白还原试验　正常还原率 >0.75；中间型为 $0.74 \sim 0.31$；显著缺乏者 <0.30。

②其他　荧光斑点试验和硝基四氮唑蓝纸片法。

（6）红细胞 G-6-PD 定量测定　这是特异性的直接诊断方法，世界卫生组织推荐的 Zinkham 法为（12.1 ± 2.09）IU/2Hb。

【治疗原则】

1. 去除诱因。

2. 供给足够水分，水化碱化使尿液保持碱性。

3. 输血　贫血较轻者不需要输血，贫血较重时，可输红细胞 1~2 次。

4. 纠正电解质紊乱，密切注意肾功能，如出现肾衰竭，应及时采取有效措施。

六、珠蛋白生成障碍性贫血

珠蛋白生成障碍性贫血又称地中海贫血，是一组遗传性疾病。有一种或一种以上珠蛋白链合成缺如或不足，导致红细胞的无效生成，致血红蛋白生成缺陷，表现为不同程度的溶血性贫血。

（一）α 珠蛋白生成障碍性贫血

α 珠蛋白生成障碍性贫血又称 α 地中海贫血，呈常染色体显性遗传。正常人亲代每条染色体上各有 2 个控制 α 肽链的合成基因，一对染色体上共有 4 个 α 基因，基因突变可致一个或多个 α 基因缺失。

【诊断标准】

由 α 珠蛋白生成障碍性贫血单倍体的相互组合产生了 4 种表型。

1. 静止隐匿型

（1）基因型　$-\alpha/\alpha\alpha$。

（2）临床表现　无阳性体征及临床表现。

（3）实验室检查　无贫血，血红蛋白电泳正常，少部分患者可见 MCV、MCH 减低。此系一个 α 基因缺失病，在成人期极难诊断，唯一诊断方法为珠蛋白基因分析。父母中至少一方为 α 珠蛋白生成障碍性贫血。

2. 轻型 α 珠蛋白生成障碍性贫血

（1）基因型　$\alpha-/\alpha-$ 或 $\alpha\alpha/--$。

（2）临床表现　无症状或有轻度贫血症状，肝脾不大。

（3）实验室检查　血红蛋白正常或稍低，红细胞数正常或增高，呈小细胞低色素性改变；红细胞脆性降低；成人血红蛋白电泳正常；父母一方或双方为 α-珠蛋白生成障碍性贫血。

3. 血红蛋白 H 病

（1）基因型　α－/－－。

（2）临床表现　患者出生时可有轻度贫血，1 岁后，Hb Barts 逐渐减少而 HbH 逐渐增多，表现为轻度至重度的贫血，伴有黄疸和肝、脾大，继发感染，服用氧化剂药物可加重 HbH 的不稳定性而促发溶血。

（3）实验室检查　多为轻度至重度的低色素性贫血，可见靶形红细胞。红细胞内可见 HbH 包涵体。骨髓象示红系显著增生，红细胞内可见 HbH 包涵体。血红蛋白电泳分析 HbH 占 5% ~40%，HbA$_2$ 减至 1% ~2%，HbF <3%，其余为 HbA。患者父母均为 α－珠蛋白生成障碍性贫血。

4. Hb Bart 胎儿水肿综合征

（1）基因型：－－/－－。

（2）临床表现　本病胎儿大多在妊娠 30 ~40 周时成为死胎流产或早产数小时后死亡。胎儿呈周身水肿，皮肤苍白、黄疸，心脏肥大，肝、脾大，体腔积液，可有器官畸形。

（3）实验室检查　脐血血红蛋白明显减低，红细胞中心浅染、大小不均，有核细胞增多，靶形红细胞增多；血红蛋白分析显示几乎均为 Hb Barts（γ$_4$），无 HbF、HbA；父母双方均为 α 珠蛋白生成障碍性贫血。

【治疗原则】

多数患者在病情稳定时不需要治疗，可适当补充造血原料叶酸，禁用铁剂。当贫血加重时，应注意排除诱发因素如感染、氧化剂药物（磺胺类、亚硝酸盐类、氯喹等），必要时给予输注浓缩红细胞。对严重贫血及巨脾、脾功能亢进症者，可行脾切除术。除胎儿水肿型外，本病预后较好，患者多可生存至老年。

（二）β－珠蛋白生成障碍性贫血

β－珠蛋白生成障碍性贫血是 β－珠蛋白链合成不足所致溶血性贫血，为常染色体显性遗传。α 链生成正常，β 链生成部分障碍（β$^+$）或完全缺失（β^0）。HbA 减少，HbF、HbA$_2$ 增高。患儿生后 6 月 HbF 递减而 HbA 递增时开始表现为病态。根据基因型不同可分为重型纯合子 β－珠蛋白生成障碍性贫血和轻型杂合子 β－珠蛋白生成障碍性贫血。

【诊断标准】

1. 重型纯合子 β 珠蛋白生成障碍性贫血

（1）基因型　β$^+$β$^+$、β$^+$β^0、β^{0}β^0。

（2）临床表现　患儿出生时正常，出生数月后，逐渐出现贫血，呈进行性加重，黄疸，肝、脾逐渐肿大，可形成巨脾。骨髓造血代偿性增生使骨髓腔变宽骨皮质变薄，导致患儿额部、顶部隆起，头颅增大，面颊隆起，鼻梁塌陷，上颌及牙齿前突，形成特殊面容。

（3）实验室检查　贫血多为重度，红细胞呈小细胞低色素性，可见靶形红细胞。白细胞及血小板计数一般正常，有脾功能亢进症时则减少。血清间接胆红素、游离血红蛋白常增高，尿中尿胆原及尿胆素增多。骨髓象：呈增生活跃状态，红系显著增多。血红蛋白电泳见 HbF 显著增高，HbA$_2$ 可正常、减少或轻度增加。双亲为 β－珠蛋白生成障碍性贫血的纯合子。

2. 轻型杂合子 β‐珠蛋白生成障碍性贫血

（1）基因型　β^+/β、β^0/β。

（2）临床表现　多数患者无贫血或其他症状，多在普查、家系调查或合并其他疾病进行检查时发现。少数患者可有贫血，可出现黄疸、轻度脾大。

（3）实验室检查　轻度小细胞低色素性贫血，可发现少数靶形红细胞。红细胞渗透脆性轻度降低。骨髓象示红系增生显著，铁染色显示铁粒幼细胞增多。血红蛋白电泳示 HbA_2 轻度增多增高，HbF 正常或轻度增高。

【治疗原则】

1. 一般治疗

维生素 C、维生素 E 稳定红细胞膜及抗氧化剂，减轻溶血。

2. 输血

贫血严重者适度输血，最好输入洗涤红细胞以避免输血反应。

3. 防止继发性血色病

长期反复输血会发生铁负荷过重引起血色病，损害心肝、肾及内分泌器官功能。必要时应予铁螯合剂治疗。

4. γ‐肽链基因激活剂

可用羟基脲、盐酸山莨胆碱、丙戊酸等。

5. 脾脏切除

有一定缓解症状作用，但需权衡利弊进行。

6. 造血干细胞移植术

重型纯合子可考虑，是当前临床上根治本病的唯一方法。

七、自身免疫性溶血性贫血

自身免疫性溶血性贫血是一种获得性免疫性疾病。由于机体血液中出现抗自身红细胞膜的免疫抗体，使红细胞破坏，产生溶血性贫血。约 20% 患儿为特发性，病因不明。继发因素包括感染（病毒、细菌、支原体及疫苗接种）、结缔组织病、肿瘤、药物及免疫缺陷病。依抗体性质不同分为温抗体型（70%）及冷抗体型（30%）。

【诊断标准】

1. 临床表现

（1）温抗体型　主要为血管外溶血，若有补体参与可发生血管内溶血。急性型多为小儿，病前常有病毒感染史，起病急骤，主要表现为发热，苍白，黄疸，肝、脾大，可有呕吐、腹痛、血红蛋白尿及肾功能不全；慢性型多为年长儿，呈进行性或间歇性发作溶血，部分合并系统性疾病（如 SLE、淋巴瘤等）。

（2）冷抗体型　多为血管内溶血，多与寒冷有关，包括冷凝集素综合征、阵发性冷性血红蛋白尿症。

2. 实验室检查

（1）血常规　血红蛋白减低，网织红细胞增高，外周血涂片红细胞大小不等、有异型、可见小球形红细胞，白细胞数多增加。

（2）Coombs 试验　直接、间接 Coombs 试验阳性，根据抗体类型分为 IgG 型、IgG ＋C3 型和补体型。

（3）血清间接胆红素增加、尿中尿胆原增加。

（4）骨髓常规　增生性骨髓象，以幼红细胞增生为主，粒红比可倒置。

（5）红细胞渗透脆性可增加。

（6）冷抗体型冷凝集素试验、冷热溶血试验可阳性。

【治疗原则】

1. 一般治疗　积极控制原发病，防治感染，水化、碱化，注意水、电解质平衡及心、肾功能。

2. 药物　肾上腺皮质激素为温抗体型自免溶贫治疗首选。轻者可口服泼尼松，重者可应用地塞米松、甲泼尼龙、IVIG 冲击治疗，需要根据病情轻重选择常规剂量或者冲击剂量，比如甲泼尼龙，常规剂量为 2mg/（kg·d），应用 28 天，逐步减量；冲击剂量为 30mg/kg（最大剂量不超过 1g/d），连续 3 天，之后根据病情需要减量；IVIG 可以根据病情选择 400mg/（kg·d），连续 5 天，重症则可以选择 1g/（kg·d），连续 2 天。还可以选用免疫抑制剂，如环孢素 A、环磷酰胺等。单克隆抗 CD_{20} 抗体可用于治疗难治性自身免疫性溶血性贫血。

3. 输血应慎重，严重贫血可输入经生理盐水洗涤 3 次的红细胞，输血速度尽可能缓慢。

4. 冷抗体型溶血性贫血多为自限性，注意防寒保暖多可缓解。

（郑　杰）

第二节　白细胞疾病

一、中性粒细胞减少症

由于骨髓中中性粒细胞生成减少、中性粒细胞在循环池、边缘池或组织内分布异常、中性粒细胞破坏增加等原因引起的中性粒细胞减少症是一组综合征，其血液学特点是外周血中性粒细胞减少，成人中性粒细胞绝对值低于 2.0×10^9/L，儿童 10～12 岁低于 1.8×10^9/L，＜10 岁低于 1.5×10^9/L。当中性粒细胞严重减少，低于 0.5×10^9/L 称为中性粒细胞缺乏症。常见病因为感染性中性粒细胞减少症、中毒性中性粒细胞减少症、婴儿遗传性中性粒细胞减少症、慢性良性中性粒细胞减少症或自身免疫性中性粒细胞减少症等。

【诊断标准】

1. 症状

严重中性粒细胞减少患者最常见的是化脓性感染，如皮肤蜂窝织炎、浅表或深部的皮肤脓肿、疖病、肺炎和败血症。口腔炎、牙龈炎、牙周组织炎为常见慢性炎症。

2. 体征

感染体征：发热、化脓，局部常见渗出、波动感、溃疡和扁桃体炎等，全身感染则有相应感染体征。

3. 实验室检查

（1）血常规　白细胞减少或正常，但中性粒细胞减少或缺乏。血红蛋白和血小板可由于病因不同有不同变化。

（2）骨髓　增生性骨髓象，红系、巨核系正常，粒系可减低（骨髓衰竭性疾病）、成熟障碍（周期性和严重中性粒细胞减少）、增生活跃（外周原因）。嗜酸细胞、单核细胞可代偿性增多。

（3）常见的感染病原菌为金黄色葡萄球菌和革兰阴性细菌。常有感染指标增高，如红细胞沉降率增快、C－反应蛋白增高等。

【治疗原则】

1. 寻找病原菌，治疗原发病，停用可疑药物，避免接触有害物质，注意隔离，预防感染。

2. 建议集落细胞刺激因子 3～5μg/（kg·d），连续 3～5 天及丙种球蛋白 200～500mg/（kg·次），仅在中性粒细胞计数很低和或严重感染时应用。

二、中性粒细胞功能异常性疾病

中性粒细胞功能异常分为原发性和获得性，可涉及吞噬细胞功能的一个或多个方面，包括黏附、趋化、摄取、脱颗粒和氧化代谢等。本类疾病血循环中性粒细胞数正常，Ig 水平正常或增高，但由于吞噬细胞在宿主防御功能中起重要作用，故常呈现反复发生的、难治疗的细菌和真菌感染，多见于婴幼儿和儿童。根据白细胞的功能异常可划分为以下几种疾病。

1. 黏附功能异常性疾病

①白细胞黏附缺陷Ⅰ型（LADⅠ）。

②白细胞黏附缺陷Ⅱ型（LADⅡ）。

③获得性黏附功能紊乱。

2. 趋化功能异常

①高免疫球蛋白 E 综合征（Job 综合征是其一个变异亚型）。

②中性粒细胞肌动蛋白功能异常。

③局限性青少年牙周病。

④新生儿中性粒细胞功能异常。

⑤中性粒细胞趋化性的其他异常。

3. 调理作用和摄取功能失调

①体液性调理作用失调。

②细胞摄取功能失调。

4. 脱颗粒异常

①Chediak－Higashi 综合征（CHS）。

②特异颗粒缺乏。

5. 氧化代谢异常

①慢性肉芽肿病（CGD）。

②葡萄糖 - 6 - 磷酸脱氢酶缺乏（G6PD）。

③髓过氧化物酶缺乏。

④谷胱甘肽（GSH）代谢异常。

三、儿童慢性肉芽肿病

慢性肉芽肿病是由于缺乏葡萄糖氧化酶，不能产生过氧化氢，导致粒细胞内过氧化物杀菌力缺乏以至对不能产生过氧化氢的细菌如金黄色葡萄球菌、白色念珠菌、克雷伯杆菌、E 组大肠埃希菌等无杀菌功能所致，本病是致死性遗传性白细胞功能缺陷，多为性联隐性遗传。男性发病，女性为基因携带者，少数为常染色体隐性遗传。发病多在 2 岁以内，少数可晚至 10 岁以后。

【诊断标准】

1. 症状

（1）慢性反复的皮肤、黏膜及淋巴网状器官的化脓性感染（多为葡萄球菌、大肠埃希菌、沙门菌属、白色念珠菌、放线菌等感染），多在 2～3 岁发病。少数始于新生儿，呈现化脓性淋巴结炎（以颈、腹股沟多见）、蜂窝织炎、反复破坏性肺部感染、慢性骨髓炎、湿疹性化脓性皮炎、肝脾脓肿局部脓肿切开引流后伤口不愈呈慢性肉芽肿反应，易形成瘘道。

（2）全身症状　发热、食欲减退、乏力、贫血。

2. 体征

（1）与感染的部位相关。

（2）1/3 病例有肛周脓肿、肛瘘。

（3）可有皮肤肉芽肿。

（4）肝、脾大。

3. 实验室检查

（1）白细胞总数及分类无异常（感染时可增高），轻度贫血。

（2）中性粒细胞的杀菌功能测定　杀菌力明显减低，中性粒细胞的吞噬功能缺陷。

（3）血清 Ig 水平增高，T 细胞免疫功能基本正常。

（4）四唑氮蓝（NBT）的定性与定量试验　吞噬后氧化代谢的异常。

（5）组织学　可见含有色素脂类的组织细胞形成的肉芽肿（可间杂化脓区）。

【治疗原则】

1. 一般支持疗法。

2. 积极控制感染　依细菌培养和药敏试验结果选用抗菌药物，大剂量静脉给药，病情控制后应给药 2～3 周以防复发，必要时配合手术清除病灶。

3. 异基因造血干细胞移植。

【预防】

1. 常规疫苗接种和每年进行流感疫苗接种。

2. 皮肤伤口或磨损处予以积极消毒。

3. 防止便秘和温肥皂水灌肠浸泡早期的损伤可以降低直肠感染的发生率和严重性。

4. 口腔清洁可以防止牙龈炎和牙周病。

四、契－东综合征

契－东综合征是一种罕见的先天性溶酶体异常症，为常染色体隐性遗传。由于颗粒形态发生缺陷导致许多组织中出现大的颗粒，引起溶酶体酶的代谢障碍，导致一系列的组织器官功能改变，以眼部皮肤白化病、反复细菌感染、粒细胞巨大溶酶体、轻度出血倾向、与视交叉有关的外周和颅内神经病变为特征，可分为稳定期及加速期。

【诊断标准】

1. 临床表现

（1）局部白化病　自幼儿期眼睑、四肢皮肤白化，畏光，眼球震颤。皮肤呈多种颜色，有时出现小而软的结节。

（2）慢性反复性化脓感染　自幼儿期易发生皮肤、呼吸道的过氧化氢酶阴性细菌（链球菌、肺炎双球菌、嗜血流感杆菌）等的化脓感染。

（3）出血　多有轻度出血倾向。

（4）中枢神经系统症状　轻瘫、感觉丧失、小脑性手足不灵、发作性行为异常及智力迟钝。

（5）疾病恶化期症状　随着年龄的增长，85% 患者疾病恶化，全身淋巴网状器官的广泛性淋巴样和组织细胞浸润，表现为全血细胞减少，淋巴结病，肝、脾大，严重胃肠道出血，溶血性贫血及低丙种球蛋白血症。

2. 实验室检查

（1）血常规　贫血，中性粒细胞持续性减少。中性粒细胞、单核细胞及淋巴细胞胞浆中易见巨大的过氧化酶阳性的嗜苯胺蓝颗粒，具有诊断价值。血小板减少，并含有粗颗粒。

（2）中性粒细胞功能缺陷　游走性和趋化性功能不全，杀菌力明显低下，吞噬功能正常。

（3）中性粒细胞环核苷酸测定　cAMP 含量显著升高，cGMP 含量降低。

（4）血清溶菌酶含量升高。

【治疗原则】

尚无特效疗法，早期发现及治疗是关键。积极控制感染，依细菌培养和药敏试验结果选用抗菌药物。

五、特发性嗜酸粒细胞增多综合征

特发性嗜酸粒细胞增多综合征是一病因不明、外周血中嗜酸粒细胞增多大于 6 个月、多脏器受累且预后较差的综合征。可能与某些细胞因子 IL－3、IL－5、GM－CSF 作用于嗜酸粒细胞系，加速嗜酸粒细胞造血祖细胞的增殖、分化，并活化增多的嗜酸粒细胞功能，动员其向局部迁徙有关，而异常增多的嗜酸粒细胞内在异常及其所释放的细胞内物质造成机体组织损伤。

【诊断标准】

1. 临床表现

本病多见于中年以上男性，儿童发病率低，最常见临床表现为发热、乏力、体重减轻；此外根据受累部位及病变严重程度的不同，临床症状多种多样，常见的受累系统有血液、心血管、皮肤、神经、呼吸、消化系统等。

（1）心脏　80%患者可有心脏受累，主要表现有心悸、充血性心衰，听诊可有心律失常和心脏杂音等。

（2）呼吸系统　50%可有肺脏受累，表现为干咳、呼吸困难，严重者可有呼吸衰竭，听诊可有水泡音和胸膜摩擦音。

（3）神经系统　中枢各部位均可受累，主要表现有三型：血栓栓塞、中枢神经系统功能失常（共济失调、意识障碍、抽搐、智力障碍等）和周围神经病变（感觉障碍等）。

（4）其他　血管神经性水肿，腹泻，肝、脾大，风湿病样表现，血尿，蛋白尿，氮质血症等各系统受累表现。

2. 实验室检查

（1）血常规检查　白细胞总数多（10~30）×10⁹/L，部分可高达50×10⁹/L以上，嗜酸粒细胞占30%~70%。

（1）血常规检查　白细胞总数多$(10\sim30)\times10^9/L$，部分可高达$50\times10^9/L$以上，嗜酸粒细胞占30%~70%。

（2）骨髓　嗜酸粒细胞增生伴核左移，嗜酸粒细胞占25%~75%。

（3）其他　血清IgE增高、高丙种球蛋白血症等，另视脏器受累情况可有相应的实验室阳性结果。

3. 诊断标准

（1）血常规　嗜酸粒细胞绝对值>$1.5\times10^9/L$，持续大于6个月。

（2）无明确的寄生虫、过敏等可继发嗜酸粒细胞增多的疾病。

（3）有脏器受累的临床症状和体征。

（4）辅助指标　免疫球蛋白增高；肿瘤坏死因子、IL-5和（或）IFN-α、β、γ增高；血清IgE增高；糖皮质激素治疗有效。

【治疗原则】

若无明显器官受累症状可暂不治疗，密切随访观察。有重要脏器受累和功能障碍时则需接受治疗。

1. 肾上腺皮质激素

为本病首选药物，泼尼松1mg/（kg·d）口服，嗜酸粒细胞降至正常后可开始减量，2~3个月内减至半量，再逐渐减量维持1年。急重症患者在急性期可予等效剂量的地塞米松静脉滴注。

2. 细胞毒药物

对进展快的重症患者以及皮质激素疗效差者可予羟基脲口服，此外也可考虑应用长春新碱、烷化剂、VP16等。

3. 生物因子和免疫抑制剂

干扰素、CSA对糖皮质激素和羟基脲无效或不能耐受的可考虑应用。

4. 其他

合并巨脾、脾功能亢进症和脾栓塞时需考虑脾切除，各种治疗无效的重症患者可考虑造血干细胞移植。

六、继发性嗜酸粒细胞增多症

主要是由于机体受内、外因子刺激，激活 T 细胞，特别是辅助性 T 细胞，释放 IL-5 及少量 GM-CSF 刺激骨髓生成大量嗜酸粒细胞，而嗜酸粒细胞本身也可分泌 IL-3 和 GM-CSF，使嗜酸粒细胞进一步增多所致。外周血嗜酸粒细胞绝对值大于 $(0.4 \sim 0.45) \times 10^9/L$ 时称为嗜酸粒细胞增多症，临床多数情况下由各种疾病继发如变态反应性疾病、寄生虫病、药物、某些血液病及肿瘤疾病（如部分白血病、结缔组织系统疾病、内分泌疾病以及免疫缺陷综合征等）。

【诊断标准】

1. 临床表现

多数情况下主要为原发病的临床表现，增多的嗜酸粒细胞对机体损伤并不严重，但诸如寄生虫病、嗜酸粒细胞增多综合征、某些变态反应性疾病和嗜酸粒细胞白血病等可引起嗜酸粒细胞中重度增高，此时嗜酸粒细胞释放的物质及细胞内在异常可造成各脏器损伤而产生相应临床表现。

（1）心脏系统　可有心悸、气短、乏力，重者可有心内膜炎、心功能衰竭等表现。主要为心脏收缩时心肌内嗜酸粒细胞受挤压破裂释放出碱性蛋白、组胺、水解酶及纤溶酶原等损伤心内膜。

（2）呼吸系统　咳嗽、胸痛、部分疾病还可出现哮喘、痉挛性咳嗽等表现，重者可出现呼衰和心衰。对于幼虫移行性肺炎，在未予有效驱虫治疗前可反复发作，阵发性加重。

（3）神经系统　以神经功能障碍多见，如共济失调、意识障碍、抽搐和智力障碍等，此外还可有感觉障碍等周围神经病变。

（4）消化系统　嗜酸粒细胞性胃肠炎患者消化系统症状较重，主要表现为恶心、呕吐、腹痛、腹泻、便血、腹腔积液和肠梗阻等表现。

（5）泌尿系统　血尿、蛋白尿、脓尿，重者可有氮质血症。

（6）结缔组织　关节痛、关节积液等关节炎表现。

（7）皮肤　可有血管神经性水肿、荨麻疹、环形红斑、瘙痒性红斑或结节等。

2. 实验室检查

（1）血常规　嗜酸粒细胞绝对值大于 $(0.4 \sim 0.45) \times 10^9/L$，依据增多程度又分轻、中、重三级。轻度：嗜酸粒细胞 <15%，绝对值计数在 $1.5 \times 10^9/L$ 以下；中度：嗜酸粒细胞 15% ~49%，绝对值计数在 $(1.5 \sim 5) \times 10^9/L$；重度：嗜酸粒细胞 50% ~90%，绝对值计数在 $5 \times 10^9/L$ 以上。

部分疾病可同时伴有白细胞总数的增高或减低，血液系统疾病和结缔组织系统疾病还可表现有血小板、血红蛋白异常。

（2）骨髓常规　对部分继发于白血病的患者可有骨髓增生极度活跃，并可见到相应的肿瘤细胞；此外真性红细胞增多症、特发性血小板增多症等血液系统疾病也可有红系或巨核系统增生极度旺盛等相应特异性改变；依据病因不同可见嗜酸粒细胞轻至重度不同程度增多，多数情况下以成熟阶段为主。

（3）影像学检查　嗜酸粒细胞累及肺部时 X 线可有肺部浸润影，以肺间质受累为主，部分可见叶间裂、肋膈角变钝等表现，部分疾病可有游走性肺炎改变；可疑消化系统受累者可做腹 B 超协助诊断；对有神经系统症状的患者应做头部 CT 或 MRI 等检查，脑膜、脑实质均有受累可能。

（4）免疫学检查 寄生虫感染、变态反应性疾病及部分先天免疫缺陷病可有 IgE 明显增高，对于结缔组织系统疾病还可有特异性的自身抗体阳性；此外部分疾病还可有循环免疫复合物增加，细胞免疫、体液免疫功能异常。

（5）心电图 心脏受累可出现 ST – T 改变、T 波倒置、传导阻滞等改变。

（6）寄生虫学方面的检查 寄生虫病为嗜酸粒细胞增多最常见的病因之一，故应常规做寄生虫学方面的检查，主要包括粪便找虫卵，但肠道中成虫并不引起嗜酸粒细胞增多，只有在幼虫移行、成虫破坏肠壁或寄生于肠道外组织时才会出现，因此单纯便检不一定有阳性结果，还应通过相应抗体检测、补体结合试验、皮内试验等免疫学方法协助诊断。

【治疗原则】

治疗随病因而异，多数只要去除病因，不需特殊治疗即可恢复，而继发于肿瘤性疾病、免疫缺陷病、部分血液病的患者则治疗困难，预后差。

（郑　杰）

第三节　出血性疾病

一、原发性免疫性血小板减少症

原发性免疫性血小板减少症（简称 ITP，既往称为特发性血小板减少性紫癜）是儿童出血性疾病中最常见的一种，50% ~ 80% 病程呈自限性，另有 20% ~ 30% 病程呈慢性、迁延过程。本病需与其他免疫性血小板减少（如系统性红斑狼疮、抗磷脂综合征）、非免疫性血小板减少（如巨脾、药物诱发的骨髓抑制、再生障碍性贫血、先天性血小板减少）等鉴别。

【诊断标准】

1. 症状

仅以出血为主，一般不伴其他症状。出血症状常轻微，以皮肤出血点为主，严重者可出现瘀斑、皮下血肿、口腔及鼻黏膜出血，少数出血严重，甚至有消化道、颅内出血。病史中常有近期的前驱感染史或疫苗接种史。

2. 体征

典型表现为全身散在不高出皮面、针尖大小、按压后不褪色的红色皮疹及其他出血体征，也可见到瘀斑、血肿，口腔出现血疱，仅有同血小板减少相符或更轻出血表现，而没有其他临床体征。

3. 实验室检查

（1）血常规 血小板减少 $<100 \times 10^9/L$ 而没有其他异常。除非有可以解释的出血造成的贫血。

（2）骨髓 提示增生旺盛，粒红系无异常，巨核系增生，有成熟障碍。

（3）腹部 B 超　无肿大肝、脾、淋巴结。在年幼儿可有轻度肝、脾大。

（4）HIV/HCV 阴性。

（5）血小板抗体（PAIg）　应阳性，但阴性也不除外诊断。

（6）ANA，狼疮抗凝集物、抗磷脂抗体阴性或弱阳性，自身免疫病的诊断证据不足。

4. 诊断分型

缺乏"黄金指标"，是一种排外性诊断，诊断依据病史、体检、全血细胞计数 + 外周血涂片，除外其他原因的血小板减少后诊断成立。

（1）新诊断 ITP　血小板减少 $< 100 \times 10^9/L$，病程小于 3 个月。

（2）持续性 ITP　血小板减少 $< 100 \times 10^9/L$，病程持续 3 ~ 12 个月。

（3）慢性 ITP　血小板减少 $< 100 \times 10^9/L$，病程超过 12 个月。

5. 血小板减少程度

轻度：$(50 ~ 100) \times 10^9/L$；

中度：$(25 ~ 50) \times 10^9/L$；

重度：$(10 ~ 25) \times 10^9/L$；

极重度：$< 10 \times 10^9/L$。

【治疗原则】

1. 初治患者

（1）观察等待　血小板 $> 30 \times 10^9/L$ 及没有症状或仅有轻度皮肤出血点，可以观察。

（2）不符合上述标准　可以使用糖皮质激素治疗：如泼尼松 $1 ~ 2mg/(kg \cdot d)$ 口服，足量 2 ~ 4 周，观察疗效后减停。对于有比较严重出血的患者，可以应用静脉用丙种球蛋白 $0.4g/(kg \cdot d)$，连用 5 天；或 $0.8 ~ 2g/(kg \cdot d)$，1 ~ 2 天。

2. 持续性或慢性 ITP 患者

可以使用上述治疗或考虑使用二线药物（如利妥昔单抗、促血小板生成素、大剂量地塞米松冲击等）治疗，也可选择脾切除或其他免疫抑制剂（如硫唑嘌呤等）。

二、血友病

血友病是一组遗传性的出血性疾病，呈 X 性联隐性遗传，临床上分为血友病 A（凝血因子Ⅷ缺陷症）和血友病 B（凝血因子Ⅸ缺陷症）两型。临床表现以关节、肌肉、内脏和深部组织自发性或轻微外伤后出血难止为特征，常在儿童期起病，需要与血管性血友病及其他先天性凝血因子异常鉴别。

【诊断标准】

1. 临床特点

延迟、持续而缓慢的渗血。血友病的出血在各个部位都有可能发生，以关节最为常见，肌肉出血次之；内脏出血少见，但病情常较重。出血发作是间歇性的，数周、数月甚至多年未发生严重出血并不少见。出血程度取决于患儿体内的凝血因子水平。血友病根据其体内凝血因子水平分为轻、中、重三种类型（表 6 - 1）。①重型患儿常在无明显创伤时自发出血；②中型患儿出血常有某些诱因；③轻型极少出血，常由明显外伤引起，患儿常在外科手术前常规检查或创伤后非正常出血才被发现。部分女性携带者由于其因子水平处于轻度血友病的水平，也表现为与轻度男性血友病患儿相同的出血表现。

出血时间顺序：首次出血常为学步前皮肤、软组织瘀斑、皮下血肿；走路后关节、肌肉出血开始发生，若此时无合适治疗，关节出血常反复发生并在学龄期后逐步形成血友病性关节病，不仅致残而且影响患儿就学、参与活动及心理发育。

表 6 - 1　血友病 A/B 临床分型

因子活性水平	临床分型	出血症状
5% ~40%	轻型	手术或外伤可致非正常出血
1% ~5%	中型	小手术/外伤后可有严重出血，偶有自发出血
<1%	重型	肌肉或关节自发性出血，血肿

2. 实验室检查

由于血友病无特异性临床表现，实验室检查尤为重要。

（1）筛选试验　内源途径凝血试验（部分凝血活酶时间，APTT）、外源途径凝血试验（凝血酶原时间，PT）、纤维蛋白原（Fg）、凝血酶时间（TT）、出血时间、血小板计数以及血小板聚集试验等。以上除 APTT 外，其他试验均正常。

（2）确诊试验　因子Ⅷ活性（FⅧ：C）测定和因子Ⅸ活性（FⅨ：C）测定可以确诊血友病 A 和血友病 B，并对血友病进行临床分型；同时应行 vWF：Ag 和瑞斯托霉素辅因子活性测定（血友病患者正常）与血管性血友病鉴别；做抗体筛选试验和抗体滴度测定可诊断因子抑制物是否存在。

【治疗原则】

1. 替代治疗

替代治疗是血友病目前最有效的止血治疗方法。有出血表现时治疗原则是早期、足量、足疗程。治疗剂量计算方法如下。

FⅧ首次需要量 =（需要达到的 FⅧ浓度 - 患者基础 FⅧ浓度）× 体重(kg) × 0.5

应每 8 ~12 小时输注首剂一半。

FⅨ首次需要量 =（需要达到的 FⅨ浓度 - 患者基础 FⅨ浓度）× 体重(kg)

在首剂给予之后每 12 ~24 小时输注首剂一半。

欲达到因子水平和疗程国内多使用下列治疗因子水平和疗程（表 6 -2）。

表 6 - 2　血友病凝血因子制品治疗的欲达到因子水平和疗程

出血程度	欲达因子水平	疗程（天）
极重度（颅内出血）及大手术	60% ~80%	10 ~14
重度（威胁生命出血：包括消化道、腹腔、咽喉、髂腰肌等）	40% ~50%	7 ~10
中度（关节、非危险部位肌肉等出血）	30% ~40%	5 ~7
轻度（皮下、非危险部位软组织等出血）	20% ~30%	3 ~4

其他辅助治疗可以包括 RICE［休息（rest）、冷敷（ice）、压迫（compression）、抬高（elevation）］原则，急性出血时执行，在没有因子的情况下也可部分缓解关节、肌肉出血。抗纤溶药物使用仅适用于黏膜出血，但禁用于泌尿道出血并避免与凝血酶原复合物同时使用。

物理治疗和康复训练可以促进肌肉、关节积血吸收，消炎、消肿，维持正常肌纤维长度，维持和增强肌肉力量，维持和改善关节活动范围。在非出血期积极、适当的运动对维持身体肌肉的强壮并保持身体的平衡以预防出血非常重要。

2. 因子预防治疗

进行因子预防治疗可保证血浆中的因子长期维持在一定水平，从而减少反复出血、致残，力争患儿能够健康成长也是目前常使用的治疗方法。

三、血管性血友病

血管性血友病（vWD）是常见的遗传性出血性疾病之一。1926 年 von Willebrand 首先在芬兰 Bothnia 湾的 Aland 岛上发现。vWD 是由于患者体内的 vWF 基因分子缺陷而造成血浆中 vWF 数量减少或质量异常的一种出血性疾病。在较近的流行病学报告中，临床发病率高达 125/100 万，而有些轻型或亚临床型可能还没有被发现。本病需要与血友病 A 进行鉴别诊断。

【诊断标准】

1. 症状、体征

反复自发的出血症状如皮肤紫癜、黏膜出血，特别是牙龈出血和鼻出血最为常见；女性患者常有月经过多，可发生分娩后大出血；少数患者可有关节、肌肉等部位出血现象；随着年龄增长，出血倾向可减轻，常伴有出血性疾病家族史。

2. 实验室检查

（1）测定 BT、FⅧ：C、vWF Ag 定量测定、vWF：Ag 多聚物、vWF：Rco 及瑞斯托霉素诱发血小板聚集反应（RIPA）以确定 vWD 及分型。

（2）vWD 的分型见表 6-3。

表 6-3 vWD 的分型

临床资料	1 型	2A 型	2B 型	2M 型	2N 型	3 型
病因	vWF 和 FⅧ量的减少	vWF 高分子和中分子多聚物缺乏	vWF 高分子多聚物缺乏	vWF 与血小板亲和力降低	vWF 与 FⅧ亲和力降低	vWF 基因的全部或部分缺失
BT	延长或正常	延长	延长	延长	正常	延长
vWF：Ag	减低	减低	正常或减低	减低	正常或减低	显著减低
vWF：Rco	减低	减低	减低	减低	正常或减低	显著减低
FⅧ：C	减低	正常或减低	正常或减低	正常或减低	明显减低	显著减低
vWF 多聚物	正常	缺乏大、中多聚物	缺乏大多聚物	正常	正常	缺如
RIPA	正常或减低	减低	增高	减低	正常	无

【治疗原则】

1. 一般措施

适量运动可使 FⅧ:C 增加，减少出血；禁用可影响血小板功能的药物，如阿司匹林、右旋糖酐、双嘧达莫、保泰松、吲哚美辛及活血化瘀的中成药；对于 1 型及 2 型 vWD 的女性患者，雌激素可用于反复鼻出血及月经量过多。

2. 药物治疗

（1）DDAVP（1－去氨－8－d－精氨酸－加压素） 广泛用于轻型 vWD。DDAVP 对 1 型 vWD 治疗效果好，对部分 2A 型有效，在 2B 型则可引起一过性的中重度血小板减少，对 3 型无效。剂量为 $0.3 \sim 0.5 \mu g/(kg \cdot 次)$，静脉滴注，可使 FⅧ:C 增高 3 倍，vWF 增高 2 倍，最初 2～4 天，8～12 小时可重复一次。此药也可经鼻腔滴入。

（2）抗纤溶药物（氨基己酸 EACA） 可用于轻型患者，亦可与 DDAVP 或替代治疗同时使用。对口腔、拔牙引起的出血效果好，在血尿、肾功能不全时不主张常规使用。

3. 替代治疗

制剂选择：新鲜冰冻血浆、冷沉淀、vWF－FⅧ浓缩剂、vWF 浓缩剂、FⅧ浓缩剂。

（吴润晖）

第四节 组织细胞病

一、朗格汉斯细胞组织细胞增生症

朗格汉斯细胞组织细胞增生症（LCH）是一类罕见的组织细胞疾病，以朗格汉斯细胞异常克隆增生后浸润某些组织或器官为特征。本病临床表现具高度可变性，以单发或多发溶骨性骨破坏为最常见，此外，异常的朗格汉斯细胞几乎可以浸润全身各个器官，如皮肤、淋巴结、肺、肝、脾、骨髓、甲状腺和中枢神经系统等。疾病进程也有很强的异质性，部分病变可自然消退，部分患者则会有危及生命的严重结局发生。

【诊断标准】

1. 临床表现

LCH 患者临床症状由于受累器官多少和部位的不同差异很大，几乎任何器官均可受累。

（1）骨 骨骼是 LCH 最常见受累部位，可见于 70% 以上的 LCH 患者，任何骨骼均可受累，但以扁平骨受累较多见，椎骨、下颌骨、肋骨、骨盆骨和近端长骨是典型的易受累部位。如 LCH 仅有骨骼受累时，通常预后良好，有时会在几个月至几年内自愈，但亦有可能产生严重不可逆的并发症。

（2）皮肤 皮疹亦为常见症状，近 50% 的患者于起病早期出现，主要分布于躯干、头皮和耳后。皮疹在疾病不同阶段可有各种各样的表现，包括红斑、丘疹、结节、瘀点、囊泡，结痂的斑块和脂溢样病变，也可以存在生殖器或腹股沟区域中的溃疡性损伤。皮疹触摸时有棘手感，脱痂后留有色素脱失的白斑或色素沉着。各期皮疹可同时存在，常成批出现，此起彼伏。

（3）肺 儿童 LCH 肺受累通常是多系统病变的一部分，临床表现常不典型，呼吸急促通常是第一个也是唯一的临床征兆，此外也可表现为咳嗽、呼吸困难、胸腔积液和复发性气胸。

（4）肝脏 肝脏通常作为多系统受累部位之一，而单一受累较罕见。LCH 肝脏受累是一个潜在进展为胆汁郁积的过程，硬化性胆管炎是特征性表现，通常可进展为胆汁性肝硬化，因此，γ-谷氨酰转移酶（GGT）升高是一个敏感的早期标志物。

（5）脾脏　脾受累亦为 LCH 多系统受累器官之一，以脾大为主要诊断依据，一般通过其他部位确诊 LCH，而脾组织穿刺活检由于风险大很少进行；同时，LCH 合并噬血细胞综合征及肝硬化时也会出现脾大，临床需注意与脾脏受累相鉴别。

（6）血液系统　血液系统受累表现为血常规两系或两系以上减低，可有严重的贫血和血小板减少，通常见于多系统受累患者。骨髓活检仅可见到少量 CD1a（+）的朗格汉斯细胞，而免疫组化更常有阳性发现。噬血细胞综合征在多系统受累患儿并不少见，尤其是伴有发热的患儿，这也可能是导致血细胞减少的机制之一，LCH 还可继发骨髓病态造血和（或）骨髓纤维化。

（7）中枢神经系统　中枢受累病变类型主要有两种。一种为朗格汉斯细胞浸润组织细胞引起的假肿瘤病变，最常见的表现为垂体浸润；另一种为与神经功能恶化相关的神经退行性病变，包括共济失调、震颤、构音障碍、吞咽困难和反射亢进等表现。

（8）其他　淋巴结、胸腺、甲状腺、口腔黏膜、胃肠道、胰腺和肾脏等部位均可受累。

2. 实验室检查

（1）血常规　无特异性改变，多器官受累者常有中度以上贫血，且通常为小细胞低色素性贫血，可能与 LCH 患儿铁失利用有关。合并血液系统受累的患儿可出现白细胞下降和血小板减少，脾脏明显增大者多有全血细胞减低。

（2）血生化　肝脏受累时可表现为肝功能不良（高胆红素血症、低白蛋白血症、高 GGT/ALP、氨基转移酶增高），除危重症患者外，肾功能、电解质等其他生化指标异常一般较少见。

（3）尿比重及渗透压测定　如尿比重在 1.001~1.005 或尿渗透压 <200mOsm/L，则提示可能有朗格汉斯细胞浸润累及垂体或下丘脑。

（4）骨髓检查　部分病例有骨髓增生低下，可见组织细胞增多，罕见噬血现象。血常规表现为一系至三系血细胞减少或持续原因不明的发热伴 CRP 升高，需警惕骨髓受累可能，进一步完善骨髓活检提示 CD1a 阳性和（或）CD207（即 Langerin）阳性。

3. 影像学检查

（1）超声检查　腹部 B 超是了解有无肝、脾浸润最基本的无创检查手段，典型的肝脏浸润者 B 超可提示多发性硬化性胆管炎表现，较大胆管更易受累，可见胆囊周围病变并伴有胆管狭窄和扩张，同时可出现肝门淋巴结增大。肝内浸润初期为胆管受累后的门静脉病变，随着疾病进展，后期可能出现小叶结节。脾受累则主要表现为脏器体积增大，实质回声增强。

（2）X 线、CT、MRI 等　X 线片仍是骨损伤鉴别诊断的基本成像方式，通常显示具有尖锐边缘的溶骨性"穿凿"样病变，可伴有周围软组织肿胀。扁平骨的病灶由虫蚀样至巨大缺损，形状多不规则，脊椎多为椎体破坏，受压变窄可呈扁平椎，但一般椎间隙不狭窄。长骨病变多位于骨干，为囊状缺损，单发或互相融合。X 线平片对于颞部、眼眶、下颌和其他颅底骨的受累诊断意义较小，如高度怀疑上述部位受累需行相应的 CT 检查。胸部高分辨 CT 典型的影像学改变为磨玻璃样、网格样或囊样间实质病变，病变后期出现囊性病变融合，出现囊泡甚至气胸等严重病变。此外，磁共振成像（MRI）在中枢受累（如垂体）的诊断中意义较大，骨扫描主要用于骨骼受累的判断。由于 LCH 并非高度增殖高度恶性的肿瘤，PET - CT 的意义通常比较局限。

4. 肺功能、听力、视力、眼底检查等

LCH 肺受累时，肺功能常提示小气道阻塞性通气功能障碍，部分患者亦可出现限制或混合性通气功能障碍；听力、视力、眼底检查等异常需注意中枢神经系统危险部位受累，是重要的辅助手段。

5. 组织病理检查

目前仍是确诊 LCH 的必要依据，尤其是免疫组化 CD1a 和（或）CD207 阳性是诊断本病的"金标准"，电镜下找到具有 Birbeck 颗粒的组织细胞与 CD207 意义相同。

6. *BRAF V600E* 等基因突变检测

近年来对 *LCH* 基因异常的研究逐渐延伸，*BRAF V600E* 基因突变检测已成为 *LCH* 诊断及治疗评估过程中重要的辅助检查项目，该基因位点突变阳性的患儿有可能使用 *BRAF* 基因靶向治疗。

【疾病分组】

1. 脏器受累界定

（1）"危险器官"定义

①造血系统受累　伴或不伴骨髓受累 [骨髓活检 CD1a 阳性和（或）CD207（即Langerin）阳性。低增生，噬血细胞增多，骨髓病态造血和（或）骨纤维化是继发的现象]。以下 3 项至少符合 2 项：①贫血：Hb < 100g/L，婴儿 Hb < 90g/L（除外缺铁性贫血）；②白细胞下降：< 4.0×10^9/L；③血小板下降：< 100×10^9/L。

②脾受累　增大，左锁骨中线肋下 >2cm（查体或影像学发现）。

③肝受累　增大，左锁骨中线肋下 >3cm（查体或影像学发现）和（或）肝功能不良 [高胆红素，低蛋白，低白蛋白血症，高 GGT/ALP，氨基转移酶增高，腹腔积液，浮肿和（或）组织病理诊断]。

（2）"特殊受累部位"定义

①"颅面部"受累　包括眶骨、颞骨、乳突、蝶骨、颧骨或筛骨；上颌骨或副鼻窦；或颅窝。

②"眼部"受累　突眼、眼眶浸润。

③"耳部"受累　耳道、颞骨、乳突或颞骨岩部受累。

④"口腔"受累　口腔黏膜、齿龈、上腭、上颌骨或下颌骨的受累。

⑤"中枢神经系统危险部位"受累　以上部位的受累常易合并中枢神经系统症状，故统称为"中枢神经系统危险部位"。

2. 疾病分组

（1）单器官受累组（single system LCH，SS - LCH）。

（2）多器官受累组（multi system LCH，MS - LCH）　①有"危险器官"受累：包括肝、脾、血液系统；②无"危险器官"受累。

【治疗原则】

LCH 治疗原则是根据不同的受累部位进行分组、分级治疗；合理评估，根据评估结果调整化疗方案；注意控制和预防感染，并长期随访。

对于单发骨（除外中枢神经系统危险部位）受累或单纯皮肤受累患者，可先不予化疗，每 3 个月评估，根据评估情况酌情予继续观察或开始化疗。除以上情况以外，确诊后即应开始系统化疗。泼尼松联合长春碱是目前公认的 LCH 诱导治疗的标准方案，既有效，不良反应又少。治疗反应不好的患儿酌情进入二线治疗，而反应好的患儿可进入维持治疗，维持治疗至总疗程 1 年（部分单系统受累患儿总疗程半年）。二线治疗主要包括激素 + 长春碱 + 阿糖胞苷 + 2 - 氯脱氧腺苷，主要用于一线治疗反应欠佳的患儿，疗效尚不十分确切。除此以外，目前针对 *BRAF V600E* 基因突变的靶向治疗已逐渐应用于不能耐受强化疗或化疗效果欠佳的患儿，短期治疗效果良好，但尚需长期随访了解其疗效及远期预后。

（王　冬　张　蕊）

二、噬血细胞性淋巴组织细胞增生症

噬血细胞性淋巴组织细胞增生症（HLH）是一组淋巴细胞、巨噬细胞增生和活化，伴随吞噬血细胞现象的一类综合征。依据病因又分为原发性噬血细胞性淋巴组织细胞增生症（pHLH）和继发性 HLH 两种类型。pHLH 为常染色体隐性遗传，伴有相关基因异常；继发 HLH 可继发于各种病毒（如 EB 病毒）、细菌、寄生虫所引起的感染、结缔组织系统疾病、代谢性疾病及肿瘤等。

【诊断标准】

1. 临床表现

（1）发热　最常见，间断或持续发热，常高于 38.5℃，热型不定，可呈波动性或迁延性，也可自行消退，少数可发生在病程的后期。

（2）肝、脾、淋巴结肿大　往往显著并呈进行性发展，脾大更有临床意义，部分患者还可出现黄疸。

（3）皮疹　多样，可为全身斑丘疹、红斑、水肿、麻疹样皮疹和脂膜炎等。

（4）中枢神经系统受累　多见于 pHLH、EBV - HLH、轮状病毒感染相关 HLH，有报道 73% FHL 在确诊时有 CNS 受累，临床主要表现为抽搐、易激惹、嗜睡、昏迷、活动障碍、脑神经损伤及智力障碍等。

（5）贫血、出血　血细胞减少引起贫血及出血相关症状。

（6）呼吸系统　病变累及肺部可表现有咳嗽、气促、呼吸困难，听诊可闻及湿啰音。

2. 实验室检查

（1）血常规　以血小板减少和贫血最多见，可有白细胞减低。

（2）骨髓　早期噬血细胞并不常见，与临床表现的严重程度不相平行，仅表现为反应性组织细胞增生，无恶性细胞浸润，晚期出现阳性率高，故需多次、多部位骨穿。BM 内未发现噬血细胞不能排除 HLH，应密切结合临床。

（3）肝功能　可表现有低蛋白血症，血清氨基转移酶有不同程度的增高或胆红素增高，与肝脏受累程度一致。

（4）凝血功能　在疾病活动期，常有凝血异常和低纤维蛋白原血症，部分凝血活酶时间（APTT）延长，凝血酶原时间（PT）可延长。

（5）脂类代谢　病程早期即可出现高三酰甘油血症，此外可有低密度脂蛋白增高和高密度脂蛋白减低。

（6）细胞因子浓度　可溶性 CD25（sCD25）即可溶性 IL-2 受体的 α 链明显升高是诊断 HLH 的重要标准之一，考虑到各实验室间的误差也可将 sCD25 > 均数 +2SD 视为有诊断意义。动态监测 sCD25 可以判断疾病严重程度及活动情况，其他细胞因子如 IFN-γ、IL-6 或 IL-10 等也可明显升高

（7）铁蛋白　多数患者铁蛋白明显升高，该项检查与疾病的转归密切相关，可用来为检测临床疗效的指标。

（8）细胞毒功能学检查　包括 NK 细胞功能、CD107a、穿孔素、颗粒酶、Munc13-4 等，持续性 NK 细胞功能明显下降和（或）流式细胞学检查 NK/CTL 细胞表面上述蛋白表达水平下降，应注意家族性 HLH 的可能性。

（9）腹部 B 超　可明确肝、脾、腹腔淋巴结大小，同时探察有无脏器实质异常及各种占位性病变，在助诊 HLH 的基础上进一步完善病因诊断。

（10）胸部 CT　主要为网状或网点状阴影等间质性肺炎表现，重者也可有斑片状或大片影等肺实质受累改变。

（11）头部 MRI　中枢神经系统各个部位均可受累，早期多表现为脑沟回增深、增宽等软脑膜受累，主要为淋巴细胞及巨噬细胞浸润所致，此外还可见脑室扩张等各种脑萎缩样改变，也可有脑白质脱髓鞘样及坏死等表现。

（12）脑脊液（CSF）检查　如患者病情允许，HLH 患儿均应进行脑脊液检查，如有合并中枢受累，可发现 CSF 中细胞数或蛋白升高，细胞以淋巴细胞升高为主，可有单核细胞，少部分患儿可见噬血细胞。脑脊液异常改变是 HLH 预后不良的重要因素。

（13）病原学检查　用于鉴别感染因素导致的 HLH，包括 EBV、CMV、HSV、HHV6、HHV8、腺病毒和微小病毒 B19 等抗体及 DNA 的检测以及支原体、结核、布氏杆菌、黑热病等相关检测。

（14）其他　多数患者 LDH 明显增高；此外肾脏受累可有血尿、蛋白尿，重者可有氮质血症；脑实质受累时脑电图检测可有异常改变。

3. HLH 的诊断

目前仍参照 2004 年组织细胞协会制订的诊断标准，见表 6-4。

表 6-4　HLH 的诊断标准

A. 分子生物学诊断： 以下任一基因的病理性突变	B. 以下 8 条满足 5 条及以上
PRF1 UNC13D STX11 STXBP2 Rab27a SH2D1A BIRC4	发热 ≥38.5℃ 脾大 血细胞减少（外周血至少 2 系细胞减少，Hb <90g/L，新生儿 Hb <100g/L，Plt <100×10^9/L，中性粒细胞 <1×10^9/L） 高三酰甘油血症（空腹，>265mg/dl 或 3mmol/L）和（或）低纤维蛋白原血症（<1.5g/L） 噬血现象（骨髓、脾脏、淋巴结或肝脏） NK 细胞活性低 铁蛋白 >500 μg/L SCD25（可溶性 IL~2R 的 α 链）升高（>2400U/L 或 >均数 +2SD）

【鉴别诊断】

HLH 的诊断并不困难，由于治疗方法不同，鉴别引起 HLH 的原因非常重要，原发 HLH 主要通过基因学检测与继发性 HLH 相区别。继发性 HLH 主要包括感染相关 HLH、风湿免疫性疾病相关 HLH 以及肿瘤相关 HLH。

（1）感染相关 HLH　以病毒感染最常见，主要见于疱疹病毒中的 EBV 感染，其他病毒如 CMV、其他疱疹病毒、流感病毒等。其他病原，如结核杆菌、布氏杆菌病、支原体、杜氏利什曼原虫等均可导致 HLH 发生。感染相关 HLH 主要靠病原学诊断以鉴别。

（2）继发于风湿免疫性疾病的 HLH　又称巨噬细胞活化综合征（MAS）。最常见于全身型幼年特发性关节炎，也常见于其他风湿性疾病，该类疾病与其他 HLH 的主要区别是有风湿免疫性疾病的相关表现，如发热伴皮疹、关节炎、自身抗体滴度升高等。

（3）肿瘤相关 HLH　多继发于血液系统恶性肿瘤，在儿童常见继发于淋巴瘤（尤其是间变性大细胞淋巴瘤或 NK/T 细胞淋巴瘤）、白血病（多见于 T 细胞型）。朗格汉斯细胞组织细胞增生症患儿偶可并发 HLH，病理诊断是鉴别的关键。

【治疗原则】

早期治疗：HLH 病情凶险，进展迅速。不及时治疗其生存时间很少超过 2 个月，所以早期、恰当和有效的治疗非常重要。疑诊 HLH，需尽快在最短的时间内（24～48 小时内）完成所有 HLH 确诊检查及相关病因学检查，一旦符合诊断标准，应立即开始治疗。

分层治疗：HLH 是一类综合征，可由多种原因引起，治疗应个体化，并非所有患者均严格按照 HLH-1994 方案完成全部疗程，对一些较轻的 HLH 患者（包括原发性 HLH）单用激素可能控制病情。治疗过程中应密切观察病情变化，随时评估，根据临床表现和评估结果及时调整治疗。对于难治复发患者在治疗过程中仍需不断查找原发病。

1. 原发病的治疗

根据引起 HLH 的不同原发病给予相应治疗。

2. 化疗

目前以国际组织细胞协会的 HLH-1994 方案为主，主要包括足叶乙苷、糖皮质激素和环孢素。化疗中需要定期评估，病情完全缓解并除外原发 HLH 方可停止 HLH 相关化疗。

3. 支持治疗

及时合理地处理出血、感染和多脏器功能衰竭等并发症是降低死亡率的重要因素。

4. 造血干细胞移植

对于原发性 HLH、反复复发或者难治性 HLH 患儿应尽早接受造血干细胞移植。

（赵云泽　张　蕊）

第五节　血液系统肿瘤性疾病

一、急性淋巴细胞白血病

急性白血病是造血系统的恶性疾病，发病率占小儿恶性肿瘤首位，亦是儿童时期的主要死亡原因之一。病因尚未明确，目前认为与化学、环境、化（放）疗以及遗传因素有关。小儿白血病90%以上为急性白血病，其中急性淋巴细胞白血病（ALL）占70%～85%，急性髓性白血病（AML）占20%左右。近20年来，小儿白血病的疗效有了很大进步，目前国内外先进治疗组用化疗方法已使ALL的5年无事件生存率达80%以上，AML采用化疗及造血干细胞移植的长期生存率亦可达60%以上。

【诊断标准】

1. 症状

起病多较急，常见数日至2个月。

（1）发热常为首发症状，热型不定，是由于白血病细胞恶性增生、代谢旺盛或继发感染所致。

（2）贫血为进行性加重，常见乏力、苍白、气促等。

（3）出血为常见的早期症状，皮肤出血点或瘀斑、口腔黏膜出血及鼻出血，也可有消化道出血及尿血，偶见颅内出血。

（4）白血病细胞浸润表现。

①70%～80%的患者有不同程度的肝、脾、淋巴结的肿大。

②皮肤浸润可有结节、肿块及斑丘疹等表现。

③骨髓及关节浸润时出现关节痛和胸骨压痛。

④中枢神经系统白血病　早期通常仅在脑脊液检查中发现白血病细胞，晚期可见脑神经麻痹、偏瘫、脑炎、脑膜炎、脊髓炎或末梢神经炎等症状。

⑤睾丸肿大可单侧或双侧，局部肿硬，多见于急性淋巴细胞白血病缓解期；还可有腮腺肿大、视网膜出血、眼底水肿等白血病浸润症状。

2. 体征

（1）发热。

（2）贫血　面色、甲床、眼睑结膜苍白。

（3）皮肤、黏膜出血点、瘀斑。

（4）肝、脾、淋巴结有不同程度肿大。

（5）可见胸骨和长骨的压痛。

3. 实验室检查

（1）血常规检查　外周血白细胞计数多增高，但可正常或减低，通常涂片可见原始及幼稚细胞，血红蛋白及红细胞下降，血小板呈现不同程度降低。

（2）骨髓象　骨髓增生活跃至极度活跃，也可见骨髓增生减低，骨髓中某一系的白血病细胞恶性增生，原始及幼稚细胞≥20%，高者达90%以上，其他系明显减少或缺如。

（3）细胞组织化学染色可帮助鉴别细胞类型，一般常做过氧化酶、糖原染色、氟化钠抑制等。

（4）免疫分型　急性淋巴细胞白血病可分 B 细胞系和 T 细胞系两大类。前者为胞浆 $CD79a^+$、$CD19^+$、$CD10^+$、$CD20^+$、$CD22^+$；后者为 $CD7^+$、$CD5^+$、$CD2^+$、胞浆 $CD3^+$、$CD4^+$、$CD8^+$、$CD1a^+$。儿童以 B 系为主占 80%，B 系又分 4 个亚型，即早前 B 型、普通型、前 B 型、成熟 B 细胞型，其中普通型约占 70%，T 细胞约占 15%，预后相对较差。

（5）细胞遗传学及融合基因检查

①数量异常　超二倍体，约占 ALL 的 1/4，以前 B - ALL 多见。虽然二倍体可累及任何一条染色体，但以 4、6、10、14、17、18、20、21 及 X 染色体最常见。假二倍体，即伴有结构异常的 46 条染色体，常表现为染色体易位。以 L_2 型多见。亚二倍体，较少见，约占 3% ~ 8%，以 45 条者居多，一般为 20 号染色体缺失。许多研究表明超二倍体（染色体 > 50 条或 DI > 1. 16）的急性淋巴细胞白血病预后相对较好。

②结构异常及相应融合基因　儿童 ALL 中，已发现近多种非随机的染色体结构异常，其中约 50% 为染色体易位，多数已明确其基因定位。对于儿童白血病而言，比较重要和常见的如下所述。

ALL 中最常见 t（12；21）（p13；q22）产生 *TEL/AML* 融合基因，多提示预后好；t（1；19）（q23；p13）产生 *E2A/PBX*1 融合基因，多见于儿童 pre - B ALL，预后中等；t（9；22）（q34；q11）见于 95% 的 CML 和 3% ~ 5% 的儿童 ALL，提示预后差；涉及 *MLL* 基因的染色体畸变包括 t（1；11）、t（4；11）、t（6；11）、t（9；11）、t（10；11）、t（11；17）、t（x；11）等，多见于婴儿白血病（包括 ALL、AML），在 ALL 中多提示预后差。

【治疗原则】

确诊 ALL 后，要进行危险度分型，以判断预后及按危险程度用药。

1. 危险度分型（通常分 3 型）

国内外目前大多数治疗组采用以下标准将患者分为标危（SR）、中危（MR）及高危（HR）。近年来采用诱导缓解治疗早期、诱导治疗结束及巩固治疗前检测骨髓中微小残留病（MRD）水平，再重新分组进行分层治疗。

（1）初诊时年龄。

（2）初诊时白细胞总数。

（3）治疗后骨髓缓解情况（诱导治疗第 15 天、33 天）。

（4）是否为 T - ALL。

（5）细胞遗传学上有无 t（9；22）或 *BCR/ABL* 融合基因；有无 t（4；11）或 *MLL/AF*4 融合基因；有无 t（1；19）或生 *E2A/PBX*1 融合基因；有无 t（17；19）或生 *E2A/HLF* 融合基因；有无 *IKZF*1 缺失等。

2. 化疗原则

按型选方案，采用化疗方案：联合、足量、间歇。包括强烈化疗及维持化疗，总疗程 2 ~ 2.5 年。

（1）诱导缓解治疗　诱导缓解治疗通常分 2 期，1 期应用方案 VDLP 或 VDLD（长春新碱或长春地辛、柔红霉素、门冬酰胺酶或培门冬、泼尼松或地塞米松）。

（2）早期强化治疗　CAM 或 CAML（由环磷酰胺、阿糖胞苷、6 - 巯基嘌呤、培门冬组成）。

（3）巩固治疗　常用的治疗方案包括有大剂量的甲氨蝶呤和 6 - 巯基嘌呤，共用 4 次，用药时应采用甲氨蝶呤血药浓度监测下的四氢叶酸钙解救。

（4）再诱导治疗　重复初始的诱导缓解治疗方案，常用 VDLD 和 CAM（或 CAML）方案。

（5）维持治疗　ALL 患者需要持久的维持治疗，经典方案为甲氨蝶呤每周给药一次；6 - 巯基嘌呤每日睡前口服一次。在此基础上可加用长春新碱和激素。

（6）针对中枢神经系统的治疗　由于头颅放疗能引起许多急性或晚期的并发症，如继发第二肿瘤、晚期神经认知障碍和内分泌疾病等，目前它已逐步被鞘内注射和全身化疗所替代。因此仅对初诊时合并中枢神经系统脑膜白血病的 4 岁以上患儿仍然推荐使用放射治疗，放疗剂量为 12Gy。

3. 造血干细胞移植

由于儿童 ALL 的化疗疗效较好，ALL 造血干细胞移植适应证很严。即使一些停药复发 ALL 继续化疗仍有不少可获长期生存。因此只有难治、复发患儿以及早期治疗反应差、微小残留病高的 ALL 患儿需要异基因造血干细胞移植。

（张瑞东　郑胡镛）

二、急性髓性白血病

急性髓性白血病（AML）约占儿童急性白血病的 20%，发病率约为（5 ~ 7）/100 万。AML 在 1 岁以内出现第一个发病高峰，然后逐渐下降，4 岁后处于平台期，到青少年期以后 AML 发病率又开始上升。发病机制尚不明确，部分 AML 继发于先天缺陷（如唐氏综合征）或骨髓衰竭性疾病（如范可尼贫血）等。既往 AML 的治愈率约为 40%，远不及儿童 ALL，近年来随着危险度分级、分层治疗、疾病活动度动态监测及支持治疗体系的不断完善，采用多药联合强化疗、造血干细胞移植（HSCT）及靶向治疗等方法，儿童 AML 的治愈率可达 70% 以上。

【诊断标准】

1. 症状及体征

AML 的临床表现主要由骨髓浸润及髓外脏器受累两部分原因引发。

（1）骨髓浸润的临床表现　表现为贫血、发热及出血。红系生成减少导致贫血，为正细胞正色素性，表现为面色苍白、乏力、头晕和纳差；发热系由于白血病细胞恶性增生或感染导致；血小板减少或凝血功能异常可导致出血，表现为皮肤瘀点、瘀斑、鼻出血或牙龈出血。

（2）髓外脏器受累的临床表现　表现为肝、脾大，骨痛，皮肤结节，牙龈增生及睾丸肿大等；累及中枢神经系统时可导致面瘫等表现。与 ALL 相比，AML 淋巴结、肝、脾大不如 ALL 明显，巨大肝脾多见于小婴儿 AML。急性粒单细胞白血病或单核细胞白血病多发生于小婴儿，伴高白细胞、皮肤浸润及伴中枢神经系统白血病。急性早幼粒细胞白血病常合并严重出血和 DIC。

2. 实验室检查

（1）血常规检查　多数患者可出现血红蛋白或血小板降低，白细胞总数可升高、降低或正常，约 20% 的患儿白细胞总数超过 100×10^9/L。

（2）骨髓　形态学分型即 FAB 分型将 AML 分为 $M_0 \sim M_7$ 八个亚型。

①急性髓系白血病微分化型（M_0）。

②急性粒细胞白血病未分化型（M_1）。

③急性粒细胞白血病部分分化型（M_2）。

④急性早幼粒细胞白血病（APL，M_3）。

⑤急性粒 - 单核细胞白血病（M_4）。

⑥急性单核细胞白血病（M_5）。

⑦红白血病（M_6）。

⑧巨核细胞白血病（M_7）。

FAB 形态学分型对 AML 预后的提示意义较小。随着对 AML 认识的提高，一系列与预后相关的遗传学及分子学标记物被不断发现。WHO 将 AML 遗传学及分子学特征整合进分型体系中，对疾病预后的评估更具有提示意义。

（3）免疫分型　CD13、CD33、CD117 是髓系最常见的表达标志，在 90% 以上 AML 患者的幼稚细胞上有表达。

AML 的免疫分型标志有：M_0 具有 CD34、TdT、CD_7 阳性；$M_1 \sim M_5$ 表达 CD_{13}、CD33、CD14（多见于 M_5）、CD15（M_4 型 100% 表达）、HLA - DR、MPO 等髓系标志的一种或多种，但 M_3 常出现 CD34、HLA - DR 阴性；M_7 表达 CD41、CD42b、CD_{61}。

（4）遗传学及分子学　t（8；21）/*AML*1 - *ETO*、inv（16）或 t（16；16）/*CBFβ* - *MYH*11、正常核型并具有 *NPM*1 突变、正常核型并具有 CEBPα 双突变提示预后良好。-7、-5 或 del（5q）、t（4；11）、t（6；11）、t（10；11）、t（6；9）、t（7；12）、inv（3）或 t（3；3）、复杂核型（3 条以上的染色体变异）、*FLT*3 - *ITD* 突变、*RUNX*1 突变、*TP*53 突变、*c - kit* 突变等则提示预后差。

【治疗原则】

精准的诊断及危险度分级是决定 AML 治疗策略的前提。世界卫生组织（WHO）新的分类方案（2008 版）强调，新诊断的 AML 需完善遗传学检查后方可开始化疗。准确识别儿童 AML 的复发危险因素、判断预后、根据预后分型治疗，可极大提高患儿存活率。最新版 WHO（2016 年）分类在此基础上又做了更新。由于现代化疗方案的进步，目前 AML 完全缓解率已达 85% 以上，总体生存率已达 70% 以上。目前 HSCT 已很少用于初次缓解的 AML 患儿。

对 AML 患儿应实施强化疗以获得早期缓解和长期生存。应根据初诊时的危险度评估给予分层强化疗：当患儿具有良好预后因素时，应避免超强度化疗；反之，当患儿具有不良预后因素时，应给予高强度化疗。遗传学异常和早期治疗反应是评估预后的两个重要方面。蒽环类药物及阿糖胞苷是 AML 诱导化疗的骨架药物，缓解后继续给予巩固治疗。高危者建议在缓解后接受 HSCT，一般在巩固治疗 2 个疗程后进行。

随着对 AML 分子及遗传学机制认识的提高，不断有新药以及新疗法整合入 AML 治疗策略中。相信将来会出现更加合理的治疗策略替代当前一体化的强化疗方案，在提高治愈率的同时，极大地降低强化疗所导致的近期及远期不良反应。免疫疗法如单克隆抗体、NK 细胞、嵌合抗原受体 T 细胞（CAR – T 细胞）、磷酸激酶抑制剂、酪氨酸激酶抑制剂、针对表观遗传学异常（DNA 甲基化异常、组蛋白修饰异常等）靶向治疗及核苷类似物等已成为改善 AML 预后的潜在治疗选择。

附：急性早幼粒细胞白血病

急性早幼粒细胞白血病（APL）是急性髓细胞白血病的一种特殊亚型，约占儿童髓细胞白血病 10%，易见于青少年人群。APL 临床表现凶险，起病及治疗过程中极易发生严重出血而导致死亡。多数患儿就诊时已存在明显 DIC 表现，若未及时接受治疗，极易危及生命，是血液肿瘤科危急重症。一旦渡过早期诱导阶段 DIC 及分化综合征难关，APL 可获得极高生存率。近年来，由于全反式维甲酸（ATRA）联合砷剂的临床应用，90% 以上的 APL 患儿可被治愈。

【诊断标准】

1. 症状及体征

APL 以出血为主要临床表现，病情凶险，易出现 DIC 而导致死亡。白血病的其他临床表现如发热、贫血、骨痛等亦可发生。

2. 实验室检查

（1）血常规检查　可有贫血和血小板减少，白细胞数量可升高可减低或正常，外周血涂片可见早幼粒细胞。白细胞升高的程度与 APL 的危险度及治疗密切相关。

（2）凝血功能　APL 患儿常以出血和 DIC 起病，凝血功能监测至关重要。

（3）骨髓检查　细胞形态学可见颗粒增多的早幼粒细胞增生，大于 20% 即可诊断 APL。常见呈柴捆状的 Auer 小体。APL 组织化学染色具有典型特征，表现为过氧化酶强阳性，非特异性酯酶强阳性，且不被氟化钠抑制，碱性磷酸酶和糖原染色（PAS）呈阴性或弱阳性。

（4）免疫分型　典型的 APL 表达 CD13、CD33、CD117 和 MPO，不表达或弱表达 CD3、CD7、CD14、CD64、HLA – DR、CD34 及 CD56。

（5）遗传学及分子生物学　90% 以上 APL 存在 $t(15；17)/PML–RAR\alpha$，部分 APL 患者可伴有 $FLT3–ITD$ 突变，为高危因素。

【治疗原则】

APL 治疗与其他类型白血病的治疗原则不同，主要以 ATRA 联合砷剂为主。临床一旦诊断急性早幼粒细胞白血病，应及早采取诱导分化治疗。WBC $\geqslant 10 \times 10^9$/L 或（和）伴 $FLT3–ITD$ 突变的高危患者还需接受蒽环类药物化疗治疗。在诱导分化治疗阶段，需积极纠正 DIC 及控制分化综合征。分化综合征表现包括：不能解释的发热、体重增加、外周性水肿、肺间质性浸润的呼吸困难、胸腔和心包积液、间断性低血压及急性肾衰竭等，严重可危及生命。一旦出现分化综合征，应立即使用类固醇激素，根据患儿病情判断是否需要减量或暂停诱导剂，同时予降低颅高压及疼痛控制等对症支持治疗。只要渡过早期 DIC 及分化综合征的难关，90% 以上的 APL 患儿能够得到治愈，预后良好。

（于皎乐　郑胡镛）

三、慢性粒细胞白血病

慢性粒细胞白血病（CML）为造血干细胞恶性克隆性疾病。小儿 CML 占儿童白血病的 3% ~5%。起病后 1~4 年内 70% 患者发生急变呈急性白血病表现，预后差，自然病程 3 年。病因不明，CML 发病的分子基础是 Ph1 染色体即 t(9；22)（q34；q11）。原正常位于 9 号染色体上的 *ABL* 原癌基因易位到 22 号染色体的断裂点与 *BCR* 基因联接产生一种新的融合基因 *BCR/ABL*，编码 210 - kd 蛋白（p210），可增加酪氨酸激酶活性和自动磷酸化能力；*BCR/ABL* 基因与 *bcl* - 2 基因一样具有抗细胞凋亡作用，从而导致正常造血干细胞增殖和分化紊乱，产生 CML 细胞。

【诊断标准】

1. 症状及体征

（1）全身症状　起病缓慢、乏力、盗汗、食欲减退、消瘦和发热等。

（2）肝、脾大　90% 以上患者有脾大，有的为巨脾；50% 的 CML 有轻度肝大；淋巴结肿大不常见。

（3）眼底变化　可有眼底出血、静脉充盈、视网膜血管扩张，为白血病细胞浸润所致。

2. 临床分期

（1）慢性期

①低热、乏力、多汗、体重减轻等非特异性表现。

②血白细胞计数升高，主要为中性、晚幼粒细胞和杆状核粒细胞，原粒 + 早幼粒 <10%，嗜酸和嗜碱粒细胞增多，少量有核红细胞。

③骨髓增生明显至活跃，粒系为主，原始细胞 <10%。

④Ph 染色体 90% 以上阳性；*BCR - ABL* 阳性率 90% ~100%。

⑤不符合加速期和急变期标准。

（2）加速期　具有下列一条或以上者。

①外周血白细胞及（或）骨髓中有核细胞中原始细胞占 10% ~19%。

②外周血嗜碱细胞 ≥20%。

③与治疗无关的持续性血小板减少（ <100 ×10⁹/L）或治疗无效的持续性血小板数增高（ >1000 ×10⁹/L）。

④治疗无效的进行性白细胞数增加和脾大。

⑤细胞遗传学示有克隆演变。

（3）急变期　具有下列一条或以上者。

①外周血白细胞或骨髓有核细胞中原始细胞 ≥20%；约 70% 患者为髓急变，可以是中性粒细胞、嗜酸粒细胞、嗜碱粒细胞、单核细胞、红细胞或巨核细胞的原始细胞；20% ~30% 患者为急淋变。

②髓外浸润　常见部位是皮肤、淋巴结、脾、骨骼或中枢神经系统。

③骨髓活检示原始细胞大量聚集或成簇。如果原始细胞明显地呈局灶性聚集于骨髓，即使其余部位的骨髓活检示慢性期，仍可诊断为急变期。

3. 实验室检查

（1）血常规检查　主要为白细胞增多，80% 在 100 ×10⁹/L 以上；血红蛋白随病情进展呈正细胞正色素性贫血；血小板不减少，且 50% 病例增多。分类可见粒系增多，以中、晚幼粒及杆状核为主；原 + 早幼粒细胞增多不明显；嗜酸、嗜碱粒细胞增多。

（2）骨髓象　骨髓增生明显或极度活跃，粒红比例增大或明显增大，为（10 ~ 50）：1，以粒系增生为主，原始粒细胞 < 10%，多为中、晚幼粒及杆状核细胞；可见较多的嗜酸及嗜碱粒细胞，可见少量原粒细胞；部分患者可见骨髓纤维化；红系相对减少，巨核细胞增多，小巨核细胞多见。

（3）白细胞碱性磷酸酶积分减低或消失；胎儿血红蛋白不增高。

（4）血清维生素 B_{12} 含量明显升高；乳酸脱氢酶升高。

（5）遗传学及分子生物学检测　费城（Ph1）染色体阳性，即 t(9；22)（q34；q11）染色体异位；*BCR - ABL* 融合基因阳性。

【治疗原则】

CML 的治疗历经了 19 世纪的砷剂、20 世纪初的脾区照射、20 世纪 50 年代的白消安和 60 年代的羟基脲，直至 80 年代的重组干扰素，慢性期（CML - CP）患者的平均存活期由之前的 3 ~ 5 年延长为 4 ~ 6 年。2010 年前，异基因造血干细胞移植（allo - HSCT）仍是 CML 的最佳治愈手段，能有效提高患者存活率。2012 年，美国血液学会提出了关于儿童 CML 的推荐治疗指南。

1. 慢性期的治疗

开始予羟基脲 25 ~ 50mg/（m² · d）治疗，一旦确诊 *BCR - ABL* 阳性，即开始伊马替尼 260 ~ 300mg/（m² · d）治疗，并一直持续进行。每 3 个月通过 PCR 定量方法监测疾病状态。如果患儿没有达到缓解状态，检测 *BCR - ABL* 突变，换用达沙替尼 60mg/（m² · d），并开始配型寻找移植供者（建议更换为达沙替尼而不是增加伊马替尼剂量）。如果患儿应用达沙替尼后疾病仍进展或复发，则进行清髓性异基因造血干细胞。

2. 加速期的治疗

开始即予达沙替尼 80mg/（m² · d），分 2 次给予，并开始寻找 HLA 相合的同胞及无关供者，一旦达到缓解则进行清髓性异基因造血干细胞移植。

3. 急变期的治疗

参考急性髓系白血病方案化疗，并予达沙替尼 80mg/（m² · d），分 2 次给予，同时寻找 HLA 相合的同胞及无关供者，一旦达到缓解则进行清髓性异基因造血干细胞移植。

【疗效评估】

CML 疗效判断包括血液学、细胞遗传学和分子生物学三个不同水平，具体判断标准见表 6 - 5。

表 6 - 5　CML 疗效判断标准

疗效水平	定　义
完全血液学缓解（CHR）	血细胞计数正常，白细胞分类计数正常，无髓外浸润表现
完全细胞遗传学缓解（CCR）	Ph1 阳性细胞 0%
显著细胞遗传学缓解（MCR）	Ph1 阳性细胞 0% ~ 35%
显著分子生物学缓解（MMR）	*BCR - ABL* mRNA 水平减低 ≥ 3 个对数级
完全分子生物学缓解（CMR）	RT - PCR 检测 *BCR - ABL* 为阴性

1. 每周监测血常规直至达到血液学完全缓解，后可改为每月监测 1 次。TKI 的应用常于最初治疗的 6 个月内易发生骨髓抑制。当中性粒细胞绝对值低于 $0.75 \times 10^9/L$ 或血小板低于 $50 \times 10^9/L$，停用 TKI 而不是减量。若中性粒细胞减低持续 2～4 周不能恢复，可应用粒细胞刺激因子。一旦中性粒细胞绝对值大于 $1 \times 10^9/L$，即重新开始相同剂量的 TKI 治疗并停用粒细胞刺激因子。

2. 为选择进一步治疗的方法，精确监测疾病反应是必需的。建议每 3～6 个月监测骨髓细胞遗传学及每 3 个月用 PCR 定量方法监测外周血或骨髓 BCR－ABL 融合基因残留，至 MMR 后可每 6 个月监测一次。当发现 BCR－ABL 转录增高或失去血液学缓解或出现加速期或急变期改变时需进行突变分析。

（吴　颖　郑胡镛）

四、幼年型粒单细胞白血病

幼年型粒单核细胞白血病（JMML）是一种罕见的儿童慢性髓系白血病，兼有骨髓增生异常综合征（MDS）和骨髓增殖性肿瘤（MPN）的特征，年发病率约为 $1.2/10^6$，占儿童血液系统恶性肿瘤的 2%～3%，中位发病年龄 2 岁，男女比例（2～3）：1。病因不明确，约有 90% 的 JMML 患儿存在 Ras－RAF－MAPK 信号通路中 PTPN11、NF1、NRAS、KRAS、CBL 基因的胚系或体细胞突变。此外，多种基因 CpG 岛的异常甲基化与继发性基因突变的产生密切相关。JMML 进展迅速，预后差。

【诊断标准】

1. 症状及体征

以单核和粒系统过度增生引起肝、脾、肺、肠道、皮肤浸润为主的临床表现。

（1）血液　发热、乏力、皮肤出血等。

（2）肺部　干咳、心动过速、肺部浸润等。

（3）胃肠道　腹胀、腹泻、肠道穿孔等。

（4）肝脾　肝、脾多大，以脾大为主。

（5）皮肤　表现多样。湿疹样皮疹，硬化性皮疹，Sweet 综合征；部分 NF1 突变的患儿有牛奶咖啡斑。

2. 实验室检查

（1）血常规检查　白细胞明显增多，分类可见未成熟的粒细胞、单核细胞和红系前体细胞，原始细胞多 <2%；异型的单核细胞明显增多，多 $>1 \times 10^9/L$；多伴有血小板减少、贫血。

（2）胎儿血红蛋白（HbF）高于同年龄的正常值。

（3）骨髓常规　各阶段的粒系和单核系增生旺盛，原始细胞 <20%，巨核细胞减少。

（4）骨髓染色体　65% 的患儿表现为正常核型，25% 伴有单体 7，与 KRAS 突变相关；10% 伴有其他核型异常。

（5）突变检测　约 90% 患儿合并 RAS 通路相关突变，其中 PTPN11 突变占 35%，RAS 突变占 20%～25%，NF1 突变占 11%，CBL 突变占 15%。

3. 诊断依据

（1）临床和血液学特征，以下四条均满足。

①脾大。

②外周血单核细胞绝对数 $>1 \times 10^9/L$。

③外周血/骨髓的原始细胞 $<20\%$。

④Ph 染色体及 *BCR/ABL* 融合基因阴性。

（2）肿瘤基因学特征，以下至少一项满足。

①*KRAS* 基因/*NRAS* 基因/*PTPN*11 基因的体细胞突变。

②临床诊断 *NF*1 基因的胚系突变。

③*CBL* 基因的胚系突变和 *CBL* 杂合性的丧失。

（3）10%满足临床和血液学特征，但缺乏肿瘤基因学特征的患儿，满足以下至少 2 项。

①单体 7 或其他染色体异常。

②HbF 高于该年龄正常值。

③外周血涂片可见髓系前体细胞。

④集落刺激分析中 GM – CSF 高敏感性或自发生长。

⑤STAT5 高磷酸化。

【治疗原则】

除极少数病例外，JMML 进展迅速，致死率高。未采取异基因移植的患儿中位生存只有 10～12 个月，大部分患儿死于白血病肺部浸润引起的呼吸衰竭。发病年龄大、血小板低、HbF 高的患儿预后差。不同突变类型临床病程、预后不同，治疗选择不同。

1. 异基因造血干细胞移植

异基因造血干细胞移植是目前唯一可能延长 JMML 生存时间、改善预后的治疗手段，5 年无病生存可达 25%～40%，但移植相关死亡率为 11%～13%，失败原因是复发和植入失败。对于 *PTPN*11、*KRAS*、*NRAS* 基因体细胞突变，*NF*1 基因胚系突变的 JMML 患儿临床进展迅速，建议采用移植治疗。

2. 化疗

化疗目前无统一方案，强化疗并不比低剂量化疗效果好。对于 *PTPN*11、*KRAS*、*NRAS* 基因胚系突变的 Noonan 综合征进展缓慢，建议采用等待观察或低剂量化疗；而 CBL 胚系突变的 JMML 采用等待观察，进展后采用移植治疗。

3. 靶向治疗

通过抑制 RAS 信号通路相关蛋白进行分子靶向治疗，主要的药物是雷帕霉素、MEK 抑制剂曲美替尼等。去甲基化药物阿扎胞苷可作为 JMML 移植前过渡性治疗。

（漆佩静　郑胡镛）

五、淋巴瘤

淋巴瘤是起源于淋巴结或结外淋巴组织的恶性肿瘤，在儿童及青少年时期的恶性肿瘤中占第三位，占 15% 左右，发病率约 1.63/10 万。儿童淋巴瘤包括非霍奇金淋巴瘤（NHL）和霍奇金淋巴瘤（HL）。中国儿童 NHL 的比例远多于西方国家，占儿童淋巴瘤的 80%～85%。

（一）霍奇金淋巴瘤

霍奇金淋巴瘤（HL）是一种慢性进行性、无痛的淋巴组织恶性肿瘤，原发瘤多呈离心性分布，起源于一个或一组淋巴结，逐渐蔓延至邻近的淋巴结及组织。霍奇金淋巴瘤约占儿童时期恶性肿瘤的 4.8%，占儿童淋巴瘤的 15%～20%，其发病情况与社会经济状态相关，社会经济地位不高者通常与 EBV 感染相关，发病年龄相对早，男孩更多见。

【诊断标准】

确诊应取较大的整个淋巴结或者肿物做病理检查。病理形态学特征为典型的 HRS 肿瘤细胞、稀少的肿瘤细胞以及大量的炎性背景细胞。找到 HRS 细胞是诊断本病的依据。肿瘤细胞仅占整个病变的 0.1%～10%，容易误诊。

1. 病理分型

根据肿瘤细胞的免疫特征分为结节性淋巴细胞为主型霍奇金淋巴瘤（NLPHL）以及经典型霍奇金淋巴瘤（CHL）。后者根据不同的炎性背景细胞的情况分为结节硬化型（NSCHL）、淋巴细胞丰富型（LRCHL）、混合细胞型（MCCHL）以及淋巴细胞消减型（LDCHL）四种不同亚型。

2. 临床分期

Ann Arbor 分期是当前儿童 HL 应用最广泛分期方法见表 6-6。

表 6-6　霍奇金淋巴瘤的 Ann Arbor 分期（Cotswald 会议修订）

分期	受累部位
I	侵及单一淋巴结区或淋巴样结构，如脾脏、甲状腺、韦氏环等或其他结外器官/部位（I E）
II	在横膈一侧，侵及两个或更多淋巴结区或外加局限侵犯 1 个结外器官/部位（II E）
III	受侵犯的淋巴结区在横膈的两侧（III），或外加局限侵犯 1 个结外器官/部位（III E）或脾（III S），或二者均有受累（III SE）
III₁	有或无脾门、腹腔或门脉区淋巴结受累
III₂	有主动脉旁、髂部、肠系膜淋巴结受累
IV	弥漫性或播散性侵犯 1 个或更多的结外器官，同时伴或不伴有淋巴结受累
适用于各期	
A	无症状
B	发热（体温超过 38℃）、夜间盗汗、6 个月内不明原因的体重下降 10% 以上
E	单一结外部位受累，病变累及淋巴结（淋巴组织）直接相连或邻近的器官/组织
S	脾脏受累

3. 临床表现及辅助检查

持续的无痛性颈部或锁骨上淋巴结肿大为儿童 HL 最常见的临床表现。受累的淋巴结易于触及，典型为橡皮样、质硬而无触痛。全身症状可有间断反复发热、食欲减退、恶心、盗汗和体重减轻。部分肿瘤特征与预后相关，治疗前需进行常规检查、详细询问。

（1）实验室检查　非特异的血常规异常包括白细胞升高、淋巴细胞减少、嗜酸粒细胞增多以及单核细胞增多。通常活动性 HL 患者可能伴有细胞免疫功能缺陷，需测定细胞及体液免疫功能。与预后相关的血液及生化检查血沉、β_2 - 微球蛋白、血清乳酸脱氢酶是临床常用的预后指标。所有晚期（临床Ⅲ或Ⅳ期）或症状明显（B 症状）以及复发需重新分期的患者都应当进行骨髓活检。

（2）影像学检查

①X 线检查　累及纵隔可表现为纵隔增宽。

②CT　分期首选影像方法，应尽量采用 CT 平扫 + 增强的方法，这样能够更精确地观察纵隔、心包、胸膜、肺和胸壁疾病，并能发现上腹部及腹膜后肿大的淋巴结和肝、脾病变。胸片阴性者 CT 可检出 5% ~30% 肺部病变。

③超声　亦为分期常用的手段，对于浅表淋巴结的发现及随诊十分重要，根据淋巴结结构有无破坏和血流情况可协助判断肿大淋巴结的良、恶性，但是腹部、盆腔肿大的淋巴结和器官易漏诊。超声与 CT 检查有很高的互补性，可在超声引导下进行组织活检。

④MRI　鉴别治疗后纤维化与肿瘤残存或复发时有一定的优势。

⑤PET　目前临床应用较多，对判断肿瘤恶性程度和病变活动特异性高。建议患者在化疗前、化疗 2 ~3 疗程后或中期及化疗结束后进行检查，有助于指导下一步治疗。

【鉴别诊断】

1. 病理鉴别

间变性大细胞淋巴瘤与 CHL 形态学特征有许多相似。许多 ALCL 含有 HRS 样细胞，有 CD_{30} 的强烈表达。显著差异是：CHL 为一种 B 细胞疾病，ALCL 为 T 细胞来源。儿童 *ALK* 基因易位、T 细胞标记或 T 细胞基因重排是 ALCL 鉴别 CHL 的有力依据。

纵隔（胸腺）大 B 细胞淋巴瘤（PLBCL）临床及病理也与 CHL 相似。可以偶尔发现 HRS 样细胞等特点，但肿瘤细胞通常强烈表达 CD_{20} 等 B 细胞标记。CD_{30} 表达可为阳性但并不像 CHL 那样强烈。Ig 基因重排通常阳性，而在 CHL 阴性。

2. 临床鉴别

（1）慢性淋巴结炎　多有感染灶，急性期表现为红、肿、热、痛，质地多较软，易活动；而 HL 的淋巴结肿大多较大，质地韧，多普勒超声可见形态破坏，血流丰富。

（2）淋巴结结核　多有身体其他部位结核表现，如肺结核、肠结核等，注意结核中毒症状与淋巴瘤的 B 症状有相似之处，但病理检查淋巴结核可见典型的干酪样坏死，可与淋巴瘤鉴别。

（3）组织细胞坏死性淋巴结炎　又称 Kikuchi - Fujimoto 病，以长期发热，浅表淋巴结肿大，肝、脾大，皮疹，白细胞下降等为主要临床特征；为病毒感染后自限性疾病，抗菌药物治疗无效；一般 2 ~4 周后体温下降，淋巴结活检可明确诊断。

（4）Castleman 病　临床表现为发热、无痛性巨大淋巴结肿大、局灶型血管滤泡性淋巴组织增生，肿物切除后可长期存活。

（5）间变性大细胞淋巴瘤（ALCL）　与 CHL 有许多相似之处，且两种疾病都可有 CD30 的强烈表达，易误诊；但两者差异显著，CHL 为 B 细胞疾病，而 ALCL 大部分为 T 细胞来源。

（6）累及纵隔 HL 的鉴别诊断包括非霍奇金淋巴瘤、胸腺癌或转移癌、胸腺瘤和胚组织瘤（如良性和恶性畸胎瘤、精原细胞瘤和恶性非精原细胞胚组织瘤）。

【治疗原则】

治疗前评估预后不良因素对于中高危 HL 预后非常重要，应该认真评估进行危险度分层治疗，还要重视早期治疗反应以决定进一步治疗方案，经过规范治疗，大部分 5 年 EFS 可以达到 90% 以上。目前普遍根据不同危险度应用 2 ~ 6 个疗程化疗伴（不伴）受累野的放疗。化疗及放疗期间应用复方磺胺甲噁唑预防耶氏肺囊虫孢子病。

（二）非霍奇金淋巴瘤

1. 淋巴母细胞淋巴瘤

淋巴母细胞淋巴瘤（LBL）是儿童和青少年 NHL 最常见的病理类型之一，占 30% ~ 40%。LBL 和急性淋巴细胞白血病（ALL）均起源于不成熟前体 T 或 B 淋巴细胞，具有相似的临床特征、形态学、免疫表型和分子遗传学特征，当前 WHO 分类将二者共同归于前体淋巴细胞肿瘤（T – ALL/LBL；B – ALL/LBL），并人为以骨髓浸润的肿瘤细胞数作为区分标准，小于 25% 的定义为 LBL，超过 25% 则为 ALL。

【诊断标准】

（1）临床表现

①前体 T 淋巴母细胞淋巴瘤（T – LBL）　好发于年长儿，男性多见。典型的临床表现为前纵隔肿物，伴颈部、锁骨上淋巴结肿大，出现轻重不等的气道压迫症状；伴胸膜侵犯可合并胸腔积液，加重呼吸困难；纵隔肿物压迫食管可引起吞咽困难；压迫上腔静脉可致静脉回流受阻、颈面部和上肢水肿，即"上腔静脉压迫综合征"；侵犯心包，导致恶性的心包积液和心包压塞。易发生骨髓和中枢神经系统（CNS）转移。本病往往进展迅速，90% 以上病例就诊时已处于临床Ⅲ、Ⅳ期。

②前体 B 淋巴母细胞淋巴瘤（B – LBL）　发病年龄较小，发病无明显性别特征。常见淋巴结肿大及皮肤、软组织（尤其是头颈部）、骨等结外侵犯，表现为皮肤多发性结节，骨内孤立性肿块，影像学检查示溶骨性或硬化性病变，也易发生骨髓和 CNS 浸润。

（2）病理特点

①病理形态学　淋巴结结构破坏，瘤细胞呈弥漫性致密的相对单一性浸润生长，细胞中等大小，核质比高。细胞学特征与 FAB 分型中的 L_1 或 L_2 型幼稚淋巴细胞相对应。瘤细胞间很少有其他反应性细胞成分，部分病例可见"星空现象"。

②免疫表型　LBL 表达末端脱氧核苷酸转移酶（TdT）、CD_{99} 等前体淋巴细胞的免疫标志。

（3）诊断　WHO 有关淋巴造血组织肿瘤分类中规定了 LBL 的诊断标准。除依据患者临床特点外，均需经过受累组织活检，进行组织病理学、免疫表型、细胞遗传学和融合基因的检测确诊，并应根据影像学检查及脑脊液、骨髓等检查，按照 St Jude 分期系统确定分期。

【鉴别诊断】

（1）急性髓系白血病和粒细胞肉瘤　形态学上成髓细胞与 LBL 的淋巴母细胞难以区别，但胞质内可见红染棒状 Auer 小体。免疫表型 MPO、CD13、CD14、CD15 和

CD64 呈阳性反应，TdT 以及 T 或 B 淋巴细胞标志为阴性。

（2）Burkitt 淋巴瘤　形态学上二者有相似之处，均为中等大小的单形性肿瘤细胞构成，都可出现"星空现象"，但 LBL 偶见灶性"星空现象"，而本病"星空现象"常常贯穿于整个瘤组织。瘤细胞表达 sIgM、CD_{10}，EBER 原位杂交阳性。细胞遗传学显示有特征性 t（8；14）或 *C - myc* 基因重排。

（3）非淋巴造血系统小细胞性恶性肿瘤　主要包括尤文肉瘤、原始神经外胚叶肿瘤、神经母细胞瘤、小细胞未分化癌等。尤其是发生于淋巴结外的小圆细胞肿瘤，由于其母细胞化特征，且儿童亦为好发年龄组，因此当 CD99 阳性，而 LCA、CD3、CD20 均阴性时易误诊为此类疾病。可选用多种抗原，包括神经内分泌标记物（CgA、Syn）等可资鉴别。

（4）胸腺瘤　一般位于前上纵隔，极少发生于儿童及青少年。从病理上两者均表现为淋巴细胞弥漫性生长，TdT 均呈阳性。胸腺瘤瘤组织呈分叶状，见明显的纤维包膜及粗大的纤维间隔，散在的低分子质量角蛋白（CK）阳性细胞贯穿于整个瘤组织；而 LBL 中，由于瘤细胞的浸润性生长，在残存的胸腺组织中可出现少量灶性分布的 CK 阳性细胞。

（5）畸胎瘤　纵隔内可能发生良性和恶性畸胎瘤，也多发生于前纵隔，肿瘤内含有高密度的物质如钙化软骨、骨、齿等组织时，X 线检查常可确定诊断；血中甲胎蛋白增高者多为恶性。

（6）其他纵隔肿瘤　如神经源性肿瘤、纤维瘤、脂肪瘤、淋巴管瘤等，均需通过临床表现、肿瘤在纵隔中的位置、影像学特点及病理检查进行鉴别。

【危险因素的评估】

在治疗早期需根据危险因素，确定危险分组，尽早发现高危患者。已报道的预后不良因素包括泼尼松预治疗反应、诱导结束时未完全缓解、临床Ⅲ/Ⅳ期、T 细胞表型、骨髓侵犯、纵隔病变、巨大瘤块、中枢神经系统侵犯、血清 LDH 增高、骨髓或外周血微小残留病（MRD）增高等。

北京儿童医院转入高危组化疗的标准：①泼尼松预治疗 d8，外周血幼稚细胞大于 $1000/mm^3$。②诱导治疗 d33 肿瘤残存 >25%，骨髓幼稚细胞 >5%，骨髓 MRD $\geqslant 10^{-2}$；脑脊液中持续存在幼稚细胞（指 3 次鞘注后脑脊液中仍有肿瘤细胞）。③诱导结束时评估仍有残留病灶者尽量行活检，仍为肿瘤组织者；骨髓 MRD $\geqslant 10^{-3}$。④具有不良遗传学特征：t（9；22）或 *BCR/ABL*，t（4；11）或 *MLL/AF4*。

【化疗前检查】

（1）外周血常规及白细胞分类。

（2）骨髓　至少行胸骨及髂后两个部位骨穿，行骨髓形态、免疫组化、流式细胞仪检测白血病免疫分型、融合基因（需涵盖 *BCR/ABL*、*MLL*、*IKZF*1 等预后不良基因）、染色体检查，同时行骨髓活检病理检查。

（3）血清学检查　包括电解质，肝、肾功能，心肌酶检测，凝血功能及肿瘤生物因子检查（LDH、尿酸、CRP、铁蛋白）。

（4）病毒学检查　EBV 四项、EBV - DNA、CMV - IgG 及 IgM、HSV 系列（HSV1 - 8 - IgM）；乙肝、丙肝、梅毒、艾滋病毒抗体。

（5）脑脊液检查　包括常规、生化、脑脊液甩片找肿瘤细胞、流式细胞仪检测肿瘤细胞免疫分型可提高 CNS 侵犯检出率。

（6）心脏功能检测　心电图、心脏彩超。

（7）影像学检查　X 线检查：骨片（有骨、关节肿痛者）；B 超：至少包括颈部淋巴结 B 超、腹部 B 超及病灶部位相关 B 超（做最大瘤灶测量）；CT：至少包括胸腹盆 CT 平扫（若做 PET - CT，可不做常规 CT 检查，仅做病灶部位 B 超检查）；病灶部位需行增强 CT 检查；怀疑中枢神经系统病变的行头颅和（或）脊髓 MRI 检查；行全身 PET - CT 检查。

【治疗原则】

（1）常规化疗　基于 LBL 生物学特性类似于 ALL，近年来经采用类似 ALL 的化疗方案后显著改善了预后，5 年无病存活率已达到 75% ~ 90%。治疗方案包括 VDLP + CAM 诱导缓解治疗、4 疗程 HD - MTX（甲氨蝶呤）巩固治疗、VDLD + CAM 再诱导治疗、6 - MP + MTX 的维持治疗等环节。维持治疗时间为 18 ~ 24 月。治疗过程中需定期进行评估，包括骨髓常规、骨髓或外周血 MRD 的检测及瘤灶的评估，了解缓解状态，有利于调整治疗。

（2）中枢神经系统预防　CNS 预防是 LBL 方案的重要组成部分。依据临床表现、影像学改变、脑脊液细胞计数及脑脊液细胞形态学进行脑脊液状态分级，给予相应的 CNS 定向治疗。包括：①所有患者均给予包含 Dex、HD - MTX 等具有良好 CNS 渗透性药物的全身系统化疗；②鞘内注射（IT）治疗。

（3）肿瘤急症的处理　大约 10% T - LBL 可能出现严重的气道梗阻（伴或不伴上腔静脉压迫综合征），为真正肿瘤急症。对此类患者若尚未经病理确诊者，禁忌应用全身麻醉，可先予小剂量化疗［泼尼松 60mg/m² 口服或 VP（VCR + Pred）方案］缓解呼吸困难，于用药后 24 ~ 48 小时内症状控制后尽早行病理检查，并应选择侵袭性最小的操作确诊。

（4）复发或难治 LBL 的治疗　10% ~ 20% 进展期 T - LBL 属难治或复发病例。缓解后一旦复发，预后极差。难治性 LBL 患者通过增大强度的化疗和造血干细胞移植可改善预后。复发患者补救的目标是尽快达到稳定的 CR2，尽早行造血干细胞移植。

2. 成熟 B 细胞淋巴瘤

B 细胞淋巴瘤（BL）是一组发生于较成熟阶段 B 淋巴细胞和组织的恶性肿瘤。伯基特淋巴瘤（BL）和高级别 B 细胞淋巴瘤（HGBCL），占 NHL 的 30% ~ 35%，弥漫大 B 细胞淋巴瘤（DLBCL）及原发于纵隔的弥漫大 B（PMLBL）占 NHL 的 8% ~ 10%，滤泡细胞淋巴瘤（FL）等占 NHL 的 0.5% ~ 1%。

【诊断标准】

（1）流行病学及发病机制

①BL 具有独特的临床和组织学特征。在赤道非洲等 EB 病毒流行地区，98% 的病例与 EB 病毒感染有关，称流行型。40% ~ 50% 的 BL 发生于流行区域以外，伴（不伴）有活动的 EB 病毒感染，属散发型，我国以散发型为主。在 BL 流行区 98% 的肿瘤中可找到 EB 病毒基因表达，在散发的 BL 中亦有 30% ~ 40% 含有 EB 病毒。

②90%以上 BL 都有 *C – MYC* 基因表达，即有 t（8；14）（q24；q32）的易位，使位于第 8 对染色体长臂对细胞增殖有调控作用的 *C – MYC* 癌基因易位到第 14 对染色体的免疫球蛋白重链基因部位，使细胞处于增殖状态，*C – MYC* 基因的改变是发生淋巴瘤的重要步骤。B 细胞淋巴瘤还可见 t（2；8）（p12；q24）和 t（8；22）（q24；q11）的表达。

（2）病理组织学类型

①BL　形态学上，属小无裂细胞型淋巴瘤，特点是中等大小的肿瘤细胞，核呈圆形或椭圆形，部分胞浆嗜碱性伴脂肪形成的空泡。由于肿瘤细胞中散在这被激活的吞噬细胞，组织切片上表现为"星空现象"。免疫分型上，所有成熟 B 细胞均表达 CD19、CD20、CD22、CD10 和膜免疫球蛋白，不表达 *BCL – 2*，多有 *MYC* 免疫球蛋白基因易位。BL 是增殖速度最快的人类肿瘤之一，12 ~ 24 小时细胞就增长 1 倍，表达增殖活性的抗原 Ki – 67 常大于 90%。

②DLBCL　在儿童成熟 B 细胞淋巴瘤所占比例较成人低，基因表达也与成人不同，除 BCL – 2 高表达外，BCL – 6 表达在儿童少见，少数患者有 MYC 免疫球蛋白基因易位。PMBCL 为一种特殊类型，部分有 CD30 的表达，与 HL 存在交叉抗原，常发生于青春期女孩，疗效差。

③HGBCL　是从临床到病理形态学、免疫表型、分子生物学和遗传学标志等与 BL 及 DLBCL 很难区分而又不典型的一组成熟 B 细胞淋巴瘤，是介于 BL 与 DLBCL 之间的异质体，它表达或不表达 *C – MYC*、*BCL – 2* 和（或）BCL – 6。

（3）临床表现

①流行区域 BL，如非洲 BL 约 60% 患者（3 ~ 4 岁最常见，随年龄增长渐减少）有典型的颌骨肿瘤，伴牙齿松动或过早的萌出，可伴眼眶受累，有时导致通过眼眶的脑神经（Ⅲ、Ⅳ、Ⅵ）受压，甚至出现眼肌麻痹。结外包块可导致神经受压或脊髓神经动脉受压出现麻痹。

②在我国及美国、欧洲区域多属于散发性 BL，BL 原发部位以腹腔淋巴结肿大或腹部肿物为最常见，临床常表现腹痛、腹腔积液、腹膜炎、复发性肠套叠或肠穿孔、肠出血、阑尾炎等急腹症表现。本型临床凶险，进展快，极易扩散到肝、脾、肾、骨髓及中枢神经系统，颌面部及鼻咽腔、扁桃体也为本型常侵犯的部位，表现鼻堵、呼吸困难和复发性扁桃体炎。男孩和女孩均易出现性腺侵犯。

③BL 伴骨髓受累以及肝脾大较多，瘤细胞的骨髓形态通常为多空泡 L$_3$ 型白血病的表现，曾经按急性 B 细胞白血病的诊断及治疗这部分患儿而导致预后不良。虽然骨髓形态类似白血病，但其生物学特性仍然为 BL，故治疗应按 BL 方案进行。

【治疗原则】

（1）治疗策略　按不同危险因素分组的化疗加靶向治疗为本病的基本治疗策略。近年应用大剂量、短疗程化疗使其 5 年 EFS 迅速提高至 80% ~ 90% 以上，而抗 CD$_{20}$ 抗体使得本病的治疗更加有效，同时使得减少化疗、减轻化疗的毒不良反应成为可能。自体造血干细胞移植对于复发及难治性的成熟 B 细胞淋巴瘤仍有其一定的地位。

（2）外科手术的作用　主要用于诊断取材及腹部肿物和其他部位巨大肿物的切除，对预后差的巨大瘤块患者进行手术切除术可减少肿瘤负荷，化疗前应尽量避免手术治疗以免影响化疗。

（3）化疗　目前仍作为淋巴瘤的主要治疗手段。成熟 B 细胞淋巴瘤（包括 BL，BLL 及 DLBCL）均主张短疗程、强化疗，一般给予 5~8 个疗程、4~6 个月的化疗，不需要放疗或造血干细胞移植，就可使 80%~90% 以上的患者达到长期无事件生存。参照国外先进治疗中心的方案，推荐几套化疗方案：最常用的方案为 POG9219（CHOP）方案；疗效最好的为 LMB 协作组和 BFM 协作组的方案，其中 LMB89 方案 5 年 EFS 为 79%~96%。北京儿童医院曾报告应用改良的 LMB89 方案治疗成熟 B 细胞淋巴瘤 240 余例，5 年 EFS 达 83%，目前已达 90% 以上。

3. 间变性大细胞淋巴瘤

间变大细胞淋巴瘤激酶阳性（ALK$^+$）的间变性大细胞淋巴瘤（ALCL）是一种成熟 T 细胞淋巴瘤，肿瘤细胞经常有丰富的胞浆，多形性，常有马蹄形细胞核。有涉及 ALK 的融合基因易位，表达 ALK 蛋白，表达 CD$_{30}$ 抗原。

ALK$^+$ALCL 多在 30 岁之前发病，占成人非霍奇金淋巴瘤的 3%，儿童淋巴瘤的 10%~20%，并以男性占多数（男∶女 = 1.5∶1），患者经常伴随高热，大部分患者（70%）在确诊时已达 Ⅲ~Ⅳ 期。淋巴结肿大在 88%~97% 的患者中出现。ALK$^+$ALCL 患者较其他亚型的 NHL 患者更多地出现包括皮肤、骨、软组织、肺在内的淋巴结外侵犯。

【诊断标准】

（1）症状和体征

①一般症状　不规则发热、乏力等。

②淋巴结及结外侵犯　肿瘤侵犯的淋巴结肿大，部分患者伴有红、肿、热、痛、溢、脓等表现。本病较其他亚型的 NHL 患者更易出现结外侵犯，常见的部位包括皮肤、软组织、骨和肺等。

③其他　部分患者伴有噬血细胞综合征、高敏状态等表现。

（2）肿瘤的生物标记和骨髓检查

①位于 2q23 染色体上的 ALK 基因，和位于 5q35 的 NPM 基因融合，使 ALK 基因受到 NPM 启动子的调控，从而诱导 NPM－ALK 嵌合基因转录产生了称为 NPM－ALK 的嵌合蛋白（p80）。ALK 的催化区域被激活，使一些细胞信号通路异常活化，促使肿瘤发生。ALK 也可以和其他伙伴基因发生易位。

②部分患者循环中有肿瘤细胞的微小播散，可通过 PCR 或 FISH 的方法对外周血和骨髓进行检测。

③本病可以发生骨髓转移，骨髓活检比骨髓涂片的阳性率高。少数患者（特别是病理为小细胞亚型的患者）骨髓中的肿瘤细胞可达到 25% 以上，白细胞明显增高，通过骨髓常规、活检、流式细胞术可以诊断为 ALCL 白血病。

（3）影像学检查　超声、CT、MRI、PET－CT 有助于发现全身转移灶，是协助诊断和分期的主要依据。

（4）诊断依据

①病理诊断为 ALCL 确诊的金标准。

②影像学检查　可以作为本病诊断的辅助检查和分期的依据。

③骨髓和外周血进行 PCR 或 FISH 检查，阳性患者需考虑本病，阴性不能除外本病。

（5）病理组织学类型 ALCL 有广泛的形态谱及多种病理亚型。肿瘤细胞的细胞膜和高尔基体区域 CD_{30} 阳性。大部分患者表达一个或多个 T 细胞抗原，一些患者由于丢失了 T 细胞抗原而成为"裸细胞"表型。

常见的有五个亚型：

①"普通型"（60%） 肿瘤细胞有丰富的胞浆，可有多个核和多个核仁。肿瘤特征性地在窦内生长，因此很像转移瘤。

②"淋巴组织细胞型"（10%） 肿瘤细胞中混有大量反应性的组织细胞，可以遮盖肿瘤细胞，有时可见吞噬红细胞现象，易误诊为反应性组织细胞病。

③"小细胞型"（5%～10%） 小到中等大小的肿瘤细胞占绝大多数。这组患者易被误诊为外周 T 细胞淋巴瘤。此型易侵入外周血，发生白血病。

④"霍奇金样型"（3%） 形态特点很像结节硬化性经典霍奇金淋巴瘤。

⑤"混合型"（15%） 在单一淋巴结中可见到不只一种形态类型。

【鉴别诊断】

（1）ALK 阴性的间变性大细胞淋巴瘤 为另一种 CD30 阳性的外周 T 细胞淋巴瘤。形态学很难与 ALK 阳性的 ALCL 鉴别，多数表达 T 细胞相关的免疫标记，但 ALK 阴性。

（2）ALK 阳性的弥漫大 B 细胞淋巴瘤 非常罕见。患者表达 ALK 融合蛋白，PAX-5/BSAP 阳性，但 CD_{30} 和 CD_{20} 阴性。本病侵袭性强，预后差。

（3）原发皮肤的 ALCL 在儿童非常罕见，以限局性皮肤损害为主，ALK 多阴性，这些患者预后较好，进展缓慢，有些甚至不需要治疗。

（4）噬血细胞综合征 病毒相关性或其他因素引起的噬血细胞综合征与伴有骨髓噬血现象的 ALCL 难以区别。需积极进行活检及 ALK 基因检测协助诊断。

（5）其他感染性或非感染性疾病 本病患者多有发热症状，瘤灶局部可有红、肿、热、痛等炎性表现或有肺部侵犯、浆膜炎和骨破坏等，易误诊为淋巴结炎、结核及幼年类风湿性关节炎等，可通过组织活检明确诊断。

【治疗原则】

有的机构应用急性淋巴细胞白血病方案，有些研究机构则应用短疗程、脉冲式 B 细胞淋巴瘤的化疗方案，这些方案的疗程也各不相同。本病生存率很高，但易复发，已报道的 5 年 EFS 在 55%～76% 之间。长春碱可以明显推迟复发的发生。

（段彦龙）

六、神经母细胞瘤

神经母细胞瘤（NB）是婴幼儿最常见的颅外实体瘤。它源自未分化的交感神经节细胞，因此在有胚胎性交感神经节细胞的部位，都有可能出现原发肿瘤。这些肿瘤 75% 在腹部的肾上腺或交感神经节起源，也有在后纵隔、颈及盆腔等部位生长。该病很容易发生骨髓及骨骼转移，新生儿及婴儿常见肝及皮肤转移。

【病理分型】

基本组织学类型：包括神经母细胞瘤（NB）、节细胞性神经母细胞瘤（GNB）和神经节细胞瘤（GN）三个基本组织学类型，与交感神经系统的正常分化模型相一致，具有独特和难以预测的临床行为及生物学特性，表现为退化、自然消退、分化成熟以及侵袭进展等。

1. Shimada 分类

新修订的国际神经母细胞瘤病理学分类中，以 Shimada 分类为框架将神经母细胞瘤分为 4 个组织病理类型，即 NB（Schwannian 少基质型）、GNB 混合型（Schwannian 基质丰富型）、GN 成熟型（Schwannian 基质占优势型）和 GNB 结节型（包括少基质型和基质丰富型）。前三型代表了神经母细胞瘤的成熟过程，最后一型为多克隆型。

2. NB 预后分级

根据细胞分化分为 3 级，包括未分化、分化不良、分化型；细胞的有丝分裂指数（MKI）也分为低、中、高 3 级。Shimada 分类综合肿瘤细胞的分化程度、MKI 和年龄，进一步将 NB 分为具有预后判断意义的预后良好组（FH）和预后不良组（UFH）。

【遗传学检查】

1. 染色体检查

染色体数量异常和染色体质量异常（包括 1p、3p、4p 或 11q 缺失；1q、2p 或 17q 获得等）。

2. MYCN

应用 FISH 方法检测肿瘤组织的 *MYCN* 基因。目标基因拷贝数等于 2 号染色体拷贝数，即 ≤2 为阴性，拷贝数为 3～9 为获得；拷贝数为 2 号染色体的 5 倍或以上，即 ≥10 为扩增。N－MYC 基因扩增为明确预后不良因素。

【诊断标准】

1. 症状和体征

（1）一般症状　发热、乏力、贫血、骨痛、头痛、恶心、呕吐和腹泻等。

（2）肿瘤压迫或浸润症状　原发部位不同则症状不同。

①肿瘤原发于腹腔时患者腹部有肿块，因而引起腹痛、呕吐及便秘等症状。

②原发于胸腔后纵隔的肿瘤可能压迫气管而引起咳嗽、呼吸困难。如压迫上腔静脉引起面颈肿胀；若发生于颈部压迫颈交感神经，患者会出现颈交感神经麻痹综合征。

③肿瘤侵入椎管内位于硬脊膜外压迫脊髓，有感觉异常、疼痛、下肢麻痹及排便障碍。

（3）转移瘤症状　NB 常转移至颅骨；转移至眼眶引起眶内出血及眼球突出；广泛侵犯骨髓腔则出现贫血及血小板减少；骨侵犯引起骨关节痛及病理性骨折；转移至肝可引起肝大；转移至皮肤可出现皮肤结节包块等。

（4）儿茶酚胺所致症状　发作性多汗、兴奋、心悸、面部潮红、苍白、头痛、高血压、脉速及腹泻等。

（5）有些肿瘤分泌血管活性肠肽（VIP）而出现顽固腹泻，有些病例合并眼震颤-手舞蹈综合征，可能是与锥体外系有交叉抗原导致免疫损失所致。

2. 实验室检查

（1）儿茶酚胺代谢检查　收集患者的全日 24 小时小便或晨尿，测量尿液中的儿茶酚胺代谢产物香草杏仁酸（VMA）水平，90% 患儿尿 VMA 水平增高。治疗后尿中儿茶酚胺代谢产物的监测还可提示肿瘤的复发和转移。

（2）神经元特异性烯醇化酶（NSE）　血清 NSE 也是 NB 的重要标志物之一，但并不敏感和严格。

（3）乳酸脱氢酶（LDH）　反映肿瘤负荷大小。

（4）X 线检查、B 超、CT 或 MR 扫描　确定肿瘤的位置、周围组织受累程度以及肿瘤转移的情况。

（5）放射性核素骨扫描　检测有无肿瘤转移至骨骼，还可检出原发灶及转移灶的范围。

（6）PET/CT　不仅可以鉴别良、恶性，还可以对全身肿瘤浸润情况进行评估。

（7）间碘苄胍（MIBG）　用于肿瘤诊断评估及治疗。其对肿瘤发生转移检测具有更高的敏感性和特异性。

（8）骨髓检查　检查肿瘤细胞是否扩散至骨髓。

【临床分期及危险度分组】

1. 国际神经母细胞瘤临床分期（INSS，表 6-7）

表 6-7　神经母细胞瘤国际委员会临床分期（INSS）

分期	定　义
1	局部肿瘤完全切除，有或无微小残留灶，镜下同侧淋巴结阴性（即与原发肿瘤相连或切除的淋巴结可能是阳性的）
2A	局部肿瘤完全切除；镜下肿瘤同侧非粘连淋巴结阳性
2B	局部肿瘤完全或不完全切除，肿瘤的同侧非粘连淋巴结阳性，对侧肿大淋巴结镜下阴性
3	不能切除的单侧肿瘤超过中线，伴/不伴有局部淋巴结侵犯；或局限性单侧肿瘤伴对侧区域淋巴结受累；或中线肿瘤伴对侧延长浸润（不可切除）或淋巴结受累
4	转移到远处淋巴结、骨、骨髓、肝脏、皮肤或其他器官（除 4S 期）
4S	1 期或 2 期的局限性肿瘤，有肝、皮肤和（或）骨髓等远处转移，年龄 < 12 月。骨髓涂片或活检，肿瘤细胞应该 < 10%，MIBG 扫描骨髓应该是阴性。若骨髓更广泛受累，则为 4 期

远处转移：是指肿瘤侵犯非区域淋巴结或局部淋巴结，但是上腹部病灶伴有下纵隔淋巴结病变；骨盆病灶伴有腹股沟淋巴结病变应属于局部病变；纵隔肿瘤伴有胸膜渗出；腹腔肿瘤伴有腹腔积液也属于局部病变。

2. 影像学危险因素（IDRF）

同侧肿瘤延伸至两个部位：颈部 – 胸腔；胸部 – 腹腔；腹部 – 骨腔。

颈部：肿瘤包绕颈动脉和（或）椎动脉和（或）颈内静脉；肿瘤蔓延至颅底部；肿瘤压迫气道。

颈部 – 胸腔：肿瘤包绕臂血管神经根；包绕锁骨下血管和（或）椎动脉和（或）颈动脉；肿瘤压迫气道。

胸腔：肿瘤包绕主动脉和（或）主支气管；压迫气管和（或）主支气管；下纵隔肿瘤浸润 $T_9 \sim T_{12}$ 椎间。明显的胸膜浸润，有或无肿瘤细胞。

胸腔 – 腹腔：肿瘤包绕主动脉和（或）上腔静脉。

腹腔 – 盆腔：肿瘤浸润肝门和（或）肝十二指肠韧带；肿瘤包绕肠系膜根部的肠

系膜上动脉；包绕下腹部和肠系膜上动脉；侵犯一侧或双侧肾脏；包绕主动脉和（或）下腔静脉；包绕髂部血管；盆腔肿瘤越过坐骨窝；腹水，有或无肿瘤细胞。

肿瘤延伸至脊髓内：在轴向平面肿瘤浸润大于三分之一的椎管和（或）侵犯延髓周围软脑膜间隙和（或）脊髓信号异常。

邻近器官（结构）侵犯：心包、膈肌、肾脏、肝、十二指肠、胰腺梗阻、肠系膜和其他内脏侵犯。

需记录，但不被列入影像学危险因素：多灶的原发肿瘤；胸腔积液，有或无肿瘤细胞；腹腔积液，有或无肿瘤细胞。

3. 国际神经母细胞瘤危险性分组系统（INRGSS，表6-8）

表6-8　神经母细胞瘤国际委员会危险度分期系统（INRGSS）

分期	定　义
L_1	局限性肿瘤，没有涉及重要结构的 IDRFs，只局限于 1 个体腔内。
L_2	局限性肿瘤，有一个或多个 IDRFs
M	有远处转移病灶（除 Ms 外）
M_s	年龄小于 18 个月，转移病灶限于皮肤、肝脏、和（或骨髓）、原发肿瘤 INSS 分期为 1、2、或 3 期。

IDFRs，影像学定义的危险因素。

4. 神经母细胞瘤危险度分级系统（表6-9）

表6-9　神经母细胞瘤危险度分级系统

INRG 分期	诊断年龄（月）	组织学类别	肿瘤分化程度	MYCN	11q 畸变	倍性	风险分组
L_1/L_2		节细胞瘤 – 即将成熟型节母混杂型					A 极低危
L_1		除节细胞瘤和节母混杂型以外		不扩增			B 极低危
				扩增			K 高危
L_2	<18	除节细胞瘤和节母混杂型以外		不扩增	无		D 低危
					有		G 中危
	≥18	节母结节型神母	分化型	不扩增	无		E 低危
					有		H 中危
			分化差和未分化型	不扩增			
				扩增			N 高危
M	<18			不扩增		超二倍体	F 低危
	<12			不扩增		二倍体	I 中危
	12to<18			不扩增		二倍体	J 中危
	<18			扩增			O 高危
	≥18						P 高危
M_s	<18			不扩增	无		C 极低危
					有		Q 高危
				扩增			R 高危

【治疗原则】

NB 的治疗原则是根据肿瘤临床危险度分组。常用的治疗手段有以下几种：手术、化疗、放疗、造血干细胞移植、维持治疗。

1. 低危组

手术是主要的治疗手段，部分患儿除手术外，需要给予化疗。

2. 中危组

手术联合化疗是标准的治疗手段，对于一些预后不良的病理类型，未完全切除或有淋巴结浸润者应做术后放疗。

3. 高危组

治疗过程包括以下几期。

（1）诱导期 联合使用多种化疗药物，如铂类药物、环磷酰胺、长春新碱、阿霉素、依托泊苷进行强化化疗，以缩小原发性和转移性肿瘤。

（2）局部控制期 手术切除和放射治疗用于对肿瘤的局部控制。

（3）巩固期 包括大剂量的化疗和自体造血干细胞解救，以进一步清除残留病灶，提高生存率。

（4）维持治疗期 治疗的最后阶段是维持治疗期，目的是为了根除微小残留疾病。顺式维甲酸的生物分化疗法是维持治疗的主要手段，具有控制细胞分化、增殖和凋亡的能力，它可以诱导 NB 的分化，达到治疗肿瘤的目的。

【预后】

预后取决于肿瘤和患儿的临床特征，包括临床分期、病理类型、MYCN 扩增、诊断年龄、转移范围和部位等。年龄越大，肿瘤扩散程度越高，则预后越差。婴儿期 NB 总体 5 年生存率大于 80%，发生远处转移的高危 NB 3 年总生存率约 40%～50%。

（赵 文 马晓莉）

七、肿瘤溶解综合征

肿瘤溶解综合征（TLS）是指肿瘤治疗过程中可能发生的一组代谢综合征。儿童肿瘤 TLS 主要发生在诊断初期，化疗后大量肿瘤细胞溶解坏死，释放其内容物导致的一组代谢紊乱的综合征，属于肿瘤患者治疗过程中发生的急症之一。主要表现为高尿酸血症、高磷血症、高钾血症、低钙血症、低镁血症及尿酸结晶堵塞肾小管，严重时可导致急性肾衰竭。

【诊断标准】

1. 临床表现

（1）高尿酸血症 化疗杀死肿瘤细胞，大量肿瘤细胞溶解引起核酸及其代谢物增加，出现高尿酸血症，引起尿酸性肾病，表现为呕吐、嗜睡、少尿、无尿、抽搐等肾功能不全症状以及腹痛、血尿、尿浑浊含白色结晶、输尿管尿酸结石等。

（2）高钾血症 抑制心脏传导系统，造成心动过缓、心律不齐，严重时会发生室颤、心脏停搏，肌肉系统可出现肌肉刺痛及弛缓性麻痹。

（3）高磷血症　加重肾衰竭，表现氮质血症、少尿及无尿等。

（4）低钙血症　口周和指尖麻或针刺感、手足抽搐、肌肉痉挛、惊厥、腹绞痛及心电图 Q – T 间期延长。

2. 实验室检查

血生化检查可以了解患儿电解质紊乱及肾功能情况。

3. 诊断依据

根据 Cairo 和 Bishop 在 2004 年提出的诊断标准，分为实验室 TLS 和临床 TLS。

实验室 TLS（LTLS）定义为：在化疗前 3 日或化疗后 7 日内，出现下列两个或两个以上的实验室异常。

高尿酸血症：尿酸≥476μmol/L（或 8mg/dl）或增高 25%。

高钾血症：钾≥6.0mmol/L（或 6mg/L）或增高 25%。

高磷血症：磷儿童≥2.1mmol/L 和成人≥1.45mmol/L 或增高 25%。

低钙血症：钙≤1.75mmol/L 或降低 25%。

临床 TLS（CTLS）定义为 LTLS 伴有以下一种或者多种异常：肌酐超过正常上限 1.5 倍；心律失常（猝死）；癫痫。

【治疗原则】

1. 高尿酸血症

尽可能促进尿酸溶解、排出或中和尿酸。包括液体疗法及药物治疗，特别注意监测尿量及出入量平衡。

（1）水化　儿童全天液量 2500～3000ml/m², 体重＜10kg 的婴儿 200ml/（kg·d），水化为不含钾的等渗液，出入量不平衡时可予利尿治疗。

（2）别嘌醇片　用量为 10mg/（kg·d），分 3 次口服至外周血白细胞降至正常水平。

（3）拉布立酶　用量 0.15～0.20mg/kg，静脉滴注 30 分钟，一般应用 5～7 天。

2. 高钾血症

（1）静脉注射葡萄糖酸钙　仅能对抗高钾血症引起的心脏毒性，对于有明显心脏毒性的患儿应静脉缓慢推注 10% 的葡萄糖酸钙 1ml/（kg·次），加等量 10% 葡萄糖溶液稀释，推注时间大于 20 分钟。

（2）静脉注射碳酸氢钠　通过 $H^+ – K^+$ 交换使细胞外液的 K^+ 暂时进入细胞内。剂量为 1～2mEq/kg，5% 的碳酸氢钠用 10% 葡萄糖溶液稀释 2 倍，20～30 分钟输入，可在 1 小时左右降低钾血症浓度。对于酸中毒患儿效果最好，但不宜用于血容量过多的患儿。

（3）静脉给予葡萄糖和胰岛素　可使 K^+ 由细胞外暂时回到细胞内，10% 葡萄糖溶液 5～10ml/kg，每 4～5g 糖可加入 1U 胰岛素，静脉点滴 30 分钟，几小时内可使血钾降低 1～2mmol/L。

（4）离子交换树脂　可降低钾离子的吸收，1g/kg（最大量 50g），与生理盐水 1ml/g 混合后保留灌肠。该方法几小时内可降血钾 0.5～2mmol/L。

（5）透析　通过上述方法治疗血钾仍进行性升高应考虑透析治疗。

3. 低钙血症

10% 葡萄糖溶液酸钙 1～2ml/（kg·次），加等量 10% 葡萄糖溶液注射液在心电监测下，大于 30 分钟静脉推注。注意推注过快可引起心脏停搏，漏出血管外可引起局部组织坏死。

4. 肾功能不全

轻度肾功能不全可通过水化碱化尿液，促进尿酸排出而逐渐缓解。禁忌因肾功能不全而限制液量。严重肾功能不全伴少尿、无尿、水肿时应考虑及时做透析治疗。

（陈　薇　马晓莉）

第六节　造血干细胞移植

一、移植物抗宿主病

移植物抗宿主病是异基因造血干细胞移植后的一个常见并且重要的并发症。供者和受者的组织相容性复合物抗原性不同是发生 GVHD 的根本原因。GVHD 一般分为急性和慢性两种，急性 GVHD 在移植后 100 天之内发生，主要表现为皮疹、腹泻、黄疸；慢性 GVHD 则在移植 100 天后发生，表现为多种器官损伤及器官系统功能减退的自身免疫样综合征。在移植后 10 天内发生的急性 GVHD 又称为超急性 GVHD 或暴发性 GVHD，病情凶险。

（一）急性移植物抗宿主病

【诊断标准】

急性 GVHD 通常结合移植病史及临床表现（程度分级见表 6 – 10，表 6 – 11）即可确诊。

1. 临床表现

（1）皮疹，可有程度不一的瘙痒，有的伴有发热以及流感样症状。皮疹常最早出现于手掌、足底及头颈部，然后扩散到其他部位。从细小皮疹、斑丘疹发展至全身性皮疹。严重者皮疹遍及全身，呈进行性，更严重可融合成片，发展为表皮松解伴有水疱形成，而后表皮剥脱。

（2）腹泻、腹痛、恶心、呕吐；大便多为黄绿色水样便。

（3）黄疸，肝酶增高。

表 6 – 10　急性 GVHD 症状分级

级别	皮肤（体表面积%）	肝脏胆红素（μmol/L）	肠道腹泻量（ml/d）
0	无皮疹	<34	<500
+	斑丘疹 <25	34～51	500～1000 或持续恶心，有 GVHD 组织学证据
++	斑丘疹 25～50	51～102	1000～1500
+++	全身性红皮病	102～255	>1500
++++	全身性红皮疹、水疱	>255	>2000 或有腹痛伴和（或）表皮剥脱不伴肠梗阻

注：也有将肠道分级按腹泻量定为　+：>30ml/kg 体重；++：>60ml/kg 体重；+++：>90ml/kg 体重；++++：严重腹部症状伴或不伴肠梗阻。

表 6-11　急性 GVHD 临床分级

级别	皮疹	肠道损害	肝脏损害	活动能力
I	+ ~ + +	无	无	无下降
II	+ + +	+	或 + + （或两者均有）	受限
III	不考虑	+ + ~ + + + +	+ + ~ + + + （或两者均有）	明显下降
IV	+ + + +	+ + ~ + + + +	+ + ~ + + + + + （或两者均有）极度降低

注：如果患者器官受损较轻，但活动能力极度低下，也应包括在IV级。

2. 实验室检查

（1）皮肤活检　基底细胞空泡形成，表皮细胞单个细胞坏死，周围偶有淋巴细胞存在，更明显的损伤导致皮肤大片坏死及表皮剥脱，皮肤基底层角质细胞发生卫星细胞坏死，导致表皮上部分与表皮基底与真皮的分离。

（2）肠镜检查　黏膜及黏膜下层不同程度水肿，黏膜层脱落，病损主要位于盲肠、回肠以及直肠，但也可累及胃、十二指肠以及直肠。组织学检查示隐窝细胞坏死。

【治疗原则】

1. 急性 GVHD 的预防重于治疗。

2. 预防 GVHD 包括尽量选用合适的供者、优化预处理方案、移植物体内或体外 T 细胞的去除及移植后免疫抑制剂的应用。

3. 预防治疗后仍出现 aGVHD 时酌情调整及加用免疫抑制剂。

（二）慢性移植物抗宿主病

【诊断标准】

慢性 GVHD 通常结合病史及临床表现即可确诊。

【临床表现】

（1）皮肤　色素沉着、干燥、红斑、硬皮病、指（趾）甲营养不良、脱毛。

（2）口腔　扁平苔藓样变、口腔干燥。

（3）眼部　干燥综合征、角膜炎。

（4）肝脏　黄疸。

（5）肺脏　阻塞性（限制性）肺部疾病。

（6）阴道　干燥综合征、萎缩。

（7）营养　蛋白和热量缺乏。

（8）关节挛缩　致残。

根据受累的器官及严重程度可分为局限性及广泛性 GVHD。

局限性 cGVHD：皮肤局部病变和（或）cGVHD 引起的肝功能障碍。

广泛性 cGVHD：全身皮肤受累或皮肤局部病变和（或）cGVHD 引起的肝功能障碍合并：①肝活检有慢性进行性炎症、桥联性坏死、硬化；②眼部受累（Schirmer 试验阳性；③小唾液腺或口腔黏膜受累；④其他任何靶器官受累。

【治疗原则】

1. 广泛性 cGVHD 无自发改善的可能，治疗宜早不宜迟。

2. 联用免疫抑制剂早期治疗可以改善 GVHD 无病生存率，其中最有效联合用药是

CSA + 泼尼松。

3. 有效地预防 aGVHD，尽量减少 aGVHD 的发生及减低 aGVHD，是最有效的 cGVHD 的预防方法。

4. 对 cGVHD 患者应加强支持治疗。

（秦茂权）

二、间质性肺炎

间质性肺炎（IP）是造血干细胞移植后的一种严重并发症。异基因造血干细胞移植后 IP 发生率为 10% ~ 40%，是移植相关死亡的主要原因之一。异基因造血干细胞移植后 IP 在移植后 7 ~ 10 周发生，IP 可分为感染性与原发性两组。感染性 IP 最常见的原因是巨细胞病毒（CMV）引起，其他少见的致病原包括呼吸道合胞病毒、流感病毒、副流感病毒、腺病毒、人类疱疹病毒或卡氏肺囊虫。原发性 IP 的主要致病因素包括原发病的反复强烈联合化疗、移植预处理放化疗、移植后免疫抑制治疗等对肺组织的毒性损伤。

【诊断标准】

根据病史有发生 IP 的基础疾病，结合典型的临床表现，临床诊断 IP 初步可以成立。如要明确病因则需病原学检查及相应的组织学证据。

1. 临床表现

主要临床症状为发热，早期无咳嗽或干咳，逐步发展为胸闷、憋气、呼吸急促，进而出现进行性呼吸困难、发绀，双肺听诊常无干、湿性啰音或可闻及少许干啰音。

2. 实验室检查

（1）肺影像学主要表现为两肺间质性改变，即肺浸润区磨玻璃样不透光改变。

（2）血气分析示血氧分压和动脉血氧饱和度降低。

（3）肺功能检查呈限制性通气功能障碍或弥散功能低下。

（4）肺活检示肺间质水肿伴不同程度的纤维化，以淋巴细胞为主的炎性细胞浸润，肺泡内纤维蛋白渗出，由 CMV 或卡氏肺囊虫引起的 IP 还可见到 CMV 包涵体和卡氏肺囊虫。

【治疗原则】

1. 病因治疗

（1）CMV 性 IP 的治疗　更昔洛韦 $5mg/(kg \cdot 次)$ 静脉注射，12 小时一次和（或）膦甲酸钠 $90 ~ 180mg/(kg \cdot d)$，联合静脉丙种球蛋白 $400g/(kg \cdot d)$。

（2）卡氏肺囊虫引起的 IP　复方新诺明口服或静脉滴注。

（3）原发性 IP　激素治疗。

2. 吸氧

对症治疗，必要时机械通气。

3. 对症治疗

保持酸碱平衡，纠正电解质紊乱，营养支持等对症治疗。

（王　彬）

三、出血性膀胱炎

出血性膀胱炎（HC）是造血干细胞移植后常见的一种并发症，严重的 HC 可造成移植失败，甚至危及生命，较明确的相关危险因素包括预处理方案、病毒感染和移植物抗宿主病。根据 HC 发生的时间不同分为急性及迟发型两类。预处理 1 月内发生者为急性型，1 月后发生者为迟发型。

【诊断标准】

1. 临床表现

（1）可从轻微血尿、尿频、尿急、尿痛到无法控制的大量血尿、尿路阻塞，甚至急性肾衰竭。

（2）多数患者无明显体征，偶有膀胱区压痛。

（3）根据血尿程度分为 5 级。

0 级：无膀胱出血或刺激症状。

Ⅰ级：镜下血尿，伴尿频、排尿困难。

Ⅱ级：肉眼血尿。

Ⅲ级：肉眼血尿并有小血块。

Ⅳ级：伴有大血块、需要仪器清除的肉眼血尿或导致尿路梗阻的肉眼血尿。

2. 实验室检查

（1）尿常规　可见大量红细胞。

（2）中段尿培养　无细菌、真菌生长。

（3）膀胱镜检查　毛细血管扩张，膀胱黏膜严重水肿，溃疡、出血和局灶性坏死，非典型的纤维增生也是出血性膀胱炎的特征之一。

（4）膀胱黏膜活检　黏膜间质水肿、出血、分叶核细胞浸润、上皮脱落和平滑肌坏死。

【治疗原则】

1. 对于造血干细胞移植并发的 HC，应预防为主，包括水化、碱化、利尿及应用美司纳解救治疗。

2. 考虑病毒相关的 HC 应及时抗病毒治疗。

3. 已有出血表现的 HC 患者应尽早进行水化，及时输注血小板，维持血小板在 $50 \times 10^9/L$ 以上。

4. 血尿持续，血块增加或出现大血块，伴有严重的疼痛、尿量减少，除外其他原因所致的血尿，应及时进行导尿，留置三腔导尿管，开始持续膀胱内灌注。

（朱光华）

四、肝静脉闭塞病

肝静脉闭塞病（HVOD）是造血干细胞移植后一种非常严重的肝脏并发症，是药物治疗相关毒性的一种表现，以肝内小静脉纤维性闭塞为主要病理改变。移植后 HVOD

发生率为1%~54%，死亡率为3%~67%。临床表现为肝大和（或）右上腹疼痛、黄疸和体液潴留。

【诊断标准】

1. 临床表现

造血干细胞移植术后最初 20 天内出现以下两项以上的表现，除外其他疾病，可诊断。根据病情发展分为急性、亚急性和慢性（表 6-12）。

（1）黄疸（胆红素 >2.0mg/dl）。

（2）右上腹肝大或肝区疼痛。

（3）腹腔积液和（或）不能解释的体重增加 >5%。

2. 实验室检查

（1）肝组织活检及肝静脉压测量是最精准、有价值的检查，但临床很难做到。肝活检可见肝小静脉同心圆样静脉腔狭窄；肝静脉压测量可见肝静脉压力梯度（HVPGS）大于 10mmHg。

（2）超声检查　可发现腹腔积液、肝大，晚期可见肝静脉狭窄和门静脉血流改变。

（3）凝血改变　部分患者预处理前蛋白 C 及因子Ⅶ水平降低，在预处理后 ATⅢ、蛋白 C 及因子Ⅶ持续下降，蛋白 C 水平降低，纤维蛋白原水平升高。

表 6-12　HVOD 分型标准

型别	标　　准
急性	突发腹痛伴肝大，腹腔积液，可有恶心、呕吐、发热，常因肝细胞功能衰竭合并感染死亡
亚急性	腹腔积液和肝脏肿大逐渐发生，此型患者可完全恢复或转化为慢性
慢性	表现为非门静脉性肝硬化，常因食管静脉曲张破裂出血死亡

【治疗原则】

1. 对已形成的 HVOD 尚无一种安全且疗效确切的治疗方案。

2. 其治疗的关键在是及早发现，及时治疗，重在预防。

（1）肝素　是预防 HVOD 药物中最常用药物，剂量为 100IU/（kg·d），皮下注射，每日 1 次。

（2）前列腺素 E　是一种血管舒张药，能抑制血小板聚集及激活血栓溶解，扩张血管，改善肝小静脉及血窦的血流，剂量为 5~10μg/d，静脉滴注或入壶，每日一次。

（3）熊去氧胆酸，剂量为 5~7mg/（kg·d），分次口服。

（4）去纤苷，剂量为 6.25mg/（kg·次），每 6 小时一次，疗程 10~14 天。

（5）选择合适的预处理方案。

（王　凯）

第七节　穿刺操作

一、骨髓穿刺术

【适应证】

1. 抽取骨髓液，进行骨髓细胞形态学、组织化学染色、免疫表型、染色体分析、微小残留病监测和造血细胞培养等，用于各种血液系统疾病的诊断及疗效观察，如各型白血病、再生障碍性贫血等。

2. 用于了解某些恶性肿瘤是否存在骨髓转移，如恶性淋巴瘤、神经母细胞瘤等。

3. 用于病原微生物的检测：①骨髓液细菌或真菌培养协助败血症的诊断和病原菌的确定；②某些传染病或寄生虫的病原体确定，如疟疾、黑热病等；③原位 PCR 的方法检测一些病毒。

4. 协助诊断单核 – 吞噬细胞系统贮积病，如戈谢病、尼曼 – 匹克病等。

5. 采集骨髓液供骨髓移植之用。

6. 紧急情况下作为液体输注途径。

【禁忌证】

1. 无绝对禁忌证。

2. 相对禁忌证

（1）先天性凝血因子缺乏、DIC 或其他出血性疾病活动性出血时。

（2）伴显著出血倾向时。

（3）穿刺部位皮肤、皮下组织感染。

【操作前准备】

1. 患儿准备

（1）了解患儿出血情况，向患儿和（或）委托人交代骨髓穿刺的目的、可能出现的意外情况及常见并发症，签署知情同意书。

（2）确认患儿姓名，安抚患儿，消除紧张情绪。

（3）将患儿送到经过消毒的治疗室。

（4）术前测量血压、脉搏。

2. 器械准备

（1）器械车铺台　上置无菌钳、2% 碘酊、75% 乙醇（或安尔碘）、2% 利多卡因、注射器、棉签和胶布等。

（2）准备好并检查一次性骨穿包外观，审核消毒日期。

（3）载玻片 6~8 张，推玻片 1 张，按需要准备细菌培养瓶、酒精灯和火柴等。

【操作方法】

1. 胸骨穿刺术

（1）体位　采取仰卧位，让患儿（或由助手固定患儿）仰卧位于硬板床上，两臂束于身旁，肩背部可稍垫高；充分暴露术野，便于穿刺。

（2）穿刺点选择　胸骨中线、胸骨角（相当于第 2 肋骨或第 2 肋间的平面）上下各 1～1.5cm 平坦处。

（3）操作方法

①助手打开骨穿包置于器械车上。

②遵循消毒原则洗手，戴帽子、口罩及无菌手套，术者检查骨穿包内器械后，常规消毒皮肤 3 次，消毒顺序为从中心向外周，消毒范围 10～15cm，末一次消毒范围应小于前 2 次。选择与年龄及体型相符的穿刺针（多使用 5ml 或 10ml 注射器），检查穿刺针是否通畅和针尖力度。

③铺消毒洞巾，可用无菌钳或胶带将消毒洞巾上方固定于患儿皮肤。

④非主力手（一般为左手）拇、示指插入第 2 肋间的胸骨两侧固定皮肤，主力手（一般为右手）取 5ml 或 10ml 注射器，手腕部固定在患儿胸前，针头斜面朝向髓腔，针尖朝向患儿头部，与胸骨成 45°～60°角，沿中线刺入，刺入时稍做旋转动作。在距胸骨骨膜下 0.5～1cm 处常有空松感。

⑤吸取骨髓，此时患儿常感到疼痛，抽取骨髓的量决定于骨穿目的不同而不同，如涂片可取 0.1～0.2ml，如培养则取 1～3ml。

⑥如单纯涂片，抽得骨髓后随即将注射器与针头同时拔出；如尚需做骨髓细菌培养或其他检查（如免疫分型、染色体等），则先抽吸 0.1～0.2ml 涂片（针头保留不拔出），然后第二次再抽 1～3ml 后，再将注射器与针头同时拔出。助手立即用无菌消毒纱布盖好针孔，压迫止血，贴好胶布。

⑦术者迅速将骨髓液滴于玻片一端，并推制涂片 3～8 张（初诊者至少需要 5 张），若需抽取较多骨髓，则由助手推制涂片，以免骨髓液凝固。

2. 髂前上棘穿刺术

（1）体位　适用于年长儿。采取仰卧位：让患儿（或由助手固定患儿）仰卧位于硬板床上，充分暴露术野（髂前上棘最突出部位），便于穿刺。

（2）穿刺点选择　髂前上棘最突出部位。

（3）操作方法

①助手打开骨穿包置于器械车上。

②消毒过程同胸骨穿刺术。选择与年龄及体型相符的穿刺针（多使用 10ml 注射器或骨穿针），检查穿刺针是否通畅和针尖力度。使用骨穿针时需根据患者体型调节穿刺针长度。

③铺消毒洞巾并固定。

④ 2% 利多卡因 2ml 局部麻醉，先在穿刺点打一皮丘，从皮肤、皮下直伸至骨膜，边进针边推药（婴幼儿可不必局部麻醉）。

⑤用左手示指顶住髂前上棘，中指、拇指固定髂骨，右手持针在髂前上棘最突出部位（髂前上棘后 1～2cm 处下方）呈水平刺入，其深度视皮下组织及髂骨厚度而定。髂嵴骨质较厚，穿刺时需稍用力。

⑥吸取骨髓同胸骨穿刺术。

⑦抽得骨髓后随即将注射器与针头同时拔出，助手立即用无菌消毒纱布盖好针孔，压迫止血，贴好胶布。

⑧迅速推制涂片同胸骨穿刺术。

3. 髂后上棘穿刺术

（1）体位　采取俯卧或侧卧双腿屈曲位：让患儿（或由助手固定患儿）俯卧或侧卧双腿屈曲位于硬板床上，充分暴露术野，便于穿刺。

（2）穿刺点选择　髂骨翼与第5腰椎间圆钝或三角形骨突起部位。

（3）操作方法

①助手打开骨穿包置于器械车上。

②消毒过程同胸骨穿刺术。选择与年龄及体型相符的穿刺针（多使用10ml注射器或骨穿针），检查穿刺针是否通畅和针尖力度。使用骨穿针时需根据患者体型调节穿刺针长度。

③铺消毒洞巾并固定。

④2%利多卡因局部麻醉过程同髂前上棘穿刺术。

⑤左手固定皮肤，右手持穿刺针垂直刺入髂后上棘，深度为1～1.5cm（个别体胖患儿可达2cm），穿刺针与骨面垂直稍向外侧倾斜旋转，进针突感阻力消失，针头固定不动即进入髓腔，迅速吸取骨髓做涂片。髂骨骨髓腔大，含骨髓较多，附近又无重要器官，穿刺十分安全，且不易引起患儿恐惧、紧张，由于髂后上棘较易刺入，常被临床广泛应用。

⑥吸取骨髓同上。

⑦抽得骨髓后随即将注射器与针头同时拔出，助手立即用无菌消毒纱布盖好针孔，压迫止血，贴好胶布。

⑧迅速推制涂片同胸骨穿刺术。

4. 脊椎棘突穿刺术

（1）体位　侧卧双腿屈曲位，使棘突暴露：让患儿（或由助手固定患儿）侧卧双腿屈曲位，卧于硬板床上，充分暴露术野，便于穿刺。

（2）穿刺点选择　通常取第3～4腰椎棘突（腰1～4均可）。

（3）操作方法

①助手打开骨穿包置于器械车上。

②消毒过程同胸骨穿刺术。选择与年龄及体型相符的穿刺针（多使用5ml或10ml注射器），检查穿刺针是否通畅和针尖力度。

③铺消毒洞巾并固定。

④术者左手固定皮肤，右手持5ml或10ml注射器，由棘突的顶点垂直刺入，亦可由棘突侧方与正中线呈45°角刺入骨髓腔抽取骨髓，此时穿刺较为安全，但骨质较坚，髓腔较小，易混血液。

⑤吸取骨髓。

⑥抽得骨髓后随即将注射器与针头同时拔出，助手立即用无菌消毒纱布盖好针孔，压迫止血，贴好胶布。

⑦迅速推制涂片。

5. 胫骨穿刺术

（1）体位　多应用于6个月以下婴儿，让助手固定患儿仰卧位于硬板床上，屈曲外展位，充分暴露胫骨术野，便于穿刺。

（2）穿刺点选择　胫骨前内侧，胫骨粗隆下 1~2cm 的平坦处。

（3）操作方法

①助手打开骨穿包置于器械车上。

②消毒过程同上。选择与年龄及体型相符的穿刺针（多使用 10ml 注射器或骨穿针），检查穿刺针是否通畅和针尖力度。使用骨穿针时需调节穿刺针长度。

③铺消毒洞巾并固定。

④手术者左手固定皮肤，右手持 10ml 注射器或骨穿针，由胫骨粗隆下和胫骨脊内侧各 1~2cm 的平坦处先垂直进针，达骨膜后针头向下使穿刺针与骨干长径成 60°角，针尖向足端倾斜刺入。

⑤吸取骨髓。

⑥抽得骨髓后随即将注射器与针头同时拔出，助手立即用无菌消毒纱布盖好针孔，压迫止血，贴好胶布。

⑦迅速推制涂片。

【注意事项】

1. 术前准备工作一定要妥善。严格掌握骨穿刺的适应证和禁忌证。

2. 穿刺前应向患儿说明目的，并安慰患儿以减少其恐惧心情，争取合作，对年幼儿要动作迅速，操作熟练，尽量缩短全过程。躁动不安、不能配合检查者，则可镇静后进行。

3. 严格执行无菌操作，以免发生骨髓炎。

4. 胸骨部位表浅，骨质较薄，邻近心脏及大血管，穿刺时切勿用力过猛，必须稳缓，以防穿透胸骨壁，发生严重出血。适于较大儿童，3 岁以下儿童因不合作有一定危险性，应酌情应用。

5. 髂嵴骨质较厚，穿刺时需稍用力。用注射器抽取骨髓液时，不能用力过猛，以免负压过大使血窦破裂，导致骨髓液稀释。涂片、培养均需进行时，则先抽取骨髓量 0.1~0.2ml 推片，然后再继续抽出骨髓量 1~3ml 做培养。

6. 有出血倾向的血液病患儿，穿刺部位应延长消毒敷料局部按压时间，直至不出血为止。

7. 推制涂片要求　玻璃片必须干净，不能有油（如手指上皮脂）或用酒精涂擦。推片边缘要光滑整齐。推制血片时，动作要迅速力均而薄，室内温度不能太高，以防血膜溶血及细胞破碎、皱缩。如骨髓混有外周血液，可将骨髓液全部推制玻片上，再将血液吸回注射器，将残留在玻片上的骨髓颗粒制成涂片。

（马　洁）

二、三向瓣膜式 PICC 操作规程

【适应证】

（1）有缺乏外周静脉通道的倾向。

（2）需要注射刺激性药物，如化疗药；输注高渗性和黏稠性液体，如 TPN。

（3）需要反复输血或血制品。

（4）需要长期静脉治疗。

（5）危重患者抢救时。

【禁忌证】

无绝对禁忌证，但出现下列情况时应谨慎抉择。

（1）插管途径有感染、外伤。

（2）深静脉血栓治愈病史。

（3）上肢水肿，活动受限。

（4）有严重的出血倾向。

（5）在上肢或胸部曾接受过放射治疗。

（6）上腔静脉压迫综合征。

（7）插管部位不能完成穿刺或固定。

【操作方法】

1. 做前需做的检查

（1）血常规检查。

（2）凝血五项。

2. 导管的选择

根据患儿血管情况和治疗需要选择合适的型号。

3. 术前护理

（1）了解该患儿的治疗方案、疗程及术前检查的结果，对穿刺部位的静脉及全身情况做整体评估。

（2）术前同主管医生一起与家长进行交谈，并签署知情同意书。

（3）向患儿及家属解释操作的目的及过程，取得理解与配合。

4. 用物、环境及患儿准备

（1）用物　PICC 穿刺包（大单、一次性治疗巾、孔巾、隔离衣、防水垫巾、直剪、纱布、大棉球、弯盘、无菌透明敷料、胶布、无菌无粉手套 2 副、止血带、尺子、防水垫中）、100ml 0.9% 氯化钠注射液 1 袋、10ml 注射器 3 支、1ml 注射器 1 支、PICC 导管、弹力绷带（根据需要）、皮肤消毒剂、手消毒剂、利器桶、输液接头、2% 利多卡因 1 支、超声机、耦合剂、记号笔、导针器。

（2）环境　消毒隔离符合感染控制要求；安全、安静、清洁；必要时屏风遮挡，无关人员回避。

（3）患儿准备　穿刺侧上臂使用肥皂液进行皮肤清洁；询问患儿是否需要排尿。核对医嘱，检查知情同意书项目是否填齐；应用两种以上方式核对患儿信息。

5. 穿刺步骤

（1）洗手，戴口罩、圆帽。

（2）检查用物。

（3）患儿安置在治疗床上，平卧，手臂外展呈 45°~90°。

（4）选择合适的静脉

使用超声引导系统评估上臂血管，选择预穿刺静脉。

（5）测量定位

①手消毒，打开 PICC 穿刺包，以无菌方式取出防水垫巾。

②测量导管置入长度　从预穿刺点开始，至右胸锁关节，再向下返折至第 3 肋间。

③臂围　年长儿为肘横纹上 10cm，婴幼儿自肘横纹至肩峰连线的中点测量双侧臂围。

④手消毒，记录测量数值。

（6）建立无菌区

①皮肤穿刺点消毒　操作者戴第一副无菌手套。以穿刺点为中心消毒整臂，75% 乙醇消毒 3 遍（第 1 遍顺时针，第 2 遍逆时针，第 3 遍顺时针），待干后，用 2% 葡萄糖酸氯己定乙醇消毒剂消毒 3 遍（方法同 75% 乙醇，消毒范围小于乙醇消毒范围），待干。

②助手协助提起患儿手臂，操作者将第一块无菌治疗巾垫于术肢下，放置无菌止血带。

③术者脱手套，手消毒，穿无菌隔离衣，戴第二副无菌手套。铺无菌大单及孔巾，覆盖术肢，暴露穿刺点，保证无菌屏障最大化。

④助手协助将 PICC 导管、输液接头、无菌纱布、10ml 注射器 3 支、1ml 注射器、导针器以无菌方式放于无菌区内。助手协助抽取生理盐水和利多卡因。

（7）实施静脉置管

①准备探头：助手在超声探头上涂抹适量耦合剂，并协助罩上无菌保护套，使用无菌皮筋固定保护套，在预穿刺点皮肤上涂抹一层无菌耦合剂。

②穿刺 a. 选择与血管深度符合的导针架安装在探头上，系止血带，将穿刺针放入导针架，针尖斜面朝向探头；b. 将探头垂直预穿刺血管上，贴紧皮肤，边看屏幕边缓慢穿刺，观察针鞘中的回血，见回血后固定穿刺针，使针与导针架缓慢分离，降低穿刺针角度，将导丝沿穿刺针送入血管 10~15cm 左右，松止血带，在穿刺点下放置无菌纱布；c. 将穿刺针缓慢回撤，只留下导丝在血管中。

③在距离穿刺点 0.5cm 区域予以皮下注射利多卡因 0.1ml，进行局部麻醉。预冲导管，用 20ml 生理盐水预冲导管、连接器和输液接头，润滑亲水性导丝，检查导管的完整性。

④扩皮　左手绷紧穿刺点附近皮肤，右手应用扩皮刀在穿刺点沿导丝向外上扩皮。

⑤将插管鞘轻柔的送进血管内，导丝外露 10~15cm。左手按压插管鞘尖端处静脉，右手同时撤出插管鞘针芯和导丝。自插管鞘缓慢轻柔地置入 PICC，至腋静脉时，患儿向静脉穿刺侧偏头以防止导管误入颈静脉。插管至预定深度后，头恢复原位。退出插管鞘使其离开穿刺部位，撕开插管鞘。将导管与导丝的金属柄分离，左手轻压穿刺点固定导管，右手平行缓慢撤出支撑导丝。

⑥按预计长度修剪导管，导管保留体外 5cm，用无菌剪子剪断导管，注意不能剪出

斜面或毛茬。将减压套筒套到导管上，再将导管连接器接到连接器翼形部分的金属柄上，注意一定要推进到底，导管不能起褶。将翼形部分的倒钩和减压套筒上的沟槽对齐，锁定两部分。

（8）连接无针输液接头，抽取回血（回血只能到透明软管部分）再次确认穿刺成功，然后用 10ml 生理盐水脉冲式冲管，正压封管。

（9）清理穿刺点　移去孔巾，清洁穿刺点周围皮肤，待干。

（10）固定导管，覆盖无菌敷料。

①将体外导管呈"S"或"L"形弯曲，穿刺点可覆盖 2cm×2cm 小纱布或无菌止血敷料，无张力粘贴无菌透明敷料。

②取第一条无菌胶带蝶形交叉固定导管，取第二条无菌胶带固定蝶形交叉。助手在透明敷料标签纸上注明 PICC、穿刺日期和操作者姓名，固定于透明敷料边缘。

（11）整理用物，垃圾分类，脱手套及隔离衣，手消毒。

（12）再次查对，妥善安置患儿，向患儿及家长交代注意事项。

（13）X 线检查　拍片确定导管尖端位置，记录检查结果。

（14）PICC 穿刺后记录　记录导管名称、型号、置入长度、穿刺的静脉名称、穿刺过程、胸 X 线显示的导管位置、臂围和穿刺者签名。将导管出厂条形码贴在知情同意书上。

6. 穿刺后的护理

（1）置管后要密切观察置管处有无渗血、肿胀。第一个 24 小时必须换药。伤口愈合良好无感染、渗血时，可每 7 天维护一次。如伤口贴膜松动、潮湿时，随时更换。

（2）嘱患儿在穿刺后第 1 天减少肢体的活动。以后每日坚持穿刺侧手臂进行握拳、松拳、旋腕、轻拍上臂等功能锻炼，活动不方便的患者可使用温热水泡手及浴足，增加血液循环。如发现上臂肿胀，应抬高患肢，及时治疗。

（3）告知患儿术侧肢体不能剧烈活动、提重物，但日常活动不受影响。

（4）沐浴前用清洁保鲜薄膜包裹穿刺点上下至少 10cm，上下边缘用胶布紧贴，以防浸湿局部，洗澡后尽快用干毛巾擦干局部，如有潮湿及时更换。

7. PICC 更换敷料

（1）洗手、戴口罩，查对维护记录单。查对各项无菌物品完整性及有效期。

（2）核对姓名，查看 PICC 维护手册。向患儿及家长解释操作目的，以取得合作。

（3）使用皮尺测量臂围。

（4）打开 PICC 换药包，取出垫巾，在穿刺肢体下铺垫巾。

（5）揭开固定输液接头的胶布，用 75% 乙醇棉签去除皮肤及导管上的胶迹。

（6）更换输液接头

①洗手或手消毒，戴清洁手套。

②打开输液接头包装备用，取出预冲注射器，释放阻力，取下保护帽，安装输液接头，排气，备用。

③左手提起无菌纱布覆盖的导管，卸下旧接头，撕开酒精片外包装或"口"状；用乙醇棉片消毒导管口横截面及外壁（全方面用力擦拭 15 秒）；连接新接头。

（7）冲洗导管

抽回血（回血不可抽至接头或注射器）；使用预冲注射器或 10ml 以上注射器脉冲方法冲洗导管；实行正压封管。

（8）更换透明敷料

①去除透明敷料外胶带；用拇指轻压穿刺点，沿四周 0°角平拉透明敷料；固定导管，自下而上 180°角去除原有透明敷料。

②评估穿刺点及周围皮肤有无红肿、渗血、渗液，体外导管长度有无变化。

③取乙醇棉棒浸润思乐扣背胶，卸除思乐扣。

④脱手套，手消毒，将思乐扣投放到无菌区内。

⑤戴无菌手套，左手持无菌纱布覆盖在输液接头上，提起导管，右手持乙醇棉棒一根，避开穿刺点直径 1 cm 处，顺时针去脂、消毒，取第二根乙醇棉棒避开穿刺点直径 1 cm 处，逆时针去脂、消毒，取第三根乙醇棉棒，消毒方法同第一根；取第一根氯已定或碘伏棉棒以穿刺点为中心顺时针消毒皮肤及导管，左手翻转导管，取第二根棉棒逆时针消毒皮肤及导管，左手再翻转导管，取第三根棉棒顺时针消毒皮肤及导管至导管连接器翼形部分，消毒范围大于透明敷料面积，充分待干。

⑥调整导管位置，安装思乐扣。

⑦无张力放置透明敷料：透明敷料以穿刺点为中心，下缘对齐思乐扣下缘，放置后先"塑形"，然后按压整片透明敷料，边压边去除纸质边框；取第一条无菌胶带蝶形交叉固定思乐扣下缘导管；固定第二条无菌胶带。

⑧胶带上标注导管类型及换药日期、操作者姓名，贴于透明敷料下缘。

（9）整理用物，脱无菌手套。

（10）填写 PICC 维护手册；交待注意事项。

（11）洗手。填写 PICC 维护记录单。

【注意事项】

1. 使用 PICC 导管推注药物应选取 10ml 以上注射器。

2. 输液结束后，使用预充注射器或 10ml 以上注射器抽吸生理盐水脉冲式冲洗管腔，最后正压封管。

3. 输注血制品后用生理盐水脉冲式冲管，并更换接头。

【并发症及处理】

1. 不完全堵塞

表现为输液速度减慢，但仍可滴入液体。

（1）洗手、戴口罩。

（2）遵循无菌技术操作原则取下输液接头。

（3）用生理盐水脉冲方式冲管。如脉冲冲管无法解决，可使用与 PICC 装置管腔容积相同的 5000U/mol 的尿激酶，注入导管，保留 20 ~ 60 分钟，回抽血液 4 ~ 5ml 弃去，然后立即用 10ml 以上生理盐水脉冲冲管。

2. 完全堵塞

（1）利用负压技术将稀释的尿激酶 5000U/ml 注入 PICC 管腔内，停留 20～60 分钟后用注射器回抽，有血液抽出即表明溶栓成功。

（2）无血液抽出可重复上述操作，使尿激酶在导管内停留一定时间，直至有血液抽出。

（3）导管通畅后，回抽 4～5ml 血液以确保抽回所有药物和凝块。

（4）用 10ml 以上生理盐水脉冲冲洗导管。

（吴心怡）

第七章　泌尿系统疾病

第一节　急性链球菌感染后肾小球肾炎

急性链球菌感染后肾小球肾炎（APSGN）主要累及儿童及青少年，是较常见的儿童肾脏疾病。临床上表现为急性起病，以血尿、蛋白尿、水肿、高血压和肾小球滤过率下降为特点。

【诊断标准】

1. 临床表现

轻者仅表现为镜下血尿；重者呈急进性过程，短期内出现肾衰竭等并发症。

（1）前驱感染　发病前 1～3 周常有链球菌所致的急性感染。

（2）典型表现　急性起病，表现为水肿、血尿、高血压及程度不等的肾功能受累。水肿为非可凹性，一般仅累及眼睑及颜面，偶有重者遍及全身。50%～70% 患者有肉眼血尿，持续 1～2 周转镜下血尿。蛋白尿程度不等，多为轻到中度。30%～80% 有血压增高，主要因水钠潴留而致，一般属轻～中度增高。可有全身性症状（如乏力、头痛、腹痛和恶心不适等）。

（3）急性期并发症

①循环充血状态　水钠潴留、血容量增加可致严重循环充血。表现为气急、心率快、心尖部收缩期杂音、不能平卧、颈静脉怒张、两肺湿啰音、奔马律及肝大压痛。

②高血压脑病　指血压（尤其是舒张压）急剧增高时伴发神经系统症状（头痛、呕吐甚至惊厥）。本症起病较急，剧烈头痛，频繁恶心、呕吐，继之有视力障碍、嗜睡或烦躁，不及时处理则可发生阵发惊厥，甚至出现脑疝征象。当患儿血压 > 140/90mmHg，伴视力障碍、惊厥、昏迷三项之一者即可诊断。一般不遗留后遗症，个别病例可因脑缺氧过久而留有后遗症。

③急性肾损伤　表现为尿量减少，血肌酐、尿素氮增高，高钾血症、代谢性酸中毒。通常少尿持续 1 周左右，之后尿量增加，病情好转，肾功能也逐渐恢复。

2. 辅助检查

（1）尿常规　尿蛋白（+～<+++），肉眼血尿（多呈茶色）或镜下血尿，可检见红细胞管型和颗粒管型。部分患者可检见少数白细胞和上皮细胞。尿红细胞形态学检查符合肾小球性血尿。

（2）血常规　白细胞总数正常或稍高，部分患者有轻度贫血（正细胞、正色素贫血），部分可有血小板计数偏高，红细胞沉降率中度增快。

（3）血生化检查　多数正常，亦可有高钾血症、低钠血症、低钙血症、高血磷及代谢性酸中毒等表现。临床常见一过性氮质血症，重症少尿患者血尿素氮、肌酐增高。血浆蛋白可因血液稀释而轻度下降，蛋白尿达肾病水平者，血白蛋白下降明显，并可伴一定程度的高脂血症。

（4）抗链球菌溶血素"O"滴度（ASO）　阳性率50%~80%，通常于感染后2~3周时出现，3~5周时滴度最高，50%患者于半年内恢复。

（5）血清补体　急性期补体C3明显降低，其后逐渐恢复，6~8周时多恢复正常。

3. 病理表现

光镜特点：弥漫性毛细血管内增生性肾小球肾炎。电镜检查：除光镜所见增生渗出变化外，能清晰地看到驼峰样、散在的、圆顶状的电子密度沉积物，位于肾小球基膜的上皮侧。免疫荧光检查：急性期沿肾小球毛细血管祥及系膜区有颗粒状的IgG、C3、C1q沉着。

【鉴别诊断】

1. 其他病原体所致的非链球菌感染后肾炎

多数有相应的病原感染的症状，临床表现轻，补体正常或仅轻微下降。

2. IgA肾病

表现多种多样，可以有前驱感染史，但感染和出现肾脏改变间隔期较短，血尿可以反复发作，血补体正常。

3. 狼疮性肾炎

多系统损害，血补体低持续时间长，自身抗体阳性。

【治疗原则】

1. 一般治疗

急性期应卧床休息2~3周，直到肉眼血尿消失、水肿减退、血压下降至正常。记录出入量，低盐（1~2g/d）饮食，氮质血症患儿低蛋白［≤0.5g/（kg·d）］饮食，待尿量增加，氮质血症消除即应恢复正常蛋白供应。尿少且水肿重者应限制液体入量。

2. 针对感染灶治疗

选用敏感抗菌药物，一般选用青霉素或头孢菌素，疗程7~10天。

3. 对症治疗

利尿消肿以及降压治疗。

（1）利尿剂　用于水肿严重、高血容量者。

①呋塞米　1mg/（kg·次），一日2次，口服或静脉注射。用于高容量负荷患者。

②双氢克尿噻　1~2mg/（kg·次），一日2次。用于轻症患者。

（2）降压药　经休息和限盐、限水措施后血压仍高者，应给予降压药物。

①钙拮抗剂　硝苯地平：口服2.5~10mg/次，6~8小时一次。

②氨氯地平　2.5~5mg/次，1次/天。

③卡托普利　0.5mg~3mg/（kg·d），分2~3次口服。

4. 并发症治疗

（1）急性肾损伤　限制液体入量，注意电解质平衡，必要时血液净化。

（2）急性循环充血状态　严格限制水盐摄入，记录出入量，静脉给予强利尿剂呋塞米，上述治疗无效可血液净化，解除容量负荷。由于循环充血状态并非心肌功能减低所致，不建议应用强心剂。

（3）高血压脑病

①积极降血压　以利尿剂为主，联合钙通道阻滞剂等积极降血压。经上述治疗仍

不能控制者，可持续泵入硝普钠，应从小剂量起，不可骤加骤减，建议剂量范围为 $0.5 \sim 8\mu g/(kg \cdot min)$。

②镇静　地西泮 $0.3 \sim 0.5mg/(kg \cdot 次)$，缓慢静脉注射；苯巴比妥钠 $5 \sim 10mg/(kg \cdot 次)$，肌内注射；或者 10% 水合氯醛 $0.5ml/(kg \cdot 次)$，溶于生理盐水 10ml 内灌肠。

③降颅压　对有惊厥的高血压脑病患儿，除给予镇静、降压治疗外，还应给予降颅压的治疗。常用 20% 甘露醇 $1g/(kg \cdot 次)$，静脉滴注 1 小时内进入，必要时每 4 ~ 8 小时重复。

注意：高血压脑病患者应常规进行眼底检查，注意有无视乳头水肿及眼底动脉痉挛，以指导治疗和了解疗效；惊厥患者应予以吸氧、吸痰等抢救措施；地西泮静脉注射时速度宜慢，并需密切监测，以防止发生呼吸抑制。

【急性肾炎临床治愈标准】

（1）临床症状消失。

（2）血压正常。

（3）尿常规检查正常。

（4）肾功能正常。

（5）补体升至正常。

【肾活检指征】

补体持续 8 周不恢复，持续大量蛋白尿和肉眼血尿以及肾功能减退者，应争取尽早肾活检。

（樊剑锋）

第二节　肾病综合征

肾病综合征（NS）是一组由多种原因引起的肾小球滤过膜通透性增加，导致大量血浆蛋白从尿中丢失而引起的一系列病理生理改变的临床综合征，是儿科常见的肾小球疾病，发病率有逐年增多趋势。临床具有四大特点：①大量蛋白尿，尿蛋白 $\geqslant 50mg/(kg \cdot d)$；②低白蛋白血症，血浆白蛋白 $<25g/L$；③高胆固醇血症，血清胆固醇 $>5.7mmol/L$；④不同程度的水肿。

【分型】

1. 病因分型

（1）原发性肾病　病因尚不明确，随着肾活检技术的广泛开展，在有病变的肾脏组织中发现了免疫球蛋白及补体的沉积，因此认为本病的发病与机体的免疫功能紊乱有关。

（2）继发性肾病　指在诊断明确的原发病基础上出现的肾病综合征，包括感染、药物、中毒、全身性疾病和代谢性疾病等。小儿临床上以系统性红斑狼疮、过敏性紫癜和乙肝病毒感染最常见。

（3）先天性肾病　多数在出生或生后 3 个月内发病，有肾病综合征的表现，多数对激素无反应或反应不良，往往在生后 6 个月内因感染、肾衰竭或其他并发症死亡。

文献报道与 $NpHS_1$ ，$NpHS_2$ 等基因突变有关。

2. 临床分型

（1）单纯性肾病 具有肾病的四大特点，以学龄前儿童多见，男性多于女性，对激素治疗多敏感，但易复发。

（2）肾炎性肾病 除具有肾病的四大特点外，还同时具有以下表现之一。①反复或持续高血压：学龄前儿童高于 120/80mmHg，学龄儿童高于 130/90mmHg，除外皮质激素所致；②血尿：离心尿镜检红细胞大于 10 个/HP（2 周内 >3 次）；③氮质血症：血浆尿素氮大于 10.7mmol/L，除外血容量不足引起；④持续低补体血症。

3. 按糖皮质激素治疗反应分型

（1）激素敏感型 激素足量治疗≤4 周尿蛋白转阴者。

（2）激素耐药型 激素治疗 >4 周尿蛋白仍阳性者。

（3）激素依赖型 激素敏感，但减量或停药 2 周内复发，重复 2 次以上者。

4. 病理分型

包括微小病变型（MCNS）、局灶节段性肾小球硬化（FSGS）、膜增殖性肾小球肾炎（MPGN）、系膜增殖性肾小球肾炎（MsPGN）和膜性肾病（MN）。以往认为小儿原发性肾病 80% 病理改变为微小病变型，但随着肾活检技术的开展，国内多家报道系膜增殖性肾炎多于微小病变型。

5. 复发

（1）复发 连续 3 天，晨尿蛋白由阴性转为 3 + 或 4 +，或 24 小时尿蛋白定量≥50mg/kg，或尿蛋白/肌酐≥2.0。

（2）频复发 半年内病情复发≥2 次，一年内≥3 次。

1. 临床表现

不同的临床类型起病年龄有所差异，单纯型以学龄前发病为高峰，肾炎型则以学龄儿童多见。起病可急可缓，病前可有病毒和细菌感染史，各种感染均可使肾病复发。浮肿是肾病最常见的临床表现，多为全身性，首先是眼睑、颜面，以晨起为重，渐波及全身，下肢浮肿为凹陷性，浮肿随体位而变动，严重者可有胸腔积液、腹腔积液和心包积液。男孩可见阴囊、阴茎水肿，尿少、肾炎性肾病患儿可有血尿和高血压，还可表现面色苍白、精神萎靡、乏力、食欲差、腹泻和腹疼等。

2. 实验室检查

（1）尿常规

蛋白定性≥3 +，24 小时尿蛋白定量≥50mg/kg，是主要诊断依据。由于小儿特别是婴幼儿留 24 小时尿较困难，所以目前有提议用测定尿蛋白/尿肌酐比值代替 24 小时尿蛋白测定。此方法简便，留取任意一次尿，以清晨第一次为佳，测定尿蛋白和尿肌酐，尿蛋白/尿肌酐≥2.0 为肾病范围的蛋白尿。肾炎型患儿可见红细胞及管型。

（2）血浆蛋白 血浆总蛋白低于正常，白蛋白下降明显，<2.5g/dl，白蛋白/球蛋白比例倒置，α_2 - 球蛋白增高，γ - 球蛋白下降。

（3）血清胆固醇增高 红细胞沉降率增快。

（4）肾功能 一般正常，但尿量少时有暂时的氮质血症。

（5）血清补体 肾炎型肾病补体降低。

3. 诊断依据

（1）大量蛋白尿　1周内3次尿蛋白定性3+~4+或随机或晨尿尿蛋白/肌酐（mg/mg）≥2.0；24小时尿蛋白定量≥50mg/kg。

（2）低蛋白血症　血浆白蛋白低于25g/L。

（3）高脂血症　血浆胆固醇高于5.7mmol/L。

（4）不同程度的水肿。

以上4项中1和2为诊断的必要条件。

【治疗原则】

1. 一般治疗

（1）休息　除高度水肿、高血压外，一般不需绝对卧床休息。要注意预防感染，避免与水痘、麻疹患者接触。一般不常规使用抗菌药物。

（2）饮食　应给予低盐饮食，高度水肿、高血压者短期内忌盐。蛋白质1.2~1.5g/（kg·d），以优质蛋白为主（如鸡、鱼等），同时应补充足够的钙剂及维生素D和各种微量元素。

（3）对症治疗

①利尿　对高度水肿、尿少、高血压的患儿，可选择性应用利尿剂，口服氢氯噻嗪和螺内酯1~2mg/（kg·d）；治疗无效时，可用呋塞米1~2mg/（kg·次），用于低分子右旋糖酐和血浆白蛋白静脉滴注后，效果更佳。用药期间注意不良反应。

②白蛋白　可提高胶体渗透压，起到利尿消肿的作用。多用于血浆白蛋白<1g/dl、高度水肿、利尿剂效果不佳者，剂量0.5~1g/（kg·次）。

③低分子右旋糖酐　5ml/（kg·d），静脉输注，改善低血容量，降低血液黏滞性，起到利尿消肿作用。

④输注血浆、人血丙球蛋白等，用于反复感染的患儿。

2. 激素治疗

糖皮质激素是诱导肾病缓解的首选药。由于激素有使感染扩散、血压升高等诸多不良反应，故用药前应做一些准备工作，如控制感染、稳定血压、完成各项化验检查、控制高凝状态，完成PPD后，对阳性者，加用抗结核治疗。

（1）诱导缓解阶段　足量泼尼松60mg/（m²·d）或2mg/（kg·d），最大剂量60mg/d，先分次口服，尿蛋白转阴后改为每晨顿服，疗程4~6周。

（2）巩固维持阶段　隔日晨顿服1.5mg/kg或40mg/m²（最大剂量60mg/d），共6周，然后逐渐减量。

（3）甲泼尼龙冲击疗法　甲泼尼龙为高效、短作用制剂，有强大的抗炎、抑制免疫、改善肾功能的作用，适用于频复发性肾病，治疗剂量为15~30mg/（kg·次），溶于10%葡萄糖溶液100ml中，1~2小时滴入，每日1次，3次为一个疗程，间隔1~2周可重复第2和第3个疗程，使用时注意其不良反应，监测血压、血清电解质。

（4）拖尾疗法　在间歇疗法后期采用小剂量泼尼松0.25~0.5mg/kg，隔日服用一次，长疗程（至少3个月）维持。适用于频复发或激素依赖者。

3. 免疫抑制剂

适用于激素耐药、频复发、激素依赖以及出现严重激素不良反应的肾病综合征，可降低肾病的复发，延长缓解期，改善患儿对激素的敏感性。根据不同病理类型选择适当的免疫抑制剂。

（1）环磷酰胺　是病理类型为微小病变、临床表现为复发或激素抵抗者的首选免疫抑制剂。口服：$2\sim3mg/(kg\cdot d)$，分次口服8周，总剂量$<180\sim200mg/kg$，疗程约$2\sim3$个月。静脉给药：$0.5g/(m^2\cdot 次)$，溶于10%葡萄糖溶液中，静脉滴注，每月1次，疗程半年；或$8\sim12mg/(kg\cdot d)$，每2周连用2天，疗效优于口服者。

（2）环孢素A　目前认为是激素抵抗、病理类型为FSGS患儿的首选药物。$3\sim5mg/(kg\cdot d)$或$100\sim150mg/(m^2\cdot d)$，口服，疗程$1\sim2$年，监测血药浓度（谷浓度$80\sim120ng/ml$）及肝、肾功能。

（3）霉酚酸酯　$20\sim30mg/(kg\cdot d)$或$800\sim1200mg/m^2$，分2次口服，最大剂量1g，每日2次。疗程$12\sim24$个月，监测血常规和肝功能。

（4）他克莫司（FK506）　$0.1\sim0.15mg/(kg\cdot d)$，维持血药浓度$5\sim10\mu g/L$，疗程$12\sim24$个月。

（5）其他　如利妥昔单抗、咪唑立宾、硫唑嘌呤等。

4. 并发症及处理

（1）感染　选择有效、肾毒性小的抗菌药物，给予足够剂量和足够疗程。

（2）低血容量休克　静脉输注低分子右旋糖酐、生理盐水和等张液，必要时静脉滴注氢化可的松。

（3）急性肾衰竭。

（4）高凝状态和血栓栓塞并发症　高凝状态是肾病综合征常见并发症，肾静脉血栓可引发肾衰竭，应及时给予抗凝治疗。治疗期间监测凝血酶原时间、血浆纤维蛋白原和血小板计数等。抗凝治疗包括以下几种。

①抗凝剂

肝素：$50\sim80U/(kg\cdot d)$，溶于生理盐水或10%葡萄糖溶液100ml，2小时静脉输入，用药期间监测凝血酶原时间。

低分子肝素：$50\sim80U/kg$，皮下注射，不良反应小，现临床已广泛采用。

②纤溶药物

尿激酶：首剂40000U溶于10%葡萄糖溶液（生理盐水100ml）中静脉滴注，以后改为20000U/d维持，期间监测纤维蛋白原。

③血小板解聚剂

潘生丁：$3mg/(kg\cdot d)$，最大量$<150mg/d$，分$2\sim3$次口服。

阿司匹林：$5\sim10mg/(kg\cdot 次)$。

（5）肾小管功能紊乱　及时纠正水、电解质及酸碱失衡，避免使用肾毒性药物。

（6）蛋白质热量不足性营养不良　合理饮食，以含优质蛋白质食物为主，同时注意补充微量元素以及维生素D和钙剂。

（7）内分泌紊乱　包括甲状腺功能低下症、生长障碍和肾性骨病，可检测甲状腺激素、生长激素等，采取相应的治疗。

（刘小荣）

第三节　IgA 肾病

原发性 IgA 肾病，又称 Berger 病，是儿童最常见的原发性肾小球疾病，也是儿童慢性肾脏病（CKD）的常见原因。IgA 肾病的特征表现是肾脏活检免疫病理显示肾小球系膜区以 IgA 为主的免疫复合物沉积。该病多见于年长儿和青年，起病前往往有上呼吸道感染的诱因。

【诊断标准】

1. 临床分型

2016 年中华医学会儿科学分会肾脏学组发表的《原发性 IgA 肾病诊治循证指南（2016）》建议，将我国儿童原发性 IgA 肾病临床表现分为以下 7 种类型。

（1）孤立性血尿型（包括复发性肉眼血尿型和孤立性镜下血尿型）。

（2）孤立性蛋白尿型（24 小时尿蛋白定量 <50mg/kg）。

（3）血尿和蛋白尿型（24 小时尿蛋白定量 <50mg/kg）。

（4）急性肾炎型。

（5）肾病综合征型。

（6）急进性肾炎型。

（7）慢性肾炎型。

2. 病理分型

目前国际上有多种版本的 IgA 肾病病理分级标准：1982 年 Lee 等倡导的五型分级，1997 年 Haas 提出病理学分级、1997 年 WHO 公布的病理分级标准以及 2009 年国际 IgA 肾病协作网和肾脏病理学会工作组提出的 IgA 肾病牛津分类，其中最常用的为 Lee 氏分级和牛津分型（表 7 - 1）。

表 7 - 1　IgA 肾病牛津分类（MEST 评分）

组织学参数	评　分
系膜增生（M）	M_0：肾小球系膜细胞增生 <50%
	M_1：肾小球系膜细胞增生 >50%
内皮细胞增生（E）	E_0：无内皮细胞增生
	E_1：任意肾小球呈现内皮细胞增生
节段性肾小球硬化（S）	S_0：无节段硬化
	S_1：任意肾小球有节段硬化
肾小管萎缩或间质纤维化（T）	T_0：0 ~ 25%
	T_1：25% ~ 50%
	T_2：>50%
新月体形成（C）	C_0：无新月体形成
	C_1：新月体形成 <25%
	C_2：新月体形成 >25%

（1）Lee 分级

Ⅰ级：绝大多数肾小球正常，偶见轻度系膜增宽（节段）伴（不伴）细胞增殖。

Ⅱ级：半数以下肾小球局灶节段性系膜增殖或硬化，罕见小的新月体。

Ⅲ级：轻至中度弥漫性系膜细胞增殖和系膜基质增宽，偶见小新月体和球囊粘连。

Ⅳ级：重度弥漫性系膜细胞增殖和基质硬化，部分或全部肾小球硬化，可见新月体（<45%）。

Ⅴ级：病变性质类似Ⅳ级，但更严重，>45%肾小球伴新月体形成。

（2）牛津分型（MESTC分型）

3. 诊断依据

IgA肾病是免疫病理诊断名称，诊断依赖肾活检。其诊断特点为：光镜下常见弥漫性系膜增生或局灶节段增生性肾小球肾炎，免疫荧光可见肾小球系膜区或伴毛细血管襻仅有IgA或以IgA为主的免疫球蛋白沉积；同时，需排除过敏性紫癜、系统性红斑狼疮、慢性肝病等疾病所致IgA在肾组织沉积者。

【治疗原则】

（1）如有感染，需积极控制感染，清除病灶，注意休息。

（2）以血尿为主要表现的IgA肾病的治疗　多数观点认为孤立性血尿、肾脏病理Ⅰ或Ⅱ级无需特殊治疗，定期随访。

（3）合并蛋白尿时IgA肾病的治疗

①当24小时尿蛋白定量<25mg/kg或肾脏病理Ⅰ或Ⅱ级是否需要药物治疗并未达成一致看法。可以考虑应用血管紧张素转换酶抑制剂和（或）血管紧张素受体拮抗剂，此类药物除降压外，主要还有减轻蛋白尿、保护肾功能和减缓肾损伤进展的作用。

②当24小时尿蛋白定量25～50mg/kg或肾脏病理中度以下系膜增生，建议应用血管紧张素转换酶抑制剂和（或）血管紧张素受体拮抗剂。

③当有肾病水平蛋白尿时或肾脏病理显示中度以上系膜增生，在应用ACEI和（或）ARB基础上，采用长程激素方案治疗。对激素不敏感者需给予免疫抑制剂如环磷酰胺、吗替麦考酚酯、环孢素A等。

（4）对伴有新月体形成的原发性IgA肾病的治疗　当新月体肾炎时，可以考虑使用甲泼尼龙冲击治疗，并联合环磷酰胺冲击治疗6个月，重症还需血浆置换等。

此外，有报道鱼油，抗凝、抗血小板凝集药物以及扁桃体切除均有一定的效果。

【预防】

患者应当避免感染（呼吸道、肠道）及劳累，规律复诊。

（刘小荣）

第四节　血　尿

血尿是泌尿系统疾病常见的症状，表现为肉眼或镜下血尿。正常健康人尿中可有少量红细胞，取10ml清洁新鲜中段尿，离心5分钟，1500转/分，取沉渣镜检，红细胞≥3个/HP可诊断血尿。尿中含血量超过1ml/L，可见肉眼血尿。

泌尿系统各部位的炎症、畸形、结石、外伤及肿瘤等均可引起血尿。

血尿最多见于免疫损伤致肾小球基底膜病变，也可能由于病原菌直接侵犯而产生渗出性炎症；基底膜本身胶原纤维及化学成分结构异常而致血尿见于遗传性肾炎；肾血管扩张、淤血、血栓、结石、肿瘤等直接破坏肾及泌尿道血管而致血尿；全身血液系统疾病因凝血机制障碍致血尿。目前根据尿红细胞形态，血尿分为肾小球性及非肾小球性血尿，肾小球性血尿指尿红细胞来源于肾小球，非肾小球性血尿指血尿来源于肾小球以下泌尿系统。

【诊断标准】

1. 临床表现

（1）血尿定位　初段血尿提示病变在尿道；终末血尿提示病变在膀胱颈部和三角区、后尿道；全程血尿提示病变在肾脏、输尿管或膀胱。

（2）确定是否为真性血尿　假性血尿可见于非泌尿道出血、红色尿（如食饵性红色素、血红蛋白尿、肌红蛋白尿、机体某些代谢产物及药物）。

（3）持续性　持续性镜下血尿多于体检或其他疾病行尿检时发现。

（4）复发性　主要表现肉眼血尿反复发作，每次多持续 2～5 天，两次发作间隔数周至数年不等，发作间期尿常规正常或镜下血尿，也可表现间断镜下血尿，感染或劳累常为诱因。

（5）伴发症状及病史　发病前有（无）前驱感染史；有（无）肾脏病家族史；伴发症状如发热、皮疹、关节肿痛、尿痛、耳聋等；用药史。

2. 体格检查

生长发育状况，有无高血压、水肿、皮疹、腹部包块、肾区叩痛，有无耳聋，生殖器有无包茎。

3. 实验室检查

（1）尿常规　离心尿红细胞≥3 个/HP，3 次以上有病理意义。

（2）Addis 计数　收集清晨 3 小时尿，计算 1 小时尿有形成分排泄率。成人红细胞：男 <3 万个/小时，女 <4 万个/小时，小儿红细胞排出率约为成人 2 倍。

（3）尿红细胞形态　应用离心尿后沉渣用相差显微镜观察，异常红细胞大于80%考虑肾小球性血尿。

（4）尿钙测定　尿钙/尿肌酐 >0.2 时，需进一步测定 24 小时尿钙定量，尿钙 >4mg/(kg·d) 或 0.1mmol/(kg·d)，则应考虑高钙尿症。

（5）中段尿培养＋药敏＋菌落计数。

（6）血常规及相应的血液系统检查。

（7）其他肾性血尿相关化验　ASO、补体、乙肝五项、肾功能、抗核抗体等。

（8）腹部超声　注意检查"胡桃夹"现象。

（9）静脉肾盂造影。

（10）肾活检　适用于肾小球性血尿。

【鉴别诊断】

1. 肾小球性血尿

（1）原发性肾小球疾病　急、慢性肾小球肾炎，肾病综合征，急进性肾炎，IgA 肾病和先天遗传性肾小球疾病等。

（2）继发性肾小球性疾病　系统性红斑狼疮肾炎、过敏性紫癜肾炎、乙型肝炎病毒相关肾炎、溶血尿毒症综合征和肺出血肾炎综合征等。

（3）单纯性血尿。

（4）剧烈运动后一过性血尿。

2. 非肾小球性血尿

（1）泌尿系统感染。

（2）泌尿系结石及特发性高钙尿症。

（3）左肾静脉压迫综合征（胡桃夹现象）。

（4）先天性肾及血管畸形　如多囊肾、膀胱憩室、动－静脉瘘和血管瘤等。

（5）肿瘤、外伤及异物。

（6）药物性血尿　如环磷酰胺、磺胺类、氨基糖苷类抗菌药物。

（7）结核、原虫、螺旋体等感染。

（8）全身疾病引起出血　血小板减少性紫癜、新生儿自然出血和血友病等。

（9）肾球门血管病　指从肾门至肾小球各级血管的异常，主要为畸形或瘘。临床可无任何症状或反复肉眼血尿，确诊需影像学检查证实。

【治疗原则】

确诊后的治疗因原发病而异，单纯性血尿无需治疗，预防及治疗上呼吸道感染较为重要，持续血尿患儿应长期随访。

1. 链球菌感染后肾炎　清除感染灶、对症及治疗并发症。

2. 药物性血尿　停药、保护肾功能。

3. 泌尿系肿瘤、异物等　外科协助治疗。

（陈　植）

第五节　蛋白尿

尿中蛋白含量超过正常范围称为蛋白尿，正常人尿中也有微量蛋白，蛋白尿也可见于某些非肾脏疾病。

蛋白尿的发生主要取决于肾小球对血浆蛋白的滤过及肾小管的再吸收。肾小球滤过蛋白过多，超过肾小管重吸收能力或肾小管功能障碍回吸收能力下降，均可致蛋白尿。肾小球滤过膜的分子筛效应、电荷选择性、蛋白分子构型、血流动力学影响相辅相成，对病理性蛋白尿尤为重要。

【诊断标准】

1. 临床表现

（1）可无临床症状，体检或其他疾病检查时发现。

（2）水肿、尿中泡沫增多。

（3）伴发症状及病史　不同原发病，其临床表现不同。

2. 体格检查

体格检查应注意：生长发育状况，有无高血压、水肿、血尿、皮疹、腹部包块、肾区叩痛，有无耳聋，生殖器有无畸形。

3. 实验室检查

（1）尿常规　尿蛋白定性显示（＋），1周内连续2~3次或尿蛋白2＋，尿比重 >1.015，需进一步检查。

（2）半定量　尿蛋白/尿肌酐≥0.2时应做24小时尿蛋白定量。

（3）24小时尿蛋白定量　>4mg/（m^2·h）或 >150mg/24h，考虑有病理性蛋白尿。≥40mg/（m^2·h），为肾病水平蛋白尿。

（4）直立试验　睡眠前排尿，卧床1小时后排尿弃去，次日清晨起床时留第1次尿，活动2小时再留第2次尿，如第1次尿蛋白阴性，第2次尿蛋白≥1＋，提示直立试验阳性。

（5）脊柱前突试验　睡眠前排尿，卧床1小时后排尿弃去，次日清晨起床时留第一次尿，患儿排尿后靠墙站立，脚跟距墙壁17cm左右，头紧贴墙面并使脊柱前突姿势，保持10~15分钟，1小时后留第2次尿送检，如第一次尿蛋白阴性，第二次蛋白≥2＋为脊柱前突试验阳性。

（6）其他相关化验　ASO、补体、乙肝五项、肾功能和抗核抗体等。

（7）中段尿培养＋药敏＋菌落计数。

（8）腹部B超　同时检查胡桃夹现象。

（9）肾活检　适于肾小球性蛋白尿。

【鉴别诊断】

1. 按蛋白尿来源分类

（1）肾小球性蛋白尿　如原发肾小球疾病、继发肾小球疾病、先天遗传性肾脏疾病。尿蛋白定量 >1g/24h。

（2）肾小管性蛋白尿　如先天性肾小管功能障碍、氨基糖苷类抗菌药物等药物肾损害、系统性疾病（如糖原累积症、半乳糖血症、胱氨酸尿症、多发骨髓瘤等）、肾盂肾炎、间质性肾炎、急性肾小管坏死、肾移植排异反应、高钙尿症、甲状旁腺功能亢进症和膀胱输尿管反流等。尿蛋白定量一般 <1g/24h。

（3）分泌性及组织性蛋白尿　如近端肾小管的刷状缘膜蛋白、远端肾小管的T–H蛋白。见于各种肾脏疾病、感染及系统性疾病以及使用潜在的肾毒性药物等。

（4）溢出性蛋白尿　某些低分子蛋白产生过多，经肾小球滤过超出了肾小管的再吸收能力所致。常见于多发骨髓瘤、白血病。

2. 按临床分类

（1）暂时性蛋白尿　又称功能性蛋白尿，指通过正常肾脏排出的一过性蛋白尿，主要见于新生儿期、急性热病、心力衰竭、剧烈运动和冷水浴后。原发病治愈后几天到几周内恢复正常，不会持续存在。

（2）直立性蛋白尿　又称体位性蛋白尿。主要表现直立体位时出现蛋白尿，卧床后消失，脊柱前突姿势时蛋白尿加剧。临床可表现为间断蛋白尿或固定性蛋白尿。有报道认为直立蛋白尿的出现和胡桃夹现象有一定关系。

（3）无症状持续性蛋白尿　指直立体位及卧位时均出现蛋白尿，一般和体位无关，但直立姿势时蛋白尿加重。既往无肾脏病史，肾功能及影像学检查多正常。尿蛋白通常 <2g/24h。

【治疗原则】

确诊后的治疗因原发病而异，蛋白尿一定加强定期随访。对直立性蛋白尿无需特殊治疗，适当锻炼，预防呼吸道感染，定期随访。对持续性蛋白尿根据尿蛋白量可试用血管紧张素转化酶抑制剂（ACEI），常用药物卡托普利。

（陈　植）

第六节　泌尿系统感染

泌尿系统感染是儿科常见的感染性疾病，指病原体直接侵入尿路，在尿液中生长繁殖，并侵犯尿路黏膜或组织而引起的损伤。严重尿路感染可引起全身感染引发菌血症或败血症而危及生命，反复泌尿系统感染可致感染灶瘢痕形成，尤其是伴有泌尿系统畸形或膀胱输尿管反流的患儿常可造成肾发育障碍、肾瘢痕形成，最终可导致肾功能受损和终末期肾脏病。

【诊断标准】

1. 分类

（1）根据感染的部位将泌尿系统感染分为上尿路感染和下尿路感染，上尿路感染又称肾盂肾炎，下尿路感染包括膀胱炎及尿道炎。

（2）根据有无尿路功能或解剖的异常以及是否存在全身性疾病，泌尿系统感染又可分为复杂性及非复杂性两类。前者是指伴有尿路梗阻、结石、先天性尿路畸形或膀胱输尿管反流等异常以及合并存在肾实质性疾病、糖尿病、全身免疫功能异常的疾病，后者则无上述情况。

（3）根据病程分为急性泌尿系统感染和慢性泌尿系统感染，前者病程在 6 个月内，后者指病程 6 个月以上、病情迁延者。

（4）复发性泌尿系统感染：包括①泌尿系统感染发作 2 次及以上，且均为急性肾盂肾炎；②1 次急性肾盂肾炎且伴有 1 次及以上的下尿路感染；③3 次以上的下尿路感染。

2. 临床表现

症状依年龄及感染累及部位而异。

（1）典型症状　上尿路感染全身症状重、发热、腰痛、脓尿等，下尿路感染尿路刺激症状明显如尿频、尿急、尿痛、排尿不适等，可有尿液浑浊以及肉眼或镜下血尿。

（2）非典型症状　新生儿及婴幼儿症状多不典型，可仅表现为全身感染症状（如发热、拒奶、哭闹不安等）。

3. 辅助检查

（1）清洁中段尿沉渣　白细胞≥5 个/HP，部分患者可有血尿，少量蛋白尿。

（2）尿涂片找菌　清洁新鲜尿涂片平均 >1 个细菌/油镜视野有诊断意义。

（3）尿培养　阳性且计数 >10^5 CFU/ml 可诊断泌尿系统感染，小婴幼儿必要时可直接行清洁导尿或耻骨上膀胱穿刺留取尿进行培养。

（4）B超检查　建议小婴幼儿及伴有发热的泌尿系统感染患儿均进行超声检查，

以了解泌尿系统情况，发现和诊断泌尿系统畸形。

（5）其他检查　对于急性肾盂肾炎、小于 2 岁的泌尿系统感染患儿及复发性泌尿系统感染患者，需做进一步检查，了解肾实质损害情况并诊断是否伴有泌尿系畸形和膀胱输尿管反流等疾病。检查包括肾功能、静脉肾盂造影、核素肾静态扫描和排泄性膀胱尿道造影等。

4. 诊断依据

需依据临床表现同时结合实验室检查结果进行。

（1）中段尿细菌定量培养　菌落计数 $>10^5/ml$。

（2）离心中段尿沉渣　白细胞数 >5 个/HP 或有泌尿系统感染临床症状。

（3）膀胱穿刺　尿培养有细菌生长。

具备上述（1）及（2）两个条件可确诊为泌尿系统感染；如无（2），则应复查尿培养菌落计数，如菌种相同且计数 $>10^5/ml$，仍可确诊为泌尿系统感染；单独具备（3）亦可诊断泌尿系统感染。

由于儿童泌尿系统感染多见于较小年龄婴幼儿，临床症状常不典型，留取尿培养较困难，尿液在膀胱内存留时间短，在检查前已应用抗菌药物等均可影响尿培养的阳性率，临床诊断时需要综合分析判断。

【治疗原则】

1. 一般治疗

休息、多饮水、勤排尿，保证足够液体入量，保持尿路通畅，注意外阴部清洁护理。

2. 抗感染治疗

原则：根据感染部位、感染途径、尿培养及药敏结果选择肾毒性小的药物。尽早进行尿致病菌检测，根据药敏选用抗菌药物。及时掌握病原菌的变迁和对抗菌药物的耐药趋势变化，在培养结果出来前，先给予经验性用药治疗。

目前临床上常用抗菌药物包括：

（1）β - 内酰胺类抗菌药物　氨苄西林、羟氨苄西林、阿莫西林/克拉维酸钾等，抗菌谱广，耐药性也较高；头孢类抗菌药物：常用二、三代头孢菌素如头孢呋辛、头孢克肟、头孢他定、头孢曲松、头孢哌酮钠/舒巴坦等，可作为儿科泌尿系统感染的经验用药。

（2）呋喃妥因　抑菌范围广，为口服用药，小婴儿及肾功能异常时慎用。

（3）磺胺药　尿中浓度高，不易产生耐药性。常用复方新诺明，为了防止尿结晶形成的不良反应，需要多饮水，适用于较大儿童，肾功能不全时慎用。

（4）其他　亚胺培南、万古霉素、美罗培南等多用于重症敏感菌感染患儿。

3. 疗程

（1）急性感染　疗程 7 ~ 14 天。不伴发热的首发下尿路感染患者推荐短疗程治疗，上尿路感染及复杂性泌尿系统感染患者急性期常需静脉用药。抗菌药物治疗 48 小时后需评估治疗效果，包括临床症状及尿检指标等，若未达到预期效果需重新留取尿液进行培养。

（2）复发性泌尿系统感染及伴有尿路畸形、膀胱输尿管反流　控制急性发作后需进行预防性抗菌药物治疗，即小剂量长疗程抑菌治疗，如给予敏感抗菌药物每日治疗量的 1/3

量，每晚睡前口服，可两种药物轮换应用，疗程3~6个月，部分患者可延长至1~2年。

4. 对症治疗

（1）患儿如有高热、头痛、腰痛可给予解热镇痛剂。

（2）尿路刺激症状明显患儿可予以抗胆碱药物、碳酸氢钠等对症治疗。

5. 预防

加强会阴部位清洁护理，反复泌尿系统感染的患儿应积极寻找致病因素，内外科联合及时治疗尿路解剖结构和功能异常，早期防治肾损害。

（樊剑锋）

第七节　溶血性尿毒症综合征

溶血尿毒症综合征（HUS）是以微血管性溶血性贫血、血小板减少和急性肾衰竭三联征为主要表现的临床病理综合征。

【诊断标准】

1. 病因与临床分型

按病因可分为典型HUS和非典型HUS。典型HUS又称腹泻相关性HUS（STEC-HUS），常有腹痛、呕吐及腹泻（脓血便）病史，与大肠埃希菌O157型产生的志贺毒素有关。非典型HUS（aHUS）是指补体旁路调节蛋白的异常，分为先天性及获得性HUS。先天性HUS为补体调控蛋白的基因突变，包括H因子、I因子、B因子、C3、MCP及THBD等。获得性HUS多指抗H因子抗体阳性。

2. 临床表现

典型HUS和非典型HUS临床表现除有急性微血管性溶血性贫血、血小板减少和肾损害症状外，亦可有神经系统症状、心力衰竭、呼吸紊乱、高血压、小肠结肠炎等多脏器损害。典型HUS多伴有血便、肠道感染的证据。非典型HUS发病前可有呼吸道感染症状，部分也可有腹泻症状，但无血便和大肠埃希菌感染的依据。

3. 实验室检查

外周末梢血涂片可见破碎红细胞，血红蛋白短期内急剧下降，因骨髓代偿性增生，伴有程度不等的网织红细胞升高，同时有血小板降低。尿常规可表现为蛋白尿和血尿。血清中乳酸脱氢酶水平升高，常伴随总胆红素以及间接胆红素升高。血尿素氮和肌酐有不同程度的升高，部分患儿可出现电解质紊乱和代谢性酸中毒等表现。直接抗人球试验（Coombs试验）和自身抗体阴性。血浆补体C3下降而C4正常水平。大便常规镜检在典型的HUS表现为脓血便，在非典型的HUS无异常。对非典型HUS患儿行抗H因子抗体和补体调控蛋白编码基因检测有助于aHUS的分型。在获得性补体调控缺陷aHUS患儿中，抗H因子抗体滴度升高；在先天性补体调控缺陷患儿中，可呈现相关基因突变。

4. 诊断依据

具体诊断指标：血红蛋白小于10g/dl，外周血涂片有破碎红细胞碎片，网织红细胞升高，Coombs试验阴性，乳酸脱氢酶升高；血小板小于150×10^9/L；同时存在急性肾损伤，即血肌酐水平较同年龄同性别水平有1.5倍升高。具有微血管性溶血性贫血、消耗性血小板减少及微循环血栓导致的器官受损等三联征，有脓血便等肠道感染的证据要考虑典型 HUS；除外大肠埃希菌肠道感染引起的 HUS、血栓性血小板减少（TTP）以及继发性 TMA，即考虑诊断为 aHUS。

【治疗原则】

1. 典型 HUS（STEC – HUS）

支持疗法是 STEC – HUS 的主要管理战略，包括在少尿性肾衰竭后的液体和电解质管理、红细胞输注和透析。早期和谨慎的液体复苏，在肠结肠炎患者中能改善发展至 HUS 的肾脏功能和神经系统预后。血浆置换（PE）对典型溶血性尿毒症综合征的严重神经系统症状改善具有积极作用，但若不伴有严重神经系统症状的 STEC – HUS，仍不推荐应用。

2. 非典型 HUS（aHUS）

（1）临床一旦建立 aHUS 的诊断，应立即在 24 小时内开始血浆置换治疗。在进一步完善相关实验室检查的同时，针对补体蛋白基因突变引起的 aHUS，治疗应首选血浆置换或输注血浆治疗；抗 H 因子抗体阳性 aHUS 可选择血浆置换、糖皮质激素和免疫抑制剂治疗。

（2）血浆疗法

①血浆置换　可以去除致病的自身抗体和补体成分，并补充补体调控因子，能控制急性期病情进展，对 aHUS 有确切的疗效。国际指南推荐 aHUS 为 I 类 PE 指征，目前 PE 是治疗 aHUS 的一线疗法。一旦诊断 aHUS，应尽早在 24 小时内进行血浆置换。每次 PE 置换液剂量为 1.5 倍血浆容量，即 60～75ml/kg。建议使用新鲜冰冻血浆，每天置换 1 次，连续 5 天；之后每周 5 次，连续 2 周；继之每周 3 次，连续 2 周。争取达到血清学缓解，至少 2 周血小板大于 $150 \times 10^9/L$，溶血停止（即外周血涂片无破碎红细胞、乳酸脱氢酶水平正常），再考虑停止 PE 治疗。

②血浆输注（PI）　由于技术问题或大量血浆短缺导致血浆置换不能实施时，采用新鲜冰冻血浆输注亦能改善急性期症状和指标。输注时应严密监测患儿的生命体征，尤其是血压、呼吸和出入量。需要注意的是与 PE 等量置换不同，短期内输注大量血浆会加重容量负荷，导致肺水肿甚至呼吸衰竭，建议每次按 10～20ml/kg 输注，单次最大量婴儿≤100ml、幼儿≤200ml、儿童≤400ml。输注血浆后给予利尿剂减轻容量负荷，防止肺水肿的发生。

（3）糖皮质激素和免疫抑制剂　鉴于血浆置换不能预防复发，针对抗 H 因子抗体阳性的 aHUS 患儿，应用糖皮质激素和免疫抑制剂配合血浆置换会有更稳定的疗效。急性期一般选择口服激素治疗，恢复期根据病情逐渐调整剂量。免疫抑制剂可以选用环磷酰胺或霉酚酸酯，具体的免疫抑制剂的剂量疗程尚无统一的标准。

（4）C5 单克隆抗体　依库珠单抗是针对 C5 的单克隆抗体，作用于补体活化的终端，可阻断 C5 的裂解，从而阻断膜攻击复合物 MAC 的形成，有效地改善补体调控异常。对遗传性和获得性 aHUS 患儿均有效，特别适用于 PE 无效或 PE 依赖的预后较差的 aHUS 患儿。在应用该药之前 2 周，应进行脑膜炎球菌疫苗的接种，如果患儿来不及进行预防接种，强烈推荐预防性应用抗菌药物予以保护。

（5）综合治疗　包括纠正水、电解质紊乱，补充营养，利尿降压，输血纠正贫血等。由于血小板减少是聚集消耗导致，输注血小板会加重微血栓形成，一般情况下不建议输注血小板。在进行性少尿、无尿，尿素氮迅速升高，血钾顽固升高、严重水肿、心力衰竭和顽固性高血压时，应联合血液透析或腹膜透析治疗。

（刘小荣）

第八节　遗传性肾炎

Alport 综合征（AS）是最为常见的遗传性进行性肾炎，是因Ⅳ型胶原基因突变所致。临床特点是血尿、蛋白尿及进行性肾功能减退，部分患者可合并感音神经性耳聋、眼部异常和食管平滑肌瘤等。

【诊断标准】

1. 临床表现

（1）肾脏病变　肾小球源性血尿最常见，可为镜下血尿或肉眼血尿。蛋白尿一般不重，但也可出现大量蛋白尿，随着年龄增长，肾功能渐减退，最终进入 ESRD。

（2）听力障碍　30%～50%患者伴高频感音神经性耳聋，早期常需电测听才能发现。耳聋进行性发展。

（3）眼部病变　10%～20%患者有眼部异常，对 Alport 综合征具有诊断意义的眼部病变为前圆锥形晶状体、黄斑周围点状和斑点状视网膜病。

（4）其他器官病变　如血液系统的巨血小板减少症、弥漫性平滑肌瘤、甲状腺病、氨基酸代谢障碍、IgA 缺乏症和肛门直肠畸形等。

2. 病理改变

肾脏的特征性病理变化为电镜下肾小球基膜致密层的改变，表现为基膜分层化、撕裂、加厚而呈篮网状。光镜下没有特殊的病理变化，疾病早期，肾单位和血管正常或基本正常，唯一异常是约5%～30%表浅肾小球为婴儿样肾小球或仅见肾间质泡沫样细胞。晚期可见全小球硬化、阶段性或弥漫性新月体形成、球囊粘连。免疫荧光检查早期无异常，后期可见非特异性的 IgM 和 C3 沉积。

3. 遗传基因检测

Alport 综合征存在三种遗传方式：最常见的遗传方式为 X - 连锁显性遗传，约占 Alport 综合征的85%，是由于 *COL4A5* 基因突变所致；其次为常染色体隐性遗传，是因 *COL4A3* 或 *COL4A4* 基因突变所致；常染色体显性遗传综合征较少见。

【治疗原则】

本病无特效治疗，为控制病情进展，治疗原则如下。

避免劳累、感染等加重因素；禁用肾毒性药物；积极控制高血压；肾衰竭者行透析或肾移植治疗；前球形晶状体严重影响视力时，可将晶状体摘除并植入人工晶体。

激素和免疫抑制剂对延缓本病进展无效，目前认为血管紧张素转换酶抑制剂有可能减轻蛋白尿，延缓进展。

（刘小荣）

第九节 继发性肾脏疾病

继发性肾脏疾病包括相当广泛的疾病，如继发于全身系统性疾病（如狼疮性肾炎、紫癜性肾炎、全身性感染时肾小球损伤、寄生虫肾病等）、血液及血管性疾病（如肾小球栓塞）、代谢性疾病（如糖尿病肾病）、遗传性肾病以及近年引起重视的儿童肥胖相关肾病等，总发病率尚不确切。目前在中国儿童肾小球疾病中最常见的继发性肾小球疾病为紫癜性肾炎、狼疮性肾炎和乙肝病毒相关性肾炎。

一、狼疮性肾炎

狼疮性肾炎（LN）是小儿常见的继发性肾脏疾病，临床具有多样性和不典型性。狼疮肾炎的发生率与诊断指标有关，临床诊断占 50% ~ 80%，肾活检可达 90% ~ 100%。

病因为自身免疫病，其发病可能与免疫功能异常、遗传因素以及病毒感染有关。

（1）免疫功能异常 患者体内 B 细胞多克隆活化，存在多种自身抗体，同时 T 细胞功能紊乱。

（2）遗传因素 本病患者遗传易感性基因定位于第 6 对染色体，且组织相容性抗原的类型与本病发生有关。

（3）病毒感染 多种研究均证实本病患者血清中病毒抗体滴度升高，电镜显示患者的血管内皮以及肾小球内皮细胞等均能发现病毒颗粒。

（4）其他 如药物、雌激素及日光均可能与本病发生有关。

【诊断标准】

1. 诊断依据

（1）尿蛋白定量 >0.15g/24h；1 周内 3 次尿蛋白定性检查阳性；或 1 周内 3 次尿微量白蛋白高于正常值。

（2）离心尿红细胞 >5 个/HP。

（3）肾功能异常。

（4）肾活检异常。

2. 临床分型

（1）孤立性血尿和（或）蛋白尿型。

（2）急性肾炎型。

（3）肾病综合征型。

（4）急进性肾炎型。

（5）慢性肾炎型。

（6）肾小管间质损害型。

（7）亚临床型 SLE 患儿无肾损害临床表现，但存在轻重不一的肾病理损害。

3. 病理分型

（1）病理 分为 6 型：Ⅰ型，轻微系膜性 LN；Ⅱ型，系膜增生性 LN；Ⅲ型，局灶性 LN；Ⅳ型，弥漫 LN；Ⅴ型，膜性 LN；Ⅵ型，严重硬化型 LN。

（2）活动性指标 包括肾小球毛细血管细胞增生、白细胞浸润、细胞核裂解及纤维素坏死；细胞新月体形成；白金耳样病变及透明血栓；间质水肿及炎细胞浸润；肾小血管病变。应积极给予激素及免疫抑制剂强化治疗。

（3）慢性病变　肾小球硬化；纤维新月体形成；肾小管萎缩；间质纤维化；肾小囊粘连。提示肾脏5年存活率明显减低。

【鉴别诊断】

1. 急性链球菌感染后肾小球肾炎

急性起病，可以出现浮肿、蛋白尿、血尿、高血压、氮质血症甚至肾衰竭，血清补体多于8周内恢复正常。

2. 膜增生性肾小球肾炎

尿蛋白明显，血清补体持续低下，呈慢性病程，自身抗体阴性。

3. 溶血尿毒症综合征

可有溶血性贫血、肾衰竭、血小板减少，自身抗体阴性，血清补体多正常或轻度降低。

【治疗原则】

（1）伴有肾损害症状者，应尽早行肾活检，以利于依据肾脏病理特点制订治疗方案。

（2）积极控制狼疮活动，积极改善和阻止肾脏损害。

（3）坚持长期、正规、合理的药物治疗，加强随访。

（4）尽可能减少药物不良反应，不要以生命的代价去追求疾病的完全缓解。

（5）根据患者肾脏病理类型制订方案

① Ⅰ、Ⅱ型　按SLE常规治疗；儿童患者只要存在蛋白尿，予泼尼松治疗，并按临床活动程度调整剂量和疗程。

② Ⅲ、Ⅳ型　泼尼松+免疫抑制剂联合应用：一般多采用口服泼尼松2mg/（kg·d），总量不超过每日60mg，如病情稳定可逐渐减量，长期维持治疗数年。初发时或疾病暴发时应用甲泼尼龙冲击治疗，15~30mg/（kg·d），连用3天为一疗程，间隔数日可重复使用，临床症状缓解后改为激素口服。

免疫抑制剂：环磷酰胺（CTX）静脉冲击：CTX 0.5g~1.0g/（m²·次），1次/月，共6~8次；继之2~3个月一次，至完全缓解1年，但不超过3年。无冲击条件者亦可予口服CTX或其他免疫抑制剂，如环孢素（CsA）、霉酚酸酯（MMF）、硫唑嘌呤（AZA）等。硫唑嘌呤等可帮助激素减量或用于狼疮肾炎环磷酰胺的替代治疗。

③ Ⅴ型　临床表现为蛋白尿者，加用环孢素或CTX较单独糖皮质激素治疗者效果好。增生明显者按病理Ⅲ型、Ⅳ型治疗。

④ Ⅵ型　具有明显肾功能不全者，予以肾替代治疗；如同时伴活动性病变，仍应予泼尼松和免疫抑制剂治疗。

肾脏几种病变可以合并存在，治疗中要分清主次，同时兼顾。急性期可以血浆置换或免疫吸附治疗重症有活动性病变患儿。

（6）重视肾脏慢性化病变的预防　合并高血压者，注意加强降压，首选钙离子拮抗剂。血管紧张素转换酶抑制剂（ACEI）和血管紧张素受体拮抗剂（ARB）对控制血压保护肾功能减轻蛋白尿很重要。

二、紫癜性肾炎

过敏性紫癜（HSP）的基本病变是弥漫性血管炎，肾损害是本症的基本症状之一。紫癜性肾炎为儿科常见的继发性肾小球疾病，也属于免疫复合物性肾炎。

发病机制与免疫反应及机体本身高敏状态有关。

【诊断标准】

在过敏性紫癜病程6个月内，出现血尿和（或）蛋白尿诊断为紫癜性肾炎。极少部分患儿在过敏性紫癜病程6个月后，再次出现紫癜复发，同时首次出现血尿和（或）蛋白尿者，应争取做肾活检明确病理，如为IgA系膜区沉积为主的系膜增生性肾小球肾炎，则亦诊断为紫癜性肾炎。

1. 临床分型

（1）孤立性血尿型。

（2）孤立性蛋白尿型。

（3）血尿和蛋白尿型。

（4）急性肾炎型。

（5）肾病综合征型。

（6）急进性肾炎型。

（7）慢性肾炎型。

2. 病理类型

（1）Ⅰ级　肾小球轻微改变。

（2）Ⅱ级　单纯系膜增生，又区分为a型（局灶/节段）或b型（弥漫病变）。

（3）Ⅲ级　系膜增生伴有50%以下肾小球新月体形成或节段性病变（硬化、粘连、血栓、坏死），分为a型（局灶/节段）、b型（弥漫性）。

（4）Ⅳ级　病变同Ⅲ级，50%~75%肾小球有上述改变，又区分为a型（局灶/节段）或b型（弥漫病变）。

（5）Ⅴ级　病变同Ⅲ级，75%以上小球伴上述病变，又区分为a型（局灶/节段）或b型（弥漫病变）。

（6）Ⅵ级　膜增生性肾炎。

【鉴别诊断】

1. 系统性红斑狼疮

好发于青春期女孩，是一种弥漫性结缔组织疾病，常可累及肾脏，以非侵蚀性关节炎、肾小球大量免疫复合物沉积、血清ANA、抗ds-DNA抗体阳性为特征，可与HSPN相鉴别。

2. 系统性血管炎

是一种多系统、多器官受累的血管炎性疾病，其血清抗中性粒细胞胞浆抗体（ANCA）常为阳性，临床常表现为急进性肾炎，病理表现为Ⅲ型（寡免疫复合物性）新月体肾炎。

3. 原发性IgA肾病

少数HSPN患者早期仅有肾脏损害而无皮疹及肾外器官受累，类似原发性IgA肾病，但 HSPN 肾小球毛细血管节段袢坏死、新月体形成等血管炎表现更为突出。

4. 特发性血小板减少性紫癜

是一类由自身抗体介导的血小板破坏增多性疾病，以血小板减少，皮肤、黏膜出血倾向，血小板寿命缩短，骨髓巨核细胞代偿性增生及抗血小板抗体阳性为特点。

【治疗原则】

患者应当尽量避免接触可疑的过敏原，避免感染，对有重度蛋白尿、急性肾炎综合征、肾病综合征、肾功能改变者应争取肾活检明确病理类型给予相应治疗。本病有一定自限性，病情轻重不等，临床应尽量结合病理分级和临床分型予以治疗。注意个体化处理，应进行长期随访。

1. 孤立性血尿或病理 I 级

仅对过敏性紫癜进行相应治疗，镜下血尿目前未见有确切疗效的文献报道。应密切监测患儿病情变化，目前建议需延长随访时间。

2. 孤立性微量蛋白尿或合并镜下血尿或病理 II a 级

对于持续蛋白尿 $>0.5 \sim 1g/(d \cdot 1.73m^2)$ 的紫癜性肾炎患儿，应使用血管紧张素转换酶抑制剂（ACEI）或血管紧张素受体拮抗剂（ARB）治疗。

3. 非肾病水平蛋白尿或病理 II b、III a 级

KDIGO 对于持续蛋白尿 $>1g/(d \cdot 1.73m^2)$、已应用 ACEI 或 ARB 治疗、GFR $>50ml/(min \cdot 1.73m^2)$ 的患儿给予糖皮质激素治疗 6 个月。

4. 肾病水平蛋白尿、肾病综合征、急性肾炎综合征或病理 III b、IV 级

对于表现为肾病综合征和（或）肾功能持续恶化的新月体性紫癜性肾炎的患儿应用激素联合环磷酰胺治疗。该组患儿临床症状及病理损伤均较重，均常规使用糖皮质激素治疗，且多倾向于激素联合免疫抑制剂治疗，其中疗效相对肯定的是糖皮质激素联合环磷酰胺，临床症状较重、肾病理呈弥漫性病变或伴有 >50% 新月体形成者，除口服糖皮质激素外，可加用甲泼尼龙冲击治疗。此外，激素联合其他免疫抑制剂如环孢素 A 或霉酚酸酯亦可能有效。除以上免疫抑制剂外，日本及国内还有关于激素联合咪唑立宾治疗有效的临床报道。

5. 急进性肾炎或病理 V 级、VI 级

这类患儿临床症状严重、病情进展较快，治疗方案和前一级类似，现多采用三至四联疗法，常用方案为：甲泼尼龙冲击治疗 1~2 个疗程后口服泼尼松 + 环磷酰胺（或其他免疫抑制剂）+ 肝素 + 双嘧达莫治疗。少量研究显示对重症紫癜性肾炎患儿，血浆置换可显著改善预后。

【预防】

患者应当尽量避免接触可疑的过敏原（如进食鱼、虾，接触油漆，避免使用某些药物），避免感染（呼吸道、肠道）。虽然大多数 HSPN 患者预后良好，但部分病程迁延，少数可发展至慢性肾功能不全，应当注意随访观察，并按规定的疗程服药。

三、乙肝病毒相关性肾炎

乙肝病毒相关性肾炎（HBVGN）在世界各地均有报道，报道最多来自南亚，与该地区乙肝表面抗原（HBsAg）携带者阳性率较高一致。乙肝病毒相关性肾炎自然病程

各不相同，从自发缓解到进展为慢性终末期肾衰竭，总的来说预后良好。

儿童乙肝病毒相关性膜性肾病是继发于乙型肝炎病毒感染的肾脏病，免疫荧光提示大量免疫复合物沉积于肾小球，是由乙肝病毒抗原（特别是 e 抗原）介导产生的免疫复合物性肾炎，临床上主要表现为膜性肾病。儿童免疫清除系统发育相对不够健全，血液中的 e 抗原有可能未被有效清除。e 抗原与 HBsAg 或 HBcAg 相比分子量较小，不被清除的可能性较多，而且可穿越肾小球毛细血管基膜到达上皮侧沉积下来，导致膜性肾病的发生。

【诊断标准】

1. 症状

病程迁延，肾脏损害表现为蛋白尿伴或不伴血尿、高血压及肾功能不全。对临床表现为肾小球性疾病且血清 HBsAg 阳性的患儿应考虑乙肝病毒相关性肾炎的可能，补体降低则更支持这一考虑，最后确诊需行肾活检。

2. 诊断依据

（1）血清乙肝病毒标志物阳性　大多数为 HBsAg、HBeAg 和 HBcAb 同时阳性，少数为 HBsAg、HBeAb 和 HBcAb 同时阳性，个别为血清 HBsAg 阴性但 HBV-DNA 阳性。

（2）患肾病或肾炎并除外其他肾小球疾病　大多数表现为肾病综合征，少数表现为蛋白尿和血尿。

（3）肾小球中有一种或多种 HBV 抗原沉积　大多有 HBsAg、HBcAg 或 HBeAg 在肾小球沉积。

（4）肾脏病理改变　绝大多数为膜性肾病，少数为膜增生性肾炎和系膜增生性肾炎。

确诊依据为：①同时具备上述第（1）（2）和（3）条依据；②同时具备上述第（1）（2）条依据，并且第（4）条依据中为膜性肾病；③个别患者具备上述第（2）（3）条依据，血清乙肝病毒标志物阴性也可确诊。仅具备第（1）（2）条但不具备（3）时，不能诊断。

【治疗原则】

儿童乙肝病毒相关性膜性肾病是继发于乙型肝炎病毒感染的肾脏病，宜进行积极的抗病毒治疗，驱除病因以求肾病缓解。

1. 抗病毒治疗

抗病毒治疗是主要治疗方法，也是其他治疗方法的基础。推荐重组 α-干扰素：$3 \sim 6MU/m^2$（不超过 $10MU/m^2$），皮下或肌内注射，每周 3 次，疗程最少 3 个月，长疗程（12 个月）更好。不耐受注射治疗可口服拉米夫定 $3mg/(kg \cdot d)$，一次顿服，疗程至少 1 年。

2. 糖皮质激素

对于表现为肾病综合征者或可试用糖皮质激素，但不宜单独使用，疗程不宜过长。

3. 不宜单独应用免疫抑制剂

膜增生性肾炎可以联合抗病毒以及激素治疗。

4. 免疫调节治疗

α-胸腺肽在抗病毒治疗同时应用可提高 HBeAg 血清学转换率，但有关儿童报道不多且价格昂贵，应谨慎使用。

5. 中药

活血化瘀、益气补肾的药物对调整机体功能有益，但多数药物缺乏严格的随机对照研究，其治疗效果尚需进一步验证，不作为主要治疗手段。

【预防】

随着乙肝疫苗的普遍接种，乙型肝炎及其相关性肾炎明显减少，预防乙肝是防治乙肝病毒相关性肾炎的最佳途径。

（樊剑锋）

第十节　急性肾损伤

急性肾损伤简称 AKI，符合下列情形之一者即可诊断为 AKI：①在 48 小时内血清肌酐（SCr）上升超过 0.3mg/dl（≥26.5μmol/L）；②已知或假定肾功能损害发生在 7 天之内，SCr 上升至大于基础值的 1.5 倍；③尿量 <0.5ml/（kg·h），持续 6 小时以上。

【诊断标准】

1. 病因和发病机制

各年龄阶段常见病因不同。新生儿期以围生期缺氧、败血症、严重溶血或出血多见；婴幼儿期以腹泻、脱水、感染、先天性泌尿系畸形引起者多见；儿童则多见于各种类型的肾炎、中毒及休克。

（1）肾前性 AKI　是由于肾脏血液灌流量急剧减少所致，常见于呕吐或腹泻导致的脱水、大出血、烧伤、休克的早期。

（2）肾性 AKI　肾脏器质性病变所引起的 AKI 称为肾性 AKI，是儿科常见的肾衰竭。病因如下。肾小球疾患：各种原发性或继发性肾小球疾病；肾小管疾患：见于各种原因引起肾小管损害，甚至肾小管坏死；急性肾间质疾患：包括急性间质性肾炎、急性肾盂肾炎、药物过敏等。

（3）肾后性 AKI　从肾盏到尿道口任何部位的尿路梗阻，都有可能引起肾后性肾功能减退。肾后性 AKI 早期无肾实质器质性损害，及时解除梗阻可使肾功能迅速恢复。

2. 分类

（1）根据病因　分为肾前性、肾性和肾后性。

（2）根据尿量　分为少尿型及非少尿型。

3. 临床表现

AKI 少尿型发病过程一般分为少尿期、多尿期和恢复期三个阶段。

（1）少尿期　此期尿量显著减少，并有体内代谢产物的蓄积，水、电解质和酸碱平衡紊乱。是病程中最危险的阶段。

①少尿　每天尿量 <250ml/m² 为少尿。少尿期可持续几天到几周，平均为 7~12 天。少尿期持续越久，预后越差。患者如能安全度过少尿期，而且体内已有肾小管上

皮细胞再生时，即可进入多尿期。

②水中毒　由于肾脏排尿量严重减少、体内分解代谢加强以致内生水增多以及输入葡萄糖溶液过多等原因，可引起体内水潴留。当水潴留超过钠潴留时，可引起稀释性低钠血症，水分可向细胞内转移而引起细胞水肿，严重患者可并发肺水肿、脑水肿和心功能不全。

③电解质紊乱　①高钾血症：是急性肾损伤患者最危险的变化。引起高钾血症的原因包括：尿量显著减少，使尿钾排出减少；组织损伤、细胞分解代谢增强、缺氧、酸中毒等因素均可促使钾从细胞内血细胞外转移；摄入含钾食物或大量输入含高浓度钾的库血等。高钾血症可引起心脏兴奋性降低，诱发心律失常，甚至导致心脏停搏而危及患者生命。②低钠血症。③高磷血症和低钙血症。④高镁血症。

④代谢性酸中毒　主要由于肾脏排酸保碱功能障碍所致，具有进行性、不易纠正的特点。酸中毒可抑制心血管和中枢神经系统，可促进高钾血症的发生。

⑤氮质血症　体内蛋白质代谢产物不能由肾脏充分排出，蛋白质分解代谢往往增强，致血中尿素、肌酐等非蛋白含氮物质的含量大幅度增高，称为氮质血症。感染、中毒、组织严重创伤等都会使血中非蛋白氮水平进一步升高。

⑥心力衰竭、肺水肿。

⑦高血压。

⑧易合并感染。

（2）多尿期　进入多尿期，说明病情趋向好转。由于肾小球滤过率较正常低，溶质排出仍然不足，肾小管上皮细胞的功能也不完善，因此，氮质血症、高钾血症和酸中毒等不能很快改善。经过一定时间后，血钾和非蛋白氮才会逐渐下降至正常水平，肾脏排酸保碱的功能才恢复正常。多尿期间，患者每天可排出大量的水和电解质，若不及时补充，可发生脱水、低钾血症和低钠血症，1～2周后进入恢复期。

（3）恢复期　此期患者尿量和血中非蛋白氮含量基本恢复正常，水、电解质和酸碱平衡紊乱及其所引起的症状也完全消失，但是，肾小管功能需要经过数月才能完全恢复正常，因而在恢复期的早期，尿的浓缩和尿素等物质的消除等功能仍可以不完全正常。少数病例（多见于缺血性损害病例）由于肾小管上皮和基底膜的破坏严重和修复不全，可出现肾组织纤维化而转变为慢性肾功能不全。

非少尿型 AKI 患者，肾内病变可能较轻，虽然也有肾小球滤过率降低和肾小管的损害，但肾小管浓缩功能的障碍更为明显。因此，虽有血浆非蛋白氮的增高，但尿量并不减少，尿比重（＜1.020）尿钠含量也较低，预后较好。由于尿量排出较多，一般很少出现高钾血症。

【治疗原则】

去除致病原因；积极控制感染；减轻肾脏负担，合理用药，避免毒性物质对肾脏的损害作用；维持水和电解质平衡；控制氮质血症。

1. 去除致病原因

许多药物及毒性物质可损害肾小管，因此应合理用药，以避免毒性物质对肾脏的损害。

2. 已发生休克伴有功能性 AKI 时

应及时采用抗休克措施，迅速恢复有效循环血量，使肾血流量和肾小球滤过率恢复正常，以利于肾功能的恢复。如通过尿液分析，发现患者已发生急性肾小管坏死所致的 AKI 时，应按 AKI 的治疗原则进行处理。

3. 热量和蛋白质入量

早期只给碳水化合物，供给葡萄糖 $3 \sim 5g/(kg \cdot d)$，保证基础代谢热卡供给，限制蛋白质摄入，优质蛋白 $0.5 \sim 1.0g/(kg \cdot d)$。少尿期应给予低钾、低磷、低盐饮食。不能口服者给予胃肠外营养。

4. 综合治疗措施

适当输入液体，以维持体内水电解质平衡。少尿期应严重控制液体输入量，每日入液量按下述公式计算：$400ml/m^2$ + 前日显性失水量。在多尿期，除注意补液外，还应注意补钠、补钾，以防脱水、低钠血症和低钾血症的发生，纠正水电解质紊乱。

（1）高钾血症　应进行紧急处理，措施如下。

①促进细胞外钾进入细胞内　静脉滴注葡萄糖和胰岛素，使细胞内糖原合成增多，从而促使细胞外液中的钾进入细胞内。每 $3 \sim 4g$ 葡萄糖配 1U 胰岛素，葡萄糖 $1.5g/(kg \cdot 次)$，静脉滴注，可以暂时降低血钾 $1 \sim 2mmol/L$。

②静脉注入 10% 葡萄糖酸钙溶液 10ml，对抗高钾血症对心脏的毒性作用，每日 $2 \sim 3$ 次。

③应用钠型阳离子交换树脂如聚苯乙烯磺酸钠口服或灌肠，使钠和钾在肠内进行交换，钾即可随树脂排出体外。

④严重高钾血症时，应用透析疗法。

（2）低钠血症　少尿期多见，血钠 < 120mmol/L 可以补充 3% NaCl，1.2ml/kg 可以提高血钠 1mmol/L。

（3）低钾血症　见于多尿期，可以口服钾 $2 \sim 3mmol/(kg \cdot d)$，低钾明显者可静脉补充，其浓度 < 0.3%。

（4）控制酸中毒　HCO_3^- < 12mmol/L 时，5% 碳酸氢钠 1ml/kg 可以提高 HCO_3^- 1mmol/L。

（5）控制氮质血症　①滴注葡萄糖以减轻蛋白质的分解代谢；②静脉内缓慢滴注必需氨基酸，以促进蛋白质的合成，降低尿素氮上升的速度，并加速肾小管上皮的再生；③口服包醛氧化淀粉及中药灌肠以便由肠道排出非蛋白氮等；④透析疗法。

（6）积极抗感染　选用敏感及肾毒性小的抗菌药物。

（7）控制血压　限制水分摄入、利尿、降压等。

（8）血液净化疗法　是最有效的治疗措施，包括腹膜透析、血液透析、单纯超滤和（或）序贯超滤、连续性静脉血液滤过透析等，上述技术各有适应证、禁忌证及其利弊，应根据具体情况选择。儿童处于生长发育的重要阶段，透析方式的选择至关重要，以血液透析及腹膜透析为主。腹膜透析方法简便、安全、经济，在基层医院易于开展。

目前，血液净化疗法的指征并不拘泥于某些固定的化验指标，而应结合患儿的临床表现以及变化趋势，一旦 AKI 诊断成立，血钾进行性升高、尿量进行性减少、出现心肺脏器水肿时，即应开始血液净化治疗，可显著提高小儿的治愈率。

【预后及预防】

AKI 的预后与原发病有关，急性肾小管坏死、急性间质性肾炎、急性链球菌感染后肾小球肾炎患者一般易恢复，多数急进性肾小球肾炎、双侧肾静脉栓塞或双侧肾皮质坏死患者肾功能不易恢复。积极防治原发病，避免和祛除诱发因素是预防之根本。一旦有诱发 AKI 的原发病发生，应及早治疗，注意纠正水、电解质紊乱及酸碱失衡。

（樊剑锋）

第十一节 慢性肾脏病

慢性肾脏病（CKD）的定义：肾损害（病理、血、尿、影像学异常）≥3 个月；GFR <60ml/（min·1.73m^2），持续时间≥3 个月。具有以上两项中的任何一项者，就可以诊断为慢性肾脏病。从这个定义看，除了急性肾炎和急性尿路感染，绝大多数的肾病都可以归属于慢性肾脏病的范围。

【诊断标准】

1. CKD 分期

按 CKD 肾损伤程度将病情以肾小球过滤率分为 5 期：I 期，>90ml/（min·1.73m^2）；II 期，60 ~ 89ml/（min·1.73m^2）；III 期，30 ~ 59ml/（min·1.73m^2）；IV 期，15 ~ 29ml/（min·1.73m^2）；V期，肾衰竭 GFR <15ml/（min·1.73m^2）。

2. 临床表现

（1）消化系统 食欲不振、消化道炎症、消化道溃疡和消化道出血等。

（2）心血管系统 冠脉、脑动脉等动脉粥样硬化；高血压：容量依赖性、肾素依赖性；心包炎：胸痛、胸腔积液、心包压塞、心力衰竭、心脏功能受损等。

（3）血液系统 贫血：促红细胞生成素（EPO）产生不足、红细胞寿命缩短、造血原料缺乏、失血；出血倾向：血小板数量减少、功能异常；白细胞异常：中性粒细胞趋化、吞噬和杀菌能力减弱。

（4）呼吸系统 肺活量减低，肺功能受损，二氧化碳弥散能力下降，肺水肿与充血性心衰和肺毛细血管通透性增加有关。

（5）神经 - 肌肉表现 尿毒症脑病：淡漠、乏力、失眠、幻觉；周围神经病变：下肢感觉异常，肌无力、肌萎缩。

（6）皮肤表现 皮肤瘙痒、尿素霜和转移性钙化。

（7）骨骼系统 高转化性骨病：纤维性骨炎、骨质疏松、骨硬化；低转化性骨病：骨软化、骨质减少、腕管综合征等。

（8）内分泌代谢 甲状旁腺功能亢进症、肾性贫血、甲状腺功能减退症、性功能减退和月经异常；营养不良、代谢性酸中毒、肾小管泌氢功能受损、肾小管泌氨功能降低；水、电解质平衡失调：失水、水过多，失钠、钠潴留，高钾、低钾血症，高钙、低钙血症，高磷血症，高镁血症，铝蓄积等。

3. 辅助检查

（1）尿常规 尿比重固定于 1.010 左右，尿中有不等量的蛋白、红细胞、白细胞及管型（除颗粒管型外，有时可见蜡样管型及宽大的肾衰管型）等。

（2）血液检查　正色素性正细胞贫血，血小板及白细胞计数一般正常。出、凝血时间可延长。

（3）生化检查　尿素氮、肌酐增高，血钙下降，血磷增高，PTH升高，血钠一般低下，血钾至后期尿量减少时常增高，血pH下降，二氧化碳结合力下降。肾功能：肾小球滤过率明显下降，肾小管功能也常见异常，如稀释浓缩功能下降。

（4）影像检查　X线检查：胸片心影扩大，可有循环充血表现。肾性骨病时骨改变明显，尤以快速增长区最著，可呈佝偻病样改变、骨质脱钙、骨变形、纤维性骨炎以及骨骺分离等改变。显著甲状旁腺功能亢进者可有骨外软组织（皮下）钙化。超声检查：对心功能及心包炎有诊断价值。肾B超：终末期常见肾影缩小，但由于梗阻性肾病、多囊性肾脏病、骨髓瘤或淀粉样变所致者，肾影可不缩小。

【治疗原则】

（1）早期发现肾脏疾病并进行治疗。

（2）治疗原发病及诱发加剧的因素。

（3）饮食及营养　小儿因生长发育的需要每天需摄入蛋白质0.8g～1.0g/kg；GFR<5ml/min或摄入困难时可给予必需氨基酸或α-酮酸制剂，不仅可提供必需的营养，而且有助于将体内尿素氮转为氨基酸、降低尿素氮水平、降低血磷、控制代谢性酸中毒。

（4）水、电解质、酸碱失衡的治疗　高钾血症者应限含钾高的食品摄入（如橘子、香蕉、干果、巧克力、蘑菇等）；当患儿具有代谢性酸中毒表现且血碳酸氢根<15mmol/L时需给予碳酸氢钠予以纠正。

（5）控制高血压　可防止某些靶器官（如心、脑）的损伤及其合并症（如心力衰竭、脑血管病），有利于延缓疾病的进展。

（6）控制高血脂　伴有高血脂者应给予低脂饮食，必要时加用调脂药物。

（7）控制蛋白尿　除针对原发病治疗以减轻蛋白尿外，还可应用血管紧张素转换酶抑制剂以减少尿蛋白。

（8）钙、磷代谢紊乱及肾性骨病的治疗　为纠正高磷血症可给予碳酸钙，同时口服活性维生素D。因大量口服钙剂有碍铁的吸收，故应于餐间补充铁剂。

（9）贫血及出血倾向　膳食选用优质蛋白，补充叶酸及铁剂，以提供造血原料。应用重组促红细胞生成素（EPO），可静脉、皮下或腹腔内输注。

（10）透析治疗　可暂时替代肾脏的排泄功能，维持生命，适用于：①肾小球滤过率<10ml/（min·1.73m²），严重的内科保守治疗无效的水、电解质及酸碱平衡紊乱（如严重的循环充血、酸中毒、高钾血症等），充血性心力衰竭（循环充血、高血压、尿毒症型心肌病所致），尿毒症性心包炎，尿毒症脑病；②等待肾移植手术期；③原有肾功能代偿不全，又因某些诱因（如感染等）而致肾功能急剧恶化时，有时可经短暂透析度过急性恶化期而恢复到其恶化前的状态。

（11）肾移植　终末期肾只能依赖透析维持生命，肾移植为最终的替代治疗。

【预防】

早期发现隐匿起病的肾脏疾病，尽可能明确和治疗原发病因及可能诱发急性加剧的因素，保护残存肾单位的功能，延缓肾衰竭的进展。

（陈　植）

第十二节　血液透析

血液透析（HD）是目前临床最为广泛应用的血液净化方法，由血透机、体外血路、透析器等组成。其核心内容是利用构成透析器的半透膜，通过超滤与弥散原理，对血液内的溶质与水进行调整。临床主要用于急、慢性肾衰竭的治疗。

【透析指征】

1. 紧急透析

少尿 2 天或无尿 1 天以上；出现尿毒症症状，尤其是神经 – 精神症状；严重水钠潴留或有充血性心力衰竭、肺水肿和脑水肿；血尿素氮（BUN）>28.5mmol/L（80mg/dl）或 BUN 增加速度每日 >9mmol/L（25.2mg/dl），肌酐 >530μmol/L（6mg/dl）；难以纠正的酸中毒；血钾 >6.5mmol/L；急性中毒，可通过半透膜清除药物、毒物。

2. 维持透析

主要决定于终末期肾衰竭患儿的生化指标和临床症状。

（1）当患儿的肌酐清除率（Ccr）<10ml/（min·1.73m^2）时，即便临床症状不明显，也应开始透析，以防止发生营养不良，促进小儿生长。

（2）贫血（Hb <60g/L）、明显酸中毒（HCO$_3^-$ <10mmol/L）、高磷酸血症（血磷 >3.2mmol/L）、高钾血症（血钾 >6.5mmol/L）。

（3）严重的高血压、肾性骨病、水潴留和心包炎。

（4）生长速度减慢，头围缩小，达不到发育指标。

【禁忌证】

急性感染、出血或严重贫血；严重低血压、休克及严重心功能不全；严重高血压、脑血管病或恶性肿瘤；大手术未过 3 天者；精神不正常不合作者。

【血液透析方案】

1. 紧急 HD 方案

小儿 HD 一次透析时间为 2～4 小时。血流量一般为 3～5ml/（min·kg），如婴儿 40～60ml/min，幼儿 80～100ml/min，学龄儿童 100～200ml/min。透析液流速 500ml/min。超滤量通常不应大于体重的 3%～5%。肝素首次用量 30～50U/kg，维持量 15～25U/（kg·h），如患儿有出血倾向，可使用低分子肝素或小剂量肝素化法，若出血严重则应采用无肝素透析法。

2. 慢性 HD 方案

维持性 HD 治疗一周 3～4 次，每次透析时间 3～4 小时。

【并发症及处理】

1. 透析失衡综合征

透析失衡综合征与全身溶质失衡继发水的异常分布有关。透析时当组织溶质浓度相对高于血浆时，形成血液和组织间渗透压力梯度，使水分进入细胞、肺和颅腔内，引起肺间质和颅内水分增多，前者表现为肺型，后者为脑型透析失衡综合征。失衡综合征可通过缩短透析时间、增加透析频度来预防，首次透析时间一般为 1~2 小时，连续每日透析 2~3 次后延长至每次 3~4 小时。如透析前患儿血尿素氮达到 35.7~71.4mmol/L，为防止透析过程中渗透压下降，可静脉滴注甘露醇（0.5~1g/kg），30% 在透析前 1 小时内滴入，余者在透析过程中均匀滴入。应用可调钠透析也可减少失衡综合征的发生，透析中出现失衡综合征可静脉滴注甘露醇或高张糖。

2. 低血压

低血压是小儿 HD 最常见的并发症，发生率为 10%~30%。发生低血压的主要原因是有效血容量减少。以下措施可减少低血压的发生：根据患儿体重选择相应容量和清除率的透析器及儿童专用血液管路。透析前用肝素盐水预冲透析器和管路，小婴儿、有低血压倾向、重度贫血或有出血倾向的患儿，预冲液可改用新鲜全血。透析时控制超滤量和超滤速度，超滤脱水不超过体重的 5%，控制血流量 3~5ml/（kg·min）。透析中低血压的处理主要是输注生理盐水或白蛋白。

3. 高血压

透析中的高血压与下列因素有关：肾素血管紧张素-醛固酮系统活性增加、交感神经活性增高；失衡综合征；高钙透析液可增加动脉血管张力及心肌收缩力，导致血压升高；低钾或无钾透析液可引起血管张力增加或通过引起肾素活性增加导致血管张力增加；另外还要考虑透析中降压药的清除等因素。

防治原则：首先要寻找原因，以预防为主。如预防失衡综合征的发生，选择合适的透析液钙、钾离子浓度；其次要限制水钠摄入；降压药的应用也很重要，如血管紧张素转换酶抑制剂、钙通道阻滞剂等；精神过度紧张的患儿可予镇静剂；如仍控制困难可改变血液净化方法如血液滤过、血液透析滤过等。

4. 首次使用综合征

首次使用综合征指使用未经处理的新透析器进行透析时发生的一组临床综合征。发生原因与透析器消毒剂、透析器生物相容性不好、合用药物影响有关。临床表现有胸痛、背痛、恶心、呕吐、抽筋、呼吸困难、血管神经性水肿、皮肤瘙痒和胃肠道痉挛等。该综合征主要是对症处理，严重者停止透析，应用肾上腺皮质激素。

5. 空气栓塞

空气栓塞临床罕见，是由于空气逸入静脉，可由血泵前输液、血路管破裂、各管路连接不紧密或透析膜破损等因素引起。轻者少量泡沫状空气进入，临床无症状，若 1 次 5ml 以上空气进入可引起气栓症状，临床表现为呼吸困难、咳嗽、发绀、胸部紧缩感、意识丧失甚至死亡。发现有空气栓塞的可能立即停泵，夹住静脉管路；采取头低脚高、左侧卧位的体位防止脑栓塞；给予吸氧，必要时高压氧舱。

6. 出血

出血主要由肾衰毒素蓄积致血小板功能障碍、凝血功能异常、透析中肝素的应用以及中心静脉创口过大等原因引起。临床以置管处渗血最常见，其他可有呕血、便血、泌尿系出血等表现。治疗予止血对症治疗，有出血倾向者应用低分子肝素或无肝素透析。静脉插管深度、创口大小应适宜，有助于减少渗血发生。

（陈　植）

第十三节　腹膜透析

腹膜透析是抢救急慢性肾衰竭和某些药物中毒的有效方法。与血液透析相比腹膜透析具有操作简便、不需复杂设备、费用低、安全和适用于小儿等优点。

【基本原理】

利用腹膜的半透膜性能将腹透液灌入腹腔，根据腹膜两侧溶质渗透浓度的不同实现溶质和水分的弥散作用和渗透作用，从而使体内蓄积的代谢废物经腹透液而排出以达到治疗目的。

【适应证】

1. 急性肾损伤。

2. 终末期肾脏病。

3. 水电解质紊乱　重度水肿、高钾血症、严重的代谢性酸中毒等。

4. 急性外源性毒物或药物中毒、肝性脑病、急性胰腺炎、多发性骨髓瘤和甲状腺中毒症等。

【禁忌证】

1. 绝对禁忌证

各种腹膜病变导致的腹膜清除率低、腹膜缺陷、严重的慢性呼吸衰竭和腹部手术者。

2. 相对禁忌证

腹膜感染，多囊肾，腹膜、盆腔有局限性炎症或脓肿，各种腹膜疝未修补，精神病或大脑发育不全。

【设备用品】

1. 腹透管一根

目前常用的导管有多种类型，以 Tenckhoff 导管最常用。小儿透析管根据年龄不同管长有所变化，一般腹腔内长度为 7～10cm，2 个涤纶套的间距为 5～7cm，管外部分为 10cm（短期透析时也可为一个涤纶套）。

2. 其他辅助物品

腹透延长管、钛接头、蓝夹子、碘伏帽、消毒液、台秤。

3. 腹膜透析液

常用腹膜透析液包括 3 种浓度，即 1.5%、2.5%、4.25% 的葡萄糖透析液，根据病情选择合适的浓度进行透析，根据水、电解质的变化，适当调整腹膜透析液的成分，可在其中加入钾、钠等电解质。

4. 腹膜透析管置入操作

在严格消毒的情况下进行（常由外科医师在手术室进行）。

【透析方法】

1. 透析前准备

紫外线消毒房间每日至少 2 次，多在每次透析前 15 分钟进行，记录患儿体温、脉搏、血压及体重，检查透析液有无漏液及液体浑浊，按医嘱配好药物加入透析液，配液过程严格无菌操作。

2. 透析操作

操作者带好帽子、口罩，认真洗手，透析液与透析管接口处要严格消毒，每个操作环节必须严格无菌操作，将空袋置低位，使腹腔内液体流出，时间 20 分钟；将透析液置高位，使其流入腹腔，时间 10 分钟、透析液适量注入后，旋转开关关闭，将透析液与腹腔透析管分开，套上碘伏帽，测量透析液重量，观察透析液性质，有无浑浊、出血及絮状物，根据需要送腹腔积液做常规检查，详细记录出入量及超滤量。

3. 透析液量及次数

儿童透析液量为 30 ~ 50ml/kg，开始时液量可稍少，切口愈合后可逐渐加量。根据病情决定透析方式。开始采用间歇性腹膜透析（IPD）方式，每日透析 8 ~ 10 次，每次透析液在腹腔保留 1 ~ 2 小时后放出；以后改为持续非卧床腹膜透析（CAPD）方式，4 ~ 5 次/天，每次存留 3 ~ 4 小时；夜间腹透液存储于腹，至次日晨放出。

【并发症】

1. 感染性并发症

并发症包括出口处感染、隧道感染、腹膜炎。腹膜炎是腹膜透析最主要的并发症，常表现为发热、腹痛、透析液浑浊；白细胞计数 >100/mm^3，中性粒细胞 >50%；革兰染色及细菌（需氧菌及厌氧菌）培养阳性。上述三条中具备一条为可疑诊断，三条中具备两条可确诊腹膜炎诊断。初始样本对于腹膜炎的诊断是最理想的。

如果引流出的透析液清亮，但患者有腹部症状，第 2 次透析液留腹样本取出后立即送检，如果 >1 小时，样本需要冷藏。如果培养结果阴性，并不能除外腹膜炎，这是由于有 20% 腹膜炎培养结果为阴性。腹膜炎经验性治疗推荐首选第一代头孢菌素，同时联合使用头孢噻甲羧肟（头孢他啶）等。避免使用氨基糖苷类作为初始治疗，得到细菌培养及药敏结果后调整治疗方案。

2. 引流不畅或透析管堵塞

常见原因有腹膜透析管移位、受压扭曲、纤维蛋白堵塞或大网膜粘连包裹等。可用生理盐水或腹膜透析液做腹腔冲洗，必要时注入肝素、尿激酶等药物，腹膜透析管移位时可借助影像学手段，调整管的位置或重新置管。

3. 腹痛

常见原因是腹膜透析管局部刺激，腹膜透析液的温度、酸碱度不当，渗透压过高；腹膜透析液流入或流出速度过快等亦可引起腹痛。

4. 营养不良

由于腹膜透析时丢失蛋白质，长期腹膜透析的患者需适当补充。

（陈　植）

第八章 内分泌系统及代谢性疾病

第一节 矮小与生长激素缺乏症

身材矮小是指身高低于同种族、同性别、同年龄健康儿童平均身高的两个标准差以下或者在同年龄同性别正常儿童身高标准生长曲线的第 3 百分位以下。

生长激素缺乏症（GHD）是指由于垂体前叶嗜酸细胞合成或分泌生长激素（hGH）不足或由于 GH 分子结构异常等所致的生长发育障碍性疾病。根据下丘脑 – GH – IGF – 1（胰岛素样生长因子 –1）轴功能缺陷，可分为原发性或继发性。原发性生长激素缺乏症分为下丘脑 – 垂体功能障碍如垂体发育异常或下丘脑功能缺陷和遗传性生长激素缺乏包括生长激素异常或者受体异常等；继发性生长激素缺乏症多为器质性，常继发于下丘脑、垂体或颅内肿瘤，感染，细胞浸润，放射性损伤和头颅创伤等。

【诊断标准】

1. 临床表现

（1）生长障碍 出生体重及身长正常，但生后身高及生长速度落后于同龄同性别儿童，生长速度常在 4cm/年以下，甚至可以 2 ~ 3cm/年。

（2）骨成熟发育延迟 出牙、换牙延迟，青春期发育正常或延迟。

（3）代谢紊乱 不同程度的糖、脂肪及蛋白质代谢紊乱。

（4）可伴有一种或多种垂体激素缺乏表现 伴有促肾上腺皮质激素缺乏者容易发生低血糖；伴促甲状腺激素缺乏者可有食欲不振、活动减少；伴有促性腺激素缺乏者性腺发育不全，出现小阴茎，至青春期仍无性器官和第二性征的发育。

（5）其他表现 智力多正常；食欲低下、神经、精神功能紊乱；青春期发育正常或延迟；继发性 GHD 可发生于任何年龄，并伴有原发疾病的相应症状。

（6）出生史异常常见 围生异常史占 59.1%，其中胎位足先露、臀位最多，占 52.6%；生后窒息 34.6%，还有早产、难产、小于胎龄儿；男婴围生异常明显高于女婴。

（7）体格检查 身材比例匀称性矮小，面容幼稚呈娃娃脸，声音高尖，皮下脂肪丰满；男孩常伴小阴茎、小睾丸。

2. 实验室检查

（1）行血、尿常规，肝、肾功能检查，以除外慢性疾病。

（2）IGF –1、IGF – BP$_3$ 水平降低。

（3）甲状腺、肾上腺、性腺激素水平测定评估是否伴有其他垂体激素缺乏。

（4）染色体检查 女性有必要检查以除外特纳综合征。

（5）生长激素激发试验 需行作用机制不同的两种药物的生长激素激发试验如胰岛素、精氨酸、可乐定或左旋多巴，GH 峰值 >10μg/L 为正常；GH 峰值 <5μg/L 为完

全性缺乏；GH 峰值 5~10μg/L 为不完全性缺乏。

（6）IGF-1 生成试验　如考虑为生长激素神经分泌异常、受体缺陷或下丘-垂体-IGF 轴功能异常者需进行 IGF-1 生成试验。

3. 其他辅助检查

（1）骨龄　落后常 2 年以上。

（2）垂体 MRI 检查　可提示垂体小、垂体柄阻断或空泡蝶鞍。

4. 生长激素缺乏症临床诊断标准

（1）身高　在同年龄同性别正常儿童身高标准生长曲线的第 3 百分位以下或身高低于同种族、同性别、同年龄健康儿童平均身高的两个标准差以下者。

（2）生长速度　<7cm/年（3 岁以下）；<5cm/年（3 岁~青春期前）；<6cm/年（青春期）。

（3）骨龄　落后于实际年龄 2 年或 2 年以上。

（4）血清 IGF-1　水平降低。

（5）两种生长激素兴奋试验　GH 峰值均 <10μg/L。

（6）除外其他可导致生长障碍的疾病，并注意是否合并其他垂体激素的缺乏。

【治疗原则】

1. 目的

尽可能恢复正常生长速度，使之获得较长的生长时间，以期达到满意的最终身高。成年期避免或延缓代谢不良的并发症。

2. 基因重组人生长激素（rhGH）替代治疗

目前有冻干粉剂、水剂和长效制剂，前两者需每日注射，后者一周注射一次。粉剂和水剂 rhGH 剂量为 0.075~0.1U/（kg·d）或 25~30μg/（kg·d）。治疗应采用个体化治疗，宜从小剂量开始，目前推荐剂量为 0.1U/kg，每晚睡前皮下注射一次或每周总量分 6~7 次注射方案，最大量不宜超过 0.2U/（kg·d）。疗程宜长，可持续至身高满意或骨骺融合。注意监测甲状腺功能、血糖、胰岛素、HbA1c、IGF-1、IGF-BP$_3$、皮质醇和骨龄等。

（陈佳佳）

第二节　中枢性性早熟

性早熟（PP）是指女孩在 8 岁以前，男孩在 9 岁以前出现第二性征发育。根据下丘脑垂体性腺轴是否启动，将性早熟分为促性腺激素释放激素依赖性性早熟（又称为中枢性性早熟，CPP）、非促性腺激素释放激素依赖性性早熟（又称为外周性性早熟）和部分性性早熟。中枢神经系统的肿瘤，感染，先天发育异常，甲状腺功能减低症，肾上腺、性腺疾病以及误服性激素类药物均可能导致性早熟的发生。

中枢性性早熟的患病率女性高于男性，女性以特发性中枢性性早熟为主，男性性早熟的发病率明显低于女性，但是男性中枢性性早熟多由器质性病因所致。

【诊断标准】

1. 临床表现

（1）女孩常以乳房局部的硬结和局部触痛起病，随着乳房的进行性增长，出现阴毛和腋毛生长加速，最终出现阴道出血和月经来潮，少数患者先出现阴毛。外周性性早熟也称部分性性早熟，可以仅出现阴毛、乳房发育或者阴道出血。

（2）男性性早熟主要表现为睾丸和阴茎的过早发育，伴有阴囊皮肤松弛和色素沉着，口唇上逐渐长出胡须，喉结出现，生长加速，声音变粗，继之阴毛、腋毛出现，最终出现遗精。

（3）大部分患儿性早熟的早期生长速度加快，身材高于同年龄同性别儿童。

（4）患者的体态改变，女性脂肪组织重新分布，男性患者肌肉组织的量明显增加。

（5）睾丸和卵巢组织的增大，常提示下丘脑－垂体－性腺轴（HPG）的启动，是中枢性性早熟的标志。男性需要测量阴茎的长度和周径，用睾丸计测量睾丸容积。

对于患者的乳房发育、阴毛和腋毛的分布依据 Tanner 分期进行描述。

2. 实验室检查

（1）性激素测定　黄体生成素（LH）、卵泡刺激素（FSH）、睾酮（T）、雌二醇（E_2）、泌乳素（PRL）和孕酮等。基础 LH <0.1IU/L，提示无中枢性青春发动；而 LH >3.0IU/L，提示中枢性青春发动。由于在青春期发育早期，性激素和促性腺激素多呈脉冲式分泌，所以在性早熟患者的基础性激素检查结果可能是正常的，不能除外性早熟的可能。

（2）甲状腺功能的检查　主要是与甲状腺功能减低症所致外周性性早熟进行鉴别。

（3）先天性肾上腺皮质增生症的一些类型，可以有过量性激素的产生，导致性早熟的发生。需要检查肾上腺功能包括皮质醇、ACTH 和 17α－羟孕酮（17α－OHP），必要时查肾素血管紧张素醛固酮系统。

（4）血绒毛膜促性腺激素和甲胎蛋白　筛查有无分泌绒毛膜促性腺激素和性激素的肿瘤，如性腺肿瘤和生殖细胞瘤等。

（5）促性腺激素释放激素激发试验　用于鉴别是否为中枢性性早熟。戈纳瑞林剂量 $100\mu g/m^2$，最大剂量 $100\mu g$，加生理盐水 2ml，静脉注射。于 0、30、60、90 分钟取血测定 LH 和 FSH 水平。药物刺激后以 LH 增高为主，LH 峰值 >3.3～5mIU/ml，同时 LH/FSH 峰值比值 >0.6，下丘脑－垂体－性腺轴（HPG 轴）启动。如激发峰值以 FSH 升高为主，LH/FSH 峰值比值低下，结合临床可诊断单纯乳房早发育或中枢性性早熟早期，需定期随访。

促性腺激素释放激素类似物（GnRH－a）可作为促黄体激素释放激素（LHRH）的替代品，剂量同前。LH 峰值 >5mIU/ml 和 LH/FSH 峰值比 >0.6 时标志 HPG 轴启动。

3. 其他辅助检查

（1）骨龄测定　取左手正位 X 线片作为判断骨龄的依据。中枢性性早熟患者的骨龄常常提前。

（2）B 超　盆腔超声可以检查盆腔子宫、卵巢及卵泡大小和数目。中枢性性早熟的患者通常表现为子宫和卵巢增大，直径 ≥0.4cm 的卵泡增多，单侧卵巢卵泡的数量

≥4 枚。肾上腺 B 超可以排查肾上腺有无增生或占位病变。

（3）CT 或垂体 MRI 检查下丘脑垂体、肾上腺或性腺的占位性病变。

（4）怀疑肿瘤者做眼底、视野检查。

【治疗原则】

1. 治疗目的

（1）控制第二性征的发育成熟或减缓成熟速度。预防初潮早现或暂时终止月经。

（2）改善患者成年期终身高。

（3）恢复其年龄应有的心理行为。

2. 对因治疗

对于继发性性早熟，在明确病因后应进行相关的治疗。如先天性肾上腺皮质增生症和甲状腺功能减低症都需要给予相应的外源性激素的替代治疗，对于发现肿瘤的患者需行手术或放化疗。

3. 药物治疗

（1）促性腺激素释放激素类似物（GnRHa）　是治疗中枢性性早熟的首选药物，目前常用药物为醋酸亮丙瑞林或曲普瑞林，剂量：100～120μg/kg，最大剂量180μg/kg 或 3.75mg，每 28 天一次，有皮下注射和肌内注射不同用药方式。不同药物种类和厂家的药品说明书的药物剂量有所不同，同时患者的治疗剂量根据患者的情况实行个体化方案。

不需治疗的指征：性成熟进程缓慢对成年身高影响不大者；骨龄虽提前但身高生长速度亦快，预测成年身高不受损者。

（2）生长激素的使用　部分患者由于早熟年龄过小，治疗前的骨龄明显提前损伤了生长潜能，可以在必要的时候、合适的年龄与生长激素联合应用起到改善身高的作用。使用生长激素的剂量通常高于生长激素缺乏症的患者，0.15～0.2IU/kg，每晚睡前皮下注射。对于生长激素治疗的患者不仅需要监测其身高的增长，同时需要监测甲状腺功能、生长因子和糖化血红蛋白及药物不良反应。

4. 定期复查

监测患者第二性征发育情况，生长速度，骨龄，子宫、卵巢发育情况以及药物的不良反应。定期监测患者的身高，评估是否需要应用生长激素联合治疗。

5. 避免外源性激素摄入

（李文京　刘　敏）

第三节　尿崩症

尿崩症（DI）是由于患儿尿浓缩功能完全或部分丧失，而以多饮、多尿、烦渴、排低比重尿为主要表现的疾病。由于下丘脑的视上核及室旁核的神经内分泌细胞病变或者垂体后叶病变使血管升压素（ADH）分泌不足称为中枢性尿崩症。由于遗传性或获得性的病因使远端肾小管对 ADH 不敏感称为肾性尿崩症。

中枢性尿崩症的病因包括遗传性因素、先天性畸形（透明隔－视神经发育不良、垂体发育不全或异位等）、获得性（肿瘤、感染、浸润性、外伤）因素和特发性因素。

【诊断标准】

1. 临床表现

（1）起病可急可缓或呈渐进性。

（2）烦渴、多饮、多尿，每日饮水量或尿量 $>3000\text{ml}/\text{m}^2$。

（3）夜尿增多，出现遗尿，影响睡眠。

（4）因饮水过多影响食欲、体重不增、病程长者可出现生长障碍。

（5）年幼儿可出现烦躁、怕热喜凉、发热、便秘甚至抽搐等症状。

（6）除多饮、多尿以外可伴有原发病症状，如皮疹、头痛、呕吐、视物模糊或视野缺损等。

（7）体格检查　体重下降或明显消瘦，皮下脂肪薄；程度不等的脱水貌，严重者出现皮肤干燥、弹性差、口唇干和精神不振等。

注意原发病症状，特别是有无中枢神经系统症状和体征，以提示疾病的可能原因。

2. 实验室检查

（1）尿常规　尿色清淡，尿比重低，一般 $1.000 \sim 1.005$。尿渗透压低。

（2）生化检查　血钠、血渗透压正常或升高，血气分析正常，如无严重脱水情况时，肾功能正常。

3. 辅助检查

（1）限水试验　用于鉴别精神性多饮和尿崩症。前者经禁水后尿渗透压明显上升，对禁水耐受良好。禁水后尿比重仍 <1.010，需进一步做垂体加压素试验。如果患者没有进行限水试验前，出现高钠血症或者血渗透压升高，同期仍然是低比重和低渗透压尿，除外精神性多饮，可直接行垂体加压素试验。

（2）垂体加压素试验　用于鉴别中枢性尿崩症与肾性尿崩症，可与限水试验连续进行。使用垂体加压素后，尿比重和尿渗透压明显升高，提示患者自身血管升压素不足，可以诊断中枢性尿崩症。

（3）血 ADH 测定　中枢性尿崩症的患者 ADH 水平降低。

（4）影像学检查　颅骨或者长骨 X 线片注意有无骨质缺损，需鉴别朗格汉斯细胞组织细胞增生症；垂体 MRI（必要时增强）和头颅 MRI，以了解垂体后叶情况和有无占位性病变，垂体后叶高信号提示垂体 ADH 的储备；泌尿系超声检查有无肾脏疾病。

【治疗原则】

1. 病因治疗

根据原发病情况进行治疗。如肿瘤所致中枢性尿崩症，需进行手术、化疗、放疗等。

2. 激素替代治疗中枢性尿崩症

用药期间注意患儿饮水量，避免发生水中毒。

（1）人工合成去氨加压素（DDAVP）　0.1mg/片，$0.05 \sim 0.1\text{mg}/$次，每日 $2 \sim 3$ 次，剂量个体化。由于使用方便，效果肯定，是治疗中枢性尿崩症的主要药物。

（2）鞣酸加压素　深部肌内注射，从 0.1ml/次开始，根据疗效逐步调整剂量，最大量 0.5ml/次；注意血压及水中毒情况；目前很少使用。

3. 肾性尿崩症治疗

（1）氢氯噻嗪　剂量 2～3mg/（kg·d），分 2～3 次服用，同时注意补钾。

（2）吲哚美辛　剂量 2mg/（kg·d），分 3 次服用，注意低盐饮食，减少消化道不良反应。

（李文京　刘　敏）

第四节　先天性甲状腺功能减退症

先天性甲状腺功能减退症（CH，下称甲减）主要是由于胚胎发育过程中甲状腺组织发育异常、缺如或异位，甲状腺激素合成过程中酶缺陷，造成甲状腺激素分泌不足，导致机体代谢障碍、生长发育迟缓和智力低下。

【诊断标准】

1. 临床表现

（1）新生儿及婴儿期特点　①过期产、出生体重常 >4000g；②喂养困难、拒奶、呕吐；③胎便排出延迟、腹胀、便秘；④哭声嘶哑；⑤生理性黄疸延长。

（2）幼儿及儿童期特点　①生长缓慢甚至停滞；②运动和智力发育落后；③食欲减退、嗜睡、少动、便秘。

（3）迟发性甲减特点　①发病年龄较晚；②学习成绩下降；③食欲减退、嗜睡、怕冷、少动、疲乏无力、便秘、皮肤粗糙；④病程长者出现生长落后。

（4）地方性克汀病　主要表现为智力发育落后，聋哑、神经 - 肌肉运动障碍等，可分为神经性及黏液性水肿型。

（5）体格检查

①新生儿及婴幼儿甲减特点　哭声低哑、头发稀疏干燥、面部苍黄、臃肿、鼻梁宽低平、眼距宽、唇厚、舌体宽厚、伸出口外；体温低、四肢凉、皮肤粗糙、皮肤发花、循环不好、腹大、脐疝、血压低、心脏增大、心律缓慢和心音低钝。

②迟发性甲减特点　表情淡漠、面部苍黄、鼻梁宽低平、皮肤粗糙、心律缓慢、心音低钝。

③特殊表现有假性肌肥大、聋哑和性早熟。

2. 实验室检查

（1）血清甲状腺激素（T_3、T_4）及游离 T_3、T_4 降低，促甲状腺素（TSH）水平升高。

（2）甲状腺自身免疫性抗体　甲状腺球蛋白抗体（TGAb）、甲状腺过氧化物酶抗体（TPOAb）或甲状腺微粒体抗体（TMAb）均阴性。

（3）血胆固醇、三酰甘油、心肌酶可增高。

3. 辅助检查

（1）甲状腺 B 超提示甲状腺缺如、发育不良或异位。

（2）甲状腺核素扫描（^{99m}锝或^{123}碘）　可判断甲状腺的位置、大小、发育情况和摄取功能。

（3）X 线 左腕骨正位片，骨龄落后于实际年龄。拍摄 6 个月以下婴儿右膝关节正位片。

（4）心电图表现为低电压、T 波低平等改变。

【治疗原则】

1. 早期诊断、早期治疗，根据年龄调整剂量，注意剂量个体化，坚持终身治疗，定期随诊，使患儿正常生长发育。

2. 甲状腺激素替代治疗 左旋甲状腺素片（优甲乐，$L-T_4$）：$50\mu g$/片，剂量宜个体化，从小量开始，逐步加到足量，然后采用维持量治疗。新生儿 $10\mu g/(kg\cdot d)$；婴儿 $5\sim10\mu g/(kg\cdot d)$；$1\sim5$ 岁 $5\sim6\mu g/(kg\cdot d)$；$5\sim12$ 岁 $4\sim5\mu g/(kg\cdot d)$。

3. 治疗早期适当补充维生素、钙剂和铁剂。

4. 食盐加碘是从根本上防治地方性克汀病的有效方法。

5. 定期复查甲状腺功能、骨龄，监测身高、体重等，以指导剂量调整。

（梁学军）

第五节 甲状腺功能亢进症

甲状腺功能亢进症简称甲亢，是由于甲状腺激素分泌过多，导致全身各系统代谢率增高的一种综合征。引起儿童时期甲亢的最主要病因是毒性弥漫性甲状腺肿，又称 Graves 病（GD）。

【诊断标准】

1. 临床表现

（1）常有食欲亢进、易饥饿、饮水增多和大便次数增多现象。

（2）情绪不稳定、过度兴奋、脾气急躁、注意力不集中和学习成绩下降等。

（3）多汗、怕热、心慌、乏力和体重下降等表现。

（4）体格检查

①基础代谢率增高，兴奋面容、皮肤潮湿。

②甲状腺肿大 多数为整个腺体弥漫性肿大、两侧对称（部分患儿甲肿可不对称）、质地中等、无结节、无疼痛，重者可触及血管震颤、闻及血管杂音。

③眼球突出 多数为轻、中度突眼，恶性突眼少见，还可伴有上眼睑退缩、眼睑不能闭合、瞬目减少、辐辏反应差，少数伴眼肌麻痹。

④收缩压升高、脉压增大，心率增快、可有心界扩大、心前区闻及Ⅱ级收缩期杂音。

⑤手颤及舌颤阳性，腱反射亢进。

2. 实验室检查

（1）血清甲状腺激素（T_3、T_4）、FT_3、FT_4 增高，促甲状腺素（TSH）降低。

（2）甲状腺自身抗体 TRAb、TGAb、TPOAb 常阳性。

（3）血生化改变 可有低钾血症、血糖增高、糖耐量损伤及血脂降低。

3. 辅助检查

（1）甲状腺 B 超检查甲状腺弥漫性增大，血流丰富，似"火海征"。

（2）心电图可有心动过速、心律失常。

（3）心脏超声可示左心室扩大。

（4）甲状腺核素扫描用于甲状腺结节和自主高功能腺瘤的诊断。

（5）少数患儿需要细针穿刺病理检查。

【治疗原则】

1. 一般治疗

急性期注意卧床休息、减少体力活动。加强营养，多食蛋白质、糖类食物、特别是富含维生素的新鲜蔬菜和水果。避免含碘食物的摄入。

2. 适当应用 β 受体阻滞剂

普萘洛尔 0.5～1mg/（kg·d），注意复查心电图。

3. 抗甲状腺药物治疗

根据病情轻重及患者对药物的反应情况，选择适宜的治疗剂量，注意剂量个体化，以期获得最佳疗效。儿童首选甲巯咪唑。

（1）咪唑类 甲巯咪唑（他巴唑）及甲亢平 0.5～1.0mg/（kg·d），最大量为 30mg/d，分 2～3 次。

（2）硫脲类衍生物 丙基硫氧嘧啶及甲基硫氧嘧啶 5～10mg/（kg·d），最大量为 300mg/d。

需注意药物的毒性作用，常见不良反应是肝毒性、粒细胞减少和皮疹等。定期复查血常规、尿常规和肝功能。

4. 疗程

总疗程 2～3 年，包括足量治疗期及减量维持治疗期，对治疗经过不顺利和处于青春发育期的患儿疗程适当延长。

5. 放射性碘治疗

相对适应证：10 岁以上，抗甲状腺药物治疗失败，拒绝手术或有手术禁忌证。主要并发症为甲状腺功能减退症。

6. 手术治疗

药物过敏，甲状腺肿大明显，抗甲状腺药物治疗失败，甲状腺肿瘤，白细胞 $< 4 \times 10^9/L$。

【并发症及处理】

甲状腺危象常因急性感染、创伤、手术、应激及不恰当停药而诱发。起病突然且急剧进展，表现为高热、大汗淋漓、心动过速、频繁呕吐及腹泻，迅速出现全身衰竭、昏迷，常死于休克、心肺功能衰竭及电解质紊乱，需积极救治。

1. 祛除诱因。

2. 吸氧，保持足够的热量和液体补充，合并感染者给予抗菌药物。

3. 高温者注意降温，必要时给予人工冬眠。禁用大量阿司匹林。

4. 立即鼻饲丙硫氧嘧啶 100～150mg/次，6 小时一次。

5. 卢氏液 10～20 滴，每 6 小时一次口服。碘化钠 0.25g 加葡萄糖生理盐水静脉输入。

6. 氢化可的松 5～8mg/kg，6 小时一次。

7. 必要时使用洋地黄控制心力衰竭。

第六节　慢性淋巴细胞性甲状腺炎

慢性淋巴细胞性甲状腺炎又称桥本甲状腺炎（HT），为自身免疫病，是儿童、青少年获得性甲状腺功能减退症的最常见原因。多于 6 岁后发病，女多于男，为（2 ~ 4）：1。本病可合并其他自身免疫病，如 1 型糖尿病、Addison 病、甲状旁腺功能减退症等。

【诊断标准】

1. 临床表现

（1）临床表现多样，可以无任何症状，可以有怕冷、懒动，纳少、便秘，身高不增，体重增加等甲减的表现，也可有怕热、多动，多食、大便次数增多，心慌、乏力、体重减轻等甲亢的症状。

（2）常偶然发现颈部增粗（甲状腺肿大），可有咽部不适、局部压迫感，全身症状常不明显。

（3）体格检查

①甲状腺呈轻度或中度弥漫性肿大，质地韧，可伴有结节。

②甲状腺功能正常者，除甲状腺肿大外可无其他阳性体征。

③甲状腺功能低下者，可有表情淡漠、皮肤粗干、心音低钝、心率减慢。

④甲状腺功能亢进症者，可有兴奋面容、皮肤潮湿、心率增快。

2. 实验室检查

（1）血清甲状腺激素（T_3、T_4）及促甲状腺素（TSH）根据病程不同阶段可表现为甲亢或甲减。

（2）甲状腺自身抗体 TGAb、TPOAb 明显增高。

（3）轻、中度贫血，血总胆固醇、心肌酶谱可升高。

3. 辅助检查

（1）甲状腺 B 超检查示甲状腺弥漫肿大，回声不均匀，也可有结节样改变。

（2）甲状腺放射性核素检查多表现为甲状腺肿大及放射性分布不均匀或结节状。

（3）必要时，如结节大者，可考虑细针穿刺病理检查。

【治疗原则】

1. 甲状腺肿大并伴有甲状腺功能减低者，可采用 L - T_4 替代治疗，以减轻甲状腺肿和保持甲状腺功能正常。需从小剂量开始，逐渐加量，长期维持。

2. 甲亢表现者，需用抗甲状腺药物治疗，但剂量应偏小，疗程酌情缩短。

3. 定期监测甲状腺功能及生长发育情况。

（梁学军）

第七节　甲状旁腺功能减退症

甲状旁腺功能减退症，简称甲旁减，是由于多种病因导致甲状旁腺合成和分泌的甲状旁腺激素（PTH）不足、激素结构异常或外周靶器官对 PTH 的作用不敏感而导致钙、磷代谢异常。病因包括原发性、后天获得性和甲状旁腺激素抵抗。原发性甲旁减包括家族性（遗传性）甲旁减、先天性发育异常性甲旁减、钙敏感受体基因变异性甲旁减以及特发性甲旁减，后天获得性甲旁减包括甲状旁腺手术或放射损伤、浸润性疾病、多发内分泌自身免疫综合征 I 型和低镁血症。

【诊断标准】

1. 临床表现

（1）手足搐搦　是由低钙血症引起神经－肌肉兴奋性增加的一系列表现。

（2）神经－精神症状　儿童可以典型癫痫（大发作型、小发作型或颞叶癫痫）发作为首发症状，可出现多动症、共济失调及智力减低等。

（3）外胚层器官营养性损害　皮肤干燥、头发指甲干脆易断裂、牙萌出延迟、牙釉质发育不良、白内障等，可并发白色假丝酵母菌感染。

（4）胃肠道功能紊乱　恶心、呕吐、腹痛和便秘等。

（5）转移性钙化灶　脑基底节钙化，皮下、关节内及软组织内均可形成钙化灶。

（6）体格检查

①DiGeorge 综合征的异常面容（眼距增宽、外眦上斜、腭裂等），并可伴有先天性心脏疾病如主动脉右位或法洛四联症等体征。

②皮肤、指甲、毛发干脆；皮下、软组织钙化或骨化。

③神经肌肉兴奋性检查　佛氏征、陶瑟征等阳性。

④眼部检查　可有白内障，眼底检查可有视乳头水肿的表现。

⑤神经系统检查　因脑组织钙化可出现锥体外系症状。

⑥心脏检查　严重低钙血症时可发生心律失常、心力衰竭等。

⑦注意有无合并甲状腺功能减退症，肾上腺皮质功能减退、尿崩症、糖尿病或性腺发育不良等体征。

2. 实验室检查

（1）血钙≤2.0mmol/L，血游离钙≤0.95mmol/L；血磷多数≥1.78mmol/L，少数患者正常；碱性磷酸酶多正常。

（2）尿钙、尿磷排量减少。钙敏感受体激活型甲旁减尿钙升高。

（3）血镁正常或降低。

（4）PTH 测定　多数低于正常，少数患者可在正常范围。需注意同时测定血钙，若血钙低于正常而 PTH 在正常范围，仍应考虑甲旁减。

（5）必要时进行其他内分泌腺体的功能检查。

3. 辅助检查

（1）X 线检查可见骨密度增加及骨皮质增厚。

（2）脑 CT 或 MRI 检查可发现基底节对称性钙化。

（3）脑电图示节律慢波和癫痫样放电改变。

（4）心电图示 Q－T 间期延长。

【治疗原则】

1. 钙剂

（1）低钙手足搐搦或惊厥发作时，给予静脉输注 10% 葡萄糖酸钙 1～2ml/（kg·次），加入等量的 10% 葡萄糖，谨防渗漏血管外。根据病情轻重，每日 2～3 次。

（2）长期口服钙盐制剂 以钙元素计算初始剂量 50mg/（kg·d），1～2g/d 为宜。需依病情调整用量。

2. 维生素 D 及其衍生物

（1）阿法骨化醇 1－α（OH）D_3 适用于肝功能正常的患者，剂量 0.25～1μg/d。

（2）骨化三醇 1，25－$(OH)_2D_3$ 0.25～0.5μg/d。

3. 定期复查 复查血钙、血磷、24 小时尿钙、维生素 D 水平，及时调整药量。防止低钙血症和高钙血症的发生。监测血镁，必要时口服硫酸镁补充治疗。

（陈佳佳 刘 敏）

第八节 先天性肾上腺皮质增生症

先天性肾上腺皮质增生症（CAH）是一组由肾上腺皮质类固醇合成通路各阶段各类催化酶的缺陷，引起以皮质类固醇激素合成障碍为主的常染色体隐性遗传性疾病。糖皮质激素的减少，致促肾上腺皮质激素释放激素（CRH）和促肾上腺皮质激素（ACTH）增加，导致肾上腺皮质增生，同时因被催化的底物蓄积，旁路激素（如睾酮或睾酮的前体物质）过量产生，因而临床上出现程度不同的肾上腺皮质功能减退并伴有性征异常表现，症状的差异与酶缺陷下降的程度有关。

【诊断标准】

1. 临床表现

（1）21－羟化酶缺陷（21－OHD） 最常见，占 CAH 的 90%～95%。21－OHD 是由 CYP21A2 基因变异引起。

CAH 临床分经典型和非经典型，经典型包括失盐型和单纯男性化型。

①失盐型 皮质醇和醛固酮分泌皆不足，临床以肾上腺皮质功能不全表现为主。常在生后 1～2 周内出现精神萎靡，拒奶、呕吐、腹泻、脱水、消瘦、呼吸困难甚至发绀及皮肤黏膜色素沉着显著。电解质紊乱特点：低钠血症、低氯血症、高钾血症及代谢性酸中毒。失盐型患者多同时有男性化表现。

②单纯男性化型 为 21－羟化酶不完全性缺陷，无失盐表现。女孩表现男性化，男孩表现为假性性早熟。男性化：身高增长过快、皮肤粗厚、肌肉发达和过早出现痤疮，嗓音低沉，有阴毛、腋毛及胡须；女性阴蒂肥大，严重者外生殖器性别难辨，有不同程度的阴唇融合似阴囊或类似男性尿道下裂样改变。男孩阴茎增大但睾丸不大，至骨龄达 12 岁后可由外周性性早熟转化为真性性早熟。骨龄超过患儿身高龄及实际年龄，由于骨骺早期愈合可致最终身材矮小。

③非经典型（又称晚发型） 患者出生后正常，直至儿童晚期或青春期出现多毛、

痤疮，女性可有声音低沉等男性化表现，出现初潮延迟、性早熟伴月经紊乱或多囊卵巢与不育症等表现。女孩阴蒂不一定肥大，男性多以性早熟就诊。

（2）11β-羟化酶缺陷　本型占 CAH 的 4%～5%。患儿除有男性化表现外，还有高血压、低钾血症和代谢性碱中毒。

（3）17α-羟化酶缺陷　较少见。此酶缺陷时引起皮质醇和性激素的合成受阻而盐皮质激素合成增加。患者有明显的高血压、低钾血症及碱中毒，男性呈现不同程度的女性化特征，如尿道下裂、小阴茎，甚至呈现完全女性外观、女性性腺发育不全或原发性闭经等表现。

（4）3β-羟类固醇脱氢酶缺陷　罕见，此酶缺乏全部皮质激素合成均受阻。新生儿期即可发生肾上腺皮质功能不全综合征、皮肤色素沉着，男性外生殖器呈现发育异常，重者呈女性外观，女性可以有程度不等的男性化表现，由于肾上腺皮质功能低下严重，如不能及时诊治常早期死亡。

2. 体格检查

注意血压、呼吸、心率等生命体征和生长发育状况；描述神志、精神状态、营养。脱水貌包括皮肤弹性和血管充盈度；皮肤有色素沉着，可有多毛、痤疮；部分类型的先天性肾上腺皮质增生症，有血压增高表现（11-羟化酶及 17-羟化酶缺陷时）；性征描述有女性男性化体征或男性女性化体征，Tanner 分期可描述性成熟程度。

3. 实验室检查

（1）常规检查和激素（表 8-1）

表 8-1　不同类型 CAH 的实验室检查

酶缺陷	血液								尿液		
	钠	钾	肾素	醛固酮	17-羟孕酮	脱氢表雄酮	11-脱氧皮质酮	睾酮	17-羟类固醇	17-酮类固醇	孕三醇
21-羟化酶（失盐型）	↓	↑	↑↑	↓↓	↑↑	N, ↑	N, ↓	↑↑	↓	↑↑	↑↑
（单纯男性化）	N	N	N, ↑	N, ↓	↑↑	N, ↑	N, ↓	↑↑	↓	↑↑	↑↑
11β-羟化酶	↑	↓	↓	↓	↑	N, ↑	↑↑	↑	↑	↑	↑
17-羟化酶	↑	↓	↓	N, ↓	↓	↓↓	↑↑	↓	↓	↓	↓↓
3β-羟类固醇脱氢酶	↓	↑	↑	↓	N, ↑	↑	N, ↓	↓	↓	↓	N, ↑

注：N 正常；↓：下降；↑：升高

（2）其他辅助检查

①骨龄测定　CAH 患儿骨龄常明显增速超过其实际年龄。

②对性别难辨者需进行性染色体检查，以确定其遗传性别。

③肾上腺 B 超或 CT 检查可显示两侧肾上腺增大。

④新生儿筛查　脐血测 17-羟孕酮可筛查 21-羟化酶缺陷，以早期诊断。

【治疗原则】

1. 糖皮质激素

补充皮质醇分泌的不足，并抑制 ACTH 和雄激素的分泌，应尽早开始治疗并终生服用。一般采用氢化可的松 10～15mg/（m² · d），分 2～3 次口服。开始宜采用稍大剂量以期迅速有效地抑制下丘脑和垂体的代偿性功能亢进。当各项指标抑制达正常水平后，逐渐减至最小维持量。

2. 盐皮质激素（FC）

口服9α–氟氢可的松，新生儿和婴儿期建议0.15~0.2mg/（m² · d）（0.05~0.1mg/d），分1~2次口服。对未添加半固体食物喂养的乳儿需额外补充食盐1~2g/d，1岁后盐皮质激素剂量相应减少，青春期和成人期更少。一般不超过0.2mg/d，根据电解质水平调整药物剂量。

3. 治疗是否恰当的关键在于皮质激素剂量的个体化

应定期随访，需注意控制骨龄的过快增长，并保持正常生长速度，使患儿既无雄激素及外源性糖皮质激素过多征象，又能维持正常的性腺成熟和发育。

4. 性激素

17–羟化酶缺陷和3β–羟类固醇脱氢酶缺陷者，由于肾上腺合成的性激素不足，青春期开始补充性激素以维持其表型。

5. 感染，手术，创伤等应激情况

需增加皮质激素2~3倍，严重应激可进一步增加剂量。

6. 外科治疗

女性假两性畸形可于生后6~12个月内行阴蒂缩短术，外生殖器矫形可在1~3岁时进行。过早分离的阴囊易再度融合而不易成功，太晚则对患儿的心理有不良影响。

【并发症及处理】

严重失盐型患者极易发生肾上腺危象，需及时补充皮质激素，扩充血容量和提高血钠。

（1）按脱水程度补液，第1小时5%等张糖盐水20ml/kg。

（2）糖皮质激素　危象时静脉滴注氢化可的松5~10mg/（kg · d）或100~200mg/（m² · d）。

（3）有效血容量难以维持时，必要时给予血浆10ml/kg。

（4）除非有低钾血症，切忌给钾。

（5）第2日依病情好转情况，皮质激素量可酌减，根据血电解质和脱水纠正情况调整治疗。

（李文京　刘　敏）

第九节　肾上腺皮质功能减退症

肾上腺皮质功能减退症（AI）是指肾上腺皮质激素包括皮质醇和（或）醛固酮等甾体激素不足而产生一系列的临床表现。按照病变部位分为原发性（肾上腺）AI和继发性（下丘/垂体）AI；按照病程分为急性AI和慢性AI；按照机制分为先天性AI或获得性AI。

原发性肾上腺皮质功能减退症是由肾上腺皮质自身病变所致，病因包括遗传性肾上腺发育缺陷、自身免疫性肾上腺炎、肾上腺结核、深部真菌感染、多发内分泌自身免疫综合征和肾上腺脑白质营养不良等。继发性肾上腺皮质功能减退症主要是由于下丘脑或垂体的占位、浸润和感染病变使促肾上腺皮质激素（ACTH）分泌不足所致。此外神经性厌食、营养不良以及突然中断外源性糖皮质激素治疗等也可能导致功能性的肾上腺皮质功能减退。由于激素受体基因突变或某些离子的转运蛋白功能异常，导致激素的生物效能下降所致终末器官不敏感（如 ACTH 不敏感综合征）以及皮质醇不敏感综合征等。本节重点介绍原发性慢性肾上腺皮质功能减退症（Addison 病）。

【诊断标准】

1. 临床表现

（1）主要症状　皮肤、黏膜色素沉着；疲乏无力、虚弱、消瘦；胃肠功能紊乱、厌食、恶心、呕吐或腹痛、腹泻。

（2）低血糖、直立性低血压、头晕和晕厥等。

（3）免疫力降低，常并发感染。

（4）生长发育迟缓和青春期发育延迟。

（5）合并全垂体功能减退时可有甲状腺和性腺功能减退表现。

（6）下丘脑或垂体占位病变可有头痛、尿崩症、视力下降和视野缺损。

（7）肾上腺皮质危象　常发生于感染、创伤、手术、过度劳累或突然中断治疗等应激情况；常表现为发热、大量出汗、呕吐、腹泻、脱水，极度虚弱无力、萎靡淡漠和嗜睡，也可表现为烦躁不安、谵妄、惊厥甚至昏迷，可有低血容量性休克。

（8）体格检查　血压偏低，生长发育落后，常有营养不良体征；原发性 AI 患者皮肤、黏膜色素沉着，心音低钝；肾上腺危象可以有脱水或者休克表现。

2. 实验室检查

（1）生化检查　血钠、血氯、血糖浓度减低，血钾升高。

（2）血气分析　可表现为代谢性酸中毒。

（3）激素测定

①血浆皮质醇和尿游离皮质醇　可减低或正常。

②血浆 ACTH　原发性肾上腺皮质功能减退症清晨血浆 ACTH 基础值高于正常，继发性肾上腺皮质功能减退症患者 ACTH 基础值在正常低限或低于正常。

③血醛固酮　原发性肾上腺皮质功能减退症可能为低值或正常低限，而血浆肾素活性增高，继发性肾上腺皮质功能减退症血或尿的醛固酮水平正常。

（4）ACTH 激发试验

①快速 ACTH 激发试验　疑有肾上腺皮质功能减退症的患者，但肾上腺皮质类固醇激素和 ACTH 检查难以确诊的，可行快速 ACTH 激发试验以确诊。

②经典 48 小时 ACTH 激发试验　用于鉴别原发性或继发性肾上腺皮质功能减退症，用于肾上腺皮质长期缺乏 ACTH 的刺激，肾上腺对 ACTH 反应迟钝的患者，都可以避免快速试验方法假阴性的发生。

3. 辅助检查

（1）X 线检查　胸片检查可示心脏缩小。

（2）肾上腺 MRI 或 CT 检查　结核病患者可示肾上腺增大及钙化阴影；肾上腺发育不良者在检查中肾上腺影像常显示不清；先天性肾上腺皮质增生症、感染、出血、转移性病变在 CT 扫描时也示肾上腺增大。

（3）MRI　针对下丘脑和垂体占位病变，可做蝶鞍 MRI。

【治疗原则】

1. 一般治疗

进食高碳水化合物、高蛋白、富含维生素而易消化、吸收的饮食。注意休息，防止过度劳累，预防感染和肾上腺危象的发生。

2. 慢性原发性肾上腺皮质功能减退症治疗

（1）坚持终身激素替代治疗　包括长期生理剂量替代和短期应激替代治疗。

（2）生理剂量激素替代治疗

①糖皮质激素　以氢化可的松为首选药物。口服剂量 $10 \sim 15mg/(m^2 \cdot d)$，分 2~3 次。

②盐皮质激素　失盐症状单用皮质醇不能纠正时，需要盐皮质激素替代治疗。每日分 1~2 次口服 9α－氟氢可的松 $0.05 \sim 0.2mg$。婴儿饮食含盐很低，每日需加服食盐 1~2g，加入食物或牛奶中。年龄增大后，患儿可根据身体的需要采用食盐，不需要另加。

（3）应激替代治疗　感染、手术、创伤等情况下，肾上腺皮质功能减退症患儿不能产生分泌大量激素的反应，必须增加氢化可的松的用量 2~3 倍，如增加药量不及时，可发生肾上腺危象。

3. 肾上腺危象的治疗

当临床高度怀疑急性肾上腺危象时，在取血样送检 ACTH 和皮质醇后应立即开始治疗。包括静脉给予大剂量糖皮质激素 $100mg/(m^2 \cdot d)$，分 3 次，纠正低血容量和电解质紊乱，电解质紊乱难以纠正的时候，需要加盐皮质激素。危重患者加强全身支持疗法和去除（处理）导致肾上腺危象的诱因等。

（李文京　刘　敏）

第十节　嗜铬细胞瘤

嗜铬细胞瘤（PCC）是发生于肾上腺髓质嗜铬细胞的肿瘤。副神经节瘤（PGL）是位于肾上腺外交感神经链的肿瘤。嗜铬细胞瘤占 80%~85%，副神经节瘤占 15%~20%，二者统称为嗜铬细胞瘤和副神经节瘤（PPGL）。肿瘤细胞分泌大量儿茶酚胺类物质（肾上腺素、去甲肾上腺素、多巴胺）引起持续性或发作性高血压等一系列复杂的临床表现。本病约占原发性高血压的 1%，儿童患者约占 10%，各年龄组均可发病，男孩多于女孩。

【诊断标准】

1. 临床表现

（1）高血压综合征　小儿多起病较急，以持续性高血压最为常见，伴发高血压脑病时，出现意识障碍和惊厥。阵发性高血压发作时伴有头痛、心悸、出汗、恶心、呕吐及腹痛等症状。头痛、心悸、多汗是嗜铬细胞瘤高血压发作时最常见的三联征，对诊断具有重要意义，常可由以下情况诱发，如情绪激动，变换体位，按压腹部，排尿、排便时用力，应激状态等。

（2）代谢紊乱　以代谢率增高、发热为主要表现，常伴消瘦、多饮和多尿。

（3）特殊临床表现　少数病例可出现高血压与低血压相交替或阵发性低血压和休

克表现，可引起便秘、腹胀和腹痛；低血糖表现；短期内出现视神经萎缩、视力减退甚至失明。

（4）体格检查　持续性或发作性高血压，血压可高达（160～200)/(90～110）mmHg，可伴有心律失常、多汗、面色苍白和肢冷等，有时可扪及腹部肿块。

2. 实验室检查

（1）血与尿中儿茶酚胺及其代谢产物测定明显升高，常测定 24 小时尿 3 - 甲氧基 - 4 - 羟基苦杏仁酸（VMA），可超过正常 2～3 倍。

（2）3 - 甲氧基肾上腺素（MN）、3 - 甲氧基去甲肾上腺素（NMN）是肾上腺素和去甲肾上腺素的中间代谢产物，它们仅在肾上腺髓质和 PPGL 瘤体内代谢生成并且以高浓度水平持续存在，故是 PPGL 的特异性标记物。

（3）酚妥拉明试验　当血压 170/110mmHg 以上时做此试验。给予酚妥拉明 0.1mg/kg 快速静脉推注，开始每半分钟测血压，共 6 次，以后每分钟测血压，至少测 6～7 次，直至血压恢复成原来水平。正常人注射酚妥拉明后 2 分钟，血压下降 <35/25mmHg。嗜铬细胞瘤患者注射后，血压下降 >（35～50)/25mmHg，且下降持续 3～5 分钟以下。

3. 定位诊断

（1）B 超　可作为嗜铬细胞瘤初筛定位手段，呈圆形或椭圆形肿块，直径多为 3～5cm。

（2）CT　首选 CT 作为肿瘤定位的影像学检查，CT 对胸、腹和盆腔组织有很好的空间分辨率，并可发现肺部转移病灶。病灶呈圆形、卵圆形或不规则形，边界清楚，密度均匀或不均匀，较大的肿瘤内部多有出血、坏死及囊变，少数病例可见钙化。强化较显著，瘤内的基质密度明显增强，呈多房样改变。

（3）磁共振成像（MRI）　儿童、孕妇及对 CT 造影剂过敏患者可首选 MRI 检查。与 CT 相比，MRI 对颅底、颈部副神经节瘤，嗜铬细胞瘤转移、复发及肾上腺外肿瘤诊断价值更高。

（4）功能学成像　对肾上腺外、多发或恶性转移性病灶的定位有较高的诊断价值，但对低功能的肿瘤显像较差，可出现假阴性。可选择间碘苄胍（MIBG）显像、^{18}氟 - 脱氧葡萄糖正电子发射断层扫描（^{18}F - FDG PET/CT）。^{123}I - MIBG 显像诊断 PPGL 的敏感性高于^{131}I - MIBG 显像，能对嗜铬细胞瘤同时进行定性和定位诊断。

【治疗原则】

确诊后应行手术摘除肿瘤。术前常规使用药物治疗，以控制血压和临床症状，保证手术成功率。对无法手术、发现转移灶、术后残留病灶等可采用放射性核素治疗、抗肿瘤药物联合化疗等。

1. 药物治疗

可先用选择性 α_1 - 受体阻滞剂或非选择性 α 受体阻滞剂控制血压，如血压仍未能满意控制，则可加用钙通道阻滞剂。术前药物准备时间一般至少为 2～4 周，对较难控制的高血压并伴有严重并发症的患者，应根据患者病情相应延长术前准备时间。

首选酚苄明，初始剂量 0.2mg/(kg·d)，可逐渐加量至 1mg/(kg·d)，直至血压降至正常。用 α 受体阻滞剂治疗后，如患者出现心动过速，则再加用 β 受体阻滞剂。

术前 3 天可加用美托洛尔或普萘洛尔。由于长期血管收缩导致血容量减少，术前患者应增加液体入量，以防止肿瘤切除后发生严重低血压。

2. 手术治疗

对 PPGL 患者行开放式手术，但对于小肿瘤、非侵袭性嗜铬细胞瘤，可行腹腔镜手术，需注意多发瘤及肾上腺外肿瘤，术后须监测血压变化及儿茶酚胺代谢的检查，以防有肿瘤遗漏及复发。术后应注意双侧肾上腺部分切除或孤立性肾上腺行单侧肾上腺部分切除患者可能存在继发性肾上腺皮质功能减退的风险。

3. 其他

放射性核素^{131}I – MIBG 作为一种姑息性治疗的方法适用于无法手术，尤其是术后复发及转移的患者。化疗适用于那些不宜手术及对放射性核素治疗不敏感的患者，联合化疗的效果较好。

（刘　敏）

第十一节　儿童糖尿病

糖尿病（DM）是由多种病因导致的胰岛素分泌缺陷和（或）胰岛素作用缺陷而引起，以慢性高血糖为特征的一种代谢性疾病，是严重威胁儿童健康的一种慢性全身性疾病。流行病学调查显示我国 15 岁以下儿童 1 型糖尿病平均发病率为 0.59/10 万。1988～2000 年调查北京地区年发病率波动在（1～3）/10 万。儿童糖尿病中 1 型糖尿病占 80%～90%，2 型约占 7.4%。随着生活水平的提高，肥胖儿童数量增加，儿童青少年 2 型糖尿病发病率呈明显的上升趋势。

【诊断标准】

1. 临床表现

糖尿病典型临床表现为"三多一少"即多尿、多饮、多食、消瘦，常因感染、饮食不当等诱因发病。不典型的隐匿起病表现，如夜尿增多或已经能够控制夜间排尿的儿童又出现遗尿；多食症状常不明显，部分患儿食欲正常或减低；反复感染或者学校表现不良；有些为表现为腹痛、恶心、呕吐等急性表现；另外合并呼吸道、肠道、皮肤等感染时，原发糖尿病的诊断易被忽略。

（1）1 型糖尿病一般起病较急，"三多一少"表现典型。

（2）2 型糖尿病一般起病缓慢，"三多一少"症状不典型，发病年龄较大，多有肥胖和 2 型糖尿病家族史。

（3）由于超重肥胖患儿越来越多，不少患者在初诊时难于区分分型或者本身就是混杂型患者。

（4）越来越多的特殊类型糖尿病和综合征伴随的糖尿病被诊断，因此需要注意特殊类型糖尿病相关的症状和体征。

（5）青少年儿童注意性行为和妊娠情况。

（6）体格检查　经典 1 型糖尿病患儿一般除消瘦外，无阳性体征。2 型糖尿病常伴有肥胖及颈部、腋下等处皮肤的黑棘皮样改变。特殊类型糖尿病可以有特殊面容，骨骼异常则可以有特殊体征。合并糖尿病酮症酸中毒时患儿有呼吸深长、Kussmall 呼吸、呼出气有酮味（烂苹果味），伴脱水、烦躁、嗜睡甚至昏迷。

2. 实验室检查（表 8 – 2、表 8 – 3）

（1）随机静脉血糖升高，≥11.1mmol/L。

（2）尿常规尿糖阳性、尿酮体可阳性。

（3）糖化血红蛋白（HbA1c）升高、合并酮症酸中毒时血气示代谢性酸中毒。

（4）口服葡萄糖耐量试验（OGTT）口服葡萄糖 1.75g/kg，最大量 75g；2 岁以下，2.25g/kg。1 型糖尿病患者采用馒头餐试验（100g 面粉制作的馒头相当于 75g 葡萄糖）。

表 8 – 2　糖尿病的诊断标准

诊断标准	静脉血浆葡萄糖水平（mmol/L）
有糖尿病症状： 高血糖所导致的多饮、多食、多尿、体重下降等急性代谢紊乱的表现	随机≥11.1（≥200mg/dl） 空腹≥7.0（≥126mg/dl） 餐后≥11.1（≥200mg/dl）
无糖尿病症状者，需改日重复检查	

空腹定义是至少 8 小时未摄入碳水化合物。

表 8 – 3　非糖尿病糖代谢状态

	空腹血糖（FPG，mmol/L）	糖负荷后 2 小时血糖（2hPG，mmol/L）
正常血糖	<5.6	<7.0（126mg/dl）
空腹血糖受损（IFG）	5.6 ~ 6.9（100 ~ 125mg/dl）	<7.8（140mg/dl）
糖耐量异常（IGT）	<5.6（100mg/dl）	≥7.8 ~ 11.1（≥140 ~ 200mg）

【治疗原则】

糖尿病治疗目的包括：消除症状保持代谢状态稳定；消除糖尿，并通过 HbA1c 总体评价使餐前和餐后血糖尽可能地维持在基本正常的水平；保证患儿正常生长发育。糖尿病治疗必须在自我监测的基础上，选择合适的胰岛素治疗方案、饮食管理，才能达到满意治疗效果，因此强调综合性治疗。目前提倡的糖尿病治疗"五驾马车"包括：合理应用胰岛素、饮食管理、运动锻炼、自我监测和糖尿病知识教育和心理支持，按时进行并发症筛查。

1. 1 型糖尿病治疗

（1）胰岛素治疗

1）胰岛素的类型和作用时间见表 8 – 4。

表 8 – 4　胰岛素制剂类型和作用时间

胰岛素类型	起效时间（h）	高峰时间（h）	持续时间（h）
超速效胰岛素类似物（门冬胰岛素的超速剂型）	0.1 ~ 0.2	1 ~ 3	3 ~ 5
速效胰岛素类似物（赖脯胰岛素、门冬胰岛素、赖谷胰岛）	0.15 ~ 0.35	1 ~ 3	3 ~ 5
短效胰岛素	0.5 ~ 1	2 ~ 4	5 ~ 8
中效胰岛素	2 ~ 4	4 ~ 12	12 ~ 24

胰岛素类型	起效时间（h）	高峰时间（h）	持续时间（h）
基础长效胰岛素			
甘精胰岛素	2~4	8~12	22~24
地特胰岛素	1~2	4~7	20~24
甘精胰岛素 U300	2~6	无明显高峰	30~36
德谷胰岛素	0.5~1.5	无明显高峰	>42

2）胰岛素的剂量　推荐的初始胰岛素剂量为 0.5~1IU/（kg·d）；多数缓解期儿童胰岛素总量 <0.5IU/（kg·d）。糖尿病缓解后青春期前儿童通常需要 0.7~1.0IU/（kg·d）；青春期患者胰岛素总量常 >1IU/（kg·d），甚至达 2IU/（kg·d）。

3）胰岛素治疗方案

①每日 2 次注射（简易方案）　它是指短效与中效胰岛素的混合使用，于早餐前和晚餐前注射。早上一般约为总量的 2/3；晚上较少，约为总量的 1/3。适用于糖尿病缓解期、残存胰岛细胞功能较好的儿童。

②每日多次胰岛素注射（MDI）　基础胰岛素可通过中效胰岛素、长效胰岛素或长效胰岛素类似物给予，餐时胰岛素可通过短效胰岛素或速效胰岛素类似物给予。中效或长效胰岛素可能需要全日总量的 40%~60%，另外速效和短效胰岛素可分成 3 次于每餐前大剂量注射。

③持续皮下胰岛素输注（CSII）　采用人工智能控制的胰岛素输入装置，持续皮下胰岛素输注短效胰岛素或速效胰岛素类似物提供基础和餐时胰岛素，可模拟生理性胰岛素分泌模式。每日基础量 = 全天胰岛素总量 ×（40%~60%），T1DM 常规分为 6 个或更多个时间段，以尽量减少或避免低血糖事件，或根据血糖情况分段设置基础输注率。

4）剂量调整　相对固定饮食热卡和运动之后，根据血糖监测结果以及所使用的胰岛素类型和方案进一步调整胰岛素用量，以达到与进餐、运动相匹配。若非急需，可观察 2 日调整一次，每次调量为原量的 10% 左右，避免大幅度变动。

5）常用注射部位　双上臂前外侧、双股前外侧、脐周围以及臀部都是胰岛素注射的部位。注射部位应轮换进行，相距 1~2cm，以防脂肪增生。

（2）饮食治疗

1）治疗原则　计划饮食，控制总热量，保证儿童正常生长发育的需要。均衡膳食保证足够营养，避免高糖高脂食物，多选择高纤维素食物，烹调以清淡为主，定时、定量进餐，最好三餐三点心。

2）总热量　全天热卡供给为 1000 + 年龄 ×（70~100）kcal。①年龄小热量偏高；②胖瘦程度；③活动量大小；④平日的饮食习惯；⑤青春期女孩供给较低的热量。全天热量分为三餐三点心；一般三餐分配比例分别为 1/5、2/5、2/5 或 1/3、1/3、1/3。每餐预留 15~20g 的食品，作为餐后点心。

3）营养素的供给予分配　碳水化合物占全天总热量的 55%~60%，应选择"血糖生成指数"低的食品。脂肪占 25%~30%，每日脂肪入量不能超过全日总热量的 30%，以不饱和脂肪酸为主，每日胆固醇入量不超过 300mg。蛋白质为 15%~20%，注意选择、保证优质蛋白的摄入，保证维生素、微量元素和膳食纤维的摄入，避免摄入盐过多，建议每日氯化钠摄入量以 3~6g 为宜。

（3）运动治疗　运动疗法是治疗糖尿病的重要手段之一，对儿童 1 型糖尿病患者同样适用，对糖尿病的病情控制有很好的促进作用。运动量遵循个体化和循序渐进的原则，"持之以恒，量力而行"，可根据运动中和运动后有无不良反应来决定，注意安全。运动时间、运动量宜相对固定，原则上应在餐后半小时以后进行，以防出现低血糖。

（4）心理治疗　是糖尿病患儿综合治疗的一部分。由于糖尿病需要终生注射胰岛素和饮食控制，疾病对患儿及其家庭都会带来巨大的精神负担。随着病程的延长，患儿逐渐进入青春发育期，生理上变化同时带来大量的心理问题，而糖尿病患儿的这些心理问题会直接影响病情的控制，因此必须注重糖尿病患儿心理健康问题，呼吁社会、学校、家庭给予糖尿病患儿更多的关心和爱护，使他们健康成长。

（5）糖尿病监测指标

1）血糖监测　血糖监测对反映降糖治疗的效果及指导治疗方案的调整有重要的意义。血糖监测方法包括应用血糖仪进行的自我血糖监测（SMBG）、动态血糖监测（CGM）和 HbA1c 的测定。特殊情况下糖化白蛋白检测，其中 SMBG 是血糖监测的基本形式。采用微量血糖仪每天监测餐前、餐后 2 小时及睡前血糖、夜间血糖 6~10 次。

血糖控制标准是：在最少发生低血糖风险的情况下使患者的血糖尽可能接近正常水平。HbA1c：儿童和青少年 T1DM 患者每 3 个月检测一次 HbA1c；年龄 <18 岁的青少年患者 HbA1c 目标为 <7.0%。

2）并发症筛查　儿童糖尿病诊断之初即进行全面的体检，包括眼、心、脑、肾、肝功能检查和必要的内分泌激素，确定有无基础病变，其后至少每 3 个月到糖尿病专科门诊复查一次。监测生长和血糖控制状况，包括身高、体重、血压、尿糖、尿酮体、血糖和 HbA1c。每年监测生化、血脂、甲状腺功能；为预防慢性并发症，初诊为糖尿病在 5 岁以上的患儿，每 2 年进行一次全面并发症检查；进入青春期的 T1DM 患者、5 岁以下诊断的患儿，病程 5 年后，应每年散瞳检查眼底、尿微量白蛋白和 β_2 - 微球蛋白等进行并发症的筛查。

2. 2 型糖尿病的治疗

儿童 2 型糖尿病一般采取分级治疗的方法，即生活方式治疗、口服药物治疗及胰岛素治疗。由于儿童 2 型糖尿病大多伴有肥胖和胰岛素抵抗，而且长期药物治疗的不良反应较成人更敏感，因此治疗更需要注意平衡利弊。应通过饮食和运动，使患者的空腹及餐后 2 小时血糖水平可控制在正常范围，当单纯饮食和运动治疗不能达到满意的控制标准时，应在饮食和运动治疗的基础上加用口服降糖药。

（1）初级　单纯生活方式治疗。

初诊为 2 型糖尿病者，单纯生活方式治疗（饮食控制，最低基础热卡、运动），持续 3 个月。达标，继续；不能达标，升级。

（2）二级　口服药物治疗 + 生活方式。

美国 ADA 已批准二甲双胍用于 10 岁以上儿童 2 型糖尿病患者。

1）二甲双胍　指征：如果患儿代谢尚稳定（HbA1c <9% 及随机血糖 <13.9mmol/L 且无症状），应以二甲双胍开始治疗。剂量：初始剂量 500mg/d，用 7 日，接下的 3~4

周内每周增加500mg/d，最大不超过2000mg/d。餐时或餐后即刻服用。在良好控制情况下，应减至最小有效维持剂量，根据患者情况可试停口服降糖药，改变生活方式治疗。

二甲双胍不良反应：5%患者有腹泻和腹部不适，症状随时间的延长而减轻；还有损害肝、肾脏功能的不良反应。所以治疗中应监测肝、肾功能和乳酸。应该注意二甲双胍最常见的不良反应为可以诱发乳酸酸中毒，肝、肾功能不全，败血症或大手术的患者禁用。如果血液肌酐水平 >150μmol/L（1.7mg/dl），应该停药。

（3）三级　胰岛素治疗 + 生活方式。

胰岛素可快速改善代谢异常并能保护胰岛 B 细胞功能。用于随机血糖 >13.9mmol/L和（或）HbA1c >9%，糖尿病酮症酸中毒或代谢不稳定的患儿。剂量：1 天 1 次中性鱼精蛋白锌胰岛素或基础胰岛素（0.25～0.5IU/kg起）往往已能有效控制代谢异常，如果患儿代谢不稳定但无酸中毒，可联用二甲双胍。如果二甲双胍和基础量胰岛素（一般 0.6IU/kg）联用仍不能达到目标，需要逐渐加用餐前胰岛素，直到血糖正常。病情稳定后胰岛素每次减量30%～50%，过渡到单用二甲双胍。

胰岛素的不良反应主要是低血糖，也要注意体重增加的风险。

【并发症及处理】

糖尿病酮症酸中毒（DKA）是儿童糖尿病最常见的急性并发症，如处理不及时将危及患儿生命。诊断 DKA 后，立即评判生命体征，急诊化验血糖、血酮、电解质和血气，判断脱水和酸中毒的程度以及给予心电、血氧监测，给予吸氧等对症治疗，必要时给予呼吸支持。监测治疗，再次评估，调整治疗。

1. 补液治疗

（1）估计脱水程度　DKA 时体液丢失为体重的 5%～10%。由于脱水时血流动力学发生改变，常常难以准确估计患儿液体丢失量。轻度脱水有不易察觉的轻微唇舌干燥，可按 50ml/kg 口服补液。中度脱水表现为比较容易识别的唇舌干燥、皮肤弹性差、眼窝凹陷，按5%～7%计算液量。重度脱水常伴休克表现，血清肌酐和血细胞比容增高是提示有效循环血容量严重不足的有效指标，补液按 7%～10% 计算。

（2）计算补液量　总量包括累积丢失量和维持量。含静脉和口服途径给予的所有液体量。

累积丢失量（ml）= 估计脱水百分数(%) × 体重(kg) × 1000(ml)

维持量的计算　①体重法：维持量（ml）= 体重 × 每千克体重毫升数（<10kg，80ml/kg；10～20kg，70ml/kg；21～30kg，60ml/kg；31～50kg，50ml/kg；>50kg，35ml/kg）。②体表面积法：维持量每日 1200～1500ml/m²（年龄越小，每平方米体表面积液体量越多）。

（3）补液疗法　以下两种补液疗法可选择。

①48 小时均衡补液法　此种方法一般不需要额外考虑继续丢失，液体复苏所补的液体量一般无须从总量中扣除。总液体张力约 1/2 张。

补液总量 = 累积丢失量 + 维持量。

快速补液：对于中、重度脱水的患儿，尤其休克者，最先给予生理盐水 10～20ml/kg，于 30 分钟以内快速输注扩容，据外周循环情况可重复，但第 1 小时不超过 40～60ml/kg。

扩容首选晶体液快速输入，偶尔使用胶体液或其他扩容剂。继之以 0.45% 的生理盐水输入。对于输含钾液无禁忌的患儿，应尽早将含钾液加入上述液体中，并逐渐减慢输液速度，进入序贯补液阶段。补液过程中监测生命体征，精确记录出入量，严重 DKA 患儿需要心电监测。对于外周循环稳定的患儿，也可以直接进行 48 小时均衡补液而不需要快速补液。须强调，纠正 DKA 脱水的速度应较其他原因所致者缓慢，因为过快地输入张力性液体可能加重脑水肿进程。

序贯补液：48 小时均衡补入累积丢失液及维持液体。补液中根据监测情况调整补充相应的离子和含糖液等。

②传统补液疗法　按照先快后慢、先浓后淡、见尿补钾的原则进行。首先计算需要补充的 24 小时总液量。液体计算：液体需要量 = 累积丢失量 + 生理维持量。累积丢失量和生理维持量的计算同上。累积丢失液量的 1/2 于前 8～10 小时输入，余量在后余的 16 小时内补足，补液张力为 1/2 张～2/3 张。维持液以 1/3 张含钾盐水 24 小时均匀输入。继续丢失液体的补充按照丢失多少补多少的原则进行，一般给予含钾 1/2～1/3 张盐水输入。患儿可耐受口服后，自由口服补充含钠、钾液体。

（4）继续丢失　随丢随补，一般使用 1/3～1/2 张液。

（5）钾的补充　DKA 时体内含钾总量不足，但是化验时血钾可以降低、正常或升高。补液之前如没有血钾数据，输入含钾液之前先用心电图监测。若无高钾的证据，则尽早使用含钾液体。膀胱有尿后，将氯化钾与 1/2 张盐水混合输入，钾浓度为 40mmol/L，使血钾维持在正常范围。静脉补钾停止后改为口服氯化钾 1～3g/日，口服 1 周。

（6）碱性液的使用　不恰当的碳酸氢盐治疗可加重中枢神经系统酸中毒和组织缺氧，甚至发生脑水肿，加重低钾血症和改变钙离子浓度而发生危险。只有当 pH < 6.9，严重休克持续不好转，心脏收缩力下降时可以考虑使用。通常用 5% $NaHCO_3$ 2ml/kg，稀释为 1.4% 的浓度 60 分钟以上缓慢输入，必要时可以重复。酸中毒越严重，血 pH 越低，纠正酸中毒的速度不宜过快，避免引起脑水肿。

2. 胰岛素治疗

"小剂量胰岛素静脉持续滴注法"简便易行，疗效可靠，无迟发低血糖和低钾血症。小剂量胰岛素静脉持续滴注的开始输注时间为补液开始后的 1～2 小时，对有休克的患儿，只有当休克恢复、含钾盐水补液后，复苏基本完成，生命体征基本稳定后才开始使用。

①剂量　开始为常规胰岛素（RI）0.1IU/(kg·h)，以 0.9% 生理盐水稀释，利用输液泵控制输液速度。每小时监测血糖 1 次，根据血糖下降情况，调整胰岛素速度。以血糖维持在 8～12mmol/L 为宜。胰岛素剂量一般不低于 0.05IU/(kg·h)。

②停用指征　小剂量胰岛素静脉输注应持续至酮症酸中毒纠正（连续 2 次尿酮阴性，血 pH > 7.3，血糖下降至 12mmol/L 以下）。在停止滴注前半小时，需皮下注射常规胰岛素 0.25IU/(kg·次)，以防止血糖过快回升。开始进餐后，转为常规治疗。

③含糖液的应用　在足量葡萄糖的环境中有利于胰岛素发挥作用。补充外源性胰岛素后，由于胰岛素降血糖作用快速，而酮体的代谢较缓慢，如不注意糖的补充，可出现低血糖和酮血症并存。当血糖下降至 12～17mmol/L 以下时，应给予含糖液，其浓度小于 12.5%，葡萄糖和胰岛素的比例一般按 4g 葡萄糖：1IU 胰岛素，也应注意治疗

的个体化，以维持血糖在 8～12mmol/L 为宜。

3. 其他治疗

（1）脑水肿　脑水肿是导致 DKA 患儿死亡的一个重要原因。研究表明，临床上明显的脑水肿发生率为 0.5%～0.9%，死亡率为 21%～24%。常发生在补液治疗的第一个 24 小时之内，一般状态改善的时候。症状有头痛、血压升高和心率减慢；神经状态改变：激惹、躁动不安、嗜睡、尿便失禁或特异的神经症状；重者惊厥、水肿、呼吸停止，需紧急输注甘露醇；补液量 >4L/（m² · d）有引起脑水肿的危险。

（2）警惕其他严重合并症　低钾、高钾血症和严重低磷血症、低血糖。神经系统并发症（如 DIC、窦栓塞）；动脉血栓形成；外周静脉栓塞；败血症；肺栓塞，肺水肿，ARDS，吸入性肺炎，鼻、脑或肺真菌病，气胸、肺纵隔皮下气肿；横纹肌溶解症、急性肾衰竭、急性胰腺炎等。

（陈佳佳　刘　敏　巩纯秀）

第十二节　小儿低血糖症

血糖是指血液中的葡萄糖。在正常情况下人体血糖保持动态平衡状态，称为血糖稳态。当各种原因使得血糖消耗过多，生成障碍时破坏了血糖的动态平衡，出现相应的症状、体征，临床上就会出现低血糖症。维持血糖的机制复杂，受激素、糖原分解、糖异生、线粒体脂肪酸氧化和生酮作用控制。儿童易出现低血糖，需要及时管理以预防脑损伤。

【诊断标准】

除新生儿外，其他年龄组小儿全血血糖 <2.8mmol/L，称为小儿低血糖症。

1. 临床表现

多数症状不典型或无明显临床症状。

（1）中枢神经低糖症状　头痛、头晕、反应迟钝、意识混乱、记忆丧失、视觉混乱、惊厥、昏迷、乏力等。

（2）自主神经症状　多汗、潮热、手足颤抖、面色苍白、饥饿感、心悸、焦躁、面部或手指发麻、恶心等。

（3）新生儿、婴幼儿低血糖　多表现为阵发性青紫、呼吸暂停或呼吸增快、惊厥、反应差及嗜睡、异常眼球转动、出汗、面色苍白、低体温、喂养困难和哭闹等。

（4）原发病的临床表现　如发热、腹痛等。

2. 实验室检查

（1）一般血液检查　静脉血糖，血生化，肝、肾功能，血气分析等。

（2）尿液检查　尿糖、尿酮体等。

（3）内分泌检测　胰岛素、C-肽、甲状腺功能、生长激素、皮质醇、促肾上腺皮质激素、胰高糖素和胰岛自身抗体等。

（4）遗传代谢学检测　血乳酸、血氨、血氨基酸、酰基肉碱谱、游离脂肪酸、血酮体、游离肉碱及总肉碱、尿有机酸谱及代谢产物分析。

以上检查中血糖、乳酸、游离脂肪酸、β－羟丁酸、血气分析、生长激素、胰岛素、C－肽、皮质醇、促肾上腺激素应在低血糖发作时留取，低血糖发作后的第一次尿检测尿酮体和尿有机酸谱。

（5）各种功能试验　饥饿诱发试验、胰高血糖素刺激试验、口服蛋白耐量试验、亮氨酸试验等。

（6）其他　如酶学检测、肝活检进行糖原染色、糖原定量等。

（7）高度疑似遗传性疾病者，如糖原累积病、枫糖尿症等，可考虑基因诊断。

3. 辅助检查

影像学检查：腹部 B 超、CT 及头颅 MRI 等。

【治疗原则】

1. 及时发现，有效治疗

预防惊厥，防止发生神经系统永久性损害。

2. 治疗目标

是维持正常血糖，即≥3.9mmol/L。当特殊疾病难于达到正常时，要求至少血糖 > 3.33mmol/L；以减少血糖低导致的不良后果，特别是脑损伤。

3. 急性发作期

（1）如患儿意识清楚，可以进食，可给予含 10 ~ 20g 葡萄糖的水或含葡萄糖 10 ~ 20g 的液体食物（如 200ml 牛奶），之后固体碳水化合物如饼干或者 2 勺蔗糖。

（2）如患儿存在意识状态改变，应尽快给予静脉葡萄糖纠正低血糖。首剂：葡萄糖 0.25 ~ 1g/kg（25% 葡萄糖 1 ~ 4ml/kg，10% 葡萄糖 2 ~ 10ml/kg）静脉推注，在 5 分钟内完成。一般 <3 月龄，用 10% 的葡萄糖液慢推；>3 月龄，可用 25% 葡萄糖或 10% 葡萄糖。但高糖易引起血管炎、栓塞、坏死等不良反应以及快速血糖反弹引起应激性激素不适当分泌，所以对于慢性低血糖更多采用的首次剂量是 10% 葡萄糖 2 ~ 4ml/kg，10 ~ 15 分钟后必须复测血糖，继之，予 10% 葡萄糖溶液或者与 0.45% NS 混合，持续静脉滴注维持，速度 4 ~ 6mg/（kg·min）起始，其后根据血糖水平调整输注速度。

（3）对于新生儿及小婴儿如果维持正常血糖所需糖浓度 >12.5%，需中心静脉置管或脐静脉插管，以防渗透压过高引起脑水肿、脑室出血。

（4）如无静脉通路，严重低血糖或降糖药物引起的低血糖：胰高糖素 0.01 ~ 0.03mg/kg，最大量 1mg，静脉推注、皮下注射或肌内注射；或给予 25kg 以下儿童胰高糖素 0.5mg/次，25kg 以上儿童 1mg/次，肌内注射。

4. 对因治疗

不同病因的方法不同。不同病因的治疗药物和饮食均不同。

5. 饮食治疗

（1）给予高碳水化合物饮食，少量多餐保证足够能量摄入。

（2）避免不利饮食　如怀疑遗传性果糖不耐受症或半乳糖血症停用含果糖及半乳糖食品，亮氨酸敏感性低血糖患者给予限制蛋白饮食，枫糖尿症患者限制支链氨基酸及蛋白质等。

（3）糖原累积病患者口服生玉米淀粉。

6. 药物治疗（表8－5）

（1）先天性高胰岛素血症治疗　二氮嗪，5～15mg/（kg·d），分3次口服，剂量按临床效果调节。生长抑素起始剂量5～15μg/（kg·d），分3～4次皮下注射。

（2）已发生继发性癫痫者给予抗癫痫药物治疗。

表8－5　治疗低血糖症常用药物

药名	适应证	剂量和疗程	不良反应和处理
二氮嗪	先天性高胰岛素血症	5～15mg/（kg·d）分2～3次	水钠潴留、心动过速、胃肠道反应、多毛、白细胞及血小板减少
生长抑素	先天性高胰岛素血症	5～15μg/（kg·d）静脉滴注或皮下注射	呕吐、腹泻、腹胀、肝功能损害及胆结石
胰高血糖素	先天性高胰岛素血症，降糖药物所致低血糖等	0.01～0.03mg/（kg·次）皮下注射、肌内注射或静脉滴注	恶心、呕吐、过敏及静脉炎

（苏　畅　巩纯秀）

第十三节　小儿肥胖症

肥胖是以体内脂肪积聚过多为主要症状的一种慢性营养障碍性疾病。2013年我国7～18岁儿童青少年肥胖的检出率男性为9.1%，女性为5.2%；超重检出率男性为14.6%，女性为9.8%。肥胖诊断标准：体内脂肪含量超过标准的15%，即为肥胖。按体重测量法：以身高别体重超过参照人群的20%作为肥胖的标准，超出标准体重20%～29%为轻度；30%～50%为中度；>50%为重度。目前多数学者认为以体重指数（BMI）为标准更科学合理，BMI=体重（kg）/[身高（m）]^2，与同地区同年龄同性别儿童比较，BMI≥85百分位线且<95百分位线为超重，≥95百分位线为肥胖。

【诊断标准】

1. 临床表现

（1）易发生肥胖的三个时期为生后1岁以内，4～5岁及青春期。

（2）食欲极佳，多食善饥，喜食甜、油脂类食品，常有不良饮食习惯。

（3）青春期前可生长过速。

（4）可有肥胖、高血压、糖尿病等家族史。

（5）体格检查

①准确测量身高、体重，计算肥胖度和BMI。

②皮下脂肪分布较均匀，重度肥胖儿皮肤可见白色或淡红色条纹。

③有无多血质外貌、皮肤紫纹、体毛增多及痤疮等表现。

注意识别假性乳房肥大及男孩的外生殖器发育不良，有无多指（趾）及其他畸形。注意有无合并症如高血压、糖尿病、脂肪肝、肥胖肺通气不良综合征和痛风等。

2. 实验室检查

对中、重度肥胖患儿应全面检查。

（1）糖耐量及胰岛素释放试验。

（2）血脂四项及载脂蛋白测定。

（3）高敏感性 C - 反应蛋白。

（4）血清 IGF - 1、IGF - BP$_3$。

（5）瘦素、脂联素等脂肪因子。

（6）肝功能。

（7）腹部 B 超，超声心动图，必要时行心、肺功能检查。

（8）对眼底改变者应查脑 CT 或 MRI，除外颅内占位性病变。

（9）怀疑性发育障碍者应检查骨龄、LH、FSH、T、E$_2$。

（10）对怀疑皮质醇增多症者进行皮质醇节律及地塞米松抑制试验。

【治疗原则】

1. 预防为主

预防比治疗更重要、更有效。

2. 治疗目的

（1）以控制体重为基本原则，不以单纯减少体重为目标。

（2）促进生长发育，保证身高的正常增长，并保持脂肪适度增长。

（3）培养良好的饮食和运动习惯。

（4）以减少各种疾病危险性为远期目标。

3. 饮食调整及管理

（1）控制期采用低热能平衡饮食　在限制热能基础上，使蛋白质、脂肪、碳水化合物配比适宜，无机盐、维生素供给充分，以满足小儿基本营养及生长发育的需要。

①热卡控制标准　5 岁以下 600 ~ 800kcal/d；5 ~ 10 岁 1000 ~ 1200kcal/d；10 ~ 14 岁 1200 ~ 1500kcal/d。

②热能分配　蛋白质不低于总热能的 30% 或 1 ~ 2g/（kg·d）；碳水化合物 50% 左右；脂肪占 20% ~ 25%。

③保持正氮平衡及维持能量平衡。

④合理选择食物，既注意营养成分又具饱足感。

⑤注意烹调方法，用煮、炖、凉拌等方式，以清淡为主。

（2）改变不良生活习惯　坚持膳食纪录，建立良好饮食习惯，控制好饮食环境。

4. 体育锻炼

根据不同年龄和条件选择适宜的运动，循序渐进，有规律地进行，把运动变为日常生活中的一项内容，持之以恒方可奏效。以每天运动 1 小时以上，平均消耗热量约为 350kcal 为宜。

5. 行为矫正和心理治疗

关心鼓励患儿，发挥其主观能动性，建立坚持治疗的决心和信心。

6. 药物治疗

在小儿肥胖治疗中不占重要地位，一般不主张应用，但是对于有胰岛素抵抗 10 岁以上儿童，可以使用二甲双胍治疗。

（梁学军　巩纯秀）

第十四节　低血磷性佝偻病

低血磷性佝偻病，又称低磷抗维生素 D 性佝偻病，是一组以肾脏排磷增多引起低磷血症为特征的骨骼矿化障碍性疾病。主要临床表现为身材矮小、骨骼畸形、牙齿异常、骨痛、肾结石或肾钙化等。目前已经明确的低血磷性佝偻病的致病基因有以下几种：*PHEX* 基因变异引起的 X 连锁低磷性佝偻病（XLHR）；*FGF23* 基因变异引起的常染色体显性低磷性佝偻病（ADHR）；*DMPL* 基因、*ENPPL* 基因变异引起的常染色体隐性低磷性佝偻病（ARHR1 和 ARHR2）以及 *SLC34A3* 基因变异引起的遗传性低磷性佝偻病伴高尿钙症（HHRH）等。X 连锁低磷性佝偻病是其中最常见的类型，约占 80%，发病率约为 1/20000。

【诊断标准】

1. 临床表现

（1）患儿多在 1～2 岁会走路后出现症状，下肢逐渐弯曲变形，呈"O"或"X"型腿。走路摇摆呈鸭步。

（2）轻症骨骼畸形不明显。

（3）重症可伴有腿痛及明显的生长障碍致身材矮小。

（4）应用一般维生素 D 剂量治疗无效，常有家族史，也可散发。

（5）体格检查　活动性佝偻病体征：双下肢畸形，呈"O"或"X"型；其他佝偻病体征较轻，较少出现肋串珠和郝氏沟，但手（足）镯征（＋）；可有身材矮小，牙釉质发育差。

2. 实验室检查

（1）在钙、磷平衡饮食条件下，连续 3 天进行血清钙、磷、肌酐、碱性磷酸酶及 24 小时尿钙、磷、肌酐测定。血磷常低于 1.0mmol/L（3mg/dl）；血钙基本正常；伴有典型佝偻病体征者，碱性磷酸酶明显增高；肾小管回吸磷率减低常 <85%。

（2）肠道磷吸收试验　口服 10% 磷酸盐合剂 20ml 后，若血磷峰值仍 <1.0mmol/L（3mg/dl），表示肠道吸收磷功能有障碍。

（3）血气分析和尿常规，注意除外范可尼综合征。

（4）骨 X 片显示活动性佝偻病改变。

【治疗原则】

目前推荐方法是联合使用活性维生素 D 与磷酸盐。治疗目标是纠正骨骼畸形、维持正常生长速率、避免治疗相关不良反应。

（1）需长期服用磷酸盐合剂　元素磷 20～40mg/（kg·d），分 4～5 次服用，需逐渐加量以减少胃肠道不耐受引起的腹泻等消化道症状，最大总量可达 2～4g/d。每 100ml 磷酸盐合剂（含 2.07g 元素磷）。

（2）活性维生素 D　骨化三醇 $[1,25(OH)_2D_3]$ 的推荐剂量是 25～50ng/（kg·d），分 2 次服用。阿法骨化醇 $[1\alpha-(OH)D_3]$ 的剂量是 40～80ng/（kg·d）。

（3）如果患儿治疗时间晚或依从性差导致严重骨骼畸形，必要时可采用手术矫形治疗，手术需在磷酸盐和活性维生素 D 治疗 3 个月、钙磷代谢基本稳定和无活动性佝倭病的情况下进行。

治疗中应密切监测患者生长速率、骨骼形态、影像学表现以评估治疗效果，并结合体重等因素进行调整，不以血磷水平作为评估疗效的指标；治疗需维持至生长结束、骨骺闭合；为避免治疗的不良反应，在治疗过程中，需每 3 个月监测血 PTH、血磷、血（尿）钙、碱性磷酸酶、尿钙/尿肌酐和维生素 D 水平，并监测肾脏超声，注意肾脏钙盐沉积。尽可能维持 PTH 在正常范围、尿钙/尿肌酐低于 0.3。

（刘　敏）

第十五节　肾小管性酸中毒

肾小管酸中毒（RTA）是因远端肾小管排泌氢根离子和（或）近端肾小管碳酸氢根离子重吸收功能障碍引起尿酸化受损，临床以高氯性代谢性酸中毒、低钾血症、碱性尿和佝偻病为特征的临床综合征。儿童多为原发性，是与遗传有关的先天性肾小管功能缺陷。临床应注意鉴别某些代谢性疾病等导致的继发性代谢性酸中毒。原发性 RTA 主要为常染色体显性遗传，其次为常染色体隐性遗传或散发起病。

RTA 临床分为以下四型。

RTA（Ⅰ型）：远端肾小管泌 H^+ 障碍，严重代谢性酸中毒情况下，尿液不能酸化（尿 pH > 6.0）为其特征。有明显生长发育落后和活动性佝偻病改变，病程长者常合并肾钙化和肾功能受损表现。

RTA（Ⅱ型）：近端肾小管 HCO_3^- 重吸收障碍，常同时伴有近端肾小管多功能障碍，尿液可酸化，酸中毒及生长发育落后情况较Ⅰ型轻。无明显佝偻病表现，可有骨质疏松改变，有自愈趋势。

混合型 RTA（Ⅲ型）：远、近端肾小管功能均有障碍，兼有Ⅰ和Ⅱ型表现。

高钾血症型 RTA（Ⅳ型）：病变在远端肾小管和初段的集合管，醛固酮分泌减少或对肾脏作用发生抵抗，常伴肾脏疾病，是唯一表现为高钾血症的一型。

【诊断标准】

1. 临床表现

（1）生长发育迟缓、食欲不振、恶心、呕吐、多饮、多尿、乏力、便干。

（2）肢体麻木、四肢无力、手足搐搦。

（3）体格检查　身材矮小，贫血貌，串珠肋，手、足镯征等佝偻病体征；肌力、肌张力低下、腱反射迟钝、急性代谢性酸中毒时可有烦躁、嗜睡、脱水貌、面色潮红、呼吸深快。

2. 实验室检查

（1）血生化　低钾、高氯、低钙、低磷血症，严重者可有肾功能不全。

（2）血气分析　代谢性酸中毒。

（3）血常规　血红蛋白正常或下降。

（4）尿常规　尿 pH 正常或碱性，尿钙/肌酐比值升高提示尿钙排泄增加。

（5）NH_4Cl 负荷试验　用于鉴别 RTA Ⅰ型和Ⅱ型，若血 $HCO_3^- < 15mmol/L$，尿 pH

仍 > 5.5，支持 RTA - Ⅰ 型诊断。

（6）尿筛查和血串联质谱分析　先天性遗传代谢病常合并代谢性酸中毒，需要进行代谢性疾病的筛查，避免误诊。

3. 辅助检查

（1）心电图　低钾时 T 波低平，ST 段下降。

（2）X 线检查　骨质疏松或活动性佝偻病改变。

（3）肾脏 B 超　肾髓质钙化、肾实质回声增强、肾结石。

【治疗原则】

（1）病因治疗。

（2）纠正酸中毒　碳酸氢钠 1 ~ 3mmol/（kg·d）和（或）含钠、钾的枸橼酸合剂（HCO_3^- 为 2mmol/ml），Ⅰ 型：1 ~ 3mmol/（kg·d），Ⅱ 型：5 ~ 10mmol/（kg·d），分 3 次口服。

（3）补充钾盐　含钠和钾的枸橼酸合剂（钾含量为 1mmol/ml），剂量同上。

（4）合并佝偻病时需注意补充钙剂和维生素 D，注意监测 24 小时尿钙不超过 4mg/kg，防止肾钙化。

（5）利尿剂　在钾充分补充的前提下，Ⅱ 型 RTA 可予双氢克尿噻 1 ~ 3mg/（kg·d），分 2 ~ 3 次口服，利于酸中毒的纠正。

（刘　敏）

第十六节　肝豆状核变性

肝豆状核变性又称为 Wilson 病，是一种常染色体隐性遗传的铜代谢缺陷病。该病是由于编码 P 型 ATP 酶的 *ATP7B* 基因变异，影响铜的分泌及排泄所致大量铜蓄积在肝脏、脑、肾脏、角膜等引起一系列脏器损害。发病率为 1/（3 ~ 10）万。

【诊断标准】

1. 临床表现

（1）肝脏损害　常表现为食欲不振、恶心、皮肤黄染和肝区疼痛。

（2）神经系统损害　可表现为锥体外系异常，如写字、穿衣系扣，甚至吃饭出现吞咽困难和精细动作困难。

（3）肾脏损害　常表现为血尿、蛋白尿、肾小管酸中毒表现（多饮、多尿、乏力、生长发育落后、佝偻病等）。

（4）血液系统损害　可表现为溶血性贫血。

（5）体征　轻者可无任何阳性体征。肝型可有皮肤、巩膜黄染，肝、脾大；神经型表现为表情淡漠、呆板、构音不清、肢体震颤、手足徐动和肌张力增高；其他：身高、体重较同龄儿落后，营养不良，脱水，佝偻病体征，贫血或出血表现。

2. 实验室检查

（1）血、尿常规，肝功能。

（2）血清铜蓝蛋白降低，< 10mg/dl（正常范围 20 ~ 40mg/dl）。

（3）血铜降低。

（4）24 小时尿铜明显升高，常 >100μg（正常范围 <40μg）。

3. 其他检查

（1）裂隙灯检查角膜 K–F 环可阳性。

（2）骨 X 线示骨质疏松改变。

（3）腹部 B 超　肝脏实质回声增强，严重者可出现肝硬化。

（4）脑影像学检查　MRI 比 CT 特异性更高。MRI 表现为豆状核（尤其壳核）、尾状核、中脑、脑桥、丘脑、小脑及额叶皮质 T_1 加权像低信号和 T_2 加权像高信号；有不同程度的脑沟增宽、脑室扩大。CT 检查可见豆状核、尾状核等部位出现低密度改变。

（5）肾小管受累，可有氨基酸尿。

（6）基因检测　*ATP7B* 基因变异有助于病因和产前诊断。

【治疗原则】

1. 治疗目的

减少肠道对铜的吸收，促进体内铜的排泄以减少铜在体内沉积。

2. 避免摄入含铜高的食品

如动物内脏、硬壳类、水产品、菌类、坚果类、豆类及巧克力等。

3. 药物治疗

驱铜（螯合剂）和减少铜吸收药物（锌剂）。

（1）D–青霉胺　每日最大剂量 20mg/kg，青霉素皮试阴性者方可服用，一般从半量或更小剂量开始或从 125~250mg/d 起始，每 1~2 周加量 1 次至治疗量，肝损伤明显者建议加量更为缓慢（可加服护肝降酶药物），分 2~3 次于餐前 0.5~1 小时或餐后 2 小时口服。同时补充维生素 B_6，剂量为 25~50mg/d。治疗中定期检查血、尿常规，肝功能和 24 小时尿铜，注意有无药物过敏。不耐受青霉胺患者可用二巯基丙磺酸钠、二巯丁二钠治疗。

（2）锌剂　锌剂以元素锌计，5 岁以下 50mg/d，5 岁以上体重 <50kg 者 75mg/d，分 2~3 次于餐前 0.5 小时，与 D–青霉胺间隔 2 小时口服。

4. 其他对症治疗

如保肝药、神经系统症状治疗及抗佝偻病治疗等药物。急性肝功能衰竭，可应用血液净化支持治疗。

5. 肝移植的适应证

①暴发性肝衰竭；②对螯合剂无效的严重肝病者（肝硬化失代偿期，Ⅱ级证据）。对有严重神经或精神症状的患者因其损害已不可逆，不宜做肝移植治疗。

（刘　敏）

第十七节　高苯丙氨酸血症

遗传性高苯丙氨酸血症（HPA）包括两类缺陷：一类是苯丙氨酸羟化酶（PAH）缺陷所致经典型苯丙酮尿症（PKU），占 90%；另一类是 PAH 辅酶四氢生物蝶呤代谢缺陷而导致四氢生物蝶呤缺乏症，约占10%。上述两类缺陷均导致苯丙氨酸代谢障碍，高浓度苯丙氨酸及其旁路代谢产物苯丙酮酸、苯乙酸和苯乳酸等有害物质导致脑细胞损伤，引起神经－精神损害及黑色素缺乏。

【诊断标准】

1. 临床分型及表现

（1）经典型PKU　血苯丙氨酸（Phe）浓度≥1200μmol/L。新生儿期患儿多无明显症状，①多于生后3～6个月开始出现症状，如呕吐、易激惹、生长迟缓等。②多汗，汗液及尿液有异味即鼠尿臭味。③神经系统的表现包括表情呆滞、行为不安、多动、不同程度智力发育落后，癫痫的发生率可达50%以上。常见精神、行为异常，如兴奋不安、多动和攻击性行为等。

体征：①皮肤、毛发浅淡、多汗或干燥，皮肤可有湿疹样改变，虹膜色素减少；②可嗅到特异性的鼠尿臭气味；③神经系统异常体征一般不多见，可有小头、肌张力减低或肌张力增高、步态异常、腱反射亢进、手细颤和肢体重复动作等。

（2）轻度PKU　血Phe浓度360～1200μmol/L。

（3）轻度HPA　血Phe浓度介于120～360μmol/L，酶活性为正常人活性1.5%～34%。临床表现轻或无，对治疗反应较好，多无明显智能低下表现。

（4）四氢生物蝶呤（BH_4）缺乏症　又称非经典型PKU或恶性PKU。患儿除了有经典PKU表现外，神经系统表现较为突出，如躯干肌张力下降、四肢肌张力增高、不自主运动、震颤、阵发性角弓反张、顽固性惊厥发作和婴儿痉挛症等。该病的发生率占HPA的1%～5%。

（5）暂时型PKU　见于极少数新生儿或早产儿，可能为苯丙氨酸羟化酶成熟延迟所致。

2. 实验室检查

（1）尿三氯化铁试验和2，4－二硝基苯肼试验阳性。此两种方法适合较大儿童的检测，在新生儿往往为假阴性。

（2）新生儿筛查　生后72小时（哺乳6～8次以上）足跟血干滤纸片采用荧光法或串联质谱法测血中苯丙氨酸水平＞120μmol/L，为筛查阳性，需召回复查。暂时型PKU见于极少数新生儿或早产儿，可能为苯丙氨酸羟化酶成熟延迟所致。

（3）血中苯丙氨酸浓度（荧光法或串联质谱法）＞120μmol/L及Phe/Tyr＞2.0即可诊断PHA。

（4）轻型PKU/高苯丙氨酸血症　对血苯丙氨酸浓度120～1200μmol/L者，予口服苯丙氨酸100mg/kg，服后1、2、3、4小时分别测定血苯丙氨酸浓度。＞1200μmol/L者为经典型PKU；360～1200μmol/L者为轻型。说明酶活性为正常人活性1.5%～34%。临床表现轻或无，对治疗反应较好，多无明显智能低下表现。120～360μmol/L为高苯丙氨酸血症，可以暂不治疗，但需监测血苯丙氨酸浓度。

（5）尿蝶呤分析　主要用于PKU的分型诊断，如因6－丙酮酰四氢蝶呤合成酶（PTPS）缺陷所致的BH_4缺乏症患儿尿中新蝶呤明显增加，生物蝶呤下降，N/B（尿中新蝶呤/生物蝶呤）增高，比值（N/N＋B）%小于10%；二氢蝶呤还原酶（DHPR）缺乏时，尿新蝶呤可正常或稍高，生物蝶呤明显增加，N/B降低，B%增高或正常，有些患者尿蝶呤谱也可正常，可进行 DHPR 活性测定来确诊；鸟苷三磷酸环水解酶（GTPCH）缺乏时，新蝶呤、生物蝶呤均降低，N/B 正常。

（6）红细胞 DHPR 活性测定　是 DHPR 缺乏症的确诊方法。

（7）四氢生物蝶呤负荷试验　为 BH_4 缺乏症的辅助诊断方法及 BH_4 反应性 pHA 的判断方法。

①对血苯丙氨酸浓度 > $360\mu mol/L$ 的患儿，直接予 BH_4 负荷试验，口服 BH_4 20mg/kg，0、4、8、24 小时分别取血查苯丙氨酸和酪氨酸浓度。

②对于血苯丙氨酸浓度 < $360\mu mol/L$ 的患儿，行苯丙氨酸 – BH_4 联合负荷试验，先口服苯丙氨酸 100mg/kg，3 小时后再行 BH_4 负荷试验。若苯丙氨酸浓度下降超过 85%，则诊断为 BH_4 缺乏症；若苯丙氨酸浓度下降超过 30%，未达 85%，则诊断为 BH_4 反应型高苯丙氨酸血症；经典型 PKU 患者血苯丙氨酸浓度下降一般不超过 20%。

为进一步确定鉴别 BH_4 反应性 HPA，建议再进行 2 天法 BH_4 负荷试验：口服 BH_4（20mg/kg）后 8、16、24 小时测定血 Phe，连续 2 天，口服 BH_4 后 8 ~ 24 小时血 Phe 均下降 30% 以上，则判断为 BH_4 反应性 HPA；无反应者可延长 1 ~ 2 周试验，即在第 1、7、14 天分别予 BH_4 20mg/kg，每天测血苯丙氨酸浓度，仍无反应，判断为 BH_4 无反应性 HPA。

3. 其他检查

（1）脑电图　未经治疗的 PKU 患儿约 80% 有脑电图异常，表现为高峰节律紊乱、灶性棘波等。

（2）头颅 MRI 检查　未经治疗的 PKU 患儿头颅 CT 或磁共振影像（MRI）可发现脑发育不良，表现为脑皮质萎缩和脑白质脱髓鞘病变，后者在 MRI 的 T_1 加权图像上可显示脑室三角区周围脑组织条形或斑片状。

（3）骨骼 X 线表现　部分 PKU 患儿可有骨龄落后、骨骼发育异常，如脱钙或者干骺端改变。

（4）智力测定　未经治疗的 PKU 患儿均有程度不等的智能发育落后，60% 属重度低下（IQ 低于 50）。

（5）基因检测　基因检测有助于 PKU 分型及产前诊断。对于经典型 PKU，可先行苯丙氨酸羟化酶（PAH）基因的检测，对于 BH_4 缺乏症，可根据其临床分型确定可能的致病基因后行基因检测。

【治疗原则】

①给患儿提供适量的苯丙氨酸维持其正常成长；②保证摄入足够其他营养素，如长链多不饱和脂肪酸，使患儿能够保持良好的营养状态；③保证患儿对治疗的最佳依从性；④同时考虑到患儿的生活质量。苯丙氨酸是必需氨基酸之一，故饮食治疗中要特别注意患儿应为低苯丙氨酸饮食，而非无苯丙氨酸饮食。根据不同的年龄段，根据不同的体重，结合每日所需的蛋白质和热卡，合理控制苯丙氨酸的摄入量，同时定期监测血苯丙氨酸浓度，将其控制在合理范围。

<1 岁儿童每月调整食谱，>1 岁可每 2 个月调整食谱，学龄儿童可 3 ~ 4 个月调整食谱。不同年龄段每日所需苯丙氨酸量不尽相同，苯丙氨酸的理想控制浓度也有所差别。各年龄段血 Phe 浓度控制的理想范围：<1 岁，120 ~ 240$\mu mol/L$；1 ~ 12 岁 120 ~ 360$\mu mol/L$；

>12 岁，控制在 120 ~ 600μmol/L 为宜。

BH$_4$ 缺乏症患儿采用低苯丙氨酸饮食治疗虽能降低 Phe 浓度，但不能阻止神经系统症状的持续发展，必须给予 BH$_4$ 及其他药物，如补充 5 - 羟色胺和美多巴等神经递质前质，以维持脑和神经、肌肉功能正常。常用药物剂量为 BH$_4$ 0.5 ~ 10mg/(kg·d)，美多巴 5 ~ 15mg/(kg·d)，5 - 羟色胺 5 ~ 10mg/(kg·d)，其中美多巴和 5 - 羟色胺的剂量要从小剂量逐渐增加。

（巩纯秀）

第十八节　糖原贮积症

糖原贮积症（GSDs）是一组由于参与糖原合成与分解过程的酶障碍而引起一系列不同症状的先天性糖代谢异常性疾病。由于缺乏糖原代谢有关的酶，糖原合成或分解发生障碍，导致糖原在组织沉积，主要涉及肝脏、肌肉和脑。GSDs 累及肝脏主要表现为低血糖和肝大；累及肌肉主要表现为运动不耐受、肌痛、横纹肌溶解、肌无力和心肌病，累及脑造成智力低下。随着基因检测的普及，目前根据临床表现、生化特征及致病基因共分为 13 型，0 型又再分为 a、b 两个亚型；Ⅰ 型分为 a、b、c 三个亚型；Ⅲ 型可分为 a、b、c、d 四个亚型；Ⅸ 型分为 a、b、c 三个亚型。其中 Ⅰ、Ⅲb、Ⅳ、Ⅵ、Ⅸ 型以肝脏病变为主；Ⅱ、Ⅴ、Ⅶ 型则以肌肉组织受损为主。除了Ⅸa 型为 X 连锁隐性遗传外，其余均为常染色体隐性遗传。

【诊断标准】

1. 以肝脏病变为主的 GSDs 临床表现

（1）症状轻重不一，重症在新生儿期即可出现严重低血糖、酸中毒、呼吸困难和肝脏增大等症状。

（2）轻症则常在婴幼儿期因生长迟缓、腹部膨胀等而就诊。

（3）多数患儿时有低血糖发作、腹泻发生和出血倾向。

（4）体格检查　身材矮小，身体各部比例和智能大多正常；肥胖，腹部膨隆，肝大；肌肉松弛，四肢伸侧皮下常有黄色瘤。

2. 以肌肉组织受损为主的 GSDs 临床表现

（1）经典婴儿型常常于生后 6 个月以内发病，以喂养困难、肌力及肌张力减低、心肌肥厚和呼吸功能不全为主要表现。通常一般于 1 岁前死于心肺功能衰竭。

（2）非经典婴儿型常常于生后 6 个月发病，表现为运动发育迟缓和近端肌无力，但不伴小腿肌肉假性肥大。一般于 20 ~ 30 岁死于呼吸功能衰竭。

（3）少年和成人发病患者以肌肉无力症状为主。可伴呼吸功能不全、脑血管病、上睑下垂、斜视和听力障碍等。

（4）体格检查　心脏增大、肝大、肌力和肌张力低下。

3. 实验室检查

（1）空腹血生化检测可有不同程度的低血糖症和高乳酸血症，重症者可伴低磷血症，血清丙酮酸、三酸甘油酯、磷脂、胆固醇和尿酸等均增高，肝功能多正常。

（2）血小板膜释放 ADP 能力减低，黏附率和聚集功能低下。

（3）糖代谢功能试验　如 OGTT（标准口服葡萄糖耐量试验）因患儿胰岛素分泌不足呈现典型糖尿病特征；胰高糖素试验不能升高血糖，反而使乳酸明显增高；半乳糖或果糖耐量试验中血糖不升高等。

（4）肝组织糖原定量和酶活性测定是确诊依据。

（5）以肌肉组织受损为主的糖原累积症的血肌酸激酶不同程度升高。

4. 辅助检查

（1）骨 X 线片可见骨质疏松。

（2）腹部 B 超显示肝肾增大，病程较长者肝脏可有单个或多个腺瘤并发。

（3）肌电图可见肌病电位，少数呈神经源性异常。

（4）心脏彩超常呈室壁运动异常。

【治疗原则】

1. 任何保持正常血糖水平的方法即可阻断异常的生化过程，从而减轻临床症状，通常以维持血糖水平在 4 ~ 5mmol/L 为宜。

2. 饮食治疗　对于肝脏受累为主的 GSDs 采用少食多餐、低脂高糖饮食，蛋白质含量不宜过多。肌肉组织受累为主的 GSDs 采用低碳水化合物、高蛋白饮食，应用多系统综合治疗。

3. 冷水调服生玉米淀粉 2g/kg，每 4 ~ 6 小时一次，以减少低血糖发作。

4. 难以控制的低血糖或肝衰竭等可采用肝移植。

5. 酶替代治疗在 II 型中已取得较好疗效。

【预防】

可在孕 11 ~ 13 周取胎儿绒毛或 17 ~ 21 周取羊水提取胎儿 DNA 进行产前基因诊断明确胎儿是否受累。

（李晓侨　刘　敏）

第十九节　黏多糖贮积症

黏多糖贮积症（MPS）是由于溶酶体中一些酶的缺陷致黏多糖在体内不能被完全降解，引起不同的黏多糖在各种组织内沉积而导致的不完全相同的一组溶酶体贮积症。黏多糖是骨基质和结缔组织细胞间的主要成分。已知有 10 种溶酶体酶参与黏多糖的降解过程，其中任何一种酶的缺陷均会导致酸性黏多糖分解障碍而聚集在溶酶体内，由尿中排出。本病可分为 7 型（Ⅰ、Ⅱ、Ⅲ、Ⅳ、Ⅵ、Ⅶ、Ⅸ），除 Ⅱ 型为 X 连锁隐性遗传外，其余均为常染色体隐性遗传。以 Ⅰ 型最常见，为 α - L - 艾杜糖醛酸酶缺陷所致，致病基因为 *IDUA* 基因。

【诊断标准】

1. 临床表现

（1）多于 1 周岁左右发病，生长落后，身材比例不均，面容丑陋。

（2）躯干骨骼畸形，关节进行性活动障碍。

（3）智力低下，视力异常等。

（4）体格检查

①粗陋面容（前额和双颧骨突出、小眼裂、眼距宽、鼻梁低平、大鼻孔、小下颌、厚唇等），角膜浑浊。

②身材矮小、比例失衡，骨骼及牙釉质发育不良、畸形（如胸短、鸡胸），肋缘外翻、脊柱极度后凸或侧凸，关节挛缩或强直和爪形手等。

③腹膨隆，肝、脾大，可有脐疝。

2. 实验室检查

（1）尿黏多糖检测阳性（甲苯胺蓝法、醋酸纤维薄膜电泳法）。

（2）白细胞或皮肤成纤维细胞培养特异酶的缺乏。

3. 辅助检查

（1）X线骨片可见骨骼特征性改变和多发骨发育不良。

（2）腹部B超见肝、脾大。

（3）眼科检查有无角膜浑浊。

（4）基因检测有助于病因诊断及产前诊断。

【治疗原则】

1. 本病目前尚无药物治疗，仅能对症治疗。

2. 骨髓移植早做，效果好，但只可改善部分临床症状，对 MPS－Ⅰ、MPS－Ⅵ有一定的疗效，但对 MPS－Ⅱ、MPS－Ⅲ和 MPS－Ⅳ治疗效果欠佳，且对于已形成的骨骼畸形无改善。

3. 酶替代疗法已获得监管机构的批准，已在黏多糖贮积症Ⅰ型、Ⅱ型和Ⅵ型的治疗中应用，基因治疗在研究中。

【预防】

避免亲缘婚配及杂合子之间的婚配，高危家族应做产前诊断（胎儿 DNA 基因分析）。

（李晓侨 刘 敏）

第九章 神经系统疾病

第一节 癫痫及癫痫综合征

癫痫是一种脑部疾病，以具有能够产生癫痫发作持久易患性和出现相应的神经生物、认知、心理及社会等方面的后果为特征，诊断癫痫需要至少一次癫痫发作，此为2005年国际抗癫痫联盟（ILAE）对癫痫的定义。

【诊断标准】

2014年ILAE对癫痫定义进行了修正，给出了诊断癫痫的具体标准。①至少两次间隔＞24小时的非诱发性（或反射性）发作；②一次非诱发性（或反射性）发作，并且在未来10年内再次发作风险与两次非诱发性发作后的再发风险相当时（至少60%）；③诊断癫痫综合征。目前癫痫的病因分为结构性、遗传性、代谢性、免疫性、感染性和不明原因性，遗传性和结构性异常是最常见的癫痫病因，并且同一个癫痫患者可以有两种以上的病因。

1. 临床表现

癫痫发作是大量脑细胞突然异常同步化放电所导致的反复发作性、暂时的脑功能紊乱，表现为肌肉抽搐或感知觉异常、认知功能及行为异常和自主神经功能紊乱等。癫痫发作具有发作性、短暂性、重复性及刻板性的特点。

2. 分类

2017年ILAE颁布了癫痫发作类型的分类，分为局灶性发作、全面性发作和未知起源的发作三大类（图9-1）。局灶性发作指起源于一侧半球神经网络的某一点，这一点可以孤立局限或广泛分布，然后向周围扩散或向对侧半球扩散。全面性发作指起源于双侧大脑半球网络中的某一点，并迅速在双侧半球扩散，在神经网络中呈双侧分布。未知起源的发作指根据现有的临床资料不能确定发作的起源，但随着进一步临床信息的完善或深入观察，可能会将未知起源的发作重新划分到局灶或全面性发作起源中。

3. 诊断步骤

（1）发作性事件是否为痫性发作，是否符合癫痫的定义。

（2）如符合癫痫，进一步确定癫痫发作类型（局灶性发作、全面性发作或未知起源的发作）。

（3）确定是否是癫痫综合征。

（4）确定癫痫的病因。

（5）确定是否有功能障碍或共患病，如注意力缺陷多动障碍、孤独症谱系障碍、学习障碍、运动障碍和智力低下等。

癫痫综合征：是由一组体征和症状组成的特定癫痫现象，包括发作类型、病因、病理、治疗、预后和转归等。根据起病年龄排列的癫痫综合征主要包括：①良性家族性新生儿癫痫；②良性新生儿惊厥（非家族性）；③大田原综合征；④婴儿痉挛症；⑤Dravet综合征；⑥良性家族性及非家族性婴儿癫痫；⑦Doose综合征；⑧Lennox - Gastaut综合征；⑨Panayiotopoulos综合征；⑩儿童良性癫痫伴中央 - 颞区棘波；⑪晚发性儿童枕叶癫痫Gastaut型；⑫获得性癫痫性失语（Landau - Kleffner综合征）；⑬儿童失神癫痫；⑭青少年失神癫痫；⑮青少年肌阵挛癫痫；⑯觉醒时全身强直 - 阵挛性发作；⑰癫痫持续状态。

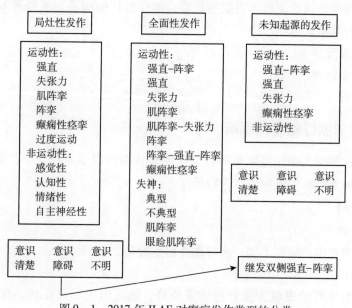

图 9 - 1　2017 年 ILAE 对癫痫发作类型的分类

3. 实验室检查

（1）脑电图（EEG）　脑电图对癫痫的诊断和分型有很重要的价值。有肯定的痫样放电和临床发作过程，可确诊癫痫。应根据患儿的发作特点选择清醒和睡眠记录以及必要的诱发试验。诊断有困难时可行 24 小时动态脑电图或视频脑电图监测，必要时多次复查提高阳性率。

（2）神经影像学检查　包括头颅 CT、MRI、SPECT、PET 和脑血管数字减影检查等。

（3）其他实验室检查　结合临床可选择检查电解质，血糖，血气分析，血乳酸，血氨，同型半胱氨酸，肝、肾功能，血药物、毒物筛查等检查。

疑有中枢神经系统感染时，可行脑脊液检查。

疑有遗传因素，可行基因、染色体检查，疑有代谢性病因，可行血、尿氨基酸、有机酸等检查。

（4）神经功能检查　包括发育商、智商测定，心理行为量表测定以及听觉、视觉诱发电位检查等。

【治疗原则】

1. 抗癫痫药物治疗

根据不同的癫痫发作类型和癫痫综合征选择不同的抗癫痫药物。初治患者由单药开始，逐渐增加至有效范围，需长期规律用药。除非药物中毒或药物过敏，更换药物需要逐渐过渡。停药过程要缓慢，要注意个体差异，有条件时应做药物浓度监测。多药联合治疗要观察药物相互作用及药物不良反应。

目前对药物治疗时机尚无统一规定，决定治与不治以及何时治疗主要取决于复发的可能性。一般癫痫诊断成立，发作 2 次以上，即可以开始抗癫痫治疗。停药时间也尚无统一规定，一般发作完全控制后 3 ~ 4 年可考虑开始减药，1 年左右停药。

2. 病因治疗

如苯丙酮尿症，可给予低苯丙氨酸饮食；吡哆醇依赖症补充维生素 B_6；局灶性皮质发育不良可行外科手术治疗等。

3. 免疫性治疗

4. 生酮饮食治疗

5. 外科治疗

一、良性家族性新生儿癫痫

良性家族性新生儿癫痫是罕见的常染色体显性遗传的癫痫综合征，临床表现以出生数天内出现频繁短暂的癫痫发作为特征。

【诊断标准】

1. 发病年龄

癫痫发作多在出生后第 1 周，高峰期在出生后第 2 ~ 3 天。

2. 临床表现

多数癫痫发作开始表现为强直运动或姿势，随后出现眼部症状、自主神经症状、运动性自动症以及局灶性或全面性阵挛发作。发作持续时间短暂，多数 1 ~ 2 分钟，发作频繁，可达 20 ~ 30 次 / 日。发作间期患儿精神反应正常。

3. 脑电图

发作间期可以正常，也可以是非特异性异常。发作期脑电图通常以双侧低电压活动开始，逐渐出现双侧（同步或不同步）的棘波和尖波节律。

4. 其他辅助检查

头颅影像学、血液生化以及血尿代谢检查均正常。

5. 病因

本病是由电压门控钾离子通道亚单位基因 *KCNQ*2 和 *KCNQ*3 突变引起常染色体显性遗传病，是一种遗传性离子通道病。

【治疗原则】

【预后】目前没有一致的治疗方案，如果发作较多可酌情应用抗癫痫药物治疗。

本病预后良好，绝大多数患儿癫痫发作在起病后 1 ~ 6 个月内自发缓解。

二、良性新生儿惊厥（非家族性）

本病是一种自限性病程短暂的良性癫痫综合征，临床表现以反复的阵挛发作构成的单次发作性事件为特征。

【诊断标准】

1. 发病年龄

出生第 1~7 天起病，高峰期为生后 4~6 天。

2. 临床表现

癫痫发作表现为一侧阵挛性抽搐，累及颜面及肢体，可从一侧转变为另外一侧，每次发作一般持续 1~3 分钟，间隔一定时间反复发生，可发展为间断或连续的阵挛持续状态，持续数小时至数天，以后不再复发，表现为单次发作性事件。

3. 脑电图

发作间期可为局灶或多灶性非特异性异常或表现为尖样 θ 波交替模式，也可为正常。发作期脑电图是节律性棘波或慢波，可以是单侧性，也可全面性。

4. 其他辅助检查

头颅影像学、血液生化以及血尿代谢方面检查均正常。

5. 病因

目前病因不清，没有遗传学背景。

【治疗原则】

发作期可给予抗癫痫药物治疗可缩短或终止长时间的发作。

【预后】

本病预后很好，患儿发育正常。

三、大田原综合征

本病是一种罕见的婴儿早期严重癫痫性脑病，临床表现以频繁的强直痉挛发作及暴发 – 抑制脑电图模式为特征。

【诊断标准】

1. 发病年龄

生后 3 月龄内，高峰年龄在新生儿期。

2. 临床表现

频繁的强直痉挛发作，表现为持续数秒的躯干强直性屈曲，可单独出现或间隔一定时间反复出现，可为全面性或一侧性，少数患儿可伴有局灶性发作。发作间期患儿精神发育迟缓。

3. 脑电图

发作间期脑电图为暴发 – 抑制模式，醒睡各期持续存在。强直痉挛发作期脑电图为高波幅慢波暴发，随后为弥漫性低电压。

4. 病因

病因复杂，常见的原因是脑发育畸形，如脑穿通畸形、偏侧巨脑回、脑皮质发育不良等，少数为遗传性病因，*STXBP*1、*ARX*、*SCN*2A、*KCNQ*2 基因突变导致。

【治疗原则】

本病缺乏有效的药物治疗，肾上腺皮质激素、抗癫痫药物以及生酮饮食治疗对部分患儿可能会有短期疗效，对于病因为局灶性脑发育不良者可采取癫痫手术治疗，有时有益。

【预后】

本病预后差，有很高的死亡率和致残率。

四、婴儿痉挛症

本病是一种多种原因导致的具有年龄依赖性的癫痫性脑病，临床表现以点头发作、进行性智力减退、脑电图呈现高度失律为主要特征。

【诊断标准】

1. 发病年龄

绝大多数在生后 3~12 月龄发病，高峰年龄 3~7 月龄。

2. 临床表现

痉挛发作是其特征性发作类型，发作多在入睡前或刚醒时，表现为颈部、躯干和肢体的短暂性肌肉收缩，常见点头、手臂前伸或侧举、下肢屈髋屈膝状抬起，每次持续 <2 秒，间隔数秒反复发作，成串发作。起病后患儿精神运动发育迟缓或倒退。少部分患儿合并其他癫痫发作类型，以局灶性发作为主。

3. 脑电图

发作间期脑电图表现为高度失律，痉挛发作期脑电图表现为广泛性不规则高波幅慢波、棘慢波暴发或广泛性低波幅快波。

4. 病因

病因复杂多样，最常见病因为脑结构性异常（如先天脑发育畸形、围生期缺氧、颅内出血、低血糖脑损伤等），此外神经皮肤综合征（如结节性硬化、神经纤维瘤病）、代谢性疾病（如苯丙酮尿症、吡哆醇依赖症）以及遗传性病因（如 *STXBP*1、*CDKL*5、*ARX*、*MAGI*2 等基因突变）都可导致本病。

【治疗原则】

抗癫痫药物对多数患儿效果都不理想，促肾上腺皮质激素（ACTH）和氨己烯酸（针对病因为结节性硬化患儿）是治疗本病的首选用药，其他抗癫痫药物（如丙戊酸钠、托吡酯、氯硝西泮、拉莫三嗪、左乙拉西坦）用法和用量见表 9-1。常需较大剂量或多药联合治疗，但效果多数不好或难以持久维持，生酮饮食用于婴儿痉挛的治疗疗效不一，对于有局灶性病灶的药物难治性婴儿痉挛症可考虑手术治疗。

【预后】

本病预后差，90% 以上有精神发育迟滞，60% 转变为其他类型难治性癫痫，发病年龄愈早，其发作转归和智能预后愈差。

五、Dravet 综合征

本病既往称为"婴儿严重肌阵挛癫痫"，1978 年由法国医生 Dravet 首次报道，是一种少见的主要由遗传因素引起的进行性癫痫脑病。

【诊断标准】

1. 发病年龄

1 岁内起病，生后 6 月龄左右为高峰期。

表9-1 常用抗癫痫药物

	主要作用机制	剂量		有效浓度	适用范围
		起始剂量	维持剂量		
第一代抗癫痫药物 卡马西平	阻滞钠通道、钙通道（L型）	5~10mg/(kg·d), 2次/d	10~20mg/(kg·d), 2次/d	4~12mg/L	全面强直阵挛发作、局灶性发作的一线用药
氯硝西泮	增强GABA介导的作用	0.01~0.03mg/(kg·d), 2~3次/d	0.1~0.2mg/(kg·d), 2~3次/d		广谱，可用于多种类型发作的辅助治疗和癫痫持续状态治疗
苯巴比妥	增加GABA的水平、增强GABA介导的作用，促进氯离子内流	5mg/(kg·d), 2~3次/d	3~5mg/(kg·d), 1~3次/d	15~40mg/L	广谱，可以治疗各种形式的局灶性发作、强直阵挛发作和新生儿惊厥
苯妥英钠	阻滞钠通道	5mg/(kg·d), 2~3次/d	4~8mg/(kg·d), 2~3次/d	10~20mg/L	对强直阵挛发作、局灶性发作有效，也可治疗癫痫持续状态
丙戊酸	增加GABA的水平、阻滞钠通道、钙通道（T型）	15mg/(kg·d), 2~3次/d	20~30mg/(kg·d), 2~3次/d	50~100mg/L	一线广谱抗癫痫药物，能够治疗多种类型发作
第二代抗癫痫药物 拉莫三嗪	阻滞钠通道、钙通道（N、P/Q、R、T型），增加GABA的水平	与丙戊酸合用: 0.15mg/(kg·d), 1次/d；与酶诱导剂合用: 0.6mg/(kg·d), 2次/d	1~5mg/(kg·d), 1~2次/d；5~15mg/(kg·d), 2次/d		广谱抗癫痫药物，适用于各种类型发作
奥卡西平	阻滞钠通道、钙通道（N、P型）	8~10mg/(kg·d), 2次/d	20~30mg/(kg·d), 2次/d	最大剂量<60mg/(kg·d)	全面强直阵挛发作、局灶性发作的一线用药
左乙拉西坦	增强GABA介导的作用，阻滞钙通道（N型），结合突触囊泡结合蛋白SV2A抑制囊泡速质外排	10~20mg/(kg·d), 2次/d	20~60mg/(kg·d), 2次/d		除用于局灶性发作和继发全面性发作外，逐渐扩展到新发癫痫的单药治疗及外科手术后的癫痫预防
托吡酯	阻滞钠通道、钙通道（L型），增加GABA的水平、增强GABA介导的作用，促进氯离子内流	0.5~1mg/(kg·d), 2次/d	4~8mg/(kg·d), 2次/d		广谱，对除失神发作外其他类型癫痫均有效

| | 主要作用机制 | 剂量 | | 有效浓度 | 适用范围 |
		起始剂量	维持剂量		
第二代抗癫痫药物					
氨己烯酸	增加 GABA 的水平	40mg/（kg·d），2 次/d	80~100mg/（kg·d），2 次/d，West 综合征时日剂量不超过 150mg/kg		局灶性发作、West 综合征，尤其对结节性硬化症伴婴儿痉挛
唑尼沙胺	阻滞钠通道、钙通道（N、P、T 型）	2~4mg/（kg·d），2 次/d	4~8mg/（kg·d），2 次/d		广谱，可用于治疗局灶性发作、继发全面性发作、失神发作、肌阵挛发作等多种类型癫痫
第三代抗癫痫药物					
拉考沙胺	阻滞钠通道	体重≥50kg 50mg，2 次/d 30kg≤体重<50kg 1mg/（kg·次），2 次/d 11kg≤体重<30kg 1mg/（kg·次），2 次/d	体重≥50kg 150~200mg/次，2 次/d 30kg≤体重<50kg 2~4mg/（kg·次），2 次/d 11kg≤体重<30kg 3~6mg/（kg·次），2 次/d		局灶性发作的添加治疗

2. 临床表现

1岁内常以热性惊厥起病，为发热诱发的全面性或半侧阵挛发作，易发生惊厥持续状态，并且一次发热过程中易反复发作。在1~4岁出现多种形式的癫痫发作，可有肌阵挛发作、局灶性发作、全面强直-阵挛发作及不典型失神发作等。发作具有热敏感的特点，热性疾病、体温升高、环境温度高是最常见的诱因。易出现癫痫持续状态，随之出现不同程度的认知功能障碍和神经功能缺陷，如共济失调、锥体束征。通常在11~12岁时，癫痫发作可好转，但是严重的神经心理功能障碍持续存在。

3. 脑电图

1岁以内发作间期脑电图多数正常，随病情进展，出现背景活动慢化，随后出现全导广泛性棘慢波、多棘慢波发放，常有局灶性或多灶性放电。发作期脑电图依据不同的发作类型有不同表现。

4. 头颅影像学检查

正常或显示非特异性轻度脑萎缩。

5. 病因

约80%的病例由钠离子通道 α_1 亚单位基因 *SCN1A* 突变所致，少数女性患儿由原钙黏蛋白基因 *PCDH*19 突变所致。

【治疗原则】

多数患儿对抗癫痫药物疗效欠佳，丙戊酸钠、托吡酯、氯硝西泮、左乙拉西坦对部分患儿有效，拉莫三嗪、卡马西平、奥卡西平可加重发作，应避免应用。生酮饮食对部分患儿有效，此外应尽量避免导致基础体温升高的因素。

【预后】

本病远期预后不良，大部分患儿发作很难完全控制。

六、良性家族性及非家族性婴儿癫痫

本病是起病于婴儿期的特发性良性局灶性癫痫综合征，多为家族遗传性，少数为散发性，但家族性及非家族性两者在临床表现以及脑电图改变方面均无差异，临床表现以丛集性局灶性癫痫发作为主要表现。

【诊断标准】

（1）起病前患儿智力运动发育正常。

（2）发病年龄 生后3~20月龄，绝大多数在1岁内，高峰年龄为4~7月龄。

（3）临床表现 癫痫发作为局灶性发作或局灶性发作继发全面性发作，表现为突然动作停止，反应减慢，双眼凝视或双眼斜视，可伴有口唇发绀，严重时可继发全面性发作，每次持续数秒至1~3分钟缓解。癫痫发作常常呈丛集性，1天内连续发作数次，但发作间期患儿精神反应好，无癫痫持续状态发生。

（4）脑电图 发作间期脑电图绝大多数正常，仅在连续发作的间歇期脑电图可见少量慢波或低波幅棘波、棘慢波。发作期脑电图显示局灶性起源的放电，可波及同侧半球甚至对侧半球。

（5）头颅影像学以及其他实验室检查正常。

（6）病因 编码富脯氨酸跨膜蛋白2的基因（*PRRT*2基因）是本病的主要致病基

因，其他可有 *SCN2A*、*KCNQ*2、*KCNQ*3 基因突变，呈常染色体显性遗传，有不完全的外显性。

【治疗原则】

抗癫痫药物治疗发作容易控制，可以选择卡马西平、奥卡西平、丙戊酸钠及左乙拉西坦等，绝大多数患儿在 2 岁前发作停止。

【预后】

本病预后良好，患儿精神、运动发育正常。

七、Doose 综合征

本病又称"癫痫伴肌阵挛 – 失张力发作"，1970 年由德国医生 Hermann Doose 首次报道，以肌阵挛发作、失张力发作和肌阵挛 – 失张力发作为特征性发作类型。

【诊断标准】

（1）起病前智力体力发育正常。

（2）发病年龄　7 月龄~6 岁，高峰年龄 3~4 岁。

（3）临床表现　发作类型包括肌阵挛发作、失张力发作、肌阵挛 – 失张力发作、不典型失神发作、全面强直 – 阵挛发作和阵挛发作等，多数患儿以全面强直 – 阵挛发作起病，最初数月发作可十分频繁，随后出现其他发作类型，常发生癫痫持续状态。起病后可出现轻重不一的神经缺陷和认知损伤。

（4）脑电图　起病初期发作间期脑电图可见顶区为主 4~7Hz θ 节律，随着病情进展，脑电图表现为全面性 2~3Hz 棘慢波、多棘慢波发放。发作期脑电图依据不同的发作类型有不同改变。

（5）神经影像学及血生化、血尿代谢检查均未见异常。

（6）病因　目前病因不十分明确，但遗传因素在 Doose 综合征中起到很重要的作用，已发现的致病基因包括 *SCN1A*、*SCN2A*、*SCN1B*、*GABRG*2、*SLC2A*1、*CHD*2、*SLC6A*1。

【治疗原则】

治疗首选丙戊酸、拉莫三嗪、乙琥胺、苯二氮䓬类药物，其次托吡酯、左乙拉西坦、苯巴比妥、唑尼沙胺。禁忌用药：卡马西平、奥卡西平、苯妥英钠，如抗癫痫药物效果不好，可酌情应用皮质激素（如促肾上腺皮质激素、泼尼松等）。非药物治疗可考虑生酮饮食、迷走神经刺激术，但效果不足。

【预后】

本病预后变化较大，认知可以正常，也可以严重智力损害。

八、Lennox – Gastaut 综合征

本病是一种年龄相关性严重的癫痫性脑病，临床表现以多种形式的难治性癫痫发作为特征，起病后出现认知和行为异常，脑电图显示慢棘慢波发放（<2.5Hz）和睡眠期快活动。

【诊断标准】

1. 发病年龄

1~7 岁，高峰年龄 3~5 岁。

2. 临床表现

表现为多种癫痫发作类型，强直发作、失张力发作及不典型失神发作为主要发作类型，还可有肌阵挛发作、痉挛发作、局灶性发作及全面强直－阵挛发作等。病后出现精神、运动发育迟缓甚至倒退。

3. 脑电图

发作间期背景活动减慢，清醒和睡眠期可见 $1.5\sim2.5\,Hz$ 广泛性棘慢波，睡眠期可见阵发性快活动或节律性快棘波暴发，发作期脑电图依据不同的癫痫发作类型而不同。

4. 病因

病因复杂多样，各种严重脑部疾病导致的症状性 Lennox – Gastaut 综合征最常见。

【治疗原则】

本病治疗首选抗癫痫药物，根据不同的发作类型选药，非药物治疗包括生酮饮食治疗、迷走神经刺激术或癫痫外科手术治疗。

【预后】

本病预后不良，多数癫痫发作不能有效控制，遗留不同程度的认知行为障碍。

九、Panayiotopoulos 综合征

本病过去称为早发型儿童良性枕叶癫痫，属于儿童期年龄相关的良性部分性癫痫，主要表现为自主神经性发作及自主神经性癫痫持续状态。

【诊断标准】

（1）发病年龄 1~13 岁，80% 在 3~6 岁，高峰年龄 5 岁。

（2）夜间发作多见，典型表现以发作性呕吐为主的自主神经症状起始，之后出现眼球偏转、半侧肢体抽搐或继发全身强直－阵挛发作；发作持续时间较长，半数发作持续 >30 分钟，易出现自主神经性癫痫持续状态。

（3）脑电图（EEG）特点　发作间期背景正常，脑电图表现为多灶性高波幅尖慢波，2/3 枕区为主，其次额区、中央区、中颞区；发作期脑电图为节律性 θ 或 δ 波混合小棘波、一侧性、后头部著。

（4）智力运动发育正常。

（5）神经影像学检查正常。

【治疗原则】

发作不频繁，可不治疗。反复发作者，可选用卡马西平、奥卡西平、左乙拉西坦、托吡酯、丙戊酸等单药治疗，多数有效，疗程 1~2 年。

【预后】

预后良好，约 1/3 仅发作 1 次，半数发作 2~5 次，1/5 演变为良性 Rolandic 癫痫。

十、儿童良性癫痫伴中央－颞区棘波（BECTS）

本病又称良性 Rolandic 癫痫，是儿童期最常见的部分性癫痫综合征，占儿童期癫痫的 15%~24%。年龄依赖性发病，具有遗传易感性。7%~10% 的患儿既往有热性惊厥史，40% 的患儿有热性惊厥或癫痫家族史。

【诊断标准】

（1）发病年龄 3~14 岁，高峰年龄 5~10 岁。

（2）发作与睡眠密切相关，常在入睡后不久或清晨将醒时发作，口咽部或一侧上肢开始的感觉运动性发作，多数意识清楚，但有构音障碍，可继发全面性发作。

（3）EEG 特点　一侧性或双侧性感觉-运动皮层区（Rolandic 区）棘慢波发放，即中央、顶、中颞区，双侧常不同步，睡眠期放电明显增多、泛化。

（4）智力运动发育正常。

（5）头颅影像学无异常。

【治疗原则】

发作稀少可不服药，随访观察；反复发作者，可选用抗癫痫药物（如卡马西平、奥卡西平、左乙拉西坦、拉莫三嗪、托吡酯、丙戊酸等单药）治疗，多数有效，少数患者需联合用药。发作控制 2 年可考虑停药。

十一、晚发性儿童枕叶癫痫（Gastaut 型）

本病是一种少见的儿童癫痫综合征，占儿童期良性癫痫的 2%~7%；年龄依赖性发病，具有遗传易感性。约 37% 的患儿有癫痫家族史，发作症状表现为纯枕叶型，即简单视幻觉、视盲或者二者均有（同样症状也可见于症状性枕叶癫痫）。

【诊断标准】

（1）发病年龄 3~16 岁。

（2）发作以视觉症状为主，多出现在日间；简单视幻觉为始发症状或唯一症状，持续数秒至 1~3 分钟；或发作性视盲（黑矇），继之部分性发作、自主神经症状以及发作后头痛为主要表现。

（3）EEG 特点　发作间期一侧或双侧枕区高波幅棘慢复合波发放，左右可不同步，常波及同侧后颞区及顶区；发作期枕区快波或棘波节律。

（4）智力运动发育正常。

（5）头颅影像学检查正常。

【治疗原则】

本病发作相对频繁，需要治疗（可选卡马西平、奥卡西平等），无发作 2~3 年停药。不治疗，多可出现继发 GTCS，半数出现持续视觉症状。

十二、获得性癫痫性失语（Landau-Kleffner 综合征，LKS）

儿童期获得性失语，颞区为主的癫痫样放电，2/3 有癫痫发作，多数伴有精神、行为异常，没有引起语言损伤的其他病因。

【诊断标准】

1. 发病年龄

3~7 岁，平均 5 岁。

2. 临床特点

（1）获得性失语，亚急性起病，感觉性失语或言语听觉失认，口语表达能力同时或先后受损，常表现为缄默症。

（2）癫痫发作，见于70%的LKS，在失语出现之前后或同时发生。发作形式睡眠期为部分性运动发作，继发GTCS；清醒期发作为不典型失神、肌阵挛、失张力以及眨眼、眼阵挛性偏斜等不典型的轻微发作；发作频率不等，呈良性过程，多在15岁以前消失。

（3）精神行为异常（主要由语言交流障碍引起）　如孤独症样行为、烦躁、多动、攻击行为、缄默症样表现。

3. EEG特点

背景节律基本正常，颞区为主的棘慢波发放，睡眠期增多，常为电持续状态（ESES），可自发加重或改善，EEG放电程度与失语的波动趋势一致。

4. 起病前语言发育基本正常，病后智力评估

言语智商降低，操作智商正常。

5. 头颅影像学

检查正常。

【治疗原则】

（1）抗癫痫药物　如丙戊酸、苯二氮䓬类、拉莫三嗪、左乙拉西坦和托吡酯等，控制发作，改善EEG。

（2）激素治疗　甲泼尼龙冲击：15～20mg/（kg·d）×3d为一疗程，每疗程用3天，停4天，根据病情冲击1～3疗程，口服泼尼松：1～2mg/（kg·d），逐渐减量，疗程6～9个月，也可用ACTH治疗。

（3）对于激素治疗无效病例可大剂量丙种球蛋白冲击。

（4）上述治疗无效病例，可尝试生酮治疗。

良性过程，15岁前消失，脑电图亦恢复正常。语言功能、神经心理、社会心理的康复取决于失语发生的年龄、EEG电持续的持续时间、癫痫发作的严重程度、癫痫活动期持续的时间、抗癫痫药物和皮质激素的治疗效果等。

十三、儿童失神癫痫（CAE）

本病占16岁以下小儿癫痫的2%～10%，占学龄期儿童癫痫的8%～15%。

【诊断标准】

（1）发病年龄2～10岁，高峰年龄5岁左右，女孩较男孩多见。

（2）发病前智力运动发育正常，除和遗传有关的因素外无其他病因可寻。

（3）以典型失神发作起病，一般不伴其他发作类型，发作频繁，一日可达数十次至数百次，发作起始突然，持续时间短暂多历时8～10秒，过度换气容易诱发EEG和临床发作。

（4）EEG特点　背景活动正常，发作期为双侧对称同步3Hz节律性棘慢波暴发。

【治疗原则】

丙戊酸或乙琥胺疗效好，可控制80%以上患儿的失神发作，少数效果不好者可选用拉莫三嗪、左乙拉西坦或加服氯硝西泮，发作控制2年以上，脑电图恢复正常，可逐渐减量停药。远期预后良好。

十四、青少年失神癫痫（JAE）

本病在青春期前后发病，占各类失神发作的 13.3%，在特发性全面性癫痫中约占 10.2%，与其他特发性全面性癫痫（特别是儿童失神癫痫、青少年肌阵挛癫痫）在临床、脑电图及家族史方面有一定相似性或重叠性。

【诊断标准】

（1）发病年龄 7～16 岁，高峰 10～12 岁。

（2）典型失神是主要发作类型，发作频率每日 1～10 次，较 CAE 少，每次发作持续时间较 CAE 长，可同时有 2～3 种全面性发作［失神、肌阵挛、强直阵挛发作（GTCS）］。

（3）脑电图特征与 CAE 相似，但常有多棘慢波。

【治疗原则】

治疗首选丙戊酸，70%～80% 的患者可控制住所有发作；如丙戊酸不能控制发作，可加用拉莫三嗪、乙琥胺、左乙拉西坦或氯硝西泮；长期预后不如 CAE，尽管药物治疗对大多数患者有效，但即使在发作控制多年后停药仍有可能导致复发；多数患者可能需要终生治疗。

十五、青少年肌阵挛癫痫（JME）

本病是最常见特发性全面性癫痫，占所有癫痫 5%～10%。

【诊断标准】

（1）发病年龄 12～18 岁。

（2）肌阵挛见于所有患者，常在晨起出现，短促、双侧、对称，主要累及肩部和上肢；也可单侧、单次或反复连续，非节律性；可同时有 2～3 种全面性发作（失神、肌阵挛、GTCS）；睡眠不足、情绪紧张、饮酒、月经和光敏感等因素可触发肌阵挛发作；

（3）EEG 特点　发作间期出现暴发性全导同步 4～6Hz 多棘慢波持续 0.5～10 秒，可能在额、中央区更显著。发作期脑电图同失神、肌阵挛及 GTCS。

【治疗原则】

丙戊酸为首选药，左乙拉西坦和拉莫三嗪也有效，尤其是用于育龄期妇女。AEDs 效果好，但停药易复发，常需终生服药。

十六、觉醒时全身强直－阵挛性发作

青少年期发病，发作主要出现在觉醒后不久，故本病又称为觉醒期大发作，以强直阵挛发作为主，12.5% 有癫痫家族史，发病与遗传性惊厥易感性有关，诱发因素为睡眠缺乏、光刺激、疲劳、酗酒等。

【诊断标准】

（1）发病年龄 6～35 岁，多在 10～20 岁。

（2）发作形式 GTCS，发作主要表现在睡醒后的短时间内。

（3）EEG特点　背景正常或非特异性异常，发作间期为3~4Hz棘慢波或多棘慢波，过度换气及睡眠期增多，光刺激反应阳性。

（4）排除症状性癫痫。

【治疗原则】

发作较少者可通过避免诱因控制发作，而不需要用药；对反复发作者，给予丙戊酸单药治疗，减量或停药复发率高，可能需要长期或终生服药。

十七、癫痫持续状态

癫痫持续状态（SE）是一种以反复或持续的癫痫发作为特征的神经科急危重症，具有病情复杂、进展迅速、难以预测和病死率高的特点。儿童SE发病率为每年（10~38）/10万。

【诊断标准】

传统的SE的定义为：1次癫痫发作持续30分钟以上或反复多次发作持续>30分钟，且发作间期意识不恢复至发作前的基线状态，但对于30分钟的时间界定一直存在争议。

ILAE在2001年提出临床上更为实用的定义为：一次癫痫发作（包括各种类型癫痫发作）持续时间大大超过了该型癫痫发作大多数患者发作的时间或反复发作，在发作间期患者的意识状态不能恢复到基线状态。

从临床实际操作角度，全面性惊厥性发作持续超过5分钟，或者非惊厥性发作或部分性发作持续超过15分钟，或者5~30分钟内2次发作间歇期意识未完全恢复者，即可以考虑为早期SE，因为此期绝大多数发作不能自行缓解，需紧急治疗以阻止其演变成完的癫痫持续状态。

【分类】

1. 按照癫痫发作持续时间及对治疗的反应，对全面性惊厥性癫痫持续状态进行分类

（1）早期SE　癫痫发作>5分钟。

（2）确定性SE　癫痫发作>30分钟。

（3）难治性SE　对二线药物治疗无效，需全身麻醉治疗，通常发作持续>60分钟。

（4）超难治性　全身麻醉治疗24小时仍不终止发作，其中包括减停麻醉药过程中复发。

2. 按照癫痫发作类型分类

（1）惊厥性SE（CSE）　根据惊厥发作类型进一步分为全面性及局灶性。

（2）非惊厥性SE（NCSE）　是指持续性脑电发作导致的非惊厥性临床症状，通常定义为>30分钟。诊断NCSE必须结合临床和EEG，需满足：①明确的和持久的（>30min）行为、意识状态或感知觉改变；②通过临床或神经心理检查证实上述改变；③EEG持续或接近持续的阵发性放电；④不伴持续性的惊厥症状如肌肉强直、阵挛等。

【治疗原则】

1. 治疗依据

（1）尽早治疗，遵循SE处理流程，尽快终止发作。

（2）查找 SE 病因，如有可能进行对因治疗。

（3）支持治疗，维持患者呼吸、循环及水、电解质平衡。

2. 惊厥性 SE 处理流程

（1）一线治疗药物（针对早期 SE） 为苯二氮䓬类药物，包括劳拉西泮（国内尚无），若已有静脉通路，给予地西泮 0.3mg/kg（≤10mg/次）或者咪达唑仑 0.3mg/kg（≤10mg/次）肌肉注射或者 10% 水合氯醛溶液 0.5ml/kg 灌肠。

（2）二线治疗药物（针对确定性 SE） 苯巴比妥 8 ~ 10mg/kg（≤0.2g/次）肌肉注射或者丙戊酸 20mg/kg 缓慢静脉推注（> 10 分钟），如有效可静脉维持滴注 1 ~ 2mg/(kg·h)（需监测肝功能）。

（3）三线治疗药物（针对难治性 SE） 主要为麻醉药，包括咪达唑仑［首剂 0.2mg/kg，随后 0.05 ~ 2mg/(kg·h)］逐渐加量至有效；丙泊酚［首剂 1 ~ 2mg/kg，随后 2 ~ 5mg/(kg·h)］逐渐加量至有效；硫喷妥钠［首剂 3 ~ 5mg/kg，随后 3 ~ 5mg/(kg·h)］逐渐加量至有效；2 ~ 3 天后需降低滴速。

（4）超难治性 SE 的其他治疗选择 目前对于超难治性 SE 尚缺乏有效的治疗手段，应积极寻找病因，争取对因治疗。可以尝试免疫治疗（甲泼尼龙、大剂量丙种球蛋白、血浆置换等）、$MgSO_4$、生酮饮食治疗、利多卡因、低温治疗及外科治疗。

3. 非惊厥性 SE（NCSE）的处理

持续 VEEG 监测对于 NCSE 患者的判断及治疗是必须的。针对导致 NCSE 的病因治疗是至关重要的。目前缺乏 NCSE 处理的统一流程，需进行个体化治疗方案的选择。主要处理原则：

（1）积极寻找病因，进行病因治疗（例如病毒性脑炎、代谢性或中毒性脑病）。

（2）对于癫痫患者的 NCSE，例如不典型失神持续状态、失张力持续状态等可临时应用安定类药物，并进行口服抗癫痫药的调整。

（3）对于危重患者 CSE 后的 NCSE，治疗原则同 CSE，应使用三线药物（麻醉药），并在 EEG 监测下进行治疗。

（陈春红　王晓慧）

第二节　热性惊厥

热性惊厥（FS）是儿童惊厥最常见的原因，患病率为 3% ~ 5%。是指一次热程中出现的惊厥发作，无中枢神经系统感染证据及导致惊厥的其他原因，多见于 6 月龄 ~ 5 岁。根据临床特征，分为单纯性 FS 和复杂性 FS。

热性惊厥持续状态指 FS 发作时间 ≥30 分钟或反复发作、发作间期意识未恢复 ≥30 分钟。

【诊断标准】

根据美国儿科协会（AAP）2011 年诊断标准，FS 为一次热程中（腋温 ≥38℃，肛温 ≥38.5℃）出现的惊厥发作，无中枢神经系统感染证据及导致惊厥的其他原因，既往也没有无热惊厥史。FS 通常发生于发热 24 小时以内，若发热超过 3 天才出现惊厥，应注意寻找有无其他原因。此外，部分 FS 患儿以惊厥起病，发作时或发作后方发现发热，应注意避免误诊为癫痫的首次发作。

1. 分型

（1）单纯性 FS　约占 FS 的 70%～80%；发病年龄多为 6 月龄～5 岁，表现为全面性发作（全面性强直－阵挛、阵挛或强直发作），持续时间 <15 分钟，一次热程中仅有一次发作，无异常神经系统体征。热退 1 周后脑电图检查正常。

（2）复杂性 FS　约占 FS 的 20%～30%；发病年龄小于 6 月或大于 5 岁，表现为局灶性发作或全面性发作，持续时间 ≥15 分钟或一次热程中发作 ≥2 次，发作后可有神经系统异常表现，如 Todd 麻痹等。惊厥时体温不足 38℃，惊厥后 2 周脑电图仍有异常。

2. 辅助检查

（1）脑电图　对于有继发癫痫的危险因素者，推荐进行脑电图检查及随访，危险因素包括局灶性发作、神经系统发育异常、复杂性 FS、一级亲属有特发性癫痫病史、惊厥发作次数多。由于发热及惊厥发作可影响脑电图背景活动，建议热退 1～2 周以后检查。单纯性 FS 基本正常，复杂性 FS 可有慢波、异常放电。

（2）头颅 CT 及 MRI　不作为常规检查，但对除外颅内疾病或脑发育异常有诊断意义，若有头围异常、皮肤异常（如血管瘤、色素脱失斑等）、局灶性神经体征或惊厥后异常体征持续数小时和神经系统发育缺陷者，应选做。

（3）脑脊液　与中枢神经系统感染难以鉴别时需行此检查，以下情况推荐检查：不明原因的嗜睡、呕吐，脑膜刺激征和（或）病理征阳性；6～12 月龄未接种流感疫苗、肺炎链球菌疫苗或预防接种史不详；已使用抗菌药物治疗，特别是 <18 月龄者；复杂性 FS 患儿需密切观察病情变化，必要时进行。

（4）血生化　可除外电解质紊乱、低血糖等引起的惊厥发作。

（5）血、尿便常规检查。

【治疗原则】

1. 急性发作期的治疗

（1）一般处理　①保持呼吸道通畅，伴缺氧青紫者可吸入氧气；②患儿侧卧或平卧头偏向一侧，清理口鼻腔分泌物，避免呛咳、窒息；③防止跌落或受伤，勿刺激患儿，切忌掐人中、撬开牙关、按压或摇晃患儿以致进一步伤害；④大多数 FS 呈短暂发作，持续 1～3 分钟可自行缓解，不必急于给予止惊药物。

（2）止惊药物　若惊厥发作持续超过 5 分钟，需使用药物止惊。

①首选地西泮（安定）静脉缓慢注射，0.3～0.5mg/kg（最大量 10mg/次），速度 1～2mg/min，若 5 分钟后分钟仍未控制或控制后复发，可重复一剂。

②咪达唑仑 0.3mg/kg（最大量 10mg/次）肌内注射。

③10% 水合氯醛 0.5ml/kg（最大量 10ml/次）灌肠。

④苯巴比妥（鲁米那）8～10mg/kg（最大量 0.3g/次）肌内注射。

（3）解除高热　物理降温及非甾体降温药物。

（4）积极查找并治疗原发病。

2. 预防治疗

（1）间歇性预防治疗

①用药指征　短时间内频繁惊厥发作（6个月内≥3次或1年内≥4次；发生惊厥持续状态，需止惊药物方能终止发作者。

②用药方法　发热开始即给予地西泮口服，每8小时口服0.3mg/kg，≤3次大多可有效防治惊厥发生。有报道新型抗癫痫药物左乙拉西坦间歇性用药可预防FS复发。

（2）长期预防治疗

①预防指征　FS持续状态、复杂性FS等具有复发或存在继发癫痫高风险的患儿，建议到儿科神经专科进一步评估。

②药物　可应用左乙拉西坦口服。

（邓　劼）

第三节　烟雾病

烟雾病是一种慢性进行性闭塞性脑血管病，以双侧颈内动脉末端和大脑前或中动脉近端狭窄或闭塞，伴脑底部异常血管网形成为特点。本病的病因及发病机制至今未明，一般认为具有烟雾病易感基因的人群，在感染、炎症等多种外部环境因素的作用下，出现机体免疫机制异常，在多种血管源性细胞因子的参与下，诱发血管平滑肌细胞的增殖和迁移，从而导致颅内大动脉内膜增厚，中层变薄，继而引起侧支血管增生，形成颅底异常血管网。

【诊断标准】

1. 临床表现

（1）该病在10岁以下和30~40岁之间有两个发病高峰，男、女性患者的比例约为1：1.7。临床上主要有脑缺血和脑出血两类表现，主要包括发作性肢体无力、偏瘫（常为左右交替性）或单瘫、运动性失语、感觉障碍、头痛、癫痫发作、不自主运动、视觉障碍、精神异常、意识障碍及智力下降等。儿童患者常以短暂性脑缺血发作（TIA）、缺血性卒中为主要表现，出血较少见；成年人患者颅内出血（脑出血、脑室内出血、蛛网膜下隙出血）的发生率明显高于儿童患者，部分患者甚至可以颅内出血为首发表现。

（2）近年来，随着磁共振成像（MRI）和磁共振血管造影（MRA）技术在临床的广泛应用，人们逐渐发现了一些无症状的烟雾病患者，且其数量远远超出人们的预料。

2. 辅助检查

（1）彩色多普勒　可发现颅内血管的狭窄部位和程度，实时观察血流的代偿情况，观测到脑底异常血管网呈现的散在点状血流信号。

（2）头颅CT　头颅CT平扫可显示脑梗死、颅内出血、脑萎缩等非特异性征象；增强CT扫描可发现颅底大血管形态异常和异常侧支血管增多的征象；螺旋CT血管造影可较为精确地显示颅内的狭窄动脉，并能发现脑底部异常血管网，但其空间分辨率较低，对特征性的烟雾血管不能全部显示，且对动脉狭窄细节的显示亦有待提高，可作为本病的筛查手段。

（3）头颅磁共振　头颅MRI除可显示脑梗死、颅内出血、脑萎缩等脑实质病变外，还可显示颅内大动脉的狭窄闭塞性病变，表现为 T_1、T_2 加权像上的病变大血管管腔变细、血管流空现象减弱或消失；另外其还能显示颅底异常血管网，表现为从鞍上池至基底节区的点状、弧线状黑色低信号。头颅 MRA 是利用快血流成像，可显示血管狭窄和脑底异常血管网。若将头颅 MRI 与 MRA 结合起来诊断本病，则其总敏感度和总特异度将分别达到92%和100%，总准确度则为94%，故二者已成为目前诊断该病首选的无创性检查手段和有效的随访手段。

（4）数字减影血管造影（DSA） 虽是有创性检查，但仍是目前国际公认的诊断烟雾病的金标准，可直观显示脑底动脉环狭窄闭塞的病变范围、程度和脑底异常血管网的分布，并可显示全部侧支循环血管及 MRA 无法显示的侧支循环的血流方向和灌注情况。

3. 诊断的标准化

烟雾病的确诊依据为数字减影脑血管造影显示：①颈内动脉末端和（或）大脑前或中动脉近端狭窄或闭塞；②脑底可见烟雾状异常血管网；③病变为双侧性。而当头颅 MRI 和 MRA 明确显示以下征象时，则不必依赖脑血管造影：①颈内动脉末端和大脑前及中动脉近端狭窄或闭塞；②基底节区可见烟雾状异常血管网；③病变为双侧性。

完全符合上述标准且找不到特异性病因或诱因的患者确诊为烟雾病；而那些具有明确伴发病或诱因（如唐氏综合征、神经纤维瘤病、结核性脑膜炎、系统性红斑狼疮、头部外伤或放疗后等）的患者则被多数学者称为"烟雾综合征"；上述影像学改变仅出现在单侧者，应考虑为"疑似病例"，单侧病变的疑似病例有可能发展为双侧病变的确诊病例。

【治疗原则】

1. 内科治疗

（1）目前没有任何药物可以肯定有效地控制或逆转烟雾病的发病过程。针对脑缺血和颅内出血的对症治疗可以试用抗血小板聚集药物及抗凝药、脑血管扩张剂、脑代谢兴奋剂、抗惊厥药、低分子右旋糖酐、钙离子拮抗剂和止血药等，但内科治疗的疗效并不肯定。

（2）根据各个病例的特点进行康复训练、心理治疗及特殊教育。

2. 外科手术治疗

外科手术的目的是建立新的吻合支以改善缺血脑组织的血供，主要分为直接和间接血管重建术。因小儿大脑中动脉分支纤细导致吻合困难，故直接血管重建术术式基本上仅适用于成年人。

间接血管重建术，包括脑－肌－血管融合术、脑－硬膜－动脉－血管融合术、脑－硬膜－动脉－肌－血管融合术和脑－大网膜－血管融合术等。由于间接血管重建术改善血供的范围比较局限，近年来越来越多的医生主张采用两种甚至两种以上手术方式联合的方法治疗该病，认为这有助于扩大有效供血面积，改善智力状况，提高手术疗效。

（金 洪）

第四节　颅内静脉窦血栓

颅内静脉窦血栓形成（CVST）是由多种病因导致的一种少见脑静脉系统疾病，表现为大脑静脉及主要的静脉窦血栓形成，可继发脑水肿、静脉性梗死、脑出血甚至导致患儿死亡。本病多见于 50 岁以下人群，儿童发病率约为 0.67/100000，其中 43% 为新生儿。该病常由局部感染、血液高凝状态、严重脱水、营养不良、自身免疫性炎症、心脏病及一些药物等引发，部分患儿病因不明。

【诊断标准】

1. 临床表现

头痛是最常见的症状，见于近 90% 的患儿，多为弥漫性且常有数天至数周的进行性加重；此外，尚可表现为呕吐、视乳头水肿、偏瘫、失语、抽搐、眼痛、眼球突出、球结膜水肿、眼睑下垂及眼球活动受限等。

2. 辅助检查

（1）头颅 CT 成像　CT 为 CVST 的初步检查方法。CT 增强扫描可见"空三角征"和"高密度三角征"，作为诊断 CVST 的直接征象。CT 直接征象仅在 1/3 的 CVST 患儿中出现。

（2）头颅 MRI 结合 MRV　MRI 及 MRV 对颅内静脉窦血栓的诊断具有较高的敏感性，二者联用是诊断颅内静脉窦血栓的重要方法。MRI 关键的发现是血栓的高信号替代了静脉窦的流空，静脉窦血栓的 MRI 表现主要与血栓形成的时间长短有关，在发病后 1~5 天，正常血管流空现象消失，呈 T_1 等信号、T_2 低信号，信号反映的是完整红细胞内脱氧血红蛋白；发病 6~15 天，血栓主要由细胞外正铁血红蛋白组成，T_1、T_2 均为高信号；16 天~3 个月，T_1、T_2 信号减弱，流空信号逐渐增强。MRV 可很好地显示脑静脉窦和静脉，但单纯使用 MRV 不能区别是静脉血栓还是脑静脉发育不良，而一侧横窦和乙状窦发育不良很常见。

（3）数字减影血管造影（DSA）　DSA 检查准确率高于 MRI 及 MRV，达 75%~100%。主要改变为静脉和静脉窦部分或完全不显影、充盈缺损、静脉窦壁不规则、皮层侧支静脉扩张呈螺线状、脑循环通过时间延长、闭塞的静脉窦或静脉反流等。该项检查有创，需用碘造影剂，儿科使用受到很大的限制。

（4）脑脊液检查　绝大多数患者脑脊液压力明显升高。除感染性 CVST，脑脊液细胞数大多正常，蛋白正常或轻度升高，糖和氯化物正常。

（5）血液学检查　全血细胞分析、血沉、凝血功能、D-二聚体，抗中性粒细胞胞浆抗体、抗心磷脂抗体等，必要时行其他凝血相关因素检测。

（6）心脏检查　如疑有心脏疾患，可行心脏彩超、心电图检查。

（7）代谢相关检查　可据病例特点行血、尿代谢病相关检测，测血生化、血氨、血乳酸甚至血气等。

（8）神经电生理检查　伴有惊厥者脑电图可见痫样放电。

【治疗原则】

1. 病因治疗

2. 对症治疗

（1）抗凝治疗

①低分子肝素（LMWH） 具有快速、持续的抗血栓形成和溶解血栓的作用，且半衰期长、生物利用度高、抗血栓作用强、不良反应少且皮下注射方便、吸收好等优点。

②华法林 华法林的起效时间较长，通常将低分子肝素作为短期替代治疗或华法林开始前的抗凝治疗。对有明确病因且病因能被控制的患者，建议口服华法林等抗凝药物至少 3 个月；如果病因为先天性因素或不能被控制者，一般口服抗凝药物 6 ~ 12 个月，使 PT – INR 值达到 2 ~ 3，根据 PT – INR 值调整剂量。

（2）溶栓、碎栓治疗 CVST 的血管再通多发生于起病后 4 个月内，之后通过抗凝治疗再通的可能性较小。对抗凝治疗无效的患者，可采用溶栓和其他血管内治疗。球囊辅助的血管内介入治疗也被认为是抗凝治疗失败后的最佳选择。包括静脉溶栓、动脉溶栓、接触性溶栓和机械碎栓治疗等。

（3）降颅压治疗 高颅压危象时可予脱水剂治疗（如甘露醇），视力迅速恶化时可经腰池或侧脑室行脑脊液外引流，开颅减压术偶尔可作为最后手段。

（李久伟）

第五节 急性小脑共济失调

急性小脑共济失调是由多种原因引起的以急性小脑功能异常为主要特征的综合征，可由感染、外伤、药物中毒、寄生虫、小脑血管病变等引起，但临床上多指非特异性感染（或感染后）相关的急性共济失调，即急性小脑炎。本病多见于 1 ~ 4 岁小儿，偶见于 10 岁以上，可发生于原发感染、感染或疫苗接种后，症状及体征以小脑功能障碍为主，严重病例可有全脑受累症状，多数预后良好，部分患儿留下后遗症。

【诊断标准】

1. 临床表现

发病前 1 ~ 3 周常有呼吸道或消化道感染病史或防接种史。绝大多数病例不伴全身症状，极少数人有低热、头痛、嗜睡等症状，但不出现惊厥。主要表现为步态不稳、醉酒步态、躯干摇晃、容易跌倒，严重时不能行走、站立、独坐，躯干共济失调表现重于四肢，下肢重于上肢；部分患儿可见头、躯干、四肢粗大震颤，主动运动时加重，可见眼球运动异常（如眼震）；可伴构音障碍、言语不清、语言断续、不流利，重者不能说话；脑神经多不受累，不伴感觉异常，眼底正常，脑膜刺激征多呈阴性。

2. 辅助检查

（1）脑脊液 脑脊液压力正常，脑脊液常规及生化检查大多数正常；少数病例可见轻度细胞数增多，病程后期少数患儿蛋白轻度升高；部分患儿寡克隆区带阳性，髓鞘碱性蛋白升高；脑脊液病原学检查阴性。

（2）头颅 CT、头颅 MRI、脊髓 MRI 多无异常。

（3）毒物筛查　对于可疑中毒者，可进行血、尿或其他体液的毒物筛查。

（4）对于怀疑遗传代谢病者，需行血气分析，生化，血氨，血乳酸，血、尿代谢筛查。

（5）怀疑副肿瘤综合征者，需行肿瘤标志物（如神经元特异性烯醇化酶、甲胎蛋白、人绒毛膜促性腺激素、尿3-甲氧基-4-羟基苦杏仁酸等）检测或肿瘤影像学检查，甚至行 PET-CT 检查。

【治疗原则】

本病急性期以加强护理、保证营养和休息为主，应采取适当措施，防止因共济失调所致意外伤害。对感染后自身免疫紊乱所致者可短期应用肾上腺皮质激素或静脉注射大剂量免疫球蛋白。大多数病例呈自限性病程，多于起病后1周至半年内完全康复，2/3 的病例于2个月内症状全部消失，个别病例可复发。

（李久伟）

第六节　急性播散性脑脊髓炎

急性播散性脑脊髓炎（ADEM）是一种急性免疫介导的中枢神经系统炎性脱髓鞘疾病。临床特征以脑病、多灶性神经系统症状和体征为主，伴影像学多灶性脱髓鞘病灶。

【诊断标准】

1. 国际儿童多发性硬化研究组 2013 年诊断标准

（1）首次多灶中枢神经系统炎症性脱髓鞘临床事件。

（2）不能以发热解释的脑病。

（3）3 个月或更久，没有新发的临床症状和磁共振影像异常。

（4）急性期（3 月内）头颅 MRI 异常信号。

（5）头颅 MRI 特点。

①弥散性、边界模糊的较大的（>1~2cm）病灶，主要累及脑白质区域。

②少见白质区 T_1 像低信号灶。

③深部灰质核团可以受累（如丘脑或基底节）。

其中脑病被定义为不能用发热、系统性疾病或发作后症状解释的意识障碍或行为异常。ADEM 为单相病程，确诊需要长期随访以及回顾性分析。第二次临床事件被定义为：首次发作后3个月以上出现的临床症状，而无论之前的疾病过程中是否曾经使用激素。

2. 辅助检查　头颅 MRI 检查对 ADEM 的诊断十分重要，以往文献报道以下5种影像学改变。①小于5mm 的病灶；②大片、融合、肿胀的病灶，伴病灶周围广泛水肿和占位效应；③双侧丘脑受累的病灶；④急性出血坏死性白质脑炎表现；⑤假性脑白质营养不良表现。根据国际儿童多发性硬化研究组建议，头颅 MRI 恢复正常后，继续随访5年，需要至少复查2次头颅 MRI。

约40% ADEM 患儿检测到 MOG 抗体，急性期出现，恢复期消失，没有检测到 MOG 抗体的患儿与检测到抗体的儿童有基本相同的临床过程，提示更多免疫机制参与疾病过程。

【治疗原则】

目前尚无由随机对照研究确定的 ADEM 治疗方案。大多数专家共识一致认为糖皮质激素是治疗 ADEM 的一线用药。甲泼尼龙 $20 \sim 30mg/(kg \cdot d)$ 静脉冲击治疗，$3 \sim 5$ 天后改为泼尼松 $1 \sim 2mg/(kg \cdot d)$，口服 $1 \sim 2$ 周，随后为 $2 \sim 6$ 周减量期。丙种球蛋白冲击治疗或血浆置换可以作为治疗 ADEM 的二线治疗。没有研究证实激素疗程小于 3 周会增加复发风险。

【预后】

大多数 ADEM 患儿预后良好并完全康复，但 10% ~ 30% 患儿会复发，最终诊断为多相性播散性脑脊髓炎（MDEM）、多发性硬化（MS）或视神经脊髓炎谱系疾病（NMOSD）。

（韩彤立）

第七节 视神经脊髓炎谱系疾病

视神经脊髓炎谱系疾病（NMOSD）是一组体液免疫参与的抗原抗体介导的中枢神经系统炎性脱髓鞘疾病谱，包括既往的视神经脊髓炎（NMO）及一组不满足 NMO 的诊断标准但与之有相似的发病机制及临床特征的疾病。本病与水通道蛋白 4 抗体（AQP4 - IgG）相关，病变也多分布于室管膜周围 AQP4 高表达的区域，如延髓极后区、丘脑、下丘脑、第三和第四脑室周围、脑室旁、胼胝体、大脑半球白质等。鉴于 AQP4 - IgG 具有高度特异性和较高敏感性，国际 NMO 诊断小组对 NMOSD 进行分层诊断，分为 AQP4 - IgG 阳性组和 AQP4 - IgG 阴性组。

【诊断标准】

1. 临床表现

（1）视神经炎　可为单眼、双眼同时或相继发病，多起病急，进展迅速，视力多显著下降，甚至失明，多伴有眼痛，也可发生严重视野缺损，部分病例治疗效果欠佳，残余视力 <0.1。

（2）急性脊髓炎　多起病急，症状重，急性期多表现为严重的截瘫或四肢瘫，尿、便障碍，脊髓损害平面常伴有根性疼痛。

（3）延髓极后区综合征　表现为顽固性呃逆、恶心、呕吐，不能用其他原因解释。

（4）急性脑干综合征　头晕、复视、共济失调等，部分病变无明显临床表现。

（5）急性间脑综合征　嗜睡、发作性睡病样表现，低钠血症，体温调节异常。

（6）大脑综合征　意识水平下降、认知语言等高级皮质功能减退、头痛等，部分病变无明显临床表现。

2. 实验室检查

（1）脑脊液　多数患者急性期脑脊液白细胞数 $>10 \times 10^6/L$，约 1/3 患者急性期白细胞 $>50 \times 10^6/L$，但很少超过 $500 \times 10^6/L$；蛋白多明显增高，可大于 1g/L；寡克隆区带（OB）阳性率 <20%。

（2）血清及脑脊液　AQP4 – IgG：AQP4 – IgG 是 NMO 特有的生物免疫标记物，具有高度特异性，公认的方法为细胞转染免疫荧光法（CBA）。

（3）血清及其他自身免疫抗体检测　约 50% 的 NMOSD 患者合并其他自身免疫抗体阳性，如抗核抗体、抗 SSA 抗体、抗 SSB 抗体和抗甲状腺抗体等。

3. 辅助检查

（1）眼科检查　包括视敏度下降，各种形式的视野缺损。视觉诱发电位多表现为 P100 潜伏期延长、波幅减低，严重可引不出反应。光学相干断层扫描（OCT）提示视网膜神经纤维层厚度在急性期增厚，后逐渐变薄，提示早期有视乳头水肿，后期有视神经萎缩样改变。

（2）影像学检查　包括视神经、头颅和脊髓磁共振检查。视神经炎患者的视神经急性期可表现为视神经增粗、强化，部分伴有视神经鞘的强化，慢性期表现为视神经萎缩，形成双轨征，更容易累及视神经后段及视交叉，病变节段可大于 1/2 视神经长度。脊髓炎的脊髓核磁提示纵向延伸的长节段横贯性脊髓损害，多超过 3 个椎体节段以上，是最特征性的影像学改变，矢状位多表现为连续病变，轴位多累及中央灰质和部分白质，脊髓后索易受累。颈部脊髓病变可向上与延髓最后区病变相连。头颅核磁上病灶可出现脑干背盖部、四脑室周边、丘脑、下丘脑、三脑室周围弥漫性病变，可有非特异性白质病灶，不符合典型 MS 的影像学表现。

4. 2015 年 NMOSD 的诊断标准（表 9 – 2）

表 9 – 2　2015 年 NMOSD 的诊断标准

AQP4 – IgG 阳性的 NMOSD 诊断标准
　　至少 1 项核心临床症状
　　可靠方法的方法检测 AQP4 – IgG 阳性（推荐 CBA 法）
　　排除其他可能诊断

AQP4 – IgG 阴性或 AQP4 – IgG 未知的 NMOSD 诊断标准
　　在 1 次或多次临床发作中，至少 2 项核心临床特征并满足下列全部条件：①至少 1 项核心临床特征为 ON、急性长节段横贯性脊髓炎或极后区综合征；②空间多发（2 个或以上不同的临床核心特征）；③满足 MRI 附加条件
　　用可靠的方法检测 AQP4 – IgG 阴性或未检测
　　排除其他诊断

核心临床特征
　　视神经炎
　　急性脊髓炎
　　极后区综合征，无其他原因能解释的发作性呃逆、恶心、呕吐
　　其他脑干综合征
　　症状性发作性睡病、间脑综合征，脑 MRI 有 NMOSD 特征性间脑改变
　　大脑综合征伴有 NMOSD 特征性大脑改变

AQP4 – IgG 阴性或 AQP4 – IgG 未知的 NMOSD 的 MRT 附加条件
　　急性视神经炎：需头颅磁共振有下列表现之一。①头颅 MRI 正常或仅有非特异性白质改变；②视神经长 T_2 信号或 T_1 增强信号 >1/2 视神经长度或病变累及视交叉
　　急性脊髓炎：长脊髓病变 >3 个连续椎体节段或有脊髓炎病史的患者相应脊髓萎缩 >3 个连续椎体节段
　　极后区综合征：延髓背侧/极后区病变
　　急性脑干综合征：脑干室管膜周围病变

【治疗原则】

1. 急性期治疗

急性期治疗目标为减轻急性期症状、缩短病程、改善残疾程度和防治并发症。

（1）糖皮质激素 应用原则为大剂量冲击，缓慢阶梯减量，小剂量长期维持。首选大剂量甲泼尼龙 20～30mg/（kg·d）（最大剂量不超过 1g/d）静脉冲击治疗，3～5天后改为泼尼松片 1.5～2mg/（kg·d）口服维持，并逐渐减量，至小剂量时，与免疫抑制剂长期联合应用。部分 NMOSD 患者对激素有一定的依赖性，在减量过程中病情再次加重，此类患者激素减量要慢。

（2）血浆置换 激素治疗无效可考虑血浆置换，建议置换 5～7 次。

（3）静脉注射大剂量免疫球蛋白（IVIG） 对于大剂量甲泼尼龙反应欠佳的患儿，可联合应用 IVIG，剂量为 2g/（kg·d），分 3～5 天静脉滴注。

2. 序贯治疗（免疫抑制治疗）

治疗目的为预防复发，减少神经系统功能障碍累积。一线药物包括硫唑嘌呤、吗替麦考酚酯、甲氨蝶呤、利妥昔单抗等，二线药物包括环磷酰胺、他克莫司、米托蒽醌，定期应用 IVIG 也可用于预防治疗。

（任长红）

第八节 急性横贯性脊髓炎

急性横贯性脊髓炎是一种罕见的获得性神经 - 免疫性脊髓病，可表现为快速发作的肌无力、感觉改变及肠或膀胱功能障碍。特发性横贯性脊髓炎的定义是：虽然进行了全面的诊断性检查，但其发病没有明确的病因，继发性（疾病相关性）横贯性脊髓炎最常与某种全身性炎症性自身免疫疾病相关，这些疾病包括急性播散性脑脊髓炎、多发性硬化和视神经脊髓炎等。不同类型的横贯性脊髓炎的临床特征、诊断性检查以及急性和慢性治疗均不同。

【诊断标准】

1. 临床表现

（1）脊髓病变导致的感觉、运动或自主神经功能障碍。

（2）双侧体征和（或）症状。

（3）明确界定的感觉障碍平面。

（4）无脊髓压迫性病变的证据。

（5）进展至功能降至最低点的时间为 4 小时～21 日。

（6）早期可呈弛缓型麻痹，病变以下各种感觉丧失，尿、便潴留，为脊休克现象，随后可出现上运动神经元损害的表现。

2. 实验室检查

脑脊液 外观无色透明，细胞数及蛋白含量可有轻度增高，可有髓鞘碱性蛋白及 IgG 合成率升高等。

3. 辅助检查

脊髓 MR　常见的脊髓 MR 表现为脊髓肿胀、纵行梭形 T_2 高信号，可有结节状、弥漫性或周边的强化。随着疾病恢复，可出现脊髓萎缩。

【治疗原则】

1. 糖皮质激素在急性特发性横贯性脊髓炎中，静脉内糖皮质激素一直被认为是标准治疗和一线治疗。目前尚无统一的使用方案，可予甲泼尼龙 20mg/（kg·d），连续静脉滴注 3 ~ 5 天后，改为口服泼尼松，根据病情逐渐减停。

2. 对于大剂量糖皮质激素治疗无效的急性中枢神经系统脱髓鞘性疾病，血浆置换可能有效。

3. 大剂量免疫球蛋白可能有效。

4. 复发性疾病患者，必须考虑长期免疫调节治疗。最常使用药物为硫唑嘌呤、甲氨蝶呤、吗替麦考酚酯和环磷酰胺等。

5. 康复治疗　尽早做康复训练，促进功能恢复。

（王红梅）

第九节　抗 N - 甲基 - D - 天冬氨酸受体脑炎

抗 N - 甲基 - D - 天冬氨酸（NMDA）受体脑炎于 2005 年被首次描述，2007 年，因特异性抗体的发现而命名。本病的发病率为 4.2%，是肠道病毒、单纯疱疹病毒性脑炎的 4 倍以上。本病多发生于儿童和青年，女性患者居多，儿童约占 37% ~ 65%，渐成为儿童免疫性脑炎的常见类型。

【诊断标准】

1. 临床表现

（1）儿童、青年多见，女性多于男性，儿童性别差异不明显。

（2）急性起病，一般在 2 周至数周内达高峰。

（3）可有发热和头痛等前驱症状。

（4）主要表现为精神、行为异常，癫痫发作，记忆力下降，言语障碍或缄默，运动障碍或不自主运动，意识水平下降或昏迷，自主神经功能障碍等。自主神经功能障碍包括窦性心动过速、心动过缓、泌涎增多、中枢性低通气低血压和中枢性发热等。

（5）中枢神经系统局灶性损害的症状　例如复视、共济失调等。

2. 实验室检查

（1）脑脊液检查　脑脊液白细胞数轻度升高或者正常，少数超过脑脊液细胞学多呈淋巴细胞性炎症，偶可见中性粒细胞、浆细胞。部分患者脑脊液蛋白轻度升高，寡克隆区带可呈阳性。

（2）头颅 MRI　多数无明显异常或者非特异性异常，部分可出现限局性皮质层、深部核团异常信号，少数病例兼有 CNS 炎性脱髓鞘病的影像学特点，大脑白质或者脑干受累，需要注意是否合并抗髓鞘少突胶质细胞糖蛋白（MOG）抗体阳性。

（3）脑电图　呈弥漫或者多灶的慢波，偶尔可见癫痫波，异常 δ 波是该病较特异性的脑电图改变，多见于重症患者。

（4）肿瘤学 卵巢畸胎瘤在青年女性患者中较常见，中国女性抗 NMDAR 脑炎患者卵巢畸胎瘤的发生率为 14.3% ~47.8%，卵巢超声和盆腔 CT 有助于发现卵巢畸胎瘤性。儿童及男性患者合并肿瘤者少见。

3. 诊断依据

根据 Graus 与 Dalmau 标准（2016 年），确诊的抗 NMDAR 脑炎需要符合以下 3 个条件。

（1）下列 6 项主要症状中的 1 项或者多项 ①精神行为异常或者认知障碍；②言语障碍；③癫痫发作；④运动障碍或不自主运动；⑤意识水平下降；⑥自主神经功能障碍或者中枢性低通气。

（2）抗 NMDAR 抗体阳性 建议以脑脊液 CBA 法抗体阳性为准。若仅有血清标本可供检测，除了 CBA 结果阳性，还需要采用 TBA 与培养神经元进行 IIF 予以最终确认，且低滴度的血清阳性（1∶10）不具有确诊意义。

（3）合理地排除其他病因。

【治疗原则】

治疗原则包括免疫治疗、对癫痫发作和精神症状的症状治疗、支持治疗、康复治疗。合并肿瘤者进行切除肿瘤等抗肿瘤治疗。

1. 免疫治疗

分为一线免疫治疗、二线免疫治疗和长程免疫治疗。一线免疫治疗包括糖皮质激素、静脉注射免疫球蛋白（IVIg）和血浆交换。二线免疫药物包括利妥昔单抗与环磷酰胺，主要用于一线免疫治疗效果不佳的患者。长程免疫治疗药物包括吗替麦考酚酯与硫唑嘌呤等，主要用于复发病例，也可以用于一线免疫治疗效果不佳的患者和肿瘤阴性的患者。

（1）糖皮质激素 一般采用糖皮质激素冲击治疗，方法为：甲泼尼龙 20mg/(kg·d)，最大剂量 1g/天，连续静脉滴注 3 天，然后酌情减量为 10mg/(kg·d) 或 2mg/(kg·d)，静脉滴注 2 周；部分患者可改为口服醋酸泼尼松 1~2mg/(kg·d)。对于轻症患者，可以不采用冲击治疗而直接采用口服激素。口服激素序贯治疗，逐渐减量，总疗程为 6 个月左右。

（2）IVIg 根据患者体重按总量 2g/kg，分 3~5 天，可每 2~4 周重复应用 IVIg。重复或者多轮 IVIg 适用于重症或复发患者。

（3）血浆置换 可与激素联合使用。在静脉注射免疫球蛋白之后不宜立即进行血浆置换。

（4）利妥昔单抗 按 375mg/(m²·次)，每周一次，根据外周血 CD20 阳性的 B 细胞水平，共给药 3~4 次，至清除外周血 CD20 细胞为止。如果一线治疗效果不佳，可在一线治疗后 1~2 周应用。在国内，目前本药属于超说明书用药，需要充分告知。

（5）吗替麦考酚酯 口服剂量 20~30mg/d 至少 1 年。主要用于复发的患者，也可用于一线免疫治疗效果不佳的患者。

（6）环磷酰胺 按 750mg/m²，静脉滴注，每 4 周一次，病情缓解后停用。

2. 抗癫痫治疗

癫痫发作一般对于抗癫痫药物反应较差。可选用广谱抗癫痫药物，例如苯二氮䓬类、丙戊酸钠、左乙拉西坦、拉莫三嗪和托吡酯等。终止癫痫持续状态的一线抗癫痫药物包括地西泮静脉推注或者咪达唑仑肌内注射；二线药物包括静脉用丙戊酸钠；三线药物包括丙泊酚与咪达唑仑。丙泊酚可用于终止抗 NMDAR 脑炎患者难治性癫痫持续状态。恢复期患者一般不需要长期维持抗癫痫药物治疗。

3. 肿瘤的治疗

抗 NMDAR 脑炎患者一经发现卵巢畸胎瘤应尽快予以切除。对于未发现肿瘤且年龄≥12 岁的女童，建议 4 年内每 6~12 月进行一次畸胎瘤排查。

4. 其他

包括抗精神病药物如利培酮、奥氮平、氯硝西泮、丙戊酸钠等，减少不自主运动，减轻姿势异常药物如硫必利、氟哌啶醇、安坦等，症状控制后停用。

（张炜华）

第十节　周围性面神经麻痹

周围性面神经麻痹是以颜面表情肌群运动障碍为主要特征的疾病，由面神经运动纤维发生病变导致，是小儿常见的脑神经麻痹。临床上不能肯定病因的不伴有其他症状或体征的单纯性周围面神经麻痹称为 Bell 麻痹。

【诊断标准】

1. 临床表现

（1）前驱感染　本病病因不明。过去认为病前多有上呼吸道感染或凉风吹袭史，近年来认为本病与某些特定病毒感染有一定关系。

（2）临床症状

①急性起病，多数患儿可无发热。任何年龄均可发病，婴儿少见，约 7% 的患儿可复发。

②首发症状可为患侧耳部及周围部位疼痛，随后于数小时之内，可出现患侧面肌麻痹，几小时或数日内症状达到高峰。

③本病多为一侧性，双侧受累少见。患侧由上至下可表现额纹消失，因眼轮匝肌无力而致眼睑闭合不全，可有流泪现象。用力闭目时，可出现眼球上翻，角膜下方露出巩膜带，称"Bell 现象"。患侧鼻唇沟变浅或消失，口角下垂，哭或笑时口角偏向健侧更明显。如仔细检查味觉，约半数患儿的同侧舌前三分之二有味觉丧失，部分患儿有听觉过敏，泪液和唾液分泌障碍。

④恢复期，约 75% 的患儿在病后 2~3 月内完全恢复，约 25% 的患儿预后不良，少数患儿可残留患侧面肌挛缩及联带运动等后遗症。一般说，病程超过 6 个月尚未恢复者，日后难以恢复正常。

2. 辅助检查

（1）CT 及 MRI　颞骨 CT、头颅 CT 及 MRI 检查对颅内疾病、耳科疾病有诊断及鉴别诊断意义。

（2）肌电图与神经电生理检查　可协助判断受损程度及恢复情况。

（3）耳科检查　可协助诊断中耳炎、乳突炎、迷路炎等。

【治疗原则】

1. 一般治疗

（1）按摩疗法　用手按摩患侧面肌，每日 3 次，每次 5 ~ 10 分钟，可促进局部血液循环，并可减轻患侧面肌受健侧的过度牵引，是简单有效的疗法。

（2）理疗　急性期在茎乳孔附近部位予以热敷或给予红外线照射，有利于改善局部血液循环。

（3）保护暴露的角膜及预防结膜炎　可采用滴眼药水、涂眼药膏等方法。

2. 药物治疗

（1）泼尼松　急性期可用泼尼松 2mg/（kg·d）口服，用药 3 天后，将剂量减半，再用药 7 天，减药至停用，总疗程约 2 周。约 60% 的本病患儿未经特殊治疗可最终痊愈。有人主张轻型患儿无需激素治疗。

（2）营养神经药物　如维生素 B_1、B_{12} 等 B 族维生素。

（3）抗病毒治疗　对于急性期患儿，可根据病情尽早联合使用抗病毒药物，为阿昔洛韦或伐西洛韦，病程 7 ~ 10 天，但不建议常用抗病毒药物治疗。

3. 针灸治疗

本病急性期可接受针灸治疗，但要采用弱刺激，疗程一般 4 ~ 6 周。

（金　洪）

第十一节　吉兰 - 巴雷综合征

吉兰 - 巴雷综合征（GBS）是小儿较常见的周围神经病。现多认为本病是感染所引起自身免疫病。临床特征是急性起病，进行性、对称性、弛缓性麻痹，严重者常伴有脑神经麻痹及呼吸肌麻痹。

【诊断标准】

1. 病理分型

（1）急性炎性脱髓鞘多发性神经病（AIDP）　最早被确认的 GBS 亚型，主要病变为多发神经根和周围神经节段性脱髓鞘，是当今欧美等世界多数国家最常见的类型，全年散发，无地区差别及季节高峰。

（2）急性运动轴索性神经病（AMAN）　以运动纤维轴索病变为主，是中国和日本等亚洲地区的主要类型。全年散发，高峰季节在每年 6 ~ 10 月间。儿童、青年多见。

（3）急性运动感觉轴索性神经病（AMSAN）　以神经根和周围神经的运动与感觉纤维轴索变性为主，较少见，在 GBS 中所占比例不到 10%。

（4）Miller - Fisher 综合征（MFS）　为 GBS 的一种变异型，约占 5%，临床主要表现为眼肌麻痹、共济失调、腱反射减弱或消失，无肢体麻痹。

（5）急性泛自主神经病（APN）　较少见，以自主神经受累为主。

（6）急性感觉神经病（ASN）　少见，以感觉神经受累为主。

2. 临床表现

（1）前驱感染　约50%患儿于病前1~3周有前驱感染史，AMAN中空肠弯曲菌感染常见。

（2）运动障碍　急性起病，一般无发热。表现为进行性、对称性、弛缓性麻痹。腱反射减弱或消失。严重时导致呼吸肌麻痹和（或）运动脑神经麻痹（常累及第Ⅶ、Ⅸ、Ⅹ和Ⅺ对脑神经）。

（3）感觉障碍　AIDP和AMSAN型患儿可有主客观感觉障碍。AMAN患儿因无感觉神经受累，故无客观感觉障碍。

（4）自主神经障碍　多汗、短期尿潴留、心律失常、低血压、高血压或血压波动。

3. 辅助检查

（1）脑脊液　病程第2、3周呈蛋白 - 细胞分离（蛋白升高，细胞数正常）。

（2）肌电图及神经电生理　AIDP神经电生理表现为脱髓鞘特征：周围神经传导速度降低、远端潜伏期延长及F波潜伏期延长。AMAN神经电生理表现为轴索损害特征：远端运动神经复合动作电位波幅（CMAP）减低，运动神经传导速度正常或轻度减慢，F波潜伏期正常，感觉神经传导速度正常。AMSAN除AMAN表现外，还可出现感觉神经CMAP波幅减低。

【治疗原则】

1. 一般处理

精心护理，气道管理。预防交叉感染、意外及合并症发生。

2. 呼吸监护

对呼吸肌麻痹及后组脑神经麻痹患者出现呼吸衰竭或呼吸功能障碍时，应及时行气管插管或气管切开辅助呼吸，维持正常的通气及换气功能。气管切开的指征：①Ⅲ度呼吸肌麻痹；②Ⅱ度呼吸肌麻痹伴舌咽、迷走神经麻痹；③Ⅱ度呼吸肌麻痹伴有肺炎、肺不张；④暴发型者（是指发病在24~48小时内，呼吸肌麻痹进入Ⅱ度者）应及时做气管切开术。

3. 心功能监护

注意血压改变及心律失常。

4. 免疫治疗

（1）免疫球蛋白　对呼吸肌麻痹及后组脑神经麻痹危重患者给予大剂量免疫球蛋白，剂量为每日400mg/kg，持续应用5日，治疗越早，效果越好，可缩短病程。某些患儿因病情减轻可避免气管切开。

（2）血浆置换　推荐有条件者尽早使用。每次血浆交换量30~50ml/kg，在1~2周内进行3~5次。禁忌证主要是严重感染、心律失常、心功能不全和凝血系统疾病等。

5. 自主神经功能障碍治疗

主要是对症治疗。由于自主神经功能障碍时，可有药物异常动力学反应，对血管活性药物尤其敏感，治疗时剂量应偏小。持续性高血压，可应用普萘洛尔或小剂量苯巴比妥。室上性心动过速可选用毛花苷C。

6. 神经营养

应用 B 族维生素治疗，包括维生素 B_1、维生素 B_6、维生素 B_{12}（甲钴胺、氰钴胺）等。

7. 康复治疗

如按摩、针灸、理疗等，目的是改善患肢的肌力及肌萎缩，预防关节挛缩，促进肢体功能恢复。

（巩　帅　吕俊兰）

第十二节　脊髓性肌萎缩

脊髓性肌萎缩（SMA）是常染色体隐性遗传病。本病分为婴儿型、中间型、少年型及成年型。本病的基因位于 5q11 – 13。病理改变是脊髓前角细胞和脑干运动核变性（尤以舌下神经核明显）。四型共同临床特征为进行性、对称性、肢体近端为主的广泛的弛缓性麻痹与肌萎缩，智力正常。

【诊断标准】

1. 临床表现及分型

（1）Ⅰ型（婴儿型）　又称 Werdnig – Hoffmann 病。生后 6 个月以内发病。少数宫内胎动减少，生后即有对称性四肢无力，下肢重于上肢，近端较远端重，肌张力极低，肌萎缩，腱反射消失。因肋间肌麻痹导致哭声、咳嗽无力，可见代偿性腹式呼吸加强；某些患儿可有舌下神经受累，表现为舌肌萎缩及震颤。多因反复呼吸道感染于 1 岁内死亡；智力正常；无感觉障碍，无括约肌障碍。

（2）Ⅱ型（中间型）　又称慢性婴儿型。生后 18 个月内发病，进展缓慢。首先发现是双下肢对称无力，然后波及双上肢；大多能存活至青春期以后；易发生骨关节挛缩及脊柱畸形。

（3）Ⅲ型（少年型）　一般起病在 2 ~ 7 岁或更晚。首先是双下肢及骨盆带肌无力，上肢受累较晚；50% 可见肌束颤动，直到晚期手功能仍然良好；亦常有脊柱、大关节挛缩畸形；大多无脑神经症状。可存活至成人期。

（4）Ⅳ型（成人型）　多在 30 ~ 60 岁发病，很少于 18 ~ 30 岁发病，较其他类型少见得多。表现为显著的四肢近端肌无力，尤其是肢带肌的无力。病程进展缓慢，寿命不受影响。

2. 辅助检查

（1）肌电图及神经电生理　纤颤电位高达 95% ~ 100%。轻收缩时，运动单位电位时限延长，波幅增高，提示神经源性受损。神经传导速度正常。

（2）肌肉活检　显示横纹肌纤维萎缩，粗细不等，肌核集中呈现锁链状，肌原纤维松散、横纹不清，肌肉内神经纤维减少。

（3）运动神经元存活（SMN）基因检测　其第 7 和 8 外显子为热点突变，该突变点检查也用于产前诊断。

【治疗原则】

1. 新型药物

Spinraza 为美国 FDA 批准的治疗脊髓肌肉萎缩的第一个药物，针对生存运动神经元 – 2（SMN2）反义寡核苷酸，适用于儿童和成年患者中脊髓性肌萎缩（SMA）的治疗。

2. 支持治疗

加强支持疗法，防治畸形挛缩，积极防治感染。各型患者的治疗策略有所不同，婴儿型 SMA 患儿多存在吸吮与吞咽困难，需要鼻饲喂养，患儿自主呼吸困难，一旦发生呼吸道感染，应积极给予抗菌药物治疗与呼吸道管理。严格掌握呼吸机辅助呼吸的适应证，因为此类患儿可产生呼吸机依赖，无法撤机。中间型 SMA 患儿容易发生脊柱侧弯与关节挛缩，应积极预防，可以早期给予特殊器械装置，帮助脊柱支撑躯体重量。少年型与成人型 SMA 患者应鼓励行走，在体重快速增长时期或发生外伤时，给予器械装置（如拐杖或特殊的靴子等），帮助患儿保持行走能力。

3. 产前诊断

脊髓性肌萎缩产前诊断是随着本病的基因研究的深入而开展。孕期通过绒毛穿刺（孕期 10～12 周）或羊水穿刺（16～18 周）进行产前诊断。如果胎儿有运动神经元存活/SMN 基因 1 的外显子 7 和 8 的纯合缺失，而父母正常，预测胎儿患病，应终止妊娠。

（巩　帅　吕俊兰）

第十三节　重症肌无力

儿童重症肌无力分三种类型，包括自身免疫性重症肌无力、先天性重症肌无力及新生儿暂时性重症肌无力，本章着重讨论自身免疫性重症肌无力，也称之为青少年重症肌无力，本病是累及神经 – 肌肉接头处突触后膜乙酰胆碱受体的自身免疫病。

【诊断标准】

1. 分型

（1）临床分型　临床较为常用。

①眼肌型　最常见类型，表现单纯眼外肌受累，临床及肌电图检查无其他肌群受累。表现为单侧或双侧眼睑下垂。晨轻暮重，可伴有眼球活动障碍，可出现复视、斜视。

②全身型　躯干及四肢受累，伴或不伴眼外肌或球肌受累。轻者步行或上楼梯易疲劳，重者肢体无运动功能，常有呼吸肌及球肌受累。

③脑干型　有吞咽、咀嚼及构音障碍，除伴眼外肌受累，无躯干及肢体受累表现。

（3）改良 Osserman 分型　国际通用的分型如下。

① I 型　眼肌型病变仅局限于眼外肌。

② II 型　全身型。

a. II a 型　轻度全身型，四肢肌肉轻度受累，伴或不伴眼外肌受累，通常无咀嚼、吞咽以及构音障碍。

b. II b 型　中度全身型，四肢肌肉中度受累，伴或不伴眼外肌受累，通常有咀嚼、吞咽以及构音障碍。

③Ⅲ型重度激进型，起病急，进展快，发病数周或数个月内累及咽喉肌，半年内累及呼吸肌。

④Ⅳ型迟发重症型，隐袭起病，缓慢进展，2年内逐渐由Ⅰ型、Ⅱa型和Ⅱb型进展累及呼吸肌。

⑤Ⅴ型肌萎缩型，起病后可出现骨骼肌萎缩。

2. 实验室检查

（1）甲基硫酸新斯的明试验　0.02～0.04mg/（kg·次），最大量1mg，三角肌内注射，眼肌型观察用药前后眼裂大小、眼睑遮瞳情况和眼球运动情况，全身型需观察上臂抬举情况，有咽喉肌受累者观察声音变化情况等，观察至用药后40分钟，每5分钟测量一次（表9-3）。

（2）低频重复频率刺激　相应神经波幅递减大于10%则为阳性。

（3）胸腺增强CT　了解是否存在胸腺瘤或胸腺增生。

（4）血乙酰胆碱受体抗体以及相关抗体　包括抗连接素（Titin）抗体、抗兰尼碱（RyR）抗体、抗骨骼肌特异性受体酪氨酸激酶（Musk）抗体测定。

表9-3　新斯的明试验观察表

		0′	5′	10′	15′	20′	25′	30′	35′	40′
左	眼裂									
	遮瞳									
右	眼裂									
	遮瞳									

（5）鉴别诊断必要的检查　头颅影像学、乳酸、肌电图、肌酶、肉毒毒素检测等。

（6）伴发疾病相关检查　免疫功能、甲状腺功能、甲状腺抗体、血糖、血沉、脑电图等。

3. 诊断依据

（1）存在波动性骨骼肌无力表现，休息后可缓解。

（2）以下之一阳性　①甲基硫酸新斯的明试验阳性；②神经重复频率刺激试验阳性（低频重复刺激动作电位波幅递减，衰减10%以上）；③血清突触后膜抗乙酰胆碱受体抗体阳性。

（3）除外其他疾病。

【鉴别诊断】

1. 眼肌型

（1）各种原因所致动眼神经麻痹：常见于脑干部位炎症、占位，眶尖综合征以及海绵窦综合征等。

（2）Horner综合征。

（3）慢性进行性眼外肌麻痹。

（4）Miller-Fisher综合征。

2. 全身型

（1）吉兰-巴雷综合征。

（2）CNS 脱髓鞘病。

（3）脑干脑炎。

（4）肉毒毒素中毒。

（5）多发性肌炎。

3. 伴发疾病

癫痫、肿瘤；类风湿关节炎、哮喘、甲状腺功能亢进症、儿童型糖尿病等。

【治疗原则】

1. 胆碱酯酶抑制剂

适用于发病早期与轻症 MG 病例。有些年幼首次起病的眼肌型患儿，少数可自发缓解，这些患儿可先单用胆碱酯酶抑制剂，等待自发缓解的到来，若 3 ~ 6 个月无效，则建议加用肾上腺糖皮质激素。临床常用的胆碱酯酶抑制剂是溴吡斯的明，其作用温和平稳，作用时间较长。一般 3 ~ 5mg/（kg·d），每日 2 ~ 4 次（根据患儿情况）或婴儿 5 ~ 10mg/d，学龄前儿童 45mg/d，6 ~ 10 岁 60mg/d，12 ~ 15 岁 90mg/d，均为每日 3 次口服，根据耐受情况酌情调整，或按照 5 岁以内 2mg/（kg·d），5 岁以上 1mg/（kg·d），逐渐加量，一旦出现反应则停止加量。

2. 肾上腺皮质激素

对于全身性重症肌无力或加用溴吡斯的明 3 ~ 6 月后不缓解患儿，建议应用肾上腺皮质激素，对于胆碱酯酶抑制剂反应欠佳的患者，可考虑应用本类药物，有人认为，肾上腺皮质激素的应用，可延缓或阻止本病的眼肌型向全身型转化。

（1）大剂量起始疗法　甲泼尼龙冲击治疗 20mg/（kg·d），连用 3 天，改为泼尼松 1 ~ 2mg/（kg·d），每日一次，足量 1 个月开始减量，根据症状缓解逐渐减量，疗程 1 ~ 1.5 年。有报道，尤其对于全身型以及病情较重患儿更为适用，但强调一定需要严密的监护下应用，以防应用早期的一过性加重。另外，也可以酌情采取起始大剂量口服，1 ~ 2mg/（kg·d），最大 60 ~ 80mg/d，维持 4 ~ 6 周逐渐减量。

（2）滴定疗法　本疗法是指从小剂量起始，0.2 ~ 0.5mg/（kg·d）（10 ~ 30mg/d），逐渐加量，直至达到最小有效剂量，维持 3 ~ 6 周，逐渐减量，通常采取隔日疗法。目前承认以及国际上多认同此疗法。

3. 丙种球蛋白

适用于全身型、脑干型及并发危象的患儿，临床也应用于眼肌型反复患儿，治疗效果不佳患者，剂量按 400mg/（kg·d），连用 5 天。

4. 血浆置换

适应证同丙种球蛋白。

5. 胸腺切除

一般选择在 18 岁之后进行，儿童患者很少合并胸腺瘤或胸腺增生，不作为一线治疗。

6. 免疫抑制剂

对于激素无效或依赖的患者，可考虑应用免疫抑制剂，但儿童应用较少，经验均来自成人。可选用的药物包括他克莫司（FK506）、硫唑嘌呤、环孢素、环磷酰胺和利妥昔单抗等。

7. 重症肌无力相关危象及治疗

（1）肌无力危象 指病情严重，膈肌及肋间肌无力导致呼吸泵衰竭，延髓肌麻痹导致上气道梗阻，最终出现急性呼吸功能不全（表9-4）。

（2）胆碱能危象 临床罕见，除有明显肌无力外，还有胆碱酯酶抑制剂过量史及相应临床表现，如面色苍白、腹泻、呕吐、高血压、心动过缓、瞳孔缩小及黏膜分泌物增多等；一旦出现，需停用胆碱酯酶抑制剂。

（3）反拗危象 至今机制尚不清楚，也称无反应性危象，主要见于严重全身型患者，多在胸腺手术后、感染、电解质紊乱或其他不明原因所引起，药物剂量未变，但突然失效，应检查无胆碱能不良反应征象。

表9-4 肌无力危象发生呼吸衰竭的机制、临床表现及治疗

	诱因	机制	发作情况	辅助检查	治疗
呼吸泵衰竭型	感染、疲劳、手术、体位改变	呼吸肌无力、气道分泌物潴留、肺不张	几天内逐渐发生，呼吸困难或呼吸浅促，气道分泌物多	血气 CO_2 进行性增高；X线胸片示肺不张	严密监测下良好气道管理、药物治疗、机械通气
上气道梗阻型	应激状态、肺部感染	咽喉肌无力、吸气相声带异常内收、假性延髓麻痹、分泌物突然阻塞窒息	突然发生，呼吸困难或心跳呼吸骤停	容量流速环示胸外段上气道梗阻，喉镜示声带麻痹	急诊气管插管、机械通气

（张炜华）

第十四节 肌营养不良

肌营养不良是一类由基因缺陷导致的原发性进行性骨骼肌疾病，以持续进展的肌萎缩和肌无力为临床特征。遗传方式包括常染色体显性、隐性或 X-连锁遗传。依据受累肌群分布和发病年龄而进行临床分类包括假肥大型、肢带型、面肩肱型等，其中假肥大型肌营养不良又分为杜兴型和贝克型。

【诊断标准】

1. 临床表现

现以假肥大型为重点简述如下。

假肥大型肌营养不良症包括杜兴型肌营养不良症（DMD）和贝克型肌营养不良症（BMD），二者均是由于抗肌萎缩蛋白基因突变所致的 X-连锁隐性遗传病。发病率约为 30/10 万男婴。抗肌萎缩蛋白缺乏导致骨骼肌细胞膜缺陷、细胞内肌酸激酶等外漏、肌细胞坏死及脂肪组织和纤维结缔组织增生。

（1）杜兴型肌营养不良（DMD） 一般 5 岁前发病，表现为运动发育延迟，平均独走年龄为 18 个月。肌无力自躯干和四肢近端开始缓慢进展，下肢重于上肢，四肢近端肌萎缩明显。鸭形步态，行走无力，腰椎前凸，由仰卧至站立困难，呈 Gower 征。同时或较晚出现上肢无力，穿衣抬臂困难，翼状肩胛。腓肠肌假性肥大见于 90% 以上的患儿，触之坚硬。膝腱反射减弱或消失，跟腱反射多保留。多在 13 岁前发展至不能独立行走而需依靠轮椅代步，疾病后期逐渐出现关节挛缩。其他脏器损害包括心肌、胃肠道、脑和骨骼。存活很少超过 20 岁，常死于呼吸道并发症和心肌病。

（2）贝克型肌营养不良（BMD） 一般在 5 岁后发病，轻症患者 30 岁后起病，60 岁时仍能行走。主要临床表现是以四肢近端为主的肌肉无力，少数患者伴随腓肠肌肥大，部分患者出现心脏损害。由扩张型心肌病导致的心力衰竭发病率较高，BMD 中 50% 死于心脏疾病，是最常见的死亡原因，平均死亡年龄 45 岁。

2. 实验室检查

（1）血清酶学 主要检测血清肌酸激酶（CK）、乳酸脱氢酶（LDH）和肌酸激酶同工酶（CK－MB）。DMD 患者血清肌酸激酶水平显著升高（正常值 20~100 倍），具有诊断意义。病情晚期，因患者肌肉严重萎缩，血清肌酸激酶明显下降。

（2）基因检查 多重连接探针扩增（MLPA）方法可检测 DMD 基因 79 个外显子缺失或重复，DNA 测序可明确 DMD 基因点突变和微小突变。

3. 辅助检查

（1）肌肉活体组织检查 显微镜下可见肌纤维大小不等，萎缩肌纤维呈小圆形，可伴有肌纤维变性、坏死和吞噬现象；有明显的肌纤维肥大、增生和分裂，可有核内移纤维；肌纤维间隙明显增宽，并有大量脂肪组织和纤维结缔组织增生；应用 dys 抗体免疫组织化学染色显示肌纤维膜不着色（不作为常规检查项目）。

（2）肌肉磁共振 受累肌肉出现不同程度水肿、脂肪浸润和间质增生，呈"蚕食现象"。DMD 患者近端骨骼肌受累的规律为：臀大肌最早受累，然后依次为大收肌、股二头肌、股直肌、股外侧肌、半腱肌、半膜肌，股薄肌和缝匠肌相对不受累。

（3）肌电图 呈肌源性损害（不作为常规检查项目）。

（4）其他检查 X 线、心电图和超声心动图可了解患者心脏受累程度。肺功能检测可了解肺活量情况。心肺功能减弱随年龄增长而逐渐加重，10 岁以后应每年做 1 次心肺功能检测。

【治疗原则】

DMD 迄今为止尚无治愈方法。提倡多学科综合管理，通过对于已知临床表现和合并症进行治疗可延长自然病程，改善患者机体功能，提高生活质量，DMD 患者存活期可至 40 岁左右。

1. 药物治疗

糖皮质激素对延缓疾病发展作用已得到肯定。若无禁忌证，4~6 岁患儿运动功能进入平台期时应开始使用泼尼松治疗，使用剂量为 $0.75mg/(kg \cdot d)$。若患者对泼尼松不良反应无法耐受，应减少 1/3 用量，1 个月后再行不良反应评估。同时注意补充钙片、维生素 D 和氯化钾，并嘱其控制饮食和适量运动。如需停用泼尼松，应逐渐减量至停止。艾地苯醌可以改善和延缓患者呼吸功能减退，每日用量为 450~900mg。辅酶 Q10 可在激素使用基础上提高患者肌力。

2. 物理康复治疗

尽可能保持肌肉功能，防治肌肉萎缩和关节挛缩。目前推荐进行次极大量有氧运动，鼓励进行主动运动如游泳，避免离心运动及高阻力运动。支具的应用及手术的进行对于防止及矫正脊柱（关节）畸形和挛缩有重要价值。

3. 呼吸系统、心脏系统治疗

需定期监测呼吸、心脏功能。家庭式无创通气治疗设备的使用可大大改善患者生活质量，延长存活时间。出现心脏合并症患者需特异性药物治疗。目前已证实 β 肾上腺素阻断剂和 ACEI（血管紧张素转换酶抑制剂）在心脏重塑过程中有效。严重者可进行心脏移植。

4. 正在研究中的治疗方法

包括基因治疗、干细胞移植和成肌细胞移植等。

【遗传咨询】

DMD 及 BMD 是 X - 连锁隐性遗传性疾病。先证者的同胞患该病的概率取决于母亲是否为携带者。对有可能是携带者的孕母来说，如果家系成员中 DMD 基因突变已知或已建立连锁分析，可以进行产前诊断。应先行核型分析确定胎儿性别，如果胎儿是 46，XY，可从羊水细胞中提取 DNA 直接行已知致病基因突变分析或应用既往建立的连锁分析进行基因检测。近 30% 的病例为新生突变。

（杨欣英）

第十五节　多巴胺反应性肌张力不全

多巴胺反应性肌张力不全（DRD）是一组具有明显昼夜波动性的遗传性进行性肌张力不全，是左旋多巴胺合成代谢通路上的酶活性缺陷引起的一类原发性肌张力障碍，小剂量左旋多巴制剂治疗有效。患病率约为 1/1000000，女性多于男性。遗传方式为常染色体隐性或显性，主要致病基因为左旋多巴生成途径中相关酶编码基因，包括 GCH1 基因、TH 基因、SPR 基因以及可能致病的罕见致病基因 PTS 基因、QDPR 基因和 PCBD 基因（图 9 - 2）。DRD 临床表型广泛，根据不同的临床表现分为经典型 DRD 和非经典型 DRD。

【诊断标准】

1. 临床表现

经典型 DRD：多 10 岁内发病，女性多于男性，常以双下肢姿势性肌张力不全为首发症状，有左侧优先受累倾向，大多患者症状具有明显昼夜波动性，晨轻暮重，感染或疲劳后加重，休息后症状缓解，睡眠后症状缓解或消失，症状呈进行性加重，40 岁左右不再进展。可有腱反射活跃或亢进、踝阵挛及巴氏征阳性，为假性锥体束征。

非经典型 DRD：早至婴儿期起病，运动系统症状不典型性，可表现为姿势异常、运动发育明显落后或倒退、近端肢体无力、肌张力减低、面部表情减少、眼睑下垂、吞咽困难、构音障碍、动眼危象、情绪烦躁和非感染性发热等。

2. 辅助检查

（1）常规检查　血常规、生化、乳酸、血氨、同型半胱氨酸及常规血尿代谢筛查正常。脑脊液常规、生化及乳酸等检查正常。头颅磁共振正常。脑电图和肌电图正常。

（2）基因检测　是 DRD 经济有效的检测方法，为 DRD 明确病因的首选检查。

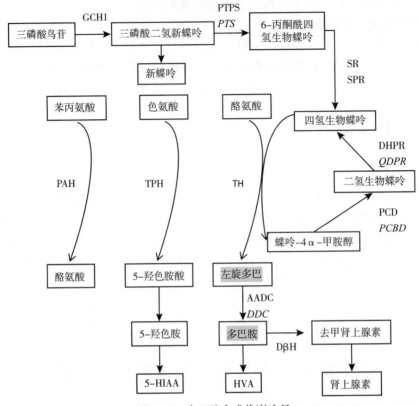

图 9 – 2　多巴胺合成代谢途径

GCH – 1：三磷酸鸟苷环化水解酶 1；TH：酪氨酸羟化酶；SR：墨蝶呤还原酶；PTPS：6 – 丙酮四氢
生物蝶呤合成酶；PCD：蝶呤 – 4α – 甲胺醇脱氢酶；DHPR：二氢蝶啶还原酶；TPH：色氨酸羟化；
PAH：苯丙氨酸羟化酶；HVA：高香草酸；5 – HIAA：5 – 羟吲哚乙酸；DβH：多巴胺 β – 羟化酶；
AADC：芳香族 L – 氨基酸脱羧酶

（3）脑脊液和血代谢检测　DRD 患者脑脊液中神经递质浓度（高香草酸、新蝶
呤、生物蝶呤和 5 – 羟吲哚乙酸）和外周血代谢产物浓度（苯丙氨酸）检测有助于明
确 DRD 病因。

（4）酶学检测　可通过左旋多巴生成途径中相关酶活性检测支持诊断。

3. 诊断依据

DRD 的诊断主要依靠临床表现、左旋多巴治疗有效及 *DRD* 相关基因检测（*GCH*1
基因、*TH* 基因、*SPR* 基因或 *PTS* 基因、*QDPR* 基因和 *PCBD* 基因），基因突变方式可为
点突变或片段缺失，早期识别临床症状，尽早完善基因检测有助于明确诊断。约 15%
DRD 患者基因检测为阴性，该部分患者可检测皮肤成纤维细胞中三磷酸鸟苷环化水解
酶 1 酶活性或脑脊液中 5 – 羟吲哚乙酸及高香草酸浓度（降低），二氢生物蝶呤、墨蝶
呤及总生物蝶呤浓度（增高）可协助诊断。

4. 鉴别诊断

（1）脑性瘫痪　该病为静止性病程，症状无昼夜波动性。DRD 为进展性病程，结
合围生期病史、临床表现、头颅影像学检查和检测结果进行鉴别诊断。

（2）遗传性痉挛性截瘫　该病亦为进展性病程，但以锥体系受累为主，症状无昼

夜波动性，左旋多巴治疗无效。DRD以锥体外系受累为主，肌张力不全为其首要表现。

（3）少年帕金森病　以静止性震颤、肌强直和运动迟缓为主要表现，症状无昼夜波动性。

（4）遗传代谢病　部分患儿在感染后可出现肌张力异常，但除肌张力异常外多伴有其他症状，如发育落后、代谢性酸中毒及低血糖等，急性期头颅磁共振多有异常，血、尿代谢筛查及基因检测有助于协助诊断。症状无昼夜波动性，左旋多巴治疗无效。

【治疗原则】

DRD是一种可治疗性的疾病，建议口服左旋多巴＋多巴胺脱羧酶抑制剂（多巴丝肼片）口服治疗，总体原则是小剂量起始，具体剂量主要根据年龄、病情严重程度、疗效及是否产生不良反应决定。推荐左旋多巴剂量 $0.5 \sim 5mg/(kg \cdot d)$，分 $2 \sim 3$ 次口服。在确诊的DRD中多巴胺最大剂量为 $20mg/(kg \cdot d)$。此外，*GCH*1 及 *SPR* 基因突变会导致四氢生物蝶呤缺乏，从而导致 5 - 羟色胺减少，建议携带 *GCH*1 和 *SPR* 基因突变的DRD患者同时补充 5 - 羟色胺，用量为 $1 \sim 6mg/(kg \cdot d)$，分 3 次服用。左旋多巴、5 - 羟色胺应缓慢加量。此外，左旋多巴、5 - 羟色胺会导致脑脊液中叶酸水平降低，需额外补充叶酸。服药期间需注意不良反应（如异动症、情绪异常）。异动症主要表现为肢体、面部和躯干的舞蹈动作，也可表现为张口肌张力障碍，通常出现在治疗开始时，多与左旋多巴高剂量相关，此时应酌情降低左旋多巴治疗剂量，直至达到改善肌张力障碍症状但不出现异动症的目标。金刚烷胺也可缓解左旋多巴导致的异动症。对左旋多巴治疗不能完全改善的书写痉挛、喉肌痉挛等可能需要肉毒杆菌毒素或脑深部电刺激治疗改善肌张力障碍症状。

【预后】

DRD的临床表现、遗传学特征具有明显的异质性，同一基因的不同遗传方式或突变可能引起酶活性下降的差异而导致不同程度临床表型，不同基因突变导致的临床表现也可存在差异。左旋多巴治疗剂量和方案亦有明显的个体差异。临床表现的多样性可导致部分病例诊断困难，延误治疗，导致严重残疾，终身卧床。应尽早识别和治疗，可明显改善预后，预防残疾的发生，多数患者治疗后可恢复正常运动功能。

（代丽芳）

第十六节　甲基丙二酸血症

甲基丙二酸血症是先天有机酸代谢异常中最常见的病种，是多种原因所致体内甲基丙二酸蓄积的总称，于1967年首次被报道。据报道日本发病率为 $2/102200 \sim 2/16246$，意大利为 $1/61775$，我国发病情况不详。

甲基丙二酸血症病因复杂。遗传性甲基丙二酸血症包括甲基丙二酰辅酶 A 变位酶酶蛋白（mut）缺陷及其辅酶钴胺素（维生素 B_{12}）代谢缺陷，均为常染色体隐性遗传。甲基丙二酰辅酶 A 变位酶编码基因位于6p21，变位酶完全缺陷为mut0型，部分缺陷为mut - 型。钴胺素代谢障碍包括 5 类：两种为腺苷钴胺素（AdoCbl）合成缺陷，即线粒体钴胺素还原酶（CblA）缺乏（基因定位为4q31）和线粒体钴胺素腺苷转移酶

（CblB）缺乏（基因定位为 12q24）。三种为胞浆和溶酶体钴胺素代谢异常所致腺苷钴胺素和甲基钴胺素（MeCbl）合成缺陷（CblC，CblD，CblF）。mut0、mut－、CblA 和 CblB 型患者临床表现类似，仅有甲基丙二酸血症。CblC、CblD、CblF 型患者生化特点为甲基丙二酸血症合并同型半胱氨酸血症。根据患者对维生素 B_{12} 的治疗反应，临床可分为维生素 B_{12} 反应型和不反应型。维生素 B_{12} 反应型患者多为辅酶合成缺陷，Cb1A，CblC，CblD，CblF 型多为维生素 B_{12} 反应型，Cb1B 型中部分患者维生素 B_{12} 有效，而维生素 B_{12} 不反应型多为变位酶缺陷。

除上述遗传缺陷外，转钴胺素 Ⅱ 缺陷、慢性胃肠与肝胆疾病、长期素食、特殊药物治疗可导致维生素 B_{12} 缺乏，引起甲基丙二酸血症。母亲长期维生素 B_{12} 摄入不足造成胎儿维生素 B_{12} 缺乏，不仅引起母亲恶性贫血，亦将导致婴儿继发性甲基丙二酸血症、造血功能障碍和神经系统发育异常。

【诊断标准】

1. 临床表现

（1）发病　mut0 型患者起病最早，80% 在生后数小时至 1 周内发病，类似急性脑病样症状，如拒乳、呕吐、脱水、昏迷、惊厥、酸中毒、酮尿、低血糖，早期死亡率极高，预后不良。mut－ 及 Cb1A 和 Cb1B 型患者多在生后 1 月后发病，Cb1C 和 Cb1D 在新生儿期至成年发病者均有报道，Cb1F 报道很少。

（2）临床表现　患者临床表现常无特异性，常见喂养困难、呕吐、呼吸急促、惊厥、肌张力异常、嗜睡、智力、运动落后或倒退，急性期可见昏迷、呼吸暂停、代谢性酸中毒、酮症、低血糖、高乳酸血症、高氨血症、高甘氨酸血症、肝损害和肾损害，严重时可出现脑水肿、脑出血。

（3）甲基丙二酸血症常导致多脏器损害。患者神经系统异常各不相同，多于婴儿期出现智力、运动落后和肌张力低下等；肝脏常明显肿大，肝功能异常；肾小管酸中毒、间质性肾炎、高尿酸血症、尿酸盐肾病、遗尿症等慢性肾损害也屡见报道；患者血液系统异常多见于巨幼细胞贫血、粒细胞减少，血小板减少，严重时甚至出现骨髓抑制；少数患者合并口炎、舌炎、角膜溃疡、一过性糖尿病等异常；患者个体差异很大，即使相同缺陷的同胞亦轻重不同。

2. 诊断依据

由于个体差异较大，临床误诊率较高，对于原因不明的呕吐、惊厥、酸中毒、肌张力异常、发育落后和呼吸困难等患儿应及早进行有关检查，尿酮体测定、血气分析、血氨、血糖、心肌酶谱等一般生化检查均有助于诊断。气相色谱－质谱联用分析尿、血、脑脊液有机酸定量检测是确诊本症的关键方法。正常人尿甲基丙二酸 24 小时的排出量 <5mg，在甲基丙二酰辅酶 A 变位酶缺陷的患者尿甲基丙二酸浓度 24 小时总量可达 240～5700mg。正常人血浆难以检出甲基丙二酸，患者可达 200～2500mmol/L。脑脊液甲基丙二酸浓度与血浆浓度接近。本病的分型有赖于基因诊断。

【治疗原则】

本症急性期的治疗应以补液、纠正酸中毒为主，同时应保证热量及液体供给以减少机体蛋白分解，必要时给予小量胰岛素，限制天然蛋白质的摄入。鉴于重症患儿或代谢性酸中毒急性发作期死亡率极高，临床高度怀疑时，可在确诊前进行治疗，如中止蛋白质摄入、静脉补液、肌内注射大剂量维生素 B_{12}。

对所有甲基丙二酸血症患者应首先进行大剂量维生素 B_{12} 试验治疗，1mg/d 肌内注射，3～5 天，对照治疗前后尿甲基丙二酸浓度，判断对维生素 B_{12} 的反应性。通过大剂量维生素 B_{12} 试验治疗不仅可以争取治疗时机，挽救维生素 B_{12} 反应型患者，亦有助于病型诊断，指导长期治疗。

维生素 B_{12} 无效型以饮食治疗为主，理想方式为限制天然蛋白质，补充去除异亮氨酸、缬氨酸、蛋氨酸和苏氨酸的特殊治疗奶粉，婴幼儿期天然蛋白质每日摄入量应控制在 1.0～1.2 g/kg。维生素 B_{12} 有效型其维生素 B_{12} 长期维持剂量为 1mg，每周至每月肌内注射 1 次；或每日口服甲基钴胺素 500～1000 μg，中等量蛋白质摄入，使血、尿甲基丙二酸浓度维持在理想范围。

由于甲基丙二酸、丙酸等有机酸蓄积，生成相应酯酰化肉碱，导致肉碱消耗增加，补充肉碱可促进酯酰肉碱排泄，增加机体对自然蛋白的耐受性，不仅有助于急性期病情控制，亦可有效地改善预后。急性期可采用静脉或肌内注射肉碱每日 100～200mg/kg，缓解期每日 30～60mg/kg，长期维持。对于合并同型半胱氨酸血症的患者，应给予甜菜碱补充治疗（1000～3000mg/d），降低血液同型半胱氨酸浓度，改善患儿神经系统情况。

【预后】

该病的预后取决于病型、发现的早晚及长期治疗的合理性，但有人认为发病的早晚与中枢神经系统的预后及生命的长短无关。钴胺素合成缺陷者发病较变位酶缺陷者晚，经过治疗后大多能存活。mut0 型预后最差，维生素 B_{12} 不反应型预后不佳，Cb1A 型预后最好。神经功能损害的轻重与高氨血症、代谢性酸中毒等持续时间的长短有关，通过早期诊断和治疗可降低死亡率，减少神经系统后遗症。

（徐曼婷）

第十七节 Leigh 综合征

Leigh 综合征，又称为亚急性坏死性脑脊髓病，是由线粒体基因（mtDNA）或核基因（nDNA）突变导致的一种进行性神经退行性线粒体病，多在婴幼儿期发病，也有迟发型的报道。本病的典型表现为认知和运动功能急速退化和头颅 MRI 基底节或脑干对称性病灶。

【诊断标准】

1. 临床表现

（1）发病标志多由急性感染、长时间禁食、手术等诱发发育倒退（之前已获得的技能丧失）。

（2）神经退行性表现　包括肌张力低下或升高、肌张力障碍、眼睑下垂、眼球运动异常、共济失调、精神运功发育迟滞、抽搐、吞咽困难和呼吸不规则等脑干受累表现。多数病例表现为发病后临床急速恶化，可能在婴幼儿期死亡。

（3）其他系统表现　如视神经萎缩、感音神经性耳聋等视听障碍、肥厚型心肌病、肾小管病变、肝脏受累和多毛等。

（4）家族中有类似病例或母亲有反复流产史，父母存在血缘关系。

（5）排除围生期窒息、新生儿胆红素脑病、Wernicke 脑病、肝豆状核变性以及甲基丙二酸血症、丙酸血症等有机酸血症。

2. 辅助检查

（1）血、脑脊液乳酸升高，取血过程中使用止血带或患儿挣扎明显会造成血乳酸假性增高，应注意避免；另外，血乳酸升高也可见于有机酸血症、其他遗传代谢病、中毒、组织缺血缺氧等的继发改变，应注意鉴别。脑脊液乳酸升高较血乳酸对线粒体病诊断更为特异。

（2）尿有机酸分析　乳酸、丙酮酸、三羧酸循环中间产物增多，伴甲基丙二酸、乙基丙二酸或 3 - 甲基戊烯二酸升高有特定的提示意义。

（3）血浆氨基酸分析　丙氨酸升高。

（4）头颅影像学　头颅 MRI 具有特征性表现，即双侧基底节、脑干、丘脑、小脑或脊髓 T_2 加权相对称性高信号，除了这些常见改变，还可表现为对称性白质受累、皮质或小脑萎缩。MRS 可见病灶区典型的乳酸峰。

（5）基因检测　mtDNA 和（或）nDNA 测序，发现明确或疑似的候选基因。

（6）肌肉活检　选择性检查项目，当基因阴性，临床依然怀疑 Leigh 综合征时，应进行肌肉活检，可行组织病理检查及线粒体呼吸链酶活性测定。组织病理检查改良 Gomori 三色（MGT）染色可见破碎样红肌纤维（RRF），琥珀酸脱氢酶（SDH）染色可见深染的肌纤维或血管，细胞色素 C 氧化酶（COX）染色可见阴性肌纤维。线粒体呼吸链酶活性测定以复合物 I 缺陷最为常见。

（7）皮肤活检行线粒体呼吸链酶活性测定。

3. Leigh 综合征诊断依据

①典型临床表现；②特征性 MRI 表现；③引起线粒体功能障碍的基因突变。当以上标准部分满足或表现不典型时，可诊断为 Leigh 样综合征。

【治疗原则】

与大多数线粒体病类似，本病目前不能治愈，主要以多学科的对症治疗和管理为主，针对各系统受累情况给予相应处理。

1. 药物治疗

虽然没有足够的证据支持药物治疗有效，但由于辅酶 Q_{10}，左旋肉碱，硫辛酸，生物素，维生素 B_1、B_2、C、E 等的抗氧化特性和作为氧化磷酸化酶复合物的辅助因子，维生素鸡尾酒疗法还是应该应用于 Leigh 综合征的治疗中。一些可治疗的 Leigh 综合征早期治疗可能挽救生命，改善预后，需引起重视，如原发性辅酶 Q_{10} 缺陷可应用大剂量辅酶 Q_{10}（最大剂量 1g/天）或其合成衍生物口服治疗，涉及维生素 B_1 代谢的 TPK1 缺陷、*SLC19A3* 缺陷（维生素 B_1 - 生物素反应性基底节病）、*SLC19A2* 缺陷以及涉及生物素代谢的生物素缺乏可予大剂量维生素 B_1 和（或）生物素治疗，丙酮酸脱氢酶缺乏予大剂量维生素 B_1 治疗，乙基丙二酸脑病予甲硝唑和 *N* - 乙酰半胱氨酸治疗。

2. 饮食

对每一个线粒体病患者，都应该给予年龄（活动）适当的饮食和能量摄入。生酮饮食可能对丙酮酸脱氢酶缺乏有效，但由于其可能产生的不良反应以及对代谢的影响，在基因诊断前不推荐应用生酮饮食。

3. 物理疗法

适量的物理疗法有益于运动能力改善，应避免过度。

4. 慎重应用可能损伤线粒体功能的药物

如氨基糖苷类抗菌药物、四环素、利奈唑胺等抗菌药物，丙戊酸、苯巴比妥等抗癫痫药物。

【遗传咨询及产前诊断】

mtDNA 突变引起的 Leigh 综合征进行详细的家系调查，给予相应的遗传咨询。由于 mtDNA 的异质性、阈值效应特点，使得各组织突变比例、子代突变比例无法预测，绒毛和羊水中突变 DNA 比例能否代表出生后比例，突变比例与临床表型相关性差，这些都为产前诊断带来了诸多难点，难于实施。而近几年线粒体移植技术的突破，"三亲"婴儿的诞生，虽然争议不断，但还是为 mtDNA 突变所致的线粒体病再生育带来了希望。nDNA 突变引起的 Leigh 综合征遗传方式可能涉及常染色体隐性、常染色体显性和 X – 连锁遗传方式，应根据致病基因及相应的遗传方式给予遗传咨询和产前诊断。

（刘志梅）

第十八节 线粒体脑肌病伴乳酸性酸中毒及卒中样发作

线粒体脑肌病伴乳酸酸中毒及卒中样发作（MELAS）是一种由线粒体基因（mtDNA）突变所致的母系遗传性线粒体病，大多于 2～40 岁发病，多系统受累，临床表现多样。*MT – TL*1 基因 m. 3243A > G 是最常见的致病突变，约占 80%。

【诊断标准】

1. 临床表现

MELAS 为多系统受累，临床表现多样。大多于 2～40 岁发病，发病时通常不止一个首发症状，最常见的首发症状包括抽搐发作、反复头痛、卒中样发作、肌无力、反复呕吐和身材矮小。

（1）卒中样发作　临床表现为部分可逆性失语、皮质盲、无力、头痛、精神状态改变和抽搐发作等，随着发作次数的增多逐渐出现不同程度的残疾。

（2）痴呆　卒中样发作引起的皮质损伤可导致痴呆，其自身存在的神经功能障碍也可引起痴呆。

（3）癫痫　各种发作类型均可出现，是卒中样发作常见的伴随症状，也可单独出现。

（4）偏头痛　反复发作的严重波动样头痛伴频繁呕吐是 MELAS 的典型表现，可为首发症状，也可为卒中样发作前兆，在卒中样发作期偏头痛程度加重。

（5）听力损害　感音神经性耳聋引起的听力损害常出现在病程早期，起病隐匿，进行性加重。

（6）周围神经病　通常慢性、进展性，感觉、运动神经均可受累。

（7）早期精神运动发育　通常正常，偶尔可出现精神、运动发育迟滞。

（8）肌病　表现为肌无力、运动不耐受。

（9）胃肠道表现　反复呕吐或周期性呕吐常见，其他表现包括厌食、胃部不适、腹痛、腹泻、便秘、假性肠梗阻和反复胰腺炎等，最终导致生长迟缓。

（10）其他表现　内分泌系统、心脏、肾脏等受累表现及精神障碍等。

2. 辅助检查

（1）血、脑脊液乳酸升高，取血过程中使用止血带或患儿挣扎明显会造成血乳酸假性增高，应注意避免；另外，血乳酸升高也可见于有机酸血症、其他遗传代谢病、中毒、组织缺血缺氧等的继发改变，应注意鉴别；脑脊液乳酸升高较血乳酸对线粒体病诊断更为特异。

（2）脑脊液蛋白　脑脊液蛋白浓度可升高，但很少超过 1000mg/L。

（3）头颅影像学检查　头颅 MRI 多表现为非血管分布的非对称性脑梗死样改变，通常主要累及颞顶枕叶后头部，可局限于皮质，也可累及皮质下白质。头颅 MRA、MRV 通常是正常的。头颅 MRS 多表现为 NAA 峰下降，可见乳酸峰。头颅 CT 可出现基底节钙化。

（4）电生理检查　包括脑电图、肌电图、神经传导速度和诱发电位等。

（5）基因检测　首选外周血 DNA 进行 m.3243 位点检测，检测阴性者，建议行 mtDNA 全基因组测序。由于线粒体基因突变率在不同组织存在显著差异性，除外周血标本外，可选用尿液、毛囊、口腔黏膜、皮肤成纤维细胞甚至肌肉进行基因检测。

（6）肌肉活检　选择性检查项目，当基因阴性，临床依然怀疑 MELAS 时，应进行肌肉活检，可行组织病理检查及线粒体呼吸链酶活性测定。组织病理检查改良 Gomori 三色（MGT）染色可见破碎样红肌纤维（RRF），琥珀酸脱氢酶（SDH）染色可见深染的肌纤维或血管，细胞色素 C 氧化酶（COX）染色可见阴性肌纤维。线粒体呼吸链酶活性测定多见于联合缺陷，尤其多见于复合物 I 和（或）复合物 IV 缺陷。

（7）皮肤活检行线粒体呼吸链酶活性测定

3. 诊断依据

目前 MELAS 有两套临床诊断标准。

Ⅰ. 具备以下①②③三种表现，并至少满足④⑤⑥中的 2 条。①40 岁之前出现卒中样发作；②脑病，以抽搐和（或）痴呆为特征表现；③线粒体肌病，乳酸酸中毒和（或）肌活检发现 RRF；④早期精神运动发育正常；⑤反复头痛；⑥反复呕吐。

Ⅱ. 至少满足 A 类标准的 2 条，且具备 2 条 B 类标准。A 类标准：①头痛伴呕吐；②抽搐；③偏瘫；④皮质盲；⑤头颅影像学。B 类标准：①血乳酸或脑脊液乳酸升高；②肌肉活检组织病理异常或线粒体呼吸链酶活性异常；③MELAS 相关的致病突变。

MELAS 的确诊需满足以上临床标准，并且基因检测发现 MELAS 相关的致病突变。

【治疗原则】

与大多数线粒体病类似，本病目前不能治愈，主要以多学科的对症治疗和管理为主，针对各系统受累情况给予相应处理。

1. 卒中样发作治疗

卒中样发作急性期精氨酸 500mg/（kg·d）静脉滴注 3～5 天，维持量 150～300mg/（kg·d）分 3 次长期口服，以减少卒中样发作再发风险。

2. 鸡尾酒疗法

虽然没有足够的证据支持药物治疗有效，但由于辅酶 Q_{10}，左旋肉碱，硫辛酸，生物素，维生素 B_1、B_2、C、E 等的抗氧化特性和作为氧化磷酸化酶复合物的辅因子，维生素鸡尾酒疗法还是应该应用于 MELAS 的治疗中。

3. 对症治疗

如癫痫予抗癫痫药物治疗；感音神经性耳聋可耳蜗植入；眼睑下垂、心脏、肾脏等异常对症治疗；糖尿病通过饮食改善，口服降糖药物或胰岛素治疗；适量的物理疗法有益于运动能力改善，有氧耐力锻炼对肌病有利，应避免过度。

4. 饮食

对每一个线粒体病患者，都应该给予年龄（活动）适当的饮食和能量摄入。

5. 慎重应用可能损伤线粒体功能的药物

如氨基糖苷类抗菌药物、四环素、利奈唑胺等抗菌药物，丙戊酸、苯巴比妥等抗癫痫药物，二甲双胍降糖药，二氯乙酸等，丙戊酸不得不应用时注意补充左旋肉碱。

6. 预防继发并发症

发热性疾病可能诱发急性加重，MELAS 患者应预防接种流感疫苗和肺炎链球菌疫苗等。

【遗传咨询及产前诊断】

MELAS 是由 mtDNA 突变所致的母系遗传性线粒体病，约 80% 有母系遗传家族史。先证者的母亲通常携带患者的致病变异，有（无）临床症状，不管有无临床症状，携带致病变异的母亲都可将变异传递给下一代，而男性患者或携带者不会将致病变异传递给下一代。由于 mtDNA 的异质性和阈值效应特点，使得各组织突变比例、子代突变比例无法预测，绒毛和羊水中突变 DNA 比例能否代表出生后比例，突变比例与临床表型相关性差，这些都为产前诊断带来了诸多难点，难于实施。而近几年线粒体移植技术的突破，"三亲"婴儿的诞生，虽然争议不断，但还是为 mtDNA 突变所致的线粒体病再生育带来了希望。

（刘志梅）

第十九节 发作性睡病

发作性睡病是一种以嗜睡为主要临床表现的慢性快速眼动睡眠期睡眠障碍疾病，特征性病理改变是下丘脑外侧区分泌素神经元特异性丧失。分为伴有猝倒的发作性睡病和不伴有猝倒的发作性睡病。起病及进展与遗传、环境及感染因素相关。

【诊断标准】

1. 临床表现

（1）白日过度睡眠（EDS） 主要的觉醒时段（主要是白天）无法保持清醒及警觉性，导致无法遏制的睡眠。

（2）猝倒发作

①出现时间 通常在 EDS 出现 1 年内发生。

377

②触发因素　常常由大笑等积极情绪触发。

③猝倒症状　一般猝倒过程很短暂，患者在整个过程中意识清晰；常表现为屈膝、垂头、下巴下垂、口齿不清或手臂无力，但呼吸肌不受累。

④儿童的猝倒表现不典型，可在没有任何明确的情绪触发下发作，常表现面部肌肉的张力减退，如眼睑下垂、张口、吐舌，该症状称之为"猝倒面容"；偶见"猝倒持续状态"，表现为每天几个小时的连续性猝倒发作。

（3）入睡前睡眠幻觉　是一种觉醒–睡眠转换时的梦境体验。

（4）睡眠瘫痪　是一种入睡或快动眼（REM）睡眠进入觉醒状态的张力缺失。表现为患者虽然意识清晰，但无法移动四肢、说话、睁眼，这种经历会持续数秒至数分钟，在有意识的控制下或外界刺激下可终止发作。

（5）夜间睡眠紊乱　表现为夜间睡眠片段化。

（6）其他　肥胖与性早熟、焦虑或抑郁、复杂性运动障碍等。

2. 辅助检查

（1）多导睡眠检测（nPSG）　入睡潜伏期缩短，出现睡眠始发 REM 睡眠现象（SOREMP），入睡后觉醒增加，睡眠效率下降，睡眠周期性肢体运动增加，REM 睡眠期肌张力缺失等。

（2）多次小睡潜伏期试验（MSLT）　对于无猝倒的发作性睡病患者必须做 MSLT，阳性结果为平均睡眠潜伏期≤8 分钟并且至少有 2 次 SOREMP。

（3）血清（HLA）– DQBl∗0602　阳性。

（4）量表评估

①Epworth 嗜睡评分（ESS）　用于评价白天嗜睡情况的自评量表。10 分以下为正常，16 分以上提示严重嗜睡。

②斯坦福嗜睡量表　为某一时间点提供量化指标的自评量表，反映的是受试者的困倦程度。其中 1 代表充满活力，清醒和警觉程度最高，7 代表已经不能抵挡困意，马上就能睡着。

③青少年日间嗜睡量表　分数越高提示嗜睡程度越严重。

（5）脑脊液中 Hcrt – 1 水平测定　伴有猝倒发作的发作性睡病诊断标准，≤110pg/ml 或平均正常对照的 1/3 有诊断意义。

（6）头颅影像学及遗传代谢病筛查　除外继发性发作性睡病。

（7）脑电图、血生化、抗链球菌"O"等。

3. 鉴别诊断

（1）日间过度睡眠

①不良的睡眠习惯。

②睡眠呼吸暂停　表现有夜间睡眠打鼾伴呼吸暂停和白天嗜睡。

③睡眠时相延迟综合征　24 小时昼夜周期中睡眠时间段出现后移睡，主要表现是不能按照社会环境的要求入睡和起床，无睡眠维持障碍。

④精神 – 心理疾病。

（2）猝倒发作

①晕厥　由于一时性广泛性脑供血不足所致的短暂意识丧失状态，发作时患者因

肌张力消失不能保持正常姿势而倒地。一般为突然发作，迅速恢复。

②癫痫 脑神经元异常放电引起反复痫性发作，有多种发作形式，如失张力发作、肌阵挛发作等。

③其他 与前庭功能障碍、心律失常、周期性瘫痪等相鉴别。

（3）特发性嗜睡 夜间睡眠结构正常，白天睡眠过多，可伴有睡瘫和睡眠幻觉，MLST 符合发作性睡病标准；一般小睡时间较长，难以叫醒，醒后再睡；无猝倒。

4. 诊断依据

（1）伴有猝倒的发作性睡病

①患者存在白天难以遏制的困倦和睡眠发作，症状持续至少 3 个月以上。

②满足以下至少 1 项条件。

a. 有猝倒发作，MSLT 检查平均睡眠潜伏期≤8 分钟，且出现≥2 次睡眠始发 REM 睡眠现象，推荐 MSLT 检查前行 nPSG，nPSG 出现 SOREMP 可以替代 1 次白天 MSLT 中的 SOREMP。

b. 免疫反应法检测脑脊液 Hcrt－1 浓度≤110pg/ml，或＜正常参考值的 1/3。

（2）不伴有猝倒的发作性睡病

①患者存在白天难以遏制的困倦和睡眠发作，症状持续至少 3 个月以上。

②MSLT 检查平均睡眠潜伏期≤8 分钟，且出现≥2 次睡眠始发 REM 睡眠现象。推荐 MSLT 检查前行 nPSG 检查，nPSG 出现 SOREMP 可以替代 1 次白天 MSLT 中的 SOREMP。

③无猝倒发作。

④脑脊液 Hcrt－1 未进行检测或免疫反应法检测脑脊液 Hcrt－1 浓度≥110pg/ml 或＞正常参考值的 1/3。

⑤嗜睡症状和（或）MSLT 结果无法用其他睡眠障碍如睡眠不足、阻塞性睡眠呼吸暂停综合征、药物使用或撤药等解释。

【治疗原则】

目前尚无特效的治疗方法，且无临床对照研究表明非药物治疗有效。

1. 非药物治疗

（1）行为心理治疗 合理安排日间小憩，可以缓解白日的疲劳，恢复精力以减少药物的使用。

（2）保持睡眠卫生 保持规律的作息，避免睡眠剥夺，戒烟、戒酒，避免滥用安眠药物，避免过度使用富含咖啡因的食物，避免进食过多高糖食物。

（3）心理支持 帮助患者及家属认识发作性睡病的症状，掌握症状出现后的应对措施，了解不同药物对疾病的疗效，识别药物不良反应，知晓疾病的转归预后，减少患者及其家庭的额外心理负担，有助于增强患者信心，更好面对疾病。

2. 药物治疗

改善疾病症状，以维持接近或高于正常的觉醒程度及社会功能。

（1）精神兴奋剂治疗 EDS

①莫达非尼 多用于成人，100～400mg/d，不良反应有血管神经性水肿和 Steven－Johnson 综合征。阿莫达非尼 50～250mg/d。

哌托生特（Pit）：口服组胺 H_3 受体拮抗剂或反向激动剂，可增强组胺和去甲肾上腺素分泌。

②哌甲酯 18mg/36mg。

③安非他命。

（2）抗抑郁药改善猝倒症状

①文拉法辛 选择性 5 - 羟色胺与去甲肾上腺素再摄取抑制剂。

②氟西汀 选择性 5 - 羟色胺再摄取抑制剂。

（3）镇静催眠药 应用于夜间睡眠异常，如氯硝西泮、唑吡坦和佐匹克隆等。

（4）对猝倒和 EDS 均有效药物

①羟丁酸钠 系 γ - 氨基乙酸（GABA - B）受体激动剂和 γ - 羟丁酸（GHB）受体激动剂。

②盐酸托莫西丁 选择性抑制大脑内去甲肾上腺素的重摄取。

【预后】

发作性睡病患者需要长期的药物治疗，需要社会的包容和支持，促进患者心理健康，更好地参与社会工作。

（赵建波）

第二十节 结节性硬化症

结节性硬化症（TSC）又称 Bourneville 病，1862 年由 von Recklinghausen 首次报道。TSC 是一种常染色体显性遗传性神经皮肤综合征，新生儿发病率 1/（6000～10000）而成人约为 1/8000，但 2/3 无阳性家族史，现已经证实半数以上病例是由于基因新突变导致的散发病例。TSC 基因位于 9q34.2（TSC1，编码 hamartin 蛋白）、16p13.3（TSC2，编码 tuberin 蛋白）。TSC 基因突变引起 TSC - 1/TSC - 2 复合体结构与功能异常，对哺乳动物西罗莫司靶蛋白去抑制，从而导致蛋白合成、细胞生长和血管生成增加，葡萄糖摄取与代谢异常，同时出现细胞定位和移行障碍。TSC 是一种源于外胚层的组织和器官发育异常的疾病常导致神经系统、皮肤、眼同时受累，也可以引起中胚层和内胚层的组织如心、肺、肾、胃肠的不同程度损害，临床上可累及多个系统和器官，表现出复杂多样的症状。

【诊断标准】

1. 临床表现

（1）皮肤表现 约 90% 患者有皮肤病变，包括色素脱失斑、面部血管纤维瘤、鲨鱼皮样斑、咖啡牛奶斑、下垂的软纤维瘤、额部纤维性斑块、Confetti 样斑（碎纸屑样白斑）、白发症和指趾甲纤维瘤等，患者可同时具有两种及以上的皮肤损害；色素脱失斑、面部血管纤维瘤、鲨鱼皮斑及指趾甲纤维瘤对 TSC 有诊断价值，随着年龄增长逐渐出现。

（2）眼部表现 30%～60% 患者伴发视网膜错构瘤，还可以见到眼睑的血管纤维瘤、非麻痹性斜视、眼部结构的缺损、小眼球、突眼、晶状体浑浊和原发性视神经萎缩等。

（3）神经系统表现　TSC 神经系统临床症状由大脑皮质结节、室管膜下结节和室管膜下星形细胞瘤所致，皮质结节多位于顶叶和额叶。包括癫痫（涉及 70% ~ 100% 患者，初起多为婴儿痉挛症以后转为全面性发作、部分性发作）、智力低下（占 60%，伴有行为异常、情绪异常等）、颅压高、神经系统阳性体征（肌张力异常、锥体外系症状、肢体瘫痪和共济失调等）。

（4）其他系统表现　肾脏病变最多见（肾血管肌脂肪瘤、肾囊肿、肾细胞癌、嗜酸粒细胞瘤等），其次为心血管病变（心脏的横纹肌瘤，动脉瘤），其他损害有骨骼病变（骨质硬化以及囊性变）、肺部病变（淋巴管平滑肌瘤病）、甲状旁腺、甲状腺、胸腺、乳腺、消化系统器官和生殖系统器官等。

2. 诊断依据

（1）临床诊断标准　见表 9 - 5。

表 9 - 5　结节性硬化症临床诊断标准（2012 年国际结节性硬化症共识会议）

主要特征	次要特征
色素脱失斑（≥3，直径 >5mm）	"斑驳状"皮肤改变
面部血管纤维瘤（≥3）或前额斑块	牙釉质多发性小凹（>3）
甲周纤维瘤（≥2）	口腔内纤维瘤（≥2）
鲨鱼皮斑或多发胶原瘤	视网膜色素脱失斑
多发视网膜结节状错构瘤	多发肾囊肿
脑皮质结构异常（≥3）*	非肾脏的错构瘤
室管膜下结节	
室管膜下巨细胞星形细胞瘤	
心脏横纹肌瘤（单发或多发）	
肺淋巴管肌瘤病 **	
肾脏血管肌脂瘤（≥2）**	

　1. 诊断标准　①确诊：具有表中 2 个主要特征或 1 个主要特征加 2 个（或以上）次要特征；②疑诊：具有表中 1 个主要特征或 2 个（或以上）次要特征。

　2. * 包括结节和脑白质辐射状迁移线。

　3. ** 仅有此 2 个主要特征没有其他临床表现不能确诊。

（2）基因诊断标准　发现 *TSC*1 或 *TSC*2 基因的致病性突变即可确诊 TSC。致病性突变指可以明确影响 TSC1 或 TSC2 蛋白表达的突变；或某些不影响 TSC1 或 TSC2 蛋白表达，但已经确认可以导致 TSC 的突变（如某些错义突变）。其他的基因变异需要慎重考虑。

3. 实验室检查

（1）视频脑电图　对于有惊厥发作患者明确脑部放电部位、协助发作分型。

（2）智力测定　明确是否智力低下以及程度。

（3）心脏超声、腹部超声、眼底检查、肺 CT、头颅 CT 以及 MRI　明确多系统脏器受累情况。

（4）基因检测　发现 *TSC*1 或 *TSC*2 基因的致病性突变。*TSC*1 或 *TSC*2 的致病性突变可作为充分条件明确诊断 TSC 疾病。基因突变检测阴性不能用以排除 TSC 诊断。

【治疗原则】

1. 治疗

TSC 是迄今为止少数可以依靠临床表现就能够诊断的遗传性疾病之一。早期诊断、早期发现能处理的临床表现并且监测重要脏器的病变对于改善患者的预后有重要意义，但是目前尚无治愈 TSC 的方法，也没有能清除基础病因的药物治疗方法。

对症治疗：癫痫患者应正规服用抗癫痫药物，虽 TSC 相关癫痫多为难治性癫痫，但氨己烯酸、丙戊酸、托吡酯等也有部分疗效，部分也可以病灶切除手术或生酮饮食。

手术治疗：是药物以外的主要治疗手段，尤其是部分脑及肾脏肿瘤病变。药物难治性癫痫患者除正规服用抗癫痫药物外，还可根据影像学、脑电图定位致痫灶进行功能神经外科手术治疗；手术切除适用于局灶性巨脑回、阻塞脑室系统的皮质或脑室结节等重要部位占位效应明显病例；有症状或快速增长的室管膜下巨星形细胞瘤是明确手术指征；针对肾血管平滑肌脂肪瘤大于 3.5~4cm 会导致致命性出血，肾动脉栓塞或手术切除是主流手段；针对面部血管纤维瘤的面部整容。

mTOR 抑制剂治疗：根据已经阐明机制，靶向抑制 mTOR 活性可以纠正 TSC 失活导致的 mTOR 过度活化，是特异性 TSC 治疗策略。已经有不少研究证实 mTOR 抑制剂可以对于 TSC 的主要症候有效逆转。如持续生长但无症状的室管膜下巨星形细胞瘤，mTOR 抑制剂是有效手段之一；直径 >3cm 无症状但逐渐增大的肾血管平滑肌脂肪瘤，mTOR 抑制剂被推荐为一线选择；对于伴有中重度肺疾病或进展迅速的淋巴管肌瘤病 mTOR 抑制剂也被认为有效；重度或需要治疗的皮肤病变，如不可手术或激光治疗，可局部应用 mTOR 抑制剂治疗。

2. 长期管理

着眼于 TSC 患者的各种临床特点，将 TSC 作为系统性疾病，全面治理。

（1）对儿童和青少年每 1~3 年做一次头颅 CT/MRI。

（2）发现小的肾血管脂肌瘤患儿每半年复查一次肾脏 B 超，如果没有可以每 1~3 年做一次腹部 B 超；如果发现大的或者很多肿瘤进行肾脏 CT/MRI。

（3）如果有心脏横纹肌瘤，无症状者，每 1~3 年做一次心脏超声；有症状者需要更频繁，可每 6 个月一次。

（4）在入学时应该做神经发育和行为评估。

（5）>18 岁的女性如果有明显劳力性气短等症状，应该查胸部 CT，无症状者，每 5~10 年复查一次 CT。

（王　旭）

第十章 感染性疾病

第一节 化脓性脑膜炎

化脓性脑膜炎（简称化脑）是由各种化脓性细菌所引起的脑膜炎症，是小儿尤其是婴幼儿常见的感染性疾病。近年来，随着以抗菌药物为主的综合措施的应用，化脑的预后已大为改观，但仍有较高的死亡率，神经系统后遗症也较为常见。

【病因和发病机制】

化脓性脑膜炎的病原菌与患儿年龄密切相关。新生儿时期的病原菌以大肠埃希菌、B 型溶血性链球菌和葡萄球菌为主，婴幼儿多由 B 型流感嗜血杆菌、肺炎链球菌所致。学龄前和学龄儿童中，脑膜炎奈瑟菌和肺炎链球菌感染更为多见。

多数化脑常有体内原发感染灶，呼吸道是最常见的前驱感染，少数化脑可由邻近组织感染扩散所致，较常见者有头面软组织感染、鼻窦炎、中耳炎、颅底骨折、颅骨骨髓炎、皮毛窦和脑脊膜膨出继发感染等。多数病例局灶感染的症候轻微甚至缺如。致病菌由局部感染灶入血，经菌血症或败血症过程侵犯脑膜，播散至脑脊液及蛛网膜下隙并迅速繁殖，脑膜炎症的刺激和血管炎均可引起脑实质的水肿、坏死，促使细胞因子释放和毛细血管通透性增加，加上广泛炎症性病变使脑脊液循环发生障碍，可发生脑水肿和颅高压，甚至出现脑疝。

【诊断标准】

1. 症状

（1）起病急，常见发热、食欲不振和喂养困难、疲倦、精神萎靡等非特异全身感染表现，小婴儿可表现为易激惹、烦躁哭闹、眼神呆滞等。

（2）颅高压表现，出现头痛、喷射状呕吐，可出现血压增高、心动过缓、呼吸暂停或过度通气，重症患者可出现去皮质和（或）去大脑强直、谵妄、昏迷或脑疝。

（3）脑功能障碍和脑实质损害的症状：可出现嗜睡或烦躁不安、反应迟钝、谵妄和昏迷等不同程度的意识障碍以及神志改变、精神症状、抽搐、震颤、失语、共济失调等，可出现脑神经受累，血管闭塞可出现偏瘫和感觉异常等。

2. 体征

（1）精神反应差，不同程度的意识障碍，可出现血压升高、心动过缓、呼吸暂停或过度通气，小婴儿体检前囟门饱满、面色青灰、精神萎靡、眼神运动不灵活。

（2）脑膜刺激征阳性，包括头痛、颈项强直、Kernig 征和 Brudzinski 征阳性等，但在 1 岁或 1 岁半以下小儿，这些表现可不甚明显。

（3）可出现锥体束征阳性，局灶性炎症可引起脑神经（Ⅱ，Ⅲ，Ⅳ，Ⅵ，Ⅶ，Ⅷ）受累。

（4）血管闭塞可出现偏瘫和感觉异常等。个别病例可出现小脑性共济失调或横贯性脊髓炎而表现为截瘫、感觉异常或尿潴留等。

（5）全身感染或菌血症表现，皮肤瘀斑、紫癜或充血性皮疹等，严重者可出现播散性血管内凝血、休克和多脏器功能损害等表现。

3. 实验室检查

（1）血常规　白细胞总数增高，中性粒细胞明显增高，部分病例，特别是重症或新生儿化脑，可见白细胞总数减少或三系抑制。血 C - 反应蛋白常增高，前降钙素原增高。

（2）脑脊液　典型改变为外观浑浊，压力增高，白细胞总数明显增高，达 $(500 \sim 1000) \times 10^6/L$ 以上，以中性粒细胞为主，糖含量显著降低，蛋白明显增高，氯化物正常。

（3）脑脊液沉渣涂片　找菌和脑脊液细菌培养是明确致病原的重要方法。特异性细菌荚膜多糖抗原测定有助于病原发现。

（4）脑脊液乳酸脱氢酶、乳酸、肿瘤坏死因子等水平的测定　可能有助于化脑和病脑的鉴别。

（5）细菌培养　血中发现致病菌间接代表脑脊液结果，咽培养、皮肤脓疱疮等局部分泌物培养对病原菌诊断有参考价值。皮肤瘀点涂片是奈瑟双球菌脑膜炎诊断的重要方法。

（6）脑电图　可见弥漫性或局灶性高幅慢波及棘波。

（7）头颅 CT 或 MRI 检查　有助于判断病变部位，判断有无局限性积脓、硬膜下积液、脑室扩大等。

（8）眼底检查　可见视乳头水肿等，脑干测听可发现听力下降。

4. 鉴别诊断

（1）结核性脑膜炎　多数为亚急性起病，约半月左右出现脑膜刺激征，部分有结核接触史和其他部位结核病灶，结核菌素试验阳性。脑脊液外观呈毛玻璃样，细胞数多 $< 500 \times 10^6/L$，以淋巴细胞为主，糖含量降低，蛋白质增高，氯化物下降，涂片或留膜抗酸染色找到分枝杆菌可确诊。

（2）病毒性脑（脑膜）炎　多急性起病，常有流行病学特点及临床特殊表现，脑脊液外观微浊，早期多核细胞稍增高，但以后以单核细胞为主，蛋白轻度增高，糖和氯化物正常，但某些病毒如肠道病毒感染，脑脊液细胞总数可明显增高，且以多核白细胞为主，糖量可正常，脑脊液病原体特异性 IgM 抗体增高可确诊。

（3）败血症　小婴儿出现发热、食欲不振、喂养困难、疲倦、精神萎靡等非特异全身感染表现，要注意与败血症鉴别，血培养阳性可确诊。

（4）急性中毒性脑病　为急性感染及毒素所引起的一种脑部症状反应，多因脑水肿所致，其临床特征为谵妄、抽搐、昏迷，可有脑膜刺激征或脑性瘫痪。脑脊液除压力改变外，其他改变不明显。

【治疗原则】

1. 对症治疗

高热时降温、惊厥止抽，甘露醇降低颅内压，纠正水、电解质及酸碱平衡紊乱，供给合理的热量与维生素等。加强护理以减少肺炎和压疮的发生。

2. 肾上腺皮质激素

流感嗜血杆菌脑膜炎急性期，早期、足量和短程应用可抗炎、减轻脑水肿。地塞米松 $0.4 \sim 0.6\text{mg}/(\text{kg} \cdot \text{d})$ 静脉滴注，分 $2 \sim 4$ 次，连续 $3 \sim 5$ 天。

3. 静脉抗菌药物治疗

（1）根据脑脊液细菌培养及药敏结果选择敏感抗菌药物。

（2）病原不明，选用针对各年龄组常见致病原的治疗方案

①年龄 $< 2 \sim 3$ 月 选用氨苄西林，$300\text{mg}/(\text{kg} \cdot \text{d})$，4 次/日；及头孢曲松 $100\text{mg}/(\text{kg} \cdot \text{d})$，$1 \sim 2$ 次/日或头孢曲松 $100\text{mg}/(\text{kg} \cdot \text{d})$，$1 \sim 2$ 次；与万古霉素 $60\text{mg}/(\text{kg} \cdot \text{d})$，分 4 次。

②年龄 $> 2 \sim 3$ 月 选用青霉素，80 万 $\sim$ 100 万单位/$(\text{kg} \cdot \text{d})$，分 $3 \sim 4$ 次；及头孢曲松 $100\text{mg}/(\text{kg} \cdot \text{d})$，$1 \sim 2$ 次或头孢曲松 $100\text{mg}/(\text{kg} \cdot \text{d})$，$1 \sim 2$ 次；与万古霉素 $60\text{mg}/(\text{kg} \cdot \text{d})$，分 4 次或头孢曲松 $100\text{mg}/(\text{kg} \cdot \text{d})$，$1 \sim 2$ 次与夫西地酸（立思丁）$20\text{mg}/(\text{kg} \cdot \text{d})$，分 3 次。

当上述治疗效果不理想或无效时，可改用头孢吡肟 $50\text{mg}/(\text{kg} \cdot \text{次})$，Q8h 治疗。

肺炎链球菌对青霉素敏感（$\text{MIC} < 0.06\mu\text{g/ml}$），首选青霉素或阿莫西林或氨苄西林，备选头孢曲松、头孢噻肟、氯霉素；肺炎链球菌对青霉素耐药（$\text{MIC} \geqslant 0.06\mu\text{g/ml}$），但三代头孢菌素敏感（$\text{MIC} < 2.0\mu\text{g/ml}$）首选头孢曲松或头孢噻肟，备选头孢吡肟、美罗培南、莫西沙星；肺炎链球菌对头孢菌素耐药（$\text{MIC} \geqslant 2.0\mu\text{g/ml}$），首选万古霉素联合头孢曲松、头孢噻肟，对于头孢菌素 MIC 特别高（$\geqslant 4\mu\text{g/ml}$）、接受万古霉素治疗似乎失败或者反复腰椎穿刺显示持续存在微生物的患者，可能需加青霉素耐药或头孢菌素耐药的肺炎球菌性脑膜炎患者可考虑加用利福平或换用利奈唑胺。

总原则是间歇高浓度静脉给药，治疗过程中不减量，用药期间注意每周复查脑脊液并监测药物毒不良反应。

抗菌药物治疗疗程与停药指征：临床症状消失，热退 1 周以上，连续 2 次脑脊液细胞数少于 $20 \times 10^6/\text{L}$，且均为单核细胞，蛋白及糖恢复正常。

4. 鞘内和脑室内抗菌药物治疗

脑脊液外观有脓块、细菌多、对抗菌药物耐药及晚期化脑脑膜有增厚时，均需加用鞘内注射，可根据致病原选择适当抗菌药物鞘注。根据抗菌药物在脑脊液中的存留时间，每日或隔日注射一次，一般连用 $3 \sim 5$ 次，直至脑脊液转为清晰，细胞数明显下降，细菌消失。若治疗 3 日后脑脊液仍有明显炎性改变，可延长鞘内注射时间，甚至连续用 $7 \sim 10$ 次。

青霉素 $5000 \sim 20000$ 单位/次或庆大霉素 $1000 \sim 3000$ 单位/次。

【预防】

5 岁以下儿童进行肺炎链球菌疫苗、流感嗜血杆菌疫苗注射可在一定程度上预防脑膜炎的发生。

附：常见并发症

1. 硬膜下积液

诊断依据：经恰当治疗症状不见好转或病情及脑脊液好转后又出现发热及颅内压

增高表现；颅骨透照试验阳性；硬膜下穿刺液体超过2ml，蛋白定量 >0.4g/L，红细胞在 100×10^6/L以下；头颅超声波或脑CT检查也有诊断价值。

治疗：若积液量多同时有颅高压表现、积液蛋白量高及合并积脓时均应穿刺放液。每日或隔日穿刺一次，每次放液不超过30ml/侧，双侧不超过60ml，逐渐延长穿刺间隔时间，至症状消失，积液性质好转或积液量明显减少。若持续2~3月的治疗，积液量及临床表现仍无改善，则应考虑手术摘除囊膜，积脓时可进行局部冲洗并注入适当抗菌药物。

2. 脑室膜炎

诊断标准：脑室液检查出的病原与腰椎穿刺液的病原相同；脑室液白细胞 ≥50 × 10^6/L，以多核为主；脑室液糖 <1.6mmol/L或蛋白 >0.4g/L；脑脊液已接近正常，但脑室液仍有炎性改变。

治疗：见脑室内抗菌药物注射，出现梗阻性脑积水时可进行侧脑室引流，同时进行脑室内药物注射治疗。

3. 其他

脑性低钠血症、脑积水、脑神经损害、脑脓肿和颅内动脉炎等。

（刘　钢）

第二节　败血症

败血症是指各种病原菌（致病菌和条件致病菌）侵入血循环，得到繁殖与播散，释放毒素和代谢产物，并可诱导细胞因子引起严重毒血症和全身性感染。发生败血症后，常有高热、寒战、全身无力等表现，重者可发生脓毒性休克、DIC或迁延性炎症，严重者可表现为多器官功能衰竭。

败血症的病原菌主要是革兰阳性菌如链球菌、金黄色葡萄球菌和少数革兰阴性菌，近来，真菌、厌氧菌败血症有增加趋势。金黄色葡萄球菌是医院内感染败血症最常见的病原菌，也是院内感染中较常见的细菌。常见的革兰阴性细菌包括大肠埃希菌、肺炎克雷伯菌、假单胞菌、变形杆菌及不动杆菌等。近年来，耐药性强的细菌如假单胞菌、不动杆菌以及克雷伯菌、肠杆菌、沙雷菌等增多。厌氧菌败血症占总数的5% ~ 10%，其中以脆弱类杆菌及消化链球菌多见。白色假丝酵母菌为常见的真菌败血症的病原体，亦可见于曲真菌及隐球菌等（表10-1）。

【病因和发病机制】

致病菌由各种途径进入血循环后是否引起败血症，与细菌的数量、毒力以及人体的免疫功能有关。当人体抵抗力因各种慢性病、免疫缺陷等减弱或侵入细菌数量多、毒力强时，则细菌在血液中繁殖而产生败血症。

表 10 – 1　小儿常见败血症病原体的鉴别

病原	金黄色葡萄球菌	链球菌	肺炎球菌	大肠埃希菌	脑膜炎球菌
年龄	各年龄组，幼儿多见	新生儿、婴幼儿	婴幼儿	新生儿、婴幼儿	婴幼儿、年长儿
侵入途径	皮肤、脐、呼吸道	上呼吸道、肺、皮肤、中耳	肺、咽、中耳	呼吸道、泌尿道、肠道	呼吸道
迁徙病灶	易发生（肺、心、骨、关节、脑）	易发生（关节、脑、腹膜）	易发生（心、脑、腹膜）	较少发生	较少发生（皮肤、脑膜）
发病	急骤或暴发	急骤	急骤	隐匿	急骤或暴发
临床表现	弛张热，皮疹，肝脾大，可有中枢神经系统、呼吸道、消化道症状，可有关节痛、脓毒性休克	高热、猩红热样皮疹、中耳炎、化脓性关节炎、腹膜炎、细菌性心内膜炎	高热、肺炎、肺脓肿、脓胸	发热，呕吐，腹泻，咳嗽，烦躁，惊厥，肝、脾大和皮疹等全身症状	急骤或暴发高热、头痛、呕吐、皮肤瘀点、脑膜刺激征

革兰阳性菌中以金黄色葡萄球菌为例，其具有多种酶和毒素，如血浆凝固酶、α溶血素、杀白细胞素和肠毒素等，有助于细菌的生长、繁殖以及扩散，可导致严重的败血症；革兰阴性杆菌，如大肠埃希菌的内毒素能刺激炎性介质的释放，损伤血管内皮细胞，启动凝血系统，激活补体，因此可导致微循环障碍，发生休克、DIC 等；院内常见的铜绿假单胞菌败血症，由于细菌分泌内、外毒素及蛋白质分解酶，可造成坏死性皮肤损害及严重的脏器损伤。

由于皮肤和黏膜的血管和淋巴组织丰富，局部如有炎症，细菌易从此处进入淋巴和血液循环。各种不同的原发病以及应用抗肿瘤、激素类药物等可引起机体免疫功能异常，有利于致病菌感染的发生；其他如创伤性的检查和治疗可导致细菌入侵血循环。现今，由于广谱抗菌药物的使用，可使体内菌群失调，可引起严重的二重感染。

【诊断标准】

1. 临床表现

有皮肤、黏膜、呼吸道或泌尿道等处原发或继发感染灶。

（1）全身中毒症状　寒战、高热、热型不规则，面色苍白或灰暗，精神萎靡，表情淡漠；可有关节酸痛，肝、脾大，发生中毒性肝炎、肝脓肿时肝大明显，并伴有黄疸；革兰阴性菌败血症常出现脓毒性休克、神志改变、四肢湿冷、脉搏细速、血压下降；体弱和营养不良的小儿可以无发热，甚至体温不升。

（2）皮肤黏膜损害　常有瘀点、瘀斑、脓点、脓疱疹、猩红热样及麻疹样皮疹，金黄色葡萄球菌败血症可有荨麻疹，铜绿假单胞菌败血症可出现坏死性皮疹，伤寒杆菌败血症可有玫瑰疹。

（3）多系统受累　常累及多个系统和组织；可因脓毒性休克、中毒性脑病及 DIC 致死。

（4）金黄色葡萄球菌败血症　常引起迁徙性病灶，多表现为皮下脓肿、肺脓肿、骨髓炎、脑脓肿、心包炎和感染性心内膜炎等。

（5）其他病原体　如厌氧菌，当皮肤、黏膜破损时厌氧菌易于入侵，如有组织缺氧、坏死，则 pH 下降，使细菌易于生长繁殖而扩散。其产生的外毒素可引起溶血、黄疸、发热、肾衰竭等；产生的肝素酶可使肝素降解而促凝，导致脓毒性血栓形成，脱落后致迁徙性病灶；厌氧菌常与其他需氧菌同时感染。临床感染中毒症状重，可有高热、黄疸、休克、DIC等；病变组织有脏而臭的分泌物，含有气体，并可有假膜形成。近年来，真菌性败血症发病率明显升高，多发生于长期应用广谱抗菌药物治疗后的内源性感染及其他引起机体免疫功能异常的患儿，病情进展缓慢，常被原发病及同时存在的细菌感染所掩盖，当免疫功能缺陷者感染时应用了足量广谱抗菌药物仍未见好转时，需予考虑，并完善病原学的检查。

2. 实验室检查

（1）血常规　白细胞总数明显升高，在感染严重和少数革兰阴性杆菌败血症时可正常或降低，中性比例增高，可见核左移及中毒颗粒；CRP升高，感染控制后可迅速下降；少数患者可有血小板减少及凝血功能异常，此时应警惕DIC的发生。

（2）细菌培养　血培养、骨髓培养以及脓液或渗出液细菌培养阳性，而血培养有病原菌生长是确诊败血症的主要依据。最好在患儿高热、寒战时做血培养以及多次多部位采血送检，并且应在使用抗菌药物前取血，以提高检出阳性率。

（3）鲎溶解物试验（LLT）　可检出血清内革兰阴性杆菌的内毒素，有助于判断革兰阴性杆菌败血症。

（4）其他辅助检查　可了解有关脏器受损的情况。

3. 鉴别诊断

（1）类风湿关节炎全身型　以发热、一过性皮疹、关节痛和白细胞增多四大表现为特点。与败血症不同之处在于：①热程长，虽有高热，但无明显毒血症症状，且可有缓解期；②皮疹呈短暂、反复出现；③血培养阴性，抗菌药物治疗无效；④激素及非甾体类药物治疗有效，症状缓解。

（2）恶性组织细胞增多症　起病急，有不规则发热伴畏寒、消瘦、贫血及脏器衰竭等；肝、脾、淋巴结肿大明显，有出血倾向，白细胞减少；骨髓涂片及淋巴结活检可找到异常组织细胞。

（3）伤寒　伤寒的中毒症状及肝、脾大等与败血症酷似，但伤寒无原发病灶，白细胞总数不高，在婴幼儿虽有升高，但不如败血症明显；血清肥达反应及血培养结果有助于诊断。

（4）其他　根据患儿临床表现尚需与风湿热、粟粒性肺结核、部分病毒感染、结缔组织病及血液病相鉴别。

【治疗原则】

1. 一般治疗

（1）清除体内感染灶　脓肿的切开、引流及局部用药。

（2）支持治疗　休息；保证足够的营养和热量，维持内环境的稳定；必要时可考虑应用免疫球蛋白或血浆支持治疗。

（3）对症治疗　降温、吸氧、镇静、抗休克等。

（4）肾上腺皮质激素　不常规使用。

2. 病原治疗（表10-2）

（1）及时选用适当抗菌药物是治疗的关键　遵循早期、敏感、安全、彻底的原则，首先依据可能感染的病原菌选药，再根据细菌培养和药敏试验的结果调整用药。一般采用联合用药，疗程不宜过短，一般在 3 ~ 4 周，根据病情适当调整。

表 10 - 2　败血症病原治疗

病原		宜选药物	可选药物	备注
金黄色葡萄球菌、表葡菌等凝固酶阴性葡萄球菌	甲氧西林或苯唑西林敏感	苯唑西林或氯唑西林	头孢唑林等第一代头孢菌素，头孢呋辛等第二代头孢菌素，克林霉素、磷霉素钠	有青霉素类抗菌药物过敏性休克史者不宜选用头孢菌素类
	甲氧西林或苯唑西林耐药	万古霉素或去甲万古霉素联合磷霉素钠或利福平	复方磺胺甲噁唑，异帕米星，阿米卡星	氨基糖苷类不宜单用，需联合用药
肠球菌属		氨苄西林或青霉素 G + 氨基糖苷类	万古霉素或去甲万古霉素	
肺炎链球菌		青霉素 G	阿莫西林、头孢噻吩、头孢唑林，头孢呋辛、红霉素，克林霉素	肺炎链球菌系青霉素敏感株，该菌对红霉素或克林霉素耐药者多见，需注意药敏试验结果。有青霉素类抗菌药物过敏性休克史者不宜选用头孢菌素类
大肠埃希菌		氨苄西林、舒巴坦或阿莫西林、克拉维酸	头孢噻肟、头孢曲松等第三代头孢菌素，氟喹诺酮类，氨基糖苷类	菌株之间对药物敏感性差异大，需根据药敏试验结果选药，并需注意对氟喹诺酮类耐药者多见
肺炎克雷伯菌等克雷伯菌属		第三代头孢菌素	氟喹诺酮类、氨基糖苷类、β - 内酰胺类、β - 内酰胺酶抑制剂	菌株之间对药物敏感性差异大，需根据药敏试验结果选药
肠杆菌属、柠檬酸菌属、沙雷菌属		头孢吡肟或氟喹诺酮类	氨基糖苷类、碳青霉烯类、β - 内酰胺类/β - 内酰胺酶抑制剂合剂	菌株之间对药物敏感性差异大，需根据药敏试验结果选药
不动杆菌属		氨苄西林/舒巴坦	氨基糖苷类、头孢哌酮/舒巴坦、碳青霉烯类、氟喹诺酮类	菌株之间对药物敏感性差异大，需根据药敏试验结果选药
铜绿假单胞菌		头孢他啶、头孢哌酮、头孢吡肟、哌拉西林等抗假单胞菌 β - 内酰胺类 + 氨基糖苷类	头孢哌酮/舒巴坦、哌拉西林/三唑巴坦、环丙沙星等氟喹诺酮类 + 氨基糖苷类、碳青霉烯类 + 氨基糖苷类	菌株之间对药物敏感性差异大，需根据药敏试验结果选药，一般均需联合用药
脆弱拟杆菌		甲硝唑	氯霉素、克林霉素、碳青霉烯类	
念珠菌属		两性霉素 B	氟康唑、氟胞嘧啶	氟胞嘧啶宜联合用药

（2）在病原不明时　需选用兼顾革兰阴性杆菌及革兰阳性球菌抗菌药物的联合。一般选用三代头孢类抗菌药物。如考虑为葡萄球菌、肺炎链球菌或铜绿假单胞菌等感染时，可选择万古霉素和三代头孢类抗菌药物联合应用。万古霉素，10 ~ 15mg/（kg・次），Q8h；

头孢哌酮舒巴坦，40～80mg/（kg·d），2次/日，严重感染时可加量至160mg/（kg·d）；亦可选择美罗培南10～20mg/（kg·次），Q8h。需注意避免继发真菌感染。

（3）常见败血症的抗菌药物选择

①葡萄球菌败血症　因其对抗菌药物的耐药现象严重，除对青霉素高度耐药外，对头孢类耐药性也有增加，但通常对万古霉素敏感。故治疗上首选新青Ⅱ，12～25mg/kg次，4次/日，也可选择头孢噻吩，50～100mg/（kg·d），联合应用利福平，10～15mg/（kg·d）。根据药敏结果调整。

②链球菌败血症　A族溶血链球菌通常对青霉素敏感，而B族溶血链球菌敏感性略差。前者治疗时可单选青霉素或一代头孢类抗菌药物，后者常采取联合用药。肺炎链球菌治疗同溶血链球菌败血症。肠球菌多数对多种抗菌药物耐药，在治疗上可选择万古霉素或美罗培南。

③革兰阴性杆菌败血症　对于大肠埃希菌及肺炎杆菌等肠杆菌科，临床上可选择二代或三代头孢类抗菌药物，而对于如铜绿假单胞菌及不动杆菌等感染，可选用头孢他啶或头孢哌酮100mg/（kg·d），亦可选择对铜绿假单胞菌有较强抗菌活性的亚胺培南或美罗培南。若联合应用氨基糖苷类药物时应注意耳、肾毒性。

④厌氧菌败血症　首先要清除病灶或脓肿引流以改变厌氧环境。抗菌药物可选择甲硝唑、克林霉素或亚胺培南。由于多数为混合感染，因此同时需对需氧菌进行有效的抗菌治疗。

⑤真菌败血症　可选用氟康唑、伊曲康唑、二性霉素B等。依据不同的感染情况选择相应的用药剂量。

3. 并发症及处理

常见并发症为脓毒性休克及迁徙性化脓性炎症或脓肿。可采取相应治疗。

【预防】

1. 如有创伤及时消毒清创。

2. 局部炎症的及时治疗，避免挤压以防止细菌扩散。

3. 严格执行无菌操作。

4. 合理应用抗菌药物

（刘　钢　胡　冰）

第三节　传染性单核细胞增多症

传染性单核细胞增多症是一种单核－吞噬细胞系统急性增生性传染病，小儿期常见，主要由EB病毒引起。6岁以下患儿常表现为轻症甚至隐性感染。

【病因和发病机制】

本病为EB病毒感染，经密切接触患者口腔唾液而感染，输血及粪便亦为传染源之一。病毒进入口腔后，在咽部淋巴组织内繁殖，继而进入血流产生病毒血症，主要累及全身淋巴组织及具有淋巴细胞的组织与内脏。

【诊断标准】

1. 症状

（1）潜伏期　小儿潜伏期较短，为 4~15 天，大多为 10 天，青年期潜伏期可达 30 天。

（2）发病　或急或缓，半数有前驱期，继之有发热、咽痛、全身不适、恶心、疲乏、出汗、呼吸急促、头痛和颈淋巴结肿大等。绝大多数病儿均有不同程度的发热，热型不定，一般波动在 39℃左右，但幼儿多不发热或仅为低热。淋巴结急性肿大为本病的特征之一。

（3）部分患儿亦可有皮疹，疹型多样无特异。

2. 体征

（1）淋巴结肿大　肿大部位主要在双侧前后颈部，两侧可不对称，柔韧，无压痛，互不粘连。肿大淋巴结亦可出现在腋窝、肱骨上髁及腹股沟部。

（2）咽峡炎　扁桃体充血、肿大，扁桃体陷窝可见白色渗出物，偶可形成假膜。

（3）肝脾大　约有 20% 的病例可有肝大、肝区压痛，偶有黄疸；部分患者脾大。

3. 实验室检查

（1）血常规　淋巴细胞总数增高，高于 $5.0×10^9/L$，其中非典型性淋巴细胞多达 $1.0×10^9/L$ 以上，白细胞总数中度增加，多见于病程第 2 周。

（2）血清嗜异凝集反应　一般认为 1∶40 以上即为阳性反应，1∶80 以上更有意义。此项检查于起病 5 天后即可呈阳性反应，一般在疾病的第 2~3 周达高峰，可持续 2~5 月。

（3）EB 病毒特异性抗体　抗衣壳抗原抗体分 IgM 和 IgG 两型，分别出现在本病的急性期及恢复期，IgM 可维持 4~8 周，IgG 可终生存在。

抗早期抗原抗体：分弥漫性 D 和限制性 R 两种，D 多见于青少年，阳性率 70%，维持 3~6 月，R 多见于小年龄儿，在病后 2 周以上出现高峰，一般维持 2 月~3 年。

抗核心抗原抗体：出现于发病后 4~6 周，阳性的效价亦较低，但可持续终生。如发现该抗体，则提示感染实际早已存在。

EB 病毒培养：临床上极少应用。

EB 病毒 DNA 的检测：血清或血浆 EB 病毒 DNA 含量高，提示存在病毒血症。

4. 鉴别诊断

如临床表现典型而血清嗜异凝集反应为阴性，特别是 EB 病毒特异性抗体也呈阴性，应与巨细胞病毒、鼠弓形体及肝炎病毒等所致的类传染性单核细胞增多症鉴别；如有黄疸、肝大、氨基转移酶升高时，应与病毒性肝炎鉴别；有神经系统症状时应注意与其他病毒性脑炎、脊髓炎鉴别；有淋巴结，肝、脾大时应与白血病、结核病、霍奇金病鉴别；有淋巴细胞显著增高时，应与传染性淋巴细胞增多症、登革热等鉴别。

5. 诊断依据

见表 10-3。

表 10-3　小儿传染性单核细胞增多症的诊断标准

（1）临床症状

①发热

②咽炎、扁桃体炎

③颈淋巴结肿大（1cm 以上）

④肝大（4 岁以下：2cm 以上，4 岁以上：可触及）

⑤脾大（可触及）

（2）血常规检查

①白细胞分类淋巴细胞占 50% 以上或淋巴细胞总数高于 $5.0 \times 10^9/L$

②异型淋巴细胞达 10% 以上或总数高于 $1.0 \times 10^9/L$

（3）EB 病毒抗体检测：急性期 EBNA 抗体阴性；以下一项为阳性

①VCA - IgM 抗体初期为阳性，以后转阴

②双份血清 VCA - IgM 抗体滴度 4 倍以上增高

③EA 抗体一过性升高

④VCA - IgM 抗体初期阳性，EBNA 抗体后期阳转

【治疗原则】

1. 一般治疗

急性期应卧床休息，加强护理，避免发生严重并发症。脾脏显著增大时尤应避免剧烈活动，以防破裂。抗菌药物对本病无效，只用于伴发细菌感染时。

2. 抗病毒治疗

反复高热，肝、脾大不断进展病例可考虑阿昔洛韦（无环鸟苷）治疗。

3. 对症治疗

对症止痛、镇静、止咳、保肝等措施，用药过程中每周监测肝功能、血常规等。对细胞免疫功能低下患者建议免疫调节治疗并动态观察血常规变化。

【预后】

本病为自限性疾病，如无并发症大多预后良好，病程约 1~2 周；但亦可反复，少数患者恢复缓慢，如低热、淋巴结肿、乏力等，可达数周甚至数月之久。

（刘　钢）

第四节　链球菌感染

一、A 族链球菌感染

A 族链球菌（GAS）又名化脓性链球菌，通常为 β 溶血，又称为 A 族 β 溶血性链球菌，是儿童细菌性感染的重要病原菌之一。人类是 GAS 的唯一自然宿主，GAS 定植于咽喉部，健康人群携带率为 5%~15% 或更低。儿童 GAS 感染最多见为急性咽扁桃体炎，其次为猩红热和皮肤感染，严重全身侵袭性感染可引起败血症、肺炎、急性坏死性筋膜炎和链球菌中毒性休克综合征等。GAS 感染后可引起变态反应性疾病如风湿热、急性肾小球肾炎等。

GAS 为革兰阳性球菌，直径 0.6~1μm，排列成不同长度的链状，无动力，无芽

孢，对高温及药剂消毒均很敏感。细菌毒力与菌体成分和其所产生的毒素酶相关。

【流行病学】

本病多见于学龄前及学龄儿童，3 岁以下儿童少见。咽扁桃体炎、猩红热多在冬春季流行，皮肤感染易发生于炎热季节。

1. 传染源

急性期患儿及健康带菌者是主要传染源。

2. 传染途径

主要通过鼻咽部分泌物飞沫传播或直接密切接触传染，也可通过病菌污染的玩具、用具、手及食物等间接经口传播。皮肤损伤也可成为病原菌入侵的门户，感染后的猩红热称为外科性猩红热。脓疱疹可通过直接或间接接触引起皮肤–皮肤间传播。

3. 易感性

人群普遍易感，易患因素包括卫生状况差、饮水不洁、居住拥挤、糖尿病、慢性心肺疾病、免疫抑制等。感染后机体获得血清型特异性抗菌免疫力及特异性抗毒素。婴儿可通过胎盘获得被动免疫。

【诊断标准】

1. 临床表现

GAS 所致疾病谱广泛，主要包括直接感染性疾病（皮肤和软组织感染如脓皮病、脓疱病、蜂窝织炎和丹毒、咽炎、扁桃体炎、菌血症、骨和关节感染等侵袭性感染）、免疫介导性疾病（急性风湿热、急性肾小球肾炎）以及中毒性疾病（猩红热、链球菌中毒休克综合征、坏死性筋膜炎）。侵袭性 A 族溶血性链球菌（IGAS）感染严重影响人类健康，IGAS 感染是指由患者正常无菌部位分离出 GAS，包括链球菌感染引发的脓毒性休克、坏死性筋膜炎以及无明确感染部位的败血症伴或不伴败血症的局灶性感染（如脑膜炎、肺炎、化脓性关节炎等）。

（1）急性咽扁桃体炎　6 个月至 3 岁的婴幼儿发病常较隐匿，症状不典型，表现为低热、流清涕，罕见扁桃体渗出及颈淋巴结肿大，易伴发中耳炎。3 岁以上儿童起病急，表现为高热、咽痛，常伴有全身不适如倦怠、头痛、呕吐等，查体可见咽部明显充血、水肿，扁桃体充血肿大，腺窝有点片状黄、白色渗出物，易被拭除，软腭有时可见小出血点，颌下或颈前淋巴结肿大，常有压痛。

（2）猩红热　多见于 3 岁以上儿童，常在冬末春初流行，潜伏期 1 ~ 7 天，平均 3 天。典型表现为起病急，表现为发热、咽扁桃体炎，可伴有脓性分泌物，杨梅舌，口周苍白圈，颈部、颌下淋巴结肿大，发病 1 ~ 2 天内出现猩红热样皮疹，皮肤弥漫性充血潮红，其间见 "鸡皮样疹" 或 "粟粒疹"，压之褪色，皮肤皱褶处有密集的红点疹，称为帕氏线。近年猩红热症状趋轻，皮疹常不典型，给临床诊断带来困难。皮疹多在 1 周内消褪，疹褪后皮肤有脱屑或脱皮。

一般引起猩红热的链球菌原发病灶位于咽部及扁桃体，位于皮肤而出现猩红热症状者，称为外科型猩红热，较常见于皮肤烫伤继发链球菌感染的患儿。

（3）皮肤感染　GAS 皮肤感染可致脓疱病、丹毒、皮肤软组织蜂窝织炎。

（4）侵袭性 A 族链球菌感染　全身感染中毒症状重，多为软组织感染，病情进展迅速，如坏死性筋膜炎、链球菌肌炎等，可伴菌血症或败血症，常引起脓毒性休克，可发生于 5% ~28% 的侵袭性 A 族链球菌感染患者，表现为高热、虚脱、低血压，进而引起多脏器功能衰竭，死亡率可达 20% ~30%。

（5）免疫介导性疾病　包括急性风湿热、风湿性心脏病、链球菌感染后肾小球肾炎、链球菌感染后关节炎、链球菌感染后葡萄膜炎、链球菌感染后皮肤血管炎和链球菌感染相关儿童自身免疫性神经 – 精神障碍等。

2. 实验室检查

（1）血常规　白细胞计数及中性粒细胞升高，核左移。猩红热恢复期可见嗜酸粒细胞增多和 C – 反应蛋白升高。

（2）细菌培养及抗原检测　细菌培养是诊断 GAS 感染的"金标准"，咽部或伤口分泌物、渗出物培养可分离到 GAS。近年来采用快速 A 族链球菌抗原检测（RADT），有助于诊断。

（3）链球菌毒素、酶的抗体测定　如抗链球菌溶血素（ASO）、抗 DNA 酶 B、抗透明质酸酶等。ASO 在链球菌感染后 7 ~10 天开始升高，急性感染后 2 ~3 周达到高峰，而后 3 ~6 个月稳定，6 个月后逐渐下降。

（4）CT 及磁共振　能显示组织中存在的气体同时通过识别非对称厚度的筋膜而精确定位病变部位，已被用于 GAS 严重全身性感染的辅助诊断。

3. 诊断依据

GAS 所致猩红热可根据其典型的症状、体征以及血常规结果做出临床诊断。GAS 咽扁桃体炎不易与其他病原所致咽扁桃体炎鉴别，需依靠病原学及血清学诊断来明确。

4. 鉴别诊断

（1）GAS 咽扁桃体炎　需与其他病原所致咽扁桃体炎鉴别，需依靠血常规、病原学及血清学检查明确。

（2）渗出性扁桃体炎　需与以下疾病鉴别。①咽白喉：需结合流行病学史，灰白色假膜不易拭去，咽培养及涂片有助于诊断；②传染性单核细胞增多症：除发热、咽扁桃体渗出表现外，往往伴有肝、脾、颈部淋巴结肿大，血常规白细胞虽升高，但分类淋巴细胞明显升高，可见到异型淋巴细胞，查 EB 病毒抗体有助于明确诊断；③腺病毒感染时有时在扁桃体隐窝上可见白色渗出，但抗菌药物治疗无效，病毒分离及抗体检测可鉴别。

（3）猩红热皮疹　需与以下疾病鉴别：①麻疹、风疹等病毒性发疹性疾病；②金黄色葡萄球菌感染所致猩红热样皮疹；③川崎病；④药物疹等。

（4）链球菌中毒性休克综合征　与金黄色葡萄球菌中毒性休克综合征需通过细菌培养鉴别。

5. 并发症

（1）感染直接蔓延侵袭邻近组织器官　如颌下、颈部淋巴结炎、中耳炎、鼻窦炎、咽后壁脓肿、支气管炎和肺炎等。

（2）细菌通过血行传播　引起败血症及迁徙性病灶，如脑膜炎、心内膜炎、骨髓炎等。

（3）非化脓性并发症　如风湿热和链球菌感染后急性肾小球肾炎等。

【治疗原则】

治疗目的是控制感染、改善临床症状体征、预防并发症、快速控制感染以减少 A 族 β 溶血性链球菌的传播。迄今，GAS 对青霉素仍 100% 敏感，故青霉素为首选药物，青霉素 G 2 万 ~4 万 U/kg，分 2 次肌内注射或口服青霉素制剂，头孢菌素 1、2 代口服也有较好疗效。疗程一般 10 天左右。对于青霉素或头孢菌素过敏者选用大环内酯类抗菌药物（如红霉素、阿奇霉素、克拉霉素），但有文献报道我国 GAS 对大环内酯类药物耐药率较高（表 10 – 4）。

表 10 – 4　GAS 用药方案

1. 青霉素不过敏者		
青霉素 – V（口服）	儿童：250mg/次，2 ~3 次/日	疗程 10 天
阿莫西林（口服）	50mg/kg，1 次/日（最大 1000mg） 或 25mg/kg，2 次/日（最大 500mg）	疗程 10 天
苄星青霉素（肌内注射）	<27kg：60 万 U；≥27kg：120 万 U	一剂
2. 青霉素过敏者		
头孢氨苄（口服）	20mg/（kg·次），2 次/日（最大 500mg/次）	疗程 10 天
头孢羟氨苄（口服）	30mg/kg，1 次/日（最大 1g/次）	疗程 10 天
克林霉素（口服）	7mg/（kg·次），3 次/日（最大 300mg/次）	疗程 10 天
阿奇霉素（口服）	12mg/kg，1 次/日（最大 500mg/次）	疗程 5 天
克拉霉素（口服）	7.5mg/（kg·次），2 次/日（最大 250mg/次）	疗程 10 天

对于侵袭性链球菌感染应给予足量有效的抗菌药物，主张联合应用抗菌药物，直至患者无发热、休克症状，血培养阴性。治疗周期基于原发感染部位持续的时间。存在深部链球菌感染时应该迅速给予外科手术探查和清创术，一旦坏死形成，广泛清创是必要的，因为如果坏死组织残留，休克和器官衰竭会持续进展。重症患者应同时给予严密监护，维持水电解质平衡、保护脏器功能。

二、B 族链球菌感染

【病因和发病机制】

B 族链球菌（GBS）又称无乳链球菌，属兼性革兰阳性球菌，有荚膜，正常寄居于阴道和直肠，属于条件致病菌。主要引起产后感染及新生儿严重的全身性和局灶性感染，如新生儿肺炎、败血症、脑膜炎等。CBS 根据其荚膜多糖蛋白抗原性不同分为 10 种血清型，包括 I a、I b、Ⅱ ~Ⅸ型，其中 I a、I b、Ⅱ、Ⅲ 和 V 为主要致病血清型，Ⅲ 型含脂磷壁酸和神经氨酸酶最多，毒力最强，可引起严重感染。任何血清型均可引起新生儿早发 GBS 感染（指感染发生在生后 7 天以内），但以 I a、Ⅲ、V 血清型多见。90% 的晚发 GBS 感染（指生后 7 天以后发生的感染）由 Ⅲ型 GBS 引起。

GBS 广泛定居于妇女的生殖道和胃肠道，新生儿可通过母婴垂直传播引起 GBS 感染，主要为早发 GBS 感染，新生儿及幼婴也可通过生后水平传播引起感染，主要是晚发 GBS 感染，可以是母 – 婴间、婴 – 婴间或成人 – 婴儿间发生传播。早发 GBS 感染与新生儿免疫机制不成熟有关，尤其是低出生体重儿更易发生感染，也与新生儿从母体获得 GBS 型特异 IgG 抗体水平有关，母体抗体水平低，其婴儿通过胎盘所获抗体也少，故易发生 GBS 感染，另外细菌毒力、母体产科危险因素及母体带菌量多少均可影响新生儿的发病。晚发 GBS 感染可能与患儿早期带菌、发生前驱的病毒性呼吸道感染使黏膜屏障受损以及 GBS III 型可合成大量荚膜多糖蛋白以及患儿从母体获得较少免疫抗体有关。

【诊断标准】

1. 临床表现

（1）早发 GBS 感染　约占新生儿 GBS 感染的 80%，常以肺炎、败血症、脑膜炎为临床特征，多在生后 12~24 小时内出现症状。宫内感染可致胎儿缺氧，出生后可发生窒息、昏迷或休克。GBS 肺炎表现为鼻翼扇动、呼吸急促、呼吸暂停及发绀。胸部 X 线检查可见肺部网状颗粒状、片状炎性浸润阴影及肺纹理增加，也可有胸膜渗出或发生肺水肿、心脏扩大。重症肺炎 X 线改变不易与肺透明膜病区分。脑膜炎发生率少于 10%，可表现为惊厥、嗜睡、昏迷和前囟隆起等。

（2）晚发 GBS 感染　以脑膜炎、败血症及局部病灶为主要表现。脑膜炎常起病隐匿，表现为发热、昏睡、呕吐、前囟张力增高及惊厥等，败血症患儿表现为发热、反应差、易激惹及喂养困难等。常见的局部病灶为骨髓炎、化脓性关节炎、蜂窝织炎及淋巴腺炎；较少见泌尿系统感染、中耳炎等。GBS 骨髓炎常在诊断前 1 个月即出现受累肢体活动减少或活动时疼痛，偶见局部红肿，以肱骨近端最常被感染。化脓性关节炎常累及髋、膝、踝关节。蜂窝织炎常发生于面部或颌下，常位于一侧，也可发生在腹股沟、阴囊或髌前。败血症时患儿表现为发热、反应差、易激惹及喂养困难等。

2. 诊断依据

需根据临床表现及病原学检查做出诊断。细菌学检查是诊断 GBS 感染的基本手段，从血液、脑脊液或感染灶抽取的体液标本分离出 GBS 即可确诊。

【治疗原则】

1. 积极抗感染治疗

首选青霉素 G 治疗，体外实验氨基糖苷类抗菌药物与青霉素有协同作用，对脑膜炎及重症病例可两者联用，亦可选用头孢噻肟或头孢曲松，青霉素过敏者也可用克林霉素治疗。无并发症的败血症疗程 10 天，无并发症的脑膜炎疗程 2 周，关节炎需 2~3 周，骨髓炎及心内膜炎常需 3~4 周。

2. 其他

对症支持治疗，如纠正缺氧，改善通气，降颅压，纠正休克，维持水、电解质平衡及改善营养状态等。

【预防】

产妇分娩时采用药物预防，可防止 60%~90% 新生儿发生早期 GBS 感染，但对晚期感染无效。所有孕妇应于妊娠 35~37 周时筛查阴道和直肠的 GBS 定植情况，计划剖宫产的孕妇存在胎膜早破或有早产的风险，也应接受筛查，筛查阳性的孕妇产时给予抗菌药物预防感染的措施。近年来很多国家都在研发 GBS 疫苗，包括荚膜多糖疫苗、荚膜多糖结合疫苗及蛋白疫苗，对母婴起到一定的保护作用。GBS 感染在围生期感染中占据重要地位，可导致多种围生期不良结局，但如何进行 GBS 筛查及预防性的治疗，我国目前没有相关的指南，尚需进一步研究。

（刘　钢　胡　冰　冯文雅）

第五节　巨细胞病毒感染

巨细胞病毒感染由人巨细胞病毒所引起，多数感染为隐性感染，少数有临床症状，感染后可长期带毒，免疫功能低下者（如胎儿、新生儿、先天性免疫缺陷病、器官移植和艾滋病患者）可发生危及生命的病变，也是导致先天性缺陷的主要原因之一。

【病因和发病机制】

CMV 属 DNA 病毒大类中的疱疹病毒科，种类很多，人类感染只由人巨细胞病毒（HCMV）引起，通过母 – 婴传播、水平传播途径侵入人体，在人体细胞内增殖，同时造成组织病变。CMV 借其包膜蛋白与细胞的受体结合进入细胞，病毒 DNA 被转运至细胞核内，在其中完成复制过程，产生子代病毒。CMV 感染后，病毒在宿主体内持续存在成为 CMV 感染和其他疱疹病毒感染的特征。

【诊断标准】

1. 临床表现

（1）根据感染来源分类

①原发感染　初次感染外源性 HCMV。

②再发感染　内源性潜伏病毒活化或再次感染外源性不同病毒株。

（2）根据原发感染时间分类

①先天感染　先天性 CMV 感染的定义国内外尚不统一，我国常指生后 14 天内证实有 CMV 感染。国际上多以生后 3 周内在体液或组织中检测到 CMV 诊断为先天性 CMV 感染。

②围生期感染　生后 2 周内证实无感染，生后 3 ~ 12 周内有感染证据，通常经产道、母乳或输血等途径获得。

③生后感染　出生 12 周后经密切接触、输血制品或移植器官等水平传播途径获得。

（3）根据临床征象分类

①症状性感染　存在临床症状表现，病变累及 2 个或 2 个以上器官系统时称全身性感染，多见于先天感染和免疫缺陷者；或病变主要集中于某一器官或系统。

②无症状性感染　有 HCMV 感染证据但无症状和体征或无症状，但有受损器官的体征和（或）实验室检查异常。

2. 实验室检查

（1）血常规　白细胞正常或减低，以淋巴细胞为主，可有贫血、血小板减低。

（2）实验室诊断依据

1）直接证据　在血样本（全血、单个核细胞、血清或血浆）、尿及其他体液包括肺泡灌洗液（最好取脱落细胞）和病变组织中获得如下病毒学证据。

①病毒分离是诊断活动性 HCMV 感染的"金标准"，采用小瓶培养技术检测培养

物中病毒抗原可缩短检出时间。

②电子显微镜下找病毒颗粒和光学显微镜下等找巨细胞包涵体（阳性率低）。

③免疫标记技术检测病毒抗原，如 IEA、EA 和 pp65 抗原等。

④逆转录 PCR 法检测病毒特异性基因转录产物，阳性表明活动性感染。

⑤实时荧光定量 PCR 法检测病毒特异性 DNA 载量。HCMV DNA 载量与活动性感染呈正相关，高载量或动态监测中出现载量明显升高提示活动性感染可能。血清或血浆样本 HCMV DNA 阳性是活动性感染的证据；全血或单个核细胞阳性时存在潜伏感染的可能；在新生儿期检出病毒 DNA 是原发性感染的证据。

2）间接证据 主要来自特异性抗体检测。

原发感染证据：①动态观察到抗 HCMV IgG 抗体的阳转；②抗 HCMV IgM 阳性而抗 HCMV IgG 阴性或低亲和力 IgG 阳性。

近期活动性感染证据：双份血清抗 HCMV IgG 滴度≥4 倍增高，HCMV IgM 和 IgG 阳性。除新生儿外单纯 HCMV - IgM 阳性并不能说明感染状态，因为 IgM 抗体虽然可在症状发生后 2 周内检测到，但其可持续存在数月。若严重免疫缺陷 IgM 抗体可出现假阴性。

3. 鉴别诊断

（1）传染性单核细胞增多症 CMV 感染时末梢血可出现异常淋巴细胞，需要与传染性单核细胞增多症鉴别，根据其典型表现发热，皮疹，咽峡炎，肝、脾淋巴结大及 EB 病毒抗体检测可明确。

（2）病毒性肝炎 CMV 肝炎时应和病毒性肝炎鉴别，肝炎病毒抗体检测可鉴别。

【治疗原则】

1. 对症治疗

休息，保护脏器功能。

2. 对于免疫功能正常且无症状或轻症疾病儿童无须抗病毒治疗

符合临床诊断或确定诊断的标准并有较严重的易致残的 HCMV 疾病、移植后预防性用药、有中枢神经损伤（包括感音神经性耳聋）的先天感染者需接受抗病毒治疗。在我国更昔洛韦（GCV）仍然为治疗 CMV 感染的首选用药。推荐诱导治疗 5mg/(kg·次)，Q12h，共 2～3 周；维持治疗 5mg/(kg·次)，1 次/d，连续 5～7 天，共 3～4 周。若诱导期疾病缓解或病毒血症（尿症）清除可提前进入维持治疗；若诱导治疗 3 周无效，应考虑原发或继发耐药或现症疾病为其他病因；若维持期进展可考虑再次诱导治疗。

【预防】

1. 疫苗尚在研究中。

2. 其他预防措施 为防止未受 CMV 感染的未成熟儿通过输血感染，应选用 CMV 阴性的血液或除去白细胞的血制品供所有未成熟儿和新生儿使用。

（刘 钢 胡 冰 冯文雅）

第六节 先天性巨细胞病毒感染

先天性巨细胞病毒（HCMV）感染是指由 CMV 感染的母亲所生的子女出生 2 周内证实有 CMV 感染，由宫内感染所致，发病率占活产婴儿的 0.18%～6.2%。在不发达

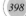

国家先天性 CMV 感染的发生率为 1.2%（0.9% ~1.3%），在中等发达国家发病率为 0.39%（0.3% ~0.5%）。

【诊断标准】

1. 临床表观

（1）轻度　仅有 1 ~2 个孤立、暂时、轻微的与先天性巨细胞病毒感染相关的症状，如肝、脾轻度大；血小板轻度减低以及丙氨酸氨基转移酶轻度升高。

（2）中度 ~重度　同时存在先天性巨细胞病毒感染的多个表现，如血小板减少、肝大、脾大、瘀点、宫内发育迟缓、肝炎（氨基转移酶及胆红素升高）。

（3）中枢神经系统受累　如小头畸形、CMV 感染相关中枢神经系统疾病所表现的影像学异常（脑室增大、颅内钙化、脑室周围异常回声、皮层或小脑发育畸形）、脑脊液异常改变、脉络膜视网膜炎、感音神经性耳聋或脑脊液中检测到 CMV – DNA。

2. 辅助检查

（1）完善相关信息

①回顾母体病史（风疹免疫力、梅毒血清学、HSV 感染史、与猫的接触史等）。

②母孕前或孕期 CMV 抗体结果。

③母孕期超声及胎儿头颅磁共振结果，注意有无胎儿生长受限、颅内钙化、发育畸形等。

（2）病原学检测

①血 PP65 抗原，血 CMV – IgM、IgG 抗体，血（血清或血浆）CMV – DNA，尿 CMV – DNA，必要时需检测灌洗液、脑脊液 PP65 抗原和 CMV – DNA。

②如怀疑先天性巨细胞病毒感染，还需检测患儿母亲乳汁 CMV – DNA，血 IgM、IgG 抗体，母亲胎盘情况及病理等，注意除外其他宫内感染的病原，必要时完善患儿弓形虫、梅毒、风疹、HSV、肠道病毒筛查。

（3）需评估项目

①血常规、肝酶、胆红素、肾功能、腹部超声、肺部影像学、眼底检测、听力检测（脑干测听，一些筛查性检测如耳声发射筛查不能发现中枢性耳聋）、头颅磁共振（怀疑先天性巨细胞病毒感染者、如发现神经系统异常或颅脑超声异常者）、腰椎穿刺。

②评估能否进行母乳喂养　已感染 HCMV 婴儿可继续母乳喂养，无需处理；早产和低出生体重儿需处理带病毒母乳（ –15℃ 以下冻存至少 24 小时后室温溶解可明显降低病毒滴度，再加短时巴斯德灭菌法可消除病毒感染性）。

【治疗原则】

1. 抗病毒治疗指征

（1）符合临床诊断或确定诊断并有较为严重或易致残的 CMV 疾病，包括间质性肺炎、黄疸型或淤胆型肝炎、视网膜脉络膜炎，尤其是免疫抑制者。

（2）移植后预防性用药。

（3）有中枢神经系统损伤（感音神经性耳聋）的先天感染者，早期应用可防止听力和中枢神经系统损伤的恶化。

2017 孕妇及新生儿巨细胞病毒感染预防、诊断和治疗共识建议：治疗对象为有中、重度感染症状的先天性巨细胞病毒感染新生儿，强调生后 1 个月内开始治疗，此治疗方案中只推荐应用缬更昔洛韦，疗程不超过 6 个月，抗病毒治疗目的是改善听力和神经发育预后，对轻度感染、无症状感染以及仅有感音神经性耳聋而无其他感染症状的新生儿都不建议抗病毒治疗。欧洲指南治疗推荐见表 10-5，依据治疗情况监测及随访见表 10-6。

2. 常用抗 HCMV 药物方案

更昔洛韦 5mg/kg（静脉滴注 >1h），每 12 小时一次，共 2~3 周；维持治疗 5mg/kg，每日一次。

缬更昔洛韦：16mg/（kg·次），每日 2 次口服（剂量相当于更昔洛韦静脉滴注剂量）。

表 10-5　欧洲指南治疗推荐

疾病表现	治疗推荐	证据等级
共识		
中枢神经系统疾病 　小头畸形 　白质病变（或 CMV 相关异常 MRI 表现）	更昔洛韦/缬更昔洛韦：治疗 6 月	治疗：A 级，强度 1 疗程：B 级，强度 2
其他严重疾病（包括危及生命或严重单器官或多器官非中枢神经系统疾病）	更昔洛韦/缬更昔洛韦：最少 6 周，最多 6 月	治疗：B 级，强度 1 疗程：B 级，强度 2
轻度疾病：孤立或短时症状（如黄疸，瘀点，小于胎龄儿；最多两种异常	无须治疗	治疗：C 级，强度 2（无治疗）
无临床或生化异常（±CMV 毒血症）	无须治疗	治疗：D 级，强度 1（无治疗）
多数意见，但非共识		
听力缺陷	更昔洛韦/缬更昔洛韦：治疗 6 月	治疗：C 级，强度 1 疗程：C 级，强度 2
中度疾病（如 CMV 疾病多种异常表现）	专家讨论 治疗时间最短 6 周，最常 6 月	疗程：B 级，强度 2

表 10-6　依据治疗情况监测及随访（参考欧洲指南）

无治疗	治疗
	治疗同时监测： 全血细胞、肝功能、尿酸、肌酐、电解质，建议前 4 周每周 1 次，后续治疗疗程中至少每月 1 次（更昔洛韦/缬更昔洛韦，B 级，强度 2） 采血复查时测体重，调整药物剂量 基线病毒载量（C 级，强度 2） 抗病毒治疗期间每 2~4 周评估病毒载量（非共识；D 级，强度 2） 考虑进行治疗药物监测如以下情况： 治疗期间病毒载量增加大于 1.0log10，怀疑药物毒性 药物毒性风险增加：如孕周小于 36 周，肾功能不正常（D 级，强度 2）

随访	随访
听力检测第一年每 3~6 个月评估 1 次，后每 6 个月评估 1 次直至 3 岁，之后每 12 个月评估 1 次直至 6 岁（C 级，强度 1）	
儿童感染性疾病诊所随诊至少 1 年，最好达 2 年（D级，强度 1）	第一个月尽早于儿童感染性疾病诊所随诊，后每年随诊至少 2 年（D 级，强度 1）
运动发育（D 级，强度 1）	在儿童发育服务项目中的第一年对运动发育及神经发育评估
眼科专家进行视力评估，对于生后存在临床症状/体征的患者来说要每年评估直至 5 岁	眼科专家进行视力评估，每年评估直至 5 岁

（刘　钢　冯文雅　胡　冰）

第七节　单纯疱疹病毒脑炎

单纯疱疹病毒（HSV）脑炎是单纯疱疹病毒感染引起的脑炎，几乎所有非新生儿期疱疹性脑炎病例的病原体都是 HSV-1，HSV-2 也是疱疹性脑炎的少见病原。尽管目前已有抗病毒治疗，但单纯病毒脑炎仍是一种毁灭性疾病，并发症的发生率和死亡率都很高。

【病因和发病机制】

1. 感染途径

中枢神经系统（CNS）HSV 感染主要通过以下 3 种途径发生，每种途径约占感染的 1/3。

（1）原发感染　在原发性口咽 HSV-1 感染发作后，通过三叉神经或嗅神经束直接侵入 CNS，此种感染年龄多小于 18 岁。

（2）病毒再激活后播散　复发性 HSV-1 感染发作后侵入 CNS。

（3）CNS 内潜伏的 HSV 原位再激活　没有原发和复发性 HSV-1 感染的 CNS 感染。

2. 病毒入侵方式

（1）病毒可沿着从面部到三叉神经节的轴突而进入脑部，因此坏死发生在颞叶，临床表现与受损区域相一致。

（2）侵入神经系统的另一种可能机制是病毒血症。通过对新生儿患者和免疫功能低下患者进行血液培养以及对免疫功能正常的龈口炎成人患者血液进行 PCR 检测，已识别出了 HSV。

3. 宿主易感性

（1）Toll 样受体（TLR）在固有免疫应答中很重要。TLR3 在 CNS 中表达，可能通过产生干扰素来阻止 HSV 从上皮组织经脑神经扩散至脑。TLR3 通路中的多种信号分子缺陷会使儿童易患 HSV 脑炎。

（2）关于宿主固有免疫和适应性免疫调节因子的研究表明，通过同种异型 MHC I 类分子、高亲和力受体/配体组合 KIR2DL2/HLA - C1 以及 CD16A - 158V/F 双态性，可以调节症状性 HSV - 1 感染的风险。接受某些免疫抑制治疗的患者发生 HSV 脑炎的风险可能增高。

4. 组织损伤

HSV - 1 感染 CNS 引起的脑损伤大多由免疫介导。

【诊断标准】

1. 临床表现

（1）急性起病，发热，大、小便失禁，局限性皮区皮疹。

（2）神经系统表现　神志和意识水平改变、局灶性脑神经功能障碍、轻度偏瘫、言语障碍、失语、共济失调或局灶性癫痫发作，部分出现吉兰 - 巴雷综合征。

（3）临床病程后期表现　患者可能出现理解能力减退、言语错乱的自发性言语、记忆力受损和情绪失控。

（4）部分病例在病情好转后再次出现病情恶化，表现为运动障碍和精神行为异常，需考虑有无 NMDA 受体脑炎可能。

2. 实验室检查

（1）脑脊液　白细胞增高、淋巴细胞增多、红细胞数量增加以及蛋白水平升高，葡萄糖偏低不常见，但是在病程早期，脑脊液分析可正常，当临床高度怀疑该病时，需重复脑脊液检查协助诊断。

（2）部分患者脑脊液（血清学）单纯疱疹病毒 IgM 抗体阳性，部分患者血清学检查提示单纯疱疹病毒既往感染（与再激活病情相符），抗体的检测对早期诊断没有意义。

（3）聚合酶链反应　该病确诊的金标准是通过 PCR 检测到脑脊液中有 HSV - DNA。该检测具有极高的敏感性（98%）和特异性（94% ~ 100%），且在病程早期就可呈阳性。在等待 PCR 检查结果的同时，应开始治疗 HSV 脑炎。如果存在 HSV 脑炎，则在临床发病后至少 2 周期间脑脊液 PCR 分析可检测到 HSV - DNA，有时长达 1 个月都可检测到。此外，目前已有报道，应用脑脊液二代测序可帮助诊断单纯疱疹病毒脑炎。

（4）影像学检查　脑部成像显示颞叶异常是单纯疱疹性脑炎的强力证据。颞叶病变主要是单侧病变，并且可能伴有占位效应。头颅 CT 扫描在疾病早期的敏感性仅为 50%，该检查发现异常通常与严重损伤和较差预后有关。

（5）脑电图　80% 以上的病例会出现局灶性脑电图检查异常，通常显示受累区域显著的间歇性高振幅慢波（δ 波和 θ 波减慢），偶尔显示为连续的周期性单侧癫痫样放电，但是许多脑电图检查结果不具特异性。

3. 鉴别诊断

（1）其他病毒性脑炎　包括虫媒病毒感染（日本脑炎）、其他疱疹病毒感染［巨细胞病毒（CMV）、EB 病毒（EBV）、水痘带状疱疹病毒（VZV）］以及其他各类病毒感染（肠道病毒、甲型流感病毒、腮腺炎病毒、腺病毒）等，需结合起病季节、具体病史、查体、其他临床表现及脑脊液病原学检查协助诊断。

（2）细菌性脑膜炎　<1 岁的小婴儿多见，急性起病，发热，精神差，查体提示

前囟膨隆，脑膜炎刺激征阳性，伴有感染指标升高（CRP、PCT），脑脊液检查提示白细胞明显升高，分类以中性为主，脑脊液蛋白增高、糖降低，脑脊液细菌培养或血培养可为阳性。

（3）结核性脑膜炎　多数为亚急性起病，约半月左右出现脑膜刺激征，部分有结核接触史和其他部位结核病灶，结核菌素试验阳性。脑脊液外观呈毛玻璃样，细胞数多 $<500 \times 10^6/L$，以淋巴细胞为主，糖含量降低，蛋白质增高，氯化物下降，涂片或留膜抗酸染色找到分枝杆菌可确诊。

（4）急性中毒性脑病　为急性感染及毒素所引起的一种脑部症状反应，多因脑水肿所致，其临床特征为谵妄、抽搐、昏迷，可有脑膜刺激征或脑性瘫痪。脑脊液除压力改变外其他改变不明显。

【治疗原则】

1. 抗病毒治疗　HSV 脑炎预后严重，幸存者多半留有神经系统后遗症，一旦考虑该病，需尽快开始静脉给予阿昔洛韦［10mg/（kg·次），每 8 小时一次］进行经验性治疗，持续治疗 14～21 日。阿昔洛韦只对阻止病毒复制有效，需早期给药，以防止病毒大量复制和随后的 CNS 损伤。早期治疗是指在下列任何一种情况下进行的治疗：在意识丧失之前、在症状发作 24 小时内、Glasgow 昏迷评分为 9～15 分。

2. 对症治疗　高温降温，惊厥止抽，甘露醇降低颅内压，纠正水、电解质及酸碱平衡紊乱，供给合理的热量与维生素等，加强护理以减少肺炎和压疮的发生。

3. 建议尽早进行免疫缺陷基因检查并给以针对性治疗。

（刘　钢　窦珍珍　胡惠丽）

第八节　无菌性脑膜炎

无菌性脑膜炎是指患者的临床及实验室检查发现脑膜炎证据但常规细菌培养结果阴性的情况。最常见的原因是肠道病毒感染，其他原因包括其他感染（分枝杆菌、真菌、螺旋体）、脑膜旁感染、药物及恶性肿瘤。

【病因】

1. 病毒性脑膜炎

很多病毒可导致无菌性脑膜炎，包括肠道病毒、单纯疱疹病毒、HIV、水痘－带状疱疹病毒和腮腺炎病毒等。

2. 其他感染

分枝杆菌感染、螺旋体感染、真菌感染和支原体感染等。

3. 非感染因素

柔脑膜肿瘤、药源性脑膜炎和累及脑膜的血管炎（如川崎病）。

【诊断标准】

1. 临床表现

（1）无菌性脑膜炎常与细菌性脑膜炎有类似的临床表现，即发热、头痛、神志改变、颈僵硬和畏光。

（2）能导致无菌性脑膜炎的病因很多，不同的病因时临床表现可各有特点。

①肠道病毒　发于夏季或秋季的无菌性脑膜炎最常由肠道病毒导致，肠道病毒性脑膜炎的症状和体征并不特异。症状特点是突然发作，通常包括头痛、发热、恶心、呕吐、不适、畏光及脑膜刺激征，也可能出现皮疹、腹泻和上呼吸道症状。

②单纯疱疹病毒、隐球菌脑膜炎、结核性脑膜炎。

③复发性脑膜炎（Mollaret 脑膜炎）　是一种良性复发性淋巴细胞性脑膜炎，该病不常见，特点为 3 次以上发热和脑膜刺激征发作，每次持续 2～5 日，然后自发缓解。不同患者复发间隔时间差异较大，可从数周至数年不等。一半的患者还可出现短暂性神经系统表现，包括癫痫发作、幻觉、复视、脑神经麻痹或意识改变。

④柔脑膜肿瘤　血液系统恶性肿瘤尤其是大细胞淋巴瘤及急性白血病，有播散到CNS 的特殊倾向。肿瘤侵犯柔脑膜及继发性炎症常导致脑膜刺激征，头痛、恶心和呕吐可能是颅内压增高的症状。

⑤川崎病合并无菌性脑膜炎　存在川崎病的临床表现及中枢神经系统症状。

2. 实验室检查

（1）脑脊液

①肠道病毒和单纯疱疹病毒性脑膜炎　脑脊液检查典型表现为白细胞轻～中度升高，分类以淋巴细胞为主，偶尔可见白细胞计数明显升高，且早期以中性粒细胞为主。脑脊液总蛋白通常正常或轻度升高，脑脊液葡萄糖水平可能轻度降低。

②支原体、螺旋体感染导致的脑膜炎　脑脊液表现和肠道病毒脑膜炎相似。

③结核性脑膜炎脑脊液分析通常显示蛋白浓度升高、葡萄糖水平降低伴单个核细胞增多。

④肿瘤性脑膜炎　诊断依据是细胞学检查发现脑脊液内有恶性细胞。脑脊液检查表现可能包括蛋白浓度升高及淋巴细胞增多，蛋白浓度极高提示脑脊液循环阻滞；葡萄糖水平可能较低，有时接近于 0；脑脊液嗜酸粒细胞增多可见于霍奇金淋巴瘤。

⑤川崎病合并无菌性脑膜炎　脑脊液细胞数轻度升高，脑脊液葡萄糖浓度和蛋白浓度正常。

（2）病原学检查

①脑脊液常规行细菌培养，疑似病毒性脑膜炎或脑脊液结果不确定的患者，脑脊液应送病毒检测（例如 HSV 和肠道病毒的 PCR 检查）。

②对于脑脊液中以淋巴细胞为主、细菌培养为阴性的患者，如果症状加剧或持续，鉴别诊断范围应该拓宽。评估应包括抽取大量脑脊液（3～5ml），如果可能行真菌及分枝杆菌培养的重复脑脊液分析以及用 MRI 或 CT 行 CNS 及鼻窦影像学检查。

【治疗原则】

无菌性脑膜炎因病因多样而复杂，治疗需根据其可能的病因有不同的治疗方案。根据病史、体格检查和脑脊液检查结果，患者可分为拟诊细菌性脑膜炎、拟诊病毒性脑膜炎或不确定脑膜炎。对于疑似细菌性脑膜炎的患者，应迅速开始抗菌药物治疗；对疑似单纯疱疹病毒脑炎的患儿应尽早开始抗病毒治疗。

（刘　钢　窦珍珍　胡慧丽）

第九节　新型隐球菌脑膜炎

新型隐球菌脑膜炎是新型隐球菌侵犯中枢神经系统的一种深部真菌病，随着抗菌药物及激素在临床上广泛应用，器官移植手术的推广和对真菌认识的提高，隐球菌脑膜炎发病率有增高趋势。

【病因和发病机制】

隐球菌广泛存在于自然界中，主要在土壤和鸽粪中，鸽子是重要的传染源，隐球菌多从呼吸道吸入感染，在肺脏形成感染灶，可无症状或自然恢复，也可由肺部经血行播散至全身其他部位，在脑部可引起脑膜炎症，不排除从鼻腔经嗅神经及淋巴管侵犯脑膜的可能。

在急性期蛛网膜下隙有广泛的炎性渗出物，以淋巴和单核细胞为主，其中夹杂有隐球菌，在脑膜上形成小的肉芽肿结节，沿血管周围软脑膜下侵入脑内，病程长者在脑内形成多房性肉芽肿、脓肿或囊性病灶，囊内含胶冻状渗出物和隐球菌。

【诊断标准】

1. 临床表现

（1）症状

①多数起病缓慢，多表现为亚急性或慢性脑膜炎及脑膜脑炎，患者有不规则的发热、头痛和呕吐。

②可出现不同程度的意识障碍、癫痫发作和肢体瘫痪，个别患儿有智能减退或精神障碍。

③病情可自然缓解，经常反复发作，少数者可因病情逐渐加重而在数日内死亡，也有部分病例呈现反复缓解加重过程，使病程迁延数年。少数患者表现似脑脓肿或脑肿瘤，出现颅内占位性病变的表现，严重者可出现脑疝。

④可有轻微呼吸道症状、皮疹等。

⑤多有家禽及鸽子密切接触史。

（2）体征

①脑膜刺激征阳性，可伴有视乳头水肿及视网膜渗出，可伴有脑神经障碍。

②可伴有不同程度的意识障碍和肢体瘫痪体征。

③多有体温升高，可出现斑丘疹，有浅表淋巴结和肝、脾大。

2. 实验室检查

（1）脑脊液压力增高，外观透明或微浊，白细胞数在（50～500）×10⁶/L之间，以淋巴细胞为主。糖和氯化物降低，蛋白增高常在200mg/dl以上。

（2）脑脊液涂片墨汁染色找到新型隐球菌，培养阳性或检测菌体荚膜多糖抗原阳性。

（3）血隐球菌抗原或培养可阳性，淋巴结活检可发现病原体。

（4）血常规检查白细胞增高，分类可以以中性粒细胞为主，嗜酸粒细胞计数可增高。

（5）肺部平片或CT可发现间质改变或胸膜下结节影，腹部B超可发现肝、脾大和肿大淋巴结。

（6）头颅 CT 可发现脑积水征象。

3. 鉴别诊断

（1）结核性脑膜炎　多数为亚急性起病，约半月左右出现脑膜刺激征，部分有结核接触史和其他部位结核病灶，结核菌素试验阳性。脑脊液外观呈毛玻璃样，细胞数多 $<500×10^6/L$，以淋巴细胞为主，糖含量降低，蛋白质增高，氯化物下降，涂片或留膜抗酸染色找到分枝杆菌可确诊。

（2）脑脓肿或脑肿瘤　临床过程和影像学特征可帮助鉴别。

【治疗原则】

1. 抗真菌治疗

两性霉素 B、5 - 氟胞嘧啶、氟康唑等，以静脉用药为主，对病情严重病例，可加用两性霉素 B 鞘注。总的用药原则是从小剂量开始，渐增至足量，总疗程 1 ~ 3 个月或半年 ~ 1 年。

（1）两性霉素 B　从 0.1mg/（kg·d）开始，每日增加 0.1mg/（kg·d）或不超过 2 ~ 5mg，直至达到 1mg/（kg·d），注射浓度 0.1mg/ml，注射时间大于 6 小时。注意输液过程中可能出现的寒战、发热、头痛、恶心、呕吐等即刻输液反应，可能出现血栓性静脉炎、电解质紊乱、心肌和肝功损害等。两性霉素 B 总量为 25 ~ 50mg/kg。

（2）5 - 氟胞嘧啶　100 ~ 200mg/（kg·d），常与两性霉素 B 合用，疗程 3 个月以上。可出现血液系统抑制，肝、肾功能损害，视力减退等。

（3）氟康唑　4 ~ 12mg/（kg·d），可静脉或口服，可出现消化道反应和肝功损害等不良反应。

临床治愈标准：临床症状消失，脑脊液隐球菌涂片镜检及抗原检测阴性；脑脊液蛋白、糖及细胞数恢复正常。治疗中注意抗真菌药物对肝、肾、造血系统的不良反应，定期监测血、尿常规，血尿素氮、肌苷、钾、肝功能和心电图等，对肝肾功能或造血功能明显损害者，可停药 2 ~ 5 周，待各项功能恢复正常，再从小剂量开始用药。

2. 综合治疗

维持水电解质平衡，供给合理的热量与维生素等。

附：两性霉素 B 鞘注指征与方法

指征：针对病情严重或静脉注射未成功的中枢神经系统隐球菌病可采用两性霉素 B 鞘注。

方法：开始剂量为每日两性霉素 B 0.025mg，以后每日增加 0.025mg，增至 0.1mg 后改为每日增加 0.1mg，直至达到 0.5 ~ 0.7mg 为止，约连续注射 1 周后，改为每周注射 2 ~ 3 次，约需 30 次。注射时，将药物与腰椎穿刺引流出的脑脊液 3 ~ 5ml 混匀后，缓慢注入蛛网膜下隙，注意给药过程中的不良反应，如尿潴留甚至一过性截瘫等，一般立即停药后可缓解。

（刘　钢）

第十节　中枢神经系统白色假丝酵母菌感染

中枢神经系统白色假丝酵母菌感染几乎都由白色假丝酵母菌所致，但也可由其他菌种引起，如近平滑假丝酵母菌和热带假丝酵母菌，光滑假丝酵母菌极少引起中枢神经系统感染。中枢神经系统白色假丝酵母菌感染主要有脑膜脑炎型、脑膜炎型和原发性肉芽肿型，脑膜炎累及最为常见，此外，还可累及血管，引起脑梗死。

中枢神经系统假丝酵母菌感染，既可以来源于血流感染，也可是神经外科手术并发症，孤立的慢性脑膜炎较少见。

侵袭性假丝酵母菌感染的危险因素包括免疫抑制儿童、重症监护病房中的儿童、中心静脉置管的儿童、胃肠道黏膜损伤的患儿、肠外营养的患儿、应用广谱抗菌药物的患儿以及新生儿（特别是早产儿）。

【诊断标准】

1. 临床表现

（1）全身感染中毒症状　因同时存在血流感染或其他播散性感染，如眼内炎、心内膜炎、皮肤损害及肾脏受累。部分患儿发热可能是唯一表现。

（2）中枢、神经系统表现　可类似急性细菌性脑膜炎，包括发热、脑膜刺激征、呕吐和易激惹等；部分患儿仅以头围增大就诊；多发性大脑微脓肿患者可发生弥漫性脑病；累及血管出现脑梗死患者可出现局灶性神经系统症状。

（3）CNS 分流（引流）装置感染　通常发生在手术操作后数月内，其原因可能是手术期间污染。

（4）慢性假丝酵母菌脑膜炎　并不常见，其在临床上类似于结核病或隐球菌病所致的脑膜炎。

2. 实验室检查

（1）脑脊液常规　白细胞升高，分类以单个核细胞或中性粒细胞为主，脑脊液蛋白浓度升高以及葡萄糖浓度降低。

（2）脑脊液培养　总体培养阳性率约为80%。即便检出了其他病原体，亦不应将脑脊液培养阳性结果考虑为污染。

（3）用脑脊液进行 β - D - 葡聚糖分析可能有助于弥补脑脊液培养无阳性发现的不足。

（4）在脑脊液结果异常的患者，从另一个正常情况下无菌的部位（如血液、关节腔积液）分离出念珠菌。

（5）对于初期考虑为细菌或分枝杆菌脑膜炎的患者，如果对相应治疗反应不佳，也需要考虑中枢神经系白色假丝酵母菌感染可能。

（6）神经影像学检查　头颅磁共振可显示出脑积水、微脓肿等表现。

3. 鉴别诊断

化脓性脑膜炎：中枢神经系统白色假丝酵母菌病和细菌性脑膜炎好发年龄相近（均为小年龄婴儿），临床表现相似（均可出现发热、抽搐、烦躁、呕吐、纳差等症状），但中枢神经系统白色假丝酵母菌病有其自身的特点：①病程多迁延，精神反应相对较好，感染中毒症状不严重；②急性期颅内压增高症状不明显；③脑脊液改变与化脓性脑膜炎相似，但容易反复，表现为脑脊液白细胞轻至中度升高，分类以多核为主，糖降低显著，蛋白显著升高；④炎症指标无显著升高，外周血白细胞正常或轻度升高，CRP、ESR无明显升高；⑤抗菌药物治疗无效。

【治疗原则】

1. 抗真菌治疗

（1）初始治疗　两性霉素B联合或不联合5-氟胞嘧啶。初始治疗持续的时间目前尚无定论，目前推荐使用两性霉素B联合或不联合氟胞嘧啶进行治疗应持续至少数周，直到患者出现临床改善及脑脊液检查结果改善，并复查腰穿确定脑脊液细胞数降低、脑脊液培养阴性。

（2）降阶梯治疗　口服氟康唑6~12mg/(kg·d)。

（3）疗程　持续给予抗真菌治疗至达到以下目标：①头颅影像学恢复正常；②脑脊液葡萄糖、白细胞数、蛋白及培养结果恢复正常；③患者的症状和体征消失。总体治疗时间可能持续数周至数月时间。

2. 抗真菌药物

（1）两性霉素B　两性霉素B针对几乎所有假丝酵母菌具有杀菌活性，但该药在脑脊液和脑内的水平偏低。用法：0.5~0.8mg/(kg·d)，应用期间需监测两性霉素B可能引起的低钾血症、肾功能损害和心脏毒性等药物不良反应。

（2）氟胞嘧啶　氟胞嘧啶具有抗假丝酵母菌活性，并且很容易进入脑脊液和脑组织内，药物剂量为100mg/(kg·d)，口服，一日分4次给药。用药期间需监测骨髓抑制和肾功能损害等药物不良反应。

（3）氟康唑　极易进入CNS，并能有效对抗导致CNS感染的大多数假丝酵母菌分离株。单用氟康唑或氟康唑联合氟胞嘧啶的治疗结局有所差异，故不推荐一线治疗，改用口服氟康唑做降阶梯治疗。

（4）伏立康唑　在脑脊液中能够达到极好的浓度，并能有效对抗导致CNS感染的大多数假丝酵母菌种，然而，使用伏立康唑治疗CNS假丝酵母菌感染的临床经验有限，对于罕见的光滑假丝酵母菌或克鲁斯假丝酵母菌所致CNS感染的病例，伏立康唑作为降阶梯治疗应能有效，但不是用作初始治疗。

（5）泊沙康唑、棘白菌素　在脑脊液中不能达到足够的水平，不应用于治疗CNS假丝酵母菌病。

3. 移除脑室分流装置

被感染的脑室分流装置应该移除。脑室分流装置感染的患者也应接受全身性抗真菌治疗。

（刘　钢　窦珍珍　胡慧丽）

第十一节　发热伴皮疹

皮疹是儿科疾病的常见体征，根据不同疾病的前驱表现，皮疹形态、分布、出疹和退疹的演变过程均不相同。

【病因】

1. 感染性疾病。

2. 血液系统疾病。

3. 结缔组织病。

4. 原因不明疾病。

【诊断标准】

1. 病史采集

（1）发病情况　发热与皮疹的关系，详细询问前驱期长短、临床表现、发热时间、出疹时间、出疹顺序、伴随情况、皮疹形态、演变经过以及皮疹与用药关系。

（2）诊治经过。

（3）接触史以及流行史　既往疾病史、预防接种史和传染病接触史。

（4）个人史　既往有无药物过敏史、个人喂养史和饮食习惯。

2. 体征

（1）皮疹的特征　注意皮疹的形态、分布、大小、数量、颜色、坚实度、出疹以及消褪的过程。

（2）其他伴随体征　全身一般状况，有无黏膜疹，是否伴有淋巴结肿大，心、肺、腹其他阳性体征，四肢关节是否肿胀。

3. 实验室检查

（1）微生物检查　用于感染性疾病病原学检查，根据病情做相应的分泌物、皮疹液的培养以及血培养。

（2）常规检查　血尿便常规、CRP、血沉。

（3）血清学检查　适应于感染性疾病，怀疑发疹性传染病可做病毒抗体 IgM（麻疹、风疹、水痘、EBV 等），怀疑猩红热除做咽培养外，可做 ASO 回顾性诊断。

（4）皮疹细胞学检查　疱疹、大疱经挑破疱膜，放出疱液后，用刀片刮取疱疹底物染色检查，也可抽取疱液做血清学检查。

（5）皮肤活检　适用于结缔组织疾病或恶性肿瘤样疾病。

（6）其他　根据病史，如怀疑血液系统疾病应做骨穿检查，怀疑结缔组织疾病应检查自身抗体，根据病情选择做腹部超声及超声心动图等。

4. 诊断与鉴别诊断

（1）常见的发疹性疾病　水痘、麻疹、猩红热、风疹、幼儿急疹，可根据起病情况、特殊皮疹以及结合病毒抗体诊断。

流行性脑脊髓膜炎可根据病史、疫苗接种史、皮疹形态、末梢血化验以及皮疹涂片帮助诊断，可做菌体抗原、咽培养、血培养、皮疹液培养、脑脊液培养以及菌体抗原协助诊断。

（2）其他疾病　如川崎病根据病史，除皮疹外，还有淋巴结肿大、手足硬肿、球结膜充血、唇皲裂等相应体征，超声心动提示冠状动脉扩张协助诊断。

结缔组织疾病或恶性肿瘤以及血液系统疾病除应做相应检查外，可做皮肤活检明确诊断。

抗菌药物应用过程中出现的发热与皮疹，需考虑药物热或药物过敏反应的可能。

【治疗原则】

针对病因进行治疗。

（刘　钢　胡　冰）

第十二节　发热与淋巴结肿大

淋巴结是由淋巴细胞、组织细胞、网状基质组成的小结，其外有包膜。小儿淋巴组织的总重量占体重的比例远远大于成人，对各种刺激因子的反应比成人更迅速、更显著。在任何年龄，任何部位淋巴结的直径如果 >10mm，均为淋巴结肿大，但有两个例外，肱骨上髁淋巴结直径 >5mm，腹股沟淋巴结直径 >15mm 方为异常。

【病因和发病机制】

淋巴结肿大的原因分为淋巴细胞及组织细胞增生和外来细胞浸润两类。

1. 淋巴细胞及组织细胞增生

病毒、细菌、真菌及寄生虫感染，免疫疾病，淋巴结肿瘤及组织细胞增生。

2. 外来细胞浸润

外来微生物或淋巴结外的肿瘤细胞、抗原细胞流经淋巴结时，使淋巴结发生炎症或肿瘤细胞在淋巴结内增殖。

【诊断标准】

1. 病史

（1）发病年龄。

（2）流行病学史　许多急性传染病常伴全身或局部淋巴结肿大。是否有传染病接触史如麻疹、风疹、结核等，是否去过牧区，是否有猫、牛、羊接触史，是否接种过疫苗以及应用血制品病史。

（3）起病急缓。

（4）伴随症状及体征　淋巴结肿大是否伴有发热，发热规律与热型如何，是否伴有皮疹、关节肿痛及肌肉疼痛；淋巴结肿痛初起部位及演变过程，局部是否疼痛，皮温以及皮肤颜色改变如何，皮肤表面是否有皮疹。

（5）治疗经过　是否应用过抗病毒药物、抗菌药物以及治疗效果。

2. 体征

（1）淋巴结　注意全身淋巴结分布以及大小。记录所触及的淋巴结大小、部位、数目、质地、活动度及其与邻近淋巴结的关系；是否有触痛、有无波动感、表面皮肤颜色以及温度。

（2）全身体格检查　注意是否有肝、脾大，是否有皮疹和关节肿瘤。

（3）其他　观察皮肤是否苍白；是否有出血、疱疹等；黏膜是否充血、出血；注意检查心、肺以及腹部体征。

3. 实验室检查

（1）血常规检查　病毒感染时白细胞正常或偏低，淋巴细胞比例偏高。细菌感染时白细胞增高，中性粒细胞增多或核左移。

（2）病毒分离　有助于病原诊断，但临床较难实施。

（3）病毒和细菌抗原的血清学检查有助于诊断。

（4）根据病情做必要的穿刺（如骨穿等），可进行骨髓穿刺涂片和骨髓培养。

（5）淋巴结超声可协助明确淋巴结肿大的性质。

（6）淋巴结活检或穿刺液病理检查可协助明确诊断。

4. 诊断与鉴别诊断

（1）淋巴结炎的感染性原因

①急性双侧颈淋巴结炎　常见可由病毒（如 EB 病毒、CMV、单纯疱疹病毒、腺病毒、肠道病毒、幼儿急疹病毒、风疹病毒等）所致，淋巴结一般较小，质地软，有（无）压痛，通常不伴表面皮肤发热，末梢血常规白细胞总数不高，以淋巴细胞为主。以化脓菌感染（如白喉杆菌）以及其他病原体（如肺炎支原体）所致，淋巴结肿大大小不一，局部疼痛，但皮肤可有（无）红热，末梢血常规应以中性粒细胞为主，且 CRP 升高，可做相应病原抗体检查等协诊。

②急性单侧淋巴结炎　B 组链球菌感染可致（如婴儿蜂窝织炎）淋巴结肿大，金黄色葡萄球菌、化脓性链球菌、厌氧菌、鼠疫杆菌以及少见的病原菌感染均可致单侧局部淋巴结肿大，可伴有局部红、肿、热、痛，末梢血白细胞总数明显升高，且中性粒细胞升高，做血、咽部以及淋巴结穿刺液体培养可协诊。

③亚急性或慢性单侧淋巴结炎　典型表现为单侧颈或颌下淋巴结肿大，无痛或者有轻微触痛，如疾病进展则淋巴结增大，表面皮肤发热、紧绷，但皮温不高。常见疾病如猫抓病、结核杆菌感染、放线菌、奴卡菌病，可做淋巴结穿刺液体培养、PPD、胸片等可协助诊断。

（2）淋巴结肿大的非感染性因素

①川崎病及结缔组织病。

②类肉瘤病　组织细胞增生症伴淋巴结肿大，组织细胞坏死性淋巴结炎。

③淋巴结免疫增殖类疾病　需要做淋巴结活检明确诊断。

【治疗原则】

针对病因进行治疗。

附：以下情况需要尽早对肿大淋巴结进行活检

位置：

1. 锁骨上。

2. 颈后（特别是扩散越过胸锁乳突肌累计前后三角）。

3. 深达筋膜。

硬度：

1. 无炎症反应。

2. 无触痛（除非快速肿大）。

3. 质地硬，有韧性或融合（可能是与基底结构粘连固定）。

没有支持感染病原体的依据：

1. 未检测出感染病原菌。

2. 经验抗菌药物治疗无效。

大小：

1. 直径超过 2cm。

2. 持续肿大超过 2 周。

3. 大小在 4~6 周后无明显缩小。

4. 在 8~12 周后大小未恢复正常。

位置深浅或全身播散证据：

1. 纵隔淋巴结肿大。

2. 骨髓受累。

3. 发热，体重减轻，肝、脾大。

4. 反复鼻出血，进行性鼻堵塞及面瘫等。

（刘　钢　胡　冰）

第十三节　发热与肝、脾大

长期发热指发热时间持续 2 周以上，是儿科疾病中的常见症状，部分患儿伴有肝、脾大，病因复杂，多数患者通过病史、体征、实验室检查可做出诊断。

【病因和发病机制】

感染性因素和非感染性因素均可引起发热肝、脾大。

【诊断标准】

1. 病史采集

（1）注意发病年龄、性别、季节、流行地区、传染病接触史、预防接种史及有无家族史。

（2）了解发热的缓急、高低、类型、时限、规律性及发展过程。

（3）发热伴随症状　有无皮疹，肝、脾淋巴结肿大，黄疸，腹痛及出血倾向等。

（4）院外诊治经过及用药情况。

2. 体征

（1）一般情况　注意小儿生长发育、营养状况；有无皮疹、皮肤出血点、蜘蛛痣；有无黄疸、贫血、淋巴结肿大；皮肤有无水肿。

（2）腹部查体　有无腹壁静脉曲张、腹腔积液情况；肝、脾大程度、质地、表面光滑度；有无压痛及肝颈静脉回流征。

3. 实验室检查

（1）一般检查　血尿便常规、胸腹片、心电图和血沉等。

（2）特殊检查　对病史、体征和常规化验资料进行分析，提出可能的诊断，根据可能的诊断和具体条件选择特殊化验检查或器械检查，如血生化、ASO、CRP、类风湿因子、血清蛋白质检查，蛋白电泳、肝肾功能、凝血功能、肥达反应、外－斐反应、冷凝集试验、嗜异凝集试验、自身抗体等，各种标本细菌、真菌培养，细菌、病毒、支原体、真菌、寄生虫、梅毒、艾滋病等抗原或抗体检测，骨髓检查，消化道钡餐，腹部 B 超、CT，放射性核素检查，必要时做活组织检查。

4. 鉴别诊断

（1）感染性疾病

1）细菌感染

①败血症　起病多急骤，发热，有全身感染中毒症状，可伴皮疹，皮肤出血点，黄疸，肝、脾大，可有或无局部感染灶，血常规白细胞升高，核左移，粒细胞有中毒颗粒，血培养阳性确诊。

②细菌性肝脓肿　起病急，发热，肝大，常伴脾大，肝区超声波检查或扫描可助早期诊断。

③结核病　小儿以原发肺结核最常见，其次为急性血行播散性肺结核和结核性脑膜炎，急性血行播散性肺结核多急性起病，表现为发热，肝、脾、淋巴结肿大，结核菌素试验、胸部 X 线、腹部 B 超可协助诊断。

④伤寒　任何年龄可发病，以学龄儿多见，发病主要见于夏、秋季，发热，可有呼吸道、消化道感染症状，玫瑰疹，相对缓脉，有肝、脾大，但肝大较脾大多见，血常规白细胞减低，核左移，嗜酸粒细胞消失，肥达反应协诊，早期血培养阳性是最可靠的诊断依据，骨髓、大便培养阳性利于确定诊断。

⑤布氏杆菌病　又称波浪热，属自然疫源性人畜共患疾病，多见于牧区，临床表现多样，可发热，多汗，肝、脾、淋巴结肿大，大关节痛及关节炎常见，细菌培养（血、骨髓、脑脊液、脓性分泌物、尿液）或补体结合试验、血清凝集反应可协助诊断。

2）病毒感染

①病毒性肝炎　常伴肝区疼痛，部分黄疸，合并肝硬化可有脾大，肝功能异常，肝炎病毒抗原或抗体阳性。

②传染性单核细胞增多症　由 EB 病毒感染引起，主要表现为发热，皮疹，咽峡炎，淋巴结肿大，肝、脾大，末梢血异型淋巴细胞占 10% 以上，嗜异凝集反应阳性，EB 病毒特异性抗体测定明确诊断。

③巨细胞包涵体病　多见于婴幼儿，特别是新生儿及早产儿，临床表现多样，可有中枢神经系统损害、耳聋、肝炎、肺炎、脉络膜视网膜炎及消化系统、血液系统等多系统损害，巨细胞病毒分离或抗原、抗体检测可明确诊断。

④寄生虫病　黑热病、弓形虫病、血吸虫病等均可有发热，肝、脾大的表现，做相应抗原或抗体检测可明确。

⑤真菌病　组织胞浆菌病由荚膜组织胞浆菌引起，我国少见，其中播散型病情危重，任何脏器均可累及，特别是单核 - 吞噬细胞系统；可有发热，肝、脾、淋巴结肿大和贫血表现；血常规白细胞减低，尤以中性粒细胞减低常见，血小板减少；真菌培养、血清学检测可明确诊断。

（2）非感染性疾病

①幼年类风湿关节炎全身型　发热，皮疹随体温升降出现或消失；关节痛或关节炎；肝、脾、淋巴结肿大；血常规白细胞升高，核左移，血沉增快；C - 反应蛋白升

高，活动期 IgG、IgA、IgM 升高，部分患儿类风湿因子阳性。

②系统性红斑狼疮（SLE） 多系统损害，可表现为发热，皮疹，肝、脾淋巴结肿大，诊断标准：面部蝶型红斑、盘状狼疮、日光过敏、口腔溃疡、关节炎、浆膜炎、肾损害、神经障碍、血液障碍、免疫障碍、抗核抗体阳性，具备以上 11 项中 4 项阳性者，可考虑为 SLE。

③白血病 小儿时期以急性淋巴细胞白血病为主。表现为发热，贫血，出血，肝、脾淋巴结肿大，部分患儿以骨或关节痛起病，血常规白细胞升高或减低，贫血、血小板减低，骨髓象分类以原始和幼稚淋巴细胞为主≥30%，进一步做组化染色明确分型。

④恶性淋巴瘤 是一组原发于淋巴结或淋巴组织的恶性肿瘤，临床特征为进行性、无痛性浅表淋巴结肿大，常伴有肝、脾大，晚期有发热、贫血、出血、恶病质表现，确诊要靠淋巴结病理检查。

⑤恶性组织细胞病 发病急。表现为发热，肝、脾淋巴结肿大，贫血，出血晚期可出现黄疸，病情进展快，可行骨髓检查或取肿大淋巴结做病理检查协助诊断。

【治疗原则】

1. 一般治疗

根据病情适当卧床休息，合理膳食，降温处理，维持水电解质平衡，保护脏器功能，停用、忌用或慎用损害肝脏的药物。

2. 针对病因治疗

（刘 钢 胡 冰）

第十四节 发热待查

不明原因发热（FUO）是指发热时间持续 3 周，体温多次 >38.3℃，经过至少 1 周的完整的病史询问、体格检查和常规实验室检查后仍不能确诊者。儿童体温大于 37.5℃，持续时间大于 2 周并且发热原因仍不明确的考虑为发热原因待查。

发热是由于各种致热原导致前列腺素 E_2 释放，作用于下丘脑，使体温调定点升高，从而出现产热效应。儿童群体还有其特殊性，例如体温调节不稳定、易受环境及心理因素的影响，在高温环境、饮食、剧烈运动等状态下以及在治疗过程中药物因素等影响均可使体温升高，因此，不明原因发热的病因尤为复杂，是临床医生较为棘手的难题。需要我们在诊治过程中有清晰的思路，并具备良好的诊断与鉴别诊断的能力。

【病因】

1. 感染性疾病

不同病原体所致的感染性疾病在儿童不明原因发热中占有较高的比例。比例超过半数，而在未经过一般诊断过程的发热患者中，感染性疾病比例则更高。绝大多数感染性疾病的患儿均可出现发热。因此，熟练掌握不同病原体感染的发病机制、临床特点以及所需要的针对性的实验室检查是明确诊断的关键。①病毒；②细菌（包括结核）；③支原体；④真菌；⑤寄生；⑥其他少见病原（如布氏杆菌等）。

各种病毒感染，特别是如 EB 病毒、巨细胞病毒、人疱疹病毒 6 型以及人疱疹病毒 7 型等病毒感染是儿童长期发热较为多见的原因。细小病毒 B19 的感染，有可能仅仅表现为反复发热或单纯出现血液系统的受累（常见的如贫血）以及关节受累等。

在各种细菌感染中，容易导致长期发热而不易诊断的病原中，常见的是结核杆菌以及其他毒力较弱和较为少见的病原菌。

在其他病原体感染中，真菌感染和寄生虫感染也易引起长期发热。真菌感染中引起长期发热的以新型隐球菌多见，病原常累及单核淋巴系统、中枢神经系统、肺部等，多有禽类接触史（如鸽子的粪便）。因此，对于发热原因诊断不清的患儿，要考虑到这类因素的可能。注意询问有无传染源的接触史和疫区的居住史等，并进行相关特异性的检查。

单纯的支原体感染引起长期发热的并不多见，其往往伴随着混合感染以及由于感染后导致的免疫相关性疾病，如血管炎（川崎病）和关节炎（反应性关节炎）等。

2. 非感染性疾病

①自身免疫病；②血液系统疾病及恶性肿瘤；③其他少见疾病（功能性、心因性等）。

儿童虽以感染性疾病最为多见，但仍有很多非感染性疾病亦可表现为长期的发热，并与其不易鉴别。这类疾病中，容易与感染性疾病混淆的是结缔组织病。其中幼年类风湿性关节炎全身型，在疾病的早期可与感染性疾病非常相似，这就需要我们在诊治的过程中仔细观察病情的变化，随时进行评价。其他的结缔组织病，如系统性红斑狼疮、动脉炎、川崎病等等，均有其自身的特点，当出现有相应疾病提示的症状及体征时，应及时进行相应的检查（如自身抗体，心脏、血管超声等）。此外，白血病，淋巴瘤等血液系统疾病及恶性淋巴瘤导致患儿长期发热的比例并不在少数。其他如非感染性疾病（如由于环境因素及自身原因导致的暑热症）、在治疗过程中药物因素导致的药物热、社会压力的增加、儿童负担的加重以及家庭环境的变化所导致的心因性的发热都是导致患儿长期发热的原因，也需要得到我们的重视。

3. 病因仍不明确的疾病

仍有很多疾病我们尚不认识或就诊时尚无典型的表现，因此仍需在病情允许的情况下长期随诊。

【诊断标准】

（1）对于发热时间及热型的判断。

（2）病史的采集。

（3）详尽的体格检查。

（4）停用不必要的药物。

（5）基本的辅助检查（炎性指标的检查）。

（6）有目的的补充检查。

（7）病情的进一步观察（长期随诊）。

（8）在考虑诊断时应先考虑常见病、多发病，后考虑少见病、罕见病；先器质性疾病，后功能性疾病；先一元论，后二元论。

（9）可按以下方法进行

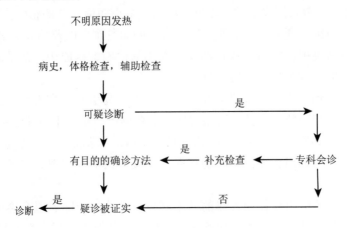

【治疗原则】

（1）必要的病情观察，处理患者个体化。

（2）注重病原学检查的重要性，抗菌药物的合理使用。

（3）慎用糖皮质激素。

（4）对症处理（非甾体类消炎药的应用）。

（5）诊断性治疗要有一定的依据。

（胡　冰　冯文雅）

第十五节　血培养采集规范与抗菌药物合理应用

一、儿科微生物血培养采集规范

微生物血培养是临床诊断菌血症、败血症的重要手段，血培养阳性是微生物实验室危急值报告项目之一。临床微生物血培养的标准化操作对实验室结果可靠性至关重要，血培养的结果受采血时间、血培养次数和采血量等因素的影响。血培养标本采集过程的步骤细化和程序改进，能有效降低血培养标本污染的发生率。因此，血培养标本采集标准化操作显得尤其重要。

1. 凡有以下任意一项症状和体征即应进行血培养

发热（≥38℃）或低温（≤36℃）、畏寒或寒战、呕吐（摄入）不足、气促、心率异常、意识状态改变、毛细血管再充盈时间延长、淋巴结肿大、多器官功能衰竭；局部感染症状及体征：包括肺炎、脑膜炎，尿路感染、急腹症、化脓性关节炎等；白细胞计数增多（计数 $>10.0 \times 10^9$/L，特别有"核左移"）或减少（计数 $<4.0 \times 10^9$/L）。新生儿可疑菌血症应该同时做尿液和脑脊液培养，对入院危重症感染患者应在未进行抗菌药物治疗之前及时做血培养。

2. 影响血培养的主要因素

（1）采血的时机　血培养的最佳时间，即能最大量地获得病原菌的采血时机，只要符合血培养检测采血指征的患儿，怀疑患有菌血症、真菌血症的可能，在使用抗菌药物之前应立即采集血培养标本。对于已应用抗菌药物的患儿应在寒战和发热前0.5~1小时采集血标本，此时为细菌大量入血，含菌量较高，但实际较难掌握，可以在寒战或发热高峰后尽快从不同部位采集2套血培养（10分钟内完成采集）以及在应用抗菌药物之前进行采取。

（2）血培养次数　许多已发表的研究都在探讨检测细菌血症或是真菌血症时血培养的次数，多项研究表明，1瓶血培养的阳性率为65%，2瓶为>80%，3瓶>95%。对每次血流感染事件进行2~3瓶血培养，不仅可提高菌血症的检出率，而且可鉴别真阳性与污染瓶。血培养后2~5天不必重复进行，因为血液在抗菌药物治疗开始后不会立即变为无菌，在感染性心内膜炎的患儿中，应短期内多次进行血培养提高阳性检出率。对于某些患者，如重症监护，移植、血管内置导管以及试验性治疗的患者，提倡使用监测性血培养作为早期败血症检测指标，但是血培养不应该作为常规用于预测败血症的发生，应该对大多数具有细菌血症或真菌血症的患者进行临床症状随访，而不是进行再次血培养来证明细菌血症和真菌血症是否被清除。

然而有两个例外：第一个是具有感染性心内膜炎的患者，证明细菌血症或真菌血症已被清除，可以评估和指导治疗；第二个是具有金黄色葡萄球菌菌血症的非感染性心内膜炎的患者，在48~96小时血培养再次阳性，可以有力地预测患者存在复杂性金黄色葡萄球菌菌血症。

（3）血培养的血量　用于培养的抽血量在检测细菌血症和真菌血症中是最重要的变量。小儿患者中有限的数据也显示病原菌的阳性培养率与用于血培养的血量成正比，送检血液标本量未达到要求会影响结果的灵敏度。儿童患者因为血液中病原菌浓度较高，血培养量无须等同于成人。儿童，特别是新生儿很难获得大量的血液，对婴幼儿和儿童，一般静脉采血每瓶1~5ml用于血培养，当细菌浓度足够高时，血液少于1ml也足以检测菌血症。对于婴幼儿，抽血量不应超过患者总血量的1%。

（4）需氧和厌氧血培养瓶选择　因为儿童患者很少见厌氧菌，因此推荐仅使用需氧瓶。对于其母亲有以下高风险因素的新生儿应加厌氧血培养瓶，如分娩时延迟破膜、绒毛膜羊膜炎、慢性口或鼻窦感染、蜂窝织炎（尤其是肛周和骶骨周围）、腹部症状、咬伤、脓毒性静脉炎及类固醇激素治疗导致的中性粒细胞减少。

3. 采血过程要求

（1）皮肤消毒与防止血培养污染　大多数血培养是静脉穿刺抽出，为了减少皮肤定植菌的污染，静脉穿刺部位应该消毒。推荐使用碘酊、次氯酸和氯己定或碘伏，含有碘的消毒剂需要足够的消毒时间（碘酒需30秒，碘伏需1.5~2分钟）。氯己定的作用时间和碘酊一样，但是没有过敏反应，因此不必擦去，为2个月以上婴幼儿、儿童和成人的首选消毒剂，但不能用于2个月以下的婴儿，2个月以下婴儿，推荐应用碘伏后应用乙醇脱碘。

（2）培养瓶的消毒程序　70%乙醇擦拭血培养瓶橡皮塞60秒，之后用无菌纱布或无菌棉签清除橡皮塞表面残余乙醇或风干。

（3）静脉穿刺部位的选择　血培养应该按照标准程序进行收集，严格进行无菌操作。用于培养的血应从静脉抽取，动脉血培养不及静脉血培养的诊断率高，因此不予推荐。从血管内装置获得的血培养，例如静脉内导管和内置物比静脉穿刺获得的血培养有更高的污染率，如果必须从留置导管内采血，也应同时从外周静脉采集另外 1~2 套血培养标本，以帮助阳性结果的解释。

4. 静脉穿刺和血培养瓶的接种程序

①可戴橡胶手套固定静脉，不可接触穿刺点；②注射器无菌穿刺取血后，勿换针头，直接注入血培养瓶（厌氧瓶先注入，如果同时采两套血标本，须在不同部位采血）；③血标本接种到瓶后，轻轻颠倒混匀以防血液凝固，立即送检，切勿冷藏。

二、儿科抗菌药物合理应用

小儿在体格和器官功能等各方面都处于不断发育的时期，不同年龄段在解剖及生理上都有一系列迅速和连续的变化，新陈代谢旺盛，循环时间相对较短，一般对药物排泄较快，但由于肝、肾功能不成熟，若抗菌药物应用不当，可致不良反应或中毒。新生儿时期，特别是早产儿，还存在某些酶系统尚未成熟，对一些在肝内转化的药物特别敏感，如氯霉素易致"灰婴综合征"。因此小儿易尽量少用抗菌药物，必要时应酌情减量，用药时间也不宜过久，应按照疾病进行合理的抗菌药物应用。

（一）临床合理使用抗菌药物应遵循的原则

（1）要严格掌握适应证，全面考虑临床诊断、病原学诊断、抗菌药物的抗菌作用及不良反应以及患儿全面情况。

（2）对一般病毒感染或发热原因不明者，不可随意使用抗菌药物。

（3）选择抗菌药物要有针对性，即所选抗菌药物的抗菌谱应与所感染的病原体相适应。

（4）使用抗菌药物剂量要适当，疗程要足够，以免细菌产生耐药性或疾病复发。

（5）使用抗菌药物的过程中，要注意防止严重过敏反应、毒性反应及感染发生。

（6）必须考虑抗菌药物的吸收、分布等特性。因为要使抗菌药物起到治疗作用，首先要使药物进入病变部位，并在该处保持必要的浓度，但各种抗菌药物在体内的吸收、分布不完全一致，同一种药物在人体不同组织器官内浓度亦不相同，因此治疗各种细菌性感染时，必须选择能在病变部位达到有效浓度的抗菌药物。如在中枢神经系统感染时，选用透过血–脑屏障性能好的抗菌药物，如青霉素和头孢类抗菌药物，胆管感染时选用大环内酯类抗菌药物，泌尿道感染时选用头孢类及氨基糖苷类抗菌药物等。

（7）新生儿及肾功能受损时，慎用氨基糖苷类与多肽类抗菌药物，肝功能受损时，慎用大环内酯类抗菌药物、两性霉素及氯霉素。

（8）按药物动力学确定给药方案，对抑菌性抗菌药物要求在体液中保持一定浓度，以维持其作用。对繁殖期杀菌类抗菌药物则需快速进入体内，于短时间内形成高血浓度，以发挥杀菌作用。给药途径亦需酌情而定，对新生儿、危重患儿宜静脉给药，肠道感染则宜口服在肠道内不吸收的抗菌药物。临床上大部分细菌感染仅用一种抗菌药物治疗多可获得预期疗效，一般不需联合。在单一抗菌药物不能控制的严重感染或混合感染时，为避免长期应用抗菌药物而产生耐药菌株及所用抗菌药物不能渗入感染灶等情况下可联合使用抗菌药物。联合用药的效果有未起作用、相加作用、协同作用与拮抗作用。一般认为繁殖期杀菌药与静止期杀菌药物合用有协同作用，繁殖期杀菌药物与速效抑菌类药物合用有拮抗作用，静止期杀菌药与速效抑菌类药物合用有协同或相加作用，速效抑菌类药物与慢效抑制剂合用有协同作用。

临床上应严格控制预防应用抗菌药物。预防目的在于防止某 1~2 种细菌侵入人体而致感染，可能获得一定效果。若目的在于防止多种细菌的侵入而致感染，则难以达到预期效果，一旦发生感染时，致病菌可出现多重耐药而不易控制。

（二）抗菌药物使用注意事项

1. 药物

（1）氨基糖苷类抗菌药物　该类药物有明显耳、肾毒性，小儿患者应尽量避免应用。临床有明确应用指征且又无其他毒性低的抗菌药物可供选用时，方可选用该类药物，并在治疗过程中严密观察不良反应。有条件者应进行血药浓度监测，根据其结果个体化给药。

（2）万古霉素和去甲万古霉素　该类药也有一定肾、耳毒性，小儿患者仅在有明确指征时方可选用。在治疗过程中应严密观察不良反应，并应进行血药浓度监测，个体化给药。

（3）四环素类抗菌药物　可导致牙齿黄染及牙釉质发育不良。不可用于 8 岁以下小儿。

（4）喹诺酮类抗菌药　由于对骨骼发育可能产生的不良影响，该类药物避免用于18 岁以下未成年人。

2. 新生儿患者抗菌药物的应用

新生儿期一些重要器官尚未完全发育成熟，在此期间其生长发育随日龄增加而迅速变化，因此新生儿感染使用抗菌药物时需注意以下事项。

（1）新生儿期肝、肾均未发育成熟，肝酶的分泌不足或缺乏，肾清除功能较差，因此新生儿感染时应避免应用毒性大的抗菌药物，包括主要经肾排泄的氨基糖苷类、万古霉素、去甲万古霉素等以及主要经肝代谢的氯霉素。确有应用指征时，必须进行血药浓度监测，据此调整给药方案，个体化给药，以确保治疗安全有效。不能进行血药浓度监测者，不可选用上述药物。

（2）新生儿期避免应用或禁用可能发生严重不良反应的抗菌药物。如可影响新生儿生长发育的四环素类、喹诺酮类抗菌药物应禁用，可导致脑性新生儿胆红素脑病及溶血性贫血的磺胺类药和呋喃类药避免应用。

（3）新生儿期由于肾功能尚不完善，主要经肾排出的青霉素类、头孢菌素类等 β-内酰胺类药物需减量应用，以防止药物在体内蓄积导致严重中枢神经系统毒性反应的发生。

（4）新生儿的体重和组织器官日益成熟，抗菌药物在新生儿的药代动力学亦随日龄增长而变化，因此使用抗菌药物时应按日龄调整给药方案。

原发免疫缺陷病和各种原因相关的继发性免疫功能低下，如接受化疗的血液病儿童等发生感染时，由于自身的防御能力较差，病原体的杀灭必须完全借助于外来的抗菌药物。因此抗菌药物的血浓度必须提高，血药浓度超过最低抑菌浓度（MIC）的时间必须延长，有效的组织浓度必须保证。抗菌药物主张尽早实施，大多数情况下需要联合用药，应以杀菌类药物为主，均应静脉给药，同时需考虑药物对重要脏器功能的不利影响。

（刘　钢　胡　冰　冯文雅）

第十一章 结 核 病

第一节 结核感染

由结核分枝杆菌感染引起的结核菌素皮肤试验阳性（除外卡介苗接种后反应）或 γ - 干扰素释放试验阳性，胸 X 线片或临床无活动性结核病证据，称为潜伏结核感染，也称结核感染。

【诊断标准】

1. 结核菌素皮肤试验阳性

结核菌素皮肤试验（TST）常用试剂为结核菌纯蛋白衍生物（PPD），因而也称为 PPD 试验。PPD 试验阳性是目前诊断结核感染的重要依据。结果判断：硬结平均直径 <5mm 为阴性；5~9mm 为一般阳性；10~14mm 为中度阳性；≥15mm 或局部出现水疱、破溃、淋巴管炎及双圈反应等为强阳性。与卡介苗接种后反应相比，潜伏结核感染的 PPD 试验常为中度以上阳性，硬结颜色深红，边缘清楚，持续时间长达 7~10 天以上，可遗留色素沉着。

2. γ - 干扰素释放试验阳性

γ - 干扰素释放试验阳性（IGRA）是以结核分枝杆菌特异性抗原早期分泌靶抗原 6（ESAT - 6）和培养滤液蛋白 10（CFP - 10）刺激 T 细胞产生 γ - 干扰素，通过免疫学方法检测 γ - 干扰素释放水平或效应 T 细胞数量，以判断是否存在结核分枝杆菌感染。目前有两种方法 T - SPOT 和 QFT - GIT 用于临床诊断。IGRA 不受接种卡介苗和大多数非结核分枝杆菌感染的影响，与 PPD 试验相比有更好的特异度。

【治疗原则】

1. 异烟肼（INH）

10mg/（kg·d）（≤300mg/d），疗程 6~9 个月，此为首选方案。

2. 甲哌利福霉素（RFP）

10~15mg/（kg·d）（≤450mg/d），疗程 4 个月。用于不能耐受 INH 或推测对 INH 耐药而对 RFP 敏感的儿童或服 INH 有肝毒性或神经反应。

3. 异烟肼联合甲哌利福霉素（INH + RFP）

疗程 3 个月，用于存在耐异烟肼或甲哌利福霉素肺结核患者密切接触者，此方案疗程短患者易于接受，但肝肾毒性较前两种方案大，需要密切监测。

（李惠民　赵顺英）

第二节　原发性肺结核

原发肺结核为结核杆菌初次侵入肺部后发生的原发感染，占儿童各型肺结核总数的 85%~90%。原发性肺结核包括原发综合征与支气管淋巴结结核，前者由肺原发病灶、局部淋巴结病变和两者相连的淋巴管炎组成，后者以胸腔内肿大淋巴结为主。

【诊断标准】

1. 临床表现

主要表现为发热、呼吸系统症状和结核中毒症状，其特点为一般状况较好，中毒症状和呼吸道症状与高热不相称。发生支气管淋巴结结核时，肿大的淋巴结压迫气道，出现喘息、呛咳、气促等症状。

2. 辅助检查

（1）影像学　胸部 X 线检查：原发综合征表现为肺内原发病灶和肺门或支气管旁淋巴结肿大；支气管淋巴结结核表现为肺门或支气管旁淋巴结肿大，肿大的淋巴结可压迫气道，出现支气管狭窄、变形；发生淋巴结–支气管瘘，引起支气管结核时可合并肺不张、肺实变，同时有支气管狭窄、闭塞、变形。病程长时，可发现肺内和淋巴结内的钙化，胸部增强 CT 扫描可发现肿大的淋巴结边缘呈环行强化，内部有低密度的坏死。

（2）结核菌检测　胃液或痰液涂片抗酸染色阳性、分枝杆菌培养阳性或结核分枝杆菌核酸检测阳性，可确诊。

（3）支气管镜检查　可观察到　①肿大淋巴结造成支气管受压、移位；②支气管内膜结核病变，包括溃疡、穿孔、肉芽组织、干酪坏死等；③采集分泌物、支气管肺泡灌洗液找结核菌；④取病变组织（溃疡、肉芽肿）进行病理检查。

（4）活体组织检查　肺活检做病理和病原学检查，有助于特殊疑难病例的确诊。

根据临床表现和影像学表现，结合结核菌素皮肤试验或 γ–干扰素释放试验阳性以及有结核病密切接触史可临床诊断，结核菌病原学检测阳性可确诊。对于结核菌素皮肤试验阴性或疑难病例，根据支气管镜检查结果、结核杆菌培养阳性或抗结核治疗有效反应或肺活检诊断。

【治疗原则】

1. 抗结核药物

原发肺结核常用方案为强化阶段联用异烟肼、甲哌利福霉素和吡嗪酰胺 2 个月，巩固阶段继续联用异烟肼和甲哌利福霉素 4 个月。对于病情轻且药物敏感的原发肺结核，可异烟肼和甲哌利福霉素联合应用 6~9 个月。合并支气管结核时，在治疗的强化阶段联合使用异烟肼、甲哌利福霉素和吡嗪酰胺 3 个月，必要时再加用乙胺丁醇，维持治疗阶段联用异烟肼、甲哌利福霉素 3~6 个月。

2. 辅助治疗

发生支气管结核者，可进行支气管镜介入治疗。

（李惠民　赵顺英）

第三节 急性血行播散性肺结核

血行播散性肺结核是结核杆菌进入血流后，广泛散布到肺而引起。大量结核杆菌在极短时间内进入血循环则发生急性血行播散型肺结核，也称急性粟粒性肺结核。

【诊断标准】

1. 临床表现

（1）症状 主要表现为长期发热和结核感染中毒症状，可伴有咳嗽，小婴儿可有喘憋，一些患者可合并脑膜炎的症状。

（2）体征 病程长、病情重者，可有营养不良；肺部体征多不明显，与肺内病变不成比例；小婴儿可有呼吸急促和肺部湿性啰音；半数患者浅表淋巴结和肝、脾大；一些患者伴有脑膜刺激征或精神萎靡；少数患儿有皮肤粟粒疹。

2. 辅助检查

（1）影像学 胸部X线检查：可见双肺密度、大小、分布均匀的粟粒结节阴影，纵隔或肺门可有肿大淋巴结或肺内原发病灶；胸部CT检查：有助于发现早期粟粒影；对于急性血行播散型肺结核患儿，应常规进行头颅CT检查，以尽早观察有无结核性脑膜炎的表现（如脑积水等）。

（2）结核菌免疫学试验 PPD试验或γ-干扰素释放试验阳性是重要诊断依据，病情重者PPD试验可呈假阴性反应。

（3）结核菌检测 胃液或痰液涂片抗酸染色阳性、分枝杆菌培养阳性或结核分枝杆菌核酸检测阳性，可确诊。

（4）脑脊液检查 急性血行播散型肺结核患者，应常规进行脑脊液检查，观察有无合并结核性脑膜炎。

（5）眼底检查 约有1/3患者可见脉络膜粟粒结节。

（6）皮肤粟粒疹压片 可做抗酸染色。

根据临床表现和影像学表现，结合结核菌素皮肤试验或γ-干扰素释放试验阳性以及有结核病密切接触史可临床诊断，皮肤粟粒疹抗酸染色阳性和眼底脉络膜粟粒结节可作为确诊指标。对PPD皮试阴性或疑难病例，可根据抗结核治疗有效反应或结核杆菌培养阳性做出诊断。

【治疗原则】

1. 抗结核药物

强化阶段一般采用异烟肼、甲哌利福霉素和吡嗪酰胺联合治疗3个月；重者可加用乙胺丁醇；巩固阶段继续应用异烟肼和甲哌利福霉素治疗6~9个月。

2. 激素治疗

对于有高热和中毒症状、肺部有弥漫粟粒影者，在抗结核同时可使用糖皮质激素，多用甲泼尼龙或泼尼松，总疗程2~4周。

3. 其他治疗

合并结核性脑膜炎时，按结核性脑膜炎治疗。

（李惠民　赵顺英）

第四节　结核性胸膜炎

结核性胸膜炎是原发肺结核较常见的合并症，多见于 3 岁以上儿童。多发生于原发肺结核 6 ~ 12 周，肺内胸膜下原发病灶或淋巴结干酪化侵及胸膜腔或因结核菌抗原侵入胸膜引发结核蛋白过敏所致。

【诊断标准】

1. 临床表现

（1）症状　起病可急可缓，发热，体温开始为 38 ~ 40℃，1 ~ 2 周后渐退为低热，同时有胸痛、疲乏、咳嗽及气促等，积液增多后胸痛渐消失。

（2）体征　可有胸腔积液体征，患侧呼吸运动受限，叩诊呈实音，听诊呼吸音减低。

2. 实验室检查

（1）胸腔积液检查　外观多为草绿色，白细胞轻至中度增高，多以淋巴细胞占优势，蛋白增高，糖含量正常或降低，乳酸脱氢酶轻度升高。胸腔积液腺苷脱氨酶升高对儿童诊断特异性不高。

（2）结核菌检测　胸腔积液或痰液涂片抗酸染色阳性、分枝杆菌培养阳性或结核分枝杆菌核酸检测阳性，可确诊，但阳性率低。

（3）结核菌免疫学试验　PPD 试验或 γ - 干扰素释放试验阳性是重要诊断依据。

3. 辅助检查

（1）胸部影像学　可发现胸腔积液，多为中量以上积液。观察胸膜有无肥厚以及肺结核征象。

（2）胸部 B 超　可对胸腔积液进行定位和定量检查，并观察有无包裹性积液。

（3）胸膜活检　疑难病例通过影像指导下的针吸活检或胸腔镜活检病理检查发现结核性肉芽肿或干酪性坏死，病变组织抗酸染色和培养发现抗酸杆菌有助于确诊。

根据发病年龄、临床表现、胸部影像学表现和胸腔积液检查，结合 PPD 试验阳性或结核病接触史可做出临床诊断。对 PPD 皮试阴性病例，可根据抗结核治疗有效反应、胸腔积液结核杆菌涂片或培养阳性或胸膜活检病理检查明确诊断。

【治疗原则】

1. 抗结核药物

强化阶段联合使用异烟肼、甲哌利福霉素和吡嗪酰胺 3 个月，较重病例加用乙胺丁醇或链霉素，维持治疗阶段继用异烟肼和甲哌利福霉素 3 ~ 6 个月。治疗期间注意监测肝肾功能，使用乙胺丁醇或链霉素必须知情同意，并监测听力和视力。

2. 糖皮质激素有利于促进胸腔积液吸收，减轻胸膜粘连

泼尼松 1 ~ 1.5mg/（kg·d），最大量不超过 45mg/d，2 ~ 3 周后根据胸腔积液吸收程度逐渐减量。

【临床操作标准】

胸腔穿刺术操作标准如下。

1. 适应证

（1）诊断性穿刺。

（2）大量胸腔积液、积气伴有压迫症状。

（3）结核性胸膜炎化学疗法后仍有较多积液者。

（4）肺炎后胸膜炎胸腔积液较多者。

（5）外伤性血气胸。

（6）脓胸反复抽脓、冲洗治疗。

2. 禁忌证

（1）病情危重，有严重出血倾向，大咯血。

（2）部位有炎症病灶。

（3）对麻醉药过敏者。

3. 操作方法

（1）准备

①患者准备

a. 向患儿和（或）监护人交代胸腔穿刺的目的、可能出现的意外情况及常见并发症，再次询问有无药物过敏史，签署知情同意书。

b. 安抚患儿，消除患儿紧张情绪。

c. 核对患儿姓名，将患儿送到经过消毒的治疗室。

d. 术前测量血压、脉搏。

②器械准备

胸穿包：连三通的胸穿针一个、孔巾一条、纱布、弯盘、钳子一把、巾钳两把、无菌小瓶 3~4 个，审核消毒日期。

器械车铺台：无菌钳、2% 碘伏、75% 乙醇（或安尔碘）、2% 利多卡因、注射器、棉签、胶布等。

（2）操作

①患儿取坐位，年长儿反坐于靠背椅上，椅背上放一枕头，两臂交叉置于椅背，头伏于前臂上。婴幼儿由助手抱于前胸，将患侧上肢抬高至头部，使肋间隙变宽。

②穿刺点　胸腔积液应在叩诊实音区的最低部，常用者为：肩胛下角线第 8 肋间、腋后线第 7 肋间、腋中线第 6 肋间，结合胸片。包裹性积液可由超声波定位。张力性气胸时将 16~20 号套管针于第 2 肋间、第 3 肋上缘与锁骨中线交界点进针。

③常规消毒穿刺处皮肤，盖以孔巾。穿刺者戴无菌手套，以 2% 利多卡因做局部麻醉至胸膜。以左手拇指及示指固定肋间皮肤，右手持连有橡皮管及三通管的穿刺针（穿刺时应注意三通管的方向，使穿刺针与外界不相通），沿肋骨上缘进入，如感阻力消失，则已进入胸腔。

④固定针头将橡皮管与 50ml 注射器连接，打开三通管，缓慢抽取胸腔积液，并分别注入常规、生化、培养等测定小瓶中。积液多时，可反复抽液，严防空气进入胸腔内。如脓液黏稠不易抽出时，可用无菌生理盐水反复冲洗。

⑤放液量多少视病情而定，年长儿一般不超过 500~600ml，以免造成纵隔突然摆动。

⑥操作完毕，拔出穿刺针，盖以方纱，压迫局部，再以胶布固定。

⑦返回病房后，观察穿刺部位渗液情况和生命体征。

4. 注意事项

（1）穿刺过程中，患儿如有胸痛、出汗、面色苍白、突然频咳、呼吸困难或抽液中含鲜血，则应立即停止穿刺，处理后使患儿平卧。

（2）血性胸腔积液疑诊恶性肿瘤，应送病理科找肿瘤细胞。

5. 并发症

感染、出血、气胸、血胸、肺挫伤或撕裂伤；刺破横膈、脾脏或肝脏；或造成支气管－胸膜瘘。

（李惠民　赵顺英）

第五节　支气管结核

支气管结核，又称支气管内膜结核（EBTB）为发生在下气道的结核感染，是结核菌侵入气管、支气管的黏膜和黏膜下组织而发生的管壁结核病变。

【诊断标准】

1. 临床表现

（1）症状　结核中毒症状及咳嗽、喘息、咯血和胸闷等症状。

（2）体征　多不明显。肺内听诊可有喘鸣音或呼吸音减低。

2. 辅助检查

（1）影像学　胸 X 线片或 CT 可显示支气管腔阻塞、狭窄，支气管淋巴结肿大，肺不张等。

（2）支气管镜检查　本病的确诊检查，根据气道内形态学改变分型如下。

①黏膜型　病初病变累及黏膜层，造成支气管黏膜的粗糙、充血、水肿、花斑、纵形皱褶、糜烂、溃疡、分泌物增多、血管走行粗乱及触之易出血等表现。

②干酪型　病变侵及黏膜下层，支气管镜下见有黏膜干酪坏死形成、黄白色点斑样病灶及脓苔不易脱落。

③管腔型　病变为黏膜下层纤维瘢痕组织增生所致，特点是管腔炎性狭窄、开口肿胀、不规则、闭塞、牵拉、移位、结核性肉芽组织增生、通气不畅、管腔牵拉、移位、窦道形成或有管外压迫、隆突转位等。

④混合型　即以上三型中的任何两型或三型并存。

根据临床有咳嗽、喘息、咯血和胸闷等症状，影像学显示支气管腔阻塞、狭窄，支气管淋巴结肿大和肺不张等，应怀疑本病，结合支气管镜下表现，结核病接触史，结核菌免疫学试验以及痰、胃液或支气管肺泡灌洗液结核杆菌检查可确诊。

【治疗原则】

1. 抗结核药物

强化阶段联合使用异烟肼、甲哌利福霉素和吡嗪酰胺 3 个月，必要时加用乙胺丁醇，维持治疗阶段继用异烟肼和甲哌利福霉素 6 个月。

2. 经支气管镜局部治疗

根据支气管结核的不同分型，采取不同措施。

（1）经支气管镜介入手术治疗

①对 EBTB 具有气道肉芽、干酪阻塞的患者，可进行经气管镜嵌取或微波等方法，清理气道和进行气管远端冲洗，扩张管腔，改善患者通气。

②对气管、支气管瘢痕挛缩造成的管腔狭窄，可经支气管镜用注水式柱状球囊扩张导管进行扩张术或置放支架，配合服用消除瘢痕药物，可取得明显的近期疗效。

（2）经支气管镜介入局部注药化疗　将抗结核药物直接注入到结核病灶内，使病灶局部药物浓度达到全身化疗无法达到的高浓度。虽然是表面用药，但通过渗透和局部组织吸收，对肉芽、病灶、支气管肺泡乃至空洞内的结核菌，起到直接杀灭的作用。局部注入常用抗结核药物为异烟肼和阿米卡星。

（李惠民　赵顺英）

第六节　结核性脑膜炎

结核性脑膜炎（结脑）是儿童结核病中最严重的临床类型，是肺部结核病变中结核菌通过血行播散到达颅内引起的感染。原发感染 1 年内、3 岁以内婴幼儿多见，若不及时诊断和治疗，可致死亡或遗留神经系统后遗症。

【诊断标准】

1. 临床表现

（1）症状　包括一般结核中毒症状和神经系统症状。后者包括：①脑膜刺激症状，可有恶心、呕吐和头痛；②脑神经损害症状，常见中枢性面神经及舌下神经麻痹，周围性面神经、动眼神经和外展神经麻痹；③脑实质受损症状，最常见偏瘫、失语、肢体异常运动、舞蹈样表现以及少见的尿崩症、肥胖、脑性失盐综合征等表现。④颅压增高现象，脑积水出现早且严重，是结脑颅压增高的主要原因，表现为头痛、呕吐、肌张力增高、惊厥、意识障碍以及出现脑疝危象；⑤脊髓障碍症状：表现为脊神经受刺激出现根性疼痛以及截瘫、大小便失禁或潴留等。

（2）临床分期

①前驱期（早期）　1~2 周。主要为结核中毒症状，患儿可有睡眠不安、烦躁好哭、精神呆滞、不喜游戏，年长儿可诉头痛，一般多轻微。

②脑膜刺激期（中期）　1~2 周。头痛持续并加重，伴呕吐，易激惹，烦躁或嗜睡交替出现，可有惊厥发作，但发作后意识尚清。此期患儿前囟饱满或膨隆，克氏征、布氏征及巴氏征阳性，浅层反射一般减弱或消失，腱反射亢进，此外常出现肌肉震颤及皮肤红色划痕等，可以出现脑神经麻痹、颅压增高和脑积水以及偏瘫症状。

③昏迷期　1~3 周。神志由意识蒙眬、半昏迷而进入昏迷，阵挛性或强直性痉挛发作频繁，颅压增高及脑积水症状更加明显，可呈角弓反张，去大脑或去皮质强直，终因呼吸和心血管运动中枢麻痹死亡。

（3）临床病型　分为以下 4 型。

①浆液型　其特点为浆液渗出物只局限于脑底，脑膜刺激症状和脑神经障碍不明

显，脑脊液改变轻微。多在粟粒性结核病常规腰穿时发现。

②颅底脑膜炎型　为最常见类型。炎性病变主要位于脑底，但浆液纤维蛋白性渗出物可较弥漫。临床有明显的脑膜刺激症状及脑神经障碍，可有程度不等的高颅压及脑积水症状，但没有脑局灶性症状，脑脊液有典型结核性脑膜炎变化。

③脑膜脑炎型　炎症病变从脑膜蔓延至脑实质。发生血管病变如闭塞性动脉内膜炎时，可见到脑梗死和软化，部分病例可见到单发或多发结核球，并可引起局灶性症状。可有脑室管膜炎；当炎症蔓延到延髓或压迫延髓时可出现迷走神经综合征而导致死亡。本型远较前两型为严重，病程长，常迁延伴恶化及复发，预后差，常留有神经后遗症。

④结核性脑脊髓膜炎（或简称脊髓型）　炎症病变不仅局限于脑膜和脑实质，且蔓延到脊髓膜及脊髓。除脑和脑膜症状外，又有脊髓及神经根的障碍，如截瘫、腱反射亢进、括约肌功能障碍（尿潴留、顽固性便秘或大小便失禁）等。脑脊液通路梗阻：有明显的蛋白－细胞分离现象，脑脊液可呈黄色，蛋白达 10g/L 以上，病程长，预后不良。

2. 辅助检查

（1）脑脊液　外观早期多为无色透明，而中期或晚期可为浑浊，呈毛玻璃样，浅黄或橙黄色。白细胞轻中度增高，多以淋巴细胞占优势，但在急性期或恶化期可以中性粒细胞占优势。蛋白增高，糖含量降低，氯化物下降。糖和氯化物同时降低是结核性脑膜炎的典型改变。脑脊液涂片抗酸染色、分枝杆菌培养或结核分枝杆菌核酸检测阳性可确诊，但阳性率低，脑脊液静置 12～24 小时后可形成蜘蛛网状膜，可提高涂片阳性率。

（2）结核菌免疫学试验　PPD 试验或 γ－干扰素释放试验阳性是重要诊断依据。

（3）影像学检查　头颅 CT 直接征象为基底池变窄，脑膜广泛密度增强，脑实质广泛粟粒状结核灶或多发脑结核球；间接征象为脑积水，脑梗死、脑水肿和结核性脑脓肿等。头颅 MRI 表现脑基底池闭塞及明显强化，结核斑、脑积水和局部脑缺血和脑梗塞，MRA 可显示梗死血管。胸部 X 线和 CT 可发现原发性肺结核、急性血行播散型肺结核以及钙化灶。

根据临床表现、脑脊液检查、头颅和胸部影像学表现、结合 PPD 试验阳性和结核病接触史可做出临床诊断。对于疑难病例，可根据有无肺结核、抗结核治疗反应以及脑脊液结核杆菌培养阳性做出诊断。

【治疗原则】

1. 一般治疗

严格卧床休息；营养丰富，保证入量，昏迷患儿应用鼻饲法；精心护理患儿眼睛及皮肤黏膜，防止皮肤褥疮；纠正电解质紊乱。

2. 抗结核药物

强化期联合应用异烟肼、甲哌利福霉素、吡嗪酰胺和乙胺丁醇或链霉素四联 3～6 个月抗结核，巩固期继续应用异烟肼和甲哌利福霉素，疗程 1～1.5 年或至少脑脊液正常后半年。对于耐多药结核性脑膜炎可选用易透过血－脑屏障的二线抗结核药物如丙硫异烟胺、利奈唑胺和喹诺酮类药物。

3. 糖皮质激素

具有抗炎、减轻脑水肿和降低颅内压等作用，常用甲泼尼龙和泼尼松。泼尼松 1.5 ~ 2mg/（kg·d），最大量 45mg/d，疗程 4 ~ 6 周，体温正常和脑脊液好转后缓慢减量，总疗程 8 ~ 12 周。

4. 脑积水的治疗

（1）侧脑室穿刺引流术　适用于急性脑积水，用其他降颅压措施无效或疑有脑疝形成时。持续引流时间为 1 ~ 3 周。

（2）高渗液的应用　常用 20% 甘露醇和甘油果糖。

（3）醋氮酰胺　可减少脑脊液生成，降低颅压，易发生代谢性酸中毒，需同服碳酸氢钠。剂量为 20 ~ 40mg/（kg·d），分 2 ~ 3 次口服，疗程可数周至半年。

（4）脑室腹腔分流术　对于梗阻性脑积水，在炎症基本控制时可进行脑室腹腔分流术。

【临床操作标准】

侧脑室穿刺及引流术操作标准。

1. 适应证

（1）脑积水、病情危重而不能立即手术加以解除者。

（2）颅后窝占位性病变、颅内粘连、导水管梗阻导致侧脑室扩大，具有严重颅高压征象或出现脑疝危象，进行减压放液。

（3）脑室内注入抗菌药物，治疗脑室内膜炎。

（4）用于脑室内出血的治疗。

（5）用于脑室造影，对颅内肿瘤或其他脑室系统梗阻性疾病进行诊断。

（6）颅后窝手术时，先进行脑室穿刺减压，可减少手术损伤，改善手术显露。

（7）颅脑手术后，在颅高压监护过程中，如发现颅高压急剧升高，可通过引流管放液，降低颅内压。

2. 禁忌证

（1）穿刺部位局部感染。

（2）有严重出血倾向，有凝血功能障碍者。

（3）脑脓肿如靠近脑室，有时因脑室穿刺放液而造成脓肿破入脑室。

（4）广泛性脑水肿、脑室狭小者。

3. 操作方法

（1）准备

①患者准备　a. 术前检查：凝血指标正常；b. 向患儿和（或）监护人交代侧脑室穿刺的目的、可能出现的意外情况及常见并发症，再次询问有无药物过敏史，签署知情同意书；c. 核对患儿姓名，将患儿送到经过消毒的治疗室；d. 患儿剃去顶部头发，约束于仰卧位，头靠台端；e. 术前测量血压、脉搏。

②器械准备　a. 穿刺器械：颅骨椎、脑室穿刺针（较粗的长套管针或腰穿针）；b. 引流设置：引流管、引流袋（瓶）、三通、测压管（器）；c. 固定装置；d. 消毒剂、无菌敷料（孔巾、纱布等）。

（2）操作

①皮肤消毒、铺无菌孔巾。

②穿刺方法　a. 前囟未闭合者：患儿取仰卧位，用两手持针在前囟两侧角连线距离中线 1~1.5cm 处，垂直头皮推进至调好的深度。进针时用两示指抵住头部，应固守一个方向，避免针头摇动损伤脑组织，取出针芯，观察有无脑脊液流出，可稍调节深浅至有脑脊液流出。b. 前囟已闭者：患儿取仰卧位，在鼻根正中向上 11~13cm 与双耳尖经头顶的连线交点，旁开 1~1.5cm 处或发际内 2cm，中线旁开 1.5cm，局麻后以粗 2~2.5mm 的三棱钻穿刺头皮，抵颅骨后，开始钻骨孔直至钻透，取穿刺针自小孔送入，垂直或稍向内侧刺入，向想象的双外耳道连线方向平行刺入，动作应平稳而缓慢，并注意阻力的变化，4~5cm 即可入脑室，拔出针芯会有脑脊液留出。骨锥应于穿刺前将保险调至适当长度（1~1.5cm）并固定好。

③固定　用缝针或胶布固定穿刺针。如使用腰穿针可将针穿于无菌小瓶盖上，以便固定。

④连接穿刺针引流管及引流袋，调整好引流袋瓶的高度。

4. 注意事项

（1）进针过程中，应固守一个方向，避免针头摇动，损伤脑组织。若一次未成功，应将穿刺针拔出后，再重新改变方向穿刺，应尽量参考相关影像学检查进行穿刺。

（2）脑室引流患者应单间放置，引流装置保留 10 天至 3 周，不能超过 1 月，应每日观察引流情况，避免头部过度活动。每日或隔日更换敷料，用碘伏湿敷穿刺针周围。

（3）及时更换引流瓶（袋），每日统计引流量。

（4）侧脑室注射时严格执行无菌操作，放出脑脊液时应缓慢。注射药物应严格掌握适应证。

（5）做侧脑室穿刺的婴幼儿，如不合作需镇静。

5. 并发症及处理

（1）颅内出血，严重的应行开颅手术。

（2）穿刺后伤口脑脊液漏和头皮下积液，需局部无菌处理并加压包扎。

（3）拔除穿刺针后，如出现漏液应尽早缝合一针，避免颅内感染。

（李惠民　赵顺英）

第七节　腹腔结核病

腹腔结核病包括胃、肝、脾、肠、腹膜及肠系膜淋巴结结核，其中以肠、腹膜及肠系膜淋巴结结核为多见。腹腔结核病可由饮用带结核杆菌的牛奶、接触被结核杆菌污染过的食具或物品以及吞咽带菌痰液经消化道传染；或因全身粟粒结核病血行播散至腹部；或因腹腔内淋巴结结核经淋巴管逆流侵犯腹腔内淋巴结所致。

【诊断标准】

1. 临床表现

（1）症状　主要分为全身症状和消化道症状。全身症状包括结核中毒症状和肠外结核的症状；消化道症状有腹胀，腹痛，腹泻，呕吐，便秘，肝、腹部包块和肝、脾大等。腹痛可在脐上、脐周、下腹部尤其右下腹部，呈阵发性疼痛，有肠狭窄时可能发生不全性或完全性肠梗阻。

（2）体征　视诊和触诊可见腹壁轻度紧张和膨隆，触诊可发现典型的压痛点。出现肠梗阻时，腹部出现肠型和蠕动波。结核性腹膜炎分型不同，症状体征互有差别。①渗出型：叩诊移动性浊音阳性，积液增多后腹部呈球状，腹部触诊有波动感，可伴有腹壁静脉怒张，下肢水肿；②粘连型：主要体征为腹膨隆和胀气，有时肠蠕动增强，触诊腹部柔韧有揉面感，可触到大小不等的肿块；③干酪溃疡型：腹部触诊柔韧或呈板状，腹肌紧张，有轻度反跳痛。

2. 实验室检查

（1）影像学　腹部 X 线平片可发现钙化灶。腹部 CT 能发现肿大的淋巴结与钙化灶，并能准确定位。腹部 B 超对腹部的积液、结节、包块或钙化灶有较高的检出率。X线钡剂造影检查包括口服钡餐或钡灌肠检查，对肠结核诊断有重要价值。

（2）结核菌免疫学试验　PPD 试验或 γ－干扰素释放试验阳性是重要诊断依据。

（3）腹腔积液检查　为草黄色浆液性或浆液纤维素性渗出液，少数呈血性或乳糜样。腹腔积液涂片抗酸染色、分枝杆菌培养或结核分枝杆菌核酸检测阳性可确诊。

（4）活检病理检查　疑难病例通过腹膜活检或肠镜活检病理检查发现结核性肉芽肿或干酪性坏死，病变组织抗酸染色和培养发现抗酸杆菌有助于确诊。

【治疗原则】

（1）抗结核药物　强化阶段联合使用异烟肼、甲哌利福霉素和吡嗪酰胺 3 个月，较重病例加用乙胺丁醇，维持治疗阶段继用异烟肼和甲哌利福霉素 3～6 个月。

（2）辅助治疗　重视营养疗法，食用少渣、软性食物，发生肠狭窄及肠梗阻时应禁食，视病情需要而行胃及十二指肠减压，注意维持水及电解质平衡。

（3）对于渗出型腹膜炎，加用糖皮质激素治疗可促进腹腔积液吸收及减少粘连发生，如同时合并肠结核时应禁用糖皮质激素。

（4）肠狭窄、肠梗阻内科治疗无效或发生肠穿孔时应实施外科手术。

【临床操作标准】

腹腔穿刺术操作标准。

1. 适应证

（1）诊断性穿刺以明确腹腔积液的性质并进行病原学或组织病理学检查等。

（2）大量腹腔积液压迫，导致呼吸困难者，可以穿刺放液，缓解症状。

（3）某些疾病需要腹腔注射药物治疗或进行腹腔积液浓缩回输治疗者。

2. 禁忌证

（1）病情垂危，有昏迷先兆者或有严重出血倾向者。

（2）严重腹胀者。

（3）腹腔广泛粘连者。

（4）疑有卵巢巨大囊肿者。

3. 操作方法

（1）准备

①患者准备

a. 向患儿和（或）监护人交代腹腔穿刺目的、可能出现的意外情况及常见并发症，再次询问有无药物过敏史，签署知情同意书。

b. 核对患儿姓名，安抚患儿，消除患者紧张情绪。

c. 嘱患儿排空尿液。

d. 如取侧卧位穿刺，患儿应卧向穿刺侧2~3分钟，使腹腔液体积集在穿刺处。

②器械准备 清洁盘一套、腹腔穿刺包一只、无菌小瓶4个（或据检查项目增减，留送常规、生化、细菌培养、病理标本，必要时酌加抗凝剂）、引流袋一个（腹腔放液时用）、腹带及各种急救药品。

（2）操作

①患儿坐在靠背椅上或平卧稍向左倾斜，腹腔积液量少者，则采取侧卧位。

②可选脐与髂前上棘连线的外1/3处（通常选择左侧）为穿刺点或脐与耻骨联合中点（宜避开白线）。

③常规皮肤消毒 术者戴无菌手套，铺无菌洞巾，局部麻醉达壁腹膜。穿刺针于穿刺点与腹壁呈垂直方向进针，逐步刺入腹壁。进入腹腔有落空感时，再进针1~2cm抽吸，若未能抽出液体，则改变进针角度和深度，边退边抽，抽取液体后拔出穿刺针，按压针孔，盖上无菌纱布。若需放液可于针尾接引流管，引腹腔积液入容器内，亦可由针管注入药物治疗。

④腹腔放液减压时，穿刺针外连消毒橡皮管，先用止血钳夹住橡皮管，穿刺针进入腹腔，待腹腔积液自然流出后，再放液于容器内，放液完毕后，用力按压局部，无菌纱布覆盖，缚紧腹带。

⑤术毕拔针，局部无菌纱布覆盖，胶布固定。

4. 注意事项

（1）术前嘱患儿先排空尿液，以免刺破膀胱。

（2）穿刺针误刺入肠腔，不可拔针，应尽量抽空直至不能抽出肠内容物为止，以免肠液漏至腹腔内，抽吸至无张力时再拔针。

（3）放液速度不宜过快，放液量不宜过多，一般每次不超过1000ml，以免因腹压骤减发生休克及水、电解质、血浆蛋白大量丢失，故除特殊情况外，一般不予放液。

（4）腹腔积液为血性者于取得标本后，应停止抽吸或放液。

（5）术后注意观察生命体征、腹痛、腹胀、腹围等变化情况。放液术后，患者应卧床休息至少12小时。

（李惠民 赵顺英）

第八节　结核病常用药物

药名	适应证	禁忌证	剂量和疗程	不良反应和处理
异烟肼	全身各脏器、各类型的结核病	肝炎及严重肝功能损害者、精神病及癫痫患者禁用	口服，10mg/(kg·d)，最大量300mg/d，一般疗程6~12个月，不同类型结核病疗程不同	胃肠道反应、肝脏毒性反应、周围性神经炎、中枢神经系统障碍；其他不良反应：如药物热、皮疹、嗜酸细胞增多等；血液系统改变；内分泌障碍等
甲哌利福霉素	全身各脏器、各类型的结核病	肝功能不全者慎用。肝功能严重损害及胆管阻塞时禁用	口服，10~15mg/(kg·d)，最大量450mg/d，一般疗程6~9个月，不同类型结核病疗程不同	消化道反应、肝、肾毒性、过敏反应，血流学异常
吡嗪酰胺	全身各脏器、各类型的结核病	有痛风素质或家族史、高尿酸血症、糖尿病、胃溃疡、肝肾功能不全及卟啉血症患者应慎用	口服，25~30mg/(kg·d)，分2~3次服用，一般疗程3月	胃肠道反应、肝脏毒性反应、高尿酸血症、关节痛、血流学改变；其他反应：偶可出现过敏反应，偶可诱发溃疡病发作
链霉素	各种活动性结核，尤其是急性粟粒性肺结核	有严重心、肾疾病、听力异常者慎用	肌内注射，15~20mg/(kg·d)，最大量0.75/d，第1月每日1次，第2月隔日1次	听神经损害、肾脏损害、过敏反应、血液学改变；其他：如口周围麻木感
乙胺丁醇	适用于各种类型结核病	对本品过敏者、已知视神经炎患者、乙醇中毒者及年龄<6岁者，对高尿酸血症、有痛风素质、糖尿病患者，慎用或不用	口服，15~20mg/kg，一日1次	视神经炎、胃肠道反应、神经系统病变、过敏反应，偶可引起高尿酸血症，有时可见低钙血症及血糖升高
丙硫异烟胺	一线抗结核药无效或怀疑耐药结核感染	肝病及糖尿病患者慎用或不用	口服，4~5mg/(kg·次)，一日3次	胃肠道反应、肝功能障碍、神经–精神障碍（如抑郁等）、视物模糊或视力减退等
利奈唑胺	耐药结核病	对本品过敏者，合用单胺氧化酶抑制剂和5–羟色胺类药物禁用	静脉或口服，12岁以下，10mg/kg，每日2次；12岁及以上，10mg/kg，每日1次，最大600mg	骨髓抑制（贫血、白细胞减少和血小板减少）、乳酸酸中毒、视神经病和周围神经病、胰腺炎、过敏、低血糖
激素	粟粒性肺结核、支气管结核肿大淋巴结压迫气道、结核性脑膜炎、结核性胸膜炎、结核性腹膜炎、结核性心包炎	高血压及应激性溃疡，合并真菌感染及带状疱疹时慎用	甲泼尼龙或泼尼松1~2mg/(kg·d)	水、钠潴留，诱发感染、消化性溃疡、血糖升高等

（李惠民　赵顺英）

第十二章　风湿性疾病

　　风湿病是指一大类以关节为主侵犯全身结缔组织的疾病。它包括的疾病有 200 多种，涉及所有骨关节和肌肉及其他结缔组织的（疼痛性）疾病，风湿病学是一门与多专业有关的边缘学科，涉及内科、儿科、骨科、皮肤科、五官科、神经科、中医科以及病理、生理、生化、代谢、免疫和遗传等许多临床和基础学科。现代风湿病学的概念远远超出了传统的风湿病范畴，它包括了风湿病、自身免疫病、结缔组织病、代谢性疾病、遗传性疾病、内分泌疾病及感染性疾病等多种疾病。

　　现代含义的风湿性疾病是泛指影响骨、软骨、关节及其周围软组织、肌肉、滑囊、肌腱、筋膜等的一组疾病，其发病原因可以是由于感染性（如莱姆病）、免疫性（如类风湿关节炎、系统性红斑狼疮）、内分泌性（肢端肥大、甲状旁腺功能亢进）、代谢性（如痛风等结晶性关节炎）、遗传性（如黏多糖病、先天性软骨发育不全）、肿瘤性（如骨瘤、多发性骨髓瘤）、退化性（如骨性关节炎）以及地理环境（如大骨节病）等因素所引起。

一、儿童时期炎症性风湿性疾病

（一）关节炎症病变

（1）慢性关节病　包括幼年特发性关节炎。

（2）与感染因素相关的关节炎　感染性关节炎［由细菌、螺旋体（莱姆病）、病毒等引起］。

（3）反应性关节炎　如急性风湿热、肠道感染后、泌尿生殖系感染后等。

（二）弥漫性结缔组织疾病

（1）系统性红斑狼疮。

（2）幼年皮肌炎。

（3）硬皮病　包括系统性硬化症、局限性硬皮病、混合结缔组织病和嗜酸性筋膜炎等。

（三）系统性血管炎

（1）多发性大动脉炎。

（2）结节性多动脉炎、川崎病和显微镜下多血管炎等。

（3）白细胞破碎性血管炎（过敏性紫癜、过敏性血管炎等）。

（4）肉芽肿性血管炎（变态反应性肉芽肿、韦格纳肉芽肿病等）。

（5）巨细胞动脉炎（大动脉炎、颞动脉炎）。

（四）自身炎症性疾病

（1）Cryopyrin 相关周期性综合征（CAPS）。

（2）家族性地中海热（FMF）。

（3）化脓性无菌性关节炎－坏疽性脓皮病－痤疮（PAPA）综合征。

（4）NOD2 相关自身炎症性疾病综合征。

（5）高 IgD 综合征（HIDS）。

（6）肿瘤坏死因子受体相关周期性综合征（TRAPS）。

（7）NLRP 炎性小体病。

（8）其他。

（五）免疫缺陷相关的关节炎和结缔组织病

（1）补体成分缺陷。

（2）抗体缺陷综合征。

（3）细胞介导免疫缺陷。

二、非炎症性病症

（1）良性关节过度活动综合征。

（2）疼痛扩散综合征和相关的病症。

（3）生长痛。

（4）原发性纤维肌痛综合征。

（5）反射性交感神经营养不良。

（6）急性一过性骨质疏松症。

（7）红斑性肢痛症。

第一节　幼年特发性关节炎

幼年特发性关节炎（JIA）是儿童时期常见的结缔组织病，以慢性关节炎为其主要特征，并伴有全身多系统受累，也是造成小儿致残和失明的首要原因。2001 年国际风湿病联盟提出并修订了 JIA 的分类（表 12 - 1），取代了以前的命名。JIA 的定义是指16 岁以前起病，持续 6 周或 6 周以上的单关节炎或多关节炎，并除外其他已知原因。JIA 每一类都需除外其他可能的疾病。这一分类方法以主要的临床和实验室特征为基础，定义了特发性的儿童时期关节炎的不同类型。

表 12 - 1　JIA 的国际风湿病联盟分类标准

分类	定义	需要排除的情况
全身型 JIA	关节炎≥1 个关节，发热至少 2 周（弛张热*），至少持续 3 天，伴有以下一项或以上的症状： 1. 间断出现的（非固定性的）红斑样皮疹 2. 全身淋巴结肿大 3. 肝和（或）脾增大 4. 浆膜炎#	A. 银屑病或患者或一级亲属有银屑病病史 B. 大于 6 岁、HLA - B27 阳性的男性关节炎患者 C. 患强直性脊柱炎、附着点炎症相关的关节炎、伴炎症性肠病的骶髂关节炎、瑞特综合征或急性前葡萄膜炎或一级亲属中有上述疾病之一 D. 至少 2 次类风湿因子 IgM 阳性，两次间隔至少 3 个月

分类	定义	需要排除的情况
少关节型 JIA	发病最初 6 个月 1～4 个关节受累。分两个亚类： 1. 持续性少关节型—整个疾病过程中受累关节数 ≤ 4 个 2. 扩展性少关节型—病程 6 个月后受累关节数 >4 个	上述 A、B、C、D， E. 有全身型 JIA 的表现
多关节型 JIA（RF 阴性）	发病最初 6 个月，受累关节≥5 个，RF 阴性	A、B、C、D、E
多关节型 JIA（RF 阳性）	发病最初 6 个月受累关节≥5 个；在疾病的前 6 个月 RF 阳性≥2 次，两次间隔至少 3 个月	A、B、C、E
银屑病关节炎	关节炎合并银屑病或关节炎合并以下至少两项 1. 指（趾）炎& 2. 指甲凹陷或指甲脱离ˇ 3. 一级亲属患银屑病	B、C、D、E
与附着点炎症相关的关节炎	关节炎和附着点炎症ʡ或关节炎或附着点炎症伴以下至少两项 1. 骶髂关节压痛或炎症性腰骶部疼痛ˋ或既往有上述疾病 2. HLA－B27 阳性 3. 6 岁以后发病的男性关节炎患者 4. 急性（症状性）前葡萄膜炎 5. 一级亲属中有强直性脊柱炎、与附着点炎症相关的关节炎、伴炎症性肠病的骶髂关节炎、瑞特综合征或急性前葡萄膜炎病史	A、D、E
未分化关节炎	不符合上述任何一项或符合上述两类以上的关节炎	

* 弛张热定义为一天中体温峰值可达 39℃，两个峰值之间体温可下降至 37℃。

浆膜炎包括心包炎、胸膜炎、腹膜炎或同时具备三者。

& 指（趾）炎指至少 1 个指趾肿胀，常呈非对称性分布，并可延伸至指趾端。

ˇ 任何时候出现一个或一个以上指甲至少两处凹陷。

ʡ 附着点炎症指肌腱、韧带、关节囊或骨筋膜附着处压痛。

ˋ 炎症性腰骶部疼痛指腰骶部疼痛伴有晨僵，活动后减轻。

RF：类风湿因子。

【流行病学】

JIA 于 16 岁以前发病。1～3 岁幼儿高发，女童更多见，其发病率约为平均发病率的 2 倍。男童发病年龄跨度大，发病高峰在 8～10 岁。全身型 JIA 是一个特例，其男女发病率比为 1：1，JIA 的患病率为每年每 10 万儿童中有 15 人患病。

【病因和发病机制】

病因尚未明确，一般认为本病的病因可能与免疫遗传的易感性和外源性因素有关，推测外源性因素可能为感染、外伤或环境因素。

1. 免疫遗传因素 研究表明单卵双胎的儿童其疾病发生情况高度一致。JIA 患儿的一级亲属患自身免疫病的概率远高于正常对照组。JIA 的遗传易感性及表型是由多基因决定的。

2. 外源性因素 关节外伤和创伤、环境影响（如潮湿与气候变化）、心理刺激、微生物感染等均可成为本病的诱因。

本病的发病机制可能为：在感染及环境因素影响下，易感个体出现体液免疫和细胞免疫的异常，如部分病例血清中存在抗核抗体和类风湿因子，一些病例的血清和滑膜液中 TNF－α、IL－1、IL－2、IL－4 和 IL－6 等增高。关节局部炎性细胞浸润，释放炎性因子；体内自身抗体形成及补体活化，自身抗体与抗原形成免疫复合物沉积于组织而出现病理改变，如滑膜增殖和软骨破坏等。

【病理】

关节病变以慢性非化脓性滑膜炎为特征，受累滑膜的滑膜绒毛肥大，滑膜衬里细胞层的细胞增生。滑膜下组织充血水肿，通常有大量血管内皮细胞增生以及淋巴细胞和浆细胞浸润，这些可导致血管翳的形成及关节软骨的进行性侵蚀和破坏。皮疹是 JIA 的重要特征之一，其病理学改变为皮下组织的毛细血管和小静脉周围的淋巴细胞浸润。非滤泡性增生可引起淋巴结和脾脏增大。

【各亚型的特点】

JIA 是一组异质性疾病，JIA 的特点（包括临床表型、实验室检查、诊断及治疗）均不完全相同，下面就从这些方面对常见亚型分别进行叙述。

一、全身型幼年特发性关节炎

全身型幼年特发性关节炎（sJIA）定义为关节炎伴随全身临床症状，典型的弛张热，每日高峰超过 39℃ 或更高，持续时间超过 2 周，至少合并以下症状之一：易消散的皮疹，淋巴结肿大，多有浆膜炎或肝、脾大。sJIA 可发生于任何年龄，但以 5 岁以前略多见，无明显性别差异。sJIA 的发病率大约是 10/10 万，约占 JIA 患儿 10%。本型的特点为起病多急骤，伴有明显的全身症状。

【诊断标准】

1. 临床表现

（1）发热　弛张型高热是此型的特点，体温每日波动于 36～41℃ 之间，骤升骤降，一日内可出现 1～2 次高峰，高热时可伴寒战和全身中毒症状，如乏力、食欲减退、肌肉和关节疼痛等，热退后患儿活动如常，无明显痛苦。发热可持续数周至数月，自然缓解后常复发。

（2）皮疹　也是此型典型症状，具有诊断意义，其特征为于发热时出现，随着体温升降而出现或消褪。皮疹呈淡红色斑丘疹，可融合成片。可见于身体任何部位，但以胸部和四肢近端多见。

（3）关节症状　关节痛或关节炎是主要症状之一。发生率在 80% 以上。可为多关节炎或少关节炎。常在发热时加剧，热退后减轻或缓解。以膝关节最常受累，手指关节、腕、肘、肩、踝关节也常受侵犯。反复发作数年后，部分患儿可形成关节强直。关节症状既可首发，又可在急性发病数月或数年后才出现。半数以上患儿有不同程度肌肉酸痛，多在发热时明显。

（4）肝、脾及淋巴结肿大约半数病例有肝、脾大，可伴有轻度肝功能异常，少数患儿可出现黄疸。体温正常后肝、脾可缩小。多数患儿可有全身淋巴结肿大，肠系膜淋巴结肿大时可出现腹痛。

（5）胸膜炎及心包炎约 1/3 患儿出现胸膜炎或心包炎，但无明显症状，心肌也可受累，但罕见心内膜炎。少数患儿可有间质性肺炎。

（6）神经系统症状　部分患儿出现脑膜刺激症状及脑病的表现，如头痛、呕吐、抽搐、脑脊液压力增高及脑电图改变。

2. 实验室检查

目前 sJIA 没有特异性的实验室检查，但可表现为：白细胞和中性细胞分类明显升高，白细胞可高达（$30 \sim 50$）$\times 10^9$/L，并有核左移；中等度低色素、正常红细胞贫血；血小板增高，特别是病情加剧者。CRP、ESR 明显增高。重症患儿可有肝酶、血清铁蛋白、凝血功能及电解质异常，并伴有多克隆高球蛋白血症。尽管没有特异性自身抗体，但类风湿因子和补体水平作为急性期反应物可正常或升高，而通过骨髓穿刺等其他实验室检查可排除其他疾病。

3. 辅助检查

由于 sJIA 是一种以全身高炎性状态为主要表现的特殊亚型，病情活动度高时，关节超声、核磁可表现为关节腔积液、软组织肿胀或关节滑膜增厚等关节炎表现；同时可出现肺部非特异性改变，如肺纹理增多、间实质浸润、胸膜增厚、轻度胸腔积液或纵隔淋巴结增多等表现；关节 X 线片多数病例无特异性改变；心脏电生理检查多正常，偶伴有心电图 ST 段改变或窦性心动过速等；骨髓细胞学检查可见骨髓增生活跃伴轻度核左移，偶见细胞内中毒颗粒，亦为非特征性改变。总之，该类患者辅助检查结果缺乏特异性，需要结合临床症状和体征综合判断。

4. 鉴别诊断

许多疾病的表现与 sJIA 相似（表 12 – 2），需注意鉴别。

表 12 – 2　全身型幼年特发性关节炎的鉴别诊断

疾病	与全身型 JIA 鉴别特点
感染	血培养、PCR 或特异抗原检测阳性；持续性或不规则发热，间断发热；各种皮疹（非全身型 JIA 典型皮疹）
白血病	间断发热；骨痛；全身症状明显
神经母细胞瘤	间断发热；持续性多器官受累
CINCA 或 NOMID	固定皮疹；波状热；神经系统并发症
川崎病	固定皮疹；皮肤黏膜症状；冠脉扩张
其他原发性血管炎	波状热；固定、疼痛的皮疹或紫癜；持续性多器官受累；肾脏受累
SLE	持续或间断发热；ANA、dsDNA 阳性；血细胞减少；其他系统受累

ANA：抗核抗体；CINCA：慢性婴儿神经皮肤关节综合征；dsDNA：双链 DNA；NOMID：新生儿发病多系统炎性疾病；PCR：聚合酶链反应；SLE：系统性红斑狼疮。

【治疗原则】

sJIA 轻者只需要口服非甾体抗炎药（NSAIDs），如表 12 – 3 所示。若发热和关节炎未能为足量非甾抗炎药物所控制时，可加服泼尼松每日 $0.5 \sim 1$mg/kg，一次顿服或分次服用。一旦得到控制时即逐渐减量而停药。合并心包炎则需大剂量泼尼松治疗，剂量为每日 2mg/kg，分 3 ~ 4 次口服，待控制后逐渐减量至停药或甲泼尼龙冲击，剂量为 $10 \sim 30$mg/kg，最大量不超过 1000mg，每日 1 剂，连续 3 天或隔日 1 剂，共 3 剂，随后给予小剂量的泼尼松口服。

表 12 – 3　儿童常用 NSAIDs 一览表

药物	开始年龄	剂量	用法	最大量
萘普生	2 岁	10 ~ 15mg/(kg·d)	每日 2 次	1000mg/d
布洛芬	6 月	30 ~ 40mg/(kg·d)	每日 3 ~ 4 次	2400mg/d
美洛昔康	2 岁	0.25mg/(kg·d)	每日 1 次	15mg/d
吲哚美辛	新生儿	1.5 ~ 3mg/(kg·d)	每日 3 次	200mg/d
塞莱昔布	2 岁	6 ~ 12mg/(kg·d)	每日 2 次	400mg/d

对于 NSAIDs 的选择因人而异，每个个体对 NSAIDs 的疗效反应并不一致，如果用药 4 周无效时，换用另一种 NSAIDs 可能会有效，但避免两种 NSAIDs 同时应用，以免增加其不良反应。布洛芬为最常用的 NSAIDs，胃肠道不良反应轻微，较易耐受。和成人相比，儿童应用 NSAIDs 时的胃肠道不良反应相对较轻，所以通常选用传统的 NSAIDs 用于 JIA 的治疗，大部分患儿均可耐受。值得注意的是，个别儿童可能对 NSAIDs 过敏，严重者表现为渗出性多形红斑，可有多脏器功能损害，眼结膜严重受累可能致盲，所以用时需询问过敏史。

通常需要联合应用改善病情抗风湿药（DMARDs）或生物制剂，常用 DMARDS 包括甲氨蝶呤、环孢素 A。甲氨蝶呤（MTX）剂量为每周 10 ~ 15mg/m² 口服，如口服效果不好或出现恶心、呕吐以及氨基转移酶增高，可改为皮下注射。环孢素 A 剂量为每日 2 ~ 3mg/kg，分 2 次服用，定期查血常规和肝功能；重症患者静脉应用时，剂量最大 5 ~ 6mg/(kg·d)，需要密切监测血药浓度。其他免疫抑制剂可选用环磷酰胺和硫唑嘌呤，均需定期查血常规和肝功能。有些改善病情抗风湿药有诱发全身型 JIA 并发 MAS 的可能（如柳氮磺胺嘧啶、甲氨蝶呤），值得注意。IL – 6 结抗体如托珠单抗，一般不用于急性期病情活动度高、全身炎性反应重的患者，对于难治性激素减量困难的患者，应用剂量 8 ~ 12mg/(kg·次)，每 2 周 1 次；TNF – α 抑制剂依那西全身型 JIA 的疗效不如多关节型。

【预后】

全身型 JIA 在严重度、病程、预后方面存在异质性。它可表现为单次发病，2 ~ 4 年内病情缓解；反复发作，以全身症状伴轻度关节炎为特点；或是持续存在破坏性关节炎，通常在全身症状控制后更为突出。重症患儿可以在任何时间以关节外症状出现疾病的复发，尽管正规治疗仍表现为活动性关节炎直至成人期。总之，全身型 JIA 预后较差，多数患儿会有长期的功能残疾。目前认为全身型 JIA 的病死率仍高于其他亚型的 JIA。

附：巨噬细胞活化综合征

巨噬细胞活化综合征（MAS）是一种严重的有潜在生命危险的风湿性疾病的并发症，可以并发于各种风湿性疾病，但最常并发于 sJIA。引起 MAS 的原因并不十分清楚，可能与患者本身免疫细胞功能紊乱有关。MAS 的确切发病机制并不完全清楚，T 淋巴细胞和分化完好的巨噬细胞的增生和过度活化是 MAS 发病的基础，持续的过度增生可以造成细胞因子，如 TNF – α、IL – 1、IL – 6 在短期内的瀑布样释放，导致了 MAS 的临床特征和实验室改变。

【诊断标准】

1. 临床表现

不可缓解的高热，往往持续不退，有的表现为 sJIA 时的弛张热，但多为稽留热，持续高热常常是 MAS 的首发症状。

肝、脾大，淋巴结增大，增大程度具体病例不同；肝功能急剧恶化，可以表现为恶心、呕吐、黄疸，肝酶在短期内迅速增高，并可以出现肝脏其他代谢功能紊乱。

皮肤黏膜易出血现象，可以表现为紫癜、易损伤、黏膜出血，消化道出血，也可能出现弥漫性血管内凝血（DIC）。

中枢神经系统功能障碍，可以有嗜睡、烦躁、定向力障碍、头痛、抽搐、昏迷，偶有肾脏、肺脏及心脏受累。

该病的临床表现的程度变化非常大，可以非常严重，由于脑功能、心脏功能、呼吸功能和肾脏功能衰竭而入 ICU，也可以仅表现为持续发热，不伴有明显的器官增大、血常规相对降低以及轻微的凝血功能障碍。

2. 实验室检查

（1）末梢血细胞减低，可以是白细胞减低、贫血、血小板减低，一系或三系减低。

（2）血清肝酶增高，ALT、AST、GGT 等增高，可有血胆红素增高。

（3）凝血功能异常，可有 PT、APTT 延长，纤维蛋白原降低，FDP 增加，D - 二聚体增高。

（4）血液生化的改变，有三酰甘油、LDH 增高，LDH 可以迅速增高而且程度较高；其他肌酶可以增高；钠离子、白蛋白减低。

（5）ESR 降低，由于血液纤维蛋白原降低所致。

（6）血清铁蛋白增高，是本病特点之一，增高程度往往达数千甚至上万，可以作为检查 MAS 病情变化的指标。

（7）组织病理学特征可以在骨髓穿刺活检、淋巴结活检或肝、脾活检时发现分化完好、极度活跃增生的吞噬了血细胞的吞噬细胞，但并不是所有患者均可以发现，尤其在疾病早期。如果发现吞噬细胞，则对诊断有非常重要的意义。

3. 辅助检查

MAS 初发或高病情活动度的患者，可表现为多脏器功能损害。肺部影像学可表现为肺出血、肺水肿、胸腔积液、间实质浸润和胸膜增厚等；腹部超声可表现为肝、脾淋巴结大和腹腔积液；头颅磁共振和头颅 CT 可表现为脑沟回变浅等颅高压表现；心脏彩超可见心肌炎或（和）瓣膜关闭不全，心功能下降。根据患儿病情活动程度及受累脏器不同，辅助检查结果各异。最新诊断方案可参照 2016 年 EULAR 制订的诊断方案（表 12 - 4）。

表 12 - 4 sJIA 合并 MAS 的参考诊断指标（2016 年 EULAR）

1. 铁蛋白 > 684ng/ml
2. 血小板 ≤ 181 × 10⁹/L
3. AST > 48U/L
4. TG > 156mg/dl（1.76mmol/L）
纤维蛋白原 ≤ 3.6g/L

诊断条件：确诊或疑似 sJIA 的发热患者，符合以上条件可以诊断为 MAS。第 1 条为必备条件，第 2～5 条满足任意 2 条或 2 条以上（实验室数据异常需除外免疫性血小板减少、传染性肝炎、内脏利什曼病或家族性高脂血症等疾病）。

【治疗原则】

MAS 是一种有潜在死亡风险的重症疾病，有报道死亡率达 20% ~ 60%，早期诊断并积极治疗可以极大地改善预后。目前常用的治疗方法如下所述。

1. 肾上腺皮质激素

静脉应用肾上腺皮质激素是治疗 MAS 的首选治疗方法，常常需要大剂量甲泼尼龙冲击治疗。剂量为 30mg/(kg·d)，一般最大剂量为 1g/d，连用 3 ~ 5 天，改为口服。如果病情需要，可以重复应用。

2. 环孢素 A

激素耐药者要应用环孢素 A 治疗，已有报道治疗了一些重症 MAS，有的患者在 12 ~ 24 小时出现明显的临床及实验室的改善。它能通过抑制巨噬细胞和 T 细胞而达到治疗 MAS 的有效作用，所以也有学者将其定为治疗 MAS 的一线药物。常用剂量为 2 ~ 8mg/(kg·d)，急性期以静脉用药为佳，一旦病情控制，即改为口服治疗，应用本药需要监测血药浓度。

3. 生物制剂

治疗 MAS 的生物制剂为细胞因子拮抗剂，托珠单抗是 IL - 6 拮抗剂，阿那白滞素是 IL - 1 拮抗剂，有报道应用这些药物有很好的治疗作用，尤其是阿那白滞素对 MAS 和难治性 sJIA 都有较好的效果。但是，应用该类药物亦有诱发该病的风险，因此需要严格把握适应证。此类药有可能增加感染及恶性肿瘤性疾病的患病率，需要注意动态监测。目前在我国尚无 IL - 1 拮抗剂上市。

4. 其他治疗

其他治疗还有静脉输注免疫球蛋白（IVIG），应用 VP16 及血浆置换，但报道较少，作用尚不确定。

二、少关节型幼年特发性关节炎

少关节型是 JIA 最常见亚型，多发生于女童（女性与男性比为 4：1），发病高峰在 6 岁之前。少关节型在发病最初 6 个月内有 1 ~ 4 个关节受累。如果病程大于 6 个月关节受累数大于 4 个，定义为扩展型少关节型；病程中受累关节少于或等于 4 个，定义为持续型少关节型。

【诊断标准】

1. 临床表现

膝、踝、肘或腕等大关节为好发部位，常为非对称性，其次为手的小关节，25% 的病例可无关节疼痛而仅有关节肿胀。

最常见的关节外表现为虹膜睫状体炎，又名慢性葡萄膜炎。可导致视力障碍甚至失明。通过裂隙灯检查可诊断。常见于抗核抗体阳性患儿。

2. 实验室检查

50% ~ 70% 的少关节型患儿抗核抗体（ANA）检测可阳性，滴度波动在 1：（40 ~ 320）。ESR 的明显升高预示疾病可进展为扩展型 JIA。

3. 鉴别诊断

应除外其他类型的 JIA，如与附着点炎症相关的关节炎（ERA）和银屑病性关节炎、脓毒性关节炎、反应性关节炎、异物性滑膜炎、色素沉着绒毛结节性滑膜炎、动静脉畸形、出血障碍（如血友病）以及严重的创伤（包括非意外性损伤，莱姆病等）。

【治疗原则】

1. 非甾体抗炎药

可控制症状，但不能改善病程。

2. 关节腔注射

大关节如膝关节大量积液的患儿，可在关节腔内抽液后，注入倍他米松或地塞米松，能解除疼痛，防止再渗液，并有利于恢复关节功能。

3. 缓解病情抗风湿药

如甲氨蝶呤，尤其是扩展型少关节型 JIA 处于进展期应用。

4. 生物制剂

如肿瘤坏死因子拮抗剂，对严重关节炎及虹膜睫状体炎的患儿有效。

【预后】

大多数少关节型 JIA 患儿预后良好，60%～70%的患儿得到了部分或完全缓解。严重并发症为视力的丧失和双下肢不等长等。

三、多关节型幼年特发性关节炎

根据类风湿因子是否阳性分为两型，类风湿因子阴性型多关节型 JIA 占新发关节炎病例20%～30%。类风湿因子阳性型多关节型 JIA 占 JIA 的 5%～10%。本病的发病年龄有两个高峰，一个高峰为 3.5 岁左右，另一高峰是 10～11 岁之间。

【诊断标准】

1. 临床表现

类风湿因子阴性关节炎起病隐匿，受累关节呈对称性或非对称性分布，可同时累及大小关节，颈椎及下颌关节常易累及。类风湿因子阳性的典型关节症状表现为渐进性、对称性的多关节受累，多累及手部的小关节，如近端指间关节、掌指关节和腕关节；大关节受累情况与类风湿关节炎相似。

2. 实验室检查

40%的类风湿因子阴性关节炎患者 ANA 检测阳性，RF 阴性。类风湿因子阳性患儿较少有 ANA（+）。间隔 3 个月的 2 次 RF 检测（+），但抗 CCP 抗体更具特异性，它与关节破坏相关。

3. 鉴别诊断

需要与此病相鉴别的疾病包括幼年特发性关节炎的其他亚型、自身免疫病，其他需要鉴别诊断的疾病还包括淋巴瘤、非白血性白血病；脓毒败血症性多关节炎很罕见，但淋球菌感染、莱姆病导致的关节炎可有上述表现；对于年长（>6 岁，HLA－B27 阳性）的男性儿童，应注意除外脊柱关节病的可能。

【治疗原则】

1. 缓解病情抗风湿药　甲氨蝶呤是首选药物，大多数患者在应用甲氨蝶呤 6 个月内症状可得到缓解。

2. 生物制剂靶向治疗。

3. 小剂量糖皮质激素　少数全身炎症反应重的患者，早期全身治疗，有助于减轻全身炎性反应。

4. 物理治疗。

【预后】

约30%的RF阴性患儿可达到长期缓解；RF阳性患儿的病程较迁延。预后明显差于其他亚型。

四、其他类型关节炎

（一）银屑病性关节炎

银屑病性关节炎患儿占JIA的2%～15%。女童较男童更易发病，典型的起病年龄为7～10岁。

【诊断标准】

1. 临床表现

关节炎多为非对称性分布，大小关节均可受累（大关节通常为膝关节和踝关节），典型症状为指趾炎，足趾较手指及远端指间关节更为显著。15%的银屑病性JIA患儿可发生葡萄膜炎。

2. 实验室检查

银屑病性关节炎患儿的血沉、CRP、血小板可能轻度升高，同时伴慢性疾病引起的轻度贫血。约50%的患儿ANA阳性，RF检测为阴性。

【治疗原则】

治疗原则同少关节型JIA。

（二）与附着点炎症相关的关节炎

与附着点炎症相关的关节炎（ERA）已取代了先前针对儿童所定义的幼年强直性脊柱炎或血清学阴性的附着点关节炎综合征，本病男性多发，男女之比为（6～9）：1，以8～15岁儿童起病多见。

【诊断标准】

1. 临床表现

典型病例表现为6岁以上男童起病（通常为青春期前及青春期），以骶髂关节、脊柱和四肢大关节的慢性炎症为主。此型的一个显著特点是附着点炎（肌腱或韧带与骨骼的连接点），髌骨下韧带、跟骨肌腱、插入跟骨的跖腱膜是最常受累部位。骶髂关节受累时查体骶髂关节压痛，"4"字征阳性；腰椎受累时可致腰部活动受限，Schober试验阳性；可出现前葡萄膜炎，还可有全身症状如低热、乏力、食欲低下、消瘦和发育障碍等。

2. 实验室检查

80%～90%的ERA患儿可检测到HLA－B27阳性，早期骶髂关节炎X线表现有时很难确定。CT、MRI分辨率高，适于骶髂关节炎的早期诊断。

3. 鉴别诊断

应与儿童期反应性关节炎及疼痛综合征鉴别，泛发性骨骼肌痛病患者可伴有程度很轻的附着点炎，可能被误诊为附着点炎症。

【治疗原则】

药物治疗原则同多关节型 JIA，柳氮磺胺吡啶在 ERA 治疗中有较好效果。

（三）未分化的幼年特发性关节炎

未分化的幼年特发性关节炎是指不完全符合任何一型关节炎的诊断标准或剔除标准或同时符合一型以上关节炎诊断标准。未分化关节炎的治疗方法与其他类型关节炎相同。

（檀晓华　李彩凤）

第二节　反应性关节炎

反应性关节炎（ReA）是指体内其他部位的感染伴发的急性非化脓性关节炎。近几年该名称主要用来指肠道或泌尿生殖道感染后发生的，主要发生在组织相容性抗原 HLA – B27 阳性个体的脊柱关节病。其中，感染的病原体包括志贺菌、沙门菌、耶尔森菌及弯曲菌属和能够引起生殖道感染的沙眼衣原体、肺炎衣原体等，这与其他形式的与 B27 无关的反应性以及感染相关的关节炎临床特征不同。

【诊断标准】

1. 临床表现

（1）骨骼－肌肉表现　主要包括两个特征。①关节炎：受累关节以下肢大关节多见，包括膝、踝、髋关节等，其次为骶髂关节炎、脊柱等，多为非对称性、游走性、小关节炎，局部红、肿、热、痛并不少见，通常呈自限性，在数周内缓解，少数持续数月至数年；②肌腱附着点炎：表现为腊肠指及足跟的跟腱和跖筋膜附着点处疼痛、肿胀。

（2）关节外表现　无菌性尿道炎症状，如排尿困难、骨盆痛等；眼炎以结膜炎常见，前葡萄膜炎较少见；口腔溃疡亦常见。同时或先后出现关节炎、尿道炎和结膜炎三联征者，即称为赖特综合征（RS）。

2. 实验室检查

（1）病原学检查　约有50%的肠道或泌尿生殖系统感染后的 ReA 可通过培养和血清学检查鉴定病原体；大便培养检测志贺菌、沙门菌，亦可进行艰难梭状芽孢杆菌毒素检测；可进行 PCR 检测尿中的沙眼衣原体；关节滑液革兰染色和培养有助于除外化脓性关节炎。

（2）常规检查　血和滑液中白细胞及血沉、CRP 常升高，但不具有诊断特异性，其对评估疾病活动度和判断预后的价值有限。

（3）HLA – B27　在 ReA 中阳性率多 <50%，故不能单独用于诊断 ReA，但如结合其他临床表现，仍有诊断意义。

（4）影像学检查　不具有特异性。

3. 诊断依据

对于肠道或泌尿生殖系统感染后数日至数周出现关节炎者，如果符合下肢非对称性单关节或少关节炎特征，同时除外晶体性关节炎和外伤性关节炎，即应考虑 ReA 的可能。如同时出现附着点炎和关节外表现，如特征性皮疹、眼炎等，则有助于诊断。检测 HLA－B27 对诊断有一定意义。

【治疗原则】

1. 非甾体抗炎药（NSAIDs）

NSAIDs 是缓解 ReA 急性炎症期关节症状及附着点病变引起肿痛的主要药物，NSAIDs 未被证实可以缩短 ReA 病程，建议治疗 2 周后再选用其他药物。

2. 糖皮质激素

少关节或单关节炎，可于关节腔内局部注射激素，全身应用激素的情况较少，通常见于全身炎症症状较重、NSAIDs 控制不佳时。虹膜炎应及时行局部及全身性糖皮质激素治疗，病情好转后逐渐减量至停药。

3. 改善病情药物（DMARDs）

对于 NSAIDs 和关节腔内注射激素效果不佳的严重病例可考虑加用 DMARDs，如柳氮磺胺吡啶和甲氨蝶呤，治疗期间应定期监测肝、肺、血液系统不良反应。

4. 抗 TNF－α 制剂

抗 TNF－α 制剂已被批准应用于 AS，但应用于 ReA 的证据不多，对于前述治疗无效的患者，可能有效。

5. 抗菌药物

对于患有生殖系统衣原体感染的患者及配偶应用阿奇霉素或多西环素可预防 ReA 的发生。

本病通常呈自限性，在发病 6 周至 8 个月内大多症状可缓解，外周关节完全恢复，皮肤黏膜损害不留痕迹。某些慢性 ReA 可逐渐演变为其他脊柱关节病（如 AS、银屑病关节炎和肠病性关节炎），HLA－B27 对病程和病情严重程度不具有预测价值。

（莫文秀　李彩凤）

第三节　系统性红斑狼疮

系统性红斑狼疮（SLE）是一种侵犯多系统和多脏器的全身结缔组织的自身免疫病。血清中出现以抗核抗体为代表的多种自身抗体和多系统受累是 SLE 的两个主要临床特征。患儿体内存在多种自身抗体和其他免疫学改变。临床表现多样，除发热、皮疹等共同表现外，因受累脏器不同而表现不同。

【诊断标准】

1. 美国风湿病学会 1997 年推荐的 SLE 分类标准（表 12－5）

SLE 分类标准的 11 项中，符合 4 项或 4 项以上者，可诊断 SLE。

表 12 – 5　美国风湿病学会 SLE 分类标准

1	颊部红斑	固定红斑，扁平或隆起，在两颧突出部位
2	盘状红斑	片状隆起于皮肤的红斑，黏附有角质脱屑和毛囊栓；陈旧病变可发生萎缩性瘢痕
3	光过敏	对日光有明显的反应，引起皮疹，从病史中得知或医生观察到
4	口腔溃疡	经医生观察到的口腔或鼻咽部溃疡，一般为无痛性
5	关节炎	侵蚀性关节炎，累及 2 个或更多的外周关节，有压痛、肿胀或积液
6	浆膜炎	胸膜炎或心包炎
7	肾脏病变	尿蛋白 > 0.5 g/24 小时或（ + + + ），或出现管型（红细胞、血红蛋白、颗粒或混合管型）
8	神经病变	癫痫发作或精神病变，除外药物或已知的代谢紊乱
9	血液学疾病	溶血性贫血或白细胞减少或淋巴细胞减少或血小板减少
10	免疫学异常	抗 ds – DNA 抗体阳性，或抗 Sm 抗体阳性，或抗磷脂抗体阳性（包括抗心磷脂抗体或狼疮抗凝物阳性或至少持续 6 个月的梅毒血清试验假阳性的三者中具备一项阳性）
11	抗核抗体	在任何时候和未用药物诱发"药物性狼疮"的情况下，抗核抗体滴度异常

2. 临床表现

（1）临床特点是多器官、多脏器损害，临床表现多样，首发症状各异，进展速度不一，女孩及年长儿多见。

（2）全身症状　如发热、乏力和体重下降等。

（3）皮肤黏膜症状　70% 患儿可见皮肤症状。典型的蝶形红斑仅见于 50% 病例，皮疹位于两颊和鼻梁，为鲜红色的红斑，边缘清晰，伴有轻度浮肿，很少累及上眼睑。炎性渗出加重时可见水疱、痂皮；其他皮肤表现有红色斑疹、丘疹、急性丹毒样或大疱样皮疹、糜烂、结痂和出血性紫癜等。上述表现在全身各部位均可见。此外，患儿还可出现脱发、雷诺征、指（趾）坏疽等，患儿常有日光过敏，暴晒后皮疹加重或出现新皮疹，小儿盘状狼疮较成人少见。

（4）肌肉骨骼症状　表现为关节炎或关节痛，可为游走性，也可呈持续性，但很少引起关节破坏和畸形，部分患儿可出现肌痛和肌无力。

（5）心脏症状　心包、心肌、心内膜均可受累，其中以心包炎为多见。

（6）血管炎表现　本病的血管炎多侵犯小血管、小动脉和小静脉。

（7）肾脏症状　狼疮肾炎（LN）的临床表现可以是无症状蛋白尿和（或）血尿、急性肾炎综合征及急进型肾炎、慢性进展性肾炎、肾病综合征和终末期肾病。国际肾脏病学会及肾脏病理学会对狼疮肾炎的（2003 年）病理分型分为 6 型（表 12 – 6），各型间可转换，临床判定是否转型的依据是临床症状和体征加重，即出现严重的蛋白尿、血尿、肾功能减退和高血压。

表 12 – 6　国际肾脏病学会/肾脏病理学会对狼疮肾炎病理分型（2003 年）

分型	名称	病理表现
I	轻微系膜性 LN	光镜下肾小球正常，免疫荧光和（或）电镜可见系膜区免疫复合物沉积
II	系膜增生性 LN	光镜可见轻度系膜细胞或伴系膜基质增生，免疫荧光和电镜可见系膜区少量孤立性免疫复合物沉积
III	局灶性 LN	<50% 的肾小球受累，病变呈局灶、节段或球性分布，毛细血管内或血管外增生性病变均可出现，伴节段内皮下沉积，伴或不伴系膜增生病变

分型	名称	病理表现
Ⅳ	弥漫性 LN	≥50% 的肾小球受累，细胞和（或）系膜基质增生，可见基底膜节段性增厚（白金耳）。毛细血管内或血管外增生性病变均可出现，伴弥漫内皮下沉积，伴或不伴系膜增生病变
Ⅴ	膜性 LN	光镜下基底膜弥漫增厚，可见球性或节段性上皮下免疫复合物沉积，伴或不伴系膜病变
Ⅵ	严重硬化性 LN	≥90% 的肾小球表现为球性硬化，不再有活动病变

注：其他少见的病理表现包括血栓性微血管病及间质性肾炎。

（8）神经－精神症状　其临床症状可发生在 SLE 病程的任何时期，以在疾病早期发生最为多见。但仍有 5% 的患儿神经－精神症状出现于狼疮的其他症状之前数年。其临床表现多种多样，主要分为：①中枢神经系统的弥漫性脑功能障碍；②局灶性脑功能障碍；③周围神经损害（较少见）。

（9）肺部及胸膜症状　最常见为胸膜炎伴积液。根据肺部病变性质，可分为急性狼疮性肺炎、广泛性肺泡出血及慢性间质纤维化等。急性狼疮性肺炎及广泛性肺出血其发生率低，常呈暴发型而迅速死亡。

（10）胃肠道症状　患儿可有腹痛、腹泻、恶心和呕吐等。

（11）肝、脾及淋巴结肿大　约 75% 患儿肝脏肿大，半数病例肝功能异常，部分伴有黄疸者系因狼疮性肝炎、溶血所致；约 25% 患儿脾大；半数病例（尤其是危重患者）可有浅表淋巴结肿大，无压痛。

（12）血液系统症状　多数患儿有不同程度的贫血。约 50% 患儿白细胞减少，15% ~ 30% 出现血小板减少。

（13）眼部症状　可出现巩膜炎、虹膜炎、视网膜血管炎和出血。

3. 实验室检查

（1）特异性免疫学指标　抗核抗体（ANA）阳性对本病有重要诊断意义。抗双链 DNA 抗体对本病有高度特异性，并与疾病活动性密切相关。抗 Sm 抗体系 SLE 的标记抗体，对本病也有高度特异性。

（2）除系统受累相应表现和特异性免疫学指标外，可有 ESR、CRP、补体下降，肝、肾功能异常，球蛋白增高，影像学检查可见肺间质改变、胸腔积液和心包积液等。

（3）活动性指标　抽搐、器质性脑综合征、脑血管意外、关节炎、血尿蛋白尿、皮疹新出现或加重、心包炎、ds－DNA 滴度升高、白细胞血小板下降、脱发、胸膜炎、低补体等。

【治疗原则】

1. 一般处理

注意休息，避免日光照射，预防感染。避免使用磺胺、青霉素类药物。

2. 非甾体抗炎药

用于发热、关节炎等对症治疗。

3. 抗疟药物

常用药物为羟氯喹，对控制皮肤损害、光敏感及关节症状有较好的效果。羟氯喹

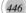

的剂量为 5~6mg/(kg·d)。

4. 肾上腺皮质激素

（1）泼尼松片口服 2mg/(kg·d)，急性期分次口服，足量 6~8 周后根据病情缓慢减量。病情稳定后给予维持量 5~15mg/d，终身维持，青春期酌情调整用量。

（2）狼疮脑、狼疮危象 病情迁延反复时，予甲泼尼龙 10~30mg/(kg·d)，静脉滴注冲击治疗，最大剂量 1g/次，连用 3~5 天，病情好转不明显隔 4 日重复，冲击时监测呼吸、心率、血压和电解质等。

5. 环磷酰胺

合并肾脏损害应用，600~800mg/(m²·次)，每月一次共 6~8 次，每 3 月一次共 3~4 次，每半年一次共 2 次。不良反应有胃肠道反应，骨髓抑制，肝、肾功能损害和出血性膀胱炎。用药时需碱化尿液，监测尿 pH，用药前后监测末梢血常规和肝、肾功能。

6. 大剂量丙种球蛋白静脉注射治疗

剂量 400mg/(kg·d)，连用 3~5 天，用于狼疮危象、狼疮脑、血常规降低尤其血小板顽固性降低，常规剂量的激素和（或）免疫抑制剂治疗无效、联合治疗以及并发严重感染等。

7. 其他

如甲氨蝶呤 10mg/m²，每周一次；硫唑嘌呤 1~2mg/(kg·d)；吗替麦考酚酯、环孢素 A 及血浆置换、干细胞移植等。

8. 预防

无预防措施，早期发现早期规律治疗以期待改善预后，尤其有家族史的患儿出现单系统受累表现时早期筛查 ANA 和抗 ds‑DNA 抗体。

附：新生儿狼疮综合征

新生儿狼疮综合征多见于患系统性红斑狼疮的母亲所生育的新生婴儿。主要是母体内与 SLE 相关的自身抗体在孕期第 12~16 周经胎盘传递给胎儿。大多数患儿不出现临床症状，而体内的自身抗体在生后数周至数月消失。部分患儿由于母体的自身抗体生后即出现短暂的皮肤及血液改变和持续的心脏异常等。

【诊断标准】

1. 临床表现

（1）大多数婴儿获得抗体不出现临床表现，而体内的自身抗体在生后数周至数月消失。部分患儿生后出现短暂的皮肤及血液改变和持续的心脏异常。

（2）皮肤损害颜面部均可受累，眶周最常见，其次好发部位依次为头皮、躯干、四肢伸侧及手足掌面，表现为不规则圆形、环状红色或暗紫红色皮疹，中央色淡，皮疹可高出皮面，表面可有鳞屑样变。

（3）血液系统出现暂时的白细胞或血小板减少，持续数日或数周。

（4）先天性完全性心脏传导阻滞是最严重的表现，亦可导致胎儿死亡或新生儿死亡。

（5）此外，还可有肝大、氨基转移酶增高和胆汁淤滞性黄疸。

2. 实验室检查

（1）心电图提示心动过缓，各种形式的传导阻滞，心脏超声可伴有心内膜弹力纤维增生症或动脉导管未闭、大动脉转位等。

（2）末梢血常规白细胞或血小板降低常见，可有肝酶升高。

（3）免疫学检查抗 SSA、抗 SSB 阳性有诊断意义。

【治疗原则】

（1）皮肤表现　一般数日至数周消失，注意护理，防止皮肤感染。

（2）血液系统改变　可无临床症状，出血明显需对症处理。

（3）脏器持续受累需加用激素治疗。

（4）心脏异常死亡率高，严重需安装起搏器。

【预防】

高危母亲孕期监测自身抗体，监测胎儿心脏彩超，母孕期可给予地塞米松治疗。

（李　超　李彩凤）

第四节　抗磷脂综合征

抗磷脂综合征（APS）是由体内多种抗磷脂成分与磷脂结合蛋白的抗体引起的一种获得性易栓症，临床上以反复的动静脉血栓形成、习惯性流产和血小板减少等症状为主要表现，上述症状可以单独或多个共同存在。伴有抗磷脂抗体和（或）狼疮抗凝物（LA）阳性。APS 的病理特点为非炎症性、节段性和阻塞性血管病变。

【诊断标准】

1. 临床表现

（1）血栓形成　APS 血栓形成的临床表现取决于受累血管的种类、部位和大小，可以表现为单一或多个血管累及。APS 的静脉血栓形成比动脉血栓形成多见。静脉血栓以下肢深静脉血栓最常见，此外还可见于肝肾静脉、视网膜静脉和颅内静脉窦。动脉血栓多见于脑部及上肢，还可累及肾脏、肠系膜及冠状动脉等部位。

（2）心脏表现　心脏表现多种多样，如瓣膜病（包括疣状赘生物、瓣膜增厚、纤维钙化等），此外也可发生冠状动脉病变，心房、心室内栓塞，还可伴肺动脉高压和心肌病。有报道儿童 APS 患者最多见的心脏表现为扩张型心肌病。

（3）血液系统异常　可表现为血小板减少、自身免疫性溶血性贫血、淋巴细胞减少，少数会出现出、凝血异常。Evans 综合征在儿童 APS 中较常见。

（4）肾脏损害　肾动脉梗阻是 APS 主要的肾脏损害。APS 肾损害除了表现为血管性损伤外，还可表现为非血管性 APS 肾病，如膜性肾病、微小病变、局灶节段肾小球硬化、系膜性肾病和寡免疫新月体肾炎等。临床表现有蛋白尿、肉眼血尿、镜下血尿、高血压、肾功能不全、肾病综合征和急性肾衰竭。起病可为急性、亚急性或慢性。

（5）中枢神经系统表现　APS 的神经受累并不少见。其发病机制除血栓形成所致脑缺血外，还可能与 aPL 抗体和脑磷脂发生交叉反应造成的脑组织弥散性损伤有关。儿童多表现为偏头痛、舞蹈症、癫痫或精神异常。

（6）皮肤表现　80% 的患者有网状青斑，可有雷诺现象、皮肤溃疡等表现。在儿童，皮肤瘀斑也可以是唯一的临床表现。

（7）产科及围生期表现　成人 APS 可发生胎盘血管的血栓形成导致胎盘功能不全，可引起习惯性流产、胎儿宫内窘迫、宫内发育迟滞或死亡。所以，对围生期异常的胎儿，需要考虑母亲有无 APS 的可能。

（8）其他　少见的如肺部损害、肢端坏疽和皮肤慢性溃疡、肾上腺血栓和股骨头无菌性坏死等。

研究表明，患有原发性 APS 的患儿年龄相对偏小，易出现动脉血栓，特别是容易出现脑血管缺血事件，而患有继发性抗磷脂综合征的患儿年龄较大，易出现静脉血栓，可有血液系统表现及皮肤表现。

2. 实验室检查

（1）aPL 的血清学检查

①狼疮抗凝物（LA）。

②抗心磷脂抗体（aCL）　持续中高滴度的 IgG/IgM 型 aCL 与血栓密切相关，IgG 型 aCL 与中晚期流产相关。

③抗 β_2 – GPI 抗体　具有 LA 活性，与血栓的相关性比 aCL 强，假阳性低，诊断 PAPS 的敏感性与 aCL 相仿。

④其他　如血、尿常规、红细胞沉降率、肾功能和肌酐清除率等生化检查，此外抗核抗体、抗可溶性核抗原（ENA）抗体和其他自身抗体检查可排除其他结缔组织病。

（2）超声检查　血管多普勒超声有助于外周动静脉血栓的诊断；B 超还可监测妊娠中晚期胎盘功能和胎儿状况。

（3）影像学检查　影像学检查对血栓评估最有意义，动静脉血管造影可显示阻塞部位，MRI 有助于明确血栓大小和梗死灶范围。

3. 诊断依据

1999 年在日本札幌召开的第一次国际 APS 专家共识会提出了 APS 的诊断标准，即 Sapporo 标准，该诊断标准在临床得到了广泛的应用，但实践表明，应用该标准诊断缺乏特异性。为此，2004 年底在悉尼召开的第二次国际 APS 专家共识会，根据现有的研究证据提出了修订标准，并于 2006 年公布（表 12 – 7）。

表 12 – 7　2006 年 APS 标准

临床标准

（1）血栓形成：至少有一次经影像学、超声多普勒或组织学证实的任何脏器或器官的动脉、静脉或小血管血栓形成发生

（2）病态妊娠　①至少 1 次不能解释的形态正常的胎龄≥10 周的胎儿死亡；或②妊娠 34 周以前因严重的子痫或先兆子痫或严重的胎盘功能不全导致一次以上的形态正常的新生儿早产；或③3 次或 3 次以上的孕 10 周前发生的不能解释的自发流产

注：需除外母亲生殖器官解剖结构异常或激素水平异常，并除外父母的染色体异常

实验室标准（下列检测均要求间隔 12 周以上，至少 2 次或 2 次以上阳性）

（1）抗心磷脂抗体（aCL）：中高滴度的 IgG 或/和 IgM 型抗体阳性

（2）狼疮抗凝物（LA）阳性

（3）抗 β_2 – GPI 抗体：IgG 或（和）IgM 型抗体阳性

注：至少 1 条临床标准和至少 1 条实验室标准即可确诊。

【治疗原则】

1. 一般治疗

对原发性 APS 的治疗主要是对症处理，防止血栓，一般不需用激素或免疫抑制剂治疗。

2. APS 合并血栓

急性血栓形成需抗凝治疗，由于 APS 血栓复发率高，部分患者需终身抗凝，INR 目标值 2～3，有时需要达到 3～4。对于合并血小板减少者，血栓风险并不减少，而抗凝出血风险增大，建议血小板 $>50 \times 10^9/L$ 方开始抗凝，INR 达到 2 即可。

3. 对无症状的 aPL 阳性者

避免导致高凝的因素。可考虑口服小剂量阿司匹林。羟氯喹可以减少 aPL 的生成，有抗血小板聚集作用。

4. 其他试验性治疗

利妥昔单抗可去除 B 细胞，包括产生 aPL 的 B 细胞，对 APS 有一定疗效，但长寿命浆细胞仍可产生 aPL，故该药的疗效仍需进一步观察。

（莫文秀　李彩凤）

第五节　多发性肌炎和皮肌炎

多发性肌炎是一组病因不明的炎症性肌病。其临床特点是四肢近端肌群及咽肌进行性无力、萎缩和疼痛，血清肌酶谱活性增高，肌电图呈肌源性损害，肌肉活检为横纹肌变性、坏死、再生和非特异性炎症改变。多发性肌炎伴皮疹者为皮肌炎。

【诊断标准】

1. 国际上多采用 Bohan 和 Peter 于提出的诊断标准

（1）特征性皮疹　面部上达眼睑的紫红色斑和以眶周为中心的弥漫性紫红色斑，手背、掌指、指关节伸面鳞状红斑（Gottron 征）。

（2）肌肉症状　横纹肌受累表现为肌肉疼痛和无力，肢带肌和颈前屈肌对称性软弱无力伴疼痛和压痛并可侵犯咽喉肌、呼吸肌、眼肌产生相应症状。

（3）血清肌酶谱升高，肌酸磷酸激酶升高明显，其次为醛缩酶、天冬氨酸氨基转移酶、丙氨酸氨基转移酶和乳酸脱氢酶。

（4）肌电图示肌源性损害　典型的三联征见于 40% 的患者。①时限短、小型的多相运动电位；②纤颤电位，正弦波；③插入性激惹和异常的高频放电。

（5）肌活检示肌间血管炎和慢性炎症，表现为间质或血管周围单核细胞浸润，伴肌细胞变性、坏死和再生以及肌束周围萎缩。

确诊皮肌炎第 1 项为必备条件，同时具有其余 4 项中 3 项或 3 项以上；若缺乏第 1 项，具有其余 4 项中 3 项或 3 项以上，可诊断为多发性肌炎。

2. 临床表现

本病起病隐匿，大多数发展缓慢。全身表现有肌痛、肌无力、肌萎缩；皮肌炎可见特征性皮疹；其他表现包括肺、心脏、消化道及肾损害，可伴关节炎，少数可见皮下钙质沉着，本病可与其他的结缔组织病并发。

3. 实验室检查

血清肌酶谱升高，肌酸磷酸激酶升高明显，一般短期内不会明显下降；肌电图示肌源性损害；活动期可见红细胞沉降率增快；部分患者抗核抗体阳性，Jo－1 为标志性抗体，但阳性率不高。

【治疗原则】

1. 一线治疗

急性期卧床休息，预防寒冷、感染、劳累，避免日光照射，对有吞咽困难和呼吸肌无力者应加强监护。

（1）糖皮质激素　多数患者分次口服泼尼松 1～2mg/（kg·d）；对伴有吞咽困难和呼吸肌无力、心肌炎和血管炎者可采用甲泼尼龙冲击治疗，剂量为 15～30mg/（kg·d），每次最大量 1g，连用 3 天为一个疗程，必要时间隔 3～4 天重复上述疗程。一般 2～3 月病情可达最大程度改善，激素视病情逐渐恢复可逐渐缓慢减量，至最小量维持（5～10mg/d），总疗程 2 年左右，注意监测激素的不良反应。

（2）钙剂和维生素 D。

（3）物理疗法　全身肌力活动有计划逐渐恢复锻炼，早期可进行肌肉的按摩、体疗等，以预防和减少肌萎缩。

2. 二线治疗

对激素耐药或激素产生严重不良反应者，对存在明显危险因素可能预后不良者，建议及早选用以下免疫抑制剂。

（1）甲氨蝶呤（MTX）　剂量 10～15mg/m²，每周一次口服，亦可 0.4～1mg/（kg·次），皮下或静脉输注。一般 4～8 周显效，注意监测血常规和肝功能。

（2）环磷酰胺（CTX）　对并发消化性溃疡、间质性肺炎等严重危及生命者可采用 CTX 冲击疗法，每月 0.5～1g/m²。

（3）硫唑嘌呤 1～2mg/（kg·d），环孢素 A 2.5～7.5mg/（kg·d）亦可酌情采用。

（4）IVIG　400mg/（kg·d），3～5 天为一疗程，每月一个疗程，连用 6～12 个月，对改善病情有确切疗效并有助激素减量。

（李彩凤）

第六节　混合结缔组织病

混合结缔组织病是一种综合征，其特点是临床上具有系统性红斑狼疮、类风湿关节炎、皮肌炎或多发性肌炎、硬皮病等多种结缔组织病的表现，血清中具有高滴度的 ANA 和 RNP 抗体，目前越来越多的研究表明混合结缔组织病是某种结缔组织病的亚型或中间过程。

【诊断标准】

1. 症状典型、抗 RNP 抗体明显增高者诊断的诊断

（1）雷诺现象。

（2）腊肠样手指或手指有局灶性硬化现象。

（3）肾脏病变轻微或缺如。

（4）抗 RNP 抗体强阳性，加之有多发性关节炎、面部红斑、胸膜炎、心肌炎、心包炎和肌炎等，结合其他检查如抗 Sm 抗体及抗 DNA 抗体阴性即可诊断本病。

2. 临床表现

（1）皮肤表现　常见皮肤紧绷、增厚，两手肿胀呈腊肠样改变。

（2）雷诺现象，可在其他临床表现出现前数年就出现。

（3）关节症状　多关节痛、关节炎。

（4）肌肉症状　近端肌无力和压痛。

（5）肺部症状　早期临床可无症状，少数可见胸腔积液。

（6）食管运动异常　进食发噎或吞咽困难。

（7）心脏改变　以心包炎多见，肾脏受累少见。

（8）其他可有肝、脾淋巴结肿大，消化系统症状和贫血、血小板减少等。

3. 实验室检查

（1）一般检查　中度贫血、白细胞减少及血小板减少。红细胞沉降率增快，肌酶升高。

（2）系统受累的表现　如心电图异常、食管造影蠕动减慢、肌电图肌原性损害。

（3）免疫学检查　高滴度的 ANA、斑点型或颗粒型、高滴度的抗 RNP 抗体、抗 Sm 抗体阴性、抗 ds – DNA 抗体阴性。

【治疗原则】

总体治疗措施与药物疗法类似系统性红斑狼疮。多数患者用皮质类固醇治疗效果好，特别是在病程早期。轻度患者常用水杨酸盐、其他非类固醇抗炎药、抗疟药或极小剂量的皮质类固醇即可以控制。

（李　妍　李彩凤）

第七节　干燥综合征

干燥综合征（SS）是一种自身免疫性外分泌腺体的慢性炎性疾病，以泪腺、唾液腺功能下降为特征，临床表现为干眼症（干燥性角膜结膜炎）和口腔干燥症。干燥综合征可能累及外分泌腺外的其他器官，包括皮肤、关节、肺、心脏、肾脏，也可以累及中枢神经系统即血液系统。病变主要为淋巴细胞及浆细胞浸润外分泌腺，致使腺体破坏、分泌减少，引起症状。

【诊断标准】

1. 临床表现

（1）多起病缓慢，症状不典型，常以非特异性表现（发热、皮疹、关节痛）就诊。

（2）口干（称为口腔干燥症）　表现为频繁饮水，吞咽干食物困难，舌痛、舌面龟裂溃疡；儿童患者虽有唾液减少，可无典型症状，腮腺、颌下腺肿大常见，可反复发作。

（3）眼干、烧灼痛、异物感　常因结膜角膜炎就诊。

（4）其他腺体受累表现 呼吸道腺体分泌减少，易患鼻炎、肺炎等，喉部、气管、支气管受累常见症状是干咳，肺受累可表现为间质性肺炎；消化道受累可有萎缩性胃炎，肝、脾大；其他如肾炎、肾小管性酸中毒和尿崩症等。

（5）皮肤、黏膜症状 最常见的皮肤受累特征是皮肤干燥症，可伴有瘙痒；其次可表现为皮肤紫癜、雷诺现象、环状红斑、结节性红斑、皮肤血管炎表现以及外阴干燥等。

（6）肌肉骨骼系统受累可表现为关节痛、炎症性肌病。

（7）周围神经系统为主，中枢神经系统均亦可受累，但少见，表现为共济失调、认知功能障碍、感觉障碍、精神异常等。

2. 实验室检查

（1）抗 SSA 抗体、抗 SSB 抗体阳性，与病情活动性无关。

（2）红细胞沉降率增快、贫血、白细胞减少、嗜酸粒细胞增多；尿液分析显示蛋白尿，提示有间质性肾炎的存在；高球蛋白血症，CIC 阳性。

（3）检测眼睛有无干燥，Schirmer 试验是在眼睑下放置一滤纸条，受其刺激而发生流泪反应，测定 5 分钟内分泌的泪液量，正常年轻人浸湿滤纸 15mm，将一滴玫瑰红液滴入眼内，做眼染色试验，具有高度特异性。在 SS 时，眼的睑裂内部分染色，而且可见基底朝向睑缘的红三角，裂隙灯检查也有助于诊断。

（4）通过唾液流量、涎管 X 线摄影、唾液腺闪烁扫描来评价唾液腺功能；对唇的小唾液腺活检时，若发现多发性、较大的淋巴细胞灶伴腺泡组织萎缩即可明确诊断。

3. 诊断依据

目前尚无儿童特异分类诊断标准，2016 年推出 ACR/EULAR 均认可的原发性干燥综合征最新标准（表 12 - 8）。

表 12 - 8 原发性干燥综合征国际统一分类标准

灶性淋巴细胞涎腺炎，淋巴细胞灶≥1 个/mm²	3 分
抗 SSA 抗体和（或）Ro 抗体阳性	3 分
角膜染色≥5（或 van Bijsterveld 评分≥4 分），至少一侧眼睛	1 分
Schirmer 试验≤5mm/5min，至少一侧眼睛	1 分
自然唾液流率≤0.1ml/min	1 分

注：具有干燥综合征相关症状和体征的患者，得分≥4 分，诊断为原发性干燥综合征。

血白细胞减少、血沉增快、高丙种球蛋白血症、肾小管性酸中毒、血清淀粉酶升高等可能有助于诊断，但需除外其他自身免疫病，儿童患者各项指标可不典型。

【治疗原则】

1. 对症治疗 饮水漱口防止龋齿，毛果芸香碱可用来刺激那些尚未严重萎缩的腺体分泌唾液。人工泪液减轻角膜损伤，睡眠前药膏涂抹眼皮保护角膜。关节症状可服用非甾体类抗炎药。

2. 内脏受累可加用皮质激素治疗，根据病情严重性选用口服或静脉滴注。

3. 羟氯喹可用于具有全身症状、关节炎的患者；生物制剂可能有助于改善病情，如肿瘤坏死因子拮抗剂（如英夫利昔单抗）、抗 CD20 分子单克隆抗体（利妥昔单抗）。

（李彩凤）

第八节　硬皮病

一、系统性硬化症

系统性硬化症是一种以小动脉或微血管及广泛结缔组织硬化为特点的自身免疫病。病变累及皮肤、肌肉、关节及内脏，特别是胃肠道、肺、心及肾等组织。基本病理变化是结缔组织纤维化、萎缩和血管闭塞性血管炎。

【诊断标准】

1. 临床表现

本型起病一般徐缓，皮肤异常多在早期即出现，也可先有血管炎表现（如雷诺现象）；内脏病变多在病程中相继出现；个别病例可无皮肤症状，仅有内脏受损。

（1）皮肤改变　病变先发生于四肢、颜面、后颈部，以后扩展至躯干部。最初皮肤呈紫色。浮肿期开始较轻，面部浮肿较明显，手指呈腊肠样弥漫性肿胀。硬化期水肿消退，皮肤出现紧张感，失去原有的光泽和纹理。皮肤变硬后，类似皮革，光滑发亮，不能用手捏起皮褶，皮肤温度低而发凉。萎缩期时皮肤与下层组织紧紧相连，累及面部时，可出现前额平坦发亮、鼻形尖小、面容呆板、口唇紧缩的特殊面容。患儿手指僵硬，指尖可发生慢性溃疡。四肢关节呈屈曲状以致行动困难。关节表面皮肤也可发生溃疡，特别是肘部。胸部皮肤受累时可致呼吸运动浅表。病情进展后，皮肤呈黄褐色或象牙色，可见色素沉着或色素减退。1/3～1/2患儿可有甲襞毛细血管扩张和雷诺现象，可于皮肤症状同时或前后发生。重症可并发全身广泛钙质沉着症。

（2）内脏病变　心脏受累较常见，由于心肌纤维化可致严重心律失常及心力衰竭而引起猝死。食管受累表现为吞咽困难，主要是由于下2/3食管蠕动减弱所致。食管下部括约肌功能受损可导致胸骨后灼热感、泛酸、呛咳等。小肠受累时可因肠吸收不良而致腹泻或便秘。肺部病变可表现为广泛的纤维化及肺动脉高压。极少数患者可出现硬皮病肾危象，危及生命。少数病例合并干燥综合征，表现为眼干和口干。

2. 辅助检查

（1）血、尿常规　可有血红蛋白减少、蛋白尿。

（2）红细胞沉降率增快，血清球蛋白增高，类风湿因子可阳性。

（3）自身抗体　多数ANA阳性，抗着丝点抗体阳性率较高，抗Scl-70抗体为系统性硬皮病的标志性抗体，但阳性率较低（为20%～30%）。

（4）X线检查　食管钡餐检查可发现食管下段扩张或狭窄，蠕动减弱或消失，钡剂滞留时间延长。胸部X线检查可有双肺基底部网状或结节样肺间质纤维化。

3. 诊断依据

2007年，根据临床特征和实验室指标，代表欧洲儿童风湿病学会（Paediatric Rheumatology European Society，PRES）、美国风湿病学会（American College of Rheumatology，ACR）和欧洲抗风湿病联盟（European League Against Rheumatism，EULAR）的一个多中心多国小组确定了诊断和分类JSSc的术语和标准，见表12-9。

表 12 – 9 幼年系统性硬化症暂行诊断分类标准

主要诊断标准（必备条件）：近端硬皮病表现或皮肤硬化

次要诊断标准（至少满足下列 2 条）
　　皮肤表现：指端硬化症
　　外周血管表现：雷诺现象、甲皱毛细血管扩张、指端溃疡
　　肠道表现：吞咽困难、胃食管反流
　　心血管表现：心律失常、心功能衰竭
　　肾脏表现：肾脏危象、新发生的肾性高血压
　　呼吸系统表现：肺纤维化（高分辨 CT/胸片）、肺一氧化碳弥散量下降、肺动脉高压
　　神经系统表现：神经 – 精神反应异常、腕管综合征
　　骨骼、肌肉表现：肌腱损伤、关节炎、肌炎
　　血清学检查：（1）抗核抗体；（2）硬皮病选择性抗体：抗着丝点抗体、抗拓扑异构酶 I 抗体（Scl – 70）、抗纤维蛋白抗体、抗 PM/Scl 抗体、抗 RNA 聚合酶 I/III 抗体等

【治疗原则】

1. 早期可行综合性治疗

综合性治疗包括按摩、理疗等。伴有雷诺现象的应在寒冷季节注意保暖；伴有反流性食管炎时，告知患者要少食多餐，餐后取立位或半卧位；应经常监测血压，发现血压升高应及时处理。

2. 糖皮质激素

糖皮质激素对本症效果不显著，通常对炎性肌病、间质性肺部疾患的炎症期有一定疗效；在早期水肿期，对关节痛、肌痛亦有疗效。

3. 免疫抑制剂

常用的有环孢素 A、环磷酰胺、硫唑嘌呤和甲氨蝶呤等，有报道对皮肤关节和肾脏病变有一定疗效，与糖皮质激素合并应用，常可提高疗效和减少糖皮质激素用量。

二、局限性硬皮病

局限性硬皮病以局限性皮肤增厚和纤维化为特征，以皮肤病变为主，部分可引起脏器损伤及局部生长障碍或活动受限，甚至致残。

局限性硬皮病的皮肤改变可分为三期。

（1）水肿期　初期在病变的皮肤局部出现水肿，界限分明，隆起于皮肤表面，呈紫蓝色，病变缓慢地进入硬化期。

（2）硬化期　病变皮肤增厚，中心厚实而色淡，边缘色深。病变附近的大块皮肤亦有轻度色素沉着。

（3）萎缩期　后期病变局部及皮下组织萎缩。皮肤的基本病变可分为斑块型和线型或带状两种。

【诊断标准】

1. 根据局限性硬皮病皮损类型诊断和分型

（1）局限性硬斑　即斑块面积小于 3cm，躯干多见。

（2）广泛性硬斑，即存在 4 块以上的硬斑，且斑块面积大于 3cm，包括以下 2 处以上的解剖部位（头颈部、右上肢、左上肢、右下肢、左下肢、前胸、后背），但无面

部及手指受累。

（3）带状硬皮病，根据其受累部位分为两种亚类，肢体带状硬化及头部带状硬化。

（4）全硬化性硬斑　即硬皮病影响躯干、四肢或面部的皮肤硬化增厚，全层组织包括骨组织，出现肌肉萎缩、关节挛缩，但无手指和足趾受累。

（5）混合性硬皮病　即两种或两种以上硬皮病亚型同时存在。

2. 实验室检查

局限性硬皮病有典型皮肤改变者，诊断并不困难，必要时可做皮肤活检确诊。可应用磁共振成像评价局限性硬皮病患儿的肌肉骨骼受累情况，尤其是病灶跨越关节时。对头面部受累的患儿应行头部 MRI 检查。

【治疗原则】

局限性硬皮病病变局部可外用糖皮质激素制剂，炎症活动期可以全身应用糖皮质激素，并在开始应用激素时即联用甲氨蝶呤或其他缓解病情的抗风湿药物。2019 年欧洲指南推荐在获得满意的临床疗效后，甲氨蝶呤的用量需要继续维持 12 个月再逐渐减量。甲氨蝶呤耐受不佳的患儿可应用吗替麦考酚酯治疗。

（邓江红　李彩凤）

第九节　重叠综合征

重叠综合征指患者具有两种或两种以上结缔组织病结缔组织近缘病的重叠。这种重叠可同时发生，亦可在不同时期先后发生另一种结缔组织病；或先有某一种结缔组织病，以后移行转变为另一种结缔组织病。这种转变可呈连续性或间隔一定时间后进行。

【诊断标准】

通常发生于 6 个弥漫性结缔组织病，即系统性红斑狼疮（SLE）、硬皮病（Scl）和多发性肌炎/皮肌炎（PM/DM）、系统性硬化症（SSc）、类风湿关节炎（RA）、原发干燥综合征（PSS），亦可由 6 个结缔组织病与其他结缔组织疾病（如结节性多动脉炎、风湿热、贝赫切特综合征、干燥综合征和脂膜炎）相重叠，此外尚可与其他自身免疫病如慢性甲状腺炎和自身免疫性溶血性贫血等重叠。

1. SLE 与 PSS 重叠

病初常表现为 SLE，以后出现皮肤硬化、吞咽困难及肺纤维化等表现。雷诺现象、光过敏、口腔溃疡发生率高；与单纯 SLE 患者相比，SLE/SS 重叠综合征患者发生肾小球肾炎较少。在 SLE/SS 综合征中，抗 dsDNA 效价较低，ANA 呈高效价、高阳性率，荧光核型呈斑点型。

2. SSc 与 PM 重叠

肌肉受累相对较轻，肌酶轻度升高，肌电图异常较轻；弥漫型硬皮病在 SSc/PM 更为常见，可有指端溃疡、胃肠道受累、间质性肺疾病、关节炎表现；血清学有抗 PM/Scl 抗体、抗 Ku 抗体阳性。

3. SLE 与 RA 重叠

除 SLE 症状外有侵蚀性关节炎、关节畸形（天鹅颈畸形等）及类风湿结节等表现。

4. RA 与 SSc 重叠

具有侵蚀性关节炎表现，伴有局限型（弥漫型）系统性硬化症表现；可伴有关节外症状，如雷诺现象、指端溃疡、肺纤维化、食管运动功能障碍和心脏受累。

5. SLE 与 SSc 重叠

较为罕见，具有多浆膜腔积液、胰腺炎、关节炎、盘状红斑、骨缺血性坏死等表现，肺受累可表现为肺动脉高压以及狼疮性肾炎。血清学有高滴度抗 dsDNA 抗体及抗 Scl70 抗体。

6. SSc 与 SS 重叠

同时具有系统性硬化症与干燥综合征的临床特点，如口腔干燥和干眼症等，局限型硬皮病表现多于弥漫型硬皮病表现；此外，上消化道受累以及肺受累常见，抗 Ro/SSA 和抗 La/SSB 抗体阳性，抗 Scl70 阳性率较低。

7. RA 与 SS 重叠

口眼干燥表现（口腔干燥症、干燥性角膜结膜炎等），伴关节炎、关节痛，活检提示局部淋巴细胞浸润；与原发干燥综合征相比，RA/SS 患者中抗 Ro/SSA 和抗 La/SSB 抗体阳性率较低。

8. 其他

其他各种形式重叠均可变化，如贝赫切特综合征、脂膜炎、结节性动脉炎、风湿热及桥本甲状腺炎等。

当同一患者同时或先后具有两种或两种以上 CTD 及其近缘病的共同表现，并符合各自的诊断标准时可诊断为重叠综合征。诊断时应写明哪两种 CTD 之重叠或某型重叠综合征。

【治疗原则】

一般采用大剂量皮质激素，也可并用免疫抑制剂（如 CTX）治疗，可按照各种结缔组织病的治疗原则处理。在难治性病例中，可考虑应用肿瘤坏死因子 - α 拮抗剂或抗 CD$_{20}$单克隆抗体，但需警惕在部分重叠综合征应用抗 TNF - α 可能加重病情。

（李彩凤）

第十节　多发性大动脉炎

多发性大动脉炎（TA）是指主动脉及其主要分支的慢性进行性非特异性炎性疾病。

【诊断标准】

1. 临床表现

（1）全身症状　患者可有全身不适、易疲劳、发热、食欲不振、恶心、出汗、体重下降、肌痛、关节炎和结节红斑等症状。

（2）局部症状和体征　按受累血管不同，有相应器官缺血的症状与体征。临床根据病变部位可分为四种类型：头臂动脉型（主动脉弓综合征），胸、腹主动脉型，广泛型和肺动脉型。

①头臂动脉型（主动脉弓综合征） 颈动脉和椎动脉狭窄和闭塞，可引起脑部不同程度的缺血，出现头晕、眩晕、头痛、记忆力减退，单侧或双侧视物有黑点，视力减退、视野缩小甚至失明，嚼肌无力和咀嚼疼痛。少数患者因局部缺血产生鼻中隔穿孔、上腭及耳郭溃疡、牙齿脱落和面肌萎缩。脑缺血严重者可有反复晕厥、抽搐、失语、偏瘫或昏迷。上肢缺血可出现单侧或双侧上肢无力、发凉、酸痛、麻木甚至肌肉萎缩。颈动脉、桡动脉和肱动脉可出现搏动减弱或消失（无脉征），约半数患者于颈部或锁骨上部可听到二级以上收缩期血管杂音，少数伴有震颤。

②胸主、腹主动脉型 由于缺血，下肢出现无力、酸痛、皮肤发凉和间歇性跛行等症状，特别是髂动脉受累时症状最明显。肾动脉受累出现高血压，可有头痛、头晕、心慌，上腹部、肾区出现血管杂音，两上肢收缩压差大于10mmHg。合并肺动脉狭窄者，则出现心慌、气短，少数患者发生心绞痛或心肌梗死。

③广泛型 具有上述两种类型的特征，属多发性病变，多数患者病情较重。

④肺动脉型 本病合并肺动脉受累并不少见，约占50%，上述三种类型均可合并肺动脉受累，而在各类型中伴有或不伴有肺动脉受累之间无明显差别，单纯肺动脉受累者罕见。肺动脉高压大多为晚期并发症，约占1/4，多为轻度或中度，重度少见。临床上出现心悸、气短较多。重者有心功能衰竭。

2. 辅助检查

（1）红细胞沉降率 是反映本病病变活动的一项重要指标。疾病活动时红细胞沉降率增快，病情稳定红细胞沉降率恢复正常。

（2）C-反应蛋白 其临床意义与红细胞沉降率相同，为本病病变活动的指标之一。

（3）抗链球菌溶血素"O"抗体 其增加仅说明患者近期曾有溶血性链球菌感染，本病仅少数患者出现阳性反应。

（4）抗结核菌素试验 约40%的患者有活动性结核。

（5）影像学检查 彩色多普勒超声检查、数字减影血管造影（DSA）、动脉造影、电子计算扫描（CT）和磁共振成像（MRI）等。

3. 诊断依据

采用1990年美国风湿病学会的分类标准：

（1）发病年龄≤40岁 出现症状或体征时年龄<40岁。

（2）肢体间歇性跛行 活动时一个或更多肢体出现乏力、不适或症状加重，尤以上肢明显。

（3）肱动脉搏动减弱 一侧或双侧肱动脉搏动减弱。

（4）血压差>10mmHg，双侧上肢收缩压差>10mmHg。

（5）锁骨下动脉或主动脉杂音 一侧或双侧锁骨下动脉或腹主动脉闻及杂音。

（6）动脉造影异常 主动脉一级分支或上下肢近端的大动脉狭窄或闭塞，病变常为局灶或节段性，且不是由动脉硬化、纤维肌发育不良或类似原因引起。

符合上述6项中的3项者可诊断本病。

【治疗原则】

1. 肾上腺皮质激素

激素对本病活动仍是主要的治疗药物，及时用药可有效改善症状，缓解病情。一般口服泼尼松每日 $1 \sim 2mg/kg$，病情稳定后逐渐减量，危重者甚至可大剂量静脉冲击治疗。

2. 免疫抑制剂

单纯肾上腺皮质激素疗效欠佳或为增加疗效和减少激素用量可用免疫抑制剂，最常用的药物为：环磷酰胺、硫唑嘌呤和甲氨蝶呤。环磷酰胺可冲击治疗，每 4 周 $0.5 \sim 1.0g/m^2$ 体表面积。每周甲氨蝶呤 $10 \sim 15mg/m^2$，静脉、肌内注射和口服均可。

3. 生物制剂

近年来报道用于大动脉炎患者的生物制剂主要包括抗肿瘤坏死因子（TNF）抗体和抗 IL-6 受体单克隆抗体。

4. 扩血管抗凝改善血循环

使用扩血管、抗凝药物支持治疗，能部分改善因血管狭窄较明显患者的一些临床症状，如阿司匹林、双嘧达莫（潘生丁）等。对血压高的患者应积极控制血压。

5. 经皮腔内血管成形术

为大动脉炎的治疗开辟了一条新的途径，目前已应用治疗肾动脉狭窄及腹主动脉、锁骨下动脉狭窄等，获得较好的疗效。

6. 外科手术治疗

手术目的主要是解决肾血管性高血压及脑缺血。

（李彩凤）

第十一节 过敏性紫癜

过敏性紫癜，又称许兰-亨诺血管炎，是最常见的毛细血管变态反应性疾病，以广泛的小血管炎为病理基础。

【诊断标准】

1. 症状

（1）多于冬春季发病，急性起病居多，发病前 $1 \sim 3$ 周可有上呼吸道感染史。

（2）可有不规则发热、乏力和头痛等不规则表现。

（3）皮肤出现大小不等淡红色或暗红色皮疹。

（4）可有关节疼痛。

（5）部分患者有腹痛和血便。

（6）肾脏受累者可出现血尿、少尿和浮肿等症状。

（7）神经系统受累时可有头痛、抽搐或昏迷等症状。

2. 体征

（1）皮肤可见淡红色或暗红色略突出于皮面的紫癜，以下肢和臀部多见。紫癜对称分布，可融合成片，可伴有血管神经性水肿，如头部、眼睑、手足背及会阴部。

（2）关节可有肿胀及活动受限，压痛阳性，大关节如膝关节、踝关节受累较多见。

（3）腹部压痛阳性，严重者并发肠套叠时可触及腹部包块，并发肠穿孔时可有板状腹。

（4）神经系统受累时可能出现脑膜刺激征阳性、脑神经麻痹等。

3. 辅助检查

本病无特征性化验检查，可行化验了解并发症情况及帮助鉴别诊断。

（1）血常规　血小板计数正常，存在细菌感染时白细胞总数及中性分类升高。

（2）存在消化道出血时，便潜血可阳性。

（3）肾脏受累时，尿蛋白可阳性，镜检可见红细胞。

（4）过敏原检查，帮助明确过敏原。

（5）腹部 B 超　可见肠壁水肿增厚，并发肠套叠时可见相应改变。

4. 临床分型

（1）皮肤型　只有皮肤症状。

（2）腹型　除皮肤症状外，还有腹部受累。

（3）关节型　除皮肤紫癜外，还有关节症状。

（4）肾型　有皮肤紫癜和肾脏受累。

（5）混合型　除皮肤紫癜外，有腹部、关节或肾脏等多脏器受累。

【治疗原则】

一般治疗：卧床休息，去除过敏原，禁止动物蛋白饮食，食用少渣半流食，有血便者可禁食补液。

（1）发病前或同时有呼吸道症状者，可根据病原予抗感染治疗。

（2）口服或静脉滴注适量维生素 C 改善血管通透性。

（3）口服中药清热解毒，凉血化瘀。

（4）出现消化道出血者，可予激素治疗，氢化可的松 $5 \sim 10\text{mg}/(\text{kg} \cdot \text{d})$，静脉滴注，胃肠道症状好转明显很快消失者可 $3 \sim 7$ 天后停用激素，否则可改为口服泼尼松 $0.5 \sim 1\text{mg}/(\text{kg} \cdot \text{d})$，逐渐减量至停。疗程根据患儿病情制订，$2 \sim 6$ 周不等。

（5）关节症状一般不需特殊处理，如症状严重可加用短期非甾体抗炎药口服，如布洛芬 $15 \sim 30\text{mg}/(\text{kg} \cdot \text{d})$。

（6）表现为肾病水平蛋白尿、肾炎综合征、肾病综合征、急进性肾炎者可用泼尼松、环磷酰胺等治疗，出现肾衰竭者按常规处理。

（7）预防　无明确预防措施，可避免接触过敏原，并避免呼吸道感染。

（孙　菲　李彩凤）

第十二节　肉芽肿性血管炎

肉芽肿性血管炎（GPA）是一种慢性中小动脉炎，以上、下呼吸道坏死性肉芽肿性血管炎，肾小球肾炎和其他器官的血管炎为特征性的临床表现。儿童发病率相对较低，女孩多发。该病以往称韦格纳肉芽肿（WG）。韦格纳肉芽肿是 1931 年由 Klinger 最早提出，1936 年 Wegener 才对此病做了较全面的研究报道。2011 年，美国风湿病协会 ACR 及欧洲风湿病联盟（EULAR）共同更正病名为肉芽肿性血管炎，本病与抗中性粒细胞胞浆抗体（ANCA）密切相关。

【诊断标准】

1. 临床表现

韦格纳肉芽肿的临床表现多样，可累及多系统。典型的韦格纳肉芽肿有三联征：上呼吸道、肺和肾病变。

（1）一般症状　病初症状包括发热、疲劳、抑郁、纳差、体重下降、关节痛、盗汗、尿色改变和虚弱。

（2）上呼吸道症状　通常表现是持续流鼻涕，而且不断加重，导致上呼吸道的阻塞和疼痛；伴有鼻黏膜溃疡和结痂，鼻出血、唾液中带血丝，严重的韦格纳肉芽肿鼻中隔穿孔，鼻骨破坏，出现鞍鼻；咽鼓管的阻塞能引发中耳炎，导致听力丧失；部分患者可因声门下狭窄出现声音嘶哑及呼吸喘鸣。

（3）下呼吸道症状　胸闷、气短、咳嗽、咯血以及胸膜炎是最常见的症状，还可见肺内阴影；大量肺泡性出血较少见，但一旦出现，则可发生呼吸困难和呼吸衰竭。

（4）肾脏损害　大部分病例有肾脏病变，出现蛋白尿，红、白细胞及管型尿，严重者伴有高血压和肾病综合征，可导致肾衰竭，是 WG 的重要死因之一。无肾脏受累者称为局限型韦格纳肉芽肿。

（5）眼受累　可表现为眼球突出、视神经及眼肌损伤、结膜炎、角膜溃疡、巩膜外层炎、虹膜炎和视网膜血管炎、视力障碍等，有时可出现泪道堵塞。

（6）皮肤黏膜　多数患者有皮肤黏膜损伤，表现为下肢可触及的紫癜、多形红斑、斑疹、瘀点（斑）、丘疹、皮下结节、坏死性溃疡形成以及浅表皮肤糜烂等，其中皮肤紫癜最为常见。

（7）神经系统　患者以外周神经病变最常见，多发性单神经炎是主要的病变类型，临床表现为对称性的末梢神经病变。

（8）关节病变　多数表现为关节疼痛以及肌痛，1/3 的患者可出现对称性、非对称性以及游走性关节炎（可为单关节、寡关节或多关节的肿胀和疼痛）。

2. 辅助检查

（1）常规检查　ESR 和 CRP 增高，中性粒细胞和血小板增高，RF 阳性，血清免疫球蛋白增高。

（2）抗体检查　①抗中性粒细胞胞质抗体（ANCA）：胞质型抗中性粒细胞胞质抗体（c - ANCA）阳性，是 WG 较有特异性的抗体且与活动性相关；②抗内皮细胞抗体（AECA）：阳性率为 55% ~80%，且与活动性相关。

（3）影像学检查　①上呼吸道 X 线可示副鼻窦黏膜增厚，鼻或副鼻窦的骨质破坏。②肺部表现：对肉芽肿性血管炎的 X 线检查主要是胸部。胸部 X 线表现可以见到肺部结节影，其他较少见的 X 线表现有少量的胸腔积液、液 - 气胸、气管不规则狭窄、纵隔增宽等，但高分辨肺 CT 更有助于了解 GPA 的肺部表现。GPA 肺部 CT 表现主要为：a. 结节状病灶。结节大小不等，可自数毫米至数厘米，多为 2 ~3cm，呈圆形或椭圆形，边缘可光滑，亦可模糊。1/3 ~1/2 可发生坏死形成空洞，一般为中心型小空洞，壁厚，空洞内如有液平面可提示有细菌感染。病灶大多为多发，单发少见。小结节病灶的特点是较渗出和浸润性病变密度高，呈中等密度，且在肺内有融合成片的趋势。病变多为双肺同时发病，可发生于肺的任何部位，以中下肺野较多。b. 斑片状阴影，为肺血管炎所引起的肺出血或梗死或合并感染的表现，这种征象比粟粒、结节和球形灶少见，但二者可同时存在；此外，病变在短期内变化明显，具有游走性，随病情变化病灶可完全吸收或在另一部位出现新的病灶。

（4）病理活检　上呼吸道、支气管内膜及肾活检是诊断 WG 的重要依据。

3. 诊断依据

目前沿用欧洲风湿病联盟及欧洲儿科风湿病学会于 2008 年制订的诊断标准。

符合下列 6 条标准中的至少 3 条可诊断 GPA。

（1）组织病理学　动脉管壁、血管周围或血管外有肉芽肿性炎症。

（2）上呼吸道受累表现　慢性化脓性或血性鼻分泌物、反复鼻出血、鼻中隔穿孔或鞍鼻畸形、慢性或复发性鼻窦炎。

（3）喉 – 气管 – 支气管狭窄。

（4）肺部受累　胸部 X 线或 CT 显示结节影、空洞形成或固定性浸润灶。

（5）ANCA 阳性　免疫荧光检查 C – ANCA 阳性或酶联免疫吸附试验抗 – PR3 阳性。

（6）肾脏受累　晨尿检测蛋白尿大于 0.3g/24h 或尿白蛋白/肌酐值大于 30mmol/mg，血尿或红细胞管型（每高倍镜下大于 5 个红细胞或尿沉渣有红细胞管型）。

在诊断 GPA 时，检测患者血清中的抗中性粒细胞胞质抗体（ANCA）有一定的帮助作用。患者常有 C – ANCA（PR3 抗体）阳性，但并非所有患者都阳性。

【治疗原则】

治疗主要应用糖皮质激素及免疫抑制剂。免疫抑制剂以环磷酰胺为首选，其他药物如霉酚酸酯、硫唑嘌呤、环孢素、甲氨蝶呤等也可酌情选用。GPA 通过治疗，尤其是糖皮质激素加环磷酰胺联合治疗和严密的随诊，能诱导和维持长期的缓解。近年来，韦格纳肉芽肿的早期诊断和及时治疗，提高了治疗效果。过去，未经治疗者平均生存期是 5 个月，82% 的患者 1 年内死亡，90% 多的患者 2 年内死亡。目前大部分患者在正确治疗下能维持长期缓解。

（朴玉蓉　李彩凤）

第十三节　贝赫切特综合征

贝赫切特综合征（Behcet disease）是一种全身性、慢性的血管炎症性疾病，主要临床表现为复发性口腔溃疡、生殖器溃疡、眼炎及皮肤损害，也可累及血管、神经系统、消化道、关节、肺、肾、附睾等器官，全身各系统均可受累。贝赫切特综合征中大血管和小血管均可受累，动脉和静脉也均可受累。但多种临床表现较少同时出现，有时须经历数年甚至更长的时间才相继出现。

【诊断标准】

1. 临床表现

（1）口腔溃疡　几乎所有的患者均有复发性、疼痛性口腔溃疡，多数患者以此征为首发症状。口腔溃疡可以发生在口腔的任何部位，多位于舌缘、颊、唇、软腭、咽、扁桃体等处。

（2）生殖器溃疡 出现次数比口腔溃疡少，受累部位为外阴、阴道、肛周、宫颈、阴囊、阴茎等处。

（3）眼部症状 最常见的眼部病变为葡萄膜炎，眼球其余各组织均可受累。表现为视物模糊、视力减退、眼球充血、眼球痛和畏光流泪等，通常表现为慢性、复发性和进行性病程，双眼均可累及。

（4）皮肤病变 发生率高，可达80%，表现多种多样，有结节性红斑、疱疹和丘疹等。

（5）关节可疼痛肿胀，活动障碍。

（6）累及神经系统可出现头痛、头晕，呕吐、呼吸障碍、癫痫、步态不稳、偏瘫、失语、不同程度截瘫、尿失禁、双下肢无力，感觉障碍、意识障碍和精神异常等。

（7）累及消化道可出现上腹饱胀、嗳气、吞咽困难、中下腹胀满、隐痛、阵发性绞痛、腹泻、黑便、便秘等；严重者可有溃疡穿孔，出现急性腹膜炎表现。

（8）动脉系统被累及时，可出现相应表现，表现为头晕、头痛、晕厥、脉搏减弱或无脉、血压低或测不到等；静脉受累可出现腹腔积液、浮肿等症状。

（9）肺受累时患者有咳嗽、咯血、胸痛、呼吸困难等，大量咯血可致死亡。

（10）其他 较少出现的如肾脏受累可出现血尿、少尿、浮肿等症状；心脏受累可出现心悸、乏力、气促、面色苍白等症状，查体有心脏杂音、心音减弱和心律失常等；发生附睾炎时可出现单或双侧附睾肿大疼痛。

2. 实验室检查

本病无特异性实验室异常。

（1）活动期可有红细胞沉降率增快，C - 反应蛋白升高。

（2）57% ~88% 患者 HLA - B51 阳性。

（3）皮肤针刺反应试验阳性，特异性较强。

（4）抗核抗体谱、抗中性粒细胞胞浆抗体及抗心磷脂抗体均阴性。

（5）肠白塞病患者消化道造影胃镜下可见溃疡。

（6）血管系统受累时血管 B 超可见管壁增厚、管腔狭窄等。

（7）肺 X 线片可表现为单或双侧大小不一的弥漫性渗出或圆形结节状阴影，肺栓塞时可表现为肺门周围的密度增高的模糊影。高分辨的 CT 或肺血管造影、放射性核素肺通气/灌注扫描等均有助于肺部病变诊断。

（8）神经贝赫切特综合征常有脑脊液压力增高、白细胞数轻度升高。急性期 MRI 检查可以发现在脑干、脑室旁白质和基底节处的增高信号。

（9）肾脏受累时尿常规可见蛋白阳性，镜检可见红细胞等。

3. 诊断依据

本病诊断主要根据临床症状，目前多采用国际贝赫切特综合征研究小组于1990年制订的标准，临床研究表明其敏感性和特异性可分别达到91%和96%。包括以下一条主要表现和两条以上附加表现即可确诊。

（1）复发性口腔溃疡，医生或患者观察到的轻型阿弗他溃疡、重型阿弗他溃疡及疱疹样溃疡，1年内反复发作至少3次。

（2）以下标准中符合两条。

①反复外阴溃疡　医生或患者观察的外阴部阿弗他溃疡或瘢痕。

②眼病变　前和（或）后葡萄膜炎，裂隙灯检查时玻璃体内有细胞出现或由眼科医师观察到视网膜血管炎。

③皮肤病变　由医师或患者发现的结节性红斑、假性毛囊炎或丘疹性脓疱或未服用糖皮质激素的成年患者出现痤疮样结节。

④针刺试验阳性　试验后24～48小时由医师看结果。

其他与本病密切相关并有利于诊断的症状有：关节痛或关节炎、皮下栓塞性静脉炎、深部静脉栓塞、动脉栓塞和（或）动脉瘤、中枢神经病变、消化道溃疡、附睾炎和家族史。

【治疗原则】

1. 一般治疗

急性活动期应卧床休息。发作间歇期应注意预防复发。如控制口、咽部感染，避免进食刺激性食物，伴感染者可行相应的治疗。

2. 局部治疗

口腔溃疡、生殖器溃疡及眼炎可局部治疗，避免感染。眼色素膜炎须应用散瞳剂以防止炎症后粘连，重症眼炎者可在球结膜下注射肾上腺皮质激素。

3. 全身治疗

（1）非甾体类抗炎药　具消炎、镇痛作用，对缓解发热、皮肤结节红斑、生殖器溃疡疼痛及关节炎症状有一定疗效，常用药物有布洛芬、双氯酚酸等。

（2）肾上腺糖皮质激素　对控制急性症状有效，停药后易复发，故主要用于严重的口腔及生殖器溃疡、急性发作的眼部病变、神经系统受累、严重的血管炎及严重的关节病变。泼尼松片每日0.5～1.5mg/kg，症状控制后逐渐减量。重症患者如严重眼炎、中枢神经系统病变、严重血管炎患者可考虑静脉应用大剂量甲泼尼龙冲击，每日15～30mg/kg，最大量1g/次，使用3～5日。

（3）免疫抑制剂　重要脏器损害时应选用此类药，常与肾上腺皮质激素联用。常用有环磷酰胺、硫唑嘌呤、环孢素A、甲氨蝶呤等。

（4）沙利度胺　用于治疗较重的皮肤黏膜病变。其作用机制是通过调节TNF-α及其他细胞因子而起作用。在儿童应用有效。应用时需注意监测神经传导功能，防止发生外周神经病变。

（5）生物制剂　TNF-α拮抗剂如依那西普、英夫利西单及阿达木单抗等，已有双盲、多中心研究证明其有效。

（6）其他　如中药治疗、手术治疗等。重症肠贝赫切特综合征并发肠穿孔时可行手术治疗，但肠贝赫切特综合征术后复发率较可高。眼部病变致失明伴持续疼痛者可手术治疗。手术后应继续应用激素及免疫抑制剂治疗，可减少复发。

【预后】

本病呈慢性经过，缓解和复发常持续数年甚至数十年，合并葡萄膜炎则是失明的主要原因。本病的死亡率相对较低，死亡的原因常见为年轻男性患者肺动脉瘤破裂出血，其他致死的原因包括严重中枢神经系统受累、Budd – Chiari 综合征及肠溃疡穿孔等。

（朴玉蓉　李彩凤）

第十四节　肺出血－肾炎综合征

肺出血－肾炎综合征（GS）是一种罕见的自身免疫病，在 1919 年由 Ernest Goodpasture 确认并命名。该病是一种器官特异性的自身免疫病，由抗肾小球基底膜抗体介导，临床上以快速进展性肾炎和肺出血为特征，以肺泡出血、肾小球局灶性增生及球囊上皮新月体形成为主要病理变化。

【诊断标准】

1. 临床表现

可发生于任何年龄，但以青年男性居多，16 岁以下患者少见。起病可急可缓，起始症状可有乏力、恶心、呕吐和食欲下降等。可以肺部症状起病或肺、肾脏病变同时出现。

（1）肺部表现　咯血常为首发症状（发生率达 90% 以上），轻症者仅表现为痰中带血丝，重者可出现大咯血，甚至窒息死亡。痰化验可见含铁血黄素。胸部 X 线片可见肺门向两侧肺野扩散的蝶形阴影，肺尖及肺底很少受累。咯血控制后，此阴影能在 1～2 周内完成全吸收，但是反复出血的晚期病例，却可呈现肺间质纤维化。

（2）肾脏病变　病理检查为新月体肾炎者临床呈现急进性肾炎，患者出现蛋白尿、血尿、水肿及高血压，肾功能急剧恶化，数周至数月出现少尿或无尿，进入尿毒症；但是，少数非新月体肾炎的轻症病例，仅表现为尿检异常，肾功能并无变化；另外，贫血很常见，为小细胞低色素性贫血，此贫血严重程度与咯血及肾衰程度不平行。

2. 实验室检查

（1）血常规　可见小细胞低色素性贫血。

（2）尿检　可见血尿、蛋白尿及管型尿。

（3）痰及胃洗出液检查　可见大量含铁血黄素巨噬细胞。

（4）肾衰竭时可见氮质血症。

（5）血清学检查　抗基底膜抗体阳性。

（6）胸片显示双肺絮状阴影，常侵犯肺门及基底部。咯血时肺弥散功能减低，出现低氧血症。

3. 诊断依据

反复咯血、血尿的临床特点和痰中含铁血黄素细胞阳性以及血清存在抗基底膜抗体。

【治疗原则】

本病病情发展迅速，一旦明确诊断，应采取综合措施治疗，包括应用大剂量肾上腺皮质激素以及免疫抑制剂如环磷酰胺、环孢素 A，可使肺出血停止。肾功能改善情况与治疗前的损害程度有关。血浆置换可去除循环中的抗基底膜抗体，可使肺出血停止和肾功能改善。重症病例应尽早血液透析或肾脏移植。

（李士朋　李彩凤）

第十五节　显微镜下多血管炎

显微镜下多血管炎又称为显微镜下多动脉炎，是一系统性、坏死性血管炎，属自身免疫病，主要侵犯小血管，包括毛细血管、小静脉或微动脉，但也可累及小和（或）中型动脉。

【诊断标准】

1. 临床表现

（1）好发于冬季，多数有上呼吸道感染或药物过敏样前驱症状。

（2）非特异性症状如不规则发热、疲乏、皮疹、关节痛、肌痛、腹痛、神经炎和体重下降等。

（3）约70%～80%的患者肾脏受累，几乎全有血尿，肉眼血尿者约占30%，伴有不同程度的蛋白尿，高血压不多见或较轻。约半数患者呈急进性肾炎综合征，表现为坏死性新月体肾炎，早期出现急性肾衰竭。

（4）肺部为仅次于肾脏最易受累的器官（约占50%），临床上表现为哮喘、咳嗽、咳血痰或咯血，严重者可表现为肺肾综合征，表现为蛋白尿、血尿、急性肾衰竭和肺出血等。

（5）消化道受累可出现肠系膜血管缺血和消化道出血的表现，如腹痛、腹泻和黑便等。

（6）心脏受累可有心衰、心包炎、心律失常和心肌梗死等。

（7）耳部受累可出现耳鸣、中耳炎、神经性听力下降，眼受累可出现虹膜睫状体炎、巩膜炎和葡萄膜炎等。

（8）关节受累常表现为关节肿痛，其中仅10%的患者有关节渗出、滑膜增厚和红斑。

（9）神经系统受累，可有多发性神经炎、末梢神经炎和中枢神经血管炎等，表现为局部周围感觉或运动障碍和缺血性脑病等。

2. 辅助检查

（1）一般实验检查　白细胞增多、血小板增高及与出血不相称的贫血；红细胞沉降率升高、C-反应蛋白增高、类风湿因子阳性、ANA阳性、γ球蛋白升高、蛋白尿、血尿、血尿素氮和肌酐升高等。

（2）抗中性粒细胞胞浆抗体（ANCA）　是本病诊断、监测病情活动和预测复发的重要血清学指标，阳性率50%～80%，其滴度通常与血管炎的活动度有关。ANCA针对的两个主要抗原是丝氨酸蛋白3（PR3）和髓过氧化物酶（MPO）。MPO-ANCA又称为p-ANCA（核周型），70%的MPA该抗体阳性，PR3-ANCA又称为c-ANCA（胞浆型），多见于韦格纳肉芽肿，但无肾外表现的坏死性新月体肾小球肾炎患者中有

20% ~ 30% PR3 – ANCA 阳性。一般认为 ANCA 阳性，特别是在急进性肾炎患者中阳性强烈提示系统性血管炎。

（3）肾活检　病理特征为肾小球毛细血管丛节段性纤维素样坏死、血栓形成和新月体形成，坏死节段内和周围偶见大量嗜中性粒细胞浸润。免疫学检查无或仅有稀疏的免疫蛋白沉积，极少有免疫复合物沉积，这具有重要的诊断意义。肺组织活检示肺毛细血管炎、纤维化，无或极少有免疫复合物沉积。

3. 诊断依据

儿童 MPA 的诊断和分类主要参照欧洲抗风湿病联盟（EULAR）、欧洲儿童风湿协会（PRES）共识及美国风湿病学会（ACR）分类诊断标准：坏死性血管炎，无或有少许免疫复合物沉积，主要累及小血管，可有中、小动脉受累的坏死性动脉炎，常表现为纤维素样坏死性新月体肾炎和坏死性肺毛细血管炎，无肉芽肿性炎症。MPO/pANCA 或 PR3/cANCA 阳性，对于无或暂时无病理结果的患者，ANCA 阳性对临床诊断有提示作用，但少数 MPA 患者 ANCA 阴性；pANCA 和 MPO – ANCA 同时阳性，诊断 MPA 的特异性可达到 99%，且与严重肾脏受累有关；少数 MPA 患者 PR3/cANCA 阳性。在治疗过程中，ANCA 还是监测疾病活动和复发的指标。

【治疗原则】

治疗可分三个阶段：诱导期，维持缓解期和治疗复发。

1. 诱导期和维持缓解期的治疗

（1）肾上腺皮质激素　泼尼松 1mg/（kg·d），晨顿服或分次服用，对于重症患者和肾功能进行性恶化的患者，可采用甲泼尼龙冲击治疗。激素治疗期间注意防治不良反应。不宜单用泼尼松治疗，因缓解率下降，复发率升高。

（2）环磷酰胺（CTX）　口服，剂量一般 2 ~ 3mg/（kg·d），持续 12 周，还可采用 CTX 冲击疗法。口服不良反应高于冲击治疗，用药期间需监测血常规和肝肾功能。

（3）硫唑嘌呤　由于 CTX 长期使用不良反应多，诱导治疗一旦达到缓解（通常 4 ~ 6 月后）也可以改用硫唑嘌呤，1 ~ 2mg/（kg·d）口服，维持至少 1 年，注意不良反应。

（4）甲氨蝶呤（MTX）　有报告 MTX，10 ~ 15mg/m^2，每周一次，口服或静脉注射治疗有效，注意不良反应。

（5）丙种球蛋白　采用大剂量静脉丙种球蛋白 [IVIG 400mg/（kg·d）]，3 ~ 5 天为一疗程，部分患者有效。

（6）特异性免疫吸附　即应用特异性抗原结合树脂，吸附患者血清中相应的 ANCA，有少量报道证实有效，但该治疗方法尚在探索中。

（7）血浆置换疗法、血液透析治疗和肾移植。

2. 疾病复发和难治性患者的治疗

对于复发或诱导治疗未获得缓解患者可重新或延长 CTX 治疗，但由于 CTX 累积的不良反应，临床多选用其他药物再诱导治疗。有研究显示，利妥昔单抗联合激素和（或）CTX 对复发或未缓解患者效果显著。

（李士朋　李彩凤）

第十六节 结节性多动脉炎

结节性多动脉炎是一种侵犯中小动脉的坏死性血管炎，在受累的不规则的动脉壁上形成小结节和动脉瘤。该病在儿童发病较少，男女发病率相等，发病的高峰年龄为9～11岁，但婴幼儿亦可患病，过去称为婴儿型结节性多动脉炎，现认为与单基因突变导致的自身炎症性疾病（ADA2缺乏症）。

【病因】

病因尚不明了，一般认为结节性多动脉炎与易感机体对细菌（链球菌）、病毒（乙肝病毒）感染后所发生的自身免疫反应有关；此外，结核、巨细胞病毒和细小病毒b19感染也与结节性多动脉炎的发病有关。

【病理改变】

表现为坏死性血管炎。淋巴细胞浸润受累的中小肌型动脉壁的全层，病变分布为节段性，常见于血管的分叉处，向远端扩散，有的病变向血管周围浸润，浅表动脉可沿着血管行径分布而扣及结节。各期病变并存，如轻度炎性反应至广泛的纤维素样坏死，伴有血栓形成、栓塞和动脉瘤。最常发生于消化道、肾、心脏和皮肤，也可见于肝脾、肌肉和周围神经等。

【诊断标准】

1. 临床表现

临床表现是多种多样的，因受累动脉所处的部位而有所不同。患儿可表现为不明原因发热（多为低热有时与高热相间）、乏力和体重下降。

（1）皮肤表现可出现斑丘疹样紫癜、网状青斑、水肿和沿着动脉走行、有触痛的皮下小结，多见于四肢，可伴有指（趾）坏疽。肌肉受累时可有多发性肌痛，还可出现关节痛或关节炎。

（2）绝大多数患儿（60%～80%）有肾脏血管受累，表现为高血压及出现血尿和蛋白尿，还可并发肾梗死和肾动脉瘤，甚至发生肾衰竭。

（3）胃肠道症状，常因动脉栓塞和小动脉瘤破裂引起，表现为腹痛、腹泻和消化道出血，严重时可有小肠溃疡、出血和穿孔。胰腺动脉受累时表现为急性胰腺炎的症状和体征。肝脏内动脉受累时，可有黄疸和氨基转移酶升高，胆囊动脉炎时可致急性胆囊炎。

（4）约50%患者出现周围神经系统受累，可以出现麻木、感觉异常、疼痛或运动障碍，少数患者因脑血管栓塞而出现惊厥、昏迷、偏瘫及脑神经麻痹等症状。

（5）心血管系统表现为心肌炎，甚至心肌梗死和心力衰竭，还可出现心包炎和心律失常等。肺部血管损伤症状很像哮喘、肺炎或气管炎，可有肺部浸润、肺梗死及胸膜炎。

（6）其他不常见的症状包括睾丸疼痛、附睾炎、视网膜动脉炎及视网膜出血，可致失明。鼻及中耳偶有典型肉芽肿病变。

2. 实验室检查

（1）可有贫血、白细胞增高、血小板增高、血沉明显增快和C-反应蛋白增高。

高丙种球蛋白血症提示多克隆 B 细胞的活化。尿常规检查常有尿蛋白，偶见红细胞和管型。肾功能可异常，表现为尿素氮增高。免疫复合物增高，部分患者可测出乙肝表面抗原。

（2）血管造影可见肝、肾、脑动脉，肠系膜动脉及冠状动脉呈瘤样扩张和血管闭塞。磁共振血管造影可证实上述血管的病变。

（3）皮肤、结节及肾活检具有诊断意义。活检组织可见到不同阶段的坏死性血管炎改变，在病变血管间有正常血管存在。

3. 诊断依据

临床上遇到持续不明原因的发热、体重下降和多系统受累的症状，如皮疹、高血压及肾脏病变，伴有血沉明显增快时应怀疑本病。明确诊断须依靠活检和血管造影的典型血管炎改变。肾脏受累时，肾活检可见坏死性血管炎，血管造影可见瘤样扩张部位和阶段性狭窄的部位。

2008 年欧洲风湿病联盟（EULAR）制订的诊断标准

组织病理学改变：显示小血管或中等血管的坏死性血管炎或血管造影异常（如果 MRI 造影无异常，需要进行传统的动脉造影方法）：动脉瘤和动脉闭塞，以上为必备条件。

另加下面五条标准中的一条

①皮肤受累　斑丘疹样紫癜、网状青斑、有触痛的皮下小结以及皮肤坏死等。

②肌痛或肌肉触痛。

③高血压　收缩压/舒张压均高于正常值的 95 百分位。

④周围神经病变　感觉周围神经病，手套、袜套样感觉障碍，多发性神经炎。

⑤肾脏受累　蛋白尿、血尿或红细胞管型、肾功能受损（GFR 低于正常的 50%）。

4. 鉴别诊断

结节性多动脉炎早期出现的皮疹与过敏性紫癜类似，但皮下结节及全身多系统受累可鉴别。肺出血肾炎综合征时痰涂片可找到含铁血黄素细胞，韦格纳肉芽肿其 X 线片可见鼻骨破坏和肺部片状浸润及结节状阴影，过敏性血管炎和嗜酸性筋膜炎时嗜酸粒细胞增高，均可鉴别。此外，还应与其他结缔组织病（如系统性红斑狼疮、皮肌炎及硬皮病）相鉴别。

【治疗原则】

主要应用肾上腺皮质激素及免疫抑制剂治疗。轻症不伴有内脏功能不全者，可单用泼尼松口服，剂量为 1~2mg/（kg·d），能提高患儿生存率和降低高血压和肾脏受累的发病率；如激素效果不好，可加用环磷酰胺、硫唑嘌呤和甲氨蝶呤等免疫抑制剂治疗；如重症患者合并动脉瘤形成，需应用环磷酰胺静脉注射。

丙种球蛋白和血浆置换：重症结节性多动脉炎患儿可用大剂量免疫球蛋白冲击治疗，血浆置换能于短期内清除血液中大量免疫复合物，对重症患者有一定疗效。需注意并发症（如感染、凝血障碍和水、电解质紊乱）。不论是采用血浆置换还是静脉注射大量免疫球蛋白，都应同时使用糖皮质激素和免疫抑制剂。有链球菌感染证据的患儿提倡预防性应用青霉素，避免疾病的复发。

【预后】

本病预后差异很大。一些患者临床过程可表现较轻，不伴有严重的合并症，而另一些病例由于严重多系统损害而死亡。积极地应用激素及免疫制剂治疗，可使临床症状缓解。

（马　靖　李彩凤）

第十七节　亚急性坏死性淋巴结炎

亚急性坏死性淋巴结炎，又称组织细胞坏死性淋巴结炎、Kikuchi病。

【诊断标准】

1. 临床表现

（1）多见于年长儿，部分有"上感"前驱症状。

（2）长期发热，热型不定，抗菌药物治疗无效。

（3）颈部淋巴肿大多见伴疼痛，亦可见其他浅表淋巴结肿大。

（4）可伴皮疹，关节痛（炎），肝、脾大及心脏、肾脏等脏器受累表现。

2. 实验室检查

（1）末梢血白细胞下降，无或有轻度贫血。

（2）ESR、CRP升高。

（3）骨髓象正常或呈感染骨髓象。

（4）细胞免疫异常。

（5）病理检查为确诊依据，淋巴结活检示淋巴结副皮质区显著增生伴凝固性坏死，但无细胞浸润。

【治疗原则】

（1）一般治疗　去除病因，对症治疗。

（2）激素治疗　短期使用，体温下降淋巴结缩小后减量，泼尼松 $1 \sim 1.5mg/(kg \cdot d)$，分次口服。

（3）免疫调节治疗。

（张俊梅　李彩凤）

第十八节　结节性脂膜炎

结节性脂膜炎是一种原发于脂肪小叶的非化脓性炎症。临床表现为多发性、对称性成群的皮下脂肪层炎性硬结或斑块，伴反复发热，可有内脏损害。病理变化以脂肪细胞的坏死和变性为特征。

【诊断标准】

1. 临床表现

（1）临床上呈急性或亚急性经过，女性发病率高，以反复全身不适、关节痛、发热、皮下结节为特征。

（2）皮肤型　只侵犯皮下脂肪组织，而不累及内脏。临床上以皮下结节为特征，皮下结节大小不等，直径一般 1 ~ 4cm，成群出现，呈对称分布，好发于臀部与小腿，亦可累及上臂，偶见于躯干和面部，皮下结节常与皮肤粘连，活动度小，有自发痛或触痛；结节反复发作，间歇期长短不一；结节消退后因患部脂肪组织坏死、萎缩和纤维化而致局部皮肤出现程度不等的凹陷和色素沉着，有的结节可自行破溃，流出黄色油样液体，称为液化性脂膜炎。

（3）系统型　发热以弛张热为多，与皮肤病变平行出现，内脏损害可与皮肤损害同时出现，也可先于皮损或出现在皮损后。各脏器均可受累，消化系统受累较为常见，出现肝脏损害时可表现为肝大、黄疸与肝功能异常；侵犯肠系膜、大网膜、腹膜后脂肪组织，可出现腹痛、腹胀、腹部包块、肠梗阻与消化道出血等；骨髓受累，可出现骨髓抑制、异常增生和全血细胞减少；此外，脂膜炎还可损害其他脏器和系统，出现如关节炎、淋巴结肿大、胸膜炎、肺炎、胸腔积液、心肌炎、精神异常、神志障碍和肾脏损害等病变。

2. 实验室检查

（1）一般检查血沉、C－反应蛋白显著增高，外周血白细胞总数轻度增高，中性粒细胞核左移，后期因骨髓受累可有贫血、白细胞与血小板减少；尿检可有血尿和蛋白尿；如肝、肾受累可出现肝、肾功能异常；部分患者可有出、凝血时间异常。

（2）免疫学检查可有免疫球蛋白增高、补体降低；抗核抗体和类风湿因子等自身抗体均阴性。

3. 辅助检查

皮肤结节活检为诊断的主要依据，分为三期。

（1）第一期　为急性炎症期，有脂肪细胞变性伴中性粒细胞、淋巴细胞和组织细胞的浸润。

（2）第二期　为吞噬期，在变性坏死的脂肪组织中有大量的巨噬细胞浸润，吞噬变形的脂肪细胞，形成具有特征性的泡沫细胞，本期有诊断价值。

（3）第三期　为纤维化期，泡沫细胞大量减少或消失，被成纤维细胞取代，炎症反应消失，纤维组织形成。

【治疗原则】

（1）一般治疗。

（2）预防感染，清除感染灶，避免外伤。

（3）药物治疗

①目前尚无特效治疗。

②在急性炎症期或有高热等情况下，以糖皮质激素或非甾体抗炎药治疗，有明显疗效。

③对系统型的患者，特别是重症病例，可在上述治疗的基础上，加用 1 ~ 2 种免疫抑制剂，如联合羟氯喹、硫唑嘌呤、环磷酰胺、环孢素 A 与霉酚酸酯等治疗，并根据内脏受累情况进行相应的处理，同时加强支持疗法。

④治疗过程中需严密监测药物的不良反应。

（张俊梅　李彩凤）

第十九节 自身炎症性疾病

自身炎症性疾病（AIS）又名自身炎症发热综合征（AIFS）是一组遗传性、复发性、非侵袭性、炎症性疾病。本组疾病由炎症反应信号途径分子基因突变所致，以发热、皮疹、关节痛、关节炎、眼部病变为突出症状，可累及全身多脏器和多系统，并多伴有免疫异常及代谢障碍。

【诊断标准】

1. 临床表现

（1）反复发热　发热持续时间大多相同，少则2~8天，多则2~4周，比一般的原因不明发热时间短。

（2）皮疹　根据不同种类皮疹形态不同。

（3）多系统炎症　关节炎，多浆膜腔积液，眼、耳病变，心、肺、肾、脑和消化道等重要脏器受累。

2. 分类

（1）依据发热和皮肤表现分类

1. 非特异性斑丘疹伴有复发性周期性发热和腹痛	
□短时间内反复发热（典型＜7天）	● FMF　● HIDS
□持续时间较长的反复发热（典型的＞7天）	● TRAPS
2. 嗜中性粒细胞荨麻疹	
□发热反复发作但持续时间短（通常＜24小时）	● CAPS/FCAS　● CAPS/MWS
□持续低热	● CAPS/NOMID
3. 肉芽肿样皮肤病变伴有低热	
BLAU综合征/早发性结节病（儿童肉芽肿性关节炎）	
4. 脓疱性皮疹和间歇性发热	
□伴有炎性骨病	● DIRA　● Majeed综合征
□伴有化脓性关节炎	● PAPA
□伴有炎症性肠病	● 早发IBD
□伴有其他脏器受累	● DITRA　● CAMPS
5. 非典型中性粒细胞性皮肤病，有组织样细胞浸润	PRAAS
6. 具有自身炎症和免疫缺陷的综合征	PLAID　APLAID　HOIL-1缺陷

（2）依据发病机制分类

1. IL-1β调控系统缺陷	● FMF、CAPS、MKD/HIDS、PAPA、DIRA
2. NFκB激活	● Blau综合征、FCAS2
3. 蛋白折叠障碍疾病	● TRAPS
4. IL-36调节相关	● DITRA
5. 和蛋白酶体和（或）IFN-γ相关	● JMP、CANDLE、NNS、SAIV
6. 其他	● APLAID

3. 实验室检查

（1）血常规白细胞、血沉、C－反应蛋白可增高。SSA 可升高。

（2）根据脏器受损情况可出现相应改变，如尿检异常、肝功能异常、肾功能异常等。

（3）抗核抗体和类风湿因子等均阴性。

4. 辅助检查

（1）完善相关检查进行眼、耳、关节、心、肺、脑、肾和消化道等受累情况的评估。

（2）必要时完善皮肤、滑膜活检。

（3）全外显子基因检测寻找致病基因突变位点。

【治疗原则】

（1）一般治疗。

（2）预防感染，避免外伤，适当休息。

（3）药物治疗

①目前尚无根治治疗方法。

②非甾体类抗炎药　缓解发热、关节肿痛症状，有一定效果。

③糖皮质激素　炎症反应重的患儿有良好效果，必要时可大剂量冲击治疗。

④免疫抑制剂　在非甾体类抗炎药和糖皮质激素的基础上，联合使用免疫抑制剂，如甲氨蝶呤、环孢素 A、霉酚酸酯和沙利度胺等治疗。

⑤生物制剂治疗　选择性阻断细胞因子的作用，有良好的疗效。

⑥治疗过程中需严密监测药物的不良反应。

（张俊梅　李彩凤）

第二十节　风湿热

风湿热是一种全身性结缔组织病，在环境条件差、居住拥挤、寒冷潮湿和营养不良的人群中发病率较高，常见于 5 ~ 15 岁儿童，3 岁以内的婴幼儿极为少见，多发于气候多变的冬春季节。近 20 年风湿热发病率开始回升，临床表现也发生变异，隐匿型发病较多，轻度或不典型病例增多。

【诊断标准】

1. 临床表现

患儿风湿热症状出现前 1 ~ 6 周（平均 3 周）曾有扁桃体炎、咽炎等链球菌感染的前驱病史。常有风湿热家族史。表现为：游走性多发性关节炎、心肌炎、皮下小结、环形红斑、舞蹈症；关节痛、发热、腹痛、与体温和睡眠不成比例的心动过速、疲乏、贫血、鼻出血及心前区疼痛。

2. 实验室检查

（1）CRP 升高，红细胞沉降率增快。心电图 P－R 间期延长，多为一度或二度 I 型房室传导阻滞。

（2）链球菌曾经感染的证据 ①近期猩红热病史；②咽培养溶血性链球菌阳性；③ASO 或风湿热链球菌抗体增高。

3. 辅助检查

（1）抗链球菌溶血素 O ASO > 200IU/L，抗链激酶试验，抗脱氧核糖核酸酶 B，咽培养 A 族 ß 溶血性链球菌。红细胞沉降率增快多大于 40mm/h，C - 反应蛋白升高。

（2）心电图 P - R 间期延长、房室传导阻滞、ST - T 改变等。

（3）超声心动图 可见少量心包积液、左心房室扩大、二尖瓣及主动脉瓣叶增厚及关闭不全。

4. 诊断依据

临床上仍沿用美国心脏协会 1992 年修订的 Jones 诊断标准：具备两个主要依据或一个主要依据加两个次要依据，同时有链球菌感染证据时可以诊断（表 12 - 10）。

表 12 - 10 风湿热诊断依据

主要临床表现	次要临床表现	链球菌感染证据
心脏炎	关节疼痛	咽拭子培养阳性
多发性关节炎	发热	快速链球菌抗原阳性
舞蹈症	既往风湿病史	ASO 滴度升高
环形红斑	红细胞沉降率增快和 CRP 阳性	
皮下小结	心电图 P - R 间期延长	

注：特殊情况：①舞蹈症可作为风湿热的唯一表现；②潜在的心肌炎可以是风湿热数月后的唯一表现；③部分复发患者达不到上述标准。

两个主要依据比一个主要依据加两个次要依据更有诊断意义。关节疼痛或心电图 P - R 间期延长在有关节炎和心肌炎时不能作为次要临床表现。

【治疗原则】

1. 一般治疗

卧床休息，注意保暖，避免潮湿、受寒。

2. 清除链球菌感染灶

每 28 天注射一次长效青霉素（苄星青霉素），体重 27kg 以下患儿 60 万 IU/次肌内注射；体重 27kg 以上者 120 万 IU/次肌内注射。

3. 无心脏受累的风湿热治疗

阿司匹林 50 ~ 80mg/（kg·d），分 3 ~ 4 次口服（有效血浓度 200 ~ 250mg/L），总疗程 4 ~ 6 周，注意阿司匹林的不良反应。

4. 合并心肌炎的风湿热治疗

泼尼松 2mg/（kg·d），2 ~ 4 周逐渐减量，减量同时加阿司匹林。激素减量过程中如出现疗效反跳，需加回同剂量的激素治疗。

5. 心力衰竭治疗

绝对卧床休息，吸氧，限制水、钠摄入，利尿，强心（地高辛如需使用酌情减半量）。

6. 舞蹈症的治疗

重症选用苯妥英钠、氟哌啶醇、丙戊酸、氯丙嗪或皮质激素。

（袁 越）

第二十一节　皮肤黏膜淋巴结综合征

本综合征也称川崎病，是一种以全身血管炎为主要病变的急性发热出疹性疾病。主要为中小动脉的全层血管炎，多脏器受累，以心血管病变最为严重。

【诊断标准】

1. 临床表现

发热、急性期手足硬肿，2周后指趾端开始膜样脱皮、多形性红斑皮疹、一过性双侧球结膜充血、口唇干红、皲裂、杨梅舌、口腔黏膜弥漫性充血、急性期非化脓性颈淋巴结肿大；可出现心肌炎、瓣膜炎、心包积液及心肌梗死和冠状动脉瘤破裂，听诊可闻及心脏杂音、奔马律、心音低钝。腹泻、呕吐、腹痛、胆囊肿大、麻痹性肠梗阻、轻度黄疸；咳嗽、流涕、肺部异常阴影；关节疼痛、肿胀；易激惹、惊厥、意识障碍，可出现无菌性脑膜炎，偶有面神经麻痹、四肢瘫痪。

2. 辅助检查

（1）血常规　白细胞升高，中性粒细胞升高，病程2~3周血小板增高，C-反应蛋白阳性，红细胞沉降率增快。血生化：肝酶升高、血浆白蛋白减低、低钾血症。

（2）心电图检查　可见P-R间期延长、Q-T间期延长及ST-T改变等；冠状动脉病变合并心肌缺血者可出现异常Q波。

（3）胸部X线检查　肺纹理多或见片影，可有心影增大。

（4）超声心动图检查　可有房室内径增大、心脏收缩功能减低，可有瓣膜轻度反流、冠状动脉扩张，部分伴有心包积液。

3. 诊断依据

（1）四肢末端改变　急性期手足硬肿，掌拓及指趾有红斑充血，2周后指趾端开始膜样脱皮。

（2）多形性红斑皮疹　发病后2~3天，面部、四肢、躯干，在卡介苗的瘢痕处，易发红斑。

（3）双侧球结膜充血，但无分泌物及伪膜，为一过性。

（4）唇及口腔改变　口唇干红、皲裂、杨梅舌，口腔黏膜弥漫性充血。

（5）急性期非化脓性颈淋巴结肿大，直径>1.5cm。

发热≥5天，符合上述5条标准的4条即可诊断川崎病；发热≥5天，具备2~3条标准，且同时合并冠状动脉扩张可诊断不完全川崎病。

【治疗原则】

1. 一般治疗

口腔护理，保持皮肤清洁，保证患儿的休息和营养，合理饮食，高热时及时降温。

2. 静脉丙种球蛋白治疗

①早期应用：最好病程在10天以内，2g/kg，10~12小时内静脉滴入；②丙球不敏感：应用丙球24小时后如体温仍>38.0℃，可再用丙球1~2g/(kg·d)，用1~3次，总剂量不超过7~8g/(kg·d)；③如病程已>10天后诊断的患者，ESR增快、CRP>30mg/L伴有发热或合并冠状动脉瘤者，仍需应用丙种球蛋白治疗。

3. 抗凝治疗

阿司匹林 30～50mg/（kg·d），分 3 次口服，10～14 天后减为 3～5mg/（kg·d）。总疗程 2～3 月，伴有冠脉扩张用至冠脉恢复正常为止。川崎病合并冠脉扩张或血小板增高者给予双嘧达莫 3～5mg/（kg·d）分 3 次口服。对于合并冠状动脉瘤患儿，建议应用华法林抗凝治疗，0.03～0.1mg/（kg·d），最大剂量 3mg/日，目标 INR 为 1.5～2。

4. 营养心肌治疗

心电图异常或有心脏受累者，加用 1，6 - 二磷酸果糖或磷酸肌酸钠。

5. IVIG 无反应的治疗

IVIG 无反应的定义为患者于初次注射完 IVIG 后仍持续发热 36 小时或以上或者再度发热。最新 2017 版《川崎病的诊断、治疗及远期管理——美国心脏协会对医疗专业人员的科学声明》中指出对 IVIG 无反应患者的治疗建议：①应用第二剂 IVIG（2g/kg）；②大剂量甲泼尼龙冲击治疗；③较长时间（2～3 周）泼尼松或泼尼松联合 IVIG（2g/kg）及阿司匹林治疗；④英夫利昔单抗：5mg/（kg·次），一次性输注，可代替第二剂 IVIG 或激素；⑤环孢素：可用于第二剂 IVIG、英夫利昔单抗、激素治疗无效的难治性川崎病；⑥免疫调节单克隆抗体（除 TNF - α 拮抗剂）、细胞毒性药物、血浆置换可考虑用于第二剂 IVIG、长时间激素治疗、英夫利昔单抗无效的难治性川崎病。

（袁　越）

第十三章　免疫缺陷病

第一节　原发性免疫缺陷病

原发性免疫缺陷病（PID）是一组因免疫系统先天性发育不全且大多与遗传有关的疾病，往往在婴幼儿或儿童期发病。早期诊断和正确处理，是改善原发性免疫缺陷病预后的重要保证。

【病因和发病机制】

原发性免疫缺陷病是指因遗传因素（如染色体异常或基因突变所致的免疫缺陷病）使得免疫系统的器官、免疫活性细胞和免疫活性分子等构成成分存在缺陷，免疫应答发生障碍，导致一种或多种免疫功能缺损的病症。临床特征为抗感染能力低下，容易发生反复而严重的感染，同时可伴有自身稳定和免疫监视功能的异常，发生自身免疫病、过敏性疾病及恶性肿瘤的概率增高。

【诊断标准】

1. 症状

（1）反复和慢性感染　引起原发性免疫缺陷病感染的病原菌毒力并不很强，常为机会感染。以抗体缺陷为主者一般在生后 6～12 月开始发生呼吸道、胃肠道或全身性化脓性感染；T 细胞和联合免疫缺陷病于生后不久即发病，T 细胞缺陷者易发生病毒、结核杆菌、沙门菌、真菌和原虫等感染，联合免疫缺陷病患者发生细菌、病毒等多种病原体感染；补体成分缺陷易发生奈瑟菌属感染，中性粒细胞缺陷时病原体常为金黄色葡萄球菌。

（2）自身免疫病和淋巴瘤　伴发的自身免疫病包括溶血性贫血、血小板减少性紫癜、系统性红斑狼疮、系统性血管炎、皮肌炎、免疫复合物性肾炎、1 型糖尿病、免疫性甲状腺功能低下和关节炎等。发生淋巴系统肿瘤，特别是 B 细胞淋巴瘤的发生率比正常人群高 10～100 倍。

（3）其他临床表现　胸腺发育不全伴有特殊面容、先天性心脏病和低钙血症；白细胞黏附分子功能缺陷常出现脐带延迟脱落；湿疹和出血是 Wiskott - Aldrich 综合征（WAS）特有的表现。

2. 体征

（1）感染严重或反复发作，可影响患儿生长发育、体重下降或不增，可伴有营养不良和轻～中度贫血。

（2）B 细胞缺陷者，其周围淋巴组织如扁桃体、腺样体和淋巴结变小或缺如，也有个别原发性免疫缺陷病表现为全身淋巴结肿大者，反复感染时致肝、脾大。

（3）可出现皮肤湿疹、瘀斑、紫癜和毛细血管扩张，面、颈、四肢和心脏可出现先天性异常。胸部 X 线检查应注意有无胸腺影，咽部侧位 X 线应注意是否存在腺样体。

3. 实验室检查

反复不明原因的感染发作和阳性家族史仅提示原发性免疫缺陷病的可能性，须进行相应的实验室检查进行确定和分类。

（1）B细胞缺陷　初筛实验包括IgG、IgM、IgA水平，分泌型IgA水平，IgG亚类水平，IgD、IgE以及同族凝集素，抗链球菌溶血素O抗体，针对破伤风、白喉等的抗体水平，侧位X线片咽部腺样体影和CD19、CD20B细胞计数等，进一步实验还包括淋巴结活检和B淋巴细胞表型分析等。

①X-连锁无丙种球蛋白血症　血清IgG<2g/L，IgA和IgM的含量很少或测不出，循环B细胞很少或测不出，腺样体、扁桃体和外周淋巴结发育不良，而骨髓中存在着正常前B细胞。

②选择性IgA缺陷　其血清IgA水平<0.05g/L，分泌型IgA水平低或测不出。

③选择性IgM缺陷　血清IgM水平<100mg/L。

④选择性IgG亚类缺陷　患者的总IgG水平一般都正常，而单个或多个IgG亚类的含量低于同龄正常2个标准差以下，对某些抗原不产生抗体。

（2）T细胞缺陷　筛查包括外周淋巴细胞计数及形态、胸部X线片胸腺影、迟发皮肤过敏试验、T淋巴细胞亚群技术（CD3、CD4、CD8）、丝裂原增殖反应、HLA配型等，进一步实验包括染色体分析、细胞因子及其受体测定等。

（3）吞噬细胞功能检查　包括白细胞计数及形态学、四唑氮蓝染料（NBT）实验、IgE水平、白细胞动力观察、吞噬和杀菌功能测定以及黏附分子测定、白细胞变形性、黏附和凝集功能测定等。

（4）补体缺陷测定　包括CH50、C3、C4水平，各种补体成分、补体活化成分测定以及补体旁路测定等。

4. 鉴别诊断

须除外各种非免疫性因素造成感染易感性增加。如各种全身性疾病，如糖尿病、肾病综合征、尿毒症、先天性心脏病等；局部病变，如尿路结石、气管异物、囊性纤维变性、支气管纤毛发育不良、体内异物和严重外伤；还应除外各种引起继发性免疫功能缺陷的因素，如营养紊乱、抗细胞毒性药物治疗和肿瘤等。

【治疗原则】

原发性免疫缺陷病的治疗原则是：保护性隔离，尽量减少与感染原的接触；使用抗菌药物以清除或预防细菌、真菌等感染；设法对缺陷的体液或细胞免疫进行替代治疗或免疫重建。早期诊断和合理治疗对改善疾病预后有重要意义。

1. 一般治疗

联合免疫缺陷的住院患者宜做严格的保护性隔离，合并感染时选用的抗菌药物应尽量根据实验室所分离的菌种及其对药物敏感试验结果。要注意条件致病菌的感染，抗菌药物以杀菌性为佳，剂量和疗程应大于免疫功能正常者。选择性IgA缺乏患者禁忌输血或血制品，以免患者产生IgA抗体，引起严重过敏反应，严重细胞免疫缺陷的各种患者输血，最好使用库血或冻溶2~3次血浆，以破坏残留的淋巴细胞，避免发生移植物抗宿主反应；各种伴有细胞免疫缺陷的患者都禁忌接种活疫苗或活菌苗，以免发生严重疫（菌）苗性感染。

2. 免疫球蛋白替代疗法

对全丙种球蛋低下血症、X－连锁高 IgM 免疫缺陷、选择性 IgG 亚类缺陷、Ig 水平低于正常的抗体缺陷或 WAS 患者需定期注射丙种球蛋白制剂，以提高免疫力，降低感染率。推荐剂量为每月 0.2~0.5g/kg，强调治疗剂量个体化。

3. 免疫重建

免疫器官或组织移植术可使免疫缺陷患者恢复其免疫功能。

4. 免疫调节治疗

转移因子、左旋咪唑、普利莫等有一定的增强细胞免疫的作用。

5. 原发性补体缺陷和原发性吞噬细胞功能不全综合征

以抗菌药物控制感染和加强支持治疗为主。

【预防】

做好遗传咨询，检出致病基因携带者，并就生育问题给予医学指导。在家庭成员中已发现有遗传性免疫缺陷患者时，应认真做好计划生育。对曾生育过免疫缺陷病儿的孕妇，应检查羊水细胞以确定：胎儿性别，若有生育 X 连锁的免疫缺陷病小儿，则男性胎儿应中止妊娠；对可能有腺苷脱氨酶缺陷的严重联合免疫缺陷病等胎儿进行基因诊断。

（刘　钢）

第二节　X－连锁疾病

一、X－连锁无丙种球蛋白血症

X－连锁无丙种球蛋白血症（X－linked agammaglobulinemia，XLA）是一种由 *Btk* 基因突变导致的少见的原发免疫缺陷病（primary immunodeficiency disease，PID），特点是循环中 B 细胞的缺乏，伴有血清中所有免疫球蛋白水平的严重下降。患者早期即可出现反复的细菌感染。发病率根据种族的不同，大概是 1∶100000 到 1∶200000。

【病因和发病机制】

B 细胞的发育发生于骨髓中，取决于调节 B 细胞成熟的特定基因产物的顺序表达。B 细胞成熟依照特定的步骤，从原 B 细胞到前 B 细胞到不成熟 B 细胞再到成熟 B 细胞，离开骨髓，进入外周。前 B 细胞表达前 B 细胞抗原受体（B cell antigen receptor，BCR）复合物，需要布鲁顿酪氨酸激酶（Bruton's tyrosine kinase，Btk）起始下游的信号通路，这对于 B 细胞进一步的成熟是必需的。*Btk* 基因突变导致骨髓中 B 细胞的发育停滞在原 B 细胞到前 B 细胞的阶段。既然骨髓中 B 细胞发育停滞的非常早，不足 1% 的 B 细胞可以在外周中检测到。各种类型的免疫球蛋白水平都非常低，针对抗原几乎没有体液免疫反应。*Btk* 基因位于 X 染色体，突变可以是遗传的，也可以是新生的。在遗传的病例中，患者的母亲是健康的携带者。

【诊断标准】

（一）临床表现

1. 在 XLA 的患者，母体通过胎盘传递的 IgG 的保护作用是非常重要的：患者一般在 6～12 月龄时出现典型的临床表现，因为这时母体的 IgGs 消耗完全。许多患者在 1 岁之前是没有症状的，也有非常罕见的病例，直到青春期或者成年才诊断 XLA。*Btk* 缺乏主要影响 B 细胞，引起正常富含 B 细胞的组织体积缩小，比如淋巴结和扁桃体。

（2）反复的细菌性呼吸道和（或）胃肠道感染是这类疾病的特点。典型的 XLA 患者出现反复的中耳炎、鼻窦炎、支气管炎、肺炎和胃肠道感染。细菌感染是 XLA 患者的特点，且多感染有荚膜的化脓性细菌，比如肺炎链球菌、流感嗜血杆菌和金黄色葡萄球菌等。除了以上三种细菌，在败血症中，假单胞菌是最常分离出的病原；另外，还有以上三种病原引起的化脓性关节炎和化脓性脑膜炎的报道。

（3）胃肠道感染在 XLA 患者中也很常见。蓝氏贾第鞭毛虫经常从患者的大便标本中检出，而且很难清除，引起慢性腹泻和吸收不良。空肠弯曲杆菌也可以引起类似的临床表现，但是一般伴有皮肤表现和发热；另外，沙门菌也是胃肠道感染的常见病原。

（4）支原体经常引起 XLA 患者的感染，主要引起呼吸道和泌尿系统感染，在某些患者引起关节感染；而且，支原体和细菌混合感染会增加疾病的严重程度。病毒感染也是 XLA 患者常见的感染，XLA 患者对肠道病毒（比如埃可病毒和柯萨奇病毒）以及脊髓灰质炎病毒尤为易感；肠道病毒脑膜脑炎通常进展缓慢，但也有暴发性病例的报道。

（5）XLA 患者也有关节炎、肾小球肾炎、结膜炎、中性粒细胞减少以及恶性肿瘤的报道，但是这些表现与 XLA 的关联尚未明确。

2. 实验室检查

XLA 患者典型的实验室检查包括非常低乃至测不出的免疫球蛋白水平，几乎完全缺失的外周 B 细胞。有报道指出非常罕见的病例可以检测到外周血 B 细胞和（或）接近正常的 Ig 水平，但需要特定的抗体抗原反应来进一步确认。一旦基于临床表现怀疑 XLA，检测 *Btk* 的表达水平有助于确认诊断，分子检测 *Btk* 基因可以明确具体的致病突变。一旦确定了突变，应指导家庭进行携带者的诊断和产前诊断。XLA 患者 T 细胞的数量和功能是保留的，数量可能轻微的增加。

【治疗原则】

1. 免疫球蛋白替代治疗

在包括 XLA 在内的所有抗体缺陷中非常重要。过去主要采用肌内注射的给药方式，现在主要是静脉（IVIG）或者皮下的给药方式。基于不同的国际研究，在输注前 IgG 的水平应维持在 500mg/dl 以上，这个水平才能确保感染的显著下降，减少住院的必要性。每 3～4 周输注一次，每次 400mg/kg 的剂量通常足以维持这一水平。目前，皮下的给药方式更为推荐，首先，患者的耐受性好，并且减少了静脉输注的严重副反应；其次，皮下和静脉输注免疫球蛋白同样有效，而且患者的生活质量更高（可在家里进行）。

2. 抗菌药物治疗

XLA 患者任何的感染发作均应立即使用抗菌药物治疗，XLA 患者需要频繁的抗菌药物治疗，某些患者甚至需要长期治疗。但是，即使抗菌药物使用了数月，病原体也不一定能够清除。即使 IVIG 治疗已规律进行，为了控制感染的次数，抗菌药物的预防治疗经常是必要的。

3. 基因治疗

考虑到 XLA 患者基因缺陷的特异性（B 细胞中 *Btk* 缺陷），强烈推荐基因治疗，但是基因疗法的风险仍有很大的争议，目前尚未广泛使用。早期诊断，合理使用抗菌药物，规律的免疫球蛋白替代治疗，可以完全改变 XLA 患者的预后，确保更长的寿命，并减少并发症。但是，多项研究表明，在几乎 20 年的随访之后，规律接受 IVIG 治疗的患者可能出现肺部并发症（慢性肺疾病，阻塞性或限制性均有），肺部结构的进展性损伤会引起功能性的恶化。因此，更为优化的治疗仍需要讨论，而且呼吸系统物理治疗非常重要，并且作为维持和减轻肺功能的主要策略。

二、X - 连锁高 IgM 综合征

高 IgM 综合征（HIGM）以前被称为"异常丙种球蛋白血症"，特点是需要类别转换重组（CSR）的 Ig 产生缺陷，比如 IgG、IgA 和 IgE，但是 IgM 的浓度是正常或者升高的。HIGM 少部分病例是常染色体隐性遗传（CD40 突变所致），大多数病例符合 X - 连锁隐性遗传方式，是由编码 CD40 配体（CD40L）的基因突变所致。

【病因和发病机制】

X - 连锁 HIGM 是由编码 CD40L（也叫 CD154）的基因（*CD40L*）突变所致。活化的 CD4$^+$辅助性 T 细胞表达 CD40L，CD40L 结合于 B 细胞表达的 CD40，引起 NF - κB 信号通路的激活，促使免疫球蛋白发生 CSR、向特异性 Ig 类型转化。CD40L 突变可影响活化 CD4$^+$T 细胞和表达 CD40 的细胞的相互作用，表达 CD40 的细胞有 B 细胞、树突状细胞、单核 - 吞噬细胞、中性粒细胞、血小板及活化的内皮细胞等。因此，除了 CSR 障碍，CD40L 突变亦可引起一系列的免疫异常，包括 T 细胞启动缺陷和抗原特异性 T 细胞反应受损，从而导致联合免疫缺陷的表型。

【诊断标准】

1. 临床表现

（1）HIGM 通常出现在婴儿期，易出现复发性窦肺感染（如肺炎、鼻窦炎和中耳炎），主要由荚膜菌引起，如肺炎链球菌和流感嗜血杆菌。细菌感染也可引起蜂窝织炎、败血症和骨髓炎等。机会性感染也很常见，如肺孢子菌、隐孢子虫和组织胞浆菌。1/3 的患者出现慢性或迁延性腹泻，通常出现于婴幼儿，并可导致生长迟滞。

（2）肝硬化和胆管细胞癌是 HIGM 患者中隐孢子虫和巨细胞病毒感染的两种常见并发症，可能发生在任何年龄。HIGM 患者感染隐球菌和弓形虫的风险增加，并可能影响中枢神经系统。

（3）HIGM 与恶性肿瘤风险的增加有关，包括肝癌、胆管细胞癌、淋巴瘤以及胃肠道和胰腺周围神经外胚叶肿瘤。少数 HIGM 患者可观察到自身免疫的表现，包括炎症性肠病和血细胞减少。

2. 实验室检查

HIGM 常见的实验室异常包括：血清 IgG、IgA 和 IgE 水平显著降低，血清 IgM 水平正常或升高，对蛋白（破伤风、白喉和流感嗜血杆菌 b）和多糖（肺炎链球菌）抗原

缺乏抗体反应；B 细胞总数正常，但记忆 B 细胞（CD27$^+$）明显减少，且缺乏转换记忆 B 细胞（IgD – CD27$^+$）；2/3 的 HIGM 患者出现中性粒细胞减少，骨髓检查显示细胞成熟停滞在早幼粒细胞阶段。在 6 个月以下的婴儿中，可进行 CD40L 的突变检测。在大于 6 个月的儿童，除了基因检测，亦可检测到体外激活的 CD4$^+$T 细胞表面 CD40L 表达受损。

【治疗原则】

HIGM 可引起联合免疫缺陷，治疗也较为复杂。免疫球蛋白替代治疗可有效降低复发性窦肺感染和支气管扩张的风险。对于 HIGM 患者，应长期使用复方磺胺甲噁唑预防肺孢子菌肺炎。隐孢子虫感染的最佳预防措施是注意卫生，避免在河流、湖泊或未用氯消毒的泳池中洗澡。对于合并有慢性重度中性粒细胞减少和有重度感染史的患者，推荐皮下注射重组人粒细胞集落刺激因子。

HIGM 患者唯一的治愈方法是异基因造血干细胞移植，多年来生存率有所提高。年龄较小、移植时无肝病和接受过清髓性预处理者的结局较好，伴 HIGM 的终末期肝病患者行肝移植后死亡率较高，尤其是未行造血干细胞移植时。重组 CD$_{40L}$ 替代疗法和基因治疗仍在研究中。

【预后】

重度感染和机会性感染、肝（胆）管疾病和恶性肿瘤是 HIGM 患者最重要的死亡原因。有研究表明，接受移植的患者 20 年生存率接近 90%。

三、X – 连锁重症联合免疫缺陷病

重症联合免疫缺陷病（SCID）是最严重的原发性免疫缺陷病，多数病例均有完全的 T 细胞免疫的缺失以及 B 细胞功能的削弱。新生儿中总体的发病率大概是 1 :（50000 ~ 100000），而实际的发病率可能更高，因为某些患者可能在确诊之前就死于严重的感染。T$^-$B$^+$SCID 特点是成熟 T 细胞的发育受损，而 B 细胞是存在的，只是没有功能。这种表现型是最常见的，占所有 SCID 病例的 30% ~ 50%。T$^-$B$^+$SCID 还可以通过 NK 细胞是否存在进一步区分，X – 连锁 SCID 的表型是 T$^-$B$^+$NK – SCID。

【病因和发病机制】

X – 连锁 SCID 是由编码 IL2 受体 γ 链的 *IL2RG* 基因突变所导致的，*IL2RG* 基因位于 Xq. 13. 1，在 T、B、NK 等淋巴细胞中均有表达。γ 链是 I 型跨膜蛋白，在剪切信号肽之后转运至细胞膜。

【诊断标准】

1. 临床表现

（1）SCID 患者起病较早，一般在生后 3 个月之内。虽然有来自母体的抗体保护，但患者通常出现反复的感染、甚至伴有严重并发症。一般在生后 6 个月内，会出现慢性腹泻、间质性肺炎和（或）皮肤黏膜假丝酵母菌（酵母菌）的感染。

（2）SCID 的预警症状包括生长缓慢、慢性腹泻、湿疹样皮疹、抗菌药物治疗效果不佳、反复假丝酵母菌（酵母菌）以及持续的呼吸道症状（慢性咳嗽、慢性呼吸道阻塞表现、气促、进行性呼吸困难）。

（3）除了机会性的感染，SCID 患者易出现胞内菌的感染，如沙门菌、分枝杆菌等。真菌（曲霉菌等）和病毒（腺病毒、CMV、EBV 等）的感染也容易出现。

（4）SCID 患者禁止接种活疫苗，接种卡介苗可能引起致命的播散性感染，口服脊髓灰质炎疫苗可能引起严重的神经系统表现。

（5）X – 连锁 SCID 的临床表现和常见的 SCID 类似，但是有表现更轻的表型，而且多是男孩发病。家族史对于诊断也非常重要。

2. 实验室检查

血常规是 SCID 患者很基本的检查，通常淋巴细胞计数低于 $1000/\mu l$。由于母体的 T 细胞可以通过胎盘传送给胎儿，在某些病例中，需要通过嵌合分析除去母体 T 细胞的影响。T 细胞受体切除环（TREC）是在 V（D）J 重组过程中通过末端连接去除的基因组 DNA 片段而产生的游离 DNA 环，表明持续的胸腺输出。T 细胞成熟受损的患者缺乏 TREC。SCID 患者抗体产生明显下降或者完全缺失。

X – 连锁 SCID 患者淋巴细胞表面缺乏 IL – 2 受体 γ 链的表达，有些患者可能能够检测到表达，但是没有功能，母体的 T 细胞可能会干扰检查结果。

【治疗原则】

一旦怀疑 SCID 的诊断，应立即开始充分的抗感染以及预防性抗菌药物治疗，目的是为了治疗急性感染并预防感染再发。将拟诊的 SCID 患者置于无菌的环境中非常必要。SCID 患者应尽早开始免疫球蛋白替代治疗，IgG 水平应维持于 8g/L 以上，营养支持也非常重要。一旦诊断了 SCID，应立即进行造血干细胞移植（HSCT）。基因治疗仍在研究中，已经有一些成功个例的报道。

【预后】

如果没有进行 HSCT，SCID 患者多于 1 岁以内死于感染性疾病。SCID 患者的预后与诊断的时期密切相关，早期诊断和及时而全面的治疗对于改善预后非常关键。某些国家已经在新生儿时期开始检测 SCID，这对于改善预后很有帮助。

四、X – 连锁慢性肉芽肿病

慢性肉芽肿病（CGD）是一种遗传异质性疾病，是由吞噬细胞中 NADpH 氧化酶的基因缺陷所致，特征为反复发生危及生命的细菌及真菌感染和肉芽肿形成。CGD 的发病率大概为 1：200000，多数患者在 5 岁之前诊断。

【病因和发病机制】

吞噬细胞用 NADPH 氧化酶来产生活性氧，进而完成呼吸暴发，杀灭病原体。引起 NADPH 氧化酶复合体的其中一个亚单位缺失或功能失活的基因突变，都会导致 CGD。装配完整的 NADPH 氧化酶是一个 5 蛋白的复合体：gp91phox、p47phox、p22phox、p67phox 和 p40phox。其中，编码 gp91phox 的基因，为位于 Xp21.1 的 *CYBB*，该基因缺陷会导致 X – 连锁 CGD。

【诊断标准】

1. 临床表现

（1）CGD 患者通常出现细菌或真菌引起的反复或严重感染，最常见的感染部位是肺、皮肤、淋巴结和肝脏。感染 CGD 患者的微生物能产生过氧化氢酶，常见的病原体包括金黄色葡萄球菌、沙门菌、曲霉菌和分枝杆菌等。

（2）CGD 患者容易出现各种器官的肉芽肿、生长迟缓、慢性肺疾病和自身免疫病，炎症性肠病的发病率亦有增加，但是，肿瘤的发病率并无明显的增加。

（3）在女性携带者中，因其中一条 X 染色体随机失活，呼吸暴发功能显示出特征性的嵌合模式。拥有正常呼吸暴发活性的细胞达到 20% 即可防止多数严重的感染，因此，多数女性携带者处理感染的能力并未受损，但是，某些女性携带者可能表现为轻度至重度的 CGD 表型。

2. 实验室检查

疑似 CGD 的患者应进行中性粒细胞功能检查（NBT 还原实验、DHR 123 氧化实验等），如结果为阳性，应通过免疫印迹实验（检测蛋白表达）来确认，之后进行基因分型检测。

【治疗原则】

CGD 患者的抗微生物预防性治疗依赖于联合抗细菌（复方磺胺甲噁唑）和抗真菌（伊曲康唑）治疗，联用或不联用免疫调节剂（γ 干扰素）。CGD 患者在任何时候都可能发生危及生命的感染，因此早期诊断和治疗非常关键。红细胞沉降率或 C - 反应蛋白显著升高提示应进行影像学检查寻找隐性感染；对于急性感染，必须积极治疗。口服糖皮质激素是控制 CGD 炎症表现的常用治疗方法。造血干细胞移植（HCT）是唯一明确可治愈 CGD 的方法。基因治疗已在部分 CGD 患者中尝试，但结果并不一致。

【预后】

有报道指出，CGD 患者的平均存活时间至少为 40 年，这在很大程度上得益于常规使用预防性抗微生物治疗。

五、X - 连锁淋巴组织增殖性疾病

X - 连锁淋巴组织增生性疾病（XLP），又称 Duncan 病，较为罕见。XLP 的平均发病年龄为 2.5 岁，特点为免疫系统严重失调，大多是对 EB 病毒感染的免疫应答失调。最常见的 3 种临床表现为暴发性传染性单核细胞增多症（FIM）、异常丙种球蛋白血症和淋巴瘤（通常源于 B 细胞）。

【病因和发病机制】

XLP 是 X - 连锁隐性遗传疾病，病因为编码 SAP 蛋白的基因（*SH2D1A*）突变，但是，XLP 临床表现的确切机制仍不完全清楚。XLP 患者同时存在细胞免疫和体液免疫功能障碍，前者表现为细胞毒性 T 淋巴细胞（CTL）和 NK 细胞功能障碍，导致细胞因子分泌减少；后者表现为免疫球蛋白水平异常以及对感染和接种疫苗的抗体应答异常。EBV 感染在 XLP 患者中尤为突出，可能是由于 EBV 有嗜 B 细胞特性。但是，尽管 XLP 的临床表现常由 EBV 感染引起，但该病的大多数免疫异常并非源于现症或既往 EBV 感染。

【诊断标准】

1. 临床表现

（1）XLP 的临床表现通常由 EBV 感染诱发，大多数患者在发病前无异常表现，但在

EBV 感染前已有免疫异常。XLP 最常见的 3 种表型为：由 EBV 感染免疫应答异常导致的 FIM（58%）、异常丙种球蛋白血症（22% ~ 31%）、淋巴组织增生性疾病（包括淋巴瘤），通常起源于 B 细胞（30%），后两种表现可见于既往没有 EBV 感染的情况下。

（2）FIM 是 XLP 最常见的临床表现，预后最差。FIM 患者常见血小板减少、贫血、肝功能障碍和脑膜脑炎，许多患者会出现暴发性肝炎和噬血细胞综合征（HLH）。有学者认为，感染 EBV 时，FIM 和 HLH 本质上是相互关联的，无法明确区分。

（3）约 1/3 的 XLP 男性患者会发生异常丙种球蛋白血症，该症预后最好，尤其是使用免疫球蛋白替代治疗后。异常丙种球蛋白血症患者通常 IgG1 和 IgG3 水平降低，而 IgA 和 IgM 水平升高，但可逐渐进展为全部免疫球蛋白亚类均缺乏。在多次免疫接种后，患者对破伤风和白喉类毒素的抗体应答通常很弱。

（4）约 1/3 的 XLP 男性患者会出现淋巴瘤，主要是非霍奇金 B 细胞淋巴瘤。淋巴瘤常见于结外，75% 发生在回盲部，也有可能发生在中枢神经系统、肝脏和肾脏。

（5）其他表现包括淋巴细胞血管炎、再生障碍性贫血和淋巴瘤样肉芽肿病，发生率均在 3% 左右。

2. 实验室检查

急性 EBV 感染期间，XLP 患者表现出强烈的细胞毒性反应，主要涉及多克隆激活的细胞毒性 CD_8 T 细胞。B 细胞和 T 细胞数量正常或增多，但 B 细胞、T 细胞、NK 细胞功能可能异常。XLP 患者需监测 HLH 活动性和肝脏受累情况，定量免疫球蛋白水平测定和 EBV 检测，包括定性和（或）定量 EBV – PCR 及 EBV 血清学检测。

对诊断为下列疾病的所有男性都应考虑进行 XLP 检测：CVID 或其他低丙种球蛋白血症，HLH［特别是伴有 EBV 感染和（或）早期死亡时］、重度传染性单核细胞增多症或者淋巴瘤（特别是累及结外部位的 B 细胞非霍奇金淋巴瘤）。有明确或疑似 XLP 家族史的男性也应接受检查。已知或疑似有 *XLP* 基因突变男性的女性亲属可以接受携带者检测。

一般首先筛查编码 SAP 的 *SH2D1A* 突变，但基因测序可能需要数周才能完成。更快速的分析方法是通过流式细胞术检测有无 SAP 蛋白表达。

3. 鉴别诊断

XLP 的鉴别诊断包括 XIAP 缺陷、CVID、HLH 以及 MAGT1 缺陷等。

【治疗原则】

主要集中在 3 个方面：急性疾病表现的治疗、预防性治疗和治愈性治疗。

急性 EBV 感染时，抗病毒药物和含有高滴度抗 EBV 抗体的免疫球蛋白治疗效果不明显，少数患者选择利妥昔单抗（抗 CD_{20}）清除 B 细胞，但需注意监测有无低丙种球蛋白血症。出现噬血现象的患者应立即接受 HLH 特异性治疗以诱导缓解，再考虑造血干细胞移植（HCT）。淋巴瘤患者应接受针对特定类型淋巴瘤的标准化疗，尽量在实现临床缓解后再接受 HCT。

应考虑对无症状的男性受累亲属进行抢先治疗，特别是有症状患者的同胞兄弟。其目标是预防致命性疾病表现（如 FIM）和（或）有碍 HCT 成功的感染。有学者推荐，在通过流式细胞术检出 SAP 表达障碍而疑诊 XLP 后或者通过基因测序确诊 XLP 后，立即给予利妥昔单抗联合免疫球蛋白替代治疗。

HCT 是目前唯一能治愈 XLP 的方法，但基因治疗的研究也显示出一定的前景。需注意的是，在 HCT 前应治疗 XLP 的并发症，以改善临床状况并提高 HCT 的成功率；也应采取保护患者免受感染的措施，以防 HCT 前出现临床恶化。

【预后】

有两大因素可以提高 XLP 患者的生存率，一是对未感染过 EBV 的患者使用利妥昔单抗抢先治疗，同时使用免疫球蛋白替代治疗以防致命性 EBV 感染；二是进行 HCT。

（刘　钢　肖海娟　陈天明）

第三节　普通变异型免疫缺陷病

普通变异型免疫缺陷病（CVID）是一组涉及 B 细胞、T 细胞和树突状细胞免疫功能障碍的异质性疾病。CVID 定义如下：血清 IgG 浓度呈年龄特异性降低，伴低水平 IgA 和（或）IgM，存在 B 细胞，对免疫接种应答很差或无应答，无任何其他已明确的免疫缺陷状态。大多数 CVID 患者在青春期之后发病，通常在 10 ~ 29 岁时确诊。CVID 患者中大约 25% 出现在儿童期或青春期，大约在 8 岁时有一个较早的诊断高峰。由于部分儿童持续存在婴儿期短暂性低丙种球蛋白血症且免疫系统尚未成熟，所以 6 岁之前诊断 CVID 尤其困难。

【病因和发病机制】

CVID 的特征性免疫学缺陷是 B 淋巴细胞不能分化为具有分泌所有免疫球蛋白（Ig）能力的浆细胞。其发病机制尚未完全明确，有报道在部分 CVID 患者中识别到基因 *TACI*、*BAFFR*、*NFKB*2 和 *ICOS* 的缺陷，*NFKB*2 基因可能与早发型 CVID 有关。但是 CVID 的诊断不需要基因检测，而且目前尚未明确这些遗传变异的临床意义。

【诊断标准】

1. 临床表现

（1）CVID 患者经常出现上、下呼吸道反复化脓性感染，比如反复性中耳炎、慢性和持续性鼻窦炎以及反复细菌性肺炎，少数病例中慢性肠道病毒可导致神经退行性疾病或脑炎。

（2）多数 CVID 患者会发生慢性结构性肺部并发症，包括支气管扩张和支气管壁增厚。

（3）腹泻、吸收不良和体重减轻在儿童 CVID 中也是很常见的问题，胃肠道感染包括幽门螺杆菌感染和蓝氏贾第鞭毛虫感染，炎症性肠病也有报道。

（4）变态反应性疾病，包括哮喘、食物过敏、湿疹、荨麻疹、鼻炎和特应性皮炎，在 CVID 患者中也有报道。

（5）自身免疫性血细胞减少是一种常见于儿童 CVID 的起病表现，可能表现为自身免疫性中性粒细胞减少、自身免疫性血小板减少或者溶血性贫血。胰岛素依赖型糖尿病、银屑病、系统性红斑狼疮、类风湿关节炎也与 CVID 相关。

（6）生长迟滞是儿童免疫缺陷的重要表现，通常是由于反复感染所致。原发性生长激素缺乏症和甲状腺功能减退症在低丙种球蛋白血症儿童中也有报道。

（7）CVID 儿童患者发生淋巴瘤和其他恶性肿瘤的风险可能增加。

2. 实验室检查

（1）IgG 水平下降，联合低水平的 IgA 和（或）IgM。评估儿科低丙种球蛋白血症患者时，一定要参照年龄相关的正常值。6~16 岁儿童的 IgG 正常水平约为 1000mg/dl，1 个标准差范围为 250，而 CVID 儿童的 IgG 水平通常低于 500mg/dl。IgM 和 IgA 水平也会下降，通常还会测定 IgE 水平，有助于排除其他疾病，并可能提示儿童有无特应性疾病。

（2）在年幼儿童中，证实有充足的抗体应答基本可排除 CVID 的诊断。一般会评估接种以下疫苗后的抗体滴度：白喉、破伤风、流感嗜血杆菌、肺炎球菌蛋白结合疫苗中的血清型。

（3）CVID 患者的 B 细胞水平可能正常或偏低，某些儿童患者中转换记忆性 B 细胞也偏低，B 细胞完全或近乎完全缺失可排除 CVID。评估循环 T 细胞并非诊断所必需，但有助于识别可能发生较严重并发症的患者。T 细胞数量较低的 CVID（注意鉴别联合免疫缺陷）患者往往会出现更严重的感染性并发症。T 细胞常会逐渐减少，所以定期评估 T 细胞数量是有价值的，特别是对免疫球蛋白替代治疗后仍出现感染的患者。

（4）对于存在生长迟滞的 CVID 儿童，应评估甲状腺功能和生长激素是否缺乏。甲状腺自身免疫病并不少见。如果发现生长激素缺乏，应给予生长激素替代治疗。

3. 鉴别诊断

在 6 岁以下的儿童中诊断 CVID 较困难，因为在该年龄段，CVID 可能难以与婴儿期短暂性低丙种球蛋白血症相鉴别。这两种疾病均涉及低丙种球蛋白血症，但后者在疫苗接种和感染后最终会产生足够的特异性抗体，而 CVID 患者不会。然而，2 岁以下正常儿童对多糖抗原的应答受损，年龄更大的儿童有时也是如此，所以很难发现上述区别。但是，如果证实某年幼儿童对蛋白抗原有充分的应答，则更有可能是婴儿期短暂性低丙种球蛋白血症。

【治疗原则】

1. 免疫球蛋白替代治疗

免疫球蛋白替代治疗已显著降低了 CVID 儿童患者危及生命的感染发生率，可以选择皮下注射免疫球蛋白（SCIG）或静脉用免疫球蛋白（IVIG）。早期开始恰当的免疫球蛋白替代治疗可减轻反复感染导致的进行性肺部损伤，但免疫球蛋白治疗对 CVID 的非感染性并发症（如自身免疫性血细胞减少）的预防或治疗作用并不明显。

2. 糖皮质激素

糖皮质激素一直是自身免疫性血细胞减少的主要治疗，但原发性免疫缺陷患者的免疫功能已经受损，激素治疗可能导致进一步免疫抑制。只有在获益明确以及自身免疫病明确引起症状性疾病时，才应使用免疫抑制药物。推荐使用能够治疗该疾病的最小剂量和最短疗程，并且需要在治疗期间进行密切监测。利妥昔单抗（抗 CD20）也可用于治疗自身免疫性血细胞减少。

3. 哮喘或变异原特异性治疗

在 CVID 患者中，积极的哮喘或变应原特异性治疗可能降低并发症（如复发性中耳炎和窦肺感染）的发生率，从而改善患者的生存质量。

4. 避免感染

应采取措施以避免 CVID 患者感染，比如洗手、尽可能避免饮用未经处理的饮用水等，另外，CVID 患者应注重社会心理服务。

【预后】

自从免疫球蛋白替代治疗成为标准治疗以来，CVID 儿童的寿命已明显延长，并且预后良好，在肺部结构性问题发生之前确诊者预后更好。

（刘　钢　肖海娟　陈天明）

第四节　选择性 IgA 缺乏症

选择性 IgA 缺乏症（sIgAD）是指 4 岁以上个体的单纯性血清 IgA 缺陷（血清 IgG 和 IgM 水平仍然正常），并且排除了低丙种球蛋白血症的其他原因。IgA 占体内免疫球蛋白总量的 70% 以上，以两种不同形式存在：血清中的单体 IgA 以及分泌物中的二聚体分泌型 IgA。sIgAD 是最常见的人类免疫缺陷病，临床表现多种多样，轻者无症状，重者出现复发性感染及自身免疫病。

【病因和发病机制】

sIgAD 可能是一种由多个发病机制引起的异质性疾病，确切分子缺陷尚不明确。sIgAD 的根本缺陷是产生 IgA 的 B 淋巴细胞无法成熟为分泌 IgA 的浆细胞，但是背后的原因并不清楚。类型转换和最终分化为分泌 IgA 的浆细胞需要转化生长因子 - β（TGF - β）以及 IL21，这表明细胞因子的关键作用。sIgAD 和 CVID 可能共同存在于一个家庭的不同成员中，而且某些个体可能开始表现为 sIgAD，后来发展为 CVID。这些数据支持遗传因素的参与以及 sIgAD 和 CVID 之间的遗传相关性。对于 sIgAD 和 CVID 家庭的遗传连锁分析明确了易感位点位于 6 号染色体的 MHC 基因，其中 DR/DQ 位点是最可能的易感位点。sIgAD 和 CVID 患者的遗传分析表明，肿瘤坏死因子受体家族的 TACI 遗传缺陷可能引起类型转换的缺陷。另外，sIgAD 还有 18 号染色体异常的报道。sIgAD 患者出现的严重感染以及自身免疫表现可能与转换记忆 B 细胞减少以及调节性 T 细胞减少有关。

【诊断标准】

1. 临床表现

多数 sIgAD 患者没有症状，大约 1/3 的患者有症状，常见临床表现为反复窦肺感染（中耳炎、鼻窦炎以及肺炎等，常见的致病菌为荚膜型细菌，如肺炎链球菌和流感嗜血杆菌）、自身免疫病（系统性红斑狼疮、Graves 病、1 型糖尿病、类风湿性关节炎等）、蓝氏贾第鞭毛虫感染、其他肠道疾病（乳糜泻、炎症性肠病以及恶性肿瘤等）、过敏性疾病（食物过敏、过敏性哮喘等）以及全身过敏性输血反应（可能与少数 sIgAD 形成抗 IgA 抗体有关）。需要注意的是，sIgAD 患者血清的 IgA 水平不一定与这些疾病的发生或严重程度相关。

2. 实验室检查

初步评估包括检测 IgA、IgG、IgM 的血清浓度，如果 4 岁以上患者表现为单纯性血清 IgA 缺陷，而 IgG 和 IgM 处于正常水平，且已排除低丙种球蛋白血症的其他原因，可诊断为 sIgAD。其中，血清 IgA 浓度 <7mg/dl（多数方法的检测下限），可确诊为重度缺陷；血清 IgA 浓度 >7mg/dl，但低于正常下限（定义为比年龄校正平均值低 2 个标准差），则拟诊为部分（不完全）缺陷。对于 4 岁以下儿童，可以根据血清 IgA 浓度初步诊断为该病，但需持续监测 IgA 水平以观察是否恢复正常，IgA 水平可能最晚到青春期恢复正常。

进一步的评估可能包括全血细胞计数和分类计数、总补体、IgG 亚类和自身免疫的检查等。

3. 鉴别诊断

sIgAD 可能伴发其他形式的 PID，比如共济失调性毛细血管扩张、皮肤黏膜念珠菌病以及 IgG2 亚类缺陷。sIgAD 需与婴儿期短暂性低丙种球蛋白血症、CVID 等相鉴别。

【治疗原则】

1. 大多数不完全性 IgA 缺陷患者没有症状，除了进行患者教育，这些患者不需要特殊治疗。极少数的重度 sIgAD 患者可能没有症状，但若接受了血液制品，应检查其抗 IgA 抗体。对于有症状的 sIgAD 患者，应进行针对性的治疗，比如抗感染治疗和自身免疫方面的治疗等。对于治疗基础疾病后仍然存在感染的患者，可每日使用预防性抗菌药物治疗，疗程 6 月。若首次疗程有效，可继续使用维持性预防性抗菌药物治疗，根据患者之前的感染情况，也可只在冬季使用预防性抗菌药物治疗。

2. 对于预防性抗菌药物治疗不能减少感染次数的反复感染患者，少数情况下需要采用试验性免疫球蛋白替代疗法，尤其是存在相关抗体缺陷和（或）亚类缺陷的患者。据报道，仅有少数 sIgAD 患者需要使用免疫球蛋白来控制感染。该方法并不能补足患者血清或分泌物中的 IgA，而是为患者提供病原特异性混合 IgG。sIgAD 患者接受静脉免疫球蛋白治疗的一种潜在并发症为出现抗 IgA 抗体，进而引起全身性过敏反应。为了降低该风险，应尽可能使用 IgA 含量最低的静脉用免疫球蛋白。重度 sIgAD 患者接受其他含有少量 IgA 的血液制品（如血浆）时，也可发生输血反应。因此，所有重度 sIgAD 患者和既往输注血液制品后发生输血反应的不完全性 sIgAD 患者均应筛查抗 IgA 抗体，并配备合适的医护人员和药物以治疗全身性过敏反应。

3. 对于无症状的不完全性 IgA 缺陷患者，疫苗使用没有特殊限制。对于重度 sIgAD 患者，禁忌使用活病毒疫苗，以避免出现播散性感染，如口服脊髓灰质炎疫苗等，尤其是合并 IgG 亚类缺陷患者。对于因免疫评估不完全而初步诊断为 sIgAD 的患者，需要采用更为谨慎的方案且在完成评估前应避免使用活疫苗，因为其他更为严重的免疫缺陷患者可能伴发 IgA 缺陷。明确推荐 sIgAD 患者接种其他疫苗（如肺炎球菌疫苗），以帮助降低窦肺感染风险。

【预后】

儿童重度 sIgAD 通常持续存在，但儿童不完全性 sIgAD 可能随着时间消退，尤其是不存在其他原发性免疫疾病时。sIgAD 可能进展为 CVID，sIgAD 患者的预后很大程度上取决于是否存在相关疾病及其严重程度或者免疫缺陷的进展情况。

（刘　钢　肖海娟　陈天明）

第五节 IgG 亚类缺陷

IgG 亚类缺陷是指血清 IgG 总浓度正常，但有一种或多种 IgG 亚类浓度显著下降。IgG 亚类缺陷只是一种实验室检查结果，不一定等同于临床疾病。若要诊断有临床意义的 IgG 亚类缺陷，必须证实抗体功能障碍（存在反复感染）和疫苗激发后免疫应答不充分。对于 4～10 岁儿童，以下水平属于异常：IgG1＜250mg/dl，IgG2＜50mg/dl，IgG3＜15mg/dl，IgG4＜1mg/dl。对于 10 岁以上个体，以下水平属于异常：IgG1＜300mg/dl，IgG2＜50mg/dl，IgG3＜25mg/dl，IgG4＜1mg/dl。

【病因和发病机制】

尚不明确 IgG 亚类缺陷的分子机制，已报道的可能的机制包括基因缺失、转录错误、同种异型变异以及细胞因子失调等。杂合基因缺失可致相应亚类血清水平降低，已报道的基因缺失包括 C－γ－1、C－γ－2 和 C－γ－4。罕见的纯合基因缺失可致相应 IgG 亚类完全缺失，Ig 重链基因的大片段纯合缺失可导致多种 Ig 缺失。很多 IgG4 亚类缺失患者的转录机制可能出现负性改变，一些 IgG2 和 IgG3 缺陷的患者可能受同种异型的影响。

【诊断标准】

1. 临床表现

（1）缺乏一种或多种 IgG 亚类的个体大多没有症状。有些患者尽管存在多种亚类完全缺失，比如 IgG1、IgG2、IgG4、IgE 或 IgA 的各种组合，仍然身体健康且无感染。有症状的 IgG 亚类缺陷患者最常表现为反复窦肺感染。感染频率及程度各不相同，包括中耳炎、鼻－鼻窦炎和肺炎，一般由常见呼吸道病原菌引起。更严重的感染包括骨髓炎、脑脊髓膜炎、败血症、腹泻和多种皮肤感染。

（2）IgG 亚类缺陷伴发的疾病包括：其他原发性免疫缺陷（IgA 缺陷、共济失调性毛细血管扩张、慢性皮肤黏膜念珠菌病等）、特应性疾病、慢性气道疾病（哮喘、慢性阻塞性肺疾病）和自身免疫病（血管炎、血细胞减少）等。

（3）IgG1 通常占血清 IgG 总量的近 2/3，IgG1 缺陷者往往存在广泛性低丙种球蛋白血症。只有选择性 IgG1 缺陷且 IgG 总量正常时，才应诊断为 IgG1 缺陷。IgG1 缺陷偶尔伴 IgA 或 IgM 水平升高或者合并 IgG3 缺陷。

（4）IgG2 亚类缺陷在儿童中比成人多见，是反复感染患儿最常发现的疾病之一，可单独出现，也可能合并 IgG4 和（或）IgA 缺陷。IgG2 主要参与荚膜多糖抗原的抗体应答。因此，IgG2 缺陷者更易感染肺炎链球菌、b 型流感嗜血杆菌和脑膜炎奈瑟菌。鼻－鼻窦炎、中耳炎、支气管炎等窦肺部感染居多，但也可能发生更严重的感染，例如肺炎和脑膜炎球菌血症。长期存在 IgG2 缺陷者可能发生阻塞性肺疾病和支气管扩张症。IgG2 亚类缺陷可能与自身免疫病、其他原发性免疫缺陷病等有关。

（5）IgG3 亚类缺陷在成人中发病率高于儿童，可能单独出现，也可能合并其他亚类缺陷，尤其是合并 IgG1 缺陷。有症状型 IgG3 缺陷者与其他亚类缺陷者相比，通常发生相同类型的反复窦肺感染。IgG3 缺陷者还可能出现哮喘、慢性支气管炎、胃肠道感染和反复淋巴细胞性脑膜炎。

（6）IgG4 缺陷在一般人群中常见，多数受累者无症状。IgG4 亚类缺陷可能单独出现，也可能合并 IgG2 缺陷或 IgA－IgG2 缺陷。已报道有症状型患者出现反复肺部感染、支气管扩张症以及其他多种免疫缺陷病等。

2. 实验室检查

（1）IgG 亚类缺陷患者初步的实验室评估包括：全血细胞计数和分类计数，血清 IgG、IgA、IgM 和 IgE 总水平，IgG 亚类，针对白喉类毒素、破伤风类毒素、b 型流感嗜血杆菌和肺炎链球菌等多糖抗原和蛋白的抗体滴度，总补体活性（CH50）和补体旁路活性（AH50）。可以通过测定之前接种疫苗或者自然感染产生的抗体来评估患者 IgG 抗体功能。如果抗体滴度不在保护范围内，需实施疫苗激发试验，即接种疫苗并测量免疫前后的抗体滴度。

（2）IgG 亚类缺陷者的疫苗免疫应答具有以下特点：IgG2 亚类缺陷者中［可能合并选择性 IgA 和（或）IgG4 缺陷］，可能出现一定规律性的多糖疫苗应答缺陷；但患者一般对蛋白抗原的基线免疫正常，并且对蛋白疫苗应答正常；IgG4 缺陷者对蛋白和多糖抗原的抗体应答一般正常。

（3）诊断有临床意义的 IgG 亚类缺陷，必须具备下列 3 点。反复窦肺感染等临床病史；实验室检查发现血清 IgG 总浓度正常或接近正常，但一种或多种 IgG 亚类缺陷，通常比年龄特异性均值低 2 个标准差以上（参考上文正常下限），需检测至少 2 次；证明抗体应答不足，通常是对多糖疫苗激发。

3. 鉴别诊断

如果患者临床特征提示 IgG 亚类缺陷，但 IgG 亚类水平未低于上述标准或对疫苗激发抗体应答充分，必须考虑其他病症。患者 IgG 亚类水平较低但疫苗免疫应答正常时，免疫系统可能正常，可能为婴儿暂时性低丙种球蛋白血症。患者合并 IgG 亚类缺陷和反复窦肺感染，但疫苗免疫应答正常时，可能存在继发性低丙种球蛋白血症，是由 Ig 生成减少或丢失增加引起。

【治疗原则】

对多糖疫苗无应答者接种结合疫苗；积极治疗其他容易诱发窦肺反复感染的疾病，例如哮喘、变态反应性鼻炎等；提高警惕，给予适当抗菌药物应对感染，预防性使用抗菌药物，静脉或皮下给予 Ig 补充治疗。如果预防性抗菌药物治疗未能减少感染和（或）患者持续存在有症状的慢性鼻－鼻窦炎，可合理使用 Ig 治疗。这种疗法应仅用于蛋白和（或）多糖抗原应答明显受损的患者，需要这种干预的患者大多存在 IgG2 和 IgG4 缺陷，并且对细菌性多糖抗原的抗体应答受损，但有报道表明 IgG3 缺陷者也能获益于 Ig 治疗。Ig 通过静脉给药，标准剂量范围 400～600mg/kg，每 3～4 周输注一次；也可皮下注射，一周 1 次。

【预后】

IgG 亚类缺陷者年龄及缺乏程度会影响预后。在有临床显著 IgG 亚类缺陷和特异性抗体应答减弱的 6～8 岁以下患儿中，多数患儿的抗体应答和 IgG 亚类水平均会恢复正常，特别是 IgG2 和 IgA 缺陷且多糖抗原应答受损的幼儿，但若 6 岁后仍如此，则很可能持续缺陷，一种 IgG 亚类完全缺失者无论年龄大小，都不太可能自发缓解。

（刘　钢　肖海娟　陈天明）

第六节　婴儿暂时性低丙种球蛋白血症

婴儿暂时性低丙种球蛋白血症（THI）通常定义为婴儿期生理性低丙种球蛋白血症的加重和延长。正常情况下，婴儿期生理性低丙种球蛋白血症见于出生后 3～6 个月。

【病因和发病机制】

虽然有研究提示了 THI 的致病机制，但多数被否定，目前 THI 的病因仍不清楚。THI 的诊断一般是基于 IgG 水平低于年龄匹配对照组均值的 2 个标准差，THI 患者代表的可能是年龄匹配对照组的偏低部分，并非是真正的免疫系统异常。

【诊断标准】

1. 临床表现

（1）大多数 THI 婴儿因为生后早期出现反复感染、测定免疫球蛋白水平被识别。多数疑似 THI 的患者存在反复呼吸道感染，伴或不伴中耳炎和肺炎；部分患者可表现为侵袭性感染，如蜂窝织炎、菌血症、脑膜炎等；还有患者表现为反复胃肠炎、严重水痘或长时间的鹅口疮。

（2）THI 患者可合并有有特应性疾病，如食物过敏、食物不耐受和湿疹等。这些患者均无感染，湿疹随 IgG 水平升高可逐渐改善，在 IgG 水平正常时消退。

（3）偶尔会有无症状的患者，通常因为免疫缺陷病家族史接受筛查，免疫球蛋白水平可逐渐恢复正常。

2. 实验室检查

THI 患者的 IgG 水平比年龄匹配对照组的均值降低至少 2 个标准差，可伴或不伴其他免疫球蛋白类型的下降。THI 患者通常对破伤风和白喉类毒素免疫接种具有正常或接近正常的抗体反应，有时在 Ig 水平恢复正常之前一段时间即有正常水平的抗体，同种血凝素水平也在年龄匹配对照组的正常范围。有些 THI 患者显示特定抗体生成受损，比如初次免疫接种 b 型流感嗜血杆菌和肺炎球菌疫苗，随着再次免疫接种和低丙种球蛋白血症的缓解，这些特异性抗体滴度可逐渐改善。

3. 鉴别诊断

应与 X - 连锁无丙种球蛋白血症以及普通变异型免疫缺陷病相鉴别。

【治疗原则】

反复呼吸道和（或）耳部感染的患者预防性应用抗菌药物，首选复方磺胺甲噁唑或阿莫西林。对于抗菌药物预防无效、反复严重感染的患者，可以考虑免疫球蛋白替代治疗，但需注意，免疫球蛋白被动免疫可能进一步延迟患者自身免疫球蛋白的合成，而且，输注免疫球蛋白可能出现不良反应。多数报道的病例采用短疗程的免疫球蛋白替代治疗，疗程从单次注射到 18 个月。停止替代治疗应该根据感染次数和严重程度的显著降低以及 IgA、IgM 等浓度的自发性升高来决定。

【预后】

一般而言，THI 患者随年龄增长发生的感染越来越少，最终血清 Ig 水平恢复正常。

随着 IgG 水平的增加，反复感染通常在 9～15 个月龄时缓解，IgG 水平通常在 2～4 岁时恢复正常。

（刘　钢　肖海娟　陈天明）

第七节　常染色体显性高 IgE 综合征

常染色体显性高 IgE 综合征（AD－HIES），又称为 Job 综合征，主要表现为特征性面容和骨骼表现以及反复发生的感染（主要是细菌和假丝酵母菌）和皮炎。除了血清 IgE 水平升高外，患者还存在炎症过程异常及相关免疫调节缺陷。

【病因和发病机制】

AD－HIES 患者的 *STAT3* 存在缺陷，编码基因位于染色体 17q21。最常见的 *STAT3* 突变发生在蛋白的 SH2 结构域以及 DNA 结合结构域，这 2 个结构域以外的基因突变也有报道。STAT3 是一种胞质蛋白，也是 JAK－STAT 信号通路的组成部分。STAT3 在多种细胞因子、激素及生长因子家族诱导的信号通路中起着重要作用，这一点与 HIES 患者的多系统缺陷相符。STAT3 缺陷会导致 Th17 功能受损，患者容易发生感染的部分原因是 Th17 功能受损，导致中性粒细胞增殖减少及趋化作用下降、炎症反应减少以及对假丝酵母菌和细菌感染的易感性增加。而且，HIES 患者炎症细胞因子在体内和体外的生成均受损，且炎症反应极轻微，导致部分患者出现特征性的冷（非炎症性）脓肿表现。IgE 的调节涉及 T 细胞刺激、相应的细胞因子生成以及 B 细胞向产 IgE 类别转换的能力，但是 HIES 患者血清中 IgE 水平升高很可能是一种伴发的异常，而非本病的核心发病机制。

【诊断标准】

1. 临床表现

（1）临床特点为皮炎和反复感染（主要是细菌性窦肺感染和皮肤感染），但综合征和体征存在显著的个体差异。

（2）皮肤表现是 HIES 最显著的临床表现。表现为丘疹脓疱性皮疹，进展为湿疹样、脓疱化且剧烈瘙痒的皮疹，类似于特应性皮炎。皮疹呈弥漫性分布，并可能产生苔藓样变。患者通常缺乏其他常见的特应性症状，如喘息、食物过敏及其他过敏表现。在 HIES 患者中，IgE 水平与特应性症状的风险并无确切关系。

（3）皮肤感染常常开始于婴儿早期，包括脓肿、疖和蜂窝织炎，往往导致淋巴结炎。皮肤感染最常见的微生物是金黄色葡萄球菌和白色假丝酵母菌。葡萄球菌脓肿常发生于面部、颈部和头皮等部位。脓肿可能为"冷脓肿"，缺乏典型的炎症表现，但也可能表现为发红、皮温升高以及压痛。

（4）HIES 患者可能存在鼻窦、肺部等部位的严重感染，但并无发热且自诉感觉良好，这可能是因为炎症反应障碍和炎症细胞因子生成减少。患者常有慢性上呼吸道感染伴持续性和（或）反复发作的鼻窦炎、化脓性中耳炎及乳突炎，可能需要手术干预。肺部感染（最常由金黄色葡萄球菌引起）反复发作，可能危及生命。

（5）肺炎患者常并发支气管扩张、支气管－胸膜瘘和肺大疱，肺大疱可继发感染曲真菌或假单胞菌。在气道结构已发生改变的 AD – HIES 患者中，非结核分枝杆菌感染也很常见。免疫功能损害达到一定程度的患者可能发生累及口腔或阴道黏膜的皮肤黏膜假丝酵母菌病，慢性白色假丝酵母菌感染常导致指（趾）甲营养不良。

（6）最具特征性的表现是鼻翼增宽（宽鼻底）和鼻梁增宽，其他特征包括额头突出（前额隆起）、眼外眦间距增大及眼窝凹陷。前额突出、下唇饱满和宽鼻在婴儿时期即可见，但面部皮肤质地如面团的特征需 2~5 年才显现。

（7）患者伴有骨骼、牙齿异常以及生长发育迟滞　患者常见乳牙滞留，导致形成双排齿，也可见硬腭和舌背异常；随着年龄的增长，HIES 患者中脊柱侧凸以及骨质疏松伴轻微创伤性骨折的发生率增高；骨折与轻微创伤相关并可反复发生，长骨最易受累。

（8）淋巴瘤发病率增加，可以出现神经系统异常。血管结构异常是 HIES 的一个主要临床特征，可见于静脉或动脉，包括动脉瘤和假性动脉瘤等，可导致严重并发症和死亡。

2. 实验室检查

血清 IgE 水平升高和外周血嗜酸粒细胞增多最常见，患者几乎都存在血清 IgE 水平升高，范围通常从 1000IU/ml 到超过 50000IU/ml，但是，血清 IgE 水平与疾病的严重程度无关。IgE 并非针对变应原产生，患者通常也无明显的速发型变态反应性疾病。嗜酸粒细胞增多可高至总白细胞计数的 40%~50%。部分 HIES 患者的 IgD 水平升高，部分患者的 IgG 亚型浓度降低，部分患者对蛋白和多糖疫苗免疫接种的应答均低下，总补体、C3 和 C4 水平正常。

3. 临床诊断依据

通过临床表现和实验室检查，通过分子学检查发现遗传缺陷（*STAT3* 突变）来确诊。美国 NIH 设计了一个 HIES 的评分系统，得分为 30 分对诊断本病的敏感性为 87.5%，特异性为 80.6%。需要注意的是，当患者具有 HIES 家族史以及存在提示本病的某些特征时，即使评分 <30 分也应行分子学筛查。

4. 鉴别诊断

HIES 需与特应性皮炎、湿疹、血小板减少伴免疫缺陷综合征、严重联合免疫缺陷病以及 *DOCK*8 和 *TYK*2 缺陷等相鉴别。

【治疗原则】

（1）治疗较为困难，目前的总体治疗目标包括控制瘙痒和湿疹样皮炎，通过对局部感染的早期诊断、彻底治疗或者预防性使用抗菌药物来防止出现严重的全身性感染。湿疹样皮炎的治疗类似于特应性皮炎，包括保持皮肤水分及控制瘙痒，还应仔细检查皮损有无感染证据，可用稀释的漂白剂或氯己定等抗菌液清洗，以减少金黄色葡萄球菌定植。

（2）对 HIES 患者预防性使用复方磺胺甲噁唑可有效预防皮肤葡萄球菌感染（包括脓肿）、鼻窦炎、中耳炎甚至肺炎。深部细菌感染应采用全身性抗菌药物积极治疗，也可能需要外科引流，口服和外用抗真菌药物对慢性皮肤黏膜假丝酵母菌感染有效。对于持续性肺大疱患者，建议每年复查肺功能和胸片。大面积、持续性的肺大疱可能需要切除肺段甚至切除肺叶。肺部手术并发症常见，包括长期支气管 – 胸膜瘘。双膦酸盐可提高 HIES 患者的骨密度，但尚未显示该药可预防骨折，脊柱侧凸可能需要手术进行矫正。

（3）免疫球蛋白替代治疗仅在以下情况下推荐　湿疹严重影响日常生活，肺病加重的同时已明确患者 IgG/IgG 亚类水平低下以及对蛋白或多糖疫苗的反应减弱。重组人 IFN - γ 在 HIES 患者中也有使用，但不常规推荐。早期尝试造血干细胞移植（HCT）并不能给 HIES 患者带来长期益处，HCT 可改善免疫学指标，降低感染的频率和严重程度，但无法修复非血液器官缺陷。

【预后】

肺部感染性并发症是 HIES 患者死亡的首要原因，其次是淋巴瘤。肺大疱可被真菌和革兰阴性细菌定植，包括烟曲霉和铜绿假单胞菌。感染的肺大疱会引起继发性肺炎、全身性感染或突发性肺出血。真菌侵袭血管可能引起感染性动脉瘤，并导致肺部和其他器官发生出血性并发症。HIES 患者发生淋巴瘤的预后相对较差。

（刘　钢　肖海娟　陈天明）

第八节　白细胞黏附缺陷 I 型

炎症的组织学特征是循环白细胞定向迁移至受累部位引起白细胞蓄积。首先，白细胞与炎症血管内皮细胞接触，促使白细胞向血管外迁移。白细胞和血管内皮细胞都表达多种表面黏附分子：选择素，位于白细胞和内皮细胞，介导细胞的边集和滚动；整合素，负责白细胞与内皮细胞的黏附，由共价结合的 α 和 β 蛋白链异二聚体构成，其中 CD18 是整合素 β_2 亚类所有成员都有的 β 链，CD11a、CD11b 和 CD11c 分别是与淋巴细胞功能相关抗原 - 1（LFA - 1）、巨噬细胞抗原 - 1（Mac - 1）和糖蛋白 150/95（gp150/95）相关的 α 链；免疫球蛋白超家族分子，主要表达于内皮细胞，与白细胞上的整合素相互作用，参与牢固黏附和游出。白细胞黏附缺陷（LAD）包括多种类型，其中 LAD I 型是由 β_2 整合素家族的共有 β 链 CD18 缺乏和（或）缺陷引起。

【病因和发病机制】

LAD I 型是一种常染色体隐性遗传疾病，存在整合素 β_2 基因（*ITGB*2）突变，该基因编码 CD18 亚基。现已报道了超过 80 种突变，多种突变可导致 CD18 mRNA 和（或）蛋白异常，也有突变导致 CD18 数量正常但功能缺陷。CD18 表达不足也会导致 T 细胞功能受损，很可能造成严重的免疫缺陷，但自然杀伤细胞活性不受影响。LAD I 型患者的白细胞对 3 种含 CD18 的整合素表达不足：LFA - 1（CD11a/CD18）、Mac - 1（CD11b/CD18）、gp150/95（CD11c/CD18）。白细胞的随机迁移和趋化有明显缺陷，白细胞黏附内皮细胞和游出也有严重障碍。

【诊断标准】

1. 临床表现

（1）LAD I 型患者感染并发症的严重程度与 CD18 缺乏程度直接相关，可分为两种表型：重度缺乏和轻中度缺乏。细胞表面 CD18 表达小于正常的 2% 为重型，特征是感染出现更早、更频繁且更严重。细胞表面可表达部分 CD18（正常的 2%～30%）的患者，呈轻～中度表型，严重感染发生较少。

（2）LAD I 型的临床特征包括：脐带脱落延迟、反复性细菌感染（主要局限于皮肤和黏膜表面）、白细胞增多、无脓液形成、创伤愈合不佳、牙周炎（后期）。

（3）皮肤、呼吸道、肠道和直肠周围感染通常从出生起就很明显，典型感染表现是脐炎与脐带残端脱落延迟（即超过 30 日），许多患者有中耳炎、直肠周围脓肿和细菌性败血症。感染病原体常为金黄色葡萄球菌和革兰阴性杆菌。

（4）严重的牙龈炎和牙周炎是所有度过婴儿期的存活患者的主要特征，大部分患者在青春期后期恒牙完全脱落。脐带脱落延迟是创伤愈合障碍的一种表现，瘢痕可能呈"卷烟纸"样外观。

（5）感染部位无脓液形成是 LAD Ⅰ型的标志，患者很难动员白细胞进入血管外炎症部位，感染组织活检显示为完全缺乏中性粒细胞的炎症。

（6）度过婴儿期的存活患者发生自身免疫病的风险可能增加，如炎症性肠病和幼年特发性关节炎。

2. 实验室检查

（1）没有感染的情况下通常可见中度的中性粒细胞增多。在感染期间，由于难以动员白细胞到血管外炎症部位，可观察到外周血白细胞明显增多（正常值的 5～20 倍或高达 100000/ml）。典型的表现为中性粒细胞增多伴有轻度淋巴细胞增多，但杆状核细胞并不常见。感染组织活检显示炎性浸润中完全没有中性粒细胞。

（2）对反复软组织感染且白细胞计数极高的婴儿、儿童均应考虑该病。确诊病例需使用 CD11 和 CD18 单克隆抗体流式细胞术证实白细胞表面缺乏功能性 CD18 及相关的 α 亚基分子 CD11a、CD11b、CD11c。由于部分 LAD Ⅰ型病例仍存在异常 CD18 表达或可能存在少量功能性 CD18，所有病例都应证实 CD11a 缺失。

【治疗原则】

LAD Ⅰ型的治疗视临床严重程度而定。轻～中度 LAD Ⅰ型通常对抗菌药物治疗有反应，而重型则需要骨髓移植或造血干细胞移植（HCT）。对于轻～中度 LAD Ⅰ表型患者的感染，保守治疗和急性发作期及时使用适当的抗菌药物通常有效。尽可能在培养和药敏数据的指导下，采用全身性抗菌药物积极控制细菌感染，在某些情况下使用预防性抗菌药物疗法。注意口腔卫生对控制牙周炎和预防口腔感染很重要。LAD 患者可进行常规疫苗接种，包括活病毒疫苗接种。粒单核细胞集落刺激因子对 LAD 患者没有作用，因为虽然增加中性粒细胞数量，但细胞仍不能正常移出。唯一可以治愈严重表型的是 HCT，患者对该疗法反应良好。

【预后】

轻中度缺乏患者一般可存活至成年，支持治疗和抗菌药物的使用延长了患者寿命。重度缺乏患者若不进行 HCT，患者往往在婴儿期死亡，若在严重感染发生之前完成移植，预后非常好。

（刘　钢　肖海娟　陈天明）

第九节　获得性免疫缺陷综合征

获得性免疫缺陷综合征（AIDS，即艾滋病）是由人类免疫缺陷病毒（HIV）引起的慢性严重传染病。HIV 感染人体后主要引起辅助性 T 淋巴细胞即 $CD_4{}^+T$ 淋巴细胞的损伤和减少，同时导致其他免疫功能的损伤，从而引起各种机会性感染和肿瘤，最终导致患者死亡。艾滋病已在全世界各国流行，因其预后不良，病死率高，目前尚无根治办法，已经造成严重后果。

【病因和发病机制】

HIV 属于 RNA 病毒，为"逆转录"病毒。有两个型，HIV-1 和 HIV-2，世界各地的艾滋病几乎均由 HIV-1 引起，而 HIV-2 感染仅在西非国家呈地方性流行。HIV 进入人体后，与 $CD_4{}^+T$ 淋巴细胞结合，使大量 $CD_4{}^+T$ 淋巴细胞受到破坏，细胞免疫功能严重受损乃至衰竭，对免疫反应的调控能力也严重受损，体液免疫功能亦可出现异常，表现为高球蛋白血症和自身抗体的出现，而正常的保护性抗体反应则大大减低，因此这些患者极易发生细胞内寄生病原体（如结核菌、卡氏肺囊虫和巨细胞病毒等）感染。

【流行病学】

患有艾滋病或处于无症状 HIV 携带状态的妊娠妇女或哺乳期的母亲，是将 HIV 感染传播给胎儿、新生儿或婴儿的重要传染源。HIV 主要存在于传染源的血液、生殖道分泌物和乳汁中，其他体液中也可能含有 HIV，但其浓度可能较低。

艾滋病的传播途径主要是性传播、经注射途径传播、医源性传播及母婴传播。

艾滋病的高危人群包括男性同性恋者、性乱者以及注射方式吸毒者、多次接受输血或接受血液制品治疗者、HIV 感染者的配偶或性伙伴和 HIV 感染者母亲的婴儿等。

【诊断标准】

1. 临床表现

（1）垂直传播的 HIV 感染主要临床表现有生长停滞、淋巴结肿大、慢性咳嗽、发热、反复发生肺部感染以及持续腹泻，艾滋病患儿的临床表现很大程度上取决于其所发生的机会性感染的部位和种类。

（2）儿科艾滋患者 80% 以上出现肺部感染等并发症，是造成死亡的主要原因。肺部感染主要是肺孢子菌肺炎、淋巴细胞性间质性肺炎、反复发生细菌感染（包括结核）。肺孢子菌肺炎是婴儿期艾滋病最常见的机会性感染，其主要临床表现为呼吸急促、缺氧和 X 线检查提示双侧阴影。淋巴细胞性间质性肺炎早期可无症状，X 线出现双侧肺部阴影。

（3）中枢神经系统的感染包括急性自限性疾病，如肠道病毒性脑膜炎、引起破坏性后遗症的弥漫性或局灶性感染（如虫媒病毒性脑炎）。脑脊液感染的所有临床表现都继发于毒性介质，如细胞因子的释放。这些因子有神经毒性，并引起脑病的临床表现（如运动异常和痉挛），许多这类疾病也引起神经根神经病和血管病（脑卒中）。

（4）儿科 HIV 感染患者的口腔和面部的一些表现包括假丝酵母菌病、单纯疱疹病毒感染、线性齿龈红斑和口腔毛状白斑等。

2. 实验室检查

儿童艾滋病的诊断要根据母亲 HIV 感染的状态、临床表现和实验室检查结果综合考虑，如母亲有明确的 HIV 感染，患儿有感染早期的一些的表现，同时实验室检出

HIV 抗原或其核酸或病毒分离 HIV 阳性，则可确定诊断。大于 18 个月儿童 HIV 抗体采用两种不同的方法证实阳性，亦可诊断。

在诊断确立的同时，还应对患者进行分类，这对治疗措施的选用以及对预后的判断是重要的。分类按 3 个方面进行：感染状态、免疫学状态和临床状态。

【治疗原则】

目前所采用的治疗方法对 HIV 感染有肯定疗效，但均不能根治，治疗目的是减少病毒负荷量，改善患儿免疫状态及防治机会性感染。

1. 抗病毒治疗

（1）开始治疗指征　无论患儿年龄或病毒负载量如何，对有临床症状或有免疫抑制证据的 HIV 感染儿童，均应开始进行抗病毒治疗，尤其是 1 岁以内患儿，因其病情进展快，免疫和病原学指标的预计值比年龄较大儿童低。

（2）具体治疗方案

最佳推荐方案：采用 1 种高活性蛋白酶抑制剂及 2 种核苷逆转录酶抑制剂治疗。

①常用的蛋白酶抑制剂

茚地那韦：剂量为每次 $500mg/m^2$，每 8 小时一次。

奈费那韦：剂量为每次 $20 \sim 30mg/kg$，每 8 小时一次。

里托那韦：剂量为每次 $350 \sim 400mg/m^2$，每 12 小时一次。

安普那韦：是较新的蛋白酶抑制剂，多在其他蛋白酶抑制剂治疗失败时选用，但本药不宜用于 3 岁以下儿童。剂量为 $20mg/kg$，每 12 小时一次或 $15mg/kg$；每 8 小时一次，每日最大量不能超过 $2400mg$。

②核苷类逆转录酶抑制剂

齐多夫定：口服剂量儿童为 $160mg/m^2$，每 8 小时一次；新生儿每次 $2mg/kg$，每 6 小时一次；早产儿 $1.5mg/kg$，每 12 小时一次，2 周后增至 $2mg/kg$，每 8 小时一次。静脉滴注，剂量每次 $120mg/m^2$，每 6 小时一次，在 1 小时以上滴注；如采用持续静脉滴注，则按 $20mg/(m^2 \cdot h)$ 的速度给予。

双脱氧肌苷：儿童每次剂量为 $90mg/m^2$，每 12 小时一次；新生儿 $50mg/m^2$，每 12 小时一次。

拉米夫定：儿童每次剂量为 $4mg/kg$，每 12 小时一次；新生儿 $2mg/kg$，每 12 小时一次。

斯塔夫定：儿童每次 $1mg/kg$，每 12 小时一次口服。

扎西他滨：每次 $0.005 \sim 0.01mg/kg$，每 8 小时一次。

阿巴卡韦：儿童每次剂量为 $8mg/kg$，每 12 小时一次。最大每次不超过 $300mg$，3 个月以下婴儿不宜用。

③非核苷类逆转录酶抑制剂

依法韦仑：每日服药 1 次。每次体重 $10kg \leqslant$ 体重 $< 15kg$，每次 $200\mu g$；$15kg \leqslant$ 体重 $< 20kg$，每次 $250\mu g$；$20kg \leqslant$ 体重 $< 32.5kg$，每次 $350\mu g$；$32.5kg \leqslant$ 体重 $< 40kg$，每次 $400\mu g$；体重 $\geqslant 40kg$，$600\mu g$。

奈韦拉平：儿童每次 $120 \sim 200mg/m^2$，每 12 小时一次，最初用 $120mg/m^2$，每日给药一次，如无不良反应，14 天后加至足量。

（3）抗病毒治疗的难点

①由于本病尚不能根治，所以患者须终生持续用药，患者尤其儿童常难顺从及坚持（包括经济因素）。

②药物常引起不良反应，以胃肠反应、粒细胞减少、周围神经炎及氨基转移酶升高较常见，可影响其使用。

③病毒常因基因突变可对药物产生耐药性，影响疗效。

2. 机会性感染的防治

儿童 HIV 感染常并发机会性感染。

（1）肺孢子菌肺炎（PCP） 本病的主要临床表现为发热和呼吸急促，胸部 X 线检查可见弥漫性间质性肺浸润。从痰液或支气管肺泡灌洗液中检出卡氏肺囊虫或其抗原即可确定诊断。复方磺胺甲噁唑治疗剂量为每日 100mg/kg，分 2 次口服或静脉滴注，疗程一般 3 周，预防剂量为每日 30mg/kg，患者应接受终身药物预防，以防复发。患者如不耐受复方磺胺甲噁唑，可用氨苯砜替代，剂量每日 1mg/kg，每日一次口服，最大量不超过 100mg。

（2）弓形虫感染 药物预防可用复方磺胺甲噁唑，对弓形虫抗体阳性的患儿，可用乙胺嘧啶（每日 1mg/kg，分 2 次）或克林霉素（每日 10~20mg/kg，分 3~4 次）治疗，疗程 4 周。

（3）隐孢子虫病 已感染者可用大蒜素治疗，每日 8~10mg/kg，分 4 次口服，7 天为一疗程，常需 2~4 个疗程。

（4）结核病 对结核菌素试验阳性或有活动性结核接触史而未找到结核病病灶的患儿，应定期检查以及早发现结核，并进行结核预防性治疗，可用异烟肼每日 10mg/kg，疗程 6~9 个月。一旦发现患有结核病，应采用 4 种抗结核药物联合治疗，如链霉素、异烟肼、甲哌利福霉素、吡嗪酰胺。疗程 1 年，耐药菌应延长疗程。治疗过程中应注意药物不良反应，并避免将蛋白酶抑制剂与甲哌利福霉素类药物配伍。

（5）播散性鸟分枝杆菌复合体（MAC）感染 应按 CD4$^+$T 淋巴细胞阈值进行预防，可选用克拉霉素或阿奇霉素每周 1 天进行预防。

（6）呼吸道感染 对症治疗。

（7）肠道感染 及早选用敏感抗菌药物，防止感染向全身扩散。

（8）假丝酵母菌病 HIV 感染患儿较易发生念珠菌感染，由于不良反应，难于用药物长期做预防，发生皮肤、黏膜感染时应及时抗真菌治疗，对较重或反复发生的病例，宜采用"康唑"类药物如氟康唑进行全身性抗真菌治疗。

（9）巨细胞病毒感染（CMV） 对诊断明确者，应采用更昔洛韦或膦甲酸进行抗CMV 治疗。口服更昔洛韦可减少 CMV 的排出量，对 CD4$^+$T 淋巴细胞 <50μl 的 HIV 感染患儿，也可考虑用更昔洛韦做一级预防。

【预防】

因为儿童艾滋病病例大多是经母婴传播而患病，因此，预防的重点应在阻断母婴传播，其他尚需防止经输血、血液制品以及医源性传播等。

疫苗预防：疫苗预防正在研究中。

（刘　钢）

第十四章 变态反应性疾病

第一节 特应性皮炎

特应性皮炎（atopic dermatitis，AD），是一种慢性反复发作的炎症性皮肤病，以剧烈瘙痒和湿疹样损害为主要特征，好发于儿童，大多数婴儿期发病，患儿往往有特应性体质，常伴发哮喘、过敏性鼻炎。

【病因】

1. 免疫 - 变应性因素

（1）吸入变应原　如尘螨、动物皮屑、花粉等，其中最重要的是尘螨，而花粉作为季节性吸入性变应原，是季节性加重的因素。

（2）食物变应原　食物过敏可能是婴儿期 AD 的诱因之一，但牛奶、鸡蛋等食物过敏则大多会随着年龄的增加、免疫耐受的形成而逐渐减轻，如鸡蛋过敏患者 66% 在 5 岁前可缓解，75% 在 7 岁前缓解，而牛奶过敏患者 76% 在 5 岁前就能缓解。

（3）接触性变应原　特应性素质者对镍盐过敏很常见；合成纤维、毛织品、洗涤剂、自来水、汗液、日光等均可加重 AD，诱发炎症急性发作。

（4）感染　是重要的诱发因素，特应性素质者防御皮肤感染的天然免疫成分（如抗菌肽 LL - 37 和 β 防御素等）存在缺陷，局部葡萄球菌、单纯疱疹病毒、浅表真菌（如马拉色菌）感染均较常见。

2. 非免疫性因素

情绪因素如压力、焦虑（儿童期晚期和青少年期）等往往能加重病情。

【发病机制】

1. 遗传学机制

AD 属多基因疾病，遗传是构成 AD 易感性的重要因素。AD 发病有母系遗传倾向：母方患 AD，子女出生后 3 个月发病的概率为 25%，2 岁内超过 50%；父亲有特应性疾病史，子女罹患 AD 的概率约为 22%；父母双方有特应性疾病史，其子女 AD 患病概率高达 79%；AD 患儿父亲和母亲中 AD 的发生率分别为 37% 和 63%，即母方患病的子女患 AD 的风险高于父方患病的子女；此外，AD 患者的同卵双胞胎兄弟或姐妹 AD 发生率为 80%，异卵双生者 AD 发生率为 20%。目前已发现 32 个与 AD 相关的易感区域，候选易感基因包括与皮肤屏障功能相关的基因［如中间丝聚合蛋白（*FLG*）基因、丝氨酸蛋白酶抑制剂 Kazal 5 型（*SPINK5*）基因等］以及与免疫机制相关的基因（如编码高亲力 IgE 受体轻链的 *FCERlA* 基因、Toll 样受体 2 基因等），其中，编码关键表皮结构蛋白的 *FLG* 基因突变是已知最强的遗传危险因素。

2. 免疫学机制

AD 患者皮肤屏障功能存在障碍，金黄色葡萄球菌、病毒、尘螨等抗原可经皮肤进入机体。暴露于变应原后，机体产生的 IgE 与其受体 FcεRI 结合诱导肥大细胞脱颗粒，释放多种炎症介质，导致 AD 急性炎症反应；抗原激活树突细胞等抗原提呈细胞，后者迁移至局部淋巴结，诱导初始 T 淋巴细胞分化为以 Th2 细胞为主的效应 T 淋巴细胞；同时，初始 T 淋巴细胞的分化也受到角质形成细胞分泌的胸腺基质淋巴细胞生成素的诱导等。免疫细胞与细胞因子网络般交织并相互作用，触发一系列免疫反应，Th2 型细胞因子白细胞介素 5（IL-5）可诱导嗜酸粒细胞活化，损伤组织，IL-31 引发炎症和瘙痒，Th1 型细胞因子干扰素-γ（IFN-γ）与 AD 的慢性化相关，Th2 型细胞因子在成人 AD 中发挥重要作用。失衡的免疫状态加剧皮肤炎症，诱发搔抓行为，进一步破坏皮肤屏障功能，形成恶性循环，促使 AD 不断进展。

3. 皮肤屏障功能

皮肤屏障功能受损通常表现为皮肤 pH 上升、经表皮水分丢失增加、水含量下降以及皮脂含量降低。皮肤屏障缺陷主要表现为角质层原始结构异常，这与 *FLG* 缺乏相关，在正常人群中该基因的突变频率＜10%，而在 AD 患者中为 10%～50%，在中国 AD 患者为 26%～31.4%。*FLG* 基因功能缺失突变及局部皮损内炎症因子的调控均能导致该蛋白缺乏。屏障功能受损导致变应原易于入侵，诱导 AD 炎症反应发生。AD 的皮肤屏障功能缺陷还与编码其他表皮分化复合物、角质层糜蛋白酶、角蛋白 16 和紧密连接蛋白的基因等有关。

【诊断标准】

1. 临床表现

本病临床表现多种多样，按皮损可分为急性、亚急性、慢性三种。在不同年龄阶段其表现又各自有不同特点，按年龄又可分为婴儿期、儿童期、青年期和成人期。

（1）按皮损临床表现分期

①急性期 皮疹为多数密集的粟粒大的小丘疹、丘疱疹或小水疱，基底潮红。由于搔抓，丘疹、丘疱疹或水疱顶端抓破后呈明显点状渗出及小糜烂面，浆液不断渗出，病变中心往往较重，而逐渐向周围蔓延，外围又有散在丘疹、丘疱疹，故境界不清。当合并感染时，炎症更明显，可形成脓疱，脓液渗出或结黄绿色或污褐色痂，还可合并毛囊炎、疖和局部淋巴结炎等。

②亚急性期 当急性期炎症减轻之后或急性期未及时处理，拖延时间较久而进入亚急性期。皮损以小丘疹、鳞屑或结痂为主，仅有少数丘疱疹、水疱及糜烂渗液，亦可有轻度浸润，自觉仍有剧烈瘙痒。

③慢性期 可因疾病反复发作不愈转化而来，亦可一开始即呈现慢性炎症。表现为皮肤增厚、浸润、棕红色或淡灰色、色素沉着，表面粗糙，覆以少许糠秕样鳞屑或因抓破而结痂，可伴有苔藓样变，具有局限性，边缘亦较清楚，外围亦可有丘疹、丘疱疹散在。

（2）按年龄分期

①婴儿期（1个月～2岁） 皮损主要发生在两颊、额及头皮，个别病例可发展至躯干、四肢。其皮疹特点主要分为两型，即渗出型及干燥型。

a. 渗出型 多发生于肥胖婴儿。初起于两颊面部，出现瘙痒性红斑，境界不清；继而在红斑基础上出现针头大小的丘疹、丘疱疹和水疱，搔抓、摩擦后很快形成糜烂、渗出和结痂等，皮损可迅速扩展至其他部位（如头皮、额、颈、腕、四肢等）。病情时重时轻，某些食品或环境等因素可使病情加剧。可出现继发感染，可伴发局部淋巴结肿大，甚至发热等全身症状。极少数患儿由于处理不当扩展至全身变为红皮病，并常伴有腹泻、营养不良和全身淋巴结肿大等。

b. 干燥型　常见于瘦弱婴儿，为淡红色或暗红色斑片、密集小丘疹无水疱，皮肤干燥无明显渗出，表面附有灰白色糠状鳞屑，病程慢性者也可有轻度浸润、肥厚、皲裂、抓痕或血痂，常累及面部、躯干和四肢。

婴儿期 AD 一般在 2 岁以内逐渐好转、痊愈，部分患者病情迁延并发展为儿童期特应性皮炎。

②儿童期（2 ~ 12 岁）　可由婴儿期演变而来，亦有不经过婴儿期而发病。皮损有两种型态，即湿疹型和痒疹型。

a. 湿疹型　皮损多表现为亚急性期和慢性期，为针尖大小丘疹、丘疱疹和小水疱，融合成片，较干燥，被覆灰白色鳞屑；皮损轻度浸润，部分呈苔藓化；多发生于肘窝、腘窝和四肢伸侧。

b. 痒疹型　表现为全身散发痒性丘疹，多分布于四肢伸侧和背部。

③青年及成人期（ > 12 岁）　皮损与儿童期类似。好发于肘窝、腘窝、颈前、面部、眼周及手背等处。皮疹泛发，以屈侧为重。大多数患者在 20 岁后病变自发性消退，少数严重者可持续至老年期。

（3）AD 的伴随体征

AD 可以伴随有一系列皮肤特征性改变，包括干皮症、耳根裂隙、鱼鳞病、掌纹症、毛周角化、Dennie – Morgan 眶下皱褶、眶周黑晕、毛周隆起、非特异性手足皮炎、白色糠疹、颈前皱褶、乳头湿疹、复发性结膜炎和白色划痕征等，这些体征有助于 AD 的辅助诊断。

2. 诊断依据

目前国际上常用的 AD 诊断标准为 Williams1994 年制订的标准（表 14 – 1）。

表 14 – 1　Williams 诊断标准

持续 12 个月的皮肤瘙痒加上以下标准中的三项或更多
1. 2 岁以前发病
2. 身体屈侧皮肤受累（包括肘窝、腘窝、踝前或颈周，10 岁以下儿童包括颊部）
3. 有全身皮肤干燥史
4. 个人史中有其他过敏性疾病如哮喘或花粉症或一级亲属中有过敏性疾病史
5. 有可见的身体屈侧湿疹样皮损

3. 鉴别诊断

（1）以红斑、渗出或鳞屑为主要表现　应与接触性皮炎、慢性单纯性苔藓、银屑病、鱼鳞病、肠病性肢端皮炎以及朗格汉斯细胞组织细胞增多症等鉴别。

（2）以丘疹、结节、水疱或脓疱为主要表现　应与新生儿痤疮、毛周角化病、疥疮、疱疹样皮炎、大疱性类天疱疮、嗜酸粒细胞增多症、痒疹型隐性遗传营养不良型大疱性表皮松解症以及高 IgE 综合征等鉴别。

（3）以红皮病为主要表现　应与 Netherton 综合征、Omenn 综合征、生物素酶缺乏症、全羧化酶合成酶缺乏症、Wiskott – Aldrich 综合征、皮肤 T 细胞淋巴瘤、先天性低丙种球蛋白血症以及运动失调性毛细血管扩张症等鉴别。

【治疗原则】

治疗原则以恢复皮肤的正常屏障功能、寻找并去除诱发和（或）加重因素、减轻或缓解症状为主要目的。

1. 寻找病因和诱发加重因素

（1）食物　主要通过详细询问病史、变应原检测、饮食回避和激发试验来针对性回避变应原，并注意保障营养。

（2）汗液刺激　是重要的诱发因素，因此患儿应勤洗澡，去除汗液的同时，减少皮肤表面变应原和微生物的刺激。

（3）物理刺激　包括衣物、空气干燥、护理用品等。

（4）环境因素　包括特定季节的吸入性变应原、有机溶剂如甲苯等。

（5）感染因素　发生细菌（真菌）感染时，在明确感染后应针对性治疗，正常清洁皮肤可减少微生物定植，应避免预防性使用抗菌药物。

（6）情绪　缓解压力、紧张等不良情绪。

（7）搔抓　避免搔抓，打断"瘙痒—搔抓—瘙痒加重"的恶性循环。

2. 基础治疗

即修复皮肤屏障和保湿。

（1）清洁和沐浴，盆浴更佳，水温 32～37℃，时间 5～10 分钟，最后 2 分钟可加用润肤油；继发细菌感染时要仔细去除痂皮，使用无刺激和低致敏性清洁剂，可含抗菌成分；可在盆浴时加入次氯酸钠，抑制细菌活性，缓解 AD 引起的瘙痒。

（2）润肤剂，是维持治疗的主要手段，应做到足量和多次，每日至少使用 2 次；有报道，含花生或燕麦成分的润肤剂可能会增加部分患者的致敏风险；当发生感染时，单独使用润肤剂而无有效的抗感染治疗，将显著增加发生播散性细菌和病毒感染的风险，应当注意；此外，新生儿期应尽早外用保湿剂，可减少和推迟 AD 的发生。

3. 外用治疗

（1）外用糖皮质激素（TCS）　目前仍是治疗和控制各期 AD 的一线药物，TCS 治疗儿童 AD 应注意的事项包括：①根据年龄、病情严重程度、部位和皮损类型选择不同强度和剂型；②尽可能选择中、弱效 TCS，尤其是薄嫩部位应避免使用强效 TCS；③面颈部易吸收 TCS，故应短期使用，并逐步减量或与外用钙调神经磷酸酶抑制剂交替使用；④皮损控制后，可采用"主动维持疗法"，即在既往皮损部位和新发皮疹部位每周使用 2 次 TCS，可推迟 AD 的复发时间和减少复发次数，并减少 TCS 的用量；⑤皮损范围特别广泛时，应以系统用药控制为主；⑥注意 TCS 的不良反应如皮肤萎缩、多毛、色素减退、继发或加重感染等。

（2）外用钙调神经磷酸酶抑制剂（TCI）　是治疗和控制各期 AD 的二线药物，是其他治疗疗效不佳或出现不良反应时的选择，但在某些特殊部位（如面部、皱褶处），也可考虑作为一线治疗。目前主要的药物有 1% 吡美莫司乳膏和 0.03% 及 0.1% 他克莫司乳膏，吡美莫司乳膏多用于轻、中度 AD，他克莫司乳膏多用于中重度 AD。Meta 分析显示，1% 吡美莫司乳膏与 0.03% 及 0.1% 他克莫司乳膏相比，治疗 AD 的整体疗效没有差别。TCI 不导致皮肤萎缩，可上调皮肤屏障相关基因表达，增加皮肤含水量，减少经皮水分丢失，发挥修复皮肤屏障的作用。TCI 治疗 AD 注意事项：①TCI 可用于 AD 急性期和慢性期，特别适用于 TCS 慎用的部位如皮肤敏感和薄嫩部位；②皮疹反复发作部位每周 2 次间歇使用 TCI，即"主动维持治疗"，可有效预防和减少 AD 的复发，并减少 TCI 的总用量；③最常见的局部不良反应为灼烧感和局部瘙痒，但是使用数次后能获得较好的耐受性，局部先用润肤剂也可减少不良反应的发生；④用药部位不封包，注意避光。

4. 系统性治疗

（1）抗组胺（抗炎症）介质药物　目前关于抗组胺药治疗 AD 的随机对照研究显示，抗组胺药对 AD 相关瘙痒的有效性尚不能确定。第一代抗组胺药具有镇静作用，可用于止痒，第二代还可通过抗炎症细胞因子活性而发挥效用。抗炎症介质药物包括介质阻断剂（血栓素 A_2、白三烯受体拮抗剂）和细胞因子抑制剂等。抗组胺药在 AD 治疗中的最大优势是能缓解合并的过敏症状如过敏性哮喘、鼻结膜炎和荨麻疹等，但是疗效的个体差异较大。可根据个体差异，综合决定是否合用抗组胺药物，根据具体情况，选用第一代或第二代抗组胺药物。英国国家卫生医疗质量标准署制订的有关 0～12 岁 AD 患者的治疗指南指出：严重 AD 患者或伴有严重瘙痒或荨麻疹的患者可给予二代抗组胺药；>6 个月的急性发作期患儿，如果患儿伴有严重睡眠障碍可给予一代抗组胺药。抗组胺药整体安全性高，但儿童需注意预防中枢神经系统的不良反应，尤其是抽搐。

（2）抗微生物治疗　①抗细菌治疗，在没有明显继发感染征象时口服抗菌药物无效，在有明确细菌感染时，短期使用系统性抗菌药物治疗有效；TCS 或 TCI 能减少 AD 患者金黄色葡萄球菌的定植率；长期外用抗菌药物可能导致耐药和过敏的发生。②抗病毒治疗，重症未控制的 AD、血清 IgE 水平升高和 AD 早期发病是发生病毒感染的危险因素，而规范外用糖皮质激素不是发生病毒感染的危险因素；发生疱疹性湿疹时应积极给予抗病毒治疗（如阿昔洛韦、伐昔洛韦等）。

（3）皮质激素与免疫抑制剂　在儿童 AD 的治疗中，系统应用糖皮质激素风险效益比高，儿童应格外慎重和反复评估。免疫抑制剂如环孢素、硫唑嘌呤、霉酚酸酯以及甲氨蝶呤等治疗儿童或青少年 AD 均属于超药物适应证范围，因此要反复评估风险效益比，慎重使用。

（4）光疗　是 AD 的二线治疗，注意全身光疗不适用于年龄 <12 岁的儿童，并且不能用于 AD 急性期。光疗主要用于治疗慢性、瘙痒性和肥厚性皮损。

（5）生物制剂　治疗 AD 疗效不确定，有潜在不良反应，价格昂贵，在没有足够循证医学证据支持婴幼儿 AD 使用前，暂不推荐儿童使用。

（6）变应原特异性免疫治疗（ASIT）　对于合适的高致敏状态的 AD 患者有一定疗效，目前最为有效的是尘螨变应原的免疫治疗。对于合并过敏性鼻结膜炎、轻度过敏性支气管哮喘的 AD 患儿可考虑 ASIT 治疗。

（7）中医中药　根据临床症状和体征辨证施治。

【健康教育】

儿童 AD 患病率高，以剧烈瘙痒、皮疹反复发作和睡眠障碍为主要表现，严重影响患儿及其家庭的生活质量，因此健康宣教的重要性尤为突出。在临床工作中应做到以下内容的健康教育。

（1）AD是一种慢性和反复发作性疾病，缓解期和复发期交替出现，70%的患儿在儿童期后期症状会显著改善，但是发病特别早和严重、有AD家族史和早期变应原致敏的患儿更可能病情迁延。

（2）目前国际上公认的AD治疗策略为"阶梯式"分级治疗，AD治疗的目标是控制症状、减轻瘙痒和改善生活质量。

（3）在基础治疗中，保湿润肤被认为是AD治疗的基础，需要长期坚持。

（4）尽可能避免生活中的一些诱发因素，如温度、湿度的剧烈改变，粗糙的衣服材质以及使用有刺激性的沐浴露等。

（5）关于饮食　尊重客观临床表现，强调过敏史，需要对过敏原检测结果有正确的解读，避免过度饮食回避；已经明确存在食物过敏的婴幼儿患者应该回避过敏食物，必要时可咨询营养师进行饮食指导。

（6）不能滥用或过分恐惧糖皮质激素。婴儿喂养方面提倡母乳喂养，辅食添加建议少量、逐一、充分蒸煮，对于有明确过敏的食物避免食用；衣物应为略薄、纯棉质地、宽松柔软；居室环境应凉爽、通风和清洁；皮肤清洁护理，适当洗澡，可选用弱酸性的皮肤清洁剂，时间以5～10分钟为宜，水温36～38℃，浴后及时使用保湿剂。

（向　莉　马　琳）

第二节　接触性皮炎

接触性皮炎是皮肤或黏膜直接接触某种外源性刺激物或过敏性物质后，在接触部位所引起的急性或慢性炎症反应。

【病因】

1. 化学性

某些外用药如抗菌药物软膏、硫黄软膏、水杨酸软膏、樟脑、薄荷、乙醇、碘伏、红汞、清凉油、高锰酸钾、扑粉和痱子粉等；某些中药，如五虎丹、京红粉药膏（内含有汞）等；某些化学原料、镍、铬等金属及其制品、机油、染料（尤其某些衣料内含有偶氮染料）、农药及灭虫剂等；其他，如来苏儿、橡皮膏、塑料玩具、药皂、洗衣粉以及香脂、香水、彩妆、染发剂等化妆品都可引起本病。

2. 植物性

某些植物如漆树、除虫菊、荨麻、野葛、银杏、无花果和猫眼草等。

3. 动物性

动物的毒素、昆虫的毒毛（如毛虫）等。

【发病机制】

1. 原发刺激接触性皮炎

原发刺激接触性皮炎是指接触物本身具有刺激性，任何人接触后均可能发病。接触物主要分为两种：一种刺激性很强，接触后在短时间内迅速发病，如强酸、强碱等化学物质所引起的皮炎；另一种刺激性较弱，需长时间或反复接触后才会致病。

2. 变态性反应接触性皮炎

变态性反应接触性皮炎由半抗原－特异性 T 细胞介导、在变应原接触皮肤后激发产生的迟发型超敏反应（Ⅳ型超敏反应），包含致敏期和激发期。在致敏阶段，半抗原和皮肤中的内源性蛋白组成具有免疫性的抗原蛋白复合体，复合体被抗原提呈细胞（APCs）捕获后，随 APCs 从表皮迁移至淋巴结，随后，抗原－蛋白复合体活化初始 T 细胞，活化的 T 细胞在淋巴结中增殖并分化成为抗原特异性效应 T 细胞并迁移至循环中。在激发阶段，效应 T 细胞被皮肤中的 APCs 再次激活，分泌多种化学介质并引起抗原特异性炎症反应，首次接触后，须经 4～5 天甚至 21 天的致敏期，以后再次接触，则在 12～72 小时之内发生反应。

【诊断标准】

尽管其发病机制或诱发因素可能不同，但大多数接触性皮炎的临床表现相似，即皮损往往局限在接触部位。接触性皮炎可以呈急性或亚急性表现，也可表现为慢性，此与接触物的浓度、接触时间及是否有潜在的其他皮肤病有关。

1. 不同病程分期的临床表现

（1）急性接触性皮炎　起病急，通常是由于皮肤接触了某种或某几种刺激性较强的物质所致，其皮损局限在接触部位，表现为边界清楚的红斑、丘疹及小水疱，严重时可以出现大疱，搔抓后糜烂渗出。

①急性刺激性接触性皮炎皮损仅仅局限在接触部位，边界清楚，疾病早期多出现刺痛感。

②变态反应性接触性皮炎皮损可能超出接触部位，常出现瘙痒。

（2）亚急性接触性皮炎　以丘疹和鳞屑为主，水肿及水疱相对少见。

（3）慢性接触性皮炎　是由于长期反复接触刺激性较弱的物质所致，比如清洁剂、有机溶剂、肥皂、弱酸及弱碱等，临床以鳞屑、皲裂及皮肤苔藓化为主，有时也可见到表皮剥脱。

2. 常见病因的接触性皮炎

（1）尿布皮炎　是婴儿最常见的刺激性接触性皮炎，与多种因素有关，比如尿布更换不及时、局部封包、浸渍及摩擦刺激等。皮损局限在尿布部位，呈急性或亚急性表现。

（2）化妆品皮炎　是最常见的变态反应性接触性皮炎之一，多由于护肤品、指甲油、唇膏及眼影等引起，临床上可进一步分为刺激性、变态反应性或光敏性。由于接触物的浓度和接触时间的不同，临床上可呈急性、亚急性或慢性皮炎的表现。

（3）激素性皮炎　外用糖皮质激素治疗某种皮肤病时可以引起激素性皮炎，其特征是原有皮损变得更红。

（4）镍皮炎　镍过敏导致的接触性皮炎也是常见的变态反应性接触性皮炎之一。金属镍广泛应用于我们的日常用品中，比如纽扣、耳环、手链、手表、眼镜架及戒指等，所以湿疹样皮损可以出现在上述暴露部位。

（5）舌舔皮炎　儿童常见，好发于干燥季节，因经常用舌舔口唇及口周围皮肤所致，表现为口周出现一圈红斑、脱皮及放射状小裂口。

（6）芒果皮炎　好发于儿童，为口周接触芒果汁刺激所致，表现为吃芒果后在口周出现红斑、丘疹及脱皮，伴有瘙痒或轻度疼痛。西红柿汁、菜汤及口水等也可引起类似表现。

3. 诊断依据

接触性皮炎主要依据接触史及典型的皮损特征诊断。皮损部位有助于发现可疑致敏物。斑贴试验是诊断变态反应性接触性皮炎的简单易行的方法。当湿疹样皮损持续存在而高度怀疑或不能排除接触性皮炎时，斑贴试验有助于明确诊断。

【治疗原则】

本病的治疗原则是寻找病因、迅速脱离接触物并积极对症处理。治愈后应尽量避免再次接触致敏原，以免复发。

1. 外用药物治疗

可按急性、亚急性和慢性皮炎的治疗原则处理。

（1）急性期　红肿明显外用炉甘石洗剂，渗出多时用3%硼酸溶液冷湿敷，每次15~30分钟，每天数次，连续1~3天，直至控制渗出。

（2）亚急性期　有少量渗出时外用氧化锌糊剂或氧化锌油，无渗液时外用糖皮质激素霜剂；有感染时外用抗菌药物。

（3）慢性期　可外用糖皮质激素或其他有抗炎作用的霜剂或软膏。

（4）其他　尿布皮炎应注意及时更换尿布，保持尿布区皮肤的清洁和干燥；选用弱酸性香皂清洗；局部可外用氧化锌油或鞣酸软膏等。

2. 内用药物治疗

（1）抗组胺药物　如扑尔敏、苯海拉明、氯雷他定及西替利嗪等。

（2）糖皮质激素　对重症泛发的患者可短期应用，以早服、足量、短程为原则。

（3）中医治疗　主要为清热、凉血、祛风、除湿。

（向　莉　马　琳）

第三节　荨麻疹

荨麻疹是由于皮肤、黏膜小血管扩张及渗透性增加出现的一种局限性水肿反应。临床上表现为大小不等的风团伴瘙痒，约20%的患者伴有血管性水肿。慢性荨麻疹是指风团每天发作或间歇发作，持续时间>6周。

【病因】

荨麻疹的病因较为复杂，依据来源不同通常分为外源性和内源性。

1. 外源性

多为一过性，如物理因素（摩擦、压力、冷、热、日光照射等）、食物（动物蛋白如鱼虾类、蛋类等，蔬菜或水果类如柠檬、芒果、西红柿以及酒、饮料等）、腐败食物食品添加剂、药物（免疫介导的如青霉素、磺胺类、血清制剂、各种疫苗等）、非免疫介导的肥大细胞释放剂（如吗啡、可待因、阿司匹林等）和植入物（人工关节、吻合器、心脏瓣膜、骨科用钢板或钢钉等）等。

2. 内源性

多为持续性，包括慢性隐匿性感染（细菌、真菌、病毒、寄生虫等感染，如幽门螺杆菌感染在少数患者可能是重要的因素）、劳累、维生素 D 缺乏、精神紧张、针对 IgE 或高亲和力 IgE 受体的自身免疫反应以及慢性疾病（如风湿热、系统性红斑狼疮、甲状腺疾病、淋巴瘤、白血病和炎症性肠病等）。通常急性荨麻疹常可找到原因，而慢性荨麻疹的病因多难以明确，且很少由变应原介导的 I 型变态反应所致。

【发病机制】

肥大细胞是荨麻疹发病中关键的效应细胞，通过免疫和非免疫机制被诱导活化。免疫机制包括针对 IgE 或高亲和力 IgE 受体的自身免疫反应、IgE 依赖的 I 型变态反应、抗原－抗体复合物以及补体系统活化等途径；非免疫性机制包括直接由肥大细胞释放剂或食物中小分子化合物诱导的假变应原反应，或非甾体抗炎药改变花生四烯酸代谢等。肥大细胞脱颗粒后，导致组胺、多种炎症因子（如肿瘤坏死因子 TNF－α 和白细胞介素 IL－2、3、5、13 以及白三烯 C_4、D_4 和 E_4 等）的产生，影响荨麻疹的发生、发展、预后和治疗反应。嗜碱粒细胞、嗜酸粒细胞、B 细胞和 T 细胞的参与使荨麻疹的炎症反应更加复杂，而组胺非依赖炎症反应是抗组胺药治疗抵抗的基础。凝血系统异常激活也被认为参与荨麻疹发病。少数荨麻疹患者肥大细胞活化的机制并不清楚，甚至其发病可能不依赖肥大细胞。

【诊断标准】

1. 临床表现

常先有皮肤瘙痒，随即出现风团。风团呈鲜红、苍白色或皮肤色，少数病例亦可仅有水肿性红斑。风团的大小、形态不一，发作时间不定，可互相融合成片，由于真皮乳头水肿，可见表皮毛囊口向下凹陷。风团持续数分钟至数小时（不超过 24 小时）后可自行消退，消退后不留痕迹。皮损反复发作，时起时落，以傍晚发作者多。如果消化道受累，可出现恶心、呕吐、腹痛及腹泻等症状。支气管及喉头受累，则出现咽喉发堵、胸闷、气促、呼吸困难，甚至窒息。有些患儿还可合并手足、眼睑甚至整个面部水肿。慢性荨麻疹的病程可长达数月，甚至数年，一般以超过 6 周者称为慢性。按照发病模式，结合临床表现，可将荨麻疹进行临床分类，不同类型荨麻疹的临床表现有一定差异，见表 14－2。

表 14－2　荨麻疹的分类及表现

类　型	表现
自发性	
急性自发性荨麻疹	自发性风团和（或）血管性水肿发作≤6 周
慢性自发性荨麻疹	自发性风团和（或）血管性水肿发作>6 周
诱导性	
物理性	
人工荨麻疹（皮肤划痕症）	机械性切力后 1～5 分钟内局部形成条状风团
冷接触性荨麻疹	遇到冷的物体（包括风、液体、空气等），在接触部位形成风团
延迟压力性荨麻疹	垂直受压后 30 分钟至 24 小时局部形成红斑样深在性水肿，可持续数天

类　型	表现
热接触性荨麻疹	皮肤局部受热后形成风团
日光性荨麻疹	暴露于紫外线或可见光后发生风团
振动性血管性水肿	皮肤被振动刺激后数分钟内出现局部红斑和水肿
胆碱能性荨麻疹	皮肤受产热刺激如运动、摄入辛辣食物或情绪激动时发生直径 2~3mm 风团，周边有红晕
非物理性	
水源性荨麻疹	接触水后发生风团
接触性荨麻疹	皮肤接触一定物质后发生瘙痒、红斑或风团

2. 病史及体检

应详尽采集病史并完成视诊、触诊等皮肤科专科检查，包括可能的诱发因素及缓解因素、病程、发作频率、皮损持续时间、昼夜发作规律、风团大小及数目、风团形状及分布、是否合并血管性水肿、伴随瘙痒或疼痛程度以及消褪后是否有色素沉着，是否伴恶心、呕吐、腹痛、腹泻、胸闷及喉梗阻等全身症状，个人或家族的过敏史以及个人感染史、内脏病史、外伤史、手术史、用药史、心理及精神状况、月经史、生活习惯、工作和生活环境以及既往治疗反应等，以便于明确诊断、评估病情及了解病因。

3. 实验室检查

通常不需要做过多的检查。一般情况下急性患者可通过检查血常规初步了解发病是否与感染相关。慢性患者如病情严重、病程较长或对常规剂量的抗组胺药治疗反应差时，可考虑行相关的检查，如血常规、粪虫卵、肝肾功能、免疫球蛋白、红细胞沉降率、C-反应蛋白、补体、相关自身抗体和 D-二聚体等，以排除感染及风湿免疫性疾病等。必要时可进行变应原筛查、自体血清皮肤试验、幽门螺杆菌感染检测、甲状腺自身抗体测定和维生素 D 的测定等，以尽可能找出可能的发病因素。诱导性荨麻疹还可根据诱因不同，做划痕试验、光敏实验、冷热临界阈值等检测，以对病情严重程度进行评估。IgE 介导的食物变态反应可提示机体对特定食物的敏感性，其结果对明确荨麻疹发病诱因有一定参考价值，但对多数慢性荨麻疹发病诱因的提示作用较为有限。

4. 分类诊断

结合病史和体检，将荨麻疹分为自发性和诱导性。前者根据病程是否 >6 周分为急性与慢性，后者根据发病是否与物理因素有关，分为物理性和非物理性荨麻疹。可以有两种或两种以上类型荨麻疹在同一患者中存在，如慢性自发性荨麻疹合并人工荨麻疹。

5. 鉴别诊断

主要与荨麻疹性血管炎鉴别，后者通常风团持续 24 小时以上，可有疼痛感，皮损恢复后留有色素沉着，病理提示有血管炎性改变；另外还需要与表现为风团或血管性水肿形成的其他疾病如荨麻疹型药物疹、血清病样反应、丘疹性荨麻疹、败血症、遗传性血管性水肿、大疱性类天疱疮、肥大细胞增生症、全身炎症反应综合征和严重过敏反应等鉴别，可依据其他临床表现、实验室检查或组织病理学检查明确。

【治疗原则】

1. 病因治疗

应尽量通过详细询问病史和进行全面系统检查，寻找和清除病因，如不能除去则应尽量避免各种诱发加重因素。治疗上主要从以下几方面考虑：①详细询问病史是发现可能病因或诱因的最重要方法；②对诱导性荨麻疹，避免相应刺激或诱发因素可改善临床症状，甚至自愈；③当怀疑药物特别是非甾体抗炎药和血管紧张素转换酶抑制剂诱导的荨麻疹时，可考虑避免（包括化学结构相似的药物）或用其他药物替代；④临床上怀疑与各种感染和（或）慢性炎症相关的慢性荨麻疹且其他治疗抵抗或无效时可酌情考虑抗感染或控制炎症等治疗，部分患者可能会受益，如抗幽门螺杆菌治疗对与幽门螺杆菌相关胃炎有关的荨麻疹有一定疗效；⑤对疑为与食物相关的荨麻疹患者，应鼓励患者记食物日记，寻找可能的食物过敏原并加以避免，特别是一些天然食物成分或某些食品添加剂可引起非变态反应性荨麻疹；⑥对自体血清皮肤试验阳性或证实体内存在针对 FcεRIa 链或 IgE 自身抗体的患者，常规治疗无效且病情严重时可酌情考虑加用免疫抑制剂、自体血清注射治疗或血浆置换等。

2. 控制症状

药物选择应遵循安全、有效和规律使用的原则，旨在完全控制荨麻疹症状，提高患者的生活质量。推荐根据患者的病情和对治疗的反应制订并调整治疗方案。

（1）针对组胺及 H_1 受体的治疗

①第一代抗组胺药　如苯海拉明、马来酸氯苯那敏（扑尔敏）、赛庚啶和去氯羟嗪等。治疗荨麻疹的疗效确切，但有中枢镇静作用。

②第二代抗组胺药　如氯雷他定、地氯雷他定、依巴斯汀、西替利嗪、左旋西替利嗪和非索非那定等，对组胺 H_1 受体的亲和力有较大的提高，无中枢镇静作用或镇静作用较低，为治疗荨麻疹的一线药物。

对急性荨麻疹可选用其中的 1~2 种。如发病急、皮疹广、有呼吸困难倾向者，立即皮下注射 1:1000 肾上腺素 0.3~0.5ml，然后用糖皮质激素（如泼尼松、地塞米松和氢化可的松等）内服或静脉滴注。根据患者的症状，用量相当于泼尼松 0.5~2.0mg/（kg·d）。

对于慢性荨麻疹可根据风团发生的时间来决定给药时间：如晨起风团较多，则临睡前给予较大剂量；临睡时风团多，则晚饭后给予较大剂量。风团控制后，可持续服药月余，然后逐渐减量。一种抗组胺药物治疗无效时，可同时给两种药。对顽固性荨麻疹可试用 H_1 - 受体拮抗剂与 H_2 - 受体拮抗剂，如西咪替丁、雷尼替丁等联合应用。有研究表明，大剂量（2~4 倍剂量）的抗组胺药对部分患者有益，但需要进一步的循证医学的证据，因此，如临床上需用药物剂量超过说明书推荐剂量时，需要患者知情同意。

（2）针对迟发相的炎性介质及其受体的治疗　新一代的非镇静作用或镇静作用较低的抗组胺药，如咪唑斯汀，还具有抗迟发相的炎性介质及其受体的抗炎作用，对荨麻疹的治疗有一定作用，但需有此方面循证医学的证据。

（3）抑制肥大细胞释放介质　肥大细胞释放介质是荨麻疹发病中的重要环节，抑制肥大细胞释放介质在治疗荨麻疹中有重要的地位。酮替芬是较强的肥大细胞稳定剂，能稳定肥大细胞膜，抑制肥大细胞释放介质，但因其镇静作用而限制临床应用。此外，曲尼司特、咪唑斯汀、氯雷他定和西替利嗪的体外实验证明，也有一定的抑制肥大细胞释放介质的作用，临床上还需要更多的循证医学证据。

【健康教育】

应告知荨麻疹患者尤其是慢性荨麻疹患者，本病病因不明，病情反复发作，病程迁延，除极少数并发呼吸道或其他系统症状，绝大多数呈良性经过；该病具有自限性，治疗的目的是控制症状，提高患者生活质量。

（向　莉）

第四节　药物过敏

药物过敏反应是指免疫介导的药物超敏反应，临床上出现由药物制剂（包括有效药和赋形剂）引起的类似过敏症状的不良反应。一般难以预料，可能危及生命，甚至需要住院治疗。

【病因和发病机制】

药物过敏属于药物不良反应中的 B 型不良反应，即由免疫学机制介导的、非剂量以来的、不可预测的药物不良反应。机制为 IgE 介导或非 IgE 介导。小分子药物主要通过药物原形或代谢产物与载体蛋白结合激活免疫应答或药物直接与 T 细胞抗原受体结合激活 CD4$^+$T 细胞、CD8$^+$T 细胞等途径引起体内免疫应答。药物被免疫系统识别后可引发 I ～ IV 型超敏反应。药物过敏反应的分类见表 14 - 3。

【诊断标准】

1. 临床表现

（1）速发型药物过敏反应　荨麻疹、血管性水肿、鼻炎、结膜炎、支气管痉挛、胃肠道的症状（恶心、呕吐、腹泻、腹痛）、过敏反应和过敏性休克。一般在最后一次服药后 1～6 小时内出现上述典型症状。典型临床表现是首次给予新药治疗过程中第一时间出现过敏症状。发病机制是 IgE 介导的免疫反应机制（表 14 - 3）。

表 14 - 3　药物过敏反应的分类

分型	免疫反应类型	发病机制	临床症状	发病时间
I	IgE	肥大细胞和嗜碱粒细胞脱颗粒	过敏性休克、血管性水肿、荨麻疹、支气管痉挛	用药后 1～6 小时
II	IgG 和补体	IgG 介导，激活补体	血细胞减少	诱发药物用后 5～15 天
III	IgM 或 IgG 和补体或 FcR	免疫复合物形成	血清病、荨麻疹、血管炎	7～8 天血清病或荨麻疹，7～21 天血管炎
IVa	Th1（IFN - γ）	单核细胞炎症	湿疹	1～21 天
IVb	Th2（IL - 4 和 IL - 5）	嗜酸粒细胞炎症	斑丘疹、伴嗜酸粒细胞增多和系统症状的药物疹（DERSS）	1 至数天斑丘疹，2～6 周 DERSS

分型	免疫反应类型	发病机制	临床症状	发病时间
IVc	细胞毒 T 淋巴细胞（穿孔素、颗粒酶 B、FasL）	CD_4 或 CD_8 介导角质细胞凋亡	斑丘疹、SJS、TEN、脓疱疹	1～2 天固定性药物疹，4～28 天 SJS/TEN
IVd	T 细胞（IL－8、CXCL8）	中性粒细胞炎症	急性泛发性发疹性脓疱病（AGEP）	1～2 天典型症状

（2）非速发型药物过敏反应　延迟性荨麻疹、斑丘疹、固定性药物疹、脉管炎、表皮坏死、重症多形性红斑、伴嗜酸粒细胞增多和系统症状的药物疹（DRESS）、急性泛发性发疹性脓疱病（AGEP）、对称性药物相关性间擦部及屈侧疹（SDRIFE）；内脏器官可单独受损或者伴随着皮肤的症状，包括肝肾功能的损伤、肺炎、贫血、中性粒细胞减少症和血小板减少症。一般在用药 1 小时后任何时间均可能出现，通常是在用药后几天发生过敏反应，这种反应与迟发性 T 淋巴细胞依赖性的变态反应机制密切相关。

2. 诊断依据

由于缺乏有效的检测手段和统一标准的诊断程序，目前临床医生不得不仅以病史进行判断，很容易造成误诊。

（1）非特异性诊断　药物过敏的非特异性诊断目的在于明确患者的临床表现是否由于药物过敏所致，其诊断内容如下。

①病史询问　对于药物过敏患者的病史询问极为重要，应着重于患儿过敏史、家族直系亲属过敏史的询问，尤应着重于询问患儿过去有无药物过敏情况，对于哪些药物有过敏症状或怀疑有过敏以及前一次药物过敏距本次发病的时间等问题。

②用药情况调查　对患儿的用药情况做详细的调查，尤其应对近 1～2 周内患儿用药情况做深入调查，了解其名称、用量、用药途径、连续用药时间、用药与症状出现之间的关系。

③症状诊断　对于有怀疑药物过敏者，对其上述出现的临床症状应做详细的了解与检查，尤其应注意观察各种药物过敏症状的特点。对于药物过敏所致休克，其特征为绝大多数发生于药物注射之后数分钟内。在休克发生前往往有皮肤潮红、瘙痒、皮疹和舌唇发麻等表现，后期则有发绀、哮鸣、憋气和血压骤降等表现。

（2）特异性诊断

①皮肤试验　是为了证实具有活性的半抗原是通过 IgE 依赖的免疫机制作用于人体，皮肤点刺试验和皮内试验显得尤为重要。皮肤点刺试验因为其操作简单、快速、廉价和高度的特异性，临床上将其作为速发型药物过敏的初筛方法；皮内试验则用于当皮肤点刺试验结果为阴性时，相对于点刺试验，皮内试验增强了药物特异性 IgE 的敏感性，适用于 β－内酰胺抗菌药物、神经－肌肉阻滞剂和肝素等，属于速发型 DHRs。

a. 皮肤点刺试验　该试验可用于诊断药物诱导的 IgE 介导的 I 型过敏反应。皮肤点刺液的浓度和剂型会影响试验结果，目前一般使用药物治疗浓度进行皮肤点刺试验（本身具有促组胺释放活性的药物例外，例如阿曲库胺）；剂型的选择依次为注射液、口服溶液、溶解药片。点刺液的标准化是皮肤点刺试验的重点及难点，也是亟待解决的关键问题。

b. 皮内试验　皮内试验比皮肤点刺试验的敏感度高，但特异性低，容易有假阳性结果，因此一般建议先进行皮肤点刺试验再进行皮内试验。皮内试验有诱发全身过敏反应的风险，因此只能在抢救措施完善的医院进行，并由经验丰富的医务工作者操作和读取结果，还应注意读取结果后的 48 小时内可能会出现迟发性皮内试验阳性。采用皮内试验或者皮肤点刺试验仅能检测 IgE 介导的速发型超敏反应，而对于非 IgE 介导的迟发性超敏反应则需要其他检测方法。

c. 斑贴试验　主要用于检测 T 细胞介导的迟发型超敏反应。斑丘疹症状的患者容易通过斑贴试验检测出阳性结果，然而药物疹伴嗜酸粒细胞增多和系统症状（DRESS综合征）、多形红斑（EM）、SJS、TEN 及光敏感的结果并不理想。试验时要注意区分非特异性刺激造成的假阳性结果以及药物浓度过低或药物分子量过大造成皮肤穿透性差而导致的假阴性结果。

②药物激发试验　是诊断药物过敏的金标准。对于有药物过敏病史的患者，在皮肤检测及其他生物学检测均为阴性时，可考虑进行激发试验。药物激发试验是高风险的检测手段，必须在抢救设备齐备的医院才能进行。施行该试验前应进行充分的风险 - 收益评估，当患者在单独用药的情况下，非必须用药或对其他替代药物不过敏时，可不进行激发试验确诊，回避该药物即可。激发试验禁忌证包括：药物过敏症状严重危及生命者、SJS、TEN、DRESS 和 EM 以及有严重并发症者；自身免疫病患者，如 SLE、天疱疮等；使用 β 受体阻滞剂者及心血管疾病患者。

③实验室检查（体外试验）

a. 特异性 IgE 检测　特异性 IgE 的检测仅限于少数几种药物，如 β - 内酰胺的 IgE 检测特异性良好，但敏感性不够。

b. 类胰蛋白酶检测　检测血液中肥大细胞释放的类胰蛋白酶，是目前急性过敏反应唯一的血液检测指标。类胰蛋白酶在发病后 1 ~ 2 小时达高峰，24 小时内恢复正常。

c. 嗜碱粒细胞活化试验　可用于诊断由 IgE 介导的肥大细胞和嗜碱粒细胞活化所造成的速发型超敏反应。

d. 致敏药物诱导的Ⅱ型和Ⅲ型变态反应　应用 Coombs 试验、体内溶血试验、补体测定、循环免疫复合物测定来了解Ⅱ型和Ⅲ型变态反应。在药物诱导引起的血细胞减少症，疫苗诱导的Ⅲ型药物过敏反应或者右旋糖酐过敏等变态反应中参与此反应的特异性抗体是 IgG 或者 IgM。

e. 基因检测　HLA B* 5701 的筛查能够降低阿巴卡韦引起超敏反应的风险，中国人群卡马西平致敏与 HLA B* 1502 有一定相关性。

此外，欧洲药物过敏网（ENDA）制作了标准的药物过敏量表，希望能够提供给不同地区标准的 DA 判定指标。量表由调查问题和检查结果组成，其中检查除包括常规的血液分析以及肝、肾功能外，还包括了皮肤点刺、激发试验和生物学检测等专科检查。

【治疗原则】

药物过敏的根本治疗在于病因治疗，即找出致敏药物，彻底避免使用，但目前由于特异性诊断方法的限制，找出致敏药物尚有一定困难。

对于药物过敏反应的患者，首先应尽力查明其致敏药物，然后采取有针对性的治疗措施。

（1）停用致敏的药物或高度怀疑致敏的药物。

（2）停用过敏药物的同时，应选择适当的患者对之不过敏的代用药物，以免影响原发病的治疗。

（3）药物脱敏治疗　临床上一些疾病特别需要某一些药物治疗而又无其他药物可以替代时，可以考虑采用药物脱敏疗法。磺胺类药物用于 HIV 感染的患者，喹诺酮类药物用于某些囊性纤维化患者；β - 内酰胺类、抗结核药物用于重度感染患者；破伤风疫苗；去铁胺用于血红蛋白沉着症；紫杉醇和铂盐用于肿瘤化疗；单克隆抗体用于几种血液和非血液性肿瘤；阿司匹林或非甾体抗炎药用于治疗心脏病、风湿性疾病。

（4）对于怀疑过敏的药物，由于病情必须不得不用时亦可考虑在严格控制剂量、严密观察病情下使用，于用药前及用药中同时使用抗组胺药物及肾上腺素皮质激素类药物，以预防严重过敏的发生。

【预防】

药物过敏的预防在于明确患者的具体致敏药物，严格予以避免。在致敏药物尚未明确的情况下，预防药物过敏的措施包括以下几种。

1. 提高对药物过敏的警惕

临床工作人员均应随时警惕药物过敏的发生，对患者用药前均应询问过去有无过敏病史、家族过敏史，尤应问明本人过去有无药物过敏史以及对何种药物有过敏史。对怀疑有药物过敏发作的患者，应详细询问当前及近期的用药情况，必要时为患者进行药物特异性试验。

2. 严格考虑用药适应证

对于一些容易引起过敏的药物尤应严格掌握，如无明确适应证，应做到尽量少用或免用。

3. 严格药物过敏史的病案记载制度

部分药物过敏的发生是由于病史记载的疏漏，故应强调对有药物过敏史者，必须在病案首页醒目的位置用红笔标注，使患者在其后就诊时经治医生对药物过敏情况一目了然。

4. 避免反复间歇用药

药物过敏往往在反复间歇用药中形成。

5. 采用安全用药途径

严重过敏大多由药物注射引起，其中又以静脉及肌内注射引起过敏最快、最重，皮下注射及药物吸入次之，口服及局部用药引起严重过敏者较少，故在考虑患者的用药途径时，应该尽量采取安全途径，凡能用口服代替者最好免用注射，以防止严重过敏反应发生。

6. 选用较少引起过敏的药物

7. 采取必要的抗药物过敏措施

医院内包括各科门诊、病房、手术室、治疗室和注射室等，均应配备一些必要的防治药物过敏的药物及其他设备。

8. 加强用药后观察

很多严重过敏反应发生于药物注射后数分钟至 15 分钟内，故患者如在医院门诊或注射室用药后，最好留观 10～15 分钟，如无不良反应再令其离去，以免患者在离院途中过敏反应发作，造成救治困难。

（向　莉　马　琳）

第五节　食物过敏

食物过敏（food allergy，FA）是指某种食物进入人体后，机体对之产生的由 IgE 介导和（或）非 IgE 介导的异常免疫反应，导致机体功能紊乱和（或）组织损伤，进而引发消化系统、呼吸系统、皮肤及全身症状。

【病因】

食物诱发儿童过敏的途径有胃肠道食入、呼吸道吸入和皮肤接触等，症状轻重不一，严重时可导致死亡。任何食物都可诱发免疫反应，引起免疫反应的食物抗原称为食物变应原。可引起食物过敏的最主要的变应原有 170 余种，但 90% 以上的食物过敏由以下几种引起：牛奶、鸡蛋、花生、坚果、有壳海鲜、大豆、小麦等。不同食物的变应原强度不同，同种食物的变应原性强弱也与易感者的年龄及地区、种族差异有关。在欧洲，花生是最常见的变应原；在我国，引起过敏最常见的食物有牛奶、鸡蛋、鱼、虾、花生、小麦、大豆、某些水果等。每种食物蛋白质可能含有几种不同的变应原，其中鸡蛋中的卵类黏蛋白、牛奶中的酪蛋白和 β 乳球蛋白、花生中的 Ara h_1 和 Ara h_2 蛋白被认为是主要的变应原，加热食物、胃酸和消化酶的作用可降低食物变应原性。

【发病机制】

食物过敏可分为 IgE 介导、非 IgE 介导以及 IgE 和非 IgE 混合介导 3 类。IgE 介导的食物过敏的特点：即在暴露食物过敏原 2 小时内发生，当首次接触某种食物变应原后，抗原提呈细胞吞噬并处理蛋白质，提交给 Th2 细胞，继而使 B 细胞激活，分化为成熟浆细胞，产生 IgE 抗体，并通过其 Fc 段与嗜碱粒细胞及肥大细胞表面的 Fc 受体结合，当再次接触相同的变应原时，可导致嗜碱粒细胞、肥大细胞脱颗粒，释放组织胺等生物活性物质，引起各种过敏症状。IgE 介导型食物过敏是肥大细胞依赖的速发型超敏反应，典型的 IgE 介导食物过敏症状为进食致敏食物后 1～2 小时内出现皮肤（荨麻疹、血管神经性水肿、皮肤瘙痒等）、呼吸道（咳嗽、喘息、喉水肿等）、胃肠道（腹痛、恶心、呕吐、腹泻等）和（或）全身多系统的严重过敏反应（血压下降、意识丧失等）。引起 IgE 介导的食物过敏的常见食物有花生、鸡蛋、牛奶、大豆，剂量依赖性较弱。非 IgE 介导的食物过敏特点为发生较慢，摄入食物后数小时甚至数天内发生，机制尚不明确，回避食物和在激发以及斑贴试验有助于诊断。常见的引起非 IgE 介导的食物过敏的食物有牛奶、鸡蛋、大豆、小麦，剂量依赖性较强。食物过敏引起消化系统症状和疾病的发病机制尚不明确，文献报道集中于以下几个方面：口服免疫耐受建立不完善、肠道菌群紊乱、肠道黏膜机制屏障损伤、食物抗原的跨上皮运输异常、嗜酸细胞在肠道内的聚集以及食物抗原对胃肠道动力的影响。

【诊断标准】

1. 临床表现

食物过敏的临床症状较为复杂，为非特异性，可涉及全身各个系统，包括消化、呼吸、皮肤和神经系统等。诊断较为困难，如果延误诊断，将导致儿童生长发育迟缓、贫血和低蛋白血症等。所以尽快诊断和治疗可有效预防营养不良的发生。根据食物过敏的免疫学机制，将食物过敏分为 IgE 介导、非 IgE 介导以及 IgE 和非 IgE 混合机制介导。

（1）IgE 介导的食物过敏

①速发型食物过敏　典型的 IgE 介导食物过敏症状为进食致敏食物后 1～2 小时内出现皮肤（荨麻疹、血管神经性水肿、皮肤瘙痒等）、呼吸道（咳嗽、喘息、喉水肿等）、胃肠道（腹痛、恶心、呕吐、腹泻等）和（或）全身多系统的严重过敏反应（血压下降、意识丧失等）。常见食物有花生、鸡蛋、牛奶、大豆，剂量依赖性较弱。

②口腔变态反应综合征　是一种由 IgE 介导的黏膜反应，常见于蔬菜、水果过敏。主要表现为进食几分钟或数小时后，口咽部（唇、舌、上腭）和咽喉部出现的麻、痛、肿等现象，少数患儿可同时出现全身过敏症状，症状多于 24 小时内消失，口唇水肿小时候不留痕迹。口腔变态反应综合征常合并花粉症，也称之为花粉食物综合征。

③严重过敏反应　暴露于食物后数分钟至 2 小时起病，出现皮肤、呼吸道症状以及低血压。消化道症状相对较少出现，可有呕吐、腹痛、腹泻等。常见的变应原是鸡蛋、牛奶、花生和其他豆科植物、坚果、胶乳等。对胶乳过敏者还会对多种蔬菜、水果过敏。还有一些患儿，在食入特殊食物后随着运动出现过敏反应称为食物依赖运动诱发过敏反应（FDEIA），是指摄入某种食物后 2 小时内由运动诱发的 IgE 介导的过敏反应，主要致敏食物为小麦、虾等。本病少见，青少年相对易发。阿司匹林等非甾体类抗炎药可加重病情。

④阿尔法半乳糖过敏　阿尔法半乳糖（α - Gal），是猪、牛、狗等许多非灵长类哺乳动物红细胞上的主要血型物质，是引起人与哺乳动物异种移植排斥反应的抗原。α - Gal 也可导致严重过敏反应，变应原并非蛋白质，而是目前已知的唯一可引起过敏反应的糖类结构，也叫做红肉过敏，且与蜱虫叮咬相关。α - Gal 过敏常发生于进食后 3～6 小时，症状重，可有多系统受累，甚至休克。

（2）IgE 和细胞免疫混合机制介导

①婴儿特应性皮炎　IgE 和细胞免疫混合机制介导。多发生于婴儿期和儿童期。常见的过敏食物有鸡蛋、牛奶、小麦和大豆。湿疹常随着过敏性食物的回避而减轻，食物过敏可随年龄的增加而减弱。

②嗜酸粒细胞性胃肠炎（EG）　是一种以胃肠道嗜酸粒细胞异常浸润为特征的比较少见的胃肠道疾病，食物过敏是其发病原因之一，IgE 以及非 IgE 介导的免疫反应均可能与本病发生相关。可伴有周围血中嗜酸粒细胞增高。根据嗜酸粒细胞浸润胃肠壁的深度，分为以下三型：Ⅰ型（黏膜病变型）：占 50% 以上最常见，以腹痛、腹泻为主，因肠上皮细胞绒毛受损，由此可导致失血、吸收不良和肠道蛋白丢失等。Ⅱ型（肌层病变型）：较少见，浸润以肌层为主，胃肠壁增厚、僵硬可引起幽门及肠道的狭窄或梗阻。Ⅲ型（浆膜病变型）：罕见，浆膜增厚并可累及肠系膜淋巴结，可

出现渗出性腹腔积液及腹膜炎，腹腔积液中可有大量的嗜酸粒细胞。以上3型可单独或混合出现。诊断标准：有腹痛、腹泻或腹胀等消化道症状；胃肠道黏膜活检或腹腔积液中有嗜酸粒细胞浸润；病理证实胃肠道多处组织中嗜酸粒细胞浸润（≥20个嗜酸细胞/高倍镜视野）；除外其他引起嗜酸粒细胞增高疾病。内镜下表现非特异性，如糜烂、充血或水肿。黏膜多处活检有大量嗜酸粒细胞浸润。

（3）非IgE介导　食物过敏相关消化道疾病是指食物过敏引起消化道黏膜损伤，以消化道症状为主要表现的一类疾病。临床表现为呕吐、反流、喂养困难、拒食、易激惹、腹痛、腹胀、腹泻、便秘、消化道出血和生长发育障碍等。包括食物蛋白诱导的肠病（FPIE）、食物蛋白诱导的小肠结肠炎综合征（FPIES）、食物蛋白诱导的直肠结肠炎（FPIP）、乳糜泻和嗜酸细胞性食管炎（EoE）等。

①FPIE　大多数是非IgE介导的过敏反应。症状多在生后1岁内出现，摄入可疑食物数小时或数天后出现呕吐及慢性腹泻，可合并脂肪泻和乳糖不耐受，还可出现蛋白丢失性肠病表现，如低蛋白血症、水肿等。常见的变应原是牛奶蛋白，还有大豆、鸡蛋、鱼、鸡和米等。内镜下可见小肠绒毛扁平、萎缩、肠壁水肿等非特异性表现，组织学显示隐窝增生、绒毛萎缩、上皮内淋巴细胞增多，固有层$CD4^+$细胞和上皮间$CD8^+$细胞增多。

②FPIES　大多数是非IgE介导的过敏反应，FPIES首次发作常在2岁以内，腹泻常伴有呕吐、水样便或稀便，如病变累及结肠可出现血便，不伴有皮肤或呼吸道症状，不伴发热或低体温。回避过敏食物后症状缓解，重新引入过敏食物，症状再现。FPIES常急性发病，腹泻可出现在摄入食物后2~6小时内，严重病例可出现脱水、低血压、嗜睡、苍白、肌张力低下甚至休克。少数可表现为慢性腹泻、呕吐、易激惹、腹胀、吸收障碍、生长发育迟缓和低蛋白血症等。常见变应原是牛奶，其他有鸡蛋、大豆、南瓜、豆类、蔬菜、燕麦、米、大麦、马铃薯、鱼、鸡和火鸡等。内镜下小肠、结肠黏膜可见水肿、红肿和轻度绒毛萎缩。小肠活检组织学无特异性改变，结肠有时可见隐窝脓肿和浆细胞广泛浸润。

③FPIP　大多数是非IgE介导的过敏反应，60%是母乳喂养儿，可在生后第1周甚至生后几小时内发病，生后6个月内发病最为常见。主要临床表现为腹泻，粪便性状变化较多，有时为正常便，有时为黏液便、血便（从便中带有少量血丝到以较多血为主的大便）。患儿一般状况好，无体重减轻，常伴有湿疹。常见变应原有豆类、鱼、鸡蛋、小麦、牛奶。内镜下表现呈非特异性，可有红斑、糜烂、水肿、溃疡、结肠淋巴滤泡增生周边充血。结肠活检组织学可有少量嗜酸粒细胞浸润，很少形成隐窝脓肿。

④乳糜泻　发生在遗传易感个体（$HLA-DQ2$，$HLA-DQ8$基因表型），非IgE介导2岁以内婴幼儿以消化道症状为主，常有慢性腹泻、腹胀、厌食、肌肉萎缩、易激惹和生长发育迟缓等，1/3患儿伴呕吐。儿童主要为肠外表现：皮肤疱疹样改变、青春期延迟、身材矮小、缺铁性贫血、骨质缺乏、自身免疫病（甲状腺炎、1型糖尿病等）。30%的患儿出现牙釉质发育不良；有些患儿可出现暴发性水样便、腹胀、脱水、电解质紊乱，甚至出现昏迷，称为乳糜泻危象。疾病发生与摄入麦胶蛋白（小麦、大麦、黑麦、燕麦）等有关。诊断包括以下几点：有典型消化道症状；血清学抗麦醇溶蛋白抗体（AGA）、抗肌内膜抗体（EMA）、抗组织转谷氨酰胺酶（tTG）IgA强阳性；检测

到 *HLA - DQ2/DQ8* 基因；黏膜损伤（Marsh 分级）；去麸质饮食治疗有效。满足以上 5 条中 4 条或未行基因检测时满足 4 条中的 3 条，即可诊断。内镜下显示小肠绒毛扁平、萎缩，黏膜活检组织学可见绒毛严重萎缩、固有层和上皮间淋巴细胞明显增生、隐窝增生。

⑤EoE　是一种与免疫相关，以嗜酸粒细胞浸润食管壁为特征的慢性炎症性疾病。其临床表现多样，婴儿通常存在喂养困难、哭闹、呕吐和生长发育迟缓等。青少年及儿童主要表现为烧灼感、腹痛、呕吐、体重不增、进食梗阻、吞咽困难和食物嵌塞等。常见并发症包括食管狭窄、感染和食管穿孔。诊断主要包括以下 3 点：食管功能异常相关的症状；食管的嗜酸粒细胞性炎症，即食管黏膜多点活检标本嗜酸粒细胞≥15 个嗜酸细胞/高倍镜视野；排除其他一些食管嗜酸粒细胞增多的原因。需要与胃食管反流病（GERD）鉴别。内镜下有黏膜非特征性发红、白斑和白色渗出、结节，食管环状改变、纵形裂隙，食管狭窄伴黏膜水肿和血管结构改变，黏膜脆，无弹性。食管黏膜多处活检有嗜酸粒细胞浸润或其他嗜酸细胞性炎症表现（嗜酸粒细胞性微脓肿、浅层或细胞外嗜酸粒细胞颗粒）。

2. 诊断依据

主要依据病史（膳食日记）、实验室检查、食物激发试验和食物回避后再引入等诊断，内镜检查推荐用于食物相关消化系统的诊断。

（1）详细询问膳食史和过敏史　通过家长记录的患儿膳食日记（母乳喂养婴幼儿还需要记录母亲的每日饮食），即详细记录患儿每次进食的食物品种和用量，并与当日发病情况相参照，找出可疑诱发食物。膳食日记至少连续记录 2 ~ 3 周，并进行分析。在找出可疑食物后可以通过排除法加以确认，即排除可疑食物 14 天左右，同时观察症状好转情况，如果好转则基本确认过敏食物。

（2）食物过敏的辅助检查

①食物激发试验是目前诊断食物过敏的金标准，包括双盲安慰剂对照口服食物激发试验（DBPCFC）、单盲口服食物激发试验、开放性口服食物激发试验等，需要在专业医师的指导下，并在有抢救措施的医院中进行。食物激发试验是在患儿回避可疑食物后、症状好转后，再次摄入可疑过敏的食物，以诱导过敏症状发生，从而明确食物过敏的特异性诊断方法。食物激发试验每次只能进行 1 种食物的试验，试验若干天前对患儿的饮食加以控制。每次试验结束后，下次试验必须相隔若干时日，还要进行长时间的严密观察。

②适用于所有类型的食物过敏　受试者从小剂量开始摄入可疑过敏食物，逐渐加大剂量，观察有无过敏反应。试验前 72 小时内需停止抗组胺药、激素等的使用，并停用可疑过敏食物至少 2 周以上。当前临床上一般采用开放性食物激发试验，激发食物的总量随食物的种类不同而有所不同，一般设定试验食物含食物蛋白成分的剂量逐渐递增，如含 3mg、10mg、30mg、100mg、300mg、1000mg、3000mg 食物蛋白，间隔时间不少于 20 分钟。观察患儿诱发食物过敏的最小食物剂量和未发生食物过敏时的最大食物剂量。以牛奶口服食物激发试验为例，剂量设置见表 14 - 4。

表 14 – 4　牛奶口服激发试验剂量设置（试验食物：无乳糖牛奶）

项目	剂量	其他替代选择	
		纯酸奶（125ml/罐）	奶粉
1	5ml	1/32 罐	0.5g
2	15～30 分钟后，10ml	1/16 罐	1g
3	15～30 分钟后，20ml	1/8 罐	2g
4	15～30 分钟后，50ml	1/4 罐	5g
5	15～30 分钟后，100ml	1/2 罐	10g
6	15～30 分钟后，200ml（年龄 5 岁以上）	1 罐	20g

③激发试验结果判读。a. 速发阳性：口服食物激发试验过程中摄入任何一个剂量的试验食物后在 2 小时内出现食物过敏，判断为速发阳性；b. 迟发阳性：口服食物激发试验结束后 2 小时内未出现食物过敏，可以离院回家继续观察 2 周，必要时可以观察 4 周，每日继续摄入试验食物，食物量为试验的最后一个剂量。如果在观察期内出现食物过敏，判断为迟发阳性，在观察期内未出现试验过敏，判断为阴性。对于有严重湿疹或有明显过敏相关实验室检查证据者，应慎用激发试验。

（3）皮肤点刺试验　皮肤点刺试验阳性表明存在特异性 IgE 抗体，虽然灵敏度高，但特异性不高，不能仅以此作为食物过敏的诊断依据；不过，其阴性预测值可达 95% 以上，用以排除 IgE 介导的过敏反应。一般来说，皮肤风团直径 ≥3mm 为阳性，表明存在 IgE 介导的免疫反应。若直径 >8mm，对牛奶、鸡蛋、花生过敏的诊断准确性高达 100%。

（4）血清特异性 IgE 检测　是在体外直接检测特异性 IgE 抗体与可疑食物抗原的相互作用，不受皮肤条件和抗组胺药物的影响。结果判读因年龄、变应原、检测方法不同而不同。牛奶 sIgE 的诊断临界值随年龄增长而相应增加，也就是说年龄不同，诊断临界值不同。

（5）变应原组分检测　通过定量方法检测机体对单一变应原分子的特异性抗体。变应原组分检测的应用在变态反应性疾病的诊断和治疗方面均有重要意义。一方面可建立不同个体致敏谱，另一方面在多重致敏患者中识别与临床症状相关变应原以及交叉反应变应原，此外某些变应原组分还可预测食物过敏及严重过敏反应的风险。比如在牛奶过敏的诊断中，应用变应原组分检测相较于传统的应用变应原提取物进行 sIgE 检测可更好的诊断牛奶过敏及预测牛奶过敏的自然进程。

（6）斑贴试验　主要诊断 IgE 介导的迟发性过敏反应，目前研究较少，研究样本量小及研究结果间的差异导致斑贴试验在食物过敏的诊疗价值仍存在争议。

（7）外周血嗜酸粒细胞　某些食物过敏者可能出现外周血嗜酸粒细胞升高，但其敏感性和特异性都不高。

（8）嗜碱粒细胞活化试验　变应原刺激使嗜碱粒细胞活化，用流式细胞术检测 CD_{63}、CD_{203c} 等表面活化标志物，可用于食物过敏的诊断。有研究表明，该试验的敏感性和特异性均较 sIgE 检测和皮肤点刺试验更高，但尚处于科研阶段，且仪器、成本要求较高，目前未实现临床应用。

（9）其他检查

①消化内镜检查　通常食物过敏可通过饮食回避症状消失，再次进食症状复发可

519

明确诊断，不建议常规用内镜检查诊断食物过敏，但当消化症状明显，对患者体格发育造成影响而诊断不明，或疑似嗜酸粒细胞性消化道疾病比如嗜酸粒细胞性食管炎（EoE）、嗜酸粒细胞行胃炎（EG）/EGE/FPE/乳糜泻（CD）的诊断评估时，需要内镜检查及黏膜组织病理检查。

②影像学检查　部分疾病尚需 X 线、B 超及 CT 等影像学检查以诊断疾病，如 EGE 的肌型、浆膜型病变为主或消化系统出现梗阻、出血、穿孔等并发症时。

③血清抗体及基因　乳糜泻患者除了需要进行小肠黏膜活组织病理学检查及治疗试验（饮食回避）外，尚可能需肌内膜抗体（EMA）、抗转谷氨酰胺酶抗体（anti-tGA）、抗麦麸蛋白抗体（AGA）、基因检测（HLA-DQ2/DQ8）等协助诊断。

各种实验室检查（如皮肤点刺试验、斑贴试验、血清特异性 IgE 等）有助于食物过敏诊断。

3. 鉴别诊断

与食物过敏类似的疾病较多，需除外食物不耐受、感染、肠易激综合征和精神-心理功能紊乱等。乳糖酶缺乏可导致碳水化合物吸收不良，容易出现腹泻、胀气和腹痛；细菌、病毒、寄生虫感染可引发消化系统症状；小肠憩室等胃肠道解剖和形态学异常可导致小肠细菌过度生长，产生餐后腹胀和腹泻；各种理化因素如寒冷、过食，甚至中毒等原因也应仔细除外。

【治疗原则】

1. 营养治疗

一旦明确诱发食物过敏的变应原，就要在食物中去除变应原，但在有些情况下需要用代用品来代替回避的饮食，以满足儿童的营养需求。比如牛奶过敏患儿，如果是配方奶粉喂养的婴儿，需要选用深度水解蛋白配方或者氨基酸配方奶粉作为替代，如果是母乳喂养婴儿母亲需要注意避免牛奶。尤其需要注意的是，来源于其他动物的奶可能与牛奶存在交叉反应，即对牛奶蛋白过敏的儿童也会对其他动物奶产生过敏反应，所以不推荐以其他动物奶作为牛奶蛋白过敏患儿的代用品。部分食物经过加热或消化酶处理后，抗原性减弱，可减轻过敏原性。对于食物变应原并不明确的儿童，可以短期采用限制性食物疗法，即在短时间内限定只使用很少引起过敏的食物，比如大米、蔬菜、猪肉等，如果在这段时间内过敏症状消失，可以定期有计划、有步骤的引入单一食物；经过 2~4 周限制食物，患儿过敏症状消失，可先引入面食，若 1~2 周未发病，可尝试第 2 种食物，如新鲜鱼类，但食用后出现症状，则在一段时间内禁用鱼类；按此方法，经过一段时间尝试，可以探明患儿可能的过敏食物，对于不过敏的食物继续食用，对于过敏的食物进行回避。

2. 药物治疗

常用抗过敏药包括西替利嗪、氯雷他定及糖皮质激素等。当严重过敏反应甚至休克发生时，除回避过敏食物，应用抗组胺药及糖皮质激素，应使用肾上腺素笔（epi-pen）或肌内注射 1:1000 的肾上腺素（0.1mg/kg）紧急治疗，儿童最大用量不超过 0.3ml，5~10 分钟后可酌情重复使用。此外，药物治疗还用于局部及对原发病治疗，如腹泻患儿应用肠道黏膜保护剂、益生菌治疗，湿疹患儿应用局部保湿、润肤护理，必要时应用激素、免疫抑制剂治疗。

3. 变应原特异性免疫治疗

主要针对 IgE 介导的过敏反应。基本原理是让患者通过不同方式渐次增加对变应原的暴露剂量，以提高患者对该过敏物质发生反应的阈值，增加耐受性，从而减轻或中止其过敏反应。变应原特异性免疫治疗在治疗哮喘和变应性鼻炎有一定的疗效，在治疗食物过敏方面也有一些探索，比如牛奶、鸡蛋、花生过敏等，但由于疗效的不确定性及可能存在的风险，尚存在争议。

（姜楠楠　向　莉）

第六节　变应性鼻炎

变应性鼻炎（AR）是指易感儿童接触变应原后主要由特异性 IgE 介导的鼻黏膜非感染性炎性疾病。

【病因】

1 岁以内最常见的变应原是来自室内的尘螨，温血动物的皮屑、毛发、唾液和尿，禽类的羽毛和食物。在幼儿，食物可引起变应性鼻炎，以鸡蛋和牛奶最常见，多伴其他器官系统症状，如荨麻疹、哮喘等。由于花粉引起的症状至少需要几个花粉季节，通常在 4、5 岁以后才逐渐增多，但如婴儿在生后最初 2 年大量暴露于这些花粉中，则可能较早出现症状。真菌孢子的直径较小容易进入下呼吸道，只有当真菌变应原过多时才会引起鼻黏膜症状。

【发病机制】

AR 发病机制包括两个阶段。

1. 诱导阶段

变应原进入机体→抗原提呈细胞捕获→T 淋巴细胞激活→B 淋巴细胞激活→特异性 IgE 分泌增加→IgE 与肥大细胞（嗜碱粒细胞）表面的高亲和力受体（FcεRI）结合。

2. 效应

变应原再次进入体内→与肥大细胞（嗜碱粒细胞）表面的 IgE 结合→肥大细胞脱颗粒→启动病理过程。在此复杂的过程中，肥大细胞、嗜碱粒细胞被称为变态反应的初级效应细胞，而嗜酸粒细胞、中性粒细胞被称为变态反应的次级效应细胞。效应细胞被激活后释放生物活性物质（组胺、白三烯、细胞因子等），引起鼻黏膜变应性炎症、鼻部高反应性和鼻充血（阻塞）等病理生理学改变，继而产生一系列临床表现。

【诊断标准】

1. 临床表现

清水样鼻涕、鼻痒、鼻塞、喷嚏是 AR 的四大症状。鼻涕为清水样，亦可因鼻塞或继发感染而变稠；不少患儿因鼻痒常反复作揉鼻子的动作，如果此动作被家长禁止，局部不适感促使孩子做歪口、耸鼻、做鬼脸等奇怪动作取代；鼻塞常随体位变动而改变；喷嚏多于刚睡醒时发作。本病婴儿表现多不典型，常以鼻塞为主；患儿还可以表现出情绪烦躁，较大者可以自诉嗅觉丧失；此外，患儿常存在鼻道高反应性，因而对各种非特异刺激易发生反应。

（1）根据症状持续时间分类

①间歇性变应性鼻炎　症状表现<4天/周或<连续4周。

②持续性变应性鼻炎　症状表现≥4天/周，且≥连续4周。

（2）依据症状的严重程度和对生活质量的影响分类

①轻度症状较轻　对学习、文体活动和睡眠无明显影响。

②中重度症状明显　对学习、文体活动和睡眠造成影响。

2. 体征

（1）症状　清水样鼻涕、鼻痒、鼻塞、喷嚏等症状出现2项以上（含2项），每天症状持续或累计约1小时以上，可伴有眼痒、结膜充血等眼部症状。需仔细询问病史以便将本病与其他慢性鼻疾患相区别。

（2）特定动作　患儿经常用手掌用力向上推移鼻尖，从而使鼻前庭和充血的下鼻甲稍稍偏离，在略为通气的同时缓解鼻痒。

（3）典型特征

①变应性黑眼圈是指眼睑呈蓝黑色，多出现于非常年幼的患儿。

②Dennie－Morgan线是指下眼睑皮肤上新月形皱褶，也多出现于比较年幼的患儿，由于鼻甲肿大压迫蝶腭静脉丛，引起眼部睑静脉和眼角静脉淤血所致。

③变应性皱褶是由于经常向上揉搓鼻尖而在鼻部皮肤表面出现横行皱纹。

④唇上摩擦痕是反复摩擦鼻尖和上唇的锥形区域导致皮损所致。

2. 实验室检查

（1）鼻部检查　鼻腔黏膜水肿，常呈苍白或紫色，上有薄层清水样黏液。

（2）鼻分泌物细胞学检查　简便、迅速、省时、省力，应列为鼻炎常规检查项目。鼻黏膜呈变应性炎症时，可见较多的嗜酸粒细胞和异染细胞（肥大细胞和嗜碱粒细胞）。嗜酸粒细胞增多是变应性鼻炎诊断依据之一，但也见于非变应性嗜酸粒细胞增多性鼻炎（NARES）和阿司匹林三联征；尽管同一张鼻分泌物涂片上异染细胞的数量可能远低于嗜酸粒细胞，但它的诊断意义强于嗜酸粒细胞，因为这些异染细胞仅见于AR患儿的鼻分泌物涂片中。

（3）变应原皮肤试验　分为皮肤点刺（将变应原刺入表皮内）和皮内试验（将变应原注射入真皮）。皮肤点刺试验安全、简单、快速，有实用价值，其结果表达方式可分为：①阴性和阳性；②半定量分级表示，后者种类较多，尚未完全统一。应结合病史、体检和其他检查结果来解释皮肤试验的结果，推荐使用标准化变应原试剂。

（4）变应原血清特异性IgE检测　适用于任何年龄，也是诊断儿童AR重要的实验室指标，同皮肤点刺试验有着同等重要的地位，前者有着较高的特异度，后者有着较高的灵敏度。由于变应原血清特异性IgE检测成本较高且较费时，常被作为无法进行变应原皮肤试验的患儿的替代方法。血清总IgE受变态反应、寄生虫感染等多种因素影响，不能作为诊断AR的依据。

（5）眼结膜和鼻黏膜的激发试验　经上述检查后仍不能明确诊断，可进行眼结膜和鼻黏膜的激发试验，由于前者出现的症状明显，痛苦轻微，特别适合于幼儿。

在我国的《儿童变应性鼻炎诊断和治疗指南》中指出：具有上述临床表现（症状、

体征），并同时具备变应原皮肤点刺试验或血清特异性 IgE 检测 2 项中任何一项的阳性结果，方能确诊儿童 AR。

3. 鉴别诊断

（1）上呼吸道感染　典型的儿童 AR 与呼吸道感染，尤其是急性上呼吸道感染从临床症状、鼻黏膜表现、鼻分泌物涂片到变应原血清特异性 IgE 水平等既有相似之处，又有区别。儿童每年可发生 4~6 次的上呼吸道感染，发病率要远高于成人，因此儿童 AR 期间常可以同时并发呼吸道感染。当存在病毒或细菌感染时，清水样鼻涕会变为黏涕甚至黏脓涕，鼻腔黏膜也会变得充血肿胀，变 AR 典型体征往往被掩盖。

（2）血管运动性鼻炎　临床症状表现为鼻塞、流涕、喷嚏等症状反复发作，交替存在，每天累计持续 1 小时以上；物理、化学（温度、湿度、气压、刺激气味等环境因素）或精神因素可以诱导症状发作；发病机制上目前存在有鼻黏膜上皮损伤、神经源性反应、鼻黏膜局部炎性反应等假说；鼻黏膜一般呈充血状态，也可表现为苍白、下鼻甲肿胀，可以伴有清水样或白色黏性分泌物；变应原皮肤点刺和血清特异性 IgE 检测往往呈阴性结果。

（3）药物性鼻炎　长期使用减充血剂，可诱发反跳性充血，鼻塞加重，患者不得不继续使用，结果缓解症状的时间愈来愈短，使用的次数愈来愈频，最终导致刺激性药物性鼻炎。变应原皮肤点刺和血清特异性 IgE 检测往往呈阴性结果。

（4）慢性鼻窦炎　可以与 AR、变应性哮喘等呼吸道变态反应性疾病同时存在。变应性因素在儿童鼻窦炎发病中的作用远远超过成人。AR 发生时鼻腔黏膜肿胀，可以导致鼻窦口与引流通道受阻、局部组织缺氧、纤毛活动减弱，为病原菌定植提供了基础，病原菌繁殖产生的分泌物等又可以加重炎性反应，形成恶性循环。

【治疗原则】

1. 避免接触变应原

常见的变应原，如屋尘螨、宠物、蟑螂、花粉、真菌等，均应考虑采取措施避免接触。常采用的措施有：控制湿度、定期清洗床品、使用空气过滤系统、清除害虫、有病史的家庭避免饲养宠物、使用机械性方法屏蔽花粉、控制吸烟等。

2. 物理治疗

（1）蒸气吸入和盐水喷雾或吸入可使鼻充血暂时减轻和增加气流。盐水可稀释黏性分泌物、改善嗅觉。

（2）运动可使鼻气道阻力减少，减轻鼻塞。

3. 药物治疗

儿童 AR 的治疗原则与成人相同，但应特别注意各类药物的适用年龄、推荐剂量和不良反应。

（1）常用治疗药物　包括口服或鼻用抗组胺药物（H_1 受体拮抗剂）、鼻用糖皮质激素、抗白三烯药物（白三烯受体拮抗剂）、色酮类药物、鼻用减充血剂等。

①抗组胺药　可快速缓解由于组胺释放而引起的临床症状（包括流涕、喷嚏、鼻痒及眼部症状），但对鼻充血的改善作用较小，过去多不推荐单独使用这类药物治疗以鼻塞症状为主的 AR。目前认为第二代抗组胺药对于所有 AR 患者而言均为重要的治疗药物，并可以作为治疗儿童轻度 AR 的首选药物，在中~重度 AR 的治疗中可作为鼻用

糖皮质激素的联合用药；而且，对于年龄较小的儿童，长期口服第二代抗组胺药治疗是安全的。第一代抗组胺药物虽然也有一定疗效，但由于可能引起中枢神经系统的不良反应，例如困倦、镇静、嗜睡、疲劳和头痛等，更重要的是可能会损害识别功能、记忆和精神运动，故不推荐用于儿童。

推荐口服或鼻用第二代或新型 H_1 抗组胺药（如氯雷他定、地氯雷他定、西替利嗪、左西替利嗪、氮卓斯汀），疗程一般不少于 2 周，5 岁以下推荐使用糖浆制剂，5 岁以上可口服片剂，剂量按年龄和体重计算。

②鼻用糖皮质激素　具有显著的局部抗炎作用，是治疗中～重度持续性 AR 的首选药物。该类药物对于所有鼻部症状（鼻塞、流涕、喷嚏和鼻痒），甚至包括眼部症状均有改善作用，其疗效已得到充分肯定。而且，在目前常用的几种鼻用糖皮质激素中（丙酸氟替卡松、布地奈德、糠酸莫米松等），没有明确的证据表明某一种药物对 AR 的疗效更为突出，临床可根据药品说明书中对儿童使用年龄的限制而选择用药。关于鼻用糖皮质激素的不良反应，由于鼻内局部使用后药物聚集在鼻黏膜受体部位，故很少发生全身不良反应，尤其是生物利用度低的新型制剂，儿童患者耐受性良好。

③抗白三烯药物　半胱氨酰白三烯是变应性疾病发生和发展过程中重要的脂质介质，尤其在 I 型超敏反应迟发相中发挥关键作用。抗白三烯药（孟鲁司特、扎鲁司特等）用于哮喘的治疗已有多年。抗白三烯药物对儿童 AR 症状的改善优于安慰剂，疗效与抗组胺药相似，且具有良好的安全性。在 AR 伴有哮喘的患者中使用抗白三烯药不但能改善鼻部症状，而且可改善下呼吸道症状。

④色酮类药物　如色甘酸钠对缓解鼻部症状（如喷嚏、清涕、鼻痒）有一定效果，但起效缓慢，也可用于对花粉过敏者的花粉播散季节前预防用药。<10% 的患者局部有喷嚏、鼻刺痛和烧灼感，较重病例效果不及鼻用皮质激素。

⑤减充血剂　鼻用减充血剂可以减轻鼻塞症状，起效快。AR 患儿鼻塞严重时可适当应用低浓度的鼻用减充血剂，推荐使用羟甲唑林类、赛洛唑林类儿童制剂，禁用含有萘甲唑林的制剂。长期使用会导致药物性鼻炎，因此建议连续使用不超过 7 天。婴幼儿用得过多易兴奋，哭闹不眠。口服减充血剂可以引起全身不良反应，不推荐使用。

⑥鼻用抗胆碱能药　如异丙托溴铵能够使鼻黏膜血管收缩，抑制鼻腔黏液分泌，主要用于缓解严重的流涕症状，但不能改善充血、喷嚏、鼻痒等症状。主要不良反应为鼻黏膜干燥和鼻出血，这与使用剂量相关。

⑦特异性免疫治疗　特异性免疫治疗不仅是针对变应原为靶标的特异性治疗措施，也是目前唯一可能通过免疫调节机制来改变变态反应自然进程的有效方法。目前常用的治疗途径是皮下免疫治疗和舌下免疫治疗。根据治疗时间的不同，可分为常规免疫治疗和加速免疫治疗，后者又分为集群免疫治疗和冲击免疫治疗。

目前在我国，特异性免疫治疗的适应证为：a. 诊断明确的、对尘螨过敏的 AR 患者；b. 致敏变应原数量为包括尘螨在内的 2～3 种，最好是单一尘螨变应原过敏的患者。

存在以下情况的患者，尤其适用特异性免疫治疗：a. 常规药物（抗组胺药、糖皮质激素等）不能有效控制症状的患者；b. 药物治疗引起不能接受的不良反应的患者；c. 对长期使用抗过敏药物（如糖皮质激素）有顾虑或不希望接受此类药物治疗的患者。

此外。是否开始进行特异性免疫治疗还需要考虑以下因素：a. 患者主客观条件（意愿或接受程度、经济条件、治疗方便与否）；b. 依从性，尤其是儿童患者；c. 药物依赖与否；d. 避免接触致敏变应原的预防效果；e. 药物治疗的不良反应等。

随着医疗技术的发展和更多临床研究证据的发表，国际上对于特异性免疫治疗的适应证又有了新的认识。例如，对于特异性免疫治疗的启动时机，美国变态反应、哮喘和免疫学会（AAAAI）发表的《变应原免疫治疗临床实用指南（第3版）》提出，在处理变应性鼻炎时，应该考虑在药物治疗和避免接触变应原的同时进行特异性免疫治疗，而不是在常规治疗失败后采用特异性免疫治疗作为挽救性措施。另外，儿童患者对特异性免疫治疗也具有良好的耐受性和疗效，不需要设定年龄下限。特异性免疫治疗可以在低龄儿童启动，适应证与其他年龄组类似。

（2）药物治疗的阶梯式治疗方案

①轻度间歇性 AR 单独使用抗组胺药（口服或鼻用）即可有效缓解症状。

②中~重度间歇性 AR 一般先选择鼻用糖皮质激素，必要时可加用口服抗组胺药。

③轻度持续性 AR 采用口服抗组胺药或鼻用糖皮质激素进行治疗，一般足以控制症状。

④中~重度持续性 AR 首选鼻用糖皮质激素，如症状严重，在治疗初期即应加用口服抗组胺药和（或）抗白三烯药物。

（3）连续给药 治疗原则由于 AR 患者鼻黏膜存在"最轻持续性炎性反应"，为了最大程度地控制鼻黏膜的炎性状态以及由此引起的症状发作和气道高反应性，临床应该遵循连续给药治疗原则，而不提倡无规律的间断用药（即所谓的按需用药）。对于持续性 AR 患者至少应进行 2~4 周的药物治疗，如有效，根据症状改善情况继续用药 1 个月或以上。对于中~重度持续性 AR 患者，连续治疗与间断用药相比，可有效控制症状反复发作，明显提高生活质量。经过 2~4 周的积极治疗，如无明显效果，则应分析原因，进行对症处理。例如，鼻塞严重者可给予短期口服糖皮质激素或低浓度的鼻用减充血剂。

4. 手术治疗

手术不能改变变态反应状态，不是 AR 的根治方法，但是，针对腺样体和（或）扁桃体肥大的手术可以改善鼻塞、打鼾等症状，从而改善鼻腔引流，对 AR 的治疗有益。

（向 莉 葛文彤）

第七节 支气管哮喘

支气管哮喘是一种以慢性气道炎症和气道高反应性为特征的异质性疾病，以反复发作的喘息、咳嗽、气促、胸闷为主要临床表现，常在夜间和（或）凌晨发作或加剧。呼吸道症状的具体表现形式和严重程度具有随时间而变化的特点，并常伴有可变的呼气气流受限。

【诊断标准】

1. 临床表现

（1）症状

①喘息、气促、胸闷或咳嗽。

②症状呈反复发作性，常在夜间和（或）清晨发作、加剧；或可追溯到与某种变应原或刺激因素有关，时有突发突止现象；有多种诱发因素，包括室内外变应原，冷空气，物理或化学性刺激，病毒性上、下呼吸道感染，运动，药物，食物添加剂，吸烟、过度情绪激动以及胃食管反流等。

③急性发作期支气管舒张剂有明显疗效，非发作期长期规律抗变应性炎症治疗可控制症状反复发作。

④常合并其他过敏性疾病病史，如湿疹、过敏性鼻炎、食物或药物过敏等；一级或二级亲属可存在哮喘或其他过敏性疾病病史。

（2）体征

①急性发作期呼吸频率增快，重度发作表现为三凹征、发绀等缺氧体征。发作时双肺闻及以呼气相为主的哮鸣音，呼气相延长。

②非发作期无明显体征，慢性重度持续患者可出现桶状胸。

2. 实验室检查

（1）肺功能检查　目的是了解是否存在气流受限以及气流受限的程度和可逆性等。

①支气管舒张试验　反映可逆性气流受限程度。受试者基础 $FEV_1 < 70\%$ 预计值，然后吸入 $200 \sim 400\mu g$ β_2 受体激动剂或用空气压缩泵雾化吸入 β_2 受体激动剂，吸入后 15 分钟重复测定 FEV_1，计算 FEV_1 改善率 $\geq 12\%$ 则认为试验阳性。

$$FEV_1 改善率 = \frac{吸药后 FEV_1 - 吸药前 FEV_1}{吸药前 FEV_1} \times 100\%$$

支气管舒张试验阳性有助于哮喘诊断，阴性不足以否认哮喘诊断。

②支气管激发试验　哮喘患者气道对某些药物和刺激物的反应程度，可比正常人或患有其他肺与支气管疾病的人高出数倍甚至数十倍，气道反应性的高低与气道炎症的严重程度密切相关。

（2）特异性过敏原诊断

①体内试验　常用皮肤点刺试验，变应原包括吸入性变应原（如室尘、螨、花粉、真菌、动物皮毛等）和食物性变应原。将常见过敏原浸出液点于前臂皮肤，用点刺针刺破皮肤，并用组胺及抗原溶媒或生理盐水做阳、阴性对照。点刺试验前 3 天停用抗组胺类药物。

②体外试验　血清特异性 IgE 测定。常采用 CAP - system 检测方法对变应原特异性 IgE 定量检测，结果判断见表 14 - 5。

表 14 - 5　血清特异性 IgE 水平的判断

分级	0	I	II	III	IV	V	VI
sIgE（kU/L）	<0.35	0.35~0.7	0.7~3.5	3.5~17.5	17.5~50	50~100	>100
意义	缺如	低水平	中等	较高	明显高	甚高	极高

（3）影像学检查　无合并症的哮喘患儿肺部 X 线大多无特殊发现，但在重症哮喘和婴幼儿哮喘急性发作时，较多见两肺透亮度增加或肺气肿表现。

（4）外周血　嗜酸粒细胞计数通常在 6% 以上，有特应性体质的患儿可高达 20%～30% 直接计数为（0.40～0.60）×10^9/L，有时可高达（1.0～2.0）×10^9/L。

（5）痰细胞学检查　有较多的嗜酸粒细胞（通常 >2.5%），并可见到嗜酸粒细胞脱颗粒的现象。合并感染时，嗜酸粒细胞的比例降低，而中性粒细胞比例增高。在急性发作时多呈白色泡沫样，有时可见到半透明且有弹性的胶胨样颗粒的"哮喘珠"。痰涂片显微镜检查可见库什曼螺旋体及夏科－雷顿结晶。

（6）无创气道炎症标志物检查　呼出气一氧化氮（eNO）、痰嗜酸细胞等可作为非侵入性的哮喘气道炎症标志物，哮喘患者比非哮喘人群 eNO 水平增高。

3. 诊断依据

儿童处于生长发育过程，各年龄段哮喘儿童由于呼吸系统解剖、生理、免疫、病理特点不同，哮喘的临床表型不同，诊断也有所不同。

（1）支气管哮喘诊断标准

①反复发作喘息、咳嗽、气促、胸闷，多与接触变应原、冷空气、物理、化学性刺激、呼吸道感染以及运动等有关，常在夜间和（或）清晨发作或加剧。

②发作时在双肺可闻及散在或弥漫性、以呼气相为主的哮鸣音，呼气相延长。

③上述症状和体征经抗哮喘治疗有效或自行缓解。

④除外其他疾病所引起的喘息、咳嗽、气促和胸闷。

⑤临床表现不典型者（如无明显喘息或哮鸣音），应至少具备以下 1 项。①证实存在可逆性气流受限。支气管舒张试验阳性：吸入速效 β_2 受体激动剂（如沙丁胺醇压力定量气雾剂 200～400 μg）后 15 分钟，第一秒用力呼气量（FEV_1）增加 ≥12%；抗炎治疗后肺通气功能改善：给予吸入糖皮质激素和（或）抗白三烯药物治疗 4～8 周，FEV_1 增加 ≥12%。②支气管激发试验阳性。③最大呼气峰流量（PEF）日间变异率（连续监测 2 周）≥13%。

符合第 1～4 条或第 4、5 条者，可以诊断为哮喘。

（2）咳嗽变异性哮喘诊断标准

咳嗽变异性哮喘（CVA）是儿童慢性咳嗽最常见原因之一，以咳嗽为唯一或主要表现，不伴有明显喘息。诊断依据如下所述。

①咳嗽持续 >4 周，常在夜间和（或）清晨发作或加重，以干咳为主。

②临床上无感染征象或经较长时间抗菌药物治疗无效。

③抗哮喘药物诊断性治疗有效。

④排除其他原因引起的慢性咳嗽。

⑤支气管激发试验阳性和（或）PEF 每天变异率（连续监测 1～2 周）≥20%。

⑥个人或一、二级亲属特应性疾病史或变应原检测阳性。

以上 1～4 项为诊断基本条件。

4. 哮喘的分期及病情评价

（1）哮喘的分期　根据临床表现支气管哮喘可分为急性发作期、慢性持续期和临床缓解期。急性发作期是指突然发生喘息、咳嗽、气促、胸闷等症状或原有症状急剧加重；慢性持续期是指近 3 个月内不同频度和（或）不同程度地出现过喘息、咳嗽、气促、胸闷等症状；临床缓解期是指经过治疗或未经治疗症状、体征消失，肺功能恢复到急性发作期前水平，并维持 3 个月以上。

（2）哮喘的分级　哮喘的分级包括哮喘控制水平分级、病情严重度分级和急性发作严重度分级。

①哮喘控制水平的评估　包括对目前哮喘症状控制水平的评估和未来危险因素评估。依据哮喘症状控制水平，分为良好控制、部分控制和未控制。通过评估近 4 周的哮喘症状，确定目前的控制状况（表 14-6、表 14-7）。以哮喘控制水平为主导的哮喘长期治疗方案可使患儿得到更充分的治疗，大多数患儿可达到哮喘临床控制。哮喘预后不良的未来危险因素评估包括未来发生急性发作、不可逆肺功能损害和药物相关不良反应风险的评估。肺通气功能监测是哮喘未来风险评估的重要手段，启动控制药物治疗前（首次诊断时）、治疗后 3~6 个月（获得个人最佳值）以及后续定期风险评估时均应进行肺通气功能检查。值得注意的是，未启动 ICS 治疗或 ICS 使用不当（包括 ICS 剂量不足、吸入方法不正确、用药依从性差）是未来发生哮喘急性发作和不可逆肺功能损害的重要危险因素；另外，频繁使用短效 β_2 受体激动剂（SABA）是哮喘急性发作的危险因素。

表 14-6　≥6 岁儿童哮喘症状控制水平分级

评估项目[a]	哮喘症状控制水平		
在过去的 4 周	良好控制	部分控制	未控制
日间症状 >2 次/周 夜间因哮喘憋醒 应急缓解药使用 >2 次/周 因哮喘而出现活动受限	无	存在 1~2 项	存在 3~4 项

注：[a] 用于评估最近 4 周的哮喘症状。

表 14-7　<6 岁儿童哮喘症状控制水平分级

评估项目[a]	哮喘症状控制水平		
在过去的 4 周	良好控制	部分控制	未控制
持续至少数分钟的日间症状 >1 次/周 夜间因哮喘憋醒或咳嗽 应急缓解药使用 >1 次/周 因哮喘而出现活动受限（较其他儿童跑步/ 玩耍减少，步行/玩耍时容易疲劳）	无	存在 1~2 项	存在 3~4 项

注：[a] 用于评估最近 4 周的哮喘症状。

②病情严重程度分级　哮喘病情严重程度应依据达到哮喘控制所需的治疗级别进行回顾性评估分级，因此通常在控制药物规范治疗数月后进行评估。一般而言，轻度持续哮喘：第 1 级或第 2 级阶梯治疗方案治疗能达到良好控制的哮喘；中度持续哮喘：使用第 3 级阶梯治疗方案治疗能达到良好控制的哮喘。重度持续哮喘：需要第 4 级或第 5 级阶梯治疗方案治疗的哮喘。哮喘的严重度并不是固定不变的，会随着治疗时间而变化。

③哮喘急性发作严重度分级　哮喘急性发作常表现为进行性加重的过程，以呼气流量降低为其特征，常因接触变应原、刺激物或呼吸道感染诱发。其起病缓急和病情轻重不一，可在数小时或数天内出现，偶尔可在数分钟内即危及生命，故应及时对病情做出正确评估，以便即刻给予有效的紧急治疗。根据哮喘急性发作时的症状、体征、肺功能及血氧饱和度等情况，进行严重度分型，≥6 岁见表 14 - 8，<6 岁见表14 - 9。

表 14 - 8　≥6 岁儿童哮喘急性发作严重度分级

临床特点	轻度	中度	重度	危重度
气短	走路时	说话时	休息时	
体位	可平卧	喜坐位	前弓位	
讲话方式	能成句	成短句	说单字	难以说话
精神意识	可有焦虑、烦躁	常焦虑、烦躁	常焦虑、烦躁	嗜睡、意识模糊
辅助呼吸肌活动及三凹征	常无	可有	通常有	胸腹反常运动
哮鸣音	散在，呼气末期	响亮、弥漫	响亮、弥漫、双相	减弱乃至消失
脉率	略增加	增加	明显增加	减慢或不规则
PEF 占正常预计值或本人最佳值的百分数（%）	SABA 治疗后 >80	SABA 治疗前：>50~80 SABA 治疗后：>60~80	SABA 治疗前：≤50；SABA 治疗后：≤60	无法完成检查
SaO$_2$（吸空气）	0.90 ~ 0.94		<0.90	<0.90

注：（1）判断急性发作严重度时，只要存在某项严重程度的指标，即可归入该严重度等级；（2）幼龄儿童较年长儿和成人更易发生高碳酸血症（低通气）；PEF：最大呼气峰流量；SABA：短效 β_2 受体激动剂。

表 14 - 9　<6 岁儿童哮喘急性发作严重度分级

症状	轻度	重度[c]
精神意识改变	无	焦虑、烦躁、嗜睡或意识不清
SaO$_2$（治疗前）[a]	>0.94	<0.92
讲话方式[b]	能成句	说单字
脉率	<100 次/分	>200 次/分（0~3 岁）>180 次/分（4~5 岁）
发绀	无	可能存在
哮鸣音	存在	减弱，甚至消失

注：[a]血氧饱和度是指在吸氧和支气管舒张剂治疗前的测得值；[b]需要考虑儿童的正常语言发育过程；[c]判断重度发作时，只要存在一项就可归入该等级。

5. 鉴别诊断

（1）呼吸道感染性疾病　如毛细支气管炎、支气管肺炎、弥漫性泛细支气管炎（DPB），需注意鉴别；此外，还应与咽后壁脓肿、白喉、支气管淋巴结核、支气管内膜结核鉴别。

（2）先天性喉、气管、支气管异常　先天性喉、气管缺乏软骨支架，造成吸气性喉喘鸣，即先天性喉喘鸣。先天性肺叶气肿（congenital lobar emphysema）为支气管缺乏支架所致，主要症状为气短，可有哮鸣和间歇性发绀。先天性喉蹼、气管 - 食管瘘使大气道受压也可出现哮鸣。

（3）先天性心、血管异常　严重的左向右分流，引起肺动脉扩张或心脏扩大，可压迫大气道引起哮鸣，易发生在 2~9 个月的婴幼儿。主动脉弓处的环状血管畸形或双主动脉弓，可出现吸气时胸骨上窝凹陷伴哮鸣和哮吼样咳嗽，喂奶和俯卧时明显。

（4）异物吸入　多发生在学龄前儿童，尤其是 3 岁以下婴幼儿。常被误诊为肺炎和哮喘。

（5）心源性哮喘　由左心衰引起，多见于老年人。小儿可见于急、慢性肾炎和二尖瓣狭窄患儿。初次发作与哮喘急性发作极相似，需注意鉴别。

（6）胃食管反流　反流引起反射性气管痉挛，而致咳嗽和喘息，用食管 24 小时 pH 测定方法可鉴别。

（7）肺部变态反应性疾病　过敏性肺炎、变态反应性支气管肺曲霉菌病、肺嗜酸粒细胞增多症、过敏性肉芽肿（Churg – Strauss 综合征）。

（8）喉返神经麻痹　双侧声带外展性麻痹，可出现喘鸣，但同时伴有声音嘶哑。

（9）纵隔气道周围肿物压迫　由于气道阻塞，可出现呼气性或双相哮鸣，见于甲状腺瘤、畸胎瘤、结核性淋巴瘤和转移性肿瘤。

【治疗原则】

1. 基本原则

（1）长期、持续、个体化、规范化。

（2）发作期　快速缓解症状，抗炎、平喘。

（3）缓解期　长期控制症状，抗炎、避免触发因素、降低气道高反应性、防止气道重塑加强自我管理。

（4）适宜的变应原特异性免疫治疗。

2. 哮喘控制的标准

无（或最少的）日间症状、无活动受限、无夜间症状、无（或最少的）使用缓解药物、正常的肺功能和无哮喘急性加重。

3. 避免暴露于危险因素

4. 选择治疗药物

（1）控制哮喘的药物类型

①糖皮质激素　吸入型糖皮质激素是长期治疗持续性哮喘的首选药物。

a. 吸入给药　气雾剂：目前临床上常用的糖皮质激素有 3 种，包括二丙酸倍氯米松气雾剂、布地奈德气雾剂和丙酸氟替卡松气雾剂；干粉吸入剂：包括二丙酸倍氯米松碟剂、布地奈德都保、氟替卡松碟剂；雾化溶液：布地奈德雾化悬液经以压缩空气或高流量氧气为动力的射流装置雾化吸入，对患儿吸气配合的要求不高，起效较快，适用于哮喘急性发作时的治疗，每次 1mg，每 6~8 小时一次。但病情严重时不能以吸入治疗代替全身糖皮质激素治疗，以免延误病情。

b. 口服给药　急性发作病情较重的哮喘或重度持续哮喘吸入大剂量激素治疗无效的患儿应早期口服糖皮质激素，以防止病情恶化。一般可选用泼尼松，剂量 1~2mg/（kg·d），疗程为 3~7 天。

c. 静脉用药　严重哮喘发作时，应静脉及时给予大剂量氢化可的松（每次

5～10mg/kg）或甲泼尼龙每次 1～2mg/kg。

②色甘酸钠（SCG）和奈多罗米钠　均为非皮质激素类抗炎药。在轻、中度哮喘患儿可用 SCG 气雾剂每揿 2mg、5mg，每次 2～4 揿，每天 3～4 次吸入。

③长效吸入型 β_2 受体激动剂

a. 沙美特罗　经气雾剂或准纳器装置给药，给药后 30 分钟起效，平喘作用维持 12 小时以上，推荐剂量 50μg，每天 2 次吸入。

b. 福莫特罗　经都保装置给药，给药后 3～5 分钟起效，平喘作用维持 8～12 小时以上。推荐剂量 4.5～9μg，每天吸入 2 次。

④缓释茶碱　缓释茶碱具有半衰期长、血药浓度平稳、对胃肠道的刺激比普通茶碱制剂小的优点，但其作用速度不快，主要适用于慢性持续哮喘的治疗，不适合于哮喘急性发作期的治疗。

⑤抗白三烯类药物　或称为白三烯调节剂，包括半胱氨酰白三烯受体拮抗剂和 5 - 脂氧化酶抑制剂。目前用于临床的白三烯受体拮抗剂主要为孟鲁司特，剂型和用量分别有每次 4mg，每日 1 次（2～5 岁）；每日 5mg，每天 1 次（6～14 岁）。有肝脏疾病者慎用。

⑥长效口服 β_2 受体激动剂　包括沙丁胺醇控释片、特布他林控释片、盐酸丙卡特罗、班布特罗等。可明显减轻哮喘的夜间症状。一般不主张长期使用。盐酸丙卡特罗：口服 15～30 分钟起效，维持 8～10 小时，还具有一定抗过敏作用。班布特罗是特布他林的前体药物，口服作用持久，半衰期约 13 小时，有片剂及糖浆，适用于 2 岁以上儿童。2～5 岁：5mg 或 5ml；>5 岁：10mg 或 10ml，每天 1 次，睡前服用。

⑦抗 IgE 抗体　对 IgE 介导的过敏性哮喘具有较好的效果。适用于血清 IgE 明显升高、吸入糖皮质激素无法控制的 6 岁以上重度持续性过敏性哮喘患儿。

⑧抗过敏药物　口服抗组胺药物，如西替利嗪、氯雷他定、酮替芬等对哮喘的治疗作用有限，但对具有明显特应症体质者，如伴变应性鼻炎和湿疹等患儿的过敏症状的控制，可以有助于哮喘的控制。

⑨变应原特异性免疫治疗（ASIA）　通过对过敏患儿反复皮下注射或舌下含服变应原提取液，最终达到降低对变应原敏感反应目的的治疗手段。目前我国儿童哮喘的特异性免疫治疗主要针对的变应原为尘螨，治疗途径包括皮下注射和舌下含服，临床验证的疗效和安全性良好，通常治疗疗程为 3～5 年，适应对象为过敏性鼻炎和轻、中度尘螨过敏性哮喘。在免疫治疗过程中，主张同时进行基本的控制药物治疗，如果应用的是皮下注射特异性免疫治疗，应在每次注射后严密观察至少 30 分钟，及时处理速发的局部或全身不良反应，并酌情调整注射剂量的方案。

（2）缓解症状的药物类型

①短效 β_2 受体激动剂　常用的药物为沙丁胺醇和特布他林等。

a. 吸入给药　包括气雾剂、干粉剂、溶液。这类药物经吸入途径后直接作用于气道平滑肌，通常在数分钟内起效，疗效可维持数小时，是缓解轻～中度急性哮喘症状的首选药物，也可用于运动性哮喘的预防。沙丁胺醇每次吸入 100～200μg 或特布他林 250～500μg，每 2～4 小时一次或在急性发作时每 20 分钟 1～3 次，1 小时后疗效不满意者，应向医师咨询或看急诊进行其他治疗。这类药物应按需间歇使用，不宜长期、单一、过量使用，否则可引起骨骼肌震颤、低钾血症、心律不齐等严重不良反应。

b. 口服给药　服药后 15~30 分钟起效，疗效维持 4~6 小时。剂量：沙丁胺醇片 2~4mg，每天 3 次；特布他林片每次 0.065mg/kg，每天 3 次。口服出现的不良反应较吸入型有所增加。长期、单一应用 β_2 受体激动剂可造成细胞膜 β_2 受体的向下调节，表现为临床耐药现象，故应予避免。

c. 抗胆碱能药物　目前用于临床的主要为溴化异丙托品的气雾剂和雾化溶液。6 岁以上儿童气雾剂常用剂量为每次 20~40μg，每天 3~4 次；雾化溶液儿童剂量为每次 250μg，哮喘急性发作时雾化吸入每 20 分钟 1~3 次，然后隔 2~4 小时一次。不良反应较少，少数可出现口干、口苦感。

③短效茶碱

a. 口服给药　可用于轻~中度哮喘发作和维持治疗，一般剂量为 4~6mg/kg。

b. 静脉给药　重症病例且 24 小时内未用过氨茶碱者负荷剂量为 4~5mg/kg，继之以维持量 0.6~0.8mg/(kg·h) 的速度静脉点滴以维持其平喘作用；亦可用 4~5mg/kg，每 6 小时一次。用药期间应注意监测血药浓度（保持在 5~15μg/ml）。

④注射用肾上腺素　1：1000 溶液（1mg/ml）0.01mg/kg，用量上至 0.3~0.5mg，可 20 分钟应用一次，共 3 次，不良反应与选择性 β_2 受体激动剂相似且更明显。如果能选择 β_2 受体激动剂时，通常不推荐此药治疗哮喘发作。

5. 吸入型药物装置的选择

各种吸入装置都有一定的吸入技术要求，医护人员应熟悉各种吸入装置的特点，根据患者的年龄选择不同的吸入装置，训练指导患儿正确掌握吸入技术，以确保临床疗效。吸入装置的具体使用要点见表 14-10。

表 14-10　吸入装置的选择和使用要点

吸入装置	适用年龄	吸入方法	注意点
压力定量气雾剂（pMDI）	>6 岁	在按压气雾剂前或同时缓慢地深吸气（30L/min），随后屏气 5~10 秒	吸 ICS 后必须漱口
pMDI 加储雾罐	各年龄	缓慢地深吸气或缓慢潮气量呼吸	尽量选用抗静电的储雾罐，<4 岁者加面罩
干粉吸入剂（DPI）	>5 岁	快速深吸气（理想流速为 60L/min）	吸 ICS 后必须漱口
雾化器	各年龄	缓慢潮气量呼吸伴间隙深吸气	选用合适的口器（面罩）；如用氧气驱动，流量 ≥6L/min；普通超声雾化器不适用于哮喘治疗

6. 哮喘长期控制的分级治疗方案

根据年龄分为 ≥6 岁儿童哮喘的长期治疗方案和 <6 岁及以下儿童哮喘的长期治疗方案，分别分为 5 级和 4 级，从第 2 级开始的治疗方案中都有不同的哮喘控制药物可供选择。对以往未经规范治疗的初诊哮喘患儿，参照哮喘控制水平（≥6 岁参考表 14-11，<6 岁参考表 14-12），选择第 2 级、第 3 级或第 4 级治疗方案。在各级治疗中，每 1~3 个月审核一次治疗方案，根据病情控制情况适当调整治疗方案。如哮喘控制，并维持至少 3 个月，治疗方案可考虑降级，直至确定维持哮喘控制的最小剂量；如部分

控制，可考虑升级或越级治疗直至达到控制，但升级治疗之前首先要检查患儿吸药技术、遵循用药方案的情况、变应原回避和其他触发因素等情况。还应该考虑是否诊断有误，是否存在鼻窦炎、变应性鼻炎、儿童睡眠呼吸暂停综合征、胃食管反流和肥胖等导致哮喘控制不佳的共存疾病。

表 14 – 11　≥6 岁儿童哮喘的长期治疗方案

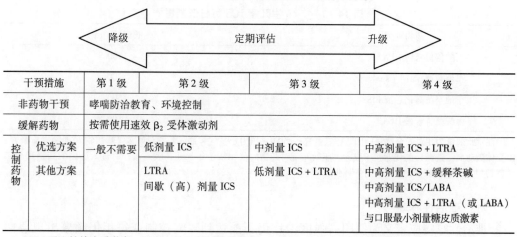

干预措施		第 1 级	第 2 级	第 3 级	第 4 级	第 5 级
非药物干预		哮喘防治教育、环境控制				
缓解药物		按需使用速效 β_2 受体激动剂				
控制药物	优选方案	一般不需要	低剂量 ICS	低剂量 ICS/LABA	中高剂量 ICS/LABA	中高剂量 ICS/LABA + LTRA 和（或）缓释茶碱 + 口服最小剂量糖皮质激素
	其他方案		LTRA 间歇（高）剂量 ICS	低剂量 ICS + LTRA 中高剂量 ICS 低剂量 ICS + 缓释茶碱	中高剂量 ICS + LTRA 中高剂量 ICS 加 LTRA 或缓释茶碱 中高剂量 ICS/LABA + LTRA 或缓释茶碱	中高剂量 ICS/LABA + LTRA 和（或）缓释茶碱 + 口服最低剂量糖皮质激素 中高剂量 ICS/LABA + LTRA 和（或）缓释茶碱 + 抗 IgE 治疗[a]

ICS：吸入性糖皮质激素；LTRA：白三烯受体拮抗剂；LABA：长效 β_2 受体激动剂；ICS/LABA：吸入性糖皮质激素与长效 β_2 受体激动剂联合制剂；[a] 抗 IgE 治疗适用于≥6 岁儿童。

表 14 – 12　<6 岁儿童哮喘的长期治疗方案

干预措施		第 1 级	第 2 级	第 3 级	第 4 级
非药物干预		哮喘防治教育、环境控制			
缓解药物		按需使用速效 β_2 受体激动剂			
控制药物	优选方案	一般不需要	低剂量 ICS	中剂量 ICS	中高剂量 ICS + LTRA
	其他方案		LTRA 间歇（高）剂量 ICS	低剂量 ICS + LTRA	中高剂量 ICS + 缓释茶碱 中高剂量 ICS/LABA 中高剂量 ICS + LTRA（或 LABA）与口服最小剂量糖皮质激素

ICS：吸入性糖皮质激素；LTRA：白三烯受体拮抗剂；LABA：长效 β_2 受体激动剂；ICS/LABA：吸入性糖皮质激素与长效 β_2 受体激动剂联合制剂；[a] 抗 IgE 治疗适用于≥6 岁儿童。

　　在儿童哮喘的长期治疗方案中，除每日规则地使用控制治疗药物外，根据病情按需使用缓解药物。吸入型速效 β_2 受体激动剂是目前最有效的缓解药物，是所有年龄儿童急性哮喘的首选治疗药物。在中重度哮喘或吸入型速效 β_2 受体激动剂单药治疗效果不佳时，亦可以选择联合吸入抗胆碱能药物作为缓解药物，以增强疗效。≥6 岁儿童如果使用含有福莫特罗和布地奈德单一吸入剂进行治疗时，可作为控制药物和缓解药物应用。

表 14 – 13 列出了不同吸入激素的儿童估计临床等效每日量。每日吸入 100～200 μg 布地奈德或其他等效 ICS 可使大多数患儿的哮喘得到控制，少数患儿可能需每日 400 μg 或更高剂量布地奈德或其他等效 ICS 才能完全控制哮喘，但大多数 <6 岁患儿每日吸入 400 μg 布地奈德或其他等效 ICS 已接近最大治疗效能。ICS 的局部不良反应包括声音嘶哑、咽部不适和口腔念珠菌感染，可通过吸药后清水漱口、加用储雾罐或选用干粉吸入剂等方法减少其发生率，某些在肺内活化的前体药物（如倍氯米松）可减少口咽部沉积导致的不良反应。长期研究未显示低剂量吸入激素治疗对儿童生长发育、骨质代谢、下丘脑 – 垂体 – 肾上腺轴有明显的抑制作用。表 14 – 14 中 <6 岁儿童 ICS 每日低剂量，是指现有研究中未发现与临床不良反应相关的剂量，即相对安全剂量。

表 14 – 13　≥6 岁儿童常用 ICS 的每日剂量换算（μg）[a]

药物种类	低剂量（μg）		中剂量（μg）		高剂量（μg）	
	≥12 岁	<12 岁	≥12 岁	<12 岁	≥12 岁	<12 岁
丙酸倍氯米松 CFC	200～500	100～200	～1000	～400	>1000	>4000
丙酸倍氯米松 HFA	100～200	50～100	～400	～200	>400	>200
布地奈德 DPI	200～400	100～200	～800	～400	>800	>400
布地奈德雾化悬液 BIS	无资料	250～500	无资料	～1000	无资料	>1000
丙酸氟替卡松 HFA	100～250	100～200	～500	～500	>500	>500

注：[a] 此剂量非各药物间的等效剂量，但具有一定的临床可比性。绝大多数患儿对低剂量 ICS 治疗有效。CFC：氟利昂；HFA：氢氟烷；DPI：干粉吸入剂。

表 14 – 14　<6 岁儿童 ICS 每日低剂量[a]

药物种类	低剂量（μg）
丙酸倍氯米松 HFA	100
布地奈德 pMDI + spacer	200
布地奈德雾化悬液 BIS	500
丙酸氟替卡松 HFA	100

注：[a] 此剂量为相对安全剂量；HFA：氢氟烷；pMDI：压力定量气雾剂。儿童对许多哮喘药物（如糖皮质激素、β 受体激动剂、茶碱）的代谢快于成人，年幼儿童对药物的代谢快于年长儿。吸入治疗时进入肺内的药物量与年龄密切相关，年龄越小，吸入的药量越少。

附：难治性哮喘

难治性哮喘应定义为使用高强度治疗仍不能达到哮喘控制或每年仍频繁出现急性发作（≥2 次）的哮喘患者，和（或）必须全身使用皮质激素方可达到哮喘控制的患者（也因此有药物不良反应的风险）；同时已除外其他疾病，已妥善处理合并症，已去除可能的诱发因素，依从性良好（已核查）。

高强度治疗指：学龄儿童：≥500 μg/d 吸入氟替卡松或其他等效剂量吸入皮质激素

（ICS）或每天口服糖皮质激素；同时联用长效 β₂ 受体激动剂（LABA）或任何其他控制用药。学龄前儿童：①病毒诱发喘息时需用高剂量 ICS 并口服白三烯受体拮抗剂（LTRA）；和（或）②规律使用≥400μg/d 布地奈德或其他等效剂量 ICS 并口服 LTRA。

【临床分类】

（1）发作倾向型频繁严重发作，发作期间稳定。

（2）持续气流受阻型持续存在不可逆的气流阻塞。

（3）激素依赖型需要每天全身用皮质激素控制病情。

前两者肺功能受损较重，后者面临全身用激素相关药物不良反应。激素依赖可能与激素不敏感或炎症过程累及鼻窦和远端气道有关。

【病理学分类】

1. 持续嗜酸细胞炎症型

使用高强度治疗或口服皮质激素治疗下，支气管活检或诱导痰中仍可见嗜酸粒细胞和中性粒细胞混合浸润。本型与重症发作、鼻窦疾病、远端气道受累、气道重构、持续性不可逆气流受阻和抗白细胞介素 -5（IL -5）单克隆抗体治疗有效。

2. 非嗜酸细胞炎症型

本型虽哮喘症状显著且持续，嗜酸细胞浸润治疗后消失或受抑制，此类患者气道炎症以中性粒细胞浸润为主，原因较复杂。中性粒细胞浸润是否与气道损伤的持续发生有关尚不明确。

【诊断标准】

首先应符合哮喘诊断标准（参见支气管哮喘诊疗常规），同时按以下流程进行逐项排查，见"难治性哮喘诊断流程图"（图 14 -1）。

【鉴别诊断】

需注意排除可引起反复咳喘或症状类似哮喘特点的其他疾病。

【治疗原则】

对难治性哮喘的治疗仍十分棘手，糖皮质激素仍为首选药物，目前研究和证据尚未发现有药物可取代它，一般采用大剂量吸入激素加长效 β₂ 受体激动剂。"激素依赖性哮喘"还需要同时规律口服皮质激素。

1. 口服泼尼松

2mg/kg 应定期监测患儿的生长情况、血压、血糖、皮质醇水平等相关不良反应和生长发育指标。

2. 雾化皮质激素

每天 2mg 布地奈德雾化吸入。新近研究指出，使用超细微粒剂吸入激素可有效将药物送达远端气道，能较经典吸入剂更好地控制远端气道炎症，可作为一种新方法尝试应用。

3. β₂ 受体激动剂

使用输液泵连续皮下注射特布他林和沙丁胺醇在一些成人慢性严重哮喘或脆性哮喘中使用，也已用于严重的急性儿童哮喘发作。

病人哮喘未控制
和（或）频繁急性发作（≥2次/年）

↓ 是

病人已使用高强度哮喘治疗 —否→ 将ICS和LABA增至最大剂量

↓ 是

病人哮喘诊断明确# —否→ 证实气流受阻可逆性和气道高反应性，明确哮喘诊断

↓ 是

病人吸药技术正确且已接受正规哮喘宣教 —否→ 正规哮喘宣教和知识讲解，纠正吸入技术

↓ 是

病人对治疗依从性好 —否→ 可检查药房记录、干粉吸入装置、血皮质醇和脱氢皮质醇水平

↓ 是

已除外其他引起反复咳喘的原发疾病或有症状重叠的疾病 —否→ 除外其他疾病

↓ 是

已排除学校或工作环境致敏或非致敏因素的暴露 —否→ 检查学校或工作区域的环境暴露情况并进行指导

↓ 是

已排除家庭生活环境致敏或非致敏因素的暴露 —否→ 检查家庭生活环境暴露情况并进行指导

↓ 是

已停用可致支气管痉挛的药物 —否→ 情况允许，停用NSAID、β受体阻滞剂、激素替代治疗

↓ 是

已治疗相关合并症 —否→ 找到并妥善治疗鼻窦炎、胃食管反流、肥胖症、抑郁症和焦虑症等疾病

↓ 是

病人已随访并反复评估超过6个月 —否→ 反复明确诊断、治疗、评估

↓

病人可确定为难治性哮喘

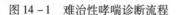

图 14 – 1　难治性哮喘诊断流程

哮喘诊断的明确，有赖于反复咳喘的病史（自发或运动后），伴有不同程度气流受限（学龄儿童或学龄以上）：呼气峰流速（PEF）变化：每天监测2次，变异率 >8%；可逆试验阳性：吸入400mg沙丁胺醇后 FEV_1 增加 >12% 或 >200ml，气道高反应性：乙酰胆碱激发试验阳性（ PCO_2 <8mg/ml；患者可耐受的前提下，治疗减量（ICS、OCS、SABA、LABA）时 FEV_1 下降 >12% 且 >200ml。

4. 白三烯受体拮抗剂

出于发病机制（白三烯代谢增加）和给药途径优势（口服入血可有效送达远端气道）考虑，在吸入或口服激素基础上加用白三烯受体拮抗剂对疾病控制有利，但该药物临床应用的有效性仍有较大争议。即便如此，对于难治性哮喘儿童不失为一种个体

化治疗选择。

5. 免疫抑制剂

如环孢素 A、甲氨蝶呤、秋水仙碱、醋竹桃霉素等，其不良反应使应用受到一定限制，仅用于严重的激素依赖型哮喘，用药方案尚待进一步论证。

6. 静脉用丙种球蛋白

一些临床对照实验对其疗效存在争议。

7. 大环内酯类抗菌药物

长期口服小剂量红霉素（每天 3~5mg/kg）在抑制哮喘患者气道表面微生物质膜同时，可起到抑制炎症反应和免疫调节的作用，尤其对于中性粒细胞性炎症和 TH_1/TH_2 免疫失衡具有可靠的正面作用，可抑制氧自由基释放，并可降低气道高反应性。

8. 其他治疗

一些新疗法，如抗 IgE 的单克隆抗体已证实治疗有效，但其用药剂量、长期反复皮下注射的相关不良反应等具体应用细则尚需标准化和规范化；IL-25、IL-24 受体拮抗剂、血管细胞黏附因子拮抗剂、抗 IL-5 单克隆抗体等尚需进一步研究。

（皇惠杰　向　莉）

第八节　花粉症

花粉症也称花粉变态反应，是由致敏花粉诱发的 I 型变态反应，具有鲜明的地区性和季节性，主要表现为敏感个体花粉季节出现的累及上下气道、眼、耳、皮肤等出现的相应的临床表现，如发作性喷嚏、大量清水样鼻涕、眼痒、咽喉痒、干咳、喘息以及荨麻疹等。临床上通常将花粉诱发的过敏性鼻炎、过敏性结膜炎、过敏性咳嗽和哮喘以及皮肤过敏统称为花粉症。

【病因和发病机制】

花粉症是由致敏花粉诱发的 I 型变态反应，花粉主要是风媒花粉，但亦有少数患儿对虫媒花粉过敏。一般引起过敏的花粉有下列特点：①花粉细小而量多；②花粉体积较小，一般直径 15~30μm；③花粉产量大；④致敏花粉的植株，特别是草本致敏花粉的植株对自然环境适应力很强，可以大量繁殖，多数为不完全花；⑤花色不鲜艳，多数为非观赏花；⑥花味不香，有时还带有特殊的臭味；⑦花粉不含蜜质，无黏性；⑧花粉质量轻，容易飘散；⑨花粉播粉期很长，可持续数月；⑩有的风媒花体积不小，但具有对称的翼状气囊，可在空气中长时间远距离漂浮。

花粉成分极为复杂，除了含约 25% 水分外，还含有多糖、脂肪、蛋白质和多肽。这些成分均能引起过敏，但其中最主要的致敏抗原成分为蛋白质。气传花粉植物季节分布特征在我国不同地区因气候条件不同、植物的物候特征不同而存在一定差异。根据花粉的采获（播粉）情况可将气传花粉植物盛花期分为 2 个高峰期。第 1 个高峰期出现在春季，以乔木开花为主，包括松科、柏科、杨属及桑科等；第 2 个高峰期出现在秋季，此时致敏性强的草本植物开花较多，包括蒿属、草属、豚草属、藜科及苋科等。由于秋季气候逐渐干燥，有利于花粉传播，且植物花粉致敏性强，因此我国秋季花粉症发病者数最多，在北方地区尤为突出。霜降后，植物花粉趋于枯萎，空气中花粉数量为全年最低值，花粉症患者数量也较少。因此，我国大部分城市气传花粉四季分布特点呈现春、秋季两个高峰，夏、冬季气传花粉含量相对较少。

【诊断标准】

1. 临床表现

花粉症症状发作具有明显的季节性、地区性，且与气候变化相关。晴天及刮风时症状加剧，雨天症状减轻，户外症状加重。如以蒿属花粉过敏为例，一般于立秋前后开始出现症状，至8月下旬及9月上旬进入高潮，9月中旬以后则症状逐渐缓解，花粉过敏症状持续时间长短与致敏植物花粉授粉期的长短有密切关系。

（1）上呼吸道过敏的症状与体征　主要包括鼻或咽部的过敏。鼻部症状表现为与花粉季节相关的变应性鼻炎症状，如鼻痒、打喷嚏和流清涕，可伴有眼睛、耳和上腭部的痒感，患者表现为反复搓鼻和揉眼。喷嚏可每次数个甚至数十个，在喷嚏发作的同时伴有大量的水样或清色黏液样鼻分泌物。多数患者可伴有交替或持续鼻塞等症状。典型的鼻部体征为鼻黏膜呈苍白色、浅灰色或灰蓝色、黏膜水肿，鼻道内可见到水性或黏液性分泌物，慢性患者可以出现下鼻甲或中鼻甲肥大。上述鼻部的症状和体征均与季节有明显关系。咽喉部的症状主要表现为咽痒、咽部异物感或软腭部位痒，少许患者可因为咽部有分泌物而引起刺激性咳嗽，检查可见咽部黏膜弥漫充血或黏膜干燥苍白，有时可见少许分泌物附于咽部。

（2）下呼吸道过敏症状　当吸入较高浓度的花粉时，花粉症患者可同时伴有下呼吸道过敏症状，如咳嗽、喘息。少数患儿与第1年发病时既有哮喘与鼻部症状伴发，而多数患者则于初起2～3年内，症状仅限于鼻、咽、眼部，以后则随着上呼吸道过敏症状的逐年加重而渐次出现咳嗽、憋气、喘息等症状。个别哮喘患者在起病时即表现为季节性哮喘发作而不表现鼻部或其他上呼吸道过敏症状，亦有一部分患者则连年季节性过敏性鼻炎及眼部症状明显，但始终不出现哮喘症状。

（3）其他过敏症状　眼部症状表现为过敏性结膜炎的症状，包括眼痒、流泪、眼结膜及眼睑红肿等，与过敏性鼻炎可统称为过敏性鼻–结膜炎。另外还有少数患者于致敏花粉播散季节除出现呼吸道过敏外，并有皮肤过敏表现，皮损主要出现在暴露部位，如面、颈、四肢远端等，主要表现为异位性皮炎或荨麻疹发作。

2. 诊断依据

（1）非特异性诊断

依据患者典型的病史、症状和体征。

①鲜明的季节性发作，多数届时必犯，逾时自行缓解或消失。

②花粉过敏的症状以呼吸道为主，表现为发作性喷嚏，流大量清涕，鼻、眼、耳、咽、上腭奇痒。检查见鼻黏膜苍白、水肿，有时候呈现青紫色；鼻道大量浆液性分泌；咽喉壁、悬雍垂充血水肿。

③多数患者于上呼吸道症状出现后可渐次出现哮喘症状，亦有少数患者伴有季节性过敏性皮炎或荨麻疹发作。发病时间与呼吸道症状一致。

④约有半数患者表现为花粉性过敏性结膜炎。病变多数表现为结膜充血水肿、分泌增多、滤泡增生等，少数可累及角膜。

⑤发病与患儿当时所在地区有明显关系。

（2）特异性诊断

①特异性皮肤试验　通常将花粉变应原浸液以 1∶1000 （W/V） 的浓度进行稀释后进行皮肤点刺试验或皮内试验。皮肤点刺试验的具体方法是将花粉浸液滴于皮肤上，然后用点刺针刺入附有花粉浸液的皮肤上即可。皮内试验是用 4 号针头将花粉浸液 0.01 ~ 0.02ml 注入皮内即可。两种方法均在试验后 15 ~ 20 分钟，可根据红润反应和皮丘大小来判断结果。

②血清学试验　主要测定患者血清中针对致敏花粉的特异性 IgE 抗体。常用检查方法有放射变应原吸附试验、酶联免疫吸附试验等。

③鼻黏膜激发试验　该试验通常可准确反映鼻黏膜对花粉的敏感程度，为临床常用的试验方法之一。具体方法是将浸有花粉浸液原液的标准滤纸放于一侧鼻黏膜上，也可采用定量喷雾器喷入一侧鼻腔内定量的花粉浸液，另一侧鼻腔作为空白对照。15分钟左右后观察结果，患者出现鼻痒、喷嚏、流清涕、鼻塞、鼻黏膜苍白、水肿等症状、体征时判定为阳性结果，并可根据喷嚏的多少、清涕的数量、鼻通气程度、有无喘息症状或全身症状判定阳性结果程度，通常局部反应可分为 + ， + + ， + + + ，伴哮喘症状或全身反应时可判为 + + + + 。

④眼结膜激发试验　将稀释的花粉浸液滴在结膜上，观察有无眼痒、流泪和充血等阳性表现。眼结膜试验的优点是安全性较大，发生严重过敏反应时可通过冲洗将变应原清除。

⑤支气管激发试验　怀疑花粉过敏诱发的哮喘患者可以进行该试验，该方法结果可靠，但可能诱发哮喘发作。

花粉过敏无论体内和体外诊断都有一定的局限性，可以出现假阳性或假阴性的结果，所以对于病史、症状典型而特异性诊断难以明确的患者，应做患者生活环境或工作环境的实地调查，这对明确花粉过敏诊断意义极大。

花粉过敏的特点在于典型症状及季节性和地区性发病时，但除了花粉过敏外，亦有一些非花粉的致敏因素（比如尘螨、真菌等）需通过特异性试验加以鉴别。

【治疗原则】

1. 避免接触致敏花粉

（1）异地避免　可以在发病季节暂时移居致敏花粉较少或无此类致敏植物的地区。

（2）就地避免　在不转移地区的情况下，在花粉症发病季节应少做户外运动，少去植物生长茂密处。若有可能尽量宜居高层楼房的上层，室内采用空气净化装置，使生活环境中的空气花粉含量降至最低限度。

2. 特异性免疫治疗

是目前花粉症唯一针对致敏花粉的种类进行治疗的方法。其目的是提高机体对相应致敏花粉的耐受能力，其总有效率可达 70% ~ 90% 。临床上常用的脱敏疗法主要有以下两种方案：

（1）季节前脱敏疗法　是花粉症最常采用的脱敏治疗方案，通常在花粉季节到来前 3 个月开始治疗，每周注射 2 ~ 3 次，从低浓度至高浓度逐步增加变应原的注射剂量，在季节前达到 1∶100 的浓度，使机体在花粉季节到来时能够产生足够的 IgG 封闭抗体，然后每周 1~2 次维持注射，发病季节的最后 1 个月可停止治疗。

（2）常规免疫治疗　是一种常年进行的脱敏疗法，通过每周 2 次注射逐次递增浓度的花粉浸液，争取在 3~4 个月达到对相应致敏花粉的最大耐受量，此时机体可产生足够的特异性 IgG 封闭抗体，从而使症状缓解或消失，然后改用每周 1~2 次甚至每 2 周 1 次的维持注射治疗，在下一个花粉季节来临前可以缩短脱敏注射的间隔时间，改为每周 2 次。

3. 药物治疗

（1）抗组胺药物　推荐口服或鼻用第二代或新型 H_1 抗组胺药，可有效缓解鼻痒、喷嚏和流涕等症状，口服 H_1 抗组胺药对缓解眼部症状也有效。疗程一般不少于 2 周，5 岁以下推荐使用糖浆制剂，5 岁以上可口服片剂，剂量按年龄和体重计算。

（2）鼻用糖皮质激素　是治疗中重度持续性变应性鼻炎的首选药物，也可应用于轻度患者，对改善鼻塞、流涕、喷嚏及鼻痒等症状均有作用，疗程至少 4 周。对不同年龄段的儿童应按照各类药物说明书推荐的方法使用。

（3）抗白三烯药物　是中、重度变应性鼻炎治疗的重要药物，特别适用于伴有下呼吸道症状的患儿（如同时合并气道高反应性、支气管哮喘等），常与鼻喷或吸入糖皮质激素联合使用。如合并支气管哮喘，应与儿科医师协同治疗。

（4）色酮类药物　对缓解鼻部症状有一定效果，但起效较慢，也用于对花粉过敏者的花粉播散季节前预防用药。滴眼液对缓解眼部症状有效。

（5）减充血剂　鼻塞严重时可适当应用低浓度的鼻用减充血剂，连续应用不超过 7 天。推荐使用羟甲唑啉类、赛洛唑林类儿童制剂，禁用含有萘甲唑林的制剂。

（6）鼻腔盐水冲洗　是改善症状、清洁鼻腔、恢复鼻黏膜功能的辅助治疗方法。

（7）其他治疗　伴有哮喘患者也可采用吸入给药。对于发作时间不超过 3 周且发作时间较为固定者，也可考虑使用曲安奈德等缓释长效糖皮质激素制剂，注射 1 次可使药效维持 3~4 周，每年注射 1 次可使患者度过发病季节，但不良反应相对较大，有糖皮质激素禁忌证的患者不宜使用。

（向　莉）

第九节　严重过敏反应

严重过敏反应是一种严重的、危及生命的、全身性或系统性的过敏性疾病，表现为快速进展、危及生命的呼吸和（或）循环问题，并通常伴有皮肤黏膜的改变。严重过敏反应可累及多个靶器官，出现多种临床表现，是一种致敏的全身性超敏反应，属于临床危重症。

【病因和发病机制】

严重过敏反应一般通过 IgE 介导的 I 型变态反应诱发。任何一个因素都可能触发严重过敏反应，但相对常见的诱因主要有：①食物，如牛奶、蛋清、花生、坚果等食物，大部分由食物引起的过敏反应发生在 30 分钟内；②药物，如抗菌药物、非甾体类抗炎药、肌松剂、造影剂及与禽类有关的疫苗等，静脉用药引起的过敏反应大多发生在 5

分钟内；③昆虫叮咬，如蜂类蜇伤引起的过敏反应多发生在 10～15 分钟内；④接触性，如制造各种橡皮手套、玩具、奶嘴等的原料天然橡胶及染发剂等，引起过敏反应时间不等。需要注意的是，在许多情况下，可能找不到诱因，此类称为特发性严重过敏反应。

【诊断标准】

1. 临床表现

儿童严重过敏反应可表现为各个靶器官受累的表现，因起病急、进展快、个体差异大，想快速识别并非易事。对于既往有哮喘、湿疹等过敏性疾病家族史以及有可能变应原接触史的患儿，若数分钟至数小时内出现以下症状和体征，并迅速进展，需考虑严重过敏反应的诊断。

（1）皮肤黏膜受累表现　全身荨麻疹、瘙痒或潮红和血管神经性水肿等，皮肤黏膜表现常常为严重过敏反应最早的征兆。

（2）呼吸系统受累表现　声音嘶哑、喘鸣、呼吸频率增快、呼吸困难、发绀，因缺氧意识不清、呼吸停止等。

（3）心血管系统受累表现　心悸、出汗、面色苍白、肢端凉、低血压、休克和心脏停搏等。

（4）神经系统受累表现　烦躁、头晕，因脑缺氧缺血和脑水肿出现意识水平下降或丧失、抽搐、昏迷等。

（5）消化系统受累表现　恶心、呕吐、腹痛和大便失禁等。

2. 诊断依据

严重过敏反应的诊断主要依据病史以及接触变应原或其他诱发因素后迅速（数分钟至数小时）出现的症状和体征，病情在数分钟至数小时内快速进展。要点有三条，符合其中之一者则有可能发生严重过敏反应。

（1）在较短时间内（数分钟至数小时）突然出现累及皮肤和（或）黏膜组织的疾病。例如：全身性荨麻疹，瘙痒或潮红，唇、舌、悬雍垂肿胀等；以及至少下列两项中的一项。

①突发呼吸道症状和体征，例如气促、喘息、哮鸣、咳嗽和低氧血症等。

②突发血压下降或终末器官功能障碍症状，例如肌张力减退和大小便失禁等。

（2）易感个体暴露于可能的变应原或其他激发因素后，突然发生（数分钟至数小时）至少两个下列情况。

①突发皮肤或黏膜症状和体征　例如全身性荨麻疹，皮肤瘙痒潮红，唇、舌、悬雍垂肿胀等。

②突发呼吸道症状和体征　例如气促、喘息、哮鸣、咳嗽和低氧血症等。

③突发血压下降或终末器官功能障碍　例如肌张力减退、大小便失禁等。

④突发胃肠道症状　例如痉挛性腹痛、呕吐等，导致上述情况的激发因素包括非 IgE 依赖的免疫性刺激或非免疫性刺激（直接活化肥大细胞）等。

（3）易感个体暴露于已知变应原后突发血压下降（数分钟至数小时）　婴幼儿和儿童血压下降的定义是：低收缩压（年龄特异性）或者收缩压下降超过 30%。儿童低收缩压的诊断标准如下。1 个月至 1 岁：收缩压低 70mmHg；1～10 岁：收缩压低于（70

+2×年龄）mmHg；11～17岁：收缩压低于90mmHg。需要注意的是，在婴幼儿和儿童，呼吸损伤比低血压或休克更常见，而且在休克最开始的表现中，心动过速比低血压更常见。心率正常值如下。1～2岁：80～140次/分；3岁：80～120次/分；3岁以上：70～115次/分。

3. 鉴别诊断

（1）不伴荨麻疹和血管性水肿的突发虚脱　常发生于注射或疼痛后，患儿面色苍白，主诉恶心，但在晕厥之前，皮肤不痒，不发生发绀，亦无呼吸困难，平卧后症状几乎立刻好转，可能有大量出汗和缓脉。

（2）过度换气引起的呼吸困难和虚脱　但它除全身和口周发麻外，一般不伴其他症状和体征，血压和脉搏也正常。

（3）精神因素　在十几岁的女孩中较多见。其症状大多是能以意志控制，也能在提示下重复。体检和实验室的检查无异常。对这类患儿首先要做好疾病的排除工作，然后鼓励患儿改正。

【治疗原则】

1. 初始治疗

治疗过程中应及时应用肾上腺素。应常规制订诊断和治疗严重过敏反应的应急方案，可张贴在醒目处，经常开展模拟演练，强化医护配合。开始治疗时首先应尽可能去除诱发因素，例如停止静脉输入可能引起症状的药物。注意评估患儿的循环、气道、呼吸情况、精神状态、皮肤表现和体重，迅速同时完成以下三个步骤。

（1）尽可能寻求帮助　如在医院内，呼叫复苏团队，如在社区医院，则呼叫急救中心。

（2）向患儿大腿中部前外侧肌内注射1：1000肾上腺素（1mg/ml），剂量为0.01mg/kg，儿童最大剂量为0.3mg；记录注射时的时间，必要时在5～15分钟后重复注射，多数患儿需注射1～2次。肾上腺素是治疗严重过敏反应的一线用药，应及时应用。

（3）将患儿置于仰卧位，如果存在呼吸不畅和（或）呕吐，可采用其他适当的体位，同时抬高下肢；如果患儿突然站立或坐起，可在数秒内致死。如病情需要，应通过面罩或口咽通气道给予6～8 L/min的高流量吸氧。建立静脉通路，可通过配备粗套管（14～16号）的针头或导管，必要时快速输入0.9%等渗生理盐水，儿童按10ml/kg输入。必要时还可以采用持续胸部按压施行心肺复苏术。此外，密切监测患儿血压、心率和心功能、呼吸状况和血氧饱和度，尽可能进行连续监测。在初步救治成功后，患儿的留观时间并无严格规定，宜根据患儿个体情况确定。一般而言，发生中度呼吸道或心血管损伤的患儿，应至少留观4小时，其他患儿酌情留观8～10小时，病情严重或迁延的患儿，可留观数日。

2. 后续治疗

发生急性严重过敏反应的患儿出院后，应配备肾上腺素注射笔，书面告知严重过敏反应的常见症状、体征、应对方法以及出现紧急情况可联络的医疗机构信息。在无法获得肾上腺素自注射笔时，可考虑替代方式，例如给患儿配备1ml注射器和肾上腺素安瓿，也可事先在注射器中吸入根据患儿体重计算的肾上腺素剂量，同时附以使用说明。所有发生严重过敏反应患儿都必须进行正规随访，应由过敏科或免疫科专科医师对患儿的诊断和危险度进行评估，尽可能帮助患儿找出导致疾病发生的原因，必要时进行血清变应原特异性 IgE 检测和变应原皮肤试验，如果既往病史提示有明确变应原但检测呈阴性，可在数周至数月后重复检测。若有明确变应原，患儿应尽量避免接触，并进行严重过敏反应紧急处理教育；如果严重过敏反应由昆虫叮咬导致，可采用免疫治疗预防发作。

（姜楠楠　向　莉）

第十五章　急危重症

第一节　心搏呼吸骤停和心肺复苏

心搏呼吸骤停是最危急的急症。心肺复苏（CPR）是对心搏呼吸骤停患者立即采用急救手段，维持机体基本的氧供和组织灌注，促进自主呼吸和循环尽快恢复，以降低病死率、减少神经系统后遗症。

【诊断标准】

1. 临床表现

（1）心搏呼吸骤停的表现　突然昏迷；触诊大动脉搏动或心前区搏动消失；呼吸停止；瞳孔散大；皮肤黏膜苍白或发绀；听诊心音消失。

（2）以下情况为心搏呼吸骤停的前兆，也应立刻开始 CPR　①严重心动过缓，心率 <60 次/分伴灌注不良；②呼吸过于浅弱、缓慢，呈抽泣样呼吸；③极度呼吸困难，虽有呼吸动作，但听诊无呼吸音。

2. 辅助检查

心电图表现：心跳即将停止之前以严重心动过缓最为常见。心跳停止者可表现为心电图呈等电位线、室颤（VF）、无脉性室速（心电图呈室速，但摸不到脉搏搏动）、无脉性电活动（也称电－机械分离，有心电活动，但无心肌收缩，摸不到脉搏搏动）。

【心肺复苏方法】

1. 快速评估和尽快启动紧急反应系统

在快速判断环境安全后，立刻拍打患儿双肩（婴儿可拍足底），同时呼叫患儿，观察患儿有无反应。若患儿无反应，立刻呼叫急救团队后，评估是否有自主呼吸和脉搏。施救者利用 5~10 秒的时间，在观察有无呼吸运动的同时，触摸大动脉搏动，判断有无脉搏，年长儿触摸颈动脉搏动，婴儿则触摸肱动脉。若患儿自主呼吸良好，将患儿安放在恢复体位，反复评估观察。若 10 秒内无法确认有无脉搏搏动或脉搏 <60 次/分，立刻开始以胸外按压开始心肺复苏；若脉搏超过 60 次/分，仅予开放气道、人工呼吸并反复评估。

如果是院内复苏或有多人在场，应立即派人启动紧急反应系统并获取除颤仪、监护仪或自动体外除颤仪（AED）。对于目击的心脏停搏（如运动员在参加体育活动时突然倒地、昏迷），应高度怀疑为室颤造成的心脏停搏，此时应首先启动紧急反应系统并获得除颤仪，再进行心肺复苏。

2. 胸外按压和人工呼吸

若单人复苏，首先给予 30 次胸外按压，随即检查并开放气道，给予 2 次人工呼吸；若双人复苏，先予胸外按压 15 次，随即检查并开放气道，给予 2 次人工呼吸。胸外按压、检查和开放气道及人工呼吸的具体方法如下。

（1）胸外按压　按压时应让患儿仰卧于硬板上。按压部位为两乳头连线下方的胸骨下半段，但避免压到剑突。高质量胸外按压的要点包括：按压深度至少应为胸廓前后径的1/3，婴儿约为4cm，儿童约为5cm，青少年为5~6cm。每次按压后应让胸廓完全复位，按压频率100~120次/分，尽量缩短停止胸外按压的时间。

不同年龄的小儿可采用不同的手法：①新生儿和婴儿可用双指按压法（图15-1）或双手环抱法（图15-2），与双指按压法相比，双手环抱法能产生较高的动脉灌注压以及一致的按压深度及力度，是首选的胸外按压方法，因此双指按压法仅用于单人复苏时，双人或多人复苏时应采用双手环抱法；②儿童可用单掌或双掌按压（图15-3，图15-4）。术者将单掌掌根部或双掌掌根部重叠后置于胸骨下半段处，肘关节呈伸直位，借助体重及肩臂之力垂直向脊柱方向挤压。

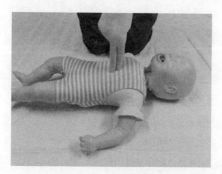

图15-1　双指按压法

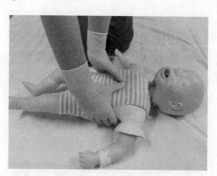

图15-2　双手环抱法

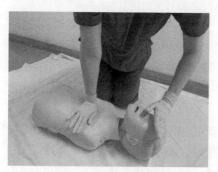

图15-3　单掌按压法

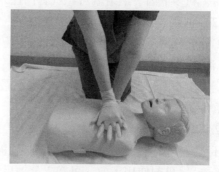

图15-4　双掌按压法

（2）打开气道　①抬颏－仰头法：置患儿头部于轻度后仰位，防止舌根后坠阻塞气道；②托颌法：对外伤患者疑有颈部损伤时，则采用上推下颌的方法，如果托颌法不能有效开通气道则改用抬颏－仰头法；③清除鼻腔、口咽部分泌物、呕吐物及可见到的异物、血块等；④环甲膜切开或穿刺：适用于异物阻塞在环甲膜以上，其他方法难以使气道开放的完全性上气道阻塞；⑤有条件时，可使用口咽导气管或行气管插管，建立人工气道。

（3）人工呼吸和给氧　打开气道后，立刻予人工呼吸2次。可根据现场情况和患儿年龄采用适当方法。每次人工呼吸时送气时间应在1秒以上，有效通气的判断标准是能看到胸廓起伏。

①口对口（鼻）人工呼吸　适用于无任何器械时的现场抢救。施救者平静呼吸，

用口覆盖患儿的口，以示指及拇指捏紧患儿鼻孔，并维持其头后仰体位，在平静呼吸状态下给予患儿两次缓慢的人工呼吸。对小婴儿可口对口鼻通气。

②复苏气囊－面罩人工呼吸　面罩大小以能包绕鼻梁至唇下区域，包住口鼻，下不超过下颌，上不压迫眼球，密闭性良好为宜。操作时一手用"E－C夹"手法固定面罩，拇指和示指呈"C"形将面罩覆盖口鼻固定于面部，另外3指呈"E"形置于下颌角，使患儿头轻度后仰；另一手按压气囊进行正压通气，挤压复苏气囊时以看到胸廓起伏为宜。

③若用气囊面罩正压通气或已经气管插管，应予100%氧气吸入。

（4）胸外按压和人工呼吸的协调　建立人工气道前，单人复苏胸外按压与呼吸比率为30：2，双人复苏为15：2。建立人工气道后，一人持续胸外按压，频率100~120次/分，另一人行人工呼吸，频率20次/分。尽量缩短中断心脏按压时间。

（5）评估复苏效果　复苏过程中每2分钟评估自主循环是否恢复。

3. 药物治疗

为促使患儿自主呼吸与心搏恢复，在进行人工呼吸、胸外按压的同时应尽早应用复苏药物，目的是恢复心脏搏动；提高心、脑灌注压，增加心、脑血流量；纠正心律失常，提高室颤阈值，为除颤创造条件；减轻酸血症，以利于血管活性药物发挥作用，维护脏器功能。药物治疗不能取代人工呼吸与心脏按压。

（1）给药途径　首选静脉给药。若90秒内不能建立静脉通路，应立即建立骨髓通路。若已行气管插管或气管切开，静脉或骨髓通道未能建立，脂溶性药物如肾上腺素、阿托品、利多卡因、纳络酮可经气管内注入。

（2）常用药物

①肾上腺素　是心肺复苏时的首选药物。用法：静脉或骨髓内给药，稀释成1：10000浓度，剂量0.01mg/kg（0.1ml/kg），单次最大剂量1mg；气管内给药用1：1000浓度，剂量0.1mg/kg（0.1ml/kg），单次最大剂量2.5mg。若无效，可按上述剂量3~5分钟重复一次。

②腺苷　适用于室上性心动过速，可引起短暂性房室结传导阻滞，干扰房室结的折返环路，半衰期短，安全性较好。必须静脉或骨髓通路给药，剂量0.1mg/kg（最大剂量6mg），单剂使用无效，可在2分钟后重复并剂量加倍，给予0.2mg/kg（最大剂量12mg）。

③胺碘酮　适用于室性心动过速。用法：静脉或骨髓通路给药，每次5mg/kg，无效时可原剂量重复，最大量15mg/kg或达300mg。注射速度要慢，每次剂量一般在20~60分钟内注射完毕，但对心脏停搏或室颤患者可以快速给药。不宜与其他能延长Q－T间期的药物同时使用，血压稳定的患者使用前应咨询心血管专科医生。

④利多卡因　用于室颤及室性心动过速，其效果与胺碘酮相当。用量：1mg/kg，加入5%葡萄糖溶液10ml中静脉注射，5~10分钟后可重复用，总药量不超过5mg/kg，维持量为20~50μg/（kg·min）。气管插管内给药剂量为血管通路的2~3倍。

⑤阿托品　用于心动过缓，可经静脉、骨髓和气管内给药。用法：静脉或骨髓通路给药每次0.02mg/kg。单次最小剂量0.1mg，最大剂量儿童0.5mg，青少年1mg。气管内给药剂量为静脉剂量的2~3倍。

⑥钙剂　适用于低钙血症、高钾血症、高镁血症和钙通道阻滞剂过量。用法：葡萄糖酸钙100~200mg/kg（10%葡萄酸钙1~2ml/kg），最大剂量2.0g/次；氯化钙20~50mg/kg（10%氯化钙0.2~0.5ml/kg），最大剂量1.0g/次，缓慢静脉注射或滴注。

⑦葡萄糖　仅用于低血糖。剂量：0.5~1g/kg。即10%葡萄糖溶液5~10ml/kg；或25%葡萄糖溶液2~4ml/kg；或50%葡萄糖1~2ml/kg，静脉或骨髓内注射。

⑧硫酸镁　用于明确的低镁血症或尖端扭转型室性心动过速，镁可使血管扩张，如果注药速度过快可导致低血压。剂量：25~50mg/kg，静脉或骨髓内输入，输注时间大于10~20分钟；快速扭转室速最大量为2g。

⑨碳酸氢钠　用于明确的代谢性酸中毒。提供有效通气、胸部按压和使用肾上腺素后，对心脏停搏时间较长的患者也可以考虑使用，剂量：1mEq/kg，静脉或骨髓内缓慢注射。使用前应保证有足够通气。

⑩纳洛酮　用于阿片类药物或毒物引起的呼吸抑制。剂量为<5岁或≤20kg，0.1mg/kg，≥5岁或>20kg，2mg/kg，静脉或骨髓注射。气管内给药为静脉剂量的2~3倍。

4. 除颤和心电监护

心肺复苏时应及早进行心电监护，以便于观察心跳是否恢复，及时发现心律失常，采取相应的措施。

除颤的适应证包括室颤和无脉性室速。室颤占所有院外小儿心脏停搏的5%~15%，医院内心肺复苏患儿的20%。目击突然意识丧失的儿童，室颤可能性大，现场有除颤仪应尽快使用。院外发生且未目击意识丧失的儿童，在实施CPR约2分钟后使用。许多体外自动除颤器（AED）在识别儿童"可电击心律"时都具有较高的特异度与敏感度，因此对1~8岁儿童推荐使用。1岁以下婴儿首选手动除颤仪，如无法获得可考虑使用能量衰减型AED，如两者均无法获得，使用标准型AED。10kg以上小儿用8~10cm电极板，10kg以下用4.5cm电极板，除颤前先涂导电膏。将2个电极板分别置于右锁骨下心底和左乳头外侧腋前线心尖处。放电前所有人员远离患儿和病床。能量选择第一次可尝试用2~4J/kg，再次应用时可尝试用4~10J/kg。若使用手动除颤器，应在完成除颤所有准备后再停止按压，立即除颤，放电后立刻拿走电极板，继续以胸外按压开始CPR，约2分钟后评估心律是否恢复。

5. 心肺复苏后处理

心脏复跳只是心肺复苏成功的第一步，之后可能相继出现因心、脑、肺、肾等重要生命器官严重缺氧和代谢紊乱等所带来的严重影响。复苏后处理的目的是保护脑功能、防治继发性脏器损害、发现和治疗原发病，以使患儿能够在维持适当生命体征的情况下进入重症监护室进一步治疗。

（1）呼吸系统　①调节吸入氧浓度，以最低的吸入氧浓度维持适当的动脉氧饱和度和氧分压。目前资料提示动脉氧分压过高可加重组织缺血再灌注后的氧化性损伤，以维持动脉氧饱和度≥94%，但以<100%为宜。在组织血液灌注适当的前提下，氧运输良好的实验室指标包括酸中毒缓解、乳酸浓度降低和静脉血氧饱和度恢复正常。②有呼吸抑制者予辅助通气，已经气管插管者确认气管插管位置适当，机械通气15分钟后复查血气分析、监测呼气末CO_2以帮助调节呼吸机参数。③适当镇静、镇痛，常用

吗啡或芬太尼，严重人 – 机对抗者可使用肌松剂。④插入胃管以防止胃过度胀气。

（2）循环系统 ①监测心率、血压，反复评估患者情况直至生命体征稳定；留置导尿管监测尿量；12 导联心电图有助发现心脏停搏的病因。②建立静脉通道后拔除骨髓输液装置；监测动脉或静脉血气分析及血清电解质、血糖和血钙水平；拍胸片以了解心肺情况及气管插管位置。③使用药物维持心排血量。心肺复苏后常有心肌抑制和血管张力异常，需使用药物改善心肌功能和血管张力，目标是维持血压正常。常用药物及剂量见表 15 – 1。

表 15 – 1　心肺复苏后常用于维持心排血量的药物

药物名称	药理作用	常用剂量和方法
氨力农	正性肌力、扩张血管	负荷量 0.75～1mg/kg，5 分钟内静脉或骨髓内注射，可重复 2 次，随后以 5～10μg/(kg·min) 持续滴入
多巴酚丁胺	正性肌力、扩张血管	2～20μg/(kg·min)，持续静脉或骨髓内滴入
多巴胺	正性肌力、正性变时，低剂量时扩张肾和内脏血管，高剂量时升高血压	2～20μg/(kg·min)，持续静脉或骨髓内滴入
肾上腺素	正性肌力、正性变时，低剂量时扩张血管，高剂量时升高血压	0.1～1μg/(kg·min)，持续静脉或骨髓内滴入
米力农	正性肌力、扩张血管	负荷量 50μg/kg，10～60min 内静脉或骨髓内注射，随后以 0.25～0.75μg/(kg·min) 持续滴入
去甲肾上腺素	血管收缩	0.1～2μg/(kg·min)，持续静脉或骨髓内滴入
硝普钠	血管扩张。仅能使用 5% 葡萄糖溶液配制	开始剂量 0.5～1μg/(kg·min)，持续静脉或骨髓内滴入。随后根据情况调节剂量，最大剂量 8μg/(kg·min)

（3）神经系统　心肺复苏的重要目的之一是保存脑功能，下列措施可减轻心脏呼吸骤停引起的继发性脑损害。①勿常规应用过度通气，过度通气可减少心排血量和脑灌注，仅用于严重颅内高压导致脑疝先兆或发生脑疝时；②可考虑使用治疗性低体温，体温控制在 32～34℃或维持正常体温。

（4）肾脏　心肺复苏后尿量减少可能是肾前因素（脱水、灌注不足）、缺血性肾损害或多因素综合造成。应避免使用肾毒性药物；在确认肾损害的程度前，经肾脏排泄的药物需调节剂量；纠正引起肾损害的可逆性病因。

6. 停止复苏指征

经 30 分钟基本生命支持和进一步生命支持救治后，心电监护仍显示等电位线，可考虑停止复苏。意识和自主呼吸等中枢神经系统功能未恢复不能作为终止复苏的指征；在复苏期间不做脑死亡判断，必须待心血管功能重新恢复后再做判断。只要心脏对各种刺激（包括药物）有反应，CPR 至少应持续 1 小时。

（高恒妙）

第二节 脓毒性休克

机体对各种严重损伤，包括感染、创伤、烧伤、缺氧和再灌注等所引起的全身反应称为全身炎性反应综合征（SIRS）；脓毒症指由感染引起的全身炎症反应综合征，包括细菌、真菌、病毒和寄生虫等；严重脓毒症指由脓毒症引起的器官功能障碍或组织低灌注；脓毒性休克也称感染性休克，是由脓毒症导致的循环障碍。

【诊断标准】

1. 临床表现

早期表现为在感染性疾病表现的基础上，出现心率增快及皮肤发花、肢端发凉等组织低灌注表现。在小儿，低血压是提示失代偿的体征，出现较晚。低血压不应作为小儿感染性休克的早期诊断依据。

2. 诊断依据

采用中华医学会儿科学分会急救学组、中华医学会急诊医学分会儿科学组和中国医师协会儿童重症医师分会共同修订的《儿童脓毒性休克（感染性休克）诊治专家共识（2015 版）》的诊断标准。

脓毒症患者出现组织灌注不足和心血管功能障碍即可诊断为脓毒性休克。表现如下。

（1）低血压　血压 < 该年龄组第 5 百分位或收缩压 < 该年龄组正常值 2 个标准差以下（表 15－2）。

表 15－2　不同年龄儿童低血压标准

年龄	收缩压（mmHg）
≤1 个月	<60
>1 个月~1 岁	<70
>1~9 岁	<70 + 2 × 年龄（岁）
≥10 岁	<90

注：取第 5 百分位；1mmHg = 0.133kPa。

（2）需用血管活性药物始能维持血压在正常范围　多巴胺 > 5μg/（kg·min）或任何剂量的多巴酚丁胺、去甲肾上腺素、肾上腺素。

（3）具备下列组织低灌注表现中三条

①心率、脉搏变化　外周动脉搏动细弱，心率、脉搏增快。

②皮肤改变　面色苍白或苍灰、皮肤湿冷、有大理石样花纹。如为暖休克可表现为四肢温暖、皮肤干燥。

③毛细血管再充盈时间（CRT）延长（>3 秒）（需除外环境温度影响），暖休克时 CRT 可以正常。

④意识改变　早期烦躁不安或萎靡，表情淡漠。晚期意识模糊，甚至昏迷、惊厥。

⑤液体复苏后尿量仍 < 0.5ml/（kg·h），持续至少 2 小时。

⑥乳酸酸中毒（除外其他缺血缺氧及代谢因素等），动脉血乳酸 > 2mmol/L。

需要特别注意的是：低血压不是儿童脓毒性休克诊断的必备条件，但可以提示休克的严重程度，一旦出现低血压，即表明已经是失代偿性休克。

脓毒性休克需与其他原因导致的休克鉴别。

【治疗原则】

脓毒性休克是急、重症，必须立刻进行液体复苏、血管活性药物、抗感染等综合治疗措施。脓毒性休克的治疗策略目前推荐采用分阶段的集束化治疗流程。第一个阶段为集束化复苏治疗，通常指诊断脓毒性休克后 1 小时内的治疗；通常第二个阶段为集束化稳定治疗，通常指诊断脓毒性休克 1 小时后的治疗，是集束化复苏治疗措施的延续。儿童脓毒性休克的治疗流程见表 15 – 3。

表 15 – 3　儿童脓毒性休克治疗流程

0 分钟	识别意识障碍和低灌注 按 PALS 流程开始高流速给氧，建立静脉或骨髓通路
5 分钟	若无肝大和肺部湿啰音，开始推注等渗晶体液 20ml/kg 每部液体推注后重新评估，液量可达 60ml/kg，直至灌注改善 若出现肝大和肺部湿啰音，停止静脉液体推注 纠正低血糖和低钙血症 取得血培养标本后，开始抗菌药物治疗
15 分钟	是否为液体抵抗性休克 经周围静脉或骨髓通路给予正性肌力药物，首选肾上腺素 $0.05 \sim 0.3 \mu g/(kg \cdot min)$ 建立中心静脉通路或气管插管时，根据需要经静脉或骨髓通路给予阿托品或氯胺酮 若为冷休克：肾上腺素剂量调节范围为 $0.05 \sim 0.3 \mu g/(kg \cdot min)$；若无肾上腺素，经中心静脉予多巴胺 $5 \sim 9 \mu g/(kg \cdot min)$ 若为暖休克：经中心静脉给予去甲肾上腺素，剂量自 $0.05 \mu g/(kg \cdot min)$ 起，逐渐增加至休克纠正；若无去甲肾上腺素，经中心静脉予多巴胺 $\geq 10 \mu g/(kg \cdot min)$
60 分钟	是否为儿茶酚胺抵抗性休克 若存在绝对肾上腺皮质功能不全风险，考虑使用氢化可的松 以多普勒心脏超声、PICCO、股动脉热稀释导管或肺动脉导管指导液体复苏、正性肌力药物、血管收缩剂或舒张剂的使用 目标：正常灌注压（MAP – CVP）、$ScvO_2 > 70\%$、CI $3.3 \sim 6.0 L/(min \cdot m^2)$

冷休克 血压正常 $ScvO_2 < 70\%$ 或 Hb $> 100 g/L$ 正在使用肾上腺素	冷休克 血压降低 $ScvO_2 < 70\%$ 或 Hb $> 100 g/L$ 正在使用肾上腺素	暖休克 血压降低 $ScvO_2 < 70\%$ 正在使用去甲肾上腺素
开始米力农持续输入 若 CI $< 3.3 L/(min \cdot m^2)$，且伴有全身血管阻力增高或皮肤低灌注，加用硝基扩血管药物 若仍无效，考虑使用左西孟旦	加用去甲肾上腺素达到正常舒张压 若 CI $< 3.3 L/(min \cdot m^2)$，加用多巴酚丁胺、依诺昔酮、左西孟旦或米力农	若血容量正常，加用血管升压素、特利加压素或血管紧张素 若 CI 下降至 $< 3.3 L/(min \cdot m^2)$，加用肾上腺素、多巴酚丁胺、左西孟旦或依诺昔酮
是否为持续性儿茶酚胺抵抗性休克		是否为难治性休克

评估是否有心包积液或气胸　→　ECMO
维持腹内压 $< 12 mmHg$

说明：

1. 第 1 小时目标：恢复并维持心率达到目标阈值范围、CRT 恢复且血压正常。

2. 随后的 ICU 治疗目标：若休克未纠正，除先天性心脏病患者外，目标是恢复并维持与年龄相应的灌注压（MAP – CVP）、$ScvO_2 > 70\%$、CI $3.3 \sim 6.0 L/(min \cdot m^2)$

（一）集束化复苏治疗

1. 集束化复苏阶段的关键措施

①吸氧　根据对呼吸功能的评估，决定给氧方式和是否气管插管。

②5分钟内建立血管或骨髓通路，第1条血管通路建立后，首先给予液体复苏，并同时建立第2条血管通路。

③若无肝大、肺部湿啰音和心脏奔马律等提示心力衰竭的表现，立刻开始液体复苏。

④最初30分钟内给予适当液体复苏。

⑤1小时内给予广谱抗菌药物。

⑥在保证不推迟抗菌药物使用的前提下留取血培养标本。

⑦对于液体复苏无效的难治性休克，在1小时内通过外周或中心静脉给予血管活性药物。

2. 集束化复苏的目标

在诊断脓毒性休克的1小时内应尽力达到下列目标。

①恢复和维持气道通畅、氧合和通气。

②恢复和维持正常灌注和血压。

③恢复和维持心率在正常范围。

3. 集束化复苏治疗的监护

①脉氧饱和度。

②ECG。

③血压和脉压。

④体温。

⑤尿量。

⑥血气分析、血乳酸、血糖、离子钙。

4. 液体复苏的液体选择和速度

①常用等渗晶体液（如生理盐水）或白蛋白，每次20ml/kg，5～10分钟内静脉推注或使用加压输液装置快速输入。

②每次输注完毕评估有无液量过多表现。

③若无液量过多表现，第1小时液量可达40～60ml/kg。

④若Hb＜100g/L，给予输血。

⑤若有低血糖或低钙血症应予纠正。

⑥若有严重低血糖需持续补充葡萄糖，另外开通一条通路给予含10%葡萄糖的等渗溶液以维持血糖，避免低血糖。

5. 血管活性药物的初步选择

①对液体抵抗性休克，若已建立第二条周围静脉或骨髓通路，在建立中心静脉通路的同时，开始给予正性肌力药物。

②根据血流动力学特征，选择多巴胺、肾上腺素、去甲肾上腺素作为一线药物，肾上腺素或去甲肾上腺素可能效果更好。

③常用多巴胺，5～9μg/（kg·min）。

④冷休克可用肾上腺素0.05～0.3μg/（kg·min）。

⑤暖休克可用去甲肾上腺素 $0.02 \sim 0.2 \mu g/(kg \cdot min)$。

6. 氢化可的松治疗

如果患儿有绝对肾上腺功能不全或垂体－肾上腺素轴衰竭（例如暴发性紫癜、先天性肾上腺增生、既往使用过皮质激素、下丘脑－垂体异常、气管插管时使用过依托咪酯），并且经使用肾上腺素或去甲肾上腺素休克仍未缓解，可在取得测定皮质醇基础水平的血标本后开始给予氢化可地松。

7. 集束化复苏的治疗终点

$CRT \leqslant 2s$；脉搏正常，周围动脉和中央动脉搏动正常，血压达到相应年龄正常值；肢体温暖；尿量 $> 1ml/(kg \cdot h)$；意识状态正常；血糖正常、离子钙浓度正常。

（二）集束化稳定治疗

1. 集束化稳定阶段关键治疗措施

①采用多种监护手段指导液体治疗、激素和心血管活性药物使用。

②适当的抗菌药物治疗和感染源控制。

2. 集束化稳定治疗的目标

①组织灌注正常，$CRT \leqslant 2$ 秒。

②心率在可接受阈值以内。

③灌注压达到相应年龄的参考值　在没有腹内压增高的情况下，灌注压为平均动脉压（MAP）与中心静脉压（CVP）的差值；当存在腹内高压时，灌注压为平均动脉压与腹腔压力（IAP）的差值，即灌注压 =（MAP － CVP）或（MAP － IAP）。不同年龄正常灌注压（mmHg）的参考值为：$55 +$ 年龄（岁）$\times 1.5$。

④中心静脉饱和度（$ScvO_2$）$> 70\%$。

⑤心脏指数（CI）达 $3.3 \sim 6.0$ L/（min $\cdot m^2$）。

3. 集束化稳定治疗的终点

①$CRT \leqslant 2$ 秒。

②心率达到正常范围。

③脉搏正常且中央动脉和外周动脉搏动无差异。

④肢体温暖。

⑤尿量 $> 1ml/(kg \cdot h)$。

⑥意识状态正常。

⑦CI　$3.3 \sim 6.0L/(min \cdot m^2)$。

⑧灌注压达到相应年龄的参考值。

⑨$ScvO_2 > 70\%$。

⑩达到最佳前负荷以使 CI、灌注压最大化。

⑪国际标准化比值（INR）、阴离子间隙和乳酸正常。

4. 集束化稳定治疗的监护

①脉氧饱和度。

②ECG。

③持续有创动脉压监测。

④中心静脉压（CVP）、$ScvO_2$、肺动脉压。

⑤CO 或 CI。

⑥心脏超声。

⑦血糖和血钙。

⑧INR。

⑨乳酸、阴离子间隙。

5. 集束化稳定治疗阶段的液体复苏

①液体丢失和继发于毛细血管渗漏导致的低血容量将持续数日，后续的液体治疗以达到治疗终点为目标。

②具体目标包括灌注压、肺动脉楔压、舒张末期容量及 CI。

③若 Hb > 100g/L，选择晶体液。

④若 Hb < 100g/L，输注 RBC。

⑤若 INR 延长，推荐输注 FFP。

⑥休克复苏后，对液量超载达到 10% 的患者，可使用利尿剂、腹膜透析或 CRRT，以移除多余的液体，维持液体平衡。

⑦通过保证适当氧输送和葡萄糖利用来实现纠正乳酸和阴离子间隙增高。

⑧通过维持 Hb > 100g/dl、CI > 3.3 L/(min·m²)，用适当的液体复苏和正性肌力药物、血管舒张剂来实现适当氧输送（以 $ScvO_2$ > 70% 为标志）。

⑨通过维持输入含 10% 葡萄糖的等渗液来实现适当葡萄糖供给；对有高血糖的患者，适当葡萄糖摄取可通过调整葡萄糖或胰岛素的输入速度避免高血糖和低血糖。

⑩血糖维持在 > 80mg/dl（4.4mmol/L），但 ≤ 150mg/dl（8.3mmol/L）。

6. 集束化稳定治疗阶段的血流动力学支持

血流动力学支持可能需要数日。儿茶酚胺抵抗性休克的儿童可表现为低 CO/高血管阻力、高 CO/低血管阻力或低 CO/低血管阻力，持续休克儿童心力衰竭会恶化，血流动力学状态可随时间发生巨大的变化，应以临床体格检查结果（血压、心率、CRT、皮肤灌注）和实验室检验结果（动脉血气分析、$ScvO_2$）指导血管活性药物的调整。对持续性休克的患者［尿量减少、代谢性（乳酸性）酸中毒、低血压］，应对 CO 进行更加准确的评估，多种方法可用于 CO 评估，如肺动脉楔压、PiCCO 及热稀释导管、心脏超声。辅助检查可为调整血管活性药物、缓解休克提供进一步的指导。治疗目标：维持 $ScvO_2$ > 70%、CI 3.3 ~ 6.0 L/(min·m²) 和正常灌注压。

（1）低 CI、正常血压、高全身血管阻力（SVR）休克

①米力农　是肾上腺素抵抗、血压正常休克一线扩血管药物，用于肾上腺素抵抗且正常血压的患者。肝肾功能异常的情况下需注意米力农的不良反应，使用负荷剂量时，应给予额外扩容防止低血压。

②硝普钠和硝酸甘油为二线血管扩张剂，使用时需做好监测，避免氰化物或异硫氰酸盐中毒。

③左西孟旦或依诺昔酮　可能对顽固性低心排血量综合征有一定作用。

（2）低 CI、低血压、低 SVR 的休克

①可加用去甲肾上腺素或以去甲肾上腺素替代肾上腺素以增高血压和 SVR。

②一旦达到适当血压，可在去甲肾上腺素基础上加用多巴酚丁胺、米力农、依诺昔酮或左西孟旦以改善 CI 和 $ScvO_2$。

（3）高 CI、低血压和低 SVR 休克

①去甲肾上腺素和液体复苏无效时，可加用低剂量血管升压素、血管紧张素或特利加压素以维持血压，但应严密监测 $CO/ScvO_2$。

②可能需要正性肌力药物联合治疗，如低剂量肾上腺素或多巴酚丁胺。

③当使用血管升压素时，推荐密切进行血流动力学评估，特别是 CO、SVR 和周围灌注相关参数，以选择合适的正性肌力药物或血管舒张药 ± 液体的组合。

（4）难治性休克

①必须检查有无尚未发现的疾病或情况并予适当处理，包括以下几种。感染源控制不力：祛除病灶，使用低 MIC 抗菌药物，中毒性休克者予 IVIG；心包积液：予心包穿刺；气胸：予胸腔穿刺；肾上腺皮质功能低下：予肾上腺皮质激素替代治疗；甲状腺功能低下：予甲状腺素替代治疗；继续失血：予输血、止血；腹间隔综合征：予腹腔减压；组织坏死：清除病灶；免疫抑制：停用免疫抑制剂、免疫重建（粒缺者予粒集落刺激因子等）。

②ECMO　解除潜在的可逆病因后，仍存在的难治性休克可考虑 ECMO。

③CRRT　当存在潜在或实际液体过负荷或感染伴紫癜患儿应考虑 CRRT。CRRT 剂量推荐 20 ~ 25ml/（kg·h），也可应用高通量 CRRT。

④可在 ECMO 基础上加用 CRRT，改善液体平衡。

⑤血浆置换　最初复苏过程中不应采用血浆置换，休克经复苏后，可考虑对合并 MODS，特别是有明显凝血功能障碍者进行血浆置换治疗，需注意血浆置换对血管活性药物和镇静剂的清除作用。

7. 综合支持治疗

对急性呼吸窘迫或急性肺损伤患者可实行无创或有创机械通气，采用肺保护性通气策略（潮气量 6ml/kg）；可实施允许性高碳酸血症；采用合适的呼气末正压（PEEP）防止呼气末肺泡塌陷；机械通气患儿应抬高床头 30° ~ 45°，部分患者可予俯卧位通气；加强镇静镇痛治疗；可酌情使用丙种球蛋白；保证能量营养供给，维持血糖、血钙在正常范围。

（高恒妙）

第三节　急性呼吸衰竭

急性呼吸衰竭（ARF）是由于呼吸系统原发或继发病变引起通气或换气功能严重障碍，使机体在正常大气压下不能维持足够的气体交换，导致较严重的缺氧或合并有二氧化碳潴留，而产生一系列生理功能紊乱的临床综合征。

【诊断标准】

1. 临床表现

发热，咳嗽，烦躁，呼吸急促、困难，呼吸节律不齐，昏迷，惊厥等。

（1）原发病的临床表现　如中枢神经系统感染、周围神经病、胸部、呼吸道、肺部病变或中毒等相关症状、体征。

（2）呼吸系统临床表现

①周围性　主要为呼吸困难，可有呻吟、喉鸣或三凹征等。早期呼吸多浅速，但节律齐，之后出现呼吸无力及缓慢。

②中枢性　主要为呼吸节律不齐。早期多呈潮式呼吸，晚期出现抽吸样呼吸、叹息样呼吸、呼吸暂停及下颌运动等。

（3）低氧血症表现

①发绀　一般血氧饱和度 <80% 出现发绀。

②神经系统　嗜睡、烦躁、意识模糊、昏迷、惊厥。

③循环系统　心率增快，后期可减慢，心音低，血压先高后低，严重缺氧时心律失常。

④消化系统　消化道出血，肝功能损害，GPT 升高。

⑤肾功能损害：尿蛋白、管型、白细胞，少尿或无尿，严重时肾衰。

（4）高碳酸血症表现

①可有头痛、烦躁、摇头、多汗、肌震颤。

②神经、精神异常表现　淡漠、嗜睡、谵语、视网膜充血、昏迷、抽搐及视乳头水肿；如有脑水肿可有颅高压、肌张力增高、意识紊乱、呼吸节律紊乱及瞳孔变化。

③循环系统　心率快、血压上升，严重时心率减慢、血压下降、心律不齐。

④毛细血管扩张　四肢温、皮肤潮红、唇红、眼结膜充血及水肿。

2. 辅助检查

（1）血生化　血钾多偏高，但饥饿、脱水剂、利尿剂亦可引起低钾血症，同时有二氧化碳潴留、碳酸氢根代偿性保留，而使血氯相应降低。

（2）血气　Ⅰ型呼吸衰竭（低氧血症型），$PaO_2 < 50mmHg$；Ⅱ型呼吸衰竭（低氧和高碳酸血症型），$PaO_2 < 50mmHg$，$PaCO_2 > 50mmHg$。

3. 并发症

（1）感染　肺部感染或脓毒症为急性呼吸衰竭最常见的并发症。

（2）循环系统　心律失常、心力衰竭。

（3）胃肠道出血　见于并发胃炎或溃疡时，原因为应激反应、胃扩张、胃酸过多及应用激素。

（4）肾衰竭和酸碱平衡紊乱

（5）弥漫性血管内凝血　特别是急性呼吸窘迫综合征及重症腺病毒肺炎容易发生。

（6）深层静脉血栓形成及肺栓塞　可因长时间卧床及脱水诱发。

【治疗原则】

（1）病因治疗　积极治疗原发病，尽快解除病因。

（2）保持气道通畅　保持颈部适度伸展，清理口鼻咽分泌物，维持气道通畅。咳嗽乏力致气道分泌物不易排出影响通气时，应行气管插管，需要长时间气管插管者考虑气管切开。

（3）氧疗　根据病情，酌情选用鼻导管、简易面罩和头罩吸氧。

（4）呼吸支持　自主呼吸节律规整可使用无创通气，如持续气道正压通气、双水平气道正压通气；如呼吸节律不整齐、呼吸肌疲劳或严重缺氧需气管插管机械通气。

（5）液体疗法　若有高热、使用保温箱、痰液黏稠、呼吸深快时，应酌加液量；心力衰竭、脑水肿、机械通气、急性肾损伤时，酌减液量。

（6）循环支持　适当限制液体入量减轻心脏负荷，合并有心功能不全时可用地高辛、多巴酚丁胺和米力农等正性肌力药。

（7）营养支持　首选肠内营养，肠内营养不足部分补充性肠外营养，胃肠功能衰竭患儿完全肠外营养。

（8）预防并发症。

（曾健生）

第四节　急性脑水肿与颅内压增高

脑水肿是脑组织液体异常增加，导致脑容积增大和重量增加，是中枢神经系统受内源性或外源性刺激所产生的非特异性反应。液体可蓄积在脑细胞内与细胞间。当脑容积增大到一定程度时，颅内压增高形成颅内高压。严重的颅内高压可使部分脑组织由压力较高处向压力较低处移动，形成脑疝。

【诊断标准】

儿童颅内压增高诊断标准：正常小儿的颅内压随年龄增长而变化，为新生儿（<1个月）为 $10 \sim 20mmH_2O$，婴儿（1个月~1岁）$20 \sim 80mmH_2O$，幼儿（>1~3岁）$40 \sim 150mmH_2O$，大于 3 岁的年长儿接近于与成人为 $60 \sim 180mmH_2O$。儿童颅内压增高的诊断标准为：新生儿（<1个月）大于 $80mmH_2O$，婴儿（1个月~1岁）大于 $100mmH_2O$，幼儿（1~3岁）大于 $100mmH_2O$，年长儿（>3岁）大于 $200mmH_2O$。

1. 临床表现

可有剧烈头痛、喷射性呕吐、惊厥、意识障碍迅速出现并加深；血压升高、呼吸节律异常、循环障碍、肌张力改变、小婴儿前囟隆起伴张力增高及视乳头水肿。

2. 辅助检查

（1）脑脊液压力测定　在颅内压明显增高时，腰穿有导致脑疝的危险，应先静脉注射甘露醇半小时后再穿刺测压以确保安全，但测定结果会受到影响。

（2）头颅 CT 或磁共振（MRI）　为非损伤性方法，可观察脑水肿部位、程度、脑室扩张及移位情况，并可协助判断颅压增高的原因。急性颅高压 CT 扫描表现为脑组织丰满，脑沟回变浅，外侧裂缩小或消失，脑室受压缩小，中线结构移位等。MRI 检查较 CT 扫描敏感，并可观察到脑疝的形成。出现脑水肿时 T_1 和 T_2 像值均延长，因此在 T_1 加权像上呈长 T_1 低信号或等信号，在 T_2 加权像上呈 T_2 高信号。

（3）经颅多普勒超声（TCD）　可床边无创检测颅底 Willis 环大动脉的血流动力学参数，有助于判断颅高压及程度。颅高压时 TCD 主要表现为：频谱高尖，流速减低，以舒张期流速降低为主，阻力指数增高。近年研究发现，颅高压的 TCD 频谱表现虽不够特异，但敏感性好，特别是 TCD 动态监测可协助临床判断颅高压程度、治疗效果和预后。

（4）颅内压测定　将穿刺针留置于侧脑室可监测颅内压，并通过控制脑脊液引流速度降低颅压。

3. 诊断依据

（1）主要指标　①呼吸不规则；②瞳孔不等大或扩大；③视乳头水肿；④前囟隆起或紧张；⑤无其他原因的高血压（高于年龄×0.27 + 13.3 kPa）。

（2）次要指标　①昏睡或昏迷；②惊厥或（和）肌张力明显增高；③呕吐；④头痛；⑤给予甘露醇 1g/kg 静脉注射 4 小时后，血压明显下降，症状体征随之好转。

具备一项主要指标及两项次要指标时可初步诊断。

4. 脑疝诊断

（1）小脑幕切迹疝　多为颞叶海马回被挤入小脑幕切迹孔，使中脑变形、移位，同侧动眼神经受压，使脑脊液循环发生障碍。表现为意识状态突然改变，两侧瞳孔不等大，病侧瞳孔先缩小后扩大，对光反射消失，呼吸节律不规则。

（2）枕骨大孔疝　为小脑扁桃体疝入枕骨大孔，压迫延髓。表现为昏迷迅速加深，双侧瞳孔散大，对光反射消失，眼球固定，呼吸缓慢而不规则或停止，肌张力降低，深浅反射消失。如未及时获得有效处理，随后心脏停搏、死亡。

【治疗原则】

1. 病因治疗

是治疗脑水肿和颅高压的根本措施，如抗感染，纠正休克和缺氧，手术清除颅内占位性病变等。

2. 一般治疗

①患儿必须安静休息，躁动不安或惊厥者给予镇静止惊药物。颅高压患儿在转运过程中要注意固定头部，头部的摇晃或颈部的屈曲可影响颈静脉的回流而导致颅内压增高。②卧床时头肩抬高 25°~30°，有利于颅内血液回流；有脑疝前期症状时，以平卧位为宜。③保持呼吸道通畅，保证肺部通气与氧合。④准确记录出入水量，不能进食者鼻饲喂养维持营养及能量供应。⑤严密监测体温、血压、呼吸、意识、瞳孔和肢体活动等。

3. 药物治疗

（1）高渗脱水剂　①20% 甘露醇：0.5~1g/（kg·次），每 4~8 小时给药 1 次，严重颅高压或脑疝时剂量可加大至 1.5~2g/kg，每 2~6 小时给药 1 次。给药速度不宜太慢，一般 30 分钟内静脉注射，否则不能形成高渗状态。其降颅压作用可在给药后 1~5 分钟出现，20~60 分钟达高峰，作用维持 1.5~6 小时。病情好转后先减量，后减次数。②甘油：0.5~1g/（kg·次），于 60~120 分钟静脉滴注，也可口服给药。③3% 氯化钠：作用短暂，易致水钠潴留与反跳，仅用于低钠血症与水中毒。首次剂量为 6.5~10ml/kg，持续输入的有效剂量为 0.1~1.0ml/（kg·h），应使用能维持颅内压 <20mmHg（小年龄儿童应考虑 <15mmHg）的最低剂量。

（2）利尿剂　①呋塞米：1~2mg/（kg·次），q6~12h。②乙酰唑胺：多用于慢性脑积水患儿，以减少脑脊液生成，剂量 20~30mg/（kg·d）。

（3）其他药物 ①肾上腺皮质激素：通常使用地塞米松，开始用大剂量，$0.5 \sim 1.0mg/(kg \cdot 次)$，每4小时一次，共$2 \sim 3$次，快速制止炎症的发展；继之迅速减量至每次$0.1 \sim 0.5mg/kg$，每$6 \sim 8$小时一次，根据病情应用$1 \sim 7$天。也可用甲泼尼龙，静脉滴注$1 \sim 2mg/(kg \cdot 次)$，$2 \sim 3$次/天，连用$2 \sim 3$天。②20%白蛋白 $0.5 \sim 1.0g/(kg \cdot 次)$，缓慢静脉滴注，每日$1 \sim 2$次。与呋塞米合用时疗效增加。

（4）高渗盐水。

4. 其他降颅压措施

（1）控制性脑脊液引流 通过前囟或颅骨钻孔穿刺，将穿刺针留置于侧脑室，借助颅压监测控制脑脊液引流速度。无条件监测颅压时，可通过调整引流瓶位置的高低控制脑脊液流出速度，平均流速为每分钟$2 \sim 3$滴，使颅内压维持在$2.00kPa$以下。此法疗效迅速明显，可以治疗严重的颅内高压患儿。

（2）低温疗法 儿童维持理想颅内压的低温条件目前尚无统一标准，一般可选用$32 \sim 33℃$。低温疗法应该尽早使用，研究证明脑损伤患儿入院24小时内体温升高（$\geqslant 38.5℃$）对预后不利。重型创伤性脑损伤患儿应于伤后8小时内开展48小时的亚低温治疗以降低颅高压。采用低温治疗后，复温速度应小于$1℃/4h$，甚至更慢，由于复温过程中外周血管扩张，故需严密监测血压，若出现血压降低需积极治疗。降温毯由于其降温及复温的可控性强、对人体无创以及操作简便等特点，已被广泛用于儿科亚低温治疗。

5. 液体疗法

急性脑水肿、颅高压患儿应适当限液。以往强调严格限液，即每日入量应限定于$800 \sim 1200ml/m^2$或$30 \sim 60ml/kg$。近年认为该限液标准过于严格，因液量过低有可能导致循环血量减少、血压降低，若颅高压患儿的血压与脑灌注压下降则脑供血不足，加重脑缺氧，使病死率与致残率增高。目前主张在应用甘露醇等脱水利尿剂时，可不必过分限制液体入量。患儿有休克、重度脱水、利尿后尿多者均应快速补液与缓慢脱水；而脑疝、呼吸衰竭、心力衰竭、尿少患儿则应快速脱水、缓慢补液补盐。总之，可根据患儿每日尿量、尿比重，血清钾、钠、氯、渗透压以及患儿年龄、血压和心、肾功能及时调整输液量及输液种类。

6. 监测

严密监测体温、心率、呼吸、血压、经皮氧饱和度和颅内压，严格记录24小时出入量，注意意识障碍程度的变化，定期Glasgow评分，观察瞳孔大小及对光反射。定期复查血气分析、血生化及经颅多普勒超声等。

【临床操作标准】

脑室内颅压测压法：脑室内置管监测颅内压是最早使用的方法，与其他方法相比较，其所测数值是当前最精确可靠的，故被视为颅内压监测"金标准"。其优点是操作简单，测压准确，可以直接引流脑脊液，从而降低颅内压，具有诊断和治疗的双重价值；缺点是容易造成颅内感染。

1. 适应证

（1）颅压增高危象、脑积水等需做颅内减压治疗。

（2）脑室膜炎需局部注药。

2. 穿刺部位

婴儿：于前囟中点矢状线旁开 0.5~0.7cm 处，避开矢状窦，与头皮垂直进针 0.5cm，刺入硬膜后再向同侧眉中方向推进；或于前囟中点矢状线旁开 1.0~1.5cm 处进针，向同侧眼外眦方向推进，进针深度 3.0~4.5cm。

儿童：在两耳尖连线中点旁开 0.7~1.0cm 或正中线与双耳尖连线交点旁开 1~1.5cm 处钻颅进针，进针深度应小于 5.5cm，穿刺方向同上。

3. 操作方法

（1）剃去患儿顶部头发，清洁前囟区。

（2）术前用镇静剂，保持患儿术中安静。

（3）助手双手扶持患儿头部，示指置眉中部指示进针方向。

（4）严格遵守无菌操作规程，用碘酒、乙醇消毒手术野后，铺无菌孔巾。

（5）按前述部位穿刺，待穿刺针进入规定长度后，拔出针芯观察有无液体流出。进针深度不得超过 5.5cm。

（6）穿刺成功后，将针头经注满肝素的延长管与传感器相连。

（7）调整传感器位置，使其高度位于与室间孔同一水平，即眉末端与耳屏连线中点。传感器经校正零点后即可监测颅内压。

（8）保持穿刺针周围皮肤及敷料干燥、清洁，若有污染应及时更换。撤管时，用碘酒、乙醇清洁皮肤，并覆盖无菌纱布。

4. 注意事项

（1）监测期间保持患儿安静，酌情使用镇静剂，并用沙袋固定头部、肩部。

（2）如有出血，有可能侧脑室脉络丛，需略向外拔针。

（3）严格无菌操作。监测期间需用抗菌药物，并定期做脑室液细菌培养及药物敏感试验。

（钱素云　高恒妙）

第五节　急性呼吸窘迫综合征

急性呼吸窘迫综合征（ARDS）是指在严重感染、休克、创伤及烧伤等非心源性疾病过程中，肺毛细血管内皮细胞和肺泡上皮细胞损伤造成弥漫性肺间质和肺泡水肿，导致的急性低氧性呼吸功能不全或衰竭。ARDS 是多种炎症细胞及其释放的炎症介质和细胞因子间接介导的肺脏炎症反应，其特征是肺泡 – 毛细血管膜通透性增高，形成间质及肺泡水肿，肺表面活性物质减少，导致小气道陷闭和肺泡萎陷不张，进而导致肺容积减小、功能残气量降低、肺顺应性降低、通气/血流比例失调，引起肺部氧合障碍，出现顽固性的低氧血症和呼吸窘迫。

【诊断标准】

1. 临床表现

ARDS 病因复杂，有时临床表现隐匿或不典型，必须提高警惕。

（1）呼吸窘迫　呼吸频率增快并进行性加重，出现呼吸困难和呼吸窘迫。

（2）缺氧表现　烦躁不安、心率增快、唇及指甲发绀。缺氧症状用鼻导管或面罩吸氧的常规氧疗方法无法缓解。

（3）合并肺部感染时可出现咳嗽、咳痰、发热和畏寒等。

（4）体格检查　有时两肺可闻及干、湿性啰音和哮鸣音。肺部实变时呼吸音减低。

2. 辅助检查

（1）X线胸片　病程早期胸片正常或仅见两肺纹理增多、模糊，可伴有小斑片影；继而出现两肺透光度减低呈磨玻璃样改变，显示弥漫性肺间质水肿；随着病变继续进展，两肺出现大片密度不均匀的融合病灶，其中可见支气管充气征，肺间质水肿加重，甚至呈白肺；恢复期上述阴影逐渐消失，部分患者出现肺纤维化改变。

（2）胸部CT　病变早期可见肺间质有渗出阴影。典型表现为肺内病变不均一，呈现重力依赖现象，上部肺组织正常及相对正常，中部呈磨玻璃样改变，下垂部位呈实变影。

（3）血气分析　早期多为不同程度的低氧血症和呼吸性碱中毒，随着病情加重，PaO_2/FiO_2进行性下降。由于ARDS晚期无效腔通气增加，出现二氧化碳潴留，表现为呼吸性酸中毒。

3. 儿童急性呼吸窘迫综合征诊断标准（表15-4）

表15-4　儿童急性呼吸窘迫综合征诊断标准

年龄	排除围生期相关肺疾病			
时间	7天内明确的临床损害过程			
水肿原因	不能完全用心功能衰竭或液量超载来解释的呼吸衰竭			
胸部影像	胸部影像显示肺部有新浸润的急性实质性病变			
肺部氧合	无创机械通气	有创机械通气		
	儿童呼吸窘迫综合征（无危重程度分级）	轻度	中度	重度
	面罩双水平正压通气或持续气道正压≥5cmH_2O P/F比值≤300 S/F比值≤264	4≤OI<8 5≤OSI<7.5	8≤OI<16 7.5≤OSI<12.3	OI≥16 OSI≥12.3
特殊人群				
发绀型心脏病	符合上述年龄、时间、水肿原因和胸部影像标准，出现不能用原有心脏疾病解释的肺部氧合急剧恶化			
慢性肺疾病	符合上述年龄、时间、水肿原因标准，胸部影像出现新的浸润病灶，肺部氧合从基础状态急剧恶化并符合上述标准			
左心功能不全	符合上述年龄、时间、水肿原因标准，胸部影像出现新的浸润病灶，肺部氧合急剧恶化符合上述标准并不能用左心功能不全解释			

P/F比值：PaO_2/FiO_2；S/F比值：SpO_2/FiO_2；OSI（氧饱和度指数）=［$FiO_2 \times Paw \times 100$］/$SpO_2$）；OI（氧合指数）=［$FiO_2 \times Paw \times 100$］/$PaO_2$。

【治疗原则】

1. 原发病治疗

控制原发病、遏止其诱导的全身失控的炎症反应，是预防和治疗ARDS的必要措施。

2. 呼吸支持

（1）氧疗 氧疗目的是改善低氧血症，轻症可先采用鼻导管、面罩等氧疗方式。ARDS 患儿常低氧血症严重，常规氧疗难以奏效，需要及时机械通气以提高氧疗效果。

（2）无创正压通气 为不经人工气道（气管插管或气管切开）的呼吸支持方法，儿科常用的通气模式为持续气道正压通气（CPAP）和双水平气道内正压（BiPAP）通气。无创正压通气可改善肺部氧合，缓解呼吸窘迫，并且可降低有创通气并发症（如呼吸机相关性肺炎）的发生率，尤其是免疫功能受损合并 ARDS 患者，应早期使用无创正压通气。若经无创正压通气 1~2 小时后患者病情无改善或有恶化趋势，如呼吸频率增快、呼吸功增加、气体交换变差和意识水平降低，应及时气管插管行有创通气。

（3）有创机械通气 无创通气无效或病情加重时及时气管插管行有创机械通气以维持有效的通气氧合，支持脏器功能。应采用肺保护性通气策略，包括小潮气量通气以限制气道压、肺复张措施和合适水平的呼气末正压。

（4）高频振荡通气 对于常频通气时平台压超过 $28cmH_2O$ 的中~重度 ARDS 推荐使用高频振荡通气。预设平均气道压一般较常频通气时高 $2~6cmH_2O$，然后根据经皮氧饱和度情况，逐步调节平均气道压，维持合适的肺容量以保证肺部氧合，根据胸壁振动幅度调节振荡压力。

（5）俯卧位通气 ARDS 时肺内病变并不是均匀一致的。俯卧位通气可改善背侧通气，增加功能残气量，改善通气血流比例，改善氧合。目前不推荐俯卧位通气常规用于所有 ARDS 治疗，但可用于严重低氧的重度 ARDS 患儿。

（6）体外膜氧合（ECMO） 适用于肺部病变可逆的重度 ARDS，常规保护性通气策略及挽救性治疗措施（俯卧位通气、高频通气等）不能维持有效气体交换时可考虑使用。如患儿心功能良好，可选静脉-静脉 ECMO，仅替代肺脏气体交换功能。如同时合并心功能不全，应选择静脉-动脉 ECMO，可同时支持替代心脏泵血和肺脏气体交换功能。ECMO 运行后应注意评估治疗效果。

3. 液体管理

保证液体入量以维持足够血容量、器官组织灌注和氧输送，同时减少血管外肺水和减轻肺水肿。对于存在血流动力学不稳定的 ARDS 患者，早期应行积极液体复苏；当血流动力学稳定后，应实行目标指导的限制性液体策略，保持液体平衡或负平衡，防止体内液体过多。必要时使用连续性血液净化和利尿剂实现液体负平衡，减轻肺水肿及改善氧合。

4. 镇静、肌松

适宜镇静镇痛可减少患儿的痛苦和躁动，有利于改善人-机同步性，改善氧合，减少氧耗，减少呼吸机相关性肺损伤发生从而改善患儿预后。深度镇静时仍存在明显人-机不同步，可使用肌松剂。具体用法用量见表 15-5。

5. 糖皮质激素

不推荐儿童 ARDS 患者常规应用激素，但在实际临床工作中又确实存在经常使用激素治疗儿童 ARDS，因此需要对其有效性、剂量及疗程进一步研究。

6. 营养支持

尽早开始营养支持，提供充足的营养物质，满足机体代谢需要，以促进疾病恢复。

应根据患者的胃肠功能情况，决定营养途径。如果胃肠能耐受，首选肠内营养，不但可提供比较全面的营养，而且利于维持肠黏膜的完整性和功能。

表 15-5　常用镇痛镇静剂肌松药物参考剂量

药物	首剂量	维持量
地西泮	0.1~0.3mg/kg（最大量 10mg/次）	无
咪达唑仑	0.1~0.3mg/kg	1~5μg/（kg·min）
吗啡	100μg/kg	10~40μg/（kg·h）
芬太尼	1~2μg/kg	1~4μg/（kg·h）
罗库溴铵	0.6mg/kg	5~10μg/（kg·min），2~11 岁儿童可能需要更高的输注速率
维库溴铵	0.08~0.10mg/kg	0.5~1.0 μg/（kg·min）

注：维持用药均为静脉泵注，必须使用定量输注装置。

（曾健生）

第六节　中　毒

一、百草枯中毒

百草枯（PQ）是一种高效能的非选择性接触型除草剂，化学名 1，1′-二甲基-4，4′-联吡啶阳离子盐，一般为其二氯化物（分子量 257.2）或二硫酸甲酯，喷洒后起效迅速，进入土壤后迅速失活，在土壤中无残留。百草枯对人畜具有很强毒性，因误服或自服引起急性中毒已是最常见的农药中毒之一。百草枯可以经消化道、皮肤和呼吸道吸收，成人致死量为 20% 水溶液 5~15ml（20~40mg/kg）。毒性累及全身多个脏器，严重时可导致多器官功能不全综合征（MODS），其中肺是主要靶器官，可导致"百草枯肺"，早期表现为急性肺损伤（ALI）或急性呼吸窘迫综合征（ARDS），后期则出现肺泡内和肺间质纤维化，是百草枯中毒患者致死的主要原因，病死率高达 50%~70%，至今尚无有效解毒药物。

【诊断标准】

依据百草枯服用或接触史、临床表现特点和实验室检查等，可做出急性百草枯中毒的临床诊断。

1. 询问病史

临床常见百草枯中毒为消化道吸收，多为自服或误服，注射途径极为少见。一般情况下，完整的皮肤能够有效阻止百草枯的吸收，但长时间接触、阴囊或会阴部被污染、破损的皮肤大量接触，仍有可能造成全身毒性。

2. 临床表现

经口中毒者有口腔烧灼感，口腔、食管黏膜糜烂，溃疡，恶心，呕吐，腹痛，腹泻，甚至呕血、便血，严重者可并发胃穿孔、胰腺炎等；部分患者可出现肝大、黄疸、肝功能异常甚至肝衰竭；可有头晕、头痛，少数患者发生幻觉、恐惧、抽搐、昏迷等中枢神经系统症状；肾损伤最常见，表现为血尿、蛋白尿、少尿，严重者发生急性肾衰竭。肺损伤最为突出也最为严重，表现为咳嗽、胸闷、气短、发绀和呼吸困难，查体可发现呼吸音减低，两肺可闻及干湿啰音。大量口服者 24 小时内可出现肺水肿、肺出血，常在数天内因 ARDS 死亡；非大量摄入者呈亚急性经过，多于 1 周左右出现胸闷、憋气，2~3 周呼吸困难达高峰，患者多死于呼吸衰竭，少数患者可发生气胸、纵隔气肿等并发症。

局部接触中毒者主要表现为接触性皮炎和黏膜化学烧伤，如皮肤红斑、水疱、溃疡等，眼结膜、角膜灼伤形成溃疡，甚至穿孔。大量长时间接触可出现全身性损害，甚至危及生命。

通过血管、肌肉、皮肤等部位注射虽然罕见，但临床表现更凶险，预后更差。

3. 辅助检查

（1）毒物检测　血、尿百草枯含量测定：血浆百草枯的定量分析可评估病情的严重程度和预后。有放射免疫测定法、固相提取和硫代硫酸钠浓缩后的分光光度测定法、液相色谱–质谱联用方法定量检测以及碱和硫代硫酸钠试管法定性等。

（2）胸部 X 线　其异常滞后于临床表现，随着病程进展而改变。肺部 CT 视中毒程度不同而表现各异，极重度中毒以渗出为主，数天内即可侵犯全肺野；轻度中毒者仅表现为肺纹理增多、散发局灶性肺纤维化和少量胸腔积液等，随着时间的迁移，病灶可完全吸收；中重度中毒呈渐进性改变，中毒早期（1 周内）表现为肺纹理增粗、叶间裂增宽、渗出性改变或实变以肺底及外带为主，可有胸腔积液，中毒后 1~2 周为快速进展期，呈向心性进展，肺渗出样改变或毛玻璃样改变范围迅速扩大，如不能终止，可侵犯全肺，最终死于严重缺氧。存活者往往在中毒 10 天左右肺部病灶进展自动终止，以后病变逐渐吸收，数月后可完全吸收，不留任何后遗症。

（3）动脉血气分析　可有低氧血症、代谢性酸中毒和呼吸性碱中毒等。

（4）其他　血 BUN、Cr 升高；心电图表现心动过速或过缓、心律失常、Q–T 间期延长、ST 段下移等；白细胞升高，也可出现贫血和血小板减少等。

根据服毒量可做如下分型。①轻型：百草枯摄入量 <20mg/kg，患者除胃肠道症状外，其他症状不明显，多数患者能够完全恢复；②中至重型：摄入量 20~40mg/kg，患者除胃肠道症状外可出现多系统受累表现，1~4 天出现肾功能、肝功能损伤，数天至 2 周出现肺部损伤，多数在 2~3 周死于呼吸衰竭；③暴发型：摄入量 >40mg/kg，有严重的胃肠道症状，1~4 天死于多器官功能衰竭，极少存活。

4. 诊断注意事项

（1）血液、尿液百草枯浓度测定可明确诊断并帮助判断预后，但随着时间推移，血、尿百草枯浓度逐渐减低甚至难以测出。

（2）口服百草枯的患者，即使临床症状轻微，甚至没有毒检证据，诊断仍能成立；毒物接触史不详，血、尿中检出百草枯，即使临床表现不典型，诊断也仍然成立。

（3）如患者出现上述典型临床表现，即早期化学性口腔炎、上消化道刺激腐蚀表现、肝和（或）肾损害，随后出现肺部损伤，而毒物接触史不详又缺乏血、尿毒检证据，可诊断为疑似百草枯中毒。

【治疗原则】

尚无百草枯中毒特效解毒药物。治疗原则：尽早积极的采取措施清除进入体内的毒物是成功救治急性百草枯中毒患者的基础。

1. 阻断毒物吸收

（1）催吐、洗胃与吸附　在院前可刺激咽喉部催吐，院内则应争分夺秒洗胃。洗胃液首选清水，也可以用肥皂水或 1% ~ 2% 碳酸氢钠溶液。洗胃尽可能彻底，直到无色无味。上消化道出血不是洗胃禁忌，可用去甲肾上腺素冰盐水洗胃。洗胃完毕立即注入吸附剂 15% 漂白土溶液（儿童 15ml/kg）或活性炭（儿童 2g/kg）。由于百草枯溶液中添加了呕吐剂等成分，患者常有剧烈呕吐，可在呕吐症状缓解后少量频服漂白土或活性炭，达到吸附进入肠道毒物的目的。

（2）导泻　常用 20% 甘露醇、硫酸钠或硫酸镁，促进肠道毒物的排出，减少吸收。此后，可连续口服漂白土或活性炭 2 ~ 3 天，也可试用中药（大黄、芒硝、甘草）导泻。

（3）清洗　有百草枯皮肤接触者，立即脱去任何被百草枯污染或呕吐物污染的衣服，应用清水和肥皂水彻底清洗皮肤、毛发，注意不要造成皮肤损伤，防止从创口增加毒物的吸收。若眼睛接触百草枯者需要用流动的清水冲洗至少 15 ~ 20 分钟，然后请专科处理。

2. 促进毒物排出

（1）补液利尿　适当补液联合静脉注射利尿剂有利于维持适当的循环血量与尿量 [1 ~ 2ml/（kg·h）]，对于患者肾脏功能的维护及百草枯的排泄可能有益，但补液利尿治疗需关注患者的心、肺功能及尿量情况。

（2）血液净化　血液灌流（HP）和血液透析（HD）是目前清除血液循环中毒物的常用方法，建议 HD 只用于合并肾功能损伤的百草枯中毒患者，推荐口服百草枯中毒后应尽快行 HP，2 ~ 4 小时内开展效果较好，可根据血液毒物浓度或口服量决定一次使用一个或多个灌流器，以后根据血液百草枯浓度决定是否再行 HP 或 HD。因百草枯中毒后可产生大量炎性因子和炎性介质，采用连续性静脉 – 静脉血液滤过（CVVH）的对流、吸附和弥散功能进行治疗。

3. 药物治疗

药物治疗主要是防治肺损伤，常用药物主要包括糖皮质激素等。对非暴发型中、重度百草枯中毒患者早期应用甲泼尼龙 15mg/（kg·d）或等效剂量的氢化考的松、环磷酰胺 10 ~ 15mg/（kg·d），其具体剂量、疗程、不良反应等尚需进一步探讨。抗氧化剂、蛋白酶抑制剂乌司他丁、非甾体抗炎药水杨酸钠等对急性百草枯中毒的疗效仍在探索阶段。

4. 支持对症治疗

（1）氧疗及机械通气　急性百草枯中毒患者应避免常规给氧，建议将 $PaO_2 < 40mmHg$（5.3kPa）或 ARDS 作为氧疗指征，尚无机械通气增加存活率的证据。

（2）抗菌药物　由于急性百草枯中毒可导致多器官损伤，加之使用糖皮质激素及免疫抑制剂，可考虑预防性应用抗菌药物，推荐使用大环内酯类，该类药物可能对防治肺纤维化有一定作用。一旦有感染的确切证据，应立即有针对性地应用强效抗菌药物。

（3）营养支持　急性百草枯中毒最佳进食时机尚不明确，对于消化道损伤严重而禁食的患者，应注意肠外营养支持。

（4）对症处理　止吐、镇痛、胃黏膜保护剂和抑酸剂等。

【预防】

1. 加强宣教，重在预防。

2. 加强对农药的管理，未用完的百草枯溶液要及时回收；加强家庭保管，避免儿童、幼儿误服和高危人群接触；对可能接触农药的儿童要严密看管，发现异常及时救治。

二、毒鼠强中毒

毒鼠强，化学名称为"四亚甲基二砜四胺"。毒鼠强是一种强烈的中枢神经系统兴奋剂，对周围神经、骨骼肌及神经－肌肉接头无明显影响，具有强烈的致惊厥作用，临床表现和脑电图改变类似一般癫痫大发作，病情进展迅速，严重者可因呼吸衰竭而于短期内死亡，病死率极高。中毒原因多为误服被其污染的食物或毒死的家禽、牲畜，小儿常因误食毒鼠食饵发病，亦可为人为投毒。

【诊断标准】

需详细询问病史，细致体检，进行毒物检测，必要时排除其他诊断方可明确诊断。

1. 询问病史

对进食后无明显诱因在较短时间内（数分钟～0.5小时）即出现头晕、头痛、消化道症状及无热抽搐者，应考虑毒鼠强中毒的可能，儿科尤应注意采集病史的技巧，仔细询问有无群体发病、家中有无相关的药物、以及患儿发病前的饮食内容、生活情况、活动范围及家长职业以期发现重要线索，对青春期儿童，还应注意有无情绪不稳定及自杀动机的可能。毒物筛查是确诊的重要诊断方法。

2. 临床表现

毒鼠强中毒潜伏期很短，多在数分钟至半小时开始出现症状。轻到中度中毒表现为头痛、头晕、乏力、恶心、呕吐、腹痛，烦躁、易激惹、肌肉震颤、视听幻觉以及心动过速或过缓；严重中毒表现为惊厥持续状态、昏迷和多器官功能衰竭；中枢神经系统损害一般为可逆性，不留后遗症，但重度中毒者可遗留不可逆性脑损伤。

3. 辅助检查

（1）毒物检测　呕吐物、胃内容物、血、尿、剩余食物中可检出毒鼠强。目前常用检测方法包括气相色谱法或质谱法，GC/MS 法检测结果的准确性更高。报道的中毒和致死血药水平分别为 $0.002\sim0.369\mu g/ml$ 和 $0.64\sim5.49\mu g/ml$。

（2）脑电图　主要表现弥漫性慢波伴癫痫样放电，能辅助判断中毒程度及预后。中毒越严重、临床症状越明显，脑电图异常程度越高，恢复时间越长，随着临床症状好转，脑电图也逐渐恢复。

（3）心电图　可见心动过速或过缓，还可见室性期前收缩及心肌损伤或缺血表现，如 ST 段抬高或下移，T 波低平或倒置，Q－T 间期延长。

（4）其他　部分患者 CK、CK－MB、LDH 增高，以前两项升高为主，病情越重，升高越明显，主要与骨骼肌痉挛、脑组织缺氧损伤有关，与心肌受损关联度低；也可见外周血 WBC 升高，血钾、血糖降低、肝功能异常等非特异性表现，少数患者血尿素氮偏高。

4. 鉴别诊断

（1）排除以抽搐为主要表现的其他疾病　如中枢神经系统感染、颅脑外伤、脑血管病、精神病和代谢障碍性疾病等。

（2）与有机氟类鼠药（氟乙酰胺，氟乙酸钠）中毒鉴别　仅从临床表现上难与毒鼠强中毒鉴别，其区别在于有机氟类中毒一般发病较晚，口服后有 2～12 小时的潜伏期，生化检查可有血、尿氟及血柠檬酸升高，毒物鉴定可鉴别。

【治疗原则】

毒鼠强毒性甚剧，对人的致死量为 0.1～0.2mg/kg，毒性为氟乙酰胺的 3～30 倍、氰化钾的 100 倍以及砒霜的 150 倍。它起效快，在口腔和咽部黏膜就可被迅速吸收，口服后 3 分钟即可致死，但多数在 0.5 小时内死亡。因此，抢救毒鼠强中毒必须争分夺秒，尽快清除毒物，控制抽搐，保护中枢神经系统功能，维持呼吸及循环功能，防止病情恶化，否则患者常可在短期内病情急剧恶化，痛失抢救机会。治疗原则：尽早彻底清除毒物，迅速控制癫痫样大发作，积极防治呼吸衰竭与脑水肿，保护心、脑、肝等重要脏器功能。

1. 清除毒物

口服中毒患者应尽早催吐、洗胃、导泻。尸检证实，中毒后 8 小时内胃肠道黏膜毒物浓度最高，故洗胃应尽早在此时期内完成，以减少毒物吸收。中毒患者多有意识障碍，因此应留置胃管反复洗胃。洗胃后注入活性炭吸附毒素，小儿按 1g/kg（最大量 50g），用水调配成 10%～15% 的混悬液从胃管灌入，然后给予泻剂导泻。

值得注意的是，毒鼠强中毒后中枢神经系统兴奋性明显增高，洗胃刺激可诱发或加重患者阵挛性抽搐，因此洗胃时应将患者安置在安静、较暗的环境中，尽量减少不良刺激；同时建立静脉通路，做好相关急救准备；如已出现惊厥，洗胃应在惊厥控制后进行，禁忌催吐；对有意识障碍及呼吸衰竭者，应在气管插管、呼吸机通气准备或支持下进行。

2. 控制惊厥

惊厥控制是挽救患者生命、减少并发症、提高抢救成功率的关键。止惊药以苯巴比妥钠为首选，提倡早期使用，先予负荷量 10～15mg/kg，负荷量 12 小时后给维持量 5mg/（kg·d），每 12 小时一次给予。一般应用时间 1～2 周，减量太快或维持时间太短，易造成病情反复。惊厥难以控制时，可再予 1～2 剂负荷量，前提是有呼吸支持做保障。单药难以控制时，可联合应用咪达唑仑，负荷量 0.15mg/kg 静脉注射后，先以 1μg/（kg·min）速度持续静脉点滴，每 15 分钟增加 1μg/（kg·min），直至惊厥控制或者达到最大量 5μg/（kg·min）。维生素 B_6 是氨基酸脱羧酶的辅酶，能催化谷氨酸生成 GABA，静脉注射维生素 B_6 可增加抗惊厥药的疗效，具体剂量参照异烟肼中毒时的 50mg/kg。对难以控制的抽搐可在机械通气的基础上使用硫喷妥钠全身麻醉。

3. 血液净化治疗

血液净化是目前国内毒鼠强中毒的标准治疗，具体方法包括血液灌流（HP）、血液透析（HD）、血浆置换（HE）、连续性静脉－静脉血液滤过（CVVH）、连续性静脉－静脉血液透析（CVVHD）等。HP 临床最常用。研究发现，毒鼠强中毒患者经一次 HP 治疗后，体内毒物浓度可降低 30%～50%，毒鼠强浓度越高，效果越好；而一次 HE 治疗后，血中毒物浓度只下降 10% ~ 30%。进一步研究发现，首次血液净化后 24 小时，血液中毒鼠强浓度有一定幅度的回升，这是因为毒鼠强进入人体后均匀分布于各脏器、组织中，血液毒鼠强浓度下降后，毒物在体内重新分布而释放入血，因此往往需要多次治疗，两次治疗时间间隔宜在 8 ~ 24 小时之间。目前认为各种血液净化治疗方法中以 HP + HD 效果最好，这是因为联合 HD 治疗可清除血中炎症介质及氧自由基，减少发生多脏器功能衰竭综合征（MODS）的可能性。

4. 防治呼吸衰竭与脑水肿

呼吸衰竭是毒鼠强中毒的主要死因，对昏迷、频繁抽搐、使用大剂量镇静剂无效的患者，要尽早气管插管、机械通气，以避免误吸，并利于气道管理及抗惊厥药物的使用；需注意脑水肿、颅高压的判定及施救，尽早使用甘露醇或与呋塞米、地塞米松交替使用，同时给予 β - 七叶皂苷钠、吡拉西坦（脑复康）和 γ - 氨络酸等药物。

5. 脑损伤治疗

毒鼠强中毒引起的反复抽搐可导致严重低氧血症和脏器的缺氧损伤，其中以脑缺氧损伤最明显，治疗策略首选高压氧疗。高压氧治疗应该在有效控制抽搐之后进行，一般为 1 ~ 3 个疗程（10 天为一疗程），对于个别损伤严重者可适当延长治疗周期。

6. 综合治疗

积极防治感染和维持水、电解质、酸碱平衡；应激性溃疡时，给予制酸及黏膜保护剂，尽早实行胃肠内营养；对心率明显减慢者，先用阿托品治疗，无效则考虑行体外起搏。

【预防】

加强宣教，重在预防。加强对农药的管理，不随意放置，避免误食、接触；对可能接触农药的儿童要严密看管，发现异常及时救治。

三、有机磷农药中毒

有机磷农药种类众多，根据大鼠口服半数致死量（mg/kg），分为四类：剧毒（<10mg/kg）、高毒（10 ~ 100mg/kg）、中毒（100 ~ 1000mg/kg）、低毒（1000 ~ 5000mg/kg）。剧毒类有甲拌磷（3911）、内吸磷（1059）、对硫磷（1605）、特普等；高毒类有甲基对硫磷、三硫磷、敌敌畏、氧乐果、磺依可酯、毒虫畏等；中毒类有乐果、敌百虫、二溴磷等；低毒类有马拉硫磷（马拉松 4049）、双硫磷、虫螨磷、稻瘟宁等。

有机磷农药中毒常见，人体对有机磷的中毒量、致死量差异很大。

【中毒原因】

小儿多为误食被有机磷农药污染的食物（包括瓜果、蔬菜、乳品、粮食以及被毒死的禽畜、水产品等）；误用沾染农药的玩具或农药容器；不恰当地使用有机磷农药杀灭蚊、蝇、虱、蚤、臭虫、蟑螂及治疗皮肤病和驱虫，母亲在使用农药后未认真洗手及换衣服而给婴儿哺乳；用包装有机磷农药的塑料袋做尿垫或接触喷过有机磷农药的土壤而中毒；儿童亦可由于在喷洒过农药的田地附近玩耍，引起吸入中毒；年长儿也有因自杀服用后中毒。

【诊断标准】

多数情况下通过详细询问病史，细致检查有机磷农药中毒的特异征象，即可明确诊断。病史询问包括患儿的食（哺乳）、宿、衣着、接触物及游玩场所等；许多有机磷农药可刺激皮肤，出现红斑或水疱；某些有机磷农药具有特殊的蒜臭味或芳香味；对临床可疑、但又不能确诊的病例，可通过实验室检查和试验性治疗加以明确。

1. 临床表现

临床表现因中毒途径、剂量而异，包括急性期的胆碱能兴奋或危象及其后可能发生的中间综合征（IMS）和迟发性周围神经病（OPIDPN）。

（1）急性期胆碱能兴奋或危象　潜伏期因中毒途径、毒物种类和量而异。经口中毒为 5 ~ 20 分钟，经呼吸道进入约为 30 分钟，经皮肤污染中毒为 2 ~ 6 小时。毒物种类不同，潜伏期长短不一，如特普、对硫磷数滴入口即可致死；乐果需氧化后才有毒性，潜伏期可长达 72 小时。一般有机磷中毒症状高峰在 8 ~ 12 小时，死亡病例多在发病后 9 小时左右。

初始中毒表现为极度活跃的毒蕈碱样反应，所引起的临床综合征被称为 SLUDGE 或 DUMBELS 综合征（表 15 - 6），表现为胆碱能神经节后纤维兴奋所致的空腔脏器收缩和腺体分泌亢进，包括瞳孔缩小、流泪、流涎、支气管黏液外溢、支气管痉挛、胃肠道痉挛、呕吐、腹泻和尿失禁。心动过缓是毒蕈碱效应的典型表现，但交感神经节前纤维兴奋（烟碱效应）增加去甲肾上腺素释放，可能导致心率正常甚至心动过速。弥漫性出汗由交感神经的节前烟碱受体和副交感神经的节后毒蕈碱受体共同介导。威胁生命的毒物效应为支气管痉挛和支气管黏液外溢，容易导致通气障碍和呼吸困难。

毒物的烟碱样效应包括肌肉痉挛和肌束震颤，继而出现肌肉疲劳、麻痹，联合支气管痉挛和分泌物增加，共同导致呼吸衰竭。中毒所致的中枢神经系统症状总体为最初的兴奋到最终的抑制状态，包括头痛、焦虑、躁动、言语不清、意识混乱、共济失调、惊厥、昏迷和中枢性呼吸衰竭。

吸入中毒患者，呼吸道及眼部症状出现较早，口服中毒常先发生胃肠道症状，皮肤接触中毒则以局部出汗和邻近肌纤维收缩为最初表现，敌敌畏与皮肤接触处多出现红斑样改变，渐成水疱，患儿有瘙痒、烧灼感。与成人有机磷中毒不同，儿童有机磷中毒，尤其是婴幼儿，更多表现为意识障碍的改变，而非经典的 DUMBELS 征象。

表 15 - 6　SLUDGE 或 DUMBELS 综合征

SLUDGE 综合征	DUMBELS 综合征
流涎（S, salivation）	腹泻/出汗（D, diaphoresis/diarrhea）
流泪（L, lacrimation）	排尿（U, urination）
尿失禁（U, urination）	瞳孔缩小（M, miosis）
排便（D, defecation）	心动过缓/支气管黏液溢/支气管痉挛（B, bradycardia/ bronchorrhea/bronchospasm）
胃肠道痉挛（G, GI distress）	呕吐（E, emesis）
呕吐（E, emesis）	流泪（L, lacrimation）
	流涎（S, salivation）

（2）继发性综合征　除急性期表现外，还有两种继发综合征在急性有机磷中毒恢复期出现。

①中间综合征（IMS）　急性有机磷中毒后 2 ~ 4 日（偶为 7 日），可发生一种以肌肉麻痹为主的疾病，因其发病时间在有机磷中毒胆碱危象消失后，而在迟发性周围神

经病之前，故称为中间综合征。患者表现为不能抬头、眼活动受累、肢体不同程度的软弱无力，呼吸困难甚至呼吸麻痹，有时需数周的通气支持。主要病理改变是突触后神经–肌肉接头点功能障碍，可能与病初胆碱酯酶复能剂的应用不充分或过早停药有关。

②迟发性周围神经病（OPIDPN）　多起病于急性有机磷农药重度中毒后2~3周，常先感觉手足发麻、疼痛、下肢酸疼，进而出现下肢乏力和腱反射减弱，是一种远端的运动性神经病变，脑神经和呼吸肌一般不受累，6~12个月后恢复。与有机磷农药抑制神经组织中神经病靶酯酶，并使之老化；或干扰钙离子/钙调蛋白激酶Ⅱ，使神经轴突内的骨架蛋白分解，导致轴突变性有关。

2. 实验室检查

（1）薄层层析法可查出呕吐物、胃内容物、皮肤、衣物、二便内有机磷。

（2）测定尿中的有机磷分解产物，可作为接触毒物的指标，帮助早期诊断。

（3）测定血浆胆碱酯酶活力，如胆碱酯酶活力降低至正常人的80%以下，即有诊断意义，并可据此数值估计中毒程度及作为用药参考。在农村和抢救现场，采用简便适用的溴麝香草酚蓝纸片比色法，可在20分钟内判定胆碱酯酶活性。

3. 试验性治疗

对临床可疑病例，注射常规剂量阿托品，若未出现颜面潮红、瞳孔散大、心动过速和口鼻干燥等阿托品化现象，提示有机磷中毒；若出现阿托品化现象表明非有机磷中毒或仅为轻度中毒。静脉注射碘解磷定，若为有机磷中毒，病情应有所改善。对昏迷患儿试验性治疗往往反应不敏感，易致错误判断。

4. 中毒分级

根据症状轻重和血液胆碱酯酶活力降低的程度，临床可分为三级。

（1）轻度中毒　出现头晕、头痛、恶心、呕吐、流涎、多汗、视物模糊和四肢麻木等早期症状。血清胆碱酯酶活力下降到正常的50%~70%。

（2）中度中毒　除轻度中毒症状外，尚有轻度意识障碍、步态蹒跚、言语不清；瞳孔缩小、肌肉震颤、流泪；轻度呼吸困难，支气管分泌物增多，肺部有干、湿啰音；心动过缓、腹痛、腹泻、发热、寒战、多汗、血压轻度升高等。血清胆碱酯酶活力下降到正常的30%~50%。

（3）重度中毒　除上述症状体征外，患者多呈昏迷，常有心动过速、房室传导阻滞、心房颤动等心律失常，血压升高或下降、呼吸困难、发绀、肺水肿、惊厥、大小便失禁或尿潴留、瞳孔极度缩小、对光反应消失、四肢瘫痪及反射消失等，可因呼吸麻痹或循环衰竭而死亡。血清胆碱酯酶活力下降到正常的30%以下。

【治疗原则】

1. 急性期处理

主要针对三个目标：去污染、支持治疗、使用解毒药物。

2. 去污染措施

应始于院前急救，防止毒物进一步吸收和后继毒性，注意医务人员的保护。

（1）皮肤接触中毒　立即使病儿脱离中毒现场，脱去被污染的衣物、鞋袜等，放于密封良好的塑料袋中。彻底清洗污染的皮肤、毛发、外耳道、手部（先剪去指甲），必要时剃除头发，再洗头皮。一般用生理盐水或肥皂水（敌百虫中毒时禁用）清洗，继用微温水冲洗干净。如眼睛受污染，除敌百虫污染需用清水冲洗外，其余均可先用2%的碳酸氢钠溶液冲洗，再用生理盐水彻底冲洗，至少持续10分钟，之后滴入1%阿托品溶液1~2滴。

（2）经口中毒　若神志尚清，立即引吐并洗胃。洗胃要早期、反复、彻底进行，直至无农药味为止。因多数有机磷酸酯类在碱性溶液中分解失效，酌情选用2%碳酸氢钠溶液或1∶5000高锰酸钾溶液洗胃。敌百虫中毒时，忌用碳酸氢钠等碱性溶液洗胃，因可使之变成比它毒性大10倍的敌敌畏。对硫磷、内吸磷、甲拌磷、马拉硫磷、乐果、杀螟松、亚胺硫磷、倍硫磷和稻瘟净等硫代磷酸酯类忌用高锰酸钾溶液等氧化剂洗胃，因硫代磷酸酯被氧化后可增加毒性。故凡农药中毒种类不明者，最好采用生理盐水或清水洗胃，洗胃后由胃管灌入活性炭1g/kg，继之用甘露醇或硫酸钠导泻，禁用油脂性泻剂。食入时间较久者，可做高位洗肠。

3. 支持治疗

气道梗阻、肺水肿和呼吸衰竭是导致死亡的主要原因，支持治疗的重点主要针对气道管理，包括及时清理分泌物和呕吐物，必要时给予气管插管和机械通气。惊厥时选用咪达唑仑、地西泮、水合氯醛，及时处理脑水肿，维护脏器功能和内环境稳定。因琥珀酰胆碱、吗啡、咖啡因、氨茶碱、吩噻嗪类药物可能增加有机磷农药的毒性，故禁用。

4. 解毒药物

（1）胆碱能神经抑制剂　即阿托品类。作用机制为拮抗乙酰胆碱的毒蕈碱样作用，解除平滑肌痉挛，减少腺体分泌，使瞳孔散大，防止血压升高和心律失常，同时也能解除部分中枢神经系统的中毒症状，兴奋呼吸中枢，减少惊厥发作，但对烟碱样作用无效，也无复活胆碱酯酶的作用。

（2）胆碱酯酶复能剂　包括氯解磷定、碘解磷定及双复磷。作用机制是使被抑制的胆碱酯酶恢复活性，减轻和消除烟碱样症状，但对毒蕈碱样症状效果差，也不能对抗呼吸中枢的抑制，故应与阿托品合用。具体用药方案见表15-7。

（3）应用阿托品的注意事项　需根据病情灵活掌握，须早期、足量和反复用药，直至"阿托品化"为止，以后根据病情决定用量和间隔时间。

①"阿托品化"指标　瞳孔较前扩大、不再缩小、颜面潮红、皮肤干燥、口干、心率加快、肺部啰音显著减少或消失、轻度躁动不安以及中毒症状好转等。

②中到重度中毒时，阿托品应与复能剂联用，联合用药时剂量应适当减小。

③减量或停药不能过快，口服中毒者，胃肠道可能有残留的毒物继续不断吸收，故在病情缓解后，若减量或停药过快，病情可能反复，甚至发生致命性的肺水肿和呼吸衰竭，一般达阿托品化后，仍需维持用药1~3天，以后逐渐减少剂量及延长给药间隔时间，待中毒症状消失，瞳孔大小正常，不再缩小，可观察停药，观察12小时病情无反复时，方可完全停药，停药后仍需继续观察，若有复发征象，立即恢复用药。

④警惕阿托品中毒，区别阿托品中毒与有机磷中毒（表15-8）。出现阿托品中毒表现，立即停用阿托品，并用毛果芸香碱解毒，不宜使用毒扁豆碱。若兴奋症状过于强烈，可选用地西泮、水合氯醛等药，但剂量不宜过大。

（4）使用复能剂的注意事项

①根据病情程度重复用药直至肌颤消失；或血胆碱酯酶活性恢复至正常的60%以上，酌情减量或停药。

表 15－7　有机磷中毒常用解毒药物

药名	用药说明	轻度中毒	中度中毒	重度中毒
阿托品	开始剂量	0.02～0.03mg/kg，肌内注射，必要时2～4小时重复1次，直到症状消失为止	单用阿托品每次0.03～0.05mg/kg，肌内注射或静脉注射，根据病情30～60分钟重复1次	阿托品每次0.05～0.10mg/kg，静脉注射，病情特别危重者，首次可用0.1～0.2mg/kg静脉注射，以后改为每次0.05～0.10mg/kg，10～20分钟一次，必要时5分钟1次。至阿托品化（瞳孔散大、肺水肿消退）
	阿托品化后		逐渐减少药物剂量及延长给药时间	阿托品化后改为每次0.02～0.03mg/kg，15～30分钟一次，直至意识开始恢复，改为0.01～0.02mg/kg，30～60分钟1次
氯解磷定	水溶性好，疗效高，不良反应小	每次10～15mg/kg，静脉缓慢注射（10分钟）或用5%葡萄糖稀释成2.5%溶液，静脉滴注，2～4小时重复1次	每次15～30mg/kg，静脉缓慢注射或静脉滴注，每2～4小时重复15mg/kg，一般2～4次即可	每次30mg/kg，静脉缓慢注射或静脉滴注，若症状无改善，于0.5小时后重复15mg/kg，以后根据病情，每2～4小时重复1次，逐渐延长给药时间和减量
碘解磷定	水溶性低，不稳定，已逐渐被氯磷定替代	每次10～15mg/kg，静脉缓慢注射（10分钟）或用5%葡萄糖稀释成2.5%溶液，静脉滴注，2～4小时重复1次	每次15～30mg/kg，静脉缓慢注射或静脉滴注，每2～4小时重复15mg/kg，一般2～4次即可	每次30mg/kg，静脉缓慢注射或静脉滴注，若症状无改善，于0.5小时后重复15mg/kg，以后根据病情，每2～4小时重复1次，逐渐延长给药时间和减量。
双复磷	治疗作用强，不良反应大，剂量过大可影响心律，不作为常规用药	每次5～10mg/kg，肌内注射或静脉缓慢注射，视病情3小时重复1次	每次5～10mg/kg，肌内注射或静脉缓慢注射，视病情3小时重复1次	每次10～20mg/kg，肌内注射或静脉缓慢注射，视病情30分钟～3小时重复1次，病情好转后延长给药时间或减量

注：阿托品与复能剂合用时，第二次注射量应减半。

571

表 15 – 8　阿托品中毒与有机磷中毒的鉴别

	阿托品中毒	有机磷中毒
神经系统	有精神兴奋症状，如谵妄、躁动、幻觉、抽搐等	精神萎靡、昏迷或抽搐
抽搐特点	面部肌肉抽动、四肢肌肉痉挛、僵硬、强直性惊厥	腓肠肌、上臂肌震颤、蜷曲样痉挛性抽搐
皮肤	潮红、干燥	不潮红
瞳孔	极度扩大	多缩小
体温	高达40℃以上	一般无高热

②急性中毒2～3日后及慢性中毒者，因其胆碱酯酶已老化，复能剂无效，仍须以阿托品治疗为主。

③复能剂对各类有机磷农药中毒疗效不尽相同。氯解磷定和碘解磷定对内吸磷、对硫磷、甲拌磷、硫特普、1240、特普等疗效显著；对敌百虫、敌敌畏等疗效差；对乐果、马拉硫磷疗效可疑；对二嗪农、谷硫磷等中毒无效且有不良反应。双复磷对敌敌畏及敌百虫中毒效果优于碘解磷定。

④复能剂在碱性溶液中不稳定，易水解成剧毒的氰化物，故禁与碱性药物配伍使用。

⑤复能剂均有毒性，切勿两种以上同时应用，且用量过大、注射太快或未经稀释，均可产生中毒，故须稀释后缓慢静脉注射或静脉滴注为宜。

5. 血液灌流

近年来国内倾向对重度有机磷中毒行血液灌流，宜早期进行（中毒后12小时内），灌流时间2～3小时，病情反复或严重者必要时可12～24小时重复一次。亦有建议血液灌流联合透析治疗，既清除毒物，又清除炎症介质，纠正水电酸碱紊乱及液体滞留。由于血液灌流时可同时吸附解毒剂，应注意继续应用阿托品及胆碱酯酶复能剂，以维持阿托品化，行血液灌流后，因毒物的清除，应调整解毒剂的用量。

6. 中间综合征的治疗

儿童较少发生。一旦发生肌肉麻痹、呼吸衰竭现象，立即进行气管插管、机械通气，直至自主呼吸稳定，同时应用氯解磷定突击量治疗，成人首日剂量约为10g左右，给予氯解磷定1g/次肌内注射，1～2小时一次，直至患者自主呼吸恢复后，改为每4～6小时重复一次，以后根据病情可延长注射时间，延续2～3日。儿童用量 15～30mg/（kg·次）。氯解磷定能直接对抗胆碱酯酶抑制所致的神经－肌肉接头阻断，故能尽早恢复呼吸，疗效甚好，也较安全。

7. 迟发性周围神经病的治疗

早期可应用糖皮质激素，泼尼松1～2mg/（kg·d），1周后逐渐减量，其余为支持辅助疗法，如锻炼及应用营养神经药品维生素 B_1、维生素 B_6、维生素 B_{12} 等，常在6～12个月可恢复。

【预防】

加强对农药的管理，不随意放置，避免误食、接触；对可能接触农药的儿童要严密看管，发现异常及时救治。

（陈　晖　钱素云）

第十六章　精神心理疾病

第一节　注意缺陷多动障碍

注意缺陷多动障碍（ADHD）又称儿童多动症，主要表现为与年龄不相称的注意力分散以及不分场合的过度活动和情绪冲动，并伴有认知障碍和学习困难。

【诊断标准】

1. 临床表现

过度活动，发生在不同的场合，多开始于幼儿早期。格外活泼，上课坐不住，小学受到各种限制，招惹别人，干扰大人，插话，让别人感到厌烦；注意力不集中，上课注意力不集中或者集中短暂，容易受到干扰而分心；丢三落四，马虎，拖拉；情绪不稳，冲动，缺乏耐心，做事没有耐性；容易发脾气；往往造成学习困难，交往困难，伴有违拗、语言发育障碍、睡眠障碍等；常常共患学习障碍、抽动障碍、对立违抗、品行障碍、情绪障碍、社交障碍和成瘾行为等。

2. 辅助检查

主要依据病史、精神检查、体格检查、诊断标准、症状评估、发育评估和其他辅助检查等诊断。

（1）病史　询问疾病症状发生、发现的年龄、持续时间、演变过程及对日常生活的影响程度；母孕产史、患儿生长发育过程、家族史、既往疾病史、就诊史和治疗史等。

（2）精神检查　包括意识状态、言语和非言语交流能力、情绪状态、智力、注意力、多动、冲动行为以及社会交往能力。

（3）体格检查及神经系统检查　判断有无躯体疾病和其他共患疾病等。

3. 诊断依据

（1）症状学标准　不是因为对立、违抗、敌意的原因，也不是因为不理解任务或指令所引起的。

①注意缺陷症状　符合下述注意缺陷症状中至少6项，持续至少6个月，达到适应不良的程度，并与发育水平不相称。17岁以上青少年或成人至少符合5项。

a. 在学习、工作或其他活动中，常常不注意细节，容易出现粗心所致的错误。

b. 在学习或游戏活动时，常常难以保持注意力。

c. 与他说话时，常常心不在焉，似听非听。

d. 往往不能按照指示完成作业、日常家务或工作。

e. 常常难以完成有条理的任务或其他活动。

f. 不喜欢、不愿意从事那些需要精力持久的事情（如作业或家务），常常设法逃避。

g. 常常丢失学习、活动所必需的东西（如玩具、课本、铅笔等）。

h. 很容易受外界刺激而分心。

i. 在日常活动中常常丢三落四。

②多动、冲动症状　符合下述多动、冲动症状中至少 6 项，持续至少 6 月，达到适应不良的程度，并与发育水平不相称。17 岁以上青少年或成人至少符合 5 项。

a. 常常手脚动个不停或在座位上扭来扭去。

b. 在教室或其他要求坐好的场合，常常擅自离开座位。

c. 常常在不适当的场合过分地奔来奔去或爬上爬下（在青少年或成人可能只有坐立不安的主观感受）。

d. 往往不能安静地游戏或参加业余活动。

e. 常常一刻不停地活动，好像有个机器在驱动他。

f. 常常话多。

g. 常常别人问话未完即抢着回答。

h. 在活动中常常不能耐心地排队等待轮换上场。

i. 常常打断或干扰他人（如别人讲话时插嘴或干扰其他儿童游戏）。

（2）病程标准　某些造成损害的症状出现在 12 岁前。

（3）严重程度标准　某些症状造成的损害至少在两种环境（如学校、家里）出现，明显损害了社交、学业或职业功能等社会功能。

（4）排除标准　症状不是出现在广泛性发育障碍、精神分裂症或其他精神病性障碍的病程中，亦不能用其他精神障碍（如心境障碍、焦虑障碍、分离障碍或人格障碍、物质中毒或戒断）来解释。

（5）注意力评估　目前临床常用的注意力测试有划销测验和符号数字模式测验。划销测验有各种不同的类型，如数字、字母、符号的划销等。评估选择注意、抑制反应以及视觉扫描等功能。

（6）行为评估　辅助用和多动症密切相关的行为量表，包括儿童活动水平量表、SNAP-Ⅳ教师和父母评定量表、Conner 父母评定量表和儿童困难问卷（QCD）等。

（7）智力评估　常用智力测验量表有韦氏儿童智力量表（WISC）、韦氏学前儿童智力量表（WPPSI）、Peabody 图片词汇测验（PPVT）和瑞文渐进模型测验（CRT）等。

（8）相关实验室及其他辅助检查　常规包括微量元素、电生理检查（如脑电图、脑诱发电位）和影像学检查（如脑 CT 或 MRI）等。

【治疗原则】

原则是早期发现，早期干预。采用心理和行为治疗，联合药物治疗为主、物理治疗为辅的多维治疗模式。治疗的目的是缓解注意缺陷和多动症状，改善社会功能。

1. 心理和行为治疗

（1）心理支持　患儿对疾病缺乏认知，无法自控，对学业感到自卑，失去信心；生活中的不良刺激会带来焦虑情绪加重病情，造成社交困难。这些都需要心理支持，改善患儿对疾病的认知，帮助患儿积极调整自己的心理。

（2）行为干预　患儿的不良饮食习惯、行为习惯会对疾病带来不利影响，伴有学习困难、情绪不稳、社交障碍、抽动和睡眠问题等。尽量减少吃甜食和辛辣饮食，不能偏食和挑食。给予认知行为干预、行为矫正和学习技能培训，进行放松练习、自我监督法和生物反馈训练等。

（3）家庭和社会干预　改善父母和师生对疾病的认知，改善父母教养方式，改善亲子关系，让师生适当帮扶作业，减少社会功能损害，提高患儿的社会适应能力。

2. 药物治疗

药物治疗的原则，需要足量、足疗程，根据个体差异，优先选用一线治疗药物，选择最佳疗效及最小不良反应的药物。常用一线治疗药物包括哌甲酯类药物（如盐酸哌甲酯缓释剂）和选择性去甲肾上腺素再摄取抑制剂（如盐酸托莫西汀胶囊等）；二线用药如抗抑郁药物；中成药如静灵口服液、小儿智力糖浆和中草药等。

（1）盐酸哌甲酯缓释剂　中枢兴奋剂、拟交感药物，通过增加中枢及外周的多巴胺和去甲肾上腺素起作用，是一线治疗药物。长效型盐酸哌甲酯缓释剂，18mg/粒，每天早饭后服一次。长效药物由于存在渗透泵结构，服药后 2 小时达到初期最大血药浓度，6~8 小时达到整个给药过程的最大血药浓度，作用持续 12 小时。推荐起始量 18mg/d，如果需要调整剂量，每周增加 18mg，最高剂量 54mg/d。该药起效快，能迅速缓解症状，慎用于癫痫和抽动的患儿。常见的不良反应表现为食欲减退、恶心、胃痛、腹痛、心率轻度加快、入睡困难、情绪激动、情绪低落、哭闹和易发脾气等。6 岁以下儿童，癫痫，儿童精神分裂症，肝、肾功能损害，青光眼，甲亢，高血压，心血管疾病及近期服用单胺氧化酶抑制剂（MAOIs）者以及对哌甲酯过敏者等禁用。未发现在服用治疗剂量的兴奋剂时出现药物成瘾或严重药物依赖的报道。

（2）盐酸托莫西汀胶囊　选择性去甲肾上腺素重摄取抑制剂，是非中枢兴奋剂一线推荐用药。半衰期 4~19 小时，经肝脏代谢。每天早饭后服一次，作用持续 24 小时。一般体重 70 kg 以下起始用量 0.5mg/（kg·d），7 天后可以加量至 1.2mg/（kg·d），治疗量 0.8~1.2mg/（kg·d），最大剂量 1.4mg/（kg·d）或者 100mg/d，服药 4~6 周可获得症状改善，对伴有癫痫和抽动的患儿相对安全。常见的不良反应有食欲下降、恶心、心率轻度加快、失眠、焦虑、激越、排尿困难和性功能异常等。青光眼、急性肝衰竭、严重心脏病、近期服用 MAOIs、对托莫西汀过敏者禁用。

3. 物理治疗

选择性采用脑功能反馈治疗、经颅磁刺激治疗、音乐治疗和感觉统合治疗等辅助治疗方法。

4. 共患病治疗

对于伴有学习障碍的患儿进行学习技能培训；伴有抽动障碍的患儿可以选择盐酸硫必利片、可乐定贴片治疗；伴有焦虑情绪障碍的患儿，可以选择盐酸舍曲林片治疗；伴有对立违抗、品行障碍、成瘾行为的患儿，应重点给予心理和行为干预。

（张纪水）

第二节　抽动障碍

抽动障碍（TD）是一种以不随意、突发、快速、重复、非节律性、刻板的单一或多部位肌肉抽动或发声抽动为特点的一种复杂的、慢性的神经精神发育障碍。包括短暂性抽动障碍、慢性运动或发声抽动障碍和抽动秽语综合征。

【诊断标准】

1. 临床表现

突然的、重复的、刻板的一种或多种运动抽动和（或）发声抽动；不自主地眨眼、斜颈、耸肩、扮鬼脸、蹦、跳、打自己、模仿动作等；不自主地清嗓、吼叫、吸鼻子；重复言语、模仿言语、秽语等。各种形式的抽动均可在短时间受意志控制，在受凉、惊吓、劳累时加重，在睡眠时减轻或消失。抽动症状在数周或数月内时轻时重，症状可能消失或被其他形式的症状替代。症状常常从身体的头部发展到躯干再到下肢腿部，从简单抽动发展到复杂抽动。抽动多发生于儿童时期，少数可持续至成年。有时伴有强迫、焦虑和注意缺陷等症状。

2. 辅助检查

主要依据病史、精神检查、体格检查、诊断标准、症状评估、发育评估和其他辅助检查等诊断。

（1）病史询问疾病症状、发生发现的年龄、持续时间、演变过程及对日常生活的影响程度；母亲孕产史、患儿家族史、既往疾病史和就诊史等。

（2）精神检查 包括意识状态；有无情绪焦虑，抑郁；有无突发、重复、刻板动作，有无强迫行为，有无多动行为等；以及语言、注意力、智力发育水平。

（3）体格检查及神经系统检查 判断有无躯体疾病及其他共患疾病等。

3. 诊断依据

（1）短暂性抽动障碍

①有单个或多个运动抽动和（或）发声抽动，常表现为眨眼、扮鬼脸或头部抽动等简单抽动。

②抽动症状从第一次出现，不超过1年。

③18岁前起病。

④不是由于精神活性物质或药物（可卡因）、小舞蹈病或神经系统其他疾病（亨廷顿氏病，病毒性脑炎）所致。

⑤不符合Tourette综合征和慢性运动或发声抽动障碍的诊断标准。

（2）慢性运动或发声抽动障碍

①是以限于一组肌肉或两组肌肉群发生运动或发生抽动（但两者不并存）为特征的一种抽动障碍，抽动可以是单一的也可是多种的（通常是多种的）。

②抽动症状从第一次出现，已持续1年以上。

③18岁前起病。

④不是由于精神活性物质或药物（可卡因）、小舞蹈病或神经系统其他疾病（亨廷顿氏病，病毒性脑炎）所致。

⑤不符合Tourette综合征的诊断标准。

（3）抽动-秽语综合征

①表现为在某段时间内多种运动抽动和一种或多种抽动发生，多为复杂性抽动，二者尽管不一定同时出现，多同时出现。

②上述抽动症状从第一次出现，已持续 1 年以上。

③18 岁前起病。

④不是由于精神活性物质或药物（可卡因）、小舞蹈病或神经系统其他疾病（亨廷顿病，病毒性脑炎）所致。

（4）抽动障碍和相关症状评估　耶鲁综合抽动严重程度量表（YGTSS）：小于 25 分属于轻度，25～50 分属于中度，大于 50 分属于重度；减分率大于 60% 为显效，30%～59% 为好转，小于 30% 为无效。此外还有多发性抽动综合量表（TSGS）、Hopkins 抽动量表（HMVTS）及其他相关评估包括情绪评估、强迫症状评估、注意力评估和智力评估等。

（5）辅助检查　常规包括 ASO、血沉、血生化、心肌酶、心电图、电生理检查（如脑电图、脑诱发电位）和影像学检查（如脑 CT 或 MRI）等。

【治疗原则】

对心理健康状况、家庭和社会环境、社会功能损害等综合评估，按照饮食习惯、心理和行为干预以及药物治疗抽动障碍和共患病。

1. 心理和行为治疗

（1）心理支持　患儿对疾病缺乏正确认识，对自己的症状感到自卑，社交退缩；担心疾病能否治愈；生活中的惊吓、焦虑等会加重病情。这些都需要心理支持，改善患儿对疾病的认知，帮助患儿积极调整自己的心理，积极配合治疗。

（2）行为干预　患儿不良饮食习惯、行为习惯往往会对疾病带来不利影响，伴有注意缺陷多动行为、强迫行为和情绪不稳等；尽量减少吃甜食和生冷饮食；给予认知行为干预、行为矫正、放松练习、自我监督法和生物反馈训练等。

（3）家庭和社会干预　改善父母和师生对疾病的认知，改善父母的教养方式，改善亲子关系；让师生适当帮扶作业，减少社会功能损害，提高患儿的社会适应能力。

2. 药物治疗

治疗原则为小剂量起始，保持最低有效治疗剂量，尽量减少合并用药，逐渐加量和减量。常用药物包括氟哌啶醇片、盐酸硫必利片和可乐定贴片；新型抗精神病药如阿立哌唑片；中成药如菖麻熄风片、九味熄风颗粒和中草药等。

（1）氟哌啶醇片　丁酰苯类抗精神病药，治疗抽动障碍效果较好，起始用量 0.5mg/d，如果疗效不显著，无明显不良反应，可以每周增加 0.5mg/d，一般用量为 0.5～6mg/d。随着剂量增加或者个体差异，有些病例会出现锥体外系不良反应，可以给予盐酸苯海索片对症治疗。

（2）盐酸硫必利片　苯甲酰胺类抗精神病药，治疗抽动障碍效果较好。用量 50～100mg/次，2～3 次/天。根据病情、患儿年龄和体重调整用量，最大用量在 500mg/d 是安全的。不良反应相对少，有头昏、无力和嗜睡等。

（3）可乐定贴片　α_2 肾上腺素能受体激动剂，既能治疗抽动症状，也能治疗多动症状，特别适合抽动障碍伴有多动障碍的患儿。起始用量体重 20～40 kg 者使用 1mg/（片·周），41～60 kg 者 1.5mg/（片·周），>60kg 者使用 2mg/（片·周）。根据病情和治疗反应调整剂量。常见的不良反应有头晕、头痛、乏力、口干、易激惹和直立性低血压等。

577

3. 共患病治疗

对于伴有注意缺陷多动障碍的患儿可以选择盐酸托莫西汀胶囊、静灵口服液、经颅磁刺激治疗和脑功能生物反馈治疗等；慎用哌甲酯类药物；伴有情绪障碍、强迫障碍的患儿，可以选择盐酸舍曲林片治疗。

（张纪水）

第三节　孤独谱系障碍

孤独谱系障碍（ASD）是以社会交往、语言交流以及兴趣行为等表现偏离正常为共同临床特点的一组神经精神发育障碍的通称。大约 75% 的患儿存在智力障碍，少数患儿在智力结构的某些方面（如刻板记忆）优势突出。ASD 包括典型孤独症、不典型孤独症、Asperger 综合征和 Heller 综合征等。ASD 患病率接近 1%，男孩多见。

【诊断标准】

1. 临床表现

主要表现社会交往障碍，在社会交往方面存在质的缺陷，缺乏与人交往的兴趣，缺乏正常的交往方式和技巧；交流障碍，言语发育迟缓或不发育，言语理解能力受损，言语形式及内容异常，语调、语速、节律、重音异常；肢体语言交流障碍，用于沟通和交往的表情、动作及姿势很少；兴趣范围狭窄，行为方式刻板重复，行为动作怪异；非正常依恋非生命物体，如迷恋数字、走固定路线、怕陌生环境、拍手、看手等。

2. 辅助检查

主要依据病史、精神检查、体格检查、诊断标准、症状评估、发育评估和其他辅助检查等。

（1）病史　询问疾病症状发生、发现的年龄、持续时间、演变过程及对日常生活的影响程度；母孕产史、患儿生长发育过程、家族史、既往疾病史、就诊史和治疗史等。

（2）精神检查　包括意识状态；眼神对视，有无缺乏对视、眼神飘忽、对视短暂等；言语和非言语交流能力，包括言语表达和理解能力、言语表达的形式（如言语刻板重复、肢体姿势表达能力等）；社会交往技巧，如与家人的依恋、与医生的交往等；智力水平，有无特长；兴趣爱好，游戏方式；有无刻板、怪异动作行为等。

（3）体格检查及神经系统检查　判断有无躯体疾病和其他共患疾病等。

3. 诊断依据

（1）在各种场合表现为持久性的社会交往和交流障碍，不是由其他发育障碍所致，并且表现在以下三方面。

①有社交与情感互动的障碍　存在异常的社交行为模式，不能很好地分享兴趣、情绪、情感，不同程度地影响了正常的社会交往活动。

②社交中的非言语沟通技能障碍　包括从表达不充分和非言语沟通障碍，到对视和肢体语言的异常或者理解肢体语言有困难，到完全没有面部表情或者手势。

③认识、维持和发展人际关系的障碍　包括在不同环境不能调整自己的适应行为；不能做想象性游戏；对他人不感兴趣，不能交朋友等。

（2）有局限性、重复性的兴趣、行为、动作，符合下列其中 2 项。

①刻板或重复动作，重复使用物品或言语。如简单的刻板行为、模仿语言、重复的使用物品或与众不同的措辞等。

②过度的固守常规、仪式化的言语或非言语交流模式或者过度对变化的抗拒，如仪式化的动作、固守一种常规或食物、重复提出问题或者在小变化发生时感到紧张等。

③兴趣范围狭窄，过度关注、沉迷于异常的兴趣爱好，如对不寻常物品的强烈的依恋或专注，有过度或有限的兴趣等。

④感觉敏感或迟钝的反应或者对环境中的刺激有着特殊的兴趣，如表面上看起来对痛、热、冷的不在乎，对某种特殊的声音或触感的不恰当反应，闻和触摸物品及对有亮光或旋转的物体着迷等。

（3）在婴儿早期发病，病情损害社交、工作、学习和生活等功能。

（4）这些症状不能由智力低下、发育延迟等解释，有些可以按照共患病诊断。

（5）症状评估量表　症状评估采用常用孤独症评估量表 M–CHAT、ABC 和 CARS 等。研究采用孤独症诊断工具，如孤独症诊断访谈量表（ADI–R）与孤独症诊断观察量表（ADOS–G）等。

儿童孤独症行为量表（ABC）。ABC 由患儿的父母或与患儿共同生活达 2 周以上的人评定。适合 8 个月龄至 28 岁患者，不同年龄、不同性别无差异。总分筛查界限分 ≥53 分，诊断分 ≥67 分。儿童孤独症评定量表（childhood autism rating scale，CARS）。CARS 是按 1、2、3、4 四级标准评分，每级评分意义依次为 "与年龄相当的行为表现" "轻度异常" "中度异常" 和 "严重异常"。每一级评分又有具体的描述性说明，以期不同的评分者之间尽可能一致。CARS 由精神科或心理医生使用评定，量表最高 60 分。总分 <30 分则评为非孤独症；总分 ≥36 分，并且至少有 5 项评分高于 3 分，则评为重度孤独症；总分在 30～36 分之间，并且低于 3 分的项目不到 5 项，则评为轻至中度孤独症。

（6）发育评估　常用量表有丹佛发育筛查测验（DDST）、格塞尔发展诊断量表（Gesell）和心理教育量表（PEP）。常用的智力测验量表有韦氏儿童智力量表（WISC）、韦氏学前儿童智力量表（WPPSI）、斯坦福–比内智力量表、Peabody 图片词汇测验（PPVT）及瑞文渐进模型测验（CRT）等。

（7）相关辅助检查　常规包括电生理检查（如脑电图、脑诱发电位）、影像学检查（如脑 CT 或 MRI）、遗传学检查（如染色体核型分析、脆性 X 染色体、相关基因学检测）和遗传代谢病筛查等。

【治疗原则】

按照早期发现、早期诊断、早期干预的原则。采用个体化行为治疗，融合教育，加强照养人培训，以物理治疗和药物治疗为辅的综合干预措施。治疗的目的是改善社会功能，提高生存质量。

1. 行为治疗

主要方法包括应用行为分析疗法（ABA）、教育课程（TEACCH 教学法）、人际关系发展干预（RDI）和地板时光等。

（1）ABA 采用行为主义原理，以正性强化，负性强化，区分强化，消退、分化训练和泛化训练等技术为主。经典 ABA 的核心是行为回合训练法（discrete trial teaching，DTT），现代 ABA 更强调情感与人际发展。

（2）教育课程（TEACCH 教学法）　充分利用孤独症患儿的视觉优势安排教育环境和训练程序，增进患儿对环境、教育和训练内容的理解、服从，以全面改善患儿在语言、交流、感知觉及运动等方面存在的缺陷。适用于无言语交流能力的患儿。

（3）人际关系发展干预（RDI）　有研究认为共同注意缺陷和心理理论缺陷是儿童孤独症的核心缺陷。通过人际关系训练，改善患儿的共同注意能力，加深患儿对他人心理的理解，提高患儿的人际交往能力。

（4）地板时光训练　将人际关系和社会交往作为训练的主要内容，以患儿的自主活动和兴趣决定训练的内容。训练中训练者在配合患儿活动的同时，不断引导患儿提高解决问题的能力和社会交往能力。

2. 加强照养人培训，融合教育

培养社会交往能力；培养患儿的生存技能，提高社会适应能力；培养劳动和职业技能；促进患儿的家庭康复和真正意义上的社会康复。

3. 物理治疗

选择性采用脑功能反馈治疗、经颅磁刺激治疗、音乐治疗、感觉统合治疗及听觉统合治疗等辅助治疗方法。

4. 药物治疗

基本是对症用药，没有治愈孤独症的特效药物。对于刻板重复动作、攻击行为、自伤自残、伤人等行为，可以适量给予精神类药物如利培酮、阿立哌唑等对症治疗；对于伴有注意缺陷多动障碍、抽动障碍、抽搐、睡眠障碍等的患儿也可以对症用药治疗；有个案报道中医方法治疗儿童孤独症，但治疗效果有待验证。

（张纪水）

第四节　特定学习障碍

学习障碍是儿童时期最常见的神经发育障碍之一，影响儿童的学习和生活质量。2013 年 DSM－Ⅴ将 DSM－Ⅳ中的阅读障碍、数学障碍、写作障碍与学习障碍未分类型合并，命名为"特定学习障碍"（SLD），强调 SLD 的诊断需排除智力障碍所致的学习困难，其病因涉及遗传、神经生物和社会心理因素等多方面。临床分为三种亚型：伴阅读受损、伴书面表达受损、伴数学受损。

【诊断标准】

1. 病史

诊断学习障碍的非常重要的临床资料源于父母和教师提供的正确、完整的病史和医疗记录，包括现病史（就诊原因、主要行为问题、环境适应问题等）、个人史（出生史、生长发育史等）、既往史和家族史等。

2. 临床表现

（1）早期表现　自幼好动和哭闹、对外刺激敏感和过激反应；养育困难、较难建立正常的母子依恋关系；幼儿期和学龄前期接受性、表达性语言和言语清晰度方面表现延迟；学龄前期不能画出简单形状、视觉认知不良、协调运动困难、精细动作笨拙和书写困难等，可伴啃咬指甲、攻击或退缩、伙伴交往不良等行为问题。

（2）学校表现

①认知水平　认知能力基本正常，但存在不平衡现象。学习障碍儿童的认知特征不随年龄增长而改变，但可能会用其他高领域的学习技能代偿低水平能力，青春期时可逐渐建立自己的学习能力结构。

②语言问题　语言理解和语言表达困难，表现为词汇量少、构音或辅音发音困难；说话时常会省略辅音，语句缺乏关系词；有类似口吃表现、说话词不达意、节律混乱、语调缺乏抑扬、多用肢体语言等。

③阅读障碍　分为视觉性阅读困难和听觉性阅读困难。视觉性阅读困难表现为视觉认知障碍，能听理解和大致理解书写的文章，但对正确辨别理解细节部分困难，阅读时遗漏或加字。听觉性阅读困难表现为听理解差、听或视知觉速度过慢、无法注意语句的关键字或段落。

④视空间障碍　手的触觉辨别能力或精细动作协调能力差，存在顺序和左右认知、计算和书写障碍。

⑤非言语性学习障碍　表现为不会察言观色，人际关系和沟通方面理解困难；对顺序、时间、场所、位置的理解困难；伴有动作发育不良、平衡能力差、精细动作协调困难、视觉空间能力欠缺等。

⑥情绪和行为问题　多伴有多动、注意力不易集中，难以适应集体活动。

3. 体格检查

包括神经系统检查、生长发育状况、营养状况、听力、视力以及精神状态等。

4. 评估

（1）心理评估　包括智力测验（韦氏学龄前儿童智力量表、韦氏学龄儿童智力量表）和学业成就测验（广泛成绩测验、Peabody 个人成就测验等）。

（2）教师评估　教师对学生学业方面的评估有一定的准确性，可根据教师的经验和儿童的学习成绩大致评估儿童的学习情况。

（3）学习障碍评估量表　常用量表有学习障碍筛查量表、Conner 父母问卷、教师用量表和 ADHD 筛查量表；注意力方面量表，如 Achenbach 儿童行为量表（CBCL）、气质量表和社会适应性量表等。

5. 辅助检查

主要用于鉴别诊断，包括脑电图、血铅、血清铁等，必要时进行影像学检查，如功能性磁共振、计算机 X 线断层摄影。

6. 诊断依据

DSM - V 的特定学习障碍诊断标准如表 16 - 1 所示。

表 16 - 1 DSM - V 特定学习障碍诊断标准

诊断儿童特定学习障碍，患者需符合以下 A、B、C、D 四项内容

A. 学习和使用学业技能的困难：尽管有干预措施，儿童仍存在至少 1 项症状，且持续至少 6 个月

①不准确或缓慢、费力地读字，如大声读单字但不正确或缓慢、犹豫、频繁猜测，难以念出字

②难以理解所阅读内容的意思，如可准确地读出内容但不能理解顺序、关系、推论或更深层次意义

③拼写困难，如可能添加、省略或替代元音或辅音

④书面表达困难，如句子有多种语法或标点符号的错误；段落组织差，书面表达思想不清晰

⑤难以掌握数感、数字或计算，如数字理解能力差，不能区分数字的大小和关系；简单加法需扳手指计算；计算步骤紊乱

⑥数学推理困难，如不会应用数学概念、数字或方法解决数量的问题

B. 学业技能显著低于实际年龄应具备水平，显著影响学业或职业表现或日常生活的活动，与标准化成就测评和综合临床评估结果一致。年龄超过 17 岁者标准化测评可替代学习困难病史

C. 学习困难开始于学龄期，但直到学习涉及受损学业技能时，才完全表现出来（如定时测试，读或写冗长、复杂的报告，做有严格的截止日期或复杂的作业时）

D. 学习困难不能用儿童智力障碍、视觉或听觉问题或其他精神、神经病性障碍以及心理社会的逆境解释，也不能以教师的教学问题解释

7. 程度分级

（1）轻度 1~2 个学业存在某些学习技能的困难，但在学校期间有支持服务时，儿童可通过代偿发挥功能。

（2）中度 1 个或多个学业存在明显学习技能困难，儿童在学校、家中需要适当的支持性服务才能准确和有效地完成活动。

（3）重度 严重的学习技能的困难影响几个学业领域，即使在学校、家中有适当的支持性服务，儿童仍不能有效地完成所有活动。

8. 共患病

多数学习障碍儿童青少年都存在共患病，其可加重学习障碍儿童的功能损害。最常见的包括注意缺陷多动障碍、对立违抗和品行障碍、焦虑障碍、抑郁障碍、睡眠障碍、药物滥用障碍和社交不良等。

【鉴别诊断】

需与精神发育迟滞、孤独症、选择性缄默症、品行障碍、注意缺陷多动障碍和癫痫等相鉴别。

【治疗原则】

1. 一般治疗

根据儿童学习困难对症治疗，并教育家长根据儿童智商或学习商水平，理解、鼓励和支持儿童学习。

2. 教育干预

学习障碍儿童应在普通学校就读，参加学校年级组织特别辅导小组进行教育训练。学习障碍问题涉及学科教育、社会适应、情绪、行为活动等多方面，因此矫治体系的组成涉及多学科合作，包括特殊教学教师、儿童保健医师、心理学医师、作业疗法师和语言治疗师等。

（1）治疗教育体系常规程序 ①制订个别教育计划；②制订个别指导计划；③普通学校内设特殊教育班级；④时间概念的教育训练；⑤中期效果评估等。

（2）矫治方法 ①感觉统合疗法；②行为疗法；③正负强化；④游戏疗法；⑤社

会技能训练；⑥理解规则训练；⑦结构化教育训练（手眼协调训练、视觉分析训练、结构化训练）。

3. 药物治疗

学习障碍无针对性治疗药物。共患病可用药物治疗，如伴 ADHD 儿童可口服盐酸哌甲酯，伴抽动或癫痫儿童则慎用或避免使用盐酸哌甲酯。三环类抗抑郁药作为二线用药对学习障碍儿童多动、焦虑、冲动、人际交往不良及遗尿等症状具有疗效，但需按发育 – 行为儿科医师或儿童精神心理科医师的医嘱服用药物。

（赵　明　刘　莉　张晚霞）